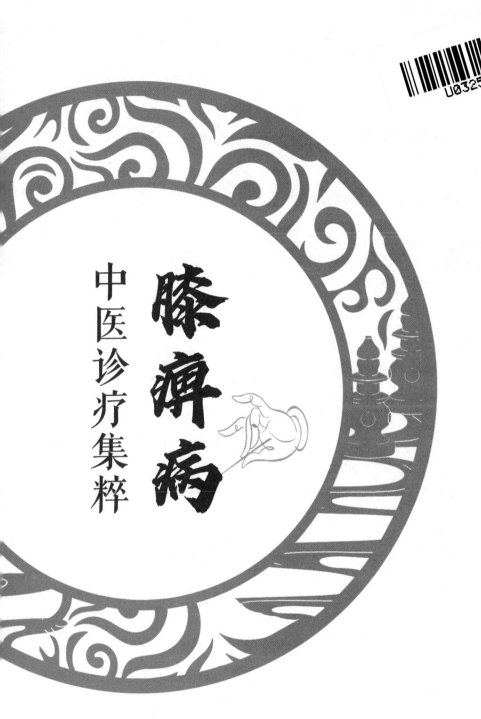

膝痹病

中医诊疗集粹

陶平 黄夏雨 余刚 乐智卿 主编

江西科学技术出版社

江西·南昌

图书在版编目(CIP)数据

膝痹病中医诊疗集粹 / 陶平等主编. -- 南昌：江西科学技术出版社, 2024.4
ISBN 978-7-5390-8756-6

Ⅰ.①膝… Ⅱ.①陶… Ⅲ.①膝关节－关节炎－中医治疗法 Ⅳ.①R274.943

中国国家版本馆CIP数据核字(2023)第198478号

国际互联网(Internet)地址：
http://www.jxkjcbs.com
选题序号：ZK2023124

责任编辑：李智玉　　王凯勋
特约编辑：盛江舒
责任印制：张智慧
美术编辑：徐　育

膝痹病中医诊疗集粹
XIBIBING ZHONGYI ZHENLIAO JICUI

陶　平　黄夏雨　余　刚　乐智卿　主编

出版发行	江西科学技术出版社
社址	南昌市蓼洲街2号附1号
	邮编：330009　电话：(0791)86623491　86639342(传真)
印刷	江西赣版印务有限公司
经销	各地新华书店
开本	787 mm × 1092 mm　1/16
字数	780千字
印张	47.5
版次	2024年4月第一版
印次	2024年4月第一次印刷
书号	ISBN 978-7-5390-8756-6
定价	288.00元

赣版权登字-03-2024-69

《膝痹病中医诊疗集粹》
编委名单

主　编：

陶　平　景德镇市中医医院

黄夏雨　景德镇市中医医院

余　刚　景德镇市中医医院

乐智卿　景德镇市中医医院

副主编：

张祥华　景德镇市中医医院

蒋思纯　景德镇市中医医院

程远骏　景德镇市中医医院

江达瀚　景德镇市中医医院

编　委：（以姓氏笔画排序）

王　玲　景德镇市中医医院

王旺林　乐平和山中医医院

王树标　景德镇市中医医院

乐　旸　景德镇市中医医院

乐智楠　景德镇市中医医院

戎　宇　景德镇市中医医院

刘　明　景德镇市中医医院

刘小聪　景德镇市中医医院

庄　强　景德镇市中医医院

吴　刚　景德镇市中医医院

吴小辉　景德镇市中医医院

吴长青　鄱阳长青骨科医院

张自国　景德镇市昌江区中医医院

张明霞　景德镇市中医医院

陈　豪　景德镇市中医医院

穆卫强　景德镇市中医医院

目录

第一章　膝痹病（膝骨性关节炎）诊疗指南及专家共识汇编 / 1

第一节　骨关节炎诊治指南（2007年版）/ 1

第二节　氨基葡萄糖治疗骨关节炎的专家共识（2008年版）/ 10

第三节　膝骨关节炎维吾尔医诊疗指南（2008年版）/ 15

第四节　骨关节炎诊断及治疗指南（2010年版）/ 19

第五节　痹证诊疗指南（2011年版）/ 28

第六节　《骨关节炎的康复治疗》专家共识（2012年版）/ 32

第七节　玻璃酸钠在骨关节炎治疗中的应用专家共识（2012年版）/ 40

第八节　常见风湿病中西医结合诊疗指南（草案）骨关节炎中西医结合
　　　　诊疗指南（2013年版）/ 55

第九节　膝骨关节炎中医诊疗专家共识（2015年版）/ 71

第十节　循证针灸临床实践指南：膝骨关节炎（2015年版）/ 75

第十一节　骨关节炎诊疗指南（2018年版）/ 111

第十二节　关节腔注射富血小板血浆治疗膝骨关节炎的临床实践指南
　　　　　（2018年版）/ 136

第十三节　推拿治疗膝关节骨关节炎个体化综合方案的专家共识
　　　　　（2018年版）/ 147

第十四节　膝骨关节炎阶梯治疗专家共识（2018年版）/ 158

第十五节　膝骨关节炎中西医结合诊疗指南（2018年版）/ 174

第十六节　中国老年膝关节骨关节炎诊疗及智能矫形康复专家共识
　　　　　（2019年版）/ 190

第十七节　中医骨伤科临床诊疗指南·膝痹病（膝骨关节炎）
　　　　　（2019 年版）/ 205

第十八节　肌肉训练康复治疗膝痹（膝骨关节炎）专家共识
　　　　　（2020 年版）/ 220

第十九节　膝骨关节炎运动治疗临床实践指南（2020 年版）/ 229

第二十节　膝骨关节炎中医推拿治疗技术规范专家共识（2020 年版）/ 247

第二十一节　膝骨关节炎中医诊疗指南（2020 年版）/ 254

第二十二节　中成药治疗膝骨关节炎临床应用指南（2020 年版）/ 284

第二十三节　中国骨关节炎疼痛管理临床实践指南（2020 年版）/ 315

第二十四节　中医康复临床实践指南·膝骨关节炎（2020 年版）/ 337

第二十五节　骨关节炎病证结合诊疗指南（2021 年版）/ 352

第二十六节　骨关节炎临床药物治疗专家共识（2021 年版）/ 365

第二十七节　尪痹片治疗类风湿关节炎 / 膝骨关节炎临床应用专家共识
　　　　　　（2021 年版）/ 391

第二十八节　膝骨关节炎（膝痹）中西医结合临床实践指南（2021 年版）/ 405

第二十九节　中国骨关节炎诊疗指南（2021 年版）/ 421

第三十节　中国膝关节周围截骨下肢力线矫正术治疗膝关节骨关节炎临床
　　　　　指南（2021 年版）/ 478

第二章　中医古籍中膝痹病相关内容整理 / 518

第一节　《黄帝内经》中膝痹病相关内容 / 518

第二节　《医灯续焰》中膝痹病相关内容 / 519

第三节　《三指禅》中膝痹病相关内容 / 521

第四节　《华佗神方》中膝痹病相关内容 / 523

第五节　《太平圣惠方》中膝痹病相关内容 / 524

第六节　《圣济总录》中膝痹病相关内容 / 531

第七节　《全生指迷方》中膝痹病相关内容 / 544

第八节　《世医得效方》中膝痹病相关内容 / 546

第九节　《古今医统大全》中膝痹病相关内容 / 547

第十节　《医门补要》中膝痹病相关内容 / 548

第十一节　《医学心悟》中膝痹病相关内容 / 548

第十二节　《医学实在易》中膝痹病相关内容 / 549

第十三节　《三因极一病证方论》中膝痹病相关内容 / 549

第十四节　《简明医彀》中膝痹病相关内容 / 550

第十五节　《杂病源流犀烛》中膝痹病相关内容 / 552

第十六节　《医学纲目》中膝痹病相关内容 / 558

第十七节　《医学心悟杂症要义》中膝痹病相关内容 / 560

第三章　膝关节解剖结构现代研究认识 / 562

第一节　膝关节骨性解剖结构 / 563

第二节　膝关节软骨的结构及功能 / 567

第三节　膝关节滑膜组织 / 571

第四节　半月板 / 575

第五节　膝关节的运动 / 579

第四章　膝关节基本检查方法 / 582

第一节　临床病史采集 / 582

第二节　膝关节基本检查方法 / 583

第三节　特殊检查方法 / 588

第四节　膝关节的影像测量 / 597

第五章　膝骨关节炎现代研究认识 / 603

第一节　骨性关节炎分类 / 603

第二节　骨性关节炎的病因及发病机制 / 604

第三节　骨性关节炎的病理学现代假说 / 609

第四节　膝骨关节炎常见的临床症状和体征 / 613

第六章　膝痹病（膝骨性关节炎）中医辨证分型及名家诊治经验 / 616

第一节　膝痹病中医辨证分型 / 616

第二节　膝痹病名家诊治经验 / 619

第七章　膝痹病（膝骨性关节炎）的基础治疗 / 647

第一节　膝骨性关节炎的健康教育 / 647

第二节　膝骨性关节炎的体重管理 / 647

第三节　传统练功疗法 / 648

第八章　膝痹病（膝骨性关节炎）的非药物治疗 / 656

第一节　针刺疗法 / 658

第二节　灸法治疗 / 687

第三节　针刀治疗 / 697

第四节　拔罐疗法 / 703

第五节　手法治疗 / 706

第六节　其他疗法 / 726

第九章　膝痹病（膝骨性关节炎）药物治疗 / 728

第一节　中成药局部外用 / 728

第二节　西药局部外用 / 730

第三节　西药关节腔注射应用 / 731

第四节　中成药口服应用 / 732

第五节　西药口服应用 / 735

第一章
膝痹病（膝骨性关节炎）诊疗指南及专家共识汇编

第一节　骨关节炎诊治指南（2007年版）

中华医学会骨科学分会

发表于《中华骨科杂志》2007年10月第27卷第10期

一、背景

世界卫生组织（WHO）于2000年1月13日，在全球范围内启动一项旨在引起各国政府、医疗研究机构、民众及社会各界对骨骼疾病重视的"骨与关节十年"活动，其中包括骨关节炎（osteoanhritis，OA）。OA是一种常见疾病，对人类健康的影响程度以及所造成的医疗费用不断增加。我国卫生部也于2001年10月12日举办了"世界关节炎日"宣传活动，并决定设立"卫生部关节炎防治教育计划基金"。在该基金的支持下，组织国内骨科和风湿免疫科专家起草了骨关节炎诊治指南（草案），为全国医师进行OA诊治提供了规范化的指导。但该指南（草案）出版至今已4年余，尤其近些年来，随着对OA发生、发展机制认识的深入，该指南中存在诸多亟待更新的内容，因此，在借鉴国外OA指南[1-12]以及文献[13-23]的基础上，结合我国的具体国情，对上版指南进行修订。本指南仅为学术性指导意见，实施时仍须根据患者以及具体的医疗情况而定。采取各种预防及治疗措施前，应参阅相关产品说明。

二、概述

OA 指由多种因素引起关节软骨纤维化、皲裂、溃疡、脱失而导致的关节疾病。病因尚不明确，其发生与年龄、肥胖、炎症、创伤及遗传因素等有关。其病理特点为关节软骨变性破坏、软骨下骨硬化或囊性变、关节边缘骨质增生、滑膜增生、关节囊挛缩、韧带松弛或挛缩、肌肉萎缩无力等。

OA 以中老年患者多见，女性多于男性。60 岁以上的人群中患病率可达 50%，75 岁以上的人群中则达 80%。该病的致残率高达 53%。OA 好发于负重大、活动多的关节，如膝、脊柱（颈椎和腰椎）、髋、踝、手等关节。

三、分类

OA 可分为原发性和继发性两类。原发性 OA 多发生于中老年，无明确的全身或局部诱因，与遗传和体质因素有一定的关系。继发性 OA 可发生于青壮年，可继发于创伤、炎症、关节不稳定、慢性反复的积累性劳损或先天性疾病等。

四、临床表现

（一）症状和体征

1. 关节疼痛及压痛：初期为轻度或中度间断性隐痛，休息时好转，活动后加重，疼痛常与天气变化有关。晚期可出现持续性疼痛或夜间痛。关节局部有压痛，在伴有关节肿胀时尤为明显。

2. 关节僵硬：在早晨起床时关节僵硬及发紧感，也称为晨僵，活动后可缓解。关节僵硬在气压降低或空气湿度增加时加重，持续时间一般较短，常为几分钟至十几分钟，很少超过 30 分钟。

3. 关节肿大：手部关节肿大变形明显，可出现 Heberden 结节和 Bouchard 结节。部分膝关节因骨赘形成或关节积液也会造成关节肿大。

4. 骨摩擦音（感）：由于关节软骨破坏、关节面不平，关节活动时出现骨摩擦音（感），多见于膝关节。

5. 关节无力、活动障碍：关节疼痛、活动度下降、肌肉萎缩、软组织挛缩可引起关节无力，行走时腿软或关节绞锁，不能完全伸直或活动障碍。

（二）实验室检查

血常规、蛋白电泳、免疫复合物及血清补体等指标一般在正常范围。伴有滑膜炎的患者可出现 C 反应蛋白（CRP）和血细胞沉降率（ESR）轻度升高。继发性 OA 患者可出现原发病的实验室检查异常。

（三）X 线检查

非对称性关节间隙变窄，软骨下骨硬化和（或）囊性变，关节边缘增生和骨赘形成或伴有不同程度的关节积液，部分关节内可见游离体或关节变形。

五、诊断要点

根据患者的症状、体征、X 线表现及实验室检查一般不难诊断 OA，具体可参照图 1-1　OA 的诊断与评估流程进行诊断。本指南提出膝关节和髋关节 OA 诊断标准，供参考（见表 1-1、表 1-2）。本诊断标准基本参照 Altman 制定的标准，并经部分骨科专家讨论确定。

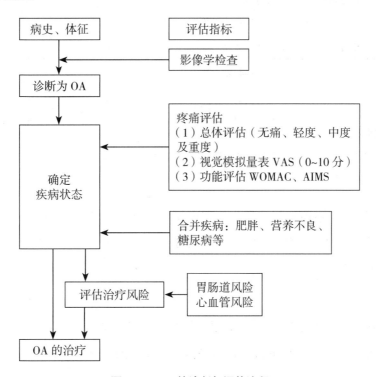

图 1-1　OA 的诊断与评估流程

表 1-1　膝关节 OA 诊断标准

序号	条件
1	近 1 个月内反复膝关节疼痛
2	X 线片（站立或负重位）示关节间隙变窄，软骨下骨硬化（或）囊性变、关节缘骨赘形成
3	关节液（至少 2 次）清亮、黏稠，WBC<2 000 个 /mL
4	中老年患者（≥ 40 岁）
5	晨僵≤ 30 min
6	活动时有骨擦音（感）

注：综合临床、实验室及 X 线检查，符合 1+2 条或 1+3+5+6 条或 1+4+5+6 条，可诊断为膝关节 OA。

表 1-2　髋关节 OA 诊断标准

序号	条件
1	近 1 个月反复髋关节疼痛
2	血细胞沉降率≤ 20 mm/1h
3	X 线片示骨赘形成，髋臼缘增生
4	X 线片示髋关节间隙变窄

注：满足诊断标准 1+2+3 条或 1+3+4 条，可诊断为髋关节 OA。

六、治疗

OA 的治疗目的是减轻或消除疼痛，矫正畸形，改善或恢复关节功能，改善生活质量。

OA 的总体治疗原则是非药物与药物治疗相结合，必要时手术治疗。治疗应个体化，结合患者自身情况，如年龄、性别、体重、自身危险因素、病变部位及程度等选择合适的治疗方案。

（一）非药物治疗

非药物治疗是药物治疗及手术治疗等的基础。对于初次就诊且症状不重的 OA 患者非药物治疗是首选的治疗方式，目的是减轻疼痛、改善功能，使患者能够很好地认识疾病的性质和预后。

1.患者教育：自我行为疗法（减少不合理的运动，适量活动，避免不良姿势，避免长时间跑、跳、蹲，减少或避免爬楼梯），减肥，有氧锻炼（如游泳、自行车等），关节功能训练（如膝关节在非负重位下屈伸活动，以保持关节最大活动度），肌力训练（如髋关节 OA 应注意外展肌群的训练）等。

2. 物理治疗：主要增加局部血液循环、减轻炎症反应，包括热疗、水疗、超声波、针灸、按摩、牵引、经皮神经电刺激（TENS）等。

3. 行动支持：主要减少受累关节负重，可采用手杖、拐杖、助行器等。

4. 改变负重力线：根据 OA 所伴发的内翻或外翻畸形情况，采用相应的矫形支具或矫形鞋，以平衡各关节面的负荷。

（二）药物治疗

如非药物治疗无效，可根据关节疼痛情况选择药物治疗。

1. 局部药物治疗：对于手和膝关节 OA，在采用口服药前，建议首先选择局部药物治疗。局部药物治疗可使用各种非甾体抗炎药（NSAIDs）的乳胶剂、膏剂、贴剂和非 NSAIDs 擦剂（辣椒碱等）。局部外用药可以有效缓解关节轻中度疼痛，且不良反应轻微。对于中重度疼痛可联合使用局部药物与口服 NSAIDs。

2. 全身镇痛药物：依据给药途径，分为口服药物、针剂及栓剂。

（1）用药原则。①用药前进行风险评估，关注潜在内科疾病风险。②根据患者个体情况，剂量个体化。③尽量使用最低有效剂量，避免过量用药及同类药物重复或叠加使用。④用药 3 个月后，根据病情选择检查血、大便常规、大便潜血及肝肾功能。

（2）用药方法。① OA 患者一般选用对乙酰氨基酚，每日最大剂量不超过 4 000 mg。②对乙酰氨基酚治疗效果不佳的 OA 患者，在权衡患者胃肠道、肝、肾、心血管疾病风险后，可根据具体情况使用 NSAIDs（见表 1–3）。NSAIDs 包括非选择性 NSAIDs 和选择性 COX–2 抑制剂。口服 NSAIDs 的疗效与不良反应在个体患者中不完全相同，应参阅药物说明书并评估 NSAIDs 的危险因素（见表 1–4）后选择性用药。如果患者胃肠道不良反应的危险性较高，可选用非选择性 NSAIDs 加用 H_2 受体拮抗剂、质子泵抑制剂或米索前列醇等胃黏膜保护剂，或选择性 COX–2 抑制剂。③其他镇痛药物。NSAIDs治疗无效或不耐受的 OA 患者，可使用曲马多、阿片类镇痛剂，或对乙酰氨基酚与阿片类的复方制剂。

表 1-3 常用于 OA 治疗的 NSAIDs

分类	英文	半衰期（h）	每日总剂量（mg）	每次剂量（mg）	次/日
丙酸衍生物					
布洛芬	ibuprofen	2	1 200~2 400	400~600	3~4
萘普生	naproxen	14	500~1 000	250~500	2
洛索洛芬	loxoprofen	1.2	180	60	3
苯酰酸衍生物					
双氯芬酸	dicofenac	2	75~150	25~50	2~3
吲哚酰酸类					
舒林酸	sulindac	18	400	200	2
阿西美辛	acemetacin	3	90~180	30~60	3
吡喃羧酸类					
依托度酸	etodolac	8.3	400~1 000	400~1 000	1
非酸性类					
萘丁美酮	nabumetone	24	1 000~2 000	1 000	1~2
昔康类					
美洛昔康	meloxicam	20	7.5~15	7.5~15	1
磺酰苯胺类					
尼美舒利	nimesulide	2~5	400	100~200	2
昔布类					
塞米昔布	celecoxib	11	200	100~200	1~2
其他镇痛药					
氨酚曲马多	paracctamol tramadol	6~7	3~6 片	1~2 片	2~3
盐酸曲马多	hydrochloride tramadol	6~7	3~6 片	1~2 片	2~3

表 1-4 NSAIDs 治疗危险因素的评估

序号	上消化道不良反应高危患者	心脑肾不良反应高危患者
1	高龄（年龄＞65岁）	高龄（年龄＞65岁）
2	长期应用	脑血管病史（有过中风史或目前有一过性脑缺血发作）
3	口服糖皮质激素	心血管病史
4	上消化道溃疡、出血病史	肾脏病史
5	使用抗凝药	同时使用血管紧张素转换酶抑制剂及利尿剂
6	酗酒史	冠脉搭桥术围手术期（禁用NSAIDs）

3. 关节腔注射。①透明质酸钠，如口服药物治疗效果不显著，可联合关节腔注射透明质酸钠类黏弹性补充剂，注射前应抽吸关节液。②糖皮质激素，对 NSAIDs 药物治疗 4~6 周无效的严重 OA 或不能耐受 NSAIDs 药物治疗、持续疼痛、炎症明显者，可行关节腔内注射糖皮质激素。但若长期使用，可加剧关节软骨损害，加重症状。因此，不主张随意选用关节腔内注射糖皮质激素，更反对多次反复使用，一般每年最多不超过 3~4 次。

4. 改善病情类药物及软骨保护剂。包括双醋瑞因、氨基葡萄糖、鳄梨大豆未皂化物（avocado soybean unsaponifiables，ASU）、多西环素等。此类药物在一定程度上可延缓病程、改善患者症状。双醋瑞因具有结构调节作用。

（三）外科治疗

OA 外科治疗的目的：①进一步协助诊断；②减轻或消除疼痛；③防止或矫正畸形；④防止关节破坏进一步加重；⑤改善关节功能；⑥综合治疗的一部分。

OA 外科治疗的方法：①游离体摘除术；②关节清理术；③截骨术；④关节融合术；⑤关节成形术（人工关节置换术等）。

外科治疗的途径主要通过关节镜（窥镜）和开放手术。

骨关节炎诊治指南（2007 年版）专家小组成员

顾　　问：王澍寰　卢世璧　戴尅戎

组　　长：邱贵兴

成　　员：（按姓氏拼音排序）

敖英芳	陈安民	陈百成	陈仲强	郭 卫	侯树勋	胡永成
姜保国	金大地	李建民	李康华	廖威明	林建华	刘 强
刘尚礼	吕德成	马信龙	裴福兴	邱 勇	田 伟	王继芳
王坤正	王满宜	王以朋	王义生	王正义	卫小春	翁习生
吴海山	肖增明	严世贵	杨惠林	杨 柳	杨庆铭	于建华
余楠生	袁 文	曾炳芳	张先龙	周乙雄	周 跃	朱振安

风　　湿：张奉春

消　　化：钱家鸣

麻　　醉：徐建国

学术秘书：赵　宇

参考文献

[1] Recommendations for the medical management of osteoarthritis of the hip and knee:2000 update. American College of Rheumatology Subcommitee on Osteoarthritis Guidelines[J].Arthritis Rheum, 2000, 43:1905–1915.

[2] Schnitzer TJ, American College of Rheumatology. Update of ACR guidelines for osteoarthritis:role of the coxibs[J]. J Pain Symptom Manage, 2002,23（4 Suppl）:S24–34.

[3] Hochberg MC, Altman RD, Brandt KD, et al. Guidelines for the medical management of osteoarthritis. Part II. Osteoarthritis of the knee. American College of Rheumatology[J].Arthritis Rheum, 1995, 38:1541–1546.

[4] Hochberg MC, Altman RD, Brandt KD, et al. Guidelines for the medical management of osteoarthritis. Part I. Osteoarthritis of the hip. American College of Rheumatology[J]. Arthritis Rheum, 1995,38: 1535–1540.

[5] Simon LS, Lipman AG, Jacox AK, et al. Pain in osteoarthritis, rheumatoid arthritis and juvenile chronic arthritis. 2nd ed[J]. Glenview（IL）:American Pain Society（APS）,2002.179.

[6] Zhang W, Doherty M, Leeb BF, et al. EULAR evidence based recommendations for the management of hand osteoarthritis:report of a task force of the EULAR Standing Committee for Interational Clinical Studies Including Therapeutics（ESCISIT）[J]. Ann Rheum Dis, 2007,66:377–388.

[7] Zhang W, Doherty M. EULAR recommendations for knee and hip osteoarthritis:a critique of the methodology[J].Br J Sports Med, 2006, 40:664–669.

[8] Pendleton A, Arden N, Dougados M, et al. EULAR recommendations for the management of knee osteoarthritis:report of a task force of the Standing Committee for International Clinical Studies Including Therapeutic Trials（ESCISIT）[J].Ann Rheum Dis, 2000,59:936–944.

[9] Zhang W, Doherty M, Arden N, et al. EULAR evidence based recommendations for the management of hip osteoarthritis:report of a task force of the EULAR Standing

Committee for International Clinical Studies Including Therapeutics（ESCISIT）[J]. Ann Rheum Dis, 2005,64:669-681.

[10] Chevalier X, Marre JP, de Butler J, et al. Questionnaire survey of management and prescription of general practitioners in knee osteoarthritis:a comparison with 2000 EULAR recommendations[J]. Clin Exp Rheumatol, 2004.22:205-212.

[11] Jordan KM. Arden NK, Doherty M, et al. EULAR Recommendations 2003:an evidence based approach to the management of knee osteoarthritis:report of a task force of the Standing Committee for International Clinical Studies Including Therapeutic Trials（ESCISIT）[J]. Ann Rheum Dis, 2003,62:1145-1155.

[12] Mazieres B. Bannwarth B, Dougados M, et al. EULAR recommendations for the management of knee osteoarthritis:report of a task force of the Standing Committee for International Clinical Studies Including Therapeutic Trials[J].Joint Bone Spine, 2001,68:231-240.

[13] Altman RD. The classification of osteoarthritis[J].J Rheumatol Suppl, 1995. 43:42-43.

[14] Brand C. Cox S. Systems for implementing best practice for a chronic disease:management of osteoarthritis of the hip and knee[J].Intern Med J, 2006,36:170-179.

[15]Jawad AS. Analgesics and osteoarthritis:are treatment guidelines reflected in clinical practice[J]. Am J Ther, 2005,12:98-103.

[16] Ottawa panel evidence-based clinical practice guidelines for therapeutic exercises and manual therapy in the management of osteoarthritis[J].Phys Ther, 2005, 85:907-971.

[17] Roddy E, Zhang W, Doherty M, et al. Evidence-based recommendations for the role of exercise in the management of osteoarthritis of the hip or knee--the MOVE consensus[J].Rheumatology（Oxford）, 2005,44:67-73.

[18] Wegman A, van der Windt D, van Tulder M, et al. Nonsteroidal antinflammatory drugs or acetaminophen for ostcoarthritis of the hip or knee? A systematic review of

evidence and guidelines[J]. J Rheumatol, 2004,31:344–354.

[19] Roddy E, Doherty M. Guidelines for management of osteoarthritis published by the American College of Rheumatology and the European League Against Rheumatism:why are they so different[J]. Rheum Dis Clin North Am, 2003, 29:717–731.

[20] Schnitzer TJ. Update on guidelines for the treatment of chronic musculoskeletal pain[J].Clin Rheumatol, 2006,25 Suppl 1:S22–29.

[21] Pencharz JN, Grigoriadis E, Jansz GF, et al. A critical appraisal of clinical practice guidelines for the treatment of lower–limb osteoarthritis[J].Arthritis Res, 2002, 4:36–44.

[22] Altman R, Alarcon C, Appelrouth D, et al. The American College of Rheumatology criteria for the classification and reporting of osteoarthritis of the hip[J]. Arthritis Rheum, 1991,34:505–514.

[23] Combe B, Landewe R, Lukas C, et al. EULAR recommendations for the management of early arthritis:report of a task force of the European Standing Committee for International Clinical Studies Including Therapeutics（ESCISIT）[J].Ann Rheum Dis, 2007,66:34–45.

第二节　氨基葡萄糖治疗骨关节炎的专家共识
（2008 年版）

张伟滨

发表于《中华外科杂志》2008 年 9 月第 46 卷第 18 期

由《中华外科杂志》编辑部主办的"氨基葡萄糖在骨关节炎应用的专家共识会"于 2008 年 3 月 19 日在北京举行，来自北京、上海、广州、重庆等地的部分骨科和风湿病专家，就氨基葡萄糖的种类、治疗骨关节炎的地位、作用机制、临床疗效与安全性、使用剂量和方法等问题，进行了广泛而深入的探讨并取得了一些共识。

骨关节炎是慢性退行性疾病，病变呈进展性缓慢发展，是最常见的关节炎，以关节软骨磨损、破坏表现为主，临床表现为关节疼痛、肿胀、关节畸形和活动受限。75岁以上人群发病率为70%~90%，女性较男性发病早，但最终男性、女性发病率相似。临床治疗包括非手术和手术治疗，以前者为主。药物治疗构成了非手术治疗的主要组成部分，包括对乙酰氨基酚、非甾体类消炎镇痛药、弱中枢性镇痛药、氨基葡萄糖、透明质酸、激素等，其中，对乙酰氨基酚和非甾体类消炎镇痛药因能缓解疼痛、控制症状，成为骨关节炎治疗最常用的一线药物。

氨基葡萄糖是一种天然的氨基单糖，自蟹和其他带壳海洋生物中提取，是糖胺聚糖（glycosaminoglyean）和透明质酸（hyaluronie acid）重要的结构成分，因此，可作为内源性关节软骨营养物质的替代物。它可以刺激软骨细胞产生具有正常多聚体结构的蛋白多糖，提高软骨细胞的修复能力，抑制溶酶体酶、胶原酶和磷脂酶A2等水解酶的释放，减少对关节软骨基质的水解破坏，并能防止损伤细胞的超氧化自由基的产生，促使软骨基质的修复和重建，从而可延缓骨关节炎的病理过程和疾病的进程。因而作为一种关节软骨的营养补充，氨基葡萄糖用于预防和治疗骨关节炎已有很长的历史，早在20世纪60年代氨基葡萄糖就开始在欧洲用于关节炎的治疗，90年代中叶起在美国风靡一时，目前，仍是美国最受欢迎的关节软骨营养药物，以食物保健品（dietary supplement）形式供应市场，而欧洲则因该类产品所显示的一定的临床疗效将该产品作为处方药品进行管理和提供患者所需。正是由于氨基葡萄糖有可能修饰关节软骨的结构，调节关节软骨的代谢，甚至可能通过修复受损的关节软骨而具有延缓关节炎病程的作用，因此，这类产品有可能成为潜在的改善骨关节炎病情的药物（disease-modifying osteoarthritis drugs，DMOADs）。尽管采用氨基葡萄糖预防和治疗骨关节炎已有很长时间，但对氨基葡萄糖适用于治疗何种程度的骨关节炎、疗效与安全性、有效治疗剂量和用法、哪种酸根的氨基葡萄糖有效等方面还存有许多争议，还缺乏严格的、大样本的、符合临床循证医学的证据支持。

一、氨基葡萄糖适用于治疗何种程度的骨关节炎

回顾已有的有关氨基葡萄糖治疗骨关节炎的临床研究，可以发现，几乎所有研究

入选的都是轻、中度关节疼痛的患者，同时，关节软骨的磨损程度都未到软骨大部磨损甚至更重的程度。从已知的氨基葡萄糖对关节软骨的作用来看，氨基葡萄糖通过调节关节软骨的代谢和补充合成关节软骨所需的成分，起到修复和保护损伤的关节软骨，延缓骨关节炎的病程。这也是氨基葡萄糖作为潜在的延缓病情发展药物 DMOADs 的理论基础。因此，大部分专家认为临床上采用氨基葡萄糖治疗骨关节炎最合适的患者应是关节软骨轻度或中度磨损，其形态和结构基本存在的患者，而非关节软骨大部甚至完全磨损的患者，属于早期骨关节炎使用药物。所以，氨基葡萄糖可作为早、中期骨关节炎的治疗选择，对关节软骨严重磨损的终末期骨关节炎患者则疗效不佳。

二、氨基葡萄糖治疗骨关节炎的疗效与安全性

大量的临床研究都显示氨基葡萄糖治疗骨关节炎的安全性非常好，体现在用药过程中不良事件非常少，患者的用药依从性令人满意。这也是美国食品药品监督管理局能够将这类产品归为非处方的食物保健品（dietary supplement）的原因之一。

早期的许多临床研究都提示氨基葡萄糖治疗骨关节炎 8~12 周，对缓解关节疼痛和提高受累关节总体功能（采用 WOMAC 或 Lequesne 指数评价）有一定的疗效，其总体疗效与每日 1 000 mg 对乙酰氨基酚相当，优于采用安慰剂的患者。但近年来的一些有关氨基葡萄糖的荟萃分析结果显示，氨基葡萄糖治疗骨关节炎的有效性还存有很大争议。

2006 年，《美国家庭医师杂志》以循证医学标准就氨基葡萄糖治疗骨关节炎是否有效和安全问题进行了专题讨论，多篇论文对已发表的氨基葡萄糖治疗骨关节炎的临床研究结果进行了循证医学等级分析。一项回顾性评价研究结果显示：一些已发表的临床研究结论提示氨基葡萄糖可减轻髋、膝骨关节炎所致的疼痛，但也有一些研究尽管得出氨基葡萄糖减轻骨关节炎疼痛程度优于安慰剂，但无显著统计学差异。

在用药时间上，部分研究结果提示用药 6~8 周时已有关节疼痛的缓解，关节功能和患者生活质量的改善，但也有其他类似研究未得出相同的结论。长期用药和随访的临床研究很少，3 年用药结果显示氨基葡萄糖能中度缓解骨关节炎所致的关节疼痛[1]。

较一致的结果来自于氨基葡萄糖的安全性评价，所有的临床研究均未显示用于研究的各种氨基葡萄糖的安全性与安慰剂有显著统计学差异[2]。

此外，也有研究显示，氨基葡萄糖能有效延缓骨关节炎关节间隙的变窄和减轻关节疼痛，但关节疼痛的减轻与关节间隙狭窄的延迟并不平行，以延缓骨关节炎关节间隙变窄作用更好，而减轻疼痛效果则不够理想[3]。

与会专家认为，之所以这么多的临床研究会出现如此不一致的结果，与氨基葡萄糖的生产厂商多，品种不一，以及临床研究设计质量较差、缺乏随机化和严格的设盲、入选病例缺乏统一的骨关节炎诊断和严重程度评价标准、随访时间较短、样本量太小有很大关系。由于氨基葡萄糖在世界大多数区域属营养保健产品，缺乏类似药品生产这样严格的质量标准体系，因此，不同厂商、不同种类、不同批次的氨基葡萄糖质量差异较大，甚至同一厂商、同一种类、同一批次的氨基葡萄糖的成分和质量都可能有所不同，导致其临床疗效难以比较和判断。而一些临床研究设计的不严格、受到生产厂商的研究资助等因素，也使最终的临床研究结果产生了偏差。但总体而言，还是有足够多的证据支持氨基葡萄糖是髋和膝关节炎的治疗选择，相对于非甾体类消炎镇痛药（NSAIDs）和对乙酰氨基酚长期应用的不良反应，氨基葡萄糖长期应用安全性高，不良反应小，有一定的疗效，可单独或与非甾体类消炎镇痛药联合使用治疗骨关节炎。

三、氨基葡萄糖治疗骨关节炎的有效剂量和疗程

一直以来，由于氨基葡萄糖在大多数国家作为食物保健品应用，因此，使用剂量和时间不很规范。氨基葡萄糖主要有 3 种类型：硫酸氨基葡萄糖、盐酸氨基葡萄糖和N–乙酰氨基葡萄糖。目前，市场上以前两个品种为主。大多数得出氨基葡萄糖治疗骨关节炎有效结果的临床研究都采用每日口服氨基葡萄糖 1 500 mg，分 2 次或 3 次使用[4]。一项荟萃分析研究结果也显示：20 项应用氨基葡萄糖治疗有症状的骨关节炎的临床研究中有 16 项共 2 029 位入选患者采用每日口服 1 500 mg 硫酸氨基葡萄糖，相比患者入选临床研究时基线情况疼痛缓解率达 60%，33% 患者功能得到改善（Lequesne 指数评价）。需要指出的是氨基葡萄糖是一种可吸收的小分子糖胺，但其生物可利用度却不足20%。同时，任何种类的氨基葡萄糖由于所结合的酸根载体不同，其氨基葡萄糖的结合率各不相同，盐酸氨基葡萄糖中含氨基葡萄糖 83%。硫酸氨基葡萄糖中含 65%，N–乙酰氨基葡萄糖含 75%，任何临床研究无论采用何种氨基葡萄糖都必须以所含的纯氨基葡萄糖为剂量标准。

氨基葡萄糖治疗骨关节炎的疗程也是未确定的问题。综合临床研究报道，大多数研究结果提示，持续应用1 500 mg氨基葡萄糖8周以上才能显示一定的疗效，而以使用1年以上疗效更为稳定。

四、盐酸与硫酸氨基葡萄糖的疗效之争

至今，大多数的临床研究都是采用硫酸氨基葡萄糖，关于盐酸氨基葡萄糖治疗骨关节炎的循证医学研究较少，因此，有关盐酸氨基葡萄糖治疗骨关节炎是否有效尚存争议。但毕竟一些采用盐酸氨基葡萄糖治疗骨关节炎的临床研究，仍取得了与硫酸氨基葡萄糖相似的结论。许多生产商也仍然在大量生产盐酸氨基葡萄糖用于骨关节病的防治，说明盐酸氨基葡萄糖治疗骨关节炎仍有一定的生命力。基础研究显示：盐酸根形式氨基葡萄糖的浓度高于硫酸，相对的生物可利用度较高；盐酸氨基葡萄糖形式每有效剂量中含盐量低于硫酸根形式，其原因是硫酸氨基葡萄糖需要氯化钠作为稳定剂，含盐量可高达30%，这不利于需要减少饮食中钠盐摄入的骨关节炎患者；氨基葡萄糖对骨关节炎的治疗作用主要与已与载体分解了的、可吸收的氨基葡萄糖剂量有关，而与酸根载体处于结合状态的氨基葡萄糖不能被吸收，无法被生物利用。因此，无论何种形式的氨基葡萄糖，只要能在体内与载体分解，并能被机体吸收，其生物学作用应是相似的。总之，氨基葡萄糖作为骨关节炎的治疗选择，已在临床上对缓解病情、减轻症状方面取得了一定的疗效，但宜用于关节炎的早期和预防用药，也可用于关节炎患者的软骨修复，每日以1 500 mg持续应用8周以上为好。推荐长期单独或与NSAIDs合用，并不断积累循证医学证据，进一步验证氨基葡萄糖治疗骨关节炎的安全性和有效性。

参考文献

［1］Fox BA, Schmitz ED, Wallace R, et al. Glucosamine andchondroitin for osteoarthritis[J].Am Fam Physician, 2006,73:1245-1246.

［2］Gatti JC. Glucosamine Treatment for Osteoarthritis[J].Am FamPhysician, 2006,73:1189-1191.

［3］Pavelka K, Gatterova J, Olejarova M, et al. Glucosamine sulfate use and delay of progression of knee osteoarthritis:a 3-year, randomized, placebo-controlled, double blind study[J].Arch Intern Med, 2002,162:2113-2123.

［4］Biddal H, Christensen RD, Kristensen PK, et al. Glucosamine effectiveness in the treatment of knee osteoarthritis. Presentation of a Cochrane analysis with the perspective Oil the GAIT trial[J].Ugeskr Laeger, 2006, 168:4405-4409.

第三节　膝骨关节炎维吾尔医诊疗指南
（2008 年版）

新疆维吾尔自治区维吾尔医医院（乌鲁木齐 830049）玉素甫·买提努尔　拜合提亚尔·热合木吐拉　斯拉甫·艾白　达力亚·阿合塔莫　艾合买提·吾买尔　艾合买提·买买提　热甫卡提·赛吾力丁　艾尔肯·满苏尔

发表于《中华民族医药杂志》2008 年 8 月第 8 期

关键词：膝骨关节炎；维吾尔医；诊疗指南

膝骨关节炎是一组具有不同病因学，但却有相似的生物学、形态学临床特征，以及软骨破坏和骨质增生为主要特征的慢性关节疾病。维吾尔医古籍中该病以"母怕斯里"名称记载。疾病的整个过程不仅影响关节软骨，还涉及整个关节，包括软骨下骨、韧带、关节囊、滑膜及关节周围肌肉。维吾尔医学认为膝骨关节炎由异常黏液质及异常黑胆质长时间沉积于关节面，引起骨质的增生而致。

一、维吾尔医诊断标准

1.常见于老年和有创伤病史者，还与静力失调、骨营养改变以及年龄、体态、职业等因素有关。

2.维吾尔医辨证分析结果：患者气质多为干寒性或湿寒性，病程后期大多数为高度干热性，体液为异常黑胆质或石膏状黏液质。

3.发病缓慢，除气质所表现的症状外全身症状少，多为膝关节受累。

4.关节疼痛，僵硬，活动受限，活动时有骨摩擦音，关节腔积液及畸形。

5.X线摄片可明确诊断（关节间隙变窄，关节面硬化，关节边缘骨赘形成，关节端松质骨内囊性变。关节内可有游离体，甚至出现半脱位）。

二、临床分级

根据临床表现以及 Kellgren 和 Lawrecne 的放射学诊断标准，膝骨关节炎分为5级。0级：有轻度膝关节疼、肿胀等症状；X线片检查为正常。Ⅰ级：膝关节疼、肿胀等症状明显，活动时有轻度骨摩擦音；X线片检查可能有骨赘。Ⅱ级：有中度膝关节疼、肿胀等症状，活动时有明显骨摩擦音；X线片检查有明显的骨赘，关节间隙轻度变窄。Ⅲ级：有重度膝关节疼、肿胀等症状，活动时有明显骨摩擦音，有些患者出现关节活动受限，关节腔积液；X线片检查为中等量骨赘，关节间隙变窄较明确，软骨下骨骨质轻度硬化改变，范围较小。Ⅳ级：有重度膝关节疼、肿胀等症状，活动时有明显骨摩擦音，多数患者出现关节活动受限，关节腔积液以及畸形；X线片检查为大量骨赘形成，可波及软骨面，关节间隙明显变窄，硬化改变极为明显，关节肥大及明显畸形。

三、维吾尔医辨证分型

1.异常黏液质型：涩味黏液质和石膏状黏液质沉积于关节间隙，使变形力和改变力的功能失调。局部物质代谢受阻，局部细胞组织的生长发生异常变化而导致。分为两类。①涩味黏液质型膝骨关节炎：体型虚胖，膝关节疼痛以深部痛为特征，得热舒服，发病前有寒湿饮食。②石膏状黏液质型膝骨关节炎：关节疼痛，僵硬，活动受限，活动时有摩擦响声，除关节腔积液及畸形等共同表现外还出现石膏状黏液质所致的局部烧热痛，体型胖。

2.异常黑胆质型：异常黑胆质沉积于关节间隙和局部组织内，使软骨变形，局部物质代谢受阻，变形力和改变力的功能失调，局部细胞组织的生长发生异常变化而导致。关节疼痛，僵硬，活动受限，活动时有摩擦响声，除关节腔积液及畸形等共同表现外还出现异常黑胆质所致表现，如疼痛轻，关节周围干燥，皮肤色暗，常有痉挛，肿胀质硬，受潮湿和热觉舒适，关节僵硬较多见。

四、临床分类

可分为原发性和继发性两类。原发性多发生于中老年，无明确的全身或局部诱因，与遗传和体质因素有一定的关系。继发性膝骨关节炎可发生于青壮年，可继发于创伤、炎症、关节不稳定、慢性反复的积累性劳损或先天性疾病等。

五、症状分级量化标准

观察患病关节的休息痛、活动痛、压痛、肿胀、关节功能指数。

1. 休息痛：0 份无痛；1 份轻度痛，生活工作不受影响；2 份中度痛，生活工作受影响；3 份重度痛，影响睡眠。

2. 活动痛：0 份无痛；1 份轻度痛，即用力活动时痛；2 份中度痛，一般活动时痛；3 份重度痛，轻微活动即痛。

3. 压痛：0 份无压痛；1 份轻度压痛，活动不受影响；2 份中度压痛，有皱眉；3 份重度压痛，有退缩。

4. 肿胀：0 份无肿胀；1 份轻肿胀，仅限在关节局部；2 份中度肿胀，在关节范围内；3 份重度肿胀，弥漫至关节周围组织。

5. 关节功能：0 份正常，膝关节主动屈伸范围大于135°；1 份轻度受限，生活工作不受影响，膝关节主动屈伸范围为 110°~135°；2 份中度受限，生活工作受影响，能自理生活，膝关节主动屈伸范围为 90°~109°；3 份重度受限，坐、卧位，不能自理生活，膝关节主动屈伸范围为小于90°。

六、治疗

1. 治疗原则：调整气质，活血祛瘀、补肾除湿，控制症状、减轻关节负荷，保护关节功能，改善病情，延缓进展。

2. 治疗方法

2.1 一般治疗。①患者教育：使患者了解本病的治疗原则、锻炼方法，以及药物的用法和不良反应等。②保护关节：受累关节应避免过度负荷，应避免长久站立、跪位和蹲位。可利用手杖、步行器等协助活动，肥胖患者应减轻体重。肌肉的协调运动和肌力的增强可减轻关节的疼痛症状。

2.2 成熟剂及清除剂治疗。首先调整气质，如涩味黏液质型膝骨关节炎给予黏液质成熟剂和黑胆质成熟剂；石膏状黏液质所致，给予黏液质成熟剂和胆液质成熟剂；异常黑胆质所致，给予黑胆质成熟剂，然后给予清除剂。异常黏液质的成熟剂成分为铁线蕨、玫瑰花、地锦草、莲花、洋茴香、菊苣子、甘草根、无核葡萄干、菊苣根等，用水煎煮服用，1次100 mL，1日3次，连续服用5~9天。或服用复方木尼孜其颗粒，1次12 g，1日3次，服用5~7天；异常黑胆质成熟剂成分为地锦草、天山堇菜花、莲花、甘草根、干无花果、枣等，用水煎煮服用，1次100 mL，1日3次，连续服用15~20天。待体液成熟后服用清除剂，成分为小茴香、去皮并粗研的甘草根、铁线蕨、无花果干、巴旦木油、刺糖、蓖麻油等，用水煎煮服用，1次100 mL，1日3次，连续服用2~3天。（成熟剂和清除剂的成份和疗程，根据实际情况适当调整或者加减有关药物。）

2.3 药物治疗。①内服用药：苏润江片口服，3~5片，1日3次；玛达土力阿亚提蜜膏口服，1次5~7 g，1日3次；罗布比赛格力蜜膏口服，1次5~7 g，1日3次；珍珠健胃蜜膏口服，1次5~7 g，1日3次；苏润茬合剂口服，100 mL，1日3次。②外用方药：外敷、涂药治疗，阿那其根散外敷，隔日1次，并乌蛇油或阿扎拉克油适量涂于患处，1日3次。③熏蒸（药浴）洗治疗：利用药物加水煮沸后所产生的蒸汽熏蒸患处，并用温热药液淋洗局部，1日1次，共5天；但高血压、冠心病等患者禁用此法。

2.4 非药物治疗。物理治疗：根据患者的实际情况，选择经皮神经电刺激疗法、按摩、推拿、足疗、牵引等疗法，1日1次，共5天。

七、禁忌与注意事项

1. 忌口难以消化以及刺激性的食物。

2. 避免过度体力劳动，避免长久站立、跪位和蹲位。

3. 肥胖患者应减轻体重。

4. 保暖，避免受寒。

八、疗效评定

1.疗效计算采用临床常用的尼莫地平评分法：临床症状改善率=（治疗前值－治疗后值）/治疗前值×100%。

2.临床控制：总有效率≥95%。显效：70%≤总有效率5%；有效：30%≤总有效率70%；无效：总有效率30%。

第四节　骨关节炎诊断及治疗指南（2010年版）

中华医学会风湿病学分会

发表于《中华风湿病学杂志》2010年6月第14卷第6期

骨关节炎（osteoarthritis。OA）是一种最常见的关节疾病。是以关节软骨的变性、破坏及骨质增生为特征的慢性关节病。本病的发生与衰老、肥胖、炎症、创伤、关节过度使用、代谢障碍及遗传等因素有关。OA在中年以后多发，女性多于男性。本病在40岁人群的患病率为10%~17%，60岁以上为50%，而在75岁以上人群则高达80%。该病有一定的致残率。本病按病因分为原发性OA和继发性OA。前者是指原因不明的OA，与遗传和体质因素有一定关系，多见于中老年人；后者是指继发于关节外伤、先天性或遗传性疾病、内分泌及代谢病、炎性关节病、地方性关节病、其他骨关节病等。有时很难鉴别原发性OA和继发性OA。问诊和体格检查可以帮助判断病因。影像学检查有助于继发性OA的诊断。本病按照是否伴有临床症状分为症状性OA和放射学OA。前者伴有明显的OA临床症状，而后者无临床症状，只有X线OA表现。

一、临床表现

1.常见症状和体征

本病好发于膝、髋、手（远端指间关节、第一腕掌关节）、足（第一跖趾关节、足跟）、脊柱（颈椎及腰椎）等负重或活动较多的关节。

1.1 关节疼痛及压痛：本病最常见的表现是关节局部的疼痛和压痛。负重关节及双手最易受累。一般早期为轻度或中度间断性隐痛。休息时好转，活动后加重，随病情进展可出现持续性疼痛。或导致活动受限。关节局部可有压痛，在伴有关节肿胀时尤为明显。疼痛在阴冷、潮湿和雨天会加重。

1.2 关节肿大：早期为关节周围的局限性肿胀，随病情进展可有关节弥漫性肿胀、滑囊增厚或伴关节积液。后期可在关节部位触及骨赘。

1.3 晨僵：患者可出现晨起或关节静止一段时间后僵硬感，活动后可缓解。本病的晨僵时间一般几分钟至十几分钟，很少超过 0.5 h。

1.4 关节摩擦音（感）：多见于膝关节。由于软骨破坏、关节表面粗糙，出现关节活动时骨摩擦音（感）。

1.5 关节活动受限：由于关节肿痛，活动减少，肌肉萎缩，软组织挛缩等引起关节无力，活动受限。缓慢发生，早期表现关节活动不灵，以后关节活动范围减小。还可因关节内的游离体或软骨碎片出现活动时的绞锁现象。

2. 不同部位 OA 的表现特点

2.1 手：以远端指间关节受累最为常见，表现为关节伸侧面的两侧骨性膨大。称赫伯登（Heberden）结节。而近端指间关节伸侧出现者则称为布夏尔（Bouehard）结节。可伴有结节局部的轻度红肿、疼痛和压痛。第一腕掌关节受累后，其基底部的骨质增生可出现方形手畸形，而手指关节增生及侧向半脱位可致蛇样畸形。

2.2 膝：膝关节受累在临床上最为常见。危险因素有肥胖、膝外伤和半月板切除：主要表现为膝关节疼痛，活动后加重，下楼梯更明显，休息后缓解。严重者可出现膝内翻或膝外翻畸形。关节局部有肿胀、压痛、屈伸运动受限，多数有骨摩擦音。

2.3 髋：男性髋天节受累多于女性，单侧多于双侧。多表现为局部间断性钝痛，随病情发展可呈持续性疼痛。部分患者的疼痛可以放射到腹股沟、大腿内侧及臀部。髋关节运动障碍多在内旋和外展位，随后可出现内收、外旋和伸展受限。可出现步态异常。

2.4 足：跖趾关节常受累，可出现局部疼痛、压痛和骨性肥大，还可以出现踇外翻等畸形。足底可出现骨刺，导致行走困难。

2.5 脊柱：颈椎受累比较常见，腰椎第三、第四椎体为多发部位。可有椎体和后突关节的增生和骨赘，引起局部的疼痛和僵硬感，压迫局部血管和神经时可出现相应的放射痛和神经症状。颈椎受累压迫椎 – 基底动脉可引起脑供血不足的症状。腰椎骨质增生导致椎管狭窄时可出现间歇性跛行以及马尾综合征。

3. 特殊类型 OA 的表现特点

该类 OA 属原发性 OA。

3.1 原发性全身性 OA：以远端指间关节、近端指间关节和第一腕掌关节为好发部位。膝、髋、跖趾关节和脊柱也可受累。症状呈发作性，可有受累关节积液、红肿等表现。根据临床和流行病学特点将其分为两类：①结节型：以远端指间关节受累为主，女性多见，有家族聚集现象；②非结节型：以近端指间关节受累为主，性别和家族聚集特点不明显，但常反复出现外周关节炎。重症患者可有红细胞沉降率（ESR）增快及 C 反应蛋白（CRP）增高等。

3.2 侵蚀性炎症性 OA：常见于绝经后女性，主要累及远端及近端指间关节和腕掌关节。有家族性及反复急性发作的特点。受累关节出现疼痛和触痛，最终导致关节畸形和强直。患者的滑膜检查可见明显的增生性滑膜炎、免疫复合物沉积和血管翳的形成。少数患者最终发展为类风湿关节炎（RA）。有的患者合并干燥综合征（SS）。X 线可见明显的骨赘生成和软骨下骨硬化。晚期可见明显的骨侵蚀和关节骨性强直。

3.3 弥漫性特发性骨质增生症（diffuse idiopathic skeletal hyperostosis，DISH）：是一种特殊的脊柱骨质增生症，好发于中老年男性，肥胖者较多。病变累及整个脊柱，特别是颈椎，呈弥漫性骨质增生，脊柱韧带广泛增生骨化，伴邻近骨皮质增生。但椎小关节和椎间盘保持完整。一般无明显症状，少数患者可有肩背痛、发僵、手指麻木或腰痛等症状，病变严重时会出现椎管狭窄的相应表现。X 线可见特征性椎体前纵及后纵韧带的钙化，以下胸段为著，一般连续 4 个或 4 个椎体以上，可伴广泛骨质增生。

4. 辅助检查

4.1 实验室检查：伴有滑膜炎的患者可出现 CRP 和 ESR 轻度升高。继发性 OA 患者可出现原发病的实验室检查异常。出现滑膜炎者可有关节积液。一般关节液透明、淡黄色，黏稠度正常或略降低，但黏蛋白凝固良好。可显示轻度白细胞增多，以单个核细胞为主。滑液分析有助于排除其他关节疾病。

4.2 影像学检查：影像学检查不仅可以帮助确诊 OA。而且有助于评估关节损伤的严重程度；评价疾病进展性和治疗反应；及早发现疾病或相关的并发症。

X 线是常规检查，放射学的特征性表现为：软骨下骨质硬化、软骨下囊性变及骨赘形成、关节间隙变窄等。严重时关节变形及半脱位。这些变化是 OA 诊断的重要依据。放射学表现的严重程度与临床症状的严重程度和功能状态并没有严格的相关性，许多有明显影像学改变的关节并无典型症状，而有典型症状的关节仅发生轻微的影像学改变。关节间隙变窄不仅是由于关节软骨含量减少，半月板损伤和软骨被挤压也是重要原因。

磁共振检查不常用，仅有助于发现关节相关组织的病变。如软骨损伤、关节滑液渗出、软骨下骨髓水肿、滑膜炎和半月板或韧带损伤；还可用于排除肿瘤和缺血性骨坏死等。超声有助于检测关节少量渗出、滑膜增殖、骨赘、腘窝囊肿、炎症反应，也有助于鉴别手的侵蚀性和非侵蚀性 OA。

二、诊断要点

1. 诊断标准：诊断 OA 主要根据患者的症状、体征、影像学检查及实验室检查。目前采用美国风湿病协会 1995 年修订的诊断标准，该标准包含临床和放射学标准（见表 1-5~1-7）。其中，手 OA 分类标准中尤其是放射学改变，其敏感性为 92%，特异性为 98%。膝 OA 分类标准的敏感性和特异性分别为 91% 和 86%。

髋 OA 分类标准的敏感性和特异性分别为 91% 和 89%。该分类标准对于区分 OA 和炎性关节病的意义较大，但对早期 OA 的诊断意义有限。

表 1-5　手 OA 分类标准（临床标准）

1. 近 1 个月大多数时间右手关节疼痛，发酸、发僵
2. 10 个指间关节中，有骨性膨大的关节 2 个
3. 掌指关节肿胀 ≤ 2 个
4. 远端指向关节骨性膨大 ≥ 2 个
5. 10 个指向关节中，畸形关节 ≥ 1 个
满足 1+2+3+4 条或 1+2+3+5 条可诊断手 OA

注：10 个指间关节为双侧第二、第三远端及近端指间关节，双侧第一腕掌关节。

表 1-6　膝 OA 分类标准

临床标准

1. 近 1 个月大多数时间有膝关节疼痛

2. 有骨摩擦音

3. 晨僵时间 ≤ 30 min

4. 年龄 ≥ 38 岁

5. 有骨性膨大

　　满足 1+2+3+4 条，或 1+2+5 条或 1+4+5 条可诊断手 OA

临床 + 放射学 + 实验室标准

1. 近 1 个月大多数时间有膝关节疼痛

2. X 线示骨赘形成

3. 关节液检查符合 OA

4. 年龄 ≥ 40 岁

5. 晨僵 ≤ 30 min

6. 有骨摩擦音

　　满足 1+2 条或 1+3+5+6 条或 1+4+5+6 条者可诊断膝 OA

表 1-7　髋 OA 分类标准

临床标准

1. 近 1 个月大多数时间有髋痛

2. 内旋 <15°

3. ESR<45 mm/h

4. 屈曲 <115°

5. 内旋 >15°

6. 晨僵时间 <60 min

7. 年龄 >50 岁

8. 内旋时疼痛

　　满足 1+2+3 条或 1+5+6+7+8 条者可诊断髋 OA

临床 + 放射学 + 实验室标准

1. 近 1 个月大多数时间有髋痛

2. ESR ≤ 20 mm/h

3. X 线示骨赘形成

4. X 线髋关节间隙狭窄

5. 晨僵 ≤ 30 min

　　满足 1+2+3 条或 1+2+4 条或 1+3+4 条者可诊断髋 OA

2. 鉴别诊断

本病需与以下疾病鉴别：

2.1 RA：多为对称性小关节炎，以近端指间关节和掌指关节及腕关节受累为主，晨僵明显。可有皮下结节，类风湿因子（RF）阳性，X线以关节侵蚀性改变为主。

2.2 强直性脊柱炎（AS）：本病好发于青年男性，主要侵犯骶髂关节和脊柱。也可以累及膝、踝、髋关节，常伴有肌腱端炎，晨僵明显，患者常同时有炎性下腰痛，放射学检查示骶髂关节炎，常有人类白细胞抗原（HLA）–B27（+）。

2.3 银屑病关节炎：本病好发于中年人，起病较缓慢，以远端指（趾）间关节、掌指关节、跖关节及膝和腕关节等四肢关节受累为主，关节病变常不对称，可有关节畸形。病程中可出现银屑病的皮肤和指（趾）甲改变。

2.4 痛风性关节炎：本病多发于中年以上男性，常表现为反复发作的急性关节炎，最常累及第一跖趾关节和跗骨关节，也可侵犯膝、踝、肘、腕及手关节，表现为关节红、肿、热和剧烈疼痛，血尿酸水平多升高，滑液中可查到尿酸盐结晶。慢性者可出现肾脏损害，在关节周围和耳廓等部位可出现痛风石。

三、治疗

治疗目的在于缓解疼痛、阻止和延缓疾病的进展、保护关节功能、改善生活质量。治疗方案应个体化，充分考虑患者的患病危险因素、受累关节的部位、关节结构改变、炎症情况、疼痛程度、伴发病等具体情况及病情。治疗原则应以非药物治疗联合药物治疗为主，必要时手术治疗。

1. 非药物治疗

非药物治疗在 OA 的治疗中有很重要的作用。包括患者教育、运动、生活指导及物理治疗等。

1.1 患者教育

①使患者了解本病绝大多数预后良好，消除其思想负担；②告诫患者避免对本病治疗不利的各种因素，建立合理的生活方式。如保护受累的关节，避免长久站立、跪位和蹲位、爬楼梯、不良姿势等；③在医生指导下规范用药，了解所用药品的用法和不良反应；④家庭和社会的支持与帮助对患者的治疗起积极作用。

1.2 运动及生活指导

①合理的关节肌肉锻炼：关节在非负重状态下进行活动，以保持关节活动度；进行有关肌肉或肌群的锻炼以增强肌肉的力量和增加关节的稳定性。②对不同受累关节进行不同的锻炼，如手关节可做抓、握锻炼，膝关节在非负重情况下做屈伸活动，颈椎和腰椎关节进行轻柔的不同方向活动。③有氧运动：步行、游泳、骑自行车等有助于保持关节功能。④肥胖者应减轻体质量：超重会增加关节负担，应保持标准体质量。⑤减轻受累关节的负荷：可使用手杖、助步器等协助活动。⑥保护关节：可戴保护关节的弹性套，如护膝等；对髌股关节腔室 OA 采用髌骨内侧贴扎治疗可显著减轻疼痛；避免穿高跟鞋，穿软、有弹性的运动鞋，用适合的鞋垫，对膝关节内侧室 OA 可用楔形鞋垫辅助治疗。

1.3 物理治疗

急性期物理治疗的主要目的是止痛、消肿和改善关节功能；慢性期物理治疗的目的是以增强局部血液循环和改善关节功能为主。物理治疗可以减轻疼痛症状和缓解关节僵直，包括针灸、按摩、推拿、热疗、水疗等。

2. 药物治疗

主要分为控制症状的药物、改善病情的药物及软骨保护剂。

2.1 控制症状的药物

按给药途径分为口服、注射和局部外用药。

2.1.1 口服药：①对乙酰氨基酚：由于老年人对非甾体类抗炎药（NSAIDs）易发生不良反应，且 OA 的滑膜炎在发病初期并非主要因素。故轻症可短期使用一般镇痛剂作为首选药物，如对乙酰氨基酚，每次 0.3~0.6 g，每日 2~3 次口服，每日剂量不超过 4 g。主要不良反应有胃肠道症状和肝毒性。② NSAIDs：NSAIDs 既有止痛作用又有抗炎作用，是最常用的一类控制 OA 症状的药物。主要通过抑制环氧化酶活性，减少前列腺素合成，发挥减轻关节炎症所致的疼痛及肿胀、改善关节活动的作用。其主要不良反应有胃肠道症状、肾或肝功能损害、影响血小板功能、可增加心血管不良事件发生的风险。NSAIDs 应使用最低有效剂量，短疗程；有胃肠道危险因素者应用选择性环氧合酶（COX）-2 抑制剂或非选择性 NSAIDs + 米索前列醇或质子泵抑制剂。如患者有发生心血管不良事件的危险则应慎用 NSAIDs。总之，药物种类及剂量的选择应个体化，充分考虑患者个人的基础情况，对老年患者应注意心血管和胃肠道的双重风险。③阿片类药物：对于急性疼痛发作的患者，当对乙酰氨基酚及 NSAIDs 不能充分缓解疼痛或有用药禁忌时，可考虑用弱阿片类药物，这类药物耐受性较好而成瘾性小。如口服可待因或曲马多等，由于曲马多不抑制前列腺素合成，因此，对胃黏膜无明显不良影响。该类制剂应从低剂量开始，每隔数日缓慢增加剂量，可减少不良反应。

2.1.2 注射药：①糖皮质激素：关节腔注射长效糖皮质激素可缓解疼痛、减少渗出。疗效持续数周至数月，但在同一关节不应反复注射，注射间隔时间不应短于 4~6 个月。②透明质酸（玻璃酸）：非药物疗法和单纯止痛疗效不佳的膝关节 OA 可采用关节腔内注射透明质酸（玻璃酸）类制剂治疗。对减轻关节疼痛、增加关节活动度、保护软骨均有效；治疗效果可持续数月。对轻中度的 OA 具有良好的疗效。每周 1 次膝关节腔内注射，4~6 周为 1 个疗程。注射频率可以根据患者症状适当调整。③ NSAIDs：肌肉注射起效快，胃肠道反应不明显。

2.1.3 局部外用药：① NSAIDs：局部外用 NSAIDs 制剂，可减轻关节疼痛。不良反应小。②辣椒碱：辣椒碱乳剂可消耗局部感觉神经末梢的 P 物质，可减轻关节疼痛和压痛。

2.2 骨关节炎慢作用药（DMOAD）及软骨保护剂

此类药物一般起效较慢，需治疗数周才见效，故称骨关节炎慢作用药。具有降低基质金属蛋白酶、胶原酶等活性的作用，既可抗炎、止痛，又可保护关节软骨，有延缓 OA 发展的作用。但目前尚未有公认的理想的药物，常用药物氨基葡萄糖、硫酸软骨素、双醋瑞因等可能有一定的作用。

2.2.1 氨基葡萄糖：氨基葡萄糖为天然的氨基单糖，是人体关节软骨基质中合成蛋白聚糖所必需的重要成分。可改善关节软骨的代谢，提高关节软骨的修复能力，保护损伤的关节软骨，同时，缓解 OA 的疼痛症状，改善关节功能，延缓 OA 的病理过程和疾病进程。因而兼具症状调控和结构调控效应。氨基葡萄糖主要有硫酸氨基葡萄糖和盐酸氨基葡萄糖，两者氨基葡萄糖含量有所差异，但生物学作用相似。常用剂量每天不应小于 1 500 mg，否则疗效欠佳。分 2~3 次服用，持续 8 周以上显效，使用 1 年以上疗效更稳定，可联合 NSAIDs 使用。

2.2.2 硫酸软骨素：通过竞争性抑制降解酶的活性，减少软骨基质和关节滑液成分的破坏；通过减少纤维蛋白血栓的形成。改善滑膜和软骨下骨的血液循环。能有效减轻 OA 的症状，减轻疼痛，改善关节功能，减少 NSAIDs 或其他止痛药的用量。成人每日口服 1 200 mg。

氨基葡萄糖与硫酸软骨素联用起协同作用。氨基葡萄糖能刺激软骨基质的合成，硫酸软骨素则抑制其降解，两者联用可增加软骨基质含量，能更有效地保护关节软骨、逆转损坏及促进损伤修复，因此，延缓 OA 的发展并减轻症状。

2.2.3 双醋瑞因：双醋瑞因是白细胞介素（IL）-1 抑制剂，可抑制软骨降解、促进软骨合成并抑制滑膜炎症。它不仅能有效地改善骨关节炎的症状，减轻疼痛，改善关节功能。且具有后续效应，连续治疗 3 个月以后停药，疗效至少可持续 1 个月；它还可延缓 OA 病程的进展，具有结构调节作用。该药不抑制前列腺素的合成。成人用量：每日 2 次，每次 50 mg，餐后服用，一般服用时间不少于 3 个月。

2.2.4 多西环素：多西环素具有抑制基质金属蛋白酶的作用，可发挥抗炎效应，抑制一氧化氮的产生，减少骨的重吸收作用。可使 OA 的软骨破坏减轻。每次 100 mg，每日 1~2 次口服。

2.2.5 双膦酸盐：双膦酸盐在 OA 治疗中的主要作用机制是抑制破骨细胞溶解矿物质，同时，防止矿物质外流。还可抑制胶原酶和前列腺素 E_2，从而减少骨赘形成。

2.2.6 维生素 A、C、E、D：OA 的软骨损伤可能与氧自由基的作用有关，近年来的研究发现，维生素 A、C、E 可能主要通过其抗氧化机制而有益于 OA 的治疗。维生素 D 则通过对骨的矿化和细胞分化的影响在 OA 治疗中发挥作用。

3. 外科治疗及其他治疗

对于经内科治疗无明显疗效，病变严重及关节功能明显障碍的患者可以考虑外科治疗，以校正畸形和改善关节功能。外科治疗的主要途径是通过关节镜手术和开放手术。

3.1 关节镜手术

经内科规范治疗仍无效者，可予关节内灌洗来清除纤维素、软骨残渣及其他杂质，此为关节清创术；或通过关节镜去除软骨碎片，以减轻症状，此为游离体摘除术。

3.2 开放手术

①截骨术：可改善关节力线平衡，有效缓解患者的髋或膝关节疼痛。②人工关节置换术：对 60 岁以上、正规药物治疗反应不佳的进展性 OA 患者可予以关节置换，可显著减轻疼痛症状，改善关节功能。③关节融合术。

第五节 痹证诊疗指南（2011年版）

中华中医药学会

发表于《中国中医药现代远程教育》2011年06月第9卷第11期

痹证是指肢体经络为风、寒、湿、热之邪所闭塞，导致气血不通，经络痹阻，引起肌肉、关节、筋骨发生疼痛、酸楚、麻木、重着、灼热、屈伸不利，甚或关节肿大变形为主要临床表现的病证。风、寒、湿、热、瘀、痰等邪气滞留筋脉、关节、肌肉，经脉痹阻，不通则痛是其基本病机，因人的禀赋素质不同而有寒热转化。素体阳气偏盛者，易从阳化热，成为风、湿热痹；阳气虚衰者，多从阴化寒，成为风寒湿痹。痰浊、瘀血闭阻经络、血脉，流注关节，导致关节肿胀、僵硬、变形。痹证日久，耗伤气血，可损及脏腑。本病证相当于西医的风湿病、风湿性关节炎、类风湿性关节炎、强直性脊柱炎、骨性关节炎等疾病。

一、诊断与鉴别诊断

1. 诊断要点

突然或缓慢地自觉肢体关节肌肉疼痛、屈伸不利为痹证的症状学特征。行痹以痛处游走不定为特征；痛痹以肢体关节冷痛，或疼痛剧烈、痛如刀割、痛处不移为特点；着痹则以肢体关节酸痛、沉重、肿胀或顽麻为特征，遇阴雨天气症状加重，病程较长，缠绵难愈；肢节红肿热痛，得冷则舒，或伴全身发热汗出、烦躁不安、口渴等症者为热痹；以小关节为主的对称性肿胀疼痛、变形，伴有晨僵、活动不利者为尪痹。病变发展至晚期可有关节剧痛，肿大变形，肌肉萎缩，也有绵绵而痛，麻木尤甚，伴心悸、乏力者。

2. 鉴别诊断

2.1 痿病　痹证久治不愈，因肢体疼痛，活动困难，渐见痿瘦，而与痿病相似。其鉴别的关键在于痿病表现为肢体痿弱，羸瘦无力，行动艰难，甚至瘫软于床榻，但肢体关节多无疼痛，而痹证却以疼痛突出。临床上也有肢体肌肉萎缩无力，又伴有肌肉关节疼痛者，是为痿痹并病，可按病因病机特点，辨别孰轻孰重进行论治。

2.2 其他　如膝眼风、痛风等病证，虽也可见关节肌肉疼痛，但疼痛部位、性质和伴发症状有各自的证候特点。

二、辨证论治

痹证是一种以正气亏虚、肝肾不足为本，风寒湿邪痹阻关节、经络，久则化痰成瘀、伤筋蚀骨为标的慢性反复发作性疾病。正虚邪实，相互作用，且影响病情的进退。辨证的要点在于掌握体虚与邪实的孰轻孰重，脏腑气血阴阳的亏耗，风寒湿（热）痰瘀之偏胜，而随证施以补益气血、滋补肝肾、祛风散寒、化湿清热、化痰和瘀、通络止痛等法。

1. 行痹

证候：关节、肌肉疼痛，屈伸不利，疼痛呈游走性，多见于上肢关节，初起可见发热、恶风等表证，舌苔薄白，脉浮或浮滑。病机：风兼寒湿，留滞经脉，痹阻气血。治法：祛风除湿，散寒通络。方药：防风汤加减。防风 15 g，麻黄 9 g，桂枝 15 g，葛根 30 g，当归 12 g，茯苓 15 g，生姜 6 g，大枣 9 g，甘草 6 g。加减：腰背酸痛者，加杜仲 15 g，续断 15 g，桑寄生 15 g，淫羊藿 15 g，巴戟天 15 g 以温肾阳风湿。关节肿大、苔薄黄者，有化热之象，以桂枝芍药知母汤加减。

2. 痛痹

证候：关节、肌肉疼痛，遇寒则剧，得热痛减，关节拘紧，屈伸不利，疼痛固定而怕冷，舌质淡，苔薄白，脉弦紧。病机：寒兼风湿，留滞经脉，痹阻气血。治法：散寒通络，祛风除湿。方药：乌头汤加减。制川乌（先煎）3 g，麻黄 9 g，白芍 15 g，甘草 9 g，黄芪 15 g。加减：关节冷痛剧烈、拘急难伸，加附子（先煎）12 g，细辛 3 g，干姜 9 g，当归 12 g 以温经散寒止痛。

3. 着痹

证候：关节、肌肉疼痛酸楚，重着麻木，肿胀明显，关节活动受限，多见于下肢关节，舌质淡，舌苔白腻，脉濡缓。病机：湿兼风寒，留滞经脉，痹阻气血。治法：除湿通络，祛风散寒。方药：薏苡仁汤加减。薏苡仁 30 g，苍术 15 g，甘草 6 g，羌活

15 g，独活 15 g，防风 9 g，麻黄 9 g，桂枝 15 g，制川乌（先煎）3 g，当归 9 g，川芎 6 g。加减：关节肿胀明显，加萆薢 15 g 以祛风除湿；肌肤麻木不仁，加海桐皮、豨莶草各 15 g 以祛风通痹；小便不利，浮肿，加车前子（先煎）15 g，泽泻 9 g，茯苓 15 g 以利尿渗湿；痰湿盛，加法半夏 9 g，胆南星 6 g 以燥湿化痰。

4. 风湿热痹

证候：关节、肌肉疼痛呈游走性，痛处灼热红肿，痛不可触，得冷稍舒，可见皮下结节或红斑，常见有发热、恶风、汗出、口渴、烦躁不安，舌质红，苔黄或黄腻，脉滑数或浮数。病机：风湿热邪壅滞经脉，气血痹阻不痛。治法：清热通络，祛风除湿。方药：白虎加桂枝汤合宣痹汤加减。石膏（先煎）30 g，知母 9 g，黄柏 9 g，连翘 15 g，桂枝 15 g，防己 9 g，杏仁 9 g，滑石 15 g，赤小豆 9 g，蚕砂（先煎）9 g，甘草 6 g。加减：咽痛，加荆芥 6 g，薄荷（后下）3 g，牛蒡子 9 g，桔梗 6 g 以疏风利咽；皮肤红斑，加赤芍 15 g，牡丹皮 10 g，生地黄 15 g，紫草 9 g 以凉血消斑；热盛伤阴，口渴心烦，加生地黄 15 g，玄参 15 g，麦冬 15 g 以滋阴清热除烦。热毒炽盛，化火伤津，见关节红肿、触之灼热、痛如刀割、筋脉拘急抽掣、入夜尤甚、壮热烦渴、舌红少津、脉弦滑而数者，用五味消毒饮合犀黄丸加减。

5. 痰瘀痹阻证

证候：痹证日久，关节、肌肉疼痛如刺，固定不移，或关节紫暗、肿胀，肌肤顽麻或重着，或关节僵硬，有硬结、瘀斑，面色暗黑，眼睑浮肿，或胸闷多痰，舌质紫暗或有瘀斑、瘀点，苔白腻，脉弦涩。病机：痰瘀互结，留滞关节，闭塞经脉。治法：化痰行瘀，蠲痹通络。方药：双合汤加减。桃仁 9 g，红花 9 g，当归 9 g，川芎 6 g，赤芍 15 g，茯苓 15 g，法半夏 9 g，陈皮 6 g，白芥子 9 g，姜汁（冲服）9 g。加减：皮下结节，加胆南星 6 g，天竺黄 6 g，白芥子 9 g 以化痰；瘀血明显，加莪术 6 g，三七（冲服）3 g，土鳖虫 6 g 以加强祛瘀通络；痰瘀交结，疼痛不已，加白花蛇 3 g，全蝎 3 g，蜈蚣 3 g，地龙 9 g 以搜风通络；有化热之象，加黄柏、牡丹皮各 9 g 以清热。

6. 肝肾两虚证

证候：白久不愈，关节、肌肉疼痛，屈伸不利，或变形，形体消瘦，腰膝酸软，或畏寒肢冷，阳痿遗精或骨蒸劳热，心烦口渴，舌质淡红，苔薄白或少津，脉沉细弱或细数。病机：肝肾不足，关节、筋脉失于濡养、温煦。治法：培补肝肾，舒筋活络。方药：补血荣筋丸加减。熟地黄 15 g，肉苁蓉 15 g，骨碎补 30 g，补骨脂 12 g，鹿衔草 20 g，菟丝子 15 g，牛膝 15 g，杜仲 21 g，桑寄生 15 g，续断 15 g，天麻 15 g，木瓜 30 g，当归 9 g，白芍 15 g，炙甘草 6 g。加减：腰膝酸软较甚，乏力明显，加鹿角霜 15 g，狗脊 30 g 以壮腰膝，强筋骨；畏寒肢冷明显，关节拘急，加附子（先煎）9 g，干姜 9 g，巴戟天 15 g 以温经散寒止痛；低热心烦或午后潮热，加龟甲（先煎）9 g，生地黄 15 g，女贞子 15 g 以清虚热。若痹证迁延日久，气血不足，肝肾亏损致面色苍白、少气懒言、自汗疲乏、肌肉萎缩、腰腿酸软无力、头晕耳鸣，可用独活寄生汤加减。

三、其他治法

1. 针刺

局部取穴并根据部位循经选穴。主穴：肩部，取穴肩髃、肩髎、臑俞；肘部，取穴曲池、天井、尺泽、少海、小海；腕部，取穴阳池、外关、阳溪、腕骨；脊背，取穴大椎、身柱、腰阳关、夹脊；髀部，取穴环跳、居髎、秩边；股部，取穴伏兔、殷门、承扶、风市、阳陵泉；膝部，取穴膝眼、梁丘、阳陵泉、膝阳关；踝部，取穴申脉、照海、昆仑、丘墟。行痹，加膈俞、血海；痛痹，加肾俞、关元；着痹，加阴陵泉、足三里；热痹，加大椎、曲池。实证针用泻法，虚证针用补法。行痹、痛痹、着痹可加灸。

2. 外敷

风痛散：桂枝、细辛、白芷等药按一定比例研细末，纳入铁砂，透膜包裹，外敷，1 日 1 次。

3. 熏洗

①川乌 15g，草乌 15g，生附子（先煎）15g，半夏 15g，洋金花 3~6g，冰片 6g。煎汤熏洗，1 次 30~40 min，1 日 2 次。或研末，水或黄酒或醋调成薄饼，外敷肿痛关节处，1 日 1 次。治疗痹证寒湿偏胜者。②半夏 30 g，天南星 30g，丁香 9 g，乳香、没药各 6 g，肉桂 6 g，冰片 6 g。煎汤熏洗，1 次 30~40 min，1 日 2 次。或研末，水或黄酒或醋调成薄饼，外敷肿痛关节处，1 日 1 次。治疗痹证痰瘀互结者。

4. 穴位注射

用木瓜注射液，或红花注射液，或复方当归注射液，在病痛部位选穴，每穴注入

0.5~0.8 mL，以舒经通络止痛。注意勿注入关节腔内。每隔 1~3 日注射 1 次。

5. 直流电离子导入

多用中药的浸出液，常用蒸馏水制成 50% 乙醇溶液或 50° 的白酒浸泡中草药。

四、调摄与预防

本病与气候和生活环境有关，平素应注意避风、防寒、防潮，不可久居湿地。特别是气候骤变或天气寒冷时，更应注意保暖，免受风寒侵袭。劳作汗出之后，切勿当风贪凉，或汗出入水。平时注意生活调摄，坚持锻炼身体，增强体质，提高机体抵御外邪的能力。

痹证初发，应积极治疗，防止病邪流连或进一步传变。病邪入脏，要注意卧床休息。行走不便要防止跌仆，以免发生骨折。长期卧床，要保持关节的功能位，并要经常活动肢体关节。久病患者，情绪低落，很容易进一步产生焦虑、绝望等，要加强心理治疗及安慰，让患者保持乐观向上的心境。饮食宜富含营养、易于消化，避免生冷、油腻等。

第六节 《骨关节炎的康复治疗》专家共识（2012 年版）

周谋望 岳寿伟 何成奇 张长杰 马诚 王玉 王惠芳 白跃宏 田峻 刘宏亮
李建华 宋林 牟翔 朱珊珊 张芳 郑光新 杨卫新 唐金树 梁英 李涛

发表于《中华物理医学与康复杂志》2012 年 12 月第 34 卷第 12 期

骨关节炎（osteoarthritis，OA），指由多种因素引起关节软骨纤维化、皲裂、溃疡、脱失而导致的关节疾病。病因尚不明确，其发生与年龄、肥胖、炎症、创伤及遗传等因素有关。骨关节炎好发于负重大、活动多的关节，如膝、髋、踝、手、脊柱等关节，也称为骨关节病、退行性关节炎等。

骨关节炎可分为原发性和继发性两类。原发性骨关节炎多发生于中老年，女性多于男性。发病原因不明，与遗传和体质因素有一定的关系。继发性骨关节炎可发生于青壮年，继发于创伤、炎症、关节不稳定、慢性反复的积累性劳损或先天性疾病等。

临床表现与评定

一、病史

应详细采集病史，了解发病时间、病情演变经过、治疗过程及转归。

二、症状与体征

1.关节疼痛及压痛：是多数患者就诊的主要原因。关节局部有压痛，在伴有关节肿胀时尤为明显。

2.关节僵硬：在早晨起床时关节僵硬、有发紧感，常称之晨僵，活动后可缓解。

3.关节肿胀：当骨关节炎合并有急性滑膜炎发作时会出现关节肿胀。

4.关节畸形：见于病程较长、关节损害、骨赘增生较严重的患者。手部关节肿大变形明显，可出现 Heberden 结节和 Bouchard 结节。

5.骨摩擦音（感）及关节弹响：由于关节软骨破坏、关节面不平，关节活动时出现骨摩擦音（感），多见于膝关节。

6.关节活动障碍、肌肉萎缩：行走时软腿或关节绞锁，关节活动障碍。关节疼痛及长期关节活动受限出现废用性肌肉萎缩。

三、实验室检查

合并有滑膜炎的患者，可出现 C 反应蛋白（C-reactive protein，CRP）和红细胞沉降率（erythrocyte sedimentation rate，ESR）的轻度升高；继发性骨关节炎患者，可出现原发病的实验室检查结果异常。

四、影像学检查

应常规行 X 线检查，观察有无关节间隙变窄，软骨下骨硬化和（或）囊性变，关节边缘增生和骨赘形成，部分关节内可见游离体或关节变形。

五、康复评定

1.疼痛评定：可选用视觉模拟评分量表（visual analogue scale，VAS）和数字评分量表（numerical rating scale，NRS）。

2. 关节肿胀评定：可选用关节围度测量。

3. 肌肉力量评定：可选用徒手肌力评定、等速肌力评定等。

4. 关节活动范围评定：ROM。

5. 关节功能评定：根据患者病变部位不同，选择相应部位的关节功能评定量表进行关节功能评定。

6. ADL 评定及生活质量评定。

康复治疗

骨关节炎的治疗目的：减轻或消除疼痛，矫正畸形，改善或恢复关节功能，改善生活质量。

骨关节炎的治疗原则：物理治疗与药物治疗相结合。治疗应个体化，结合患者自身情况，如年龄、性别、体重、自身危险因素、病变部位及程度等选择合适的治疗方案。必要时推荐手术治疗。

一、健康教育

1. Ⅰa 级证据[1-3]认为，应该对骨关节炎患者进行健康宣教，主要目的是对患者进行骨关节炎的病因、预防与治疗相关知识的教育，调整和改变生活方式，保护关节。减少加重关节负担不合理的运动，避免长时间爬楼梯、爬山。在文体活动及日常生活、工作中注意保护关节，预防关节损伤。

2. Ⅰa 级证据[4]认为，可以进行适量的有氧锻炼（如游泳、骑自行车等）。

3. Ⅰa 级证据[5]提示，肥胖者应该减肥。

二、运动疗法

运动疗法包括肌肉力量训练、提高耐力的训练、本体感觉和平衡训练等。运动疗法可维持或改善关节活动范围，增强肌力，改善患者本体感觉和平衡协调功能，提高关节稳定性，改善关节功能。

1. 休息：在症状发作期休息可以减轻炎症反应及关节疼痛。

2. Ⅰa 级证据[3, 6-7]表明，骨关节炎患者应该进行肌力训练：目的是增强肌力，防止废用性肌萎缩，增强关节稳定性。以膝关节为例，肌力训练方法可选择以下几种。①股四头肌等长收缩训练：仰卧，伸直膝关节进行股四头肌静力收缩。每次收缩尽量用力并坚持尽量长的时间，重复数次以肌肉感觉有酸胀为宜。②抬腿训练股四头肌（直抬腿）：仰卧床上，伸直下肢抬离床面约30°，坚持5~10 s，每10~20次为一组，训练至肌肉有酸胀感为止。臀部肌肉：侧卧或俯卧，分别外展及后伸大腿进行臀肌收缩训练。训练次数同上。③静蹲训练：屈曲膝、髋关节，但不小于90°，做半蹲状，坚持30~40 s，每10~20次为一组。④抗阻肌力训练，利用皮筋、沙袋及抗阻肌力训练设备进行抗阻肌力训练。如股四头肌抗阻肌力训练可用股四头肌训练仪进行抗阻肌力训练，随肌力增强逐渐增加阻力。⑤等速运动训练：有条件的可以进行等速肌力训练。

3. 关节活动训练：适当的关节活动可以改善血液循环，改善关节软骨的营养和代谢，维持正常关节活动范围。关节活动包括以下几种。①关节被动活动：可以采用手法及器械被动活动关节。②牵引：主要目的是牵伸挛缩的关节囊及韧带组织。③关节助力运动和主动运动：在不引起明显疼痛的范围内进行主动或辅助关节活动，如采用坐位或卧位行下肢活动等。

4. Ia级证据[4]证明了水疗的有效性：水中步行训练及游泳，可以减轻体重对于关节的负荷，有利于肌肉的锻炼，同时，也是一项极好的有氧运动，可以增强体质。

5. 慢走：缓慢步行有利于软骨的代谢及防止肌肉废用性萎缩。以上各种运动强度，以患者身体能够耐受，不引起局部关节疼痛、肿胀为限。

三、物理因子治疗

1. 可选择的物理因子疗法包括高频电疗（短波、超短波）、冷疗、蜡疗、局部温水浴激光、经皮神经电刺激疗法（transcutaneous electrical nerve stimulation，TENS）、中频电疗、超声波等治疗。其中，Ia级证据[8 10]推荐短波、激光、经皮神经电刺激和超声波疗法。

2. 视病情需要和治疗条件，可选用2~3种物理因子综合治疗。

3. 应使用安全、有效、简便、价廉的物理因子治疗，如要在家中自行应用物理治疗者，也必须在康复专业技术人员指导下规范进行，保证安全。

四、矫形器及辅具

必要时，需要在专业人员指导下，选择和使用矫形器、助行器、拐杖或手杖，以调整关节力线及负载，增加关节的稳定性，减轻受累关节负重。

1. 对于膝关节骨关节炎患者而言，Ia级证据[11]认为可以佩戴护膝保护膝关节。

2. Ⅳ级证据[12]认为，骨关节炎患者行走时应酌情使用拐杖或手杖，以减轻关节的负担。

3. Ia级证据[11]认为，矫形器适用于髋或膝骨关节炎患者步行时下肢负重引起的疼痛或肌肉无力、负重困难者。矫形器可以减轻患肢负重并调整力线，缓解症状，同时可以增加关节稳定性，保护局部关节。急性期使用可以相对限制关节活动，缓解疼痛。

4. 轮椅：适用于髋、膝关节负重时疼痛剧烈，不能行走的患者。

五、推拿、按摩和针灸

1. Ib级证据[14]认为推拿按摩能够促进局部毛细血管扩张，使血管通透性增加，血液和淋巴循环速度加快，从而改善病损关节的血液循环，降低炎症反应，改善症状。应用推、拿、揉、捏等手法和被动活动，可以防止骨、关节、肌肉、肌腱、韧带等组织发生萎缩，松解粘连，防止关节挛缩、僵硬，改善关节活动度。

2. Ia级证据[15]显示针灸也可以应用于骨关节炎的治疗。

六、心理治疗

针对患者存在的抑郁焦虑进行心理辅导、康复知识教育，促使其心理状况改善有助于减轻疼痛。

七、药物治疗

1. 局部外用药物：Ia级证据[15]认为，可使用非甾体抗炎药（NSAIDs）的乳胶剂、膏剂、贴剂和非NSAIDs擦剂（辣椒碱等）。可以缓解关节轻中度疼痛，且不良反应轻微。

2. 口服药物：Ia级证据[16]推荐中重度疼痛可口服非甾体类（NSAIDs）消炎镇痛

药物，如双氯芬酸、吲哚酰酸类、布洛芬等，消化道溃疡患者可选用选择性抑制环氧合酶 -2（cyclooxygenase-2，COX-2）的药物如塞来昔布等。NSAIDs 治疗无效且疼痛严重者，可使用少量曲马多片、阿片类镇痛剂，或对乙酰氨基酚与阿片类的复方制剂。氨基葡萄糖或硫酸软骨素类药物具有一定软骨保护作用，可延缓病程、改善患者症状。内服药物要注意患者多为年龄较大，通常伴有其他疾病，口服多种药物。需要注意药物相互配伍禁忌与不良反应。

八、关节内药物注射治疗

1.透明质酸钠：Ia 级证据[17]认为，透明质酸钠是关节液的主要成分之一，注射后可以增加关节内的润滑作用，减少组织间的磨损，保护关节软骨，并有促进关节软骨愈合与再生的作用。从而缓解疼痛，增加关节活动度。临床应用有效率约为70%~80%。用法为 2.0~2.5 mL，每周 1 次，5 周为 1 个疗程。

2.肾上腺皮质类固醇：Ia 级证据[18]认为，对 NSAIDs 药物治疗无效的患者或不能耐受 NSAIDs 药物治疗、持续疼痛、炎症明显者，可行关节腔内注射糖皮质激素。但该类药物有破坏软骨细胞合成和减少糖蛋白等不良作用，若长期使用，可加剧关节软骨损害，加重症状。因此，不主张随意选用关节腔内注射糖皮质激素，更反对多次反复使用。

九、手术治疗

1.根据患者具体情况，经非手术治疗无效者，可以选择手术治疗。

2.虽然Ia 级研究[19-20]表明，关节冲洗术和关节清理术不能明显改善关节功能和缓解症状，只能起到类似安慰剂的作用，但是对于合并半月板损伤及关节游离体的患者可以选择关节镜手术。

3.Ⅲ级证据[21]表明，对于经非药物和药物相结合疗法后疼痛未明显缓解，功能未改善，应考虑行关节置换术。对临床症状严重、功能受限明显、生活质量降低的患者而言，关节置换术比保守治疗更有效，更具成本效益。

4.关节融合术只是作为关节置换术失败后的补救措施。

参考文献

［1］Superio-Cabuslay E, Ward MM. Lorig KR. Patient education interventions in osteoarthritis and rheumatoid arthritis: a meta-analytic comparison with nonsteroidal antiinflammatory drug treatment[J].ArthritisCare Res, 1996,9:292-301.

［2］Warsi A, La Valley MP, Wang PS, et al. Arthritis self-management education programs: a meta-analysis of the effect on pain and disability[J]. Arthritis Rheum, 2003, 48 :2207-13.

［3］Devos-Comby L, Cronan T, Roesch SC. Do exercise and self management interventions benefit patients with osteoarthritis of the knee? Ameta-analytic review[J].J Rheumatol, 2006, 33:744-756.

［4］Brosseau L, Pelland L. Wells G, et al. Efficacy of aerobic exercisesfor osteoarthritis （part I）: a meta-analysis[J].Phys Ther Rev, 2004,9: 125-145.

［5］Christensen R, Bartels EM, Astrup A, et al. Effect of weight reduction in obese patients diagnosed with knee osteoarthritis；a systematicreview and meta-analysis[J].Ann Rheum Dis, 2007 ,66: 433-439.

［6］Pelland L, Brosseau L, Wells G, et al. Efficacy of strengthening exercises for osteoarthritis（Part I）: A meta-analysis[J]. Phys Ther Rev, 2004,9: 77-108.

［7］Fransen M, MeConnell S. Land-based exercise for osteoarthritis of theknee: a metaanalysis of randomized controlled trials[J].I Rheumatol, 2009 ,36: 1109-1117.

［8］Bjordal JM, Johnson MI, Lopes-Martins RA, et al. Short-term efficacyof physical interventions in osteoarthritic knee pain. A systematic review and meta-analysis of randomised placebo-controlled trials[J].BMCMusculoskelet Disord, 2007,22；8:51.

［9］Loyola-Sánchez A, Richardson J, Machntyre NJ. Efficacy of ultrasoundtherapy for the management of knee osteoarthritis: a systematic reviewwith meta-analysis[J]. Osteoarthritis Cartilage, 2010 ,18:1117-26.

［10］Laufer Y, Dar G. Effectiveness of thermal and athermal short-wave diathermy for the management of knee osteoarthritis: A systematic reviewand meta-analysis[J]. Osteoarthritis Cartilage, 2012,20:957-966.

[11] Brouwer RW, Jakma TS, Verhagen AP. et al. Braces and orthoses fortreating osteoarthritis of the knee[J]. Cochrane Database Syst Rev, 2005,25:CD004020.

[12] 邱贵兴等. 骨关节炎诊治指南（2007版）[J]. 中华关节外科杂志（电子版）,2007,1:281-285.

[13] Lin J, Zhang W, Jones A, et al. Efficacy of topical non-steroidal anti-inflammatory drugs in the treatment of osteoarthritis:meta-analysisof randomised controlled trials[J].BMJ, 2004,329:324.

[14] Perlman Al, Sabina A, Williams AL, et al. Massage therapy for osteoarthritis of the knee:a randomized controlled trial[J].Arch Intern Med, 2006,166:2533-2538.

[15] Manheimer E, Linde K, Lao L, et al. Meta-analysis:acupuncture forosteoarthritis of the knee[J]. Ann Intern Med, 2007,146:868-77.

[16] Stam W, Jansen J, Taylor S. Efficacy of etoricoxib, celecoxib, lumiracoxib, non-Selective NSAIDs, and acetaminophen in osteoarthritis:amixed treatment comparison[J]. Open Rheumatol J, 2012,6:6-20.

[17] Wang C, Lin J, Chang CJ, et al. Therapeutic effects of hyaluronicacid on osteoarthritis of the knee. A meta-analysis of randomized controlled trials[J]. J Bone Joint Surg Am, 2004,86-A:538-545.

[18] Arroll B, Goodyear-Smith F. Corticosteroid injections for osteoarthritisof the knee:meta-analysis[J]. BMJ, 2004,328:869-870.

[19] Avouac J, Vicaut E, Bardin T, et al. Efficacy of joint lavage inkneeosteoarthritis:meta-analysis of randomized controlled studies[J].Rheumatology（Oxford）,2010,49:334-340.

[20] Laupattarakasem W, Laopaiboon M, Laupattarakasem P, et. al. Arthroscopic debridement for knee osteoarthritis[J].Cochrane Database SystRev, 2008,23:CD005118.

[21] Hamel MB, Toth M, Legedza A, et al. Joint replacement surgery inelderly patients with severe osteoarthritis of the hip or knee:decisionmaking, postoperative recovery, and clinical outcomes[J]. Arch InternMed, 2008,168:1430-1440.

第七节　玻璃酸钠在骨关节炎治疗中的应用
专家共识（2012 年版）

玻璃酸钠在骨关节炎治疗中的应用专家委员会

发表于《中国医学前沿杂志（电子版）》2012 年第 4 卷第 11 期

一、背景

为规范玻璃酸钠（hyaluronic acid，HA）在骨关节炎中的合理、正确应用，给临床医生提供较为翔实、准确、实用的 HA 临床应用指导性意见，人民卫生出版社《中国医学前沿杂志》（电子版）曾在 2010 年 1 月 9 日，组织并邀请了全国 17 位知名骨科专家在北京召开了第一次"玻璃酸钠在骨科中的应用"专家研讨会，并发表会议纪要[1]。会议纪要发表后经过两年多的临床应用和总结，受到广大骨科医生的好评。为进一步规范玻璃酸钠的临床应用，人民卫生出版社《中国医学前沿杂志》（电子版）编辑部于 2012 年 9 月 16 日，再次邀请了全国 23 位知名骨科专家，召开了第二次"玻璃酸钠在骨关节炎治疗中的应用"专家研讨会，并就其内容达成以下专家共识。

回顾文献，国内学者陈卫衡、滕学仁、王维山等分别对 HA 注射治疗髋、膝、踝等关节骨关节炎（osteoarthritis，OA）进行了临床研究，结论表明，关节腔注射 HA 治疗髋、膝、踝轻中度 OA 能明显缓解疼痛，改善关节功能，并提高 OA 关节清理术后疗效[2-7]。大量国外学者报道注射 HA 治疗 OA 的临床疗效观察、随机对照研究及回顾荟萃分析表明：关节腔注射 HA 治疗膝、髋、肩、踝等关节的轻中度 OA 能明显、持久缓解疼痛，减少口服非甾体抗炎药（non-steroid anti-inflammatory drugs，NSAIDs）的用量；并在一定程度上改善关节功能；同时，患者耐受较好，无明显严重不良反应[8-21]。

美国疼痛学会在 2004 年 3 月 15 日颁布的《骨关节炎、类风湿关节炎、儿童慢性关节炎疼痛治疗指南》以及中华医学会骨科学分会修订的《骨关节炎诊治指南（2007年版）》[22]中均指出，OA 使用口服药物如 NSAIDs、环氧化酶 -2（cyclooxygenase-2，COX-2）选择性抑制剂、对乙酰氨基酚等的同时或疗效不佳及无法使用时，可进行 HA

关节腔内注射。中华医学会风湿病学分会 2010 年《骨关节炎诊断及治疗指南》[23] 中建议：HA 对减轻关节疼痛、增加关节活动度、保护软骨均有效，治疗效果可持续数月，对轻中度的 OA 具有良好的效果。

二、玻璃酸钠概述

1934 年相关人员发现 HA 广泛分布于人和动物各组织的细胞外基质（如玻璃体、关节滑液、滑膜、软骨等），是一种高分子量多糖[24]，相对分子量在 20 万 ~720 万道尔顿。HA 有内源性（即人体自身分泌的）和外源性（即外来补充的）两种，当内源性 HA 的产生和代谢发生异常，导致组织、器官的生物学功能障碍，产生临床症状时，可通过补充外源性 HA 达到治疗效果。2011 年 9 月，国家食品药品监督管理局进行质量标准修订，明确用于骨科的玻璃酸钠分子量应为 60 万 ~150 万道尔顿。

（一）作用机制

1. 玻璃酸钠可能通过润滑关节和缓冲应力、降低关节腔内炎性介质浓度（如 PEG2、ATP）、覆盖和钝化疼痛受体等几方面发挥缓解疼痛的作用[25]。

2. 通过与 HA 受体细胞黏附分子（cluster of differentiation 44，CD44）和透明质酸调节的运动受体（hyaluronan-mediated motility receptor，RHAMM）等结合减少炎性细胞的数量，调整细胞因子的表达；抑制炎性反应，减少白细胞介素 -6（interleukin-6，IL-6）、基质金属蛋白酶（matrix metalloproteinases，MMPs）、肿瘤坏死因子（tumor necrosis factor，TNF）等的表达，减轻关节滑膜、软骨遭受炎性反应的破坏，对关节组织起保护作用[26-31]。

3. 通过促进内源性 HA 合成来改善病理性关节液的性状，达到持续缓解症状、延缓病情进展目的[27, 32-36]。

（二）药物代谢动力学

大多数 HA 产品其半衰期不超过 1 天。注入关节腔的 HA，2 小时可渗入滑膜组织、韧带、相邻的肌肉组织和肌间隙，6 小时可进入软骨组织，3~8 小时在血浆中可检测到，72 小时在关节腔的残留量仅为投药量的 10%[37, 38]。

关节组织内浓度：在关节液中几乎不代谢而渗入滑膜组织。高浓度分布于滑膜及韧带组织内，其次为半月板及关节软骨。

代谢：降解呈低分子化后进入血液，主要在肝脏被代谢[39]。

排泄：代谢产物大部分以二氧化碳形式由呼吸排出，一部分经尿和粪便排泄。国内外众多 HA 治疗膝关节 OA 经验显示，HA 对于关节疼痛、局部压痛、肿胀有长期疗效，HA 注射后 5~13 周，疼痛改善 11%~54%。与类固醇激素和口服镇痛药相比，HA 虽然缓解疼痛起效较慢，但是对于疼痛的缓解能够持续数月[26]。

（三）安全性及不良反应

HA 生物相容性良好，能在体内完全代谢，无毒、无菌、无趋化作用，不引起异物反应及不与细胞和蛋白相互作用，因而安全性良好[40]。分子量 50 万 ~200 万道尔顿的 HA 治疗 OA 具有较好的疗效及较少的不良反应[28, 35, 41-49]。

常见的不良反应主要为注射局部和关节出现轻或中度疼痛和肿胀，偶尔伴有头痛、发热及药疹，患者一般能耐受，无须特殊处理，2~3 天后症状消失[35-48, 50]。注射技巧、注射后患者活动，以及产品纯度等均为影响局部不良反应发生的因素。

（四）目前国内市场已有玻璃酸钠产品（见表 1-8，以首字母排序）

表 1-8　目前国内市场已有产品概况

商品名	厂商	分子量（$\times 10^6$ 道尔顿）	规格	注射次（1 次 / 周）	来源
Artz（阿尔治）	日本 Seikagaku 公司（昆明贝克诺顿制药有限公司）	0.8~1.2	25 mg：2.5 mL	5	提取法
佰备	上海景峰制药有限公司	0.6~1.5	25 mg：2.5 mL	5	提取法
3H 玻璃酸钠	上海昊海生物科技股份有限公司	0.6~1.5	20 mg：2 mL	5	提取法
Sofas（施沛特）	山东博士伦福瑞达制药有限公司	0.6~1.5	30 mg：2 mL	5	发酵法
Synvisc（欣维可）	美国 Genzyme 公司［健赞（上海）生物医药咨询有限公司］	6.0	16 mg：2 mL	3	交联

三、HA 在骨关节炎中的应用

（一）适应证和禁忌证

1. 适应证

（1）大关节 OA，常用于膝、踝、髋、肩、肘、腕等关节，尤其是轻、中度 OA 更为适用[51-57]。

（2）OA 关节镜下关节清理术术后的患者[56-61]。

2. 禁忌证

（1）关节内感染，关节穿刺局部皮肤破溃感染。

（2）凝血功能异常。

（3）过敏体质患者慎用。

（4）不能排除其他疾病引起的关节明显肿胀、积液的患者。

（二）用法及用量

1. 用法：HA 治疗 OA 的用法为关节腔内注射，不能注入软组织内。正确的关节穿刺技术，保证药物注射入关节腔尤为重要。避免反复穿刺损伤软组织及关节软骨；注射前有关节积液时应先抽除关节积液。

2. 用量：每个关节每次注射剂量为 1 支单位，每周注射 1 次，3~5 周为 1 个疗程，注射满 5 周为 1 个疗程的效果更好。

3. 重复治疗：患者接受 HA 治疗应根据病情进展而定，如病情需要仍适合 HA 治疗，一般可 6~12 个月后重复治疗[45, 62]。

4. OA 关节清理术后创伤反应肿胀消除后使用[58-61]。

（三）不良事件处理

1. 注射局部反应：个别患者可能有轻或中度疼痛和肿胀，一般多能耐受，无须特殊治疗，也可对症处理；2~3 天后症状消失[45-48, 50, 51, 63-66]。

2. 过敏反应：很少见，主要表现为荨麻疹、恶心、呕吐、发热、水肿（颜面、眼睑等）、颜面发红等，偶见过敏性休克[45]。如发现过敏反应立即停药，并做相应抗过敏处理。对禽类及蛋类过敏的患者应慎重使用 HA。

3. 注射后引起关节化脓性感染：较少见[45, 51]，如确定为关节感染则按感染性关节炎治疗。

结束语

HA 可缓解疼痛、维护并改善关节功能，减少口服止痛药物用量，对于老年、既往有消化道溃疡史、出血史、心脑血管病史的患者，降低其他药物带来的胃肠道不良反应及心血管不良事件发生。综上所述，HA 治疗骨关节炎安全、有效，应严格把握 HA 用于治疗骨关节炎的指征，选择适合的患者，正确掌握使用方法、剂量，以达到最佳临床应用效果。《玻璃酸钠在骨关节炎治疗中的应用专家共识》参考了国际、国内最新文献，同时，结合国内实际情况，并将 HA 使用的安全性、有效性、实用性及经济性相结合，提供我国规范使用 HA 的参考意见。

会议主席：

裴福兴（四川大学华西医院）

会议主持：

陈世益（复旦大学附属华山医院）

执笔人：

李箭（四川大学华西医院）

李棋（四川大学华西医院）

玻璃酸钠在骨关节炎治疗中的应用专家委员会名单：（按姓氏拼音排序）

柏立群（北京中医药大学东方医院）、陈百成（河北医科大学第三医院）、陈世益（复旦大学附属华山医院）、陈卫衡（中国中医科学院望京医院）、崔国庆（北京大学第三医院）、高忠礼（吉林大学中日联谊医院）、郭万首（卫生部中日友好医院）、金群华（宁夏医科大学附属医院）、李箭（四川大学华西医院）、刘宁（郑州市骨科医院）、刘玉杰（解放军总医院）、裴福兴（四川大学华西医院）、孙康（青岛大学医学院附属医院）、孙笑非（海军总医院）、王洪（华中科技大学同济医学院附属协和医院）、文立成（北京大学第一医院）、伍骥（空军总医院）、邢更彦（武警总医院）、雪原（天津医科大学总医院）、薛庆云（卫生部北京医院）、姚建锋（西安红会医院）、查振刚（广州华侨医院）、周宗科（四川大学华西医院）

利益冲突声明：本共识的制定过程中，昆明贝克诺顿制药有限公司赞助了会议。

附件：常见关节穿刺药物注射部位及注意事项

1. 肩关节穿刺（见图 1-2）

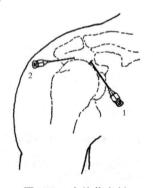

图 1-2　肩关节穿刺

（1）前侧入路：是肩关节最简单、常用的穿刺途径。触知锁骨与其下方的喙突，穿刺针在喙突尖端的下方肱骨头中间的部位沿着关节间隙直接向背侧内侧刺入，进针约 3 cm 即进入关节腔。

（2）后侧入路：由于操作时远离患者视线，因此更具有人性化。患侧手臂内旋内收交叉过胸前搭至对侧肩部，可以使肩关节充分打开。针从肩峰后外侧角的下方（1~2 cm）向喙突顶端方向刺入，进针 2~3 cm 即进入关节腔。

（3）肩峰下滑囊入路：肩峰下滑囊是腱板与肩峰之间的滑液囊，具有帮助腱板滑行的功能，肩峰下滑液囊的大小因人而异，当上肢下垂时形成约 1 cm 的空隙。触知肩峰外缘与肩峰角，并确定与腱板之间的空隙，穿刺针以 30° 仰角从稍后方在肩峰的下面刺入，进针 2~3 cm 即进入肩峰下滑囊。肩关节积液波动多在前面较明显，故亦可从肩峰前面波动最明显处刺入。

2. 肘关节穿刺（见图 1-3）

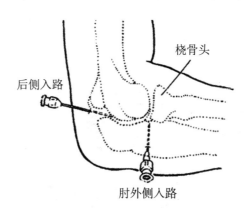

图 1-3　肘关节穿刺

（1）后侧入路：当屈肘 90° 时，自尺骨鹰嘴顶端和肱骨外上髁之间向内前方刺入。

（2）外侧入路：前臂被动旋转，触到桡骨小头，在其近端与肱骨头之间自外侧刺入。

（3）鹰嘴上入路：屈肘 45°，穿刺针自尺骨鹰嘴突近端穿过肱三头肌肌腱刺入鹰嘴窝即进入关节腔。

3. 腕关节穿刺（见图 1-4）

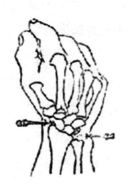

图 1-4　腕关节穿刺

（1）桡背侧入路：腕关节稍微掌屈并尺倾，自拇长伸肌腱与食指固有伸肌腱之间，或桡骨茎突远端"鼻烟窝"处垂直刺入。因桡动脉行经桡骨茎突远方，故最好不采用"鼻烟窝"处穿刺，以免损伤血管。

（2）尺侧入路：穿刺针在尺骨茎突侧面下方尺侧腕屈肌和尺侧腕伸肌之间垂直刺入。

4. 髋关节穿刺（见图 1-5）

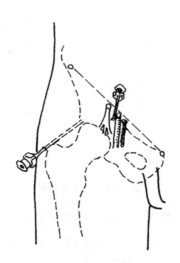

图 1-5　髋关节穿刺

（1）前侧入路：取仰卧位，双下肢伸直并稍微外旋，在髂前上棘与耻骨结节连线的中点，腹股沟韧带下 2 cm，触及股动脉搏动后，在外侧 1 cm 处垂直刺入可达股骨头，稍后退针即可抽出关节液，或者在股动脉搏动点的外侧 3 cm 处，约在大转子的上缘水平，向后内倾斜约 60° 进针，当有明显突破感时即进入关节腔。

（2）后侧入路：俯卧位，自股骨大粗隆中央与髂后上棘连线的中外 1/3 交界处垂直进针。

（3）外侧入路：取下肢内收位，从股骨大转子上缘平行，经股骨颈向内上方刺入。

5. 膝关节穿刺（见图 1-6）

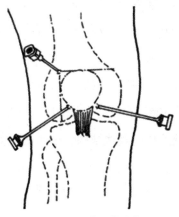

图 1-6　膝关节穿刺

（1）髌上入路：仰卧位，膝关节充分伸展、放松，以髌骨上缘的水平线与髌骨内外缘的垂直线的交点为穿刺点，经此两点各种方向均可刺入关节腔，以向下及向中心 45° 线为最佳。

（2）髌旁入路：屈膝 90° 悬小腿位，经髌韧带的两侧紧贴髌骨下方向后进针。

6. 踝关节穿刺（见图 1-7）

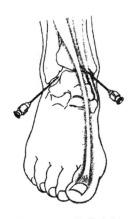

图 1-7　踝关节穿刺

（1）前外侧入路：踝关节轻度跖屈、内收，于外踝前上方约 2 cm，伸趾肌腱外缘与外踝之间的凹陷处，向下内后方进针即可达关节腔。

（2）前内侧入路：踝关节轻度跖屈、外翻，在内踝前方、胫前肌腱与内踝之间，穿刺针向外后方刺入即达关节腔。

7. 注意事项

（1）严格无菌操作，以免引起关节腔感染。

（2）任何只要能进入关节腔的部位即为穿刺进针部位，应避免神经、血管及重要结构损伤。

（3）进针时应避开明显的皮肤感染和皮肤病损区域，以减少发生关节感染的危险。

（4）当抽取液体后，再稍稍将穿刺针进入少许，尽量抽尽关节腔内的积液。但穿刺不宜过深，以免损伤软骨及关节内其他结构。慎勿试图将关节积液抽尽最后一滴。

（5）推药前应确保针尖在关节腔的空腔内，推注时无阻力，不可把药注入软组织内。

（6）注射后要轻轻活动关节使药液分布均匀，建议患者24小时内避免剧烈活动。

参考文献

［1］李箭，裴福兴. 玻璃酸钠在骨科中的应用专家研讨会会议纪要［J］. 中国医学前沿杂志（电子版），2010, 2（1）:75-80.

［2］陈卫衡，于海洋，邹海鹏，等. 玻璃酸钠治疗髋关节疾病的临床疗效研究［J］. 中国骨与关节损伤杂志，2010, 25（5）:322-323.

［3］汪利合. 玻璃酸钠关节腔注射与运动疗法治疗髋臼发育不良性髋关节骨关节炎［J］. 中国组织工程研究与临床康复，2012, 14（29）:5403-5406.

［4］滕学仁，胡光亮，赵永生，等. 林格氏液关节腔灌洗与欣维可腔内注射治疗膝关节骨性关节炎的对比［J］. 山东大学学报（医学版），2008, 46（8）:787-790.

［5］尹耕，谢其冰. 玻璃酸钠关节腔注射治疗膝骨关节炎临床分析［J］. 现代预防医学，2008, 35（2）:397-398.

［6］王维山，董金波，王永明，等. 关节镜清理术与关节镜清理术联合玻璃酸钠治疗膝骨关节炎的疗效对比［J］. 中国内镜杂志，2011, 17（2）:121-124.

［7］东海潮，杨梁. 玻璃酸钠治疗踝关节骨关节炎的临床观察［J］. 中国生化药物杂志，2006, 27（4）:239-240.

［ 8 ］Aggarwal A, Sempowski IP. Hyaluronic acid injections for knee osteoarthritis. Systematic review of the literature[J]. Can Fam Physician, 2004, 50:249-256.

［ 9 ］Witteveen AG, Sierevelt IN, Blankevoort L, et al. Intra- articular sodium hyaluronate injections in the osteoarthritic ankle joint: effects, safety and dose dependency[J]. Foot Ankle Surg, 2010, 16（4）:159-163.

［ 10 ］Saito S, Furuya T, Kotake S. Therapeutic effects of hyaluronate injections in patients with chronic painful shoulder: a meta- analysis of randomized controlled trials[J]. Arthritis Care Res（Hoboken）, 2010, 62（7）:1009-1018.

［ 11 ］Migliore A, Granata M, Tormenta S, et al. Hip viscosupplementation under ultra-sound guidance riduces NSAID consumption in symptomatic hip osteoarthritis patients in a long follow-up. Data from Italian registry[J]. Eur Rev Med Pharmacol Sci, 2011, 15（1）:25-34.

［ 12 ］Jørgensen A, Stengaard-Pedersen K, Simonsen O, et al. Intra-articular hyaluronan is without cl inical effect in knee osteoarthritis: a multicentre, randomized, placebo-controlled, double-bl ind study of 337 patients followed for 1 year[J]. Ann Rheum Dis, 2010, 69（6）:1097-1102.

［ 13 ］Van Den Bekerom MP, Lamme B, Sermon A, et al. What is the evidence for viscosupplementation in the treatment of patients with hip osteoarthritis? Systematic review of the literature[J]. Arch Orthop Trauma Surg, 2008, 128（8）:815-823.

［ 14 ］Conrozier T, Jerosch J, Beks P, et al. Prospective, multicentre, randomised evaluation of the safety and effi cacy of fi ve dosing regimens of viscosupplementation with hylan G-F20 in patients with symptomatic tibio-femoral osteoarthritis: a pilot study[J]. Arch Orthop Trauma Surg, 2009, 129（3）:417-423.

［ 15 ］Divine JG, Zazulak BT, Hewett TE. Viscosupplementation for knee osteoarthritis: a systematic review [J]. Clin Orthop Relat Res, 2007, 455:113-122.

［ 16 ］Bannuru RR, Natov NS, Obadan IE, et al. Therapeutic trajectory of hyaluronic acid versus corticosteroids in the treatment of knee osteoarthritis: a systematic review and meta- analysis [J]. Arthritis Rheum, 2009, 61（12）:1704-1711.

［17］Abate M, Pelotti P, De Amicis D, et al. Viscosupplementation with hyaluronic acid in hip osteoarthritis（a review）[J]. Ups J Med Sci, 2008, 113（3）:261-277.

［18］Blaine T, Moskowitz R, Udell J, et al. Treatment of persistent shoulder pain with sodium hyaluronate: a randomized, controlled trial. A multicenter study[J]. J Bone Joint Surg Am, 2008, 90（5）:970-979.

［19］Silverstein E, Leger R, Shea KP. The use of intra-articular hylan G-F 20 in the treatment of symptomatic osteoarthritis of the shoulder: a preliminary study[J]. Am J Sports Med, 2007, 35（6）:979-985.

［20］Sun SF, Chou YJ, Hsu CW, et al. Efficacy of intra-articular hyaluronic acid in patients with osteoarthritis of the ankle: a prospective study[J]. Osteoarthritis Cartilage, 2006, 14（9）:867- 874.

［21］Karatosun V, Unver B, Ozden A, et al. Intra-articular hyaluronic acid compared to exercise therapy in osteoarthritis of the ankle. A prospective randomized trial with long-term follow-up [J]. Clin Exp Rheumatol, 2008, 26（2）:288-294.

［22］中华医学会骨科学分会 . 骨关节炎诊治指南（2007 年版）[J]. 中华骨科杂志 , 2007, 16（10）:254-256.

［23］中华医学会风湿病学分会 . 骨关节炎诊断及治疗指南 [J]. 中华风湿病学杂志 , 2010, 14（6）:416-419.

［24］Meyer K, Palmer JW. The polysaccharide of the vitreoushumor[J]. J Boil Chem, 1934, 107（3）:629-634.

［25］Hlavacek M. The role of synovial fl uid fi ltration bycartilage in lubration of synovial joints[J]. J Biomech, 1993, 26（10）:1151- 1160.

［26］Huang MH, Yang RC, Lee CL, et al. Preliminary results of integrated therapy for patients with knee osteoarthritis[J]. Arthritis Rheum, 2005, 53（6）:812-820.

［27］Moreland LW. Intra-articular hyaluronan（hyaluronic acid）and hylans for the treatment of osteoarthritis: mechanisms of action[J]. Arthritis Res Ther, 2003, 5（2）:54-67.

［28］Asari A, Miyauchi S, Matsuzaka S, et al. Molecular weight- dependent effects of hyaluronate on the arthriticsynovium[J]. Arch Histol Cytol, 1998, 61（2）:125–135.

[29] Ghosh P. The role of hyaluronic acid（hyaluronan）in health and disease: interactions with cells, cartilage and components of synovial fl uid[J]. Clin Exp Rheumatol, 1994, 12（1）:75–82.

[30] Yasui T, Akatsuka M, Tobetto K, et al. The effect of hyaluronan on interleukin–1 alpha–induced prostaglandin E2 production in human osteoarthritic synovial cells[J]. Agents Actions, 1992, 37（1–2）:155–156.

[31] Monfort J, Nacher M, Montell E, et al. Chondroitin sulfate and hyaluronic acid（500–730 kda）inhibit stromelysin–1 synthesis in human osteoarthritic chondrocytes[J]. Drugs Exp Clin Res, 2005, 31（2）:71–76.

[32] Monfort MM, Ghosh P. The synthesis of hyaluronic acid by human synovial fi broblasts is infl uenced by the nature of the hyaluronate in the extracellular environment[J].Rheumatol Int, 1987, 7（3）:113–122.

[33] McKee CM, Penno MB, Cowman M, et al. Hyaluronan（HA）fragments induce chemokine gene expression in alveolar macrophages[J]. J Clin Invest, 1996, 98（10）:2403–2413.

[34] Seghezzi G, Patel S, Ren CJ, et al. Fibroblast growth factor–2（FGF–2）induces vascular endothelial growth factor（VEGF）expression in the endothelial cells of forming capillaries: an autocrine mechanism contributing to angiogenesis[J]. J Cell Biol, 1998, 141（7）:1659–1673.

[35] Homandberg GA, Hui F, Wen C, et al. Hyaluronic acid suppresses fibronectin fragment mediated cartilage chondrolysis. I. In vitro[J]. Osteoarthritis Cartilage, 1997, 5（5）:309–319.

[36] Bagga H, Burkhardt D, Sambrook P, et al. Longterm effects of intraarticular hyaluronan on synovial fl uid in osteoarthritis of the knee[J]. J Rheumatol, 2006, 33（5）:946–950.

[37] Hori K, Kikkawa M, Takaichi M, et al. Autoradiography of keen joint after intra–articular administration of 14Csodium hyaluronate（14C–SL–1010）in rabbits[J].

Jpn Pharmacol Ther, 1993, 21（supple2）:201–222.

［38］Obara T, Yamaguchi T, Moriya Y, et al. Tissue distribution of fluorescein–labeled sodium hyaluronate in experimentallyinduced osteoarthritis[J]. Jpn Pharmacol Ther, 1993, 21（supple2）:193–200.

［39］凌沛学 . 透明质酸 [M]. 北京 : 中国轻工业出版社 , 2007:250.

［40］姜海 , 梁晓军 . 外源性玻璃酸钠治疗骨性关节炎机制研究进展 [J]. 中国骨与关节损伤杂志 , 2001, 16（6）:475.

［41］Wenz W, Breusch SJ, Graf J, et al. Ultrastructural findings after intraarticular application of hyaluronan in a canine model of arthropathy[J]. J Orthop Res, 2000, 18（4）:604–612.

［42］Ghosh P, Guidolin D. Potential mechanism of action of intra– articular hyaluronan therapy in osteoarthritis: are the effects molecular weight dependent?[J]. Semin Arthritis Rheum, 2002, 32（1）:10–37.

［43］Yanaki T, Yamaguchi T. Temporary network formation of hyaluronate under a physiological condition. Molecularweight dependence[J]. Biopolymersm, 1990, 30（3–4）:415–425.

［44］Yamashita I, Atsuta Y, Shimazaki S, et al. Effects of prostaglandin E2 and sodium hyaluronate on bradykinin induced knee joint pain in rat[J]. Nippon Seikeigeka Gakkai Zasshi, 1995, 69（9）:735–743.

［45］Jüni P, Reichenbach S, Trelle S, et al. Effi cacy and Safety of Intraarticular Hylan or Hyaluronic Acids for Osteoarthritis of the Knee[J]. Arthritis Rheum, 2007, 56（11）:3610–3619.

［46］Puttick MP, Wade JP, Chalmers A, et al. Acute local reactions after intraarticular hylan for osteoarthritis of the knee[J]. J Rheumatol, 1995, 22（7）:1311–1314.

［47］Martens PB. Bilateral symmetric inflammatory reaction to hylan G–F 20 injection[J]. Arthritis Rheum, 2001, 44（4）:978– 979.

［48］Brown DJ, Wood EV, Hannah HM, et al. Prospective comparison of sodium hyaluronate and hylan G–F 20 in a clinical practice: comment on the concise communication by Martens[J]. Arthritis Rheum, 2004, 50（5）:1697–1698.

［49］Reichenbach S, Blank S, Rutjes AW, et al. Hylan versus hyaluronic acid for osteoarthritis of the knee: a systematic review and meta–analysis[J]. Arthritis Rheum, 2007, 57（8）:1410–1418.

［50］严滢 . 透明质酸钠临床应用的新概念 [J]. 上海生物医学工程 , 2001, 22（1）: 43–46.

［51］David Evanich, Christopher J, Mark B, et al. Efficacy of intraarticular hyaluronic acid injections in knee osteoarthritis[J]. Clin Orthop Relat Res, 2001, 390（9）:173–181.

［52］Lomander LS, Dalen N, Englund G, et al. Intraarticular hyaluronan injections in the treatment of osteoarthritis of the knee: A randomized, double blind, placebo controlled multicenter trial[J]. Ann Rheum Dis, 1996, 55（7）:424–431.

［53］Carmassi F, de Negri F, Morale M, et al. Fibrin degradation in the synovial fl uid of rheumatoid arthritis patients: a model for extravascular fibrinolysis[J]. Semin Thromb Hemost, 1996, 22（6）:489–496.

［54］Chang X, Yamada R, Yamamoto K. Inhibition of antithrombin by hyaluronic acid may be involved in the pathogenesis of rheumatoid arthritis[J]. Arthritis Res Ther, 2005, 7（2）:R268–R273.

［55］Chen–Liang Chou, Han–Wen Li, Si–Huei Lee1, et al. Effect of Intra–articular Injection of Hyaluronic Acid in Rheumatoid Arthritis Patients with Knee Osteoarthritis[J]. J Chin Med Assoc, 2008, 71（8）:411–415.

［56］尚西亮 , 陈世益 , 李云霞 . 透明质酸在运动医学中的应用 [J]. 上海医药 , 2012, 8:12–15.

［57］李棋 , 唐新 , 裴福兴 , 等 . 透明质酸在骨关节疾病中的应用 [J]. 中国组织工程研究与临床康复 , 2010, 14（47）:8835–8839.

［58］Heybeli N, Doral MN, Atay OA, et al. Intra–articular sodium hyaluronate injections after arthroscopic debridement for osteoarthritis of the knee: a prospective, randomized, controlled study[J]. Acta Orthop Traumatol Turc, 2008, 42（4）: 221–227.

［59］Li X, Shah A, Franklin P, Merolli R, et al. Arthroscopic debridement of the osteoarthritic knee combined with hyaluronic acid（Orthovisc（R））treatment: A case series and review of the literature[J]. J Orthop Surg Res, 2008, 3（1）:43.

［60］Mathies B. Effects of Viscoseal, a synovial fluid substitute, on recovery after arthroscopic partial meniscectomy and joint lavage[J]. Knee Surg Sports Traumatol Arthrosc, 2006, 14（1）:32–39.

［61］Hempfling H. Intra–articular hyaluronic acid after knee arthroscopy: a two year study[J]. Knee Surg Sports Traumatol Arthrosc, 2007, 15（5）:537–546.

［62］Lussier A, Cividino AA, McFarlane CA, et al. Viscosupplementation with hylan for the treatment of osteoarthritis:Findings from clinical practice in Canada[J]. J Rheumatol, 1996, 23（9）:1579–1585.

［63］Waddell DD, Bricker D. Clinical experience with the effectiveness and tolerability of hylan G–F 20 in 1047 patients with osteoarthritis of the knee[J]. J Knee Surg, 2006, 19（1）:19– 27.

［64］Alberto M, Mauro G. Intra–articular use of hualuronic acid in the treatment of osteoarthritis[J]. Clinical Interventions in Aging, 2008, 3（3）:365–369.

［65］Waddell DD, Bricker DC. Hylan G–F 20 tolerability with repeat treatment in a large orthopedic practice: a retrospective review[J]. J Surg Orthop Adv, 2006, 15（1）: 53–59.

［66］Hamburger MI, Lakhanpal S, Mooar PA, et al. Intraarticular hyaluronans: a review of product–specific safety profiles[J]. Semin Arthritis Rheum, 2003, 32（5）:296–309.

第八节　常见风湿病中西医结合诊疗指南（草案）
骨关节炎中西医结合诊疗指南（2013年版）

中国中西医结合学会风湿病专业委员会　吴启富　范永中　叶志中

发表于《中药药理与临床》2013年第29卷第6期

一、概述

（一）西医对骨关节炎的认识

骨关节炎（osteoarthritis，OA），是一种由多种因素引起的关节软骨的变性、破坏及骨质增生为特征的慢性关节疾病。又称为骨关节病，退行性关节病。本病以中老年人多见，其发病率随年龄增长而增加，特别是当今世界人口老龄化，发病率呈逐年人升趋势。本病40岁以下少见发病，据X线普查发现，55岁以上发病率高达88%，女性多于男性。

（二）中医学对骨关节炎的认识

本病属中医学之"骨痹"范畴，其形成，与肾元亏虚、肝血不足、脾气虚弱，致骨失所养，筋骨不坚，瘀血内阻或外邪侵袭，经脉痹阻有关。肾主骨生髓，髓居骨中，本病常因肾精不充，骨骼不健，肝血不足，筋脉不强而加重。

二、临床表现

本病多表现为缓慢性发病，无明显全身症状，只有少数病例表现为急性炎症过程。其特点为逐渐发生的关节疼痛、肿胀、晨僵、关节积液及骨性肥大，可伴有活动时的骨擦音、功能障碍或畸形。

（一）症状

1.关节疼痛

关节疼痛是本病最常见的临床表现，负重关节及双手最易受累。一般早期为轻度或中度间断性隐痛，休息时好转，活动后加重，随病情进展可出现持续性疼痛，甚至睡眠中痛醒，或导致活动受限。

2. 关节僵硬

①晨僵：患者可出现晨起时关节僵硬及黏着感，活动后可缓解。本病的晨僵时间较短，一般几分钟至十几分钟，很少超过半小时。②坐位一段时间后，站起时困难，且不能立即行走，需活动几下关节后才能站立行走，尤其见于老年人下肢关节病变。若继续进行较多的关节活动，则疼痛加重。

3. 其他症状

随着病情的进展，可出现关节挛缩、不稳定，休息痛，负重时加重，并可发生功能障碍。在整个病程中，多数患者存在局部畏寒冷、喜温热，遇阴雨天或气候变化时病情加重。

（二）体征

1. 压痛

受累关节局部可有压痛，在伴有关节肿胀时尤为明显。

2. 关节肿胀

早期为关节周围的局限性肿胀，随病情进展可有关节弥漫性肿胀、滑囊增厚或伴关节积液。后期可在关节周围触及骨赘。

3. 关节摩擦音

主要见于膝关节的骨关节炎。由于软骨破坏、关节表面粗糙，出现关节活动时骨摩擦音（感）、捻发感或咔嗒声，或伴有关节局部疼痛。

4. 滑膜炎

局部发热、渗出、滑膜增厚，还可伴有关节压痛、肌无力、肌萎缩等。

5. 关节畸形和半脱位

疾病后期，由于软骨丧失、软骨下骨板塌陷、骨囊变和骨增生，可出现受累关节畸形和半脱位。

6. 活动受限

出现伴有疼痛或不伴有疼痛的关节活动减少。

（三）不同部位骨关节炎的表现

1. 手

指间关节炎多为原发性，远端指间关节肥大，在末端指骨底部出现结节，质硬似瘤体，称为赫伯登（Heberden）结节，出现于近端指间关节的称为布夏尔（Bouchard）结节。结节一般不疼痛，但可有活动不便和轻度麻木刺痛，并可引起远端指间关节屈曲及偏斜畸形，部分发展较快的患者可有急性红肿疼痛表现。第一腕掌关节受累后，其基底部的骨质增生可出现方形手畸形。

2. 膝

是常累及的关节之一，多见于肥胖女性，疼痛表现为休息痛，可有关节积液，活动时关节有咔嚓音，病情进展时膝关节活动受限而引起废用性肌萎缩，甚至发生膝外翻或内翻畸形。

3. 脊柱

颈椎受累比较常见，可有椎体、椎间盘及后突关节的增生和骨赘。钩椎关节边缘的骨赘可使颈神经根穿离椎间孔时受挤压，出现反复发作的颈局部疼痛，且可有手指麻木及活动欠灵等。椎体后缘的骨赘可突向椎管而挤压脊髓，引起下肢继而上肢麻木无力，甚至出现四肢瘫痪。颈椎受累压迫椎－基底动脉，可引起脑供血不足的症状。胸椎退行性变较少发生。而在腰椎，主要症状为腰痛伴坐骨神经痛，体检局部有压痛，直腿抬高试验阳性，伴有感觉、肌力和腱反射的改变。

4. 髋

髋关节的原发性骨关节炎在我国较为少见，多继发于股骨头及股骨颈骨折后缺血性坏死，或先天性髋脱位，类风湿关节炎等疾病。临床主要以髋部疼痛为主要表现，如疼痛呈持续性，可出现跛行，病情严重时，髋关节屈曲内收，代偿性腰椎前凸，检查髋关节局部压痛，活动受限，"4"字试验阳性。

5. 足

跖趾关节常有受累，除出现局部的疼痛、压痛和骨性肥大外，还可出现外翻等畸形。

6. 其他

原发性全身性骨关节炎常发生于绝经期妇女，有多个关节累及，一般均有急性疼痛阶段，急性症状缓解后，关节功能不受损。弥漫性特发性骨质增生症多见于老年男性，骨赘大量增生，患者有轻度疼痛和关节强硬感，但尚能够保持较好的活动。

（四）实验室检查

大多数患者实验室检查一般无异常。部分伴有滑膜炎者可出现 C 反应蛋白和血沉轻度升高。滑膜液检查为透明、淡黄色、黏稠度正常或略降低，黏蛋白凝块试验阴性，白细胞计数在（0.2~2.0）×10^9/L，镜检无细菌或结晶，可见软骨碎片和纤维，从碎片的数目可粗略估计软骨退化程度。

（五）X 线检查

早期可无异常表现，后期主要有关节面不规则，非对称性关节间隙狭窄；软骨下骨质硬化和囊性改变；关节边缘唇样变及骨赘形成；关节内游离体；关节变形或半脱位等等。

三、诊断要点

X 线检查是骨关节炎重要的诊断依据，但并非特异性。对于老年关节痛患者，如无其他检查异常，则多为骨关节炎。目前，国内多采用美国风湿病学会的诊断分类标准。

（一）手骨关节炎的分类标准（临床标准，1990 年）

1. 近 1 个月大多数时间有手关节疼痛、发酸、发僵。

2. 10 个指间关节中，骨性膨大关节 ≥ 2 个。

3. 掌指关节肿胀 ≤ 2 个。

4. 远端指间关节骨性膨大关节 > 2 个。

5. 10 个指间关节中，畸形关节 > 1 个。

满足 1+2+3+4 条或 1+2+3+5 条可诊断为手骨关节炎。

注：10 个指间关节为双侧第二、第三远端及近端指间关节，双侧第一腕掌关节。

（二）膝骨关节炎的分类标准（1996 年）

1. 临床标准

（1）近 1 个月大多数时间有膝关节疼痛。

（2）有骨摩擦音。

（3）晨僵 ≤ 30 分钟。

（4）年龄 ≥ 38 岁。

（5）有骨性膨大。

满足 1+2+3+4 条，或 1+2+5 条或 1+4+5 条，可诊断为膝骨关节炎。

2.临床 + 放射学标准

（1）近 1 个月大多数时间有膝痛。

（2）X 线片示骨赘形成。

（3）关节液检查符合骨关节炎。

（4）年龄 ≥ 40 岁。

（5）晨僵 ≤ 30 分钟。

（6）有骨摩擦音。

满足 1+2 条或 1+3+5+6 条，或 1+4+5+6 条，可诊断为膝骨关节炎。

（三）髋骨关节炎的分类标准（临床 + 放射学标准，1991 年）

1.近 1 个月大多数时间髋痛。

2.血沉 ≤ 20 mm/h。

3.X 线片示骨赘形成。

4.X 线片示髋关节间隙狭窄。

满足 1+2+3 条或 1+2+4 条，或 1+3+4 条者，可诊断为髋骨关节炎。

四、治疗

（一）非药物治疗

骨关节炎治疗是综合性的，包括非药物治疗、药物治疗和外科治疗等。很多症状较轻的骨关节炎患者可通过理疗、体育锻炼和自我调节等非药物治疗达到治疗目的。非药物治疗作为骨关节炎的基本治疗手段应早期开始，并贯穿于治疗的始终。

1.患者的教育

（1）患者要保持乐观的情绪，以积极的态度对待疾病。除少数病例外，绝大多数患者的预后良好。单纯有放射学骨质增生改变者，不一定出现临床症状。有人对单纯 X 线髋关节骨赘形成的一组患者进行 10 年随访，结果发生关节间隙狭窄和其他骨关节炎表现者不足 1%。

（2）本病除与年龄增长有关外，外伤、肥胖、炎症、代谢、遗传、内分泌异常以及不良的生物力学等因素都与本病的发生和发展有关。因此，调整劳动、活动、锻炼强度、保护受累关节、消除或避免不利因素非常重要。

（3）超体重者应重视减轻体重。10年中体重减少5 kg可使症状性膝骨关节炎的发生率降低50%。有膝骨关节炎者应避免穿高跟鞋，因穿高跟鞋可使髌股关节及内侧胫股关节腔压力增加20%以上。另外，要避免机械性损伤，髌股关节受累者宜使用护膝，膝关节内翻或外翻畸形者使用楔形鞋垫等措施可纠正异常的生物力学，或使用其他辅助设施如利用把手、使用手杖等以减轻受累关节的负荷。适当的运动和肌肉锻炼可增加关节的稳定性，不会引起关节的进一步损害，有助于病情恢复和疾病控制。

（4）在医生指导下用药，绝不能滥用镇痛剂、NSAIDs乃至肾上腺糖皮质激素，以防发生不应有的不良反应。

2. 物理治疗

物理治疗在骨关节炎的治疗中占有重要地位，尤其对于药物不能缓解症状或不能耐受者。理疗可与有氧代谢运动相结合，有助于增加患者的肌力、改善活动范围和使用其他治疗措施。急性期理疗应以止痛、消肿和改善功能为主；慢性期理疗以增强局部血液循环、改善关节功能为主。每次关节运动前15~20分钟进行热疗，有助于缓解疼痛和减轻发僵。在热疗前，需洗干净皮肤，并避免躺在热源上，以防灼伤和局部循环受压，对已做关节成形术和含有金属元件的关节禁用透热或超声疗法，以免引起深部灼热伤。

3. 医疗体育锻炼

肌肉协调运动和肌力增强可减轻关节疼痛症状，改善关节运动。如股四头肌肌力的增强可使膝骨关节炎患者的症状得到明显改善。另外，肌力的增强还能缓冲外来的冲力，减少可能带来的损伤。为增强关节周围肌肉的力量和耐力，保持或增加关节的活动范围和提高日常活动能力，骨关节炎患者均应循序渐进地进行体育锻炼。

4. 关节运动

为维持关节活动度，患者应主动进行关节非负荷性屈伸和旋转等运动，每日锻炼3次左右。肌肉等长运动可增强肌力，每日锻炼4次左右。有氧代谢运动的特点是强度低、有节奏、不中断和持续时间较长。它们能增强耐力和日常活动能力，不仅有利于缓解骨关节炎的症状，还可预防心脑血管疾病及消除抑郁和焦虑等，包括散步、游泳、骑车和跳舞等。不同患者应着重不同的锻炼，如膝骨关节炎患者可选择游泳，也可进行适当的散步；颈椎和腰椎骨关节炎患者可进行轻柔的颈和腰部活动；颈椎椎小关节骨关节炎患者不适合游泳。需注意的是应从小运动量开始，循序渐进。如果锻炼后关节持续疼痛，可降低锻炼强度和缩短锻炼时间，适应后再逐渐增加。

（二）OA 的西药治疗

骨关节炎的治疗药物目前分为两大类：非特异性药物和特异性药物。治疗骨关节炎的非特异性药物包括：解热镇痛药、NSAIDs、糖皮质激素和麻醉性镇痛药。治疗骨关节炎的特异性药物又称为治疗骨关节炎的慢作用药物，分为以下两种：①改善症状药物：用药一段时间后，可改善骨关节症状，抑制疼痛和组织因子的释放阻断病程进展，包括硫酸氨基葡萄糖、双醋瑞因、硫酸软骨素和透明质酸；②改善结构的药物：可延缓或逆转关节软骨的损伤，保护正常的软骨，用适当的影像学方法可观察到关节结构改变。

1. 治疗骨关节炎的非特异性药物

此类药物能较快地镇痛和改善症状，但对骨关节炎的基本病变结构不产生影响。

（1）解热镇痛药：研究表明有关节疼痛和无关节疼痛的骨关节炎患者软骨损伤和滑膜炎症的严重性无明显差别，提示滑膜炎并非是引起骨关节炎关节疼痛的唯一原因，其他因素如骨内压增高、软骨下微骨折、骨赘形成、肌肉痉挛和韧带牵拉等也可引起关节疼痛。甚至有人认为引起关节疼痛的大多数原因并非来自滑膜炎症，故目前认为短期使用无抗炎作用的止痛药物应作为骨关节炎的首选药物。临床上多项有关止痛剂和 NSAIDs 的对比研究显示，两者的止痛作用无显著差别，而止痛剂的胃肠道不良反应较少。对乙酰氨基酚（扑热息痛）有良好的镇痛和解热作用，其作用机制尚不清楚，研究发现它可能是通过选择性抑制环氧化酶 –2 来发挥作用的。本品不影响前列腺素的合成，故避免了令人担忧的 NSAIDs 对肾脏和胃肠道的副作用，尤其是老年患者的不良反应，而且对儿童、妊娠和哺乳妇女也较安全。由于本品具有经济、有效和不良反应少的特点，因此，2000 年美国风湿病学会推荐它作为髋和膝骨关节炎的初始治疗药物。对于轻中度疼痛的骨关节炎患者，可应用对乙酰氨基酚 0.3~0.6 g，每日 2~3 次，每日剂量不应超过 4 g，不宜长期使用。如疗效不佳，可配合局部涂抹止痛药或改用及加用 NSAIDs。虽然对乙酰氨基酚是一种较安全的止痛药物，但临床上也会出现一些不良反应。最近的研究强调它能延长华法林的半衰期，故应监测凝血酶原时间，对肝病患者应慎用，还应避免用于长期酗酒者，以减少肝损害的危险性。同时，不要空腹服用，研究发现，空腹服用对乙酰氨基酚 4 g/d 发生肝毒性的比例甚至比酗酒者更多。

（2）麻醉性镇痛药物：麻醉性镇痛药物包括人工合成的曲马朵、右旋丙氧吩（dextropropoxyphene）和可待因等，适用于有中重度疼痛及对 NSAIDs 有禁忌证如肾功能不全，或对以上口服药物无效的骨关节炎患者。曲马多既有对中枢神经的鸦片样作用，也可轻度抑制去甲肾上腺素和 5- 羟色胺的重摄取，可经口、直肠或肠道外给药，推荐的平均有效剂量在 200~300 mg/d，分 4 次给药，单独使用或与右旋丙氧吩合用。作用特点是吸收快，镇痛作用较强，与布洛芬相同，呼吸抑制弱，但恶心、呕吐、眩晕、困倦和便秘发生率较高。为减少其不良反应，应以低剂量开始治疗，如 25 mg/d，以后逐渐增加剂量。

右旋丙氧吩和可待因为口服给药，因有一定成瘾性，所以一般不单独使用，常与 NSAIDs 和（或）对乙酰氨基酚合用。有研究显示右旋丙氧吩 180mg/d 与对乙酰氨基酚 2.0 g/d 合用，疗效优于可待因 180 mg/d 和对乙酰氨基酚 3.0 g/d。对乙酰氨基酚与可待因联合治疗的患者中有 1/3 出现恶心、呕吐、腹泻或便秘而终止治疗。因此，除个别病情特别严重、症状难以控制者外，一般不主张使用可待因。

（3）辣椒辣素：辣椒辣素是从辣椒中提取的局部止痛剂。与 NSAIDs 抑制环氧化酶的机制不同，它能刺激外周神经中的 P 物质（一种能使血管扩张的神经肽）释放，使神经元 P 物质总量减少，以致从外周神经进入较深结构如关节的神经分支的 P 物质明显减少，从而发挥止痛作用。近期的试验研究还显示，辣椒辣素还有抗炎作用，它可明显抑制早期骨关节炎关节中炎性介质肿瘤坏死因子 $-\alpha$ 的产生。每天局部涂抹 3~4 次，2~3 天后有较好的疗效，最大疗效在第 3~4 周出现。本品不良反应少，使用部位可有短暂的烧灼、刺痛感或潮红，一般治疗 10 天后自然消失。

（4）NSAIDs：是指一大类不含皮质激素，而具有抗炎、止痛和解热作用的药物。

① NSAIDs 是骨关节炎重要的症状性治疗药物，它对骨关节炎的炎性表现如关节疼痛、肿胀、积液及活动受限有较好的治疗作用。临床上适用于对对乙酰氨基酚无效、有关节炎症的中重度骨关节炎。可选用选择性 COX-2 抑制剂或非选择性 NSAIDs + 米索前列醇或质子泵抑制剂。

②NSAIDs 的使用原则。a. 剂量个体化，应明确即使按体重给药，仍可因个体差异而使血中药物浓度各不相同。应结合临床对不同患者选择不同剂量。老年人宜用半衰期短的药物。b. 中、小剂量 NSAIDs 有退热止痛作用，而大剂量才有抗炎作用。c. 通常选用一种 NSAIDs，在足量使用 2~3 周后若无效，则更换另一种，待有效后再逐渐减量。d. 不推荐同时使用两种 NSAIDs，因为疗效不增加，而不良反应增加。e. 在选用一系列 NSAIDs 后，如未出现有突出疗效，可选用便宜和安全的药物。f. 有 2~3 种胃肠道危险因素存在时，应加用预防溃疡病的药物。g. 具有一种肾脏危险因素时，选用合适的 NSAIDs（如舒林酸）；有两种以上肾脏危险因素时，避免使用 NSAIDs。h. 用 NSAIDs 时，注意与其他药物的相互作用，如 β 受体阻断药可降低 NSAIDs 药效；应用抗凝剂时，避免同时服用阿司匹林；与洋地黄合用时，应注意防止洋地黄中毒。

③NSAIDs 的胃肠道不良反应及其防治：NSAIDs 的胃肠道不良反应主要表现为胃、十二指肠溃疡引起的上消化道出血。据美国 FDA 统计，服用 NSAIDs 3 个月的患者，胃肠道溃疡、出血和穿孔的发生率为 1%~2%，服用 1 年的病人则发生率在 2%~5%。胃肠道不良反应的防治包括以下三个方面：一是剂量和时间。NSAIDs 的胃肠道不良反应与剂量成线性关系，与用药持续时间成正相关。二是与抗溃疡药的并用。研究表明抗酸药，如水杨酸铋、组胺受体阻滞药、前列腺素类似物及硫糖铝等都对黏膜有保护作用。三是 NSAIDs 服用者并发溃疡的危险因素有年龄大于 60 岁，酗酒或吸烟，溃疡病史或幽门螺杆菌感染，合用皮质类固醇激素或合用抗凝药物，应用大剂量或多种 NSAIDs。具有两种以上因素的患者，溃疡发生率为普通人群的 2~3 倍。老年人中发生有生命危险的胃、十二指肠穿孔和出血者比例高。同时，有 2~3 种危险因素为高危者，在服用 NSAIDs 时为防止出血、穿孔，要用预防药物，并严格掌握 NSAIDs 的适应证。

④NSAIDs 的肾脏不良反应及其防治：NSAIDs 对肾脏不良反应的机制在于肾脏灌注和肾小球滤过率的下降。前列腺素 E2、前列腺素 I2 可以扩张血管，抑制肾小管对血管紧张素的反应，维持肾血流量。NSAIDs 抑制前列腺素合成，使得肾灌注不能得以维持，可发生轻微的水钠潴留、高血钾，甚至急性肾脏功能不全、间质性肾炎及肾坏死等。有以下一些危险因素者易发生肾脏不良反应：一是年龄大于 60 岁；二是动脉硬化或同时服用利尿剂者；三是血肌酐大于177.8 μmol/L，肾功能下降者；四是肾低灌

注，如低钠、低血压、肝硬化、肾病综合征、充血性心力衰竭、使用利尿剂等。在没有明确的危险因素存在时，NSAIDs 对肾脏的不良反应很小。相对而言，舒林酸比其他 NSAIDs 对肾脏的不良反应小一些，可用于肾功能轻度损害的患者。也有人认为当存在肾脏危险因素时，应避免使用所有的 NSAIDs。

⑤其他不良反应及其防治：NSAIDs 还有中枢神经系统、血液系统、皮肤和肝脏等的不良反应，这些不良反应的发生常与剂量有关。少数患者发生过敏反应，如风疹、过敏性鼻炎、哮喘，这与剂量无关。常见的中枢神经症状有嗜睡、神志恍惚、精神忧郁等。对正在抗凝治疗的患者应避免使用 NSAIDs，因 NSAIDs 与血浆蛋白结合可替代华法林与蛋白结合的位点，从而增加华法林的抗凝效应。手术前 2 周应停用阿司匹林，在必须使用 NSAIDs 时，可选用布洛芬、托美丁等，因它们在 24 小时内可完全排出，且对血小板的凝集作用很小。NSAIDs 对肝脏的毒性作用较小，15% 的患者服用 NSAIDs 后可有血清转氨酶水平升高、胆红素增多、凝血活酶时间延长，但严重的肝功损害少见，停药后可恢复正常。其他可发生粒细胞缺乏、恶性贫血等。

（5）糖皮质激素：糖皮质激素可抑制滑膜组织合成白细胞介素 -1β 和肿瘤坏死因子 -α，具有较强的抗炎作用，可降低滑膜的通透性而发挥止痛作用。此外，激素还可阻断基质金属蛋白酶的合成和激活，对软骨代谢有一定作用。糖皮质激素不是治疗骨关节炎的基本药物，因此，骨关节炎患者不宜全身用药，只适用于对其他治疗无效时，关节有急性炎症表现及关节周围滑囊炎、肌腱炎等可给予关节腔内或病变部位局部注射。由于此类制剂掩盖疼痛而使关节使用过度，或因药物对软骨的直接损害作用而加重关节的破坏，故慎用于负重关节。注射本身也可损伤软骨，因此，不宜反复使用。同一部位两次注射间隔时间至少在 1 个月以上，每个关节 1 年内注射不超过 3 次。病变部位局部注射者间隔时间可缩短。此类药物可单独使用，或与口服止痛药或 NSAIDs 同时使用。

关节腔注射的药物有得宝松（diprospan），是由高溶解性的倍他米松磷酸钠和低溶解性的二丙酸倍他米松混合而成的混悬液。对于不易控制的关节炎症，可考虑关节腔注射，一般大关节 0.5~1 mL，中小关节 0.25~0.5 mL，可缓解疼痛及僵硬的症状，疗效可持续 4 周左右。利美达松（limethason）每支含地塞米松棕榈酸盐 4mg，地塞米松棕榈酸酯在体内经脂酶缓慢水解生成活性代谢产物地塞米松，产生持久的抗炎作用。具有用量少、作用持久的优点。1mL 相当于地塞米松 2.5mg。关节腔注射，0.25~1mL，此类型为缓释剂，注射 1 次疗效可持续 2~4 周左右。

2. 治疗骨关节炎的特异性药物

（1）透明质酸：透明质酸是关节液的主要成分，也见于关节软骨，主要位于蛋白聚糖之连结处。关节中的透明质酸主要由滑膜细胞及单核吞噬细胞合成，分布于软骨和关节液中，具有保护、减震和润滑关节、限制炎症细胞和炎症介质扩散的作用，维持滑膜细胞和胶原纤维支架的稳定。滑液中的黏弹性在 20 岁以后逐渐降低，关节腔内注射透明质酸，具有抗缓激肽和抗蛋白酶活性的作用，恢复关节组织黏弹性，减轻滑膜炎症和改善关节功能。本品适用于对非药物性治疗和止痛剂无效的骨关节炎患者，尤适用于对 NSAIDs 有禁忌证、疗效不佳或有不良反应者。对晚期患者或关节腔大量积液及过度肥胖者疗效较差。有人认为，透明质酸溶液的黏弹性及分子屏蔽作用的大小与透明质酸的分子量及浓度有关。当透明质酸的分子量下降时其黏弹性及分子屏蔽作用也下降。也有人认为，尚未显示因透明质酸分子量的不同而临床疗效不一样。透明质酸的治疗作用主要表现为疼痛缓解、活动度增加及滑膜炎症消退。目前，国内透明质酸产品有玻璃酸钠注射液 2 mL，关节腔注射，每周 1 次，共 5 次。进口产品有欣维可（synvisc）2 mL，关节腔注射，每周 1 次，3 次为一疗程。负重关节注射后前两天宜控制活动，以免药物渗出关节囊，引起局部肿痛。作用一般出现于治疗后 1 周内，维持时间可长达 6 个月或更长时间。临床研究发现，注射一个疗程的透明质酸的疼痛缓解程度与口服 NSAIDs 相似，优于关节内注射激素或与之相当。不良反应轻微，仅有短暂的注射部位轻中度疼痛，偶有一过性轻度或明显的关节疼痛和肿胀。

（2）氨基葡萄糖：氨基葡萄糖是由硫酸角质素和透明质酸组成的氨基己糖成分。氨基葡萄糖是软骨基质及滑液的多种聚氨基葡萄糖的主要成分，在关节软骨及关节组织中具有多种药理学作用。外源性硫酸氨基葡萄糖可选择性地作用于关节软骨和骨，刺激软骨细胞产生有正常多聚体结构的蛋白多糖和透明质酸，补充软骨基质的丢失成分，互馈性促进软骨细胞功能，抑制胶原酶和磷脂酶 A2 对关节软骨的破坏，防止损伤细胞产生超氧化物自由基，并可抑制基质金属蛋白酶的表达，从而促进软骨的修复，防止 NSAIDs 和糖皮质激素对软骨的损害，抑制炎症过程，延缓骨关节炎的发展，缓解疼痛，改善关节活动。

硫酸氨基葡萄糖是氨基单糖氯基葡萄糖的硫酸衍生物。该品的硫酸部分在蛋白聚糖的合成中起重要作用。多数临床试验结果显示硫酸氨基葡萄糖具有肯定的症状改善作用，能延缓骨关节炎的关节结构改变，硫酸氨基葡萄糖被认为是第一个改变骨关节炎结构的慢作用药物。本品口服易吸收，0.25~0.5 g，1 天 3 次，连服 4~12 周，治疗 2 周后症状改善，对硫酸氨基葡萄糖过敏者禁用。间隔半年左右可重复一个疗程。近几年，国外有连续使用本品达 3 年可使软骨早期病变得以修复的报道。因葡糖胶发挥疗效较慢，有人建议在开始服用的前 2 周内，同时，服用一种 NSAIDs。

氨基葡萄糖的安全性较好，无明显不良反应。主要是轻度恶心、便秘和嗜睡。与其他药物如抗生素或抗抑郁药并用均无相互作用。

（3）双醋瑞因：双醋瑞因是一种新的白细胞介素 –1 抑制剂，属蒽醌类大黄属二乙酰衍生物，化学名为二乙酰二氢蒽羧酸。双醋瑞因及代谢产物大黄酸可抑制白细胞介素 –1 家族中降解性细胞因子（尤其是白细胞介素 –1β）和白细胞介素 –1 受体拮抗剂的合成与活性。还同时抑制白细胞介素 –6 和其他细胞因子如肿瘤坏死因子 –α、白二烯的作用，从炎症源头抑制炎症级联反应，抑制使软骨降解的基质金属蛋白酶及其他蛋白酶的合成，抑制诱导型一氧化氮合成酶的合成和表达，降低游离一氧化氮浓度，具有止痛、抗炎及退热作用，不抑制前列腺素合成，同时，可刺激转化生长因子 –β 的生成，刺激软骨基质物质的形成，促进软骨修复。本药主要用于治疗骨关节炎，是一种改变骨关节炎症状和病情的慢作用药物。

双醋瑞因的常规服用剂量是每次 50 mg，每日 2 次，饭后服用，每个疗程不少于 3 个月。该药起效慢，通常于治疗 2~4 周后开始显效，4~6 周表现明显，并维持于整个治疗期。大多数患者在经过 6 个月治疗后，其疗效至少可维持到停药后 2 个月。由于前 2 周可能引起轻度腹泻，因此，建议在治疗前 4 周每日 50 mg，晚餐后口服，患者对药物适应后，剂量增加至每日 100 mg。由于该药于治疗后 2~4 周起效，建议在给药的前 2~4 周可与其他止痛药或 NSAIDs 联合应用。其不良反应较少，包括轻度腹泻、上腹疼痛、恶心或呕吐等。服用双醋瑞因偶尔会导致尿色变黄，是药物代谢产物通过尿液排出所致。目前，认为该药具有良好的疗效和安全性。

（4）硫酸软骨素：有研究认为，硫酸软骨素是软骨基质及滑液的多种聚氨基葡萄糖的主要成分，在关节软骨及关节组织中具有多种生理学作用。可刺激蛋白多糖的合成和软骨细胞的生长，抑制软骨中多种蛋白酶的活性，促进软骨细胞的生长。但也有研究认为，其对骨关节炎无治疗作用。在美国作为食品应用，常规服用剂量是 1 200 mg，每日 1 次，长期服用。

3. 治疗骨关节炎的其他药物

（1）骨重吸收剂：双膦酸盐可抑制胶原酶和前列腺素活性，改善糖蛋白的聚集，使软骨层增厚，并抑制破骨细胞活性，减少骨吸收。目前用于临床的新一代双膦酸盐药物有氯甲双膦酸二钠、帕米膦酸钠和阿仑膦酸钠。上述药物比第一代双膦酸盐药物更缓和，较少产生影响骨矿化的不良反应。帕米膦酸钠一般是 30~90 mg 单剂量静脉注射，作用持续 1 年以上。阿仑膦酸钠是我国已大量上市的双膦酸盐药物，推荐剂量是每周 70 mg，共用 6 个月。上述治疗中均需注意血钙、磷的变化。

（2）基质金属蛋白酶特异性组织抑制剂：基质金属蛋白酶是一组能降解细胞外基质成分的蛋白酶类，正常情况下与它们的特异性组织抑制剂保持平衡。已有报道基质金属蛋白酶抑制剂能减轻骨关节炎动物模型的软骨破坏程度，促进软骨修复。

四环素族药物可络合锌和钙，从而抑制软骨基质金属蛋白酶的活性，抑制胶原分解和骨的破坏，减少软骨溃疡的发生，在动物骨关节炎模型中有效。临床研究也发现多西环素（doxycycline）100 mg 口服，每日 1~2 次，治疗 5 天，能显著抑制骨关节炎患者软骨抽提物中明胶酶和胶原酶的活性。多西环素 50 μmol 可在 mRNA 和蛋白质两个水平上下调滑膜细胞基质金属蛋白酶 -8 的表达，并可完全抑制基质金属蛋白酶 -8 对 Ⅱ型胶原的降解。

基质金属蛋白酶抑制物 BAY 12-9566、巴马司他（batimastat）、马立马司他（marimastat）等通过阻断蛋白激酶 C 的活化而抑制基质金属蛋白酶的合成，以减轻关节软骨破坏。33 例未用 NSAIDs 并行膝关节置换术的骨关节炎患者口服 BAY 12-9566 100 mg/d，3 周后，检查关节软骨中代表蛋白聚糖和胶原合成及退化的标志物和药物浓度，发现软骨中蛋白聚糖合成增加，完整胶原增多，变性胶原减少，药物浓度在能抑制软骨破坏的范围内。证实这种药物可有效地增加人骨关节炎关节软骨合成，减少软骨变性。

（3）维生素：维生素 C、D 和 E 是强大的抗氧化剂。有研究显示，食用含维生素 C 低的饮食可明显地增加膝关节骨关节炎的放射线进展及疼痛，摄入较大剂量的维生素

C 可减缓膝骨关节炎的进展。每天服用 0.15 g 可使发生骨关节炎的危险性下降 3 倍。这可能与维生素 C 对合成 II 型胶原发挥作用有关。维生素 E 在体外可抑制花生四烯酸的形成及抑制脂加氧酶活性，回顾性研究提示，它能改善骨关节炎患者的症状。

（4）有前景的骨关节炎治疗药物：非皂化的大豆鳄梨制剂（avocado soybean unsaponifiable，ASU）属于症状改善药物，能抑制 IL-l，刺激培养关节软骨细胞合成胶原，防止 IL-1 对滑膜细胞和关节软骨的破坏。ASU 可增加牛关节软骨转化生长因子 -β 的表达，参与软骨修复，减少软骨细胞产生血清基质素、白细胞介素 -6、白细胞介素 -8 和前列腺素 E，抑制软骨基质分解，在兔动物模型中防止后续的骨关节炎损害，在人体研究中 ASU 具有迟发性缓解症状作用，可减少 NSAIDs 摄入，并有良好的耐受性。共 6 个月的试验研究证实，与安慰剂比较，ASU 300 mg/d 在 1 个月时即明显减少 NSAIDs 的摄入量，改善 Lequesne 指数，降低 VAS 疼痛强度，证实 ASU 是有效的骨关节炎症状缓解药物。ASU 的耐受性与安慰剂相同，显示了 ASU 的良好治疗前景。

动物实验表明，关节内注射促进软骨修复的细胞因子如白细胞介素 -1 受体拮抗剂、肿瘤坏死因子 -α 受体拮抗剂、胰岛素样生长因子 -1 或转化生长因子 -β 等，能延缓或阻断骨关节炎软骨的降解，促进软骨的修复。但尚未解决的问题是使它们在关节内能持久存在或表达，以长期缓解病情。

（三）OA 的中药治疗

治疗 OA 的中药制剂比较多，总的组方原则是强筋健骨、活血补肾，舒筋活络。临床辨证当明虚实为主：以虚证突出者，肝肾亏虚为本；属外伤引起者，瘀滞寒凝为主要表现，后期则症证复杂，虚实共见，缠绵难愈。此外，尚须辨清病位，即在颈、在腰、在上肢或下肢之所在。

1. 治疗 OA 的常用中成药

（1）舒筋健腰丸：舒筋健腰丸由狗脊、金樱子、鸡血藤、千斤拔、黑老虎、牛大力、女贞子、桑寄生、菟丝子、延胡索、两面针、乳香、没药等组成。具有补益肝肾，强筋健骨，驱风除湿，活络止痛等功效，临床上用于治疗 OA、骨质疏松等骨与关节疾病具有良好效果。

近年来经过系统的研究，显示其对膝骨关节炎大鼠血清细胞因子有显著影响，其血清 IL-1β、IL-6、TNF-α、PGE-2 的含量比较，舒筋健腰丸高、中、低剂量治疗组均低于模型组。对大鼠骨关节炎模型血清中 MMP-3、MMP-1 和 MMP-13 水平的表达也有明显的抑制作用。经过组织病理观察，显示舒筋健腰丸能显著减轻大鼠踝关节滑膜、软骨、关节腔及周围软组织的炎症反应，提示其有较好的保护关节软骨的作用。

（2）寒湿痹片：寒湿痹片由附子、制川乌、威灵仙、当归、桂枝、麻黄、白芍、甘草等组成，制剂中重用附子、制川乌温经通阳、散寒祛湿；当归、桂枝、麻黄、威灵仙、白芍温经和营止痛。

近年系统的实验研究显示，寒湿痹片对小鼠实验性疼痛及炎症具有显著的抑制作用。在对 Mtb 诱导的 SD 大鼠关节炎治疗中，寒湿痹片能显著抑制大鼠关节炎症，减轻关节滑膜及软骨增生，对关节具有保护作用，其作用机理主要是通过抑制促炎细胞因子 IL-1、IL-6、TNF-α 的水平，提高 1L-10 的含量，调节机体的免疫平衡，减少关节滑膜中 VEGF 浓度，抑制 MMPs 的活性等多途径实现的。

2. OA 中西医结合治疗方案

OA 的西药治疗主要是应用 NSAIDs 控制疼痛。因 NSAIDs 不宜长期使，故应用中西医结合治疗合理制订治疗 OA 的中西医结合治疗方案，尤为重要。

（1）早期 OA 中西医结合治疗方案

①以中药制剂为主：一种 NSAIDs（晚一次）+ 舒筋健腰丸。

②以腰 OA 为主：舒筋健腰丸 + 痹祺胶囊 + 三七制剂。

③ OA 临床以寒湿而诱发或寒湿实证者：寒湿痹片 + 益肾蠲痹丸 + 留普胺。

（2）中、晚期 OA 中西医结合治疗方案

①舒筋健腰丸、痹祺胶囊、尪痹片、寒湿痹片、昆仙胶囊均可选择应用。

②正清风痛宁在 OA 治疗中的应用

正清风痛宁片：适用于 OA 各型的治疗，效果较好。临床可单用或针片序贯使用或使用其他中药，或联用 NSAIDs、氨基葡萄糖等。

正清风痛宁注射液：适应膝关节骨性关节炎的治疗；正清风痛宁注射液行膝关节腔内注射，每次 50 mg，（第 1 次用 25 mg），2 天 1 次，5 次为 1 个疗程。

正清风痛宁注射液穴位（痛点）注射：根据患者疼痛的症状和体征，参考 X 线片、

CT 片的结果，对皮肤上的多个压痛点给予标记，用 2 mL 注射器抽取正清风痛宁注射液，快速刺入穴位一定深度，以产生酸麻张感（不必强求）为佳，回抽无血即可注药，每日 1 次，每穴用药 1 mL，4 周为 1 个疗程。

与氨基葡萄糖联合使用：口服硫酸氨基葡萄糖胶囊，每次 500 mg，每天 3 次；联合正清风痛宁缓释片，每次 60 mg，每天 2 次，6 周为 1 个疗程。或者正清风痛宁缓释片（60 mg），每次 60 mg，每天 3 次。同时服用葡立胶囊每次 0.48 g，每天 3d，3 个月为 1 个疗程。

与塞来昔布联合使用：正清风痛宁片，口服，每次 40 mg，每天 3 次；塞来昔布，口服，每次 200 mg，每天 1 次，六周为 1 个疗程。

与玻璃酸钠联合使用行关节腔注射：第一、第三、第五周膝关节腔内注射透明质酸纳注射液每次 2 mL，每周 1 次；第二、第四周膝关节腔内注射正清风痛宁注射液每次 2 mL（膝关节腔穿刺方法同前）。

片剂、注射剂联合序贯使用：正清风痛宁有多种剂型，并各具特点，其中注射液起效快而强，可迅速解除畸形或重症患者的症状，但使用不够方便，不宜长期用药，不良反应相对较大。缓释片使用方便，作用平稳，可长期使用，不良反应相对较小，在口服缓释片无过敏等不良反应的情况下，可短期应用注射剂快速起效后，较长时间地服用缓释片，以取得持久稳定的疗效，因此，临床上采用片针序贯联合用药其方法新颖，可取长补短，提高疗效。

片针序贯连用疗法：首先口服正清风痛宁缓释片 1 片、每天 2 次，用药 2~3 天，无不适反应后改用正清风痛宁注射液，首次 25 mg，以后每次 50 mg，每天 1 次，5 次为 1 个疗程，停用注射液后次日起改口服正清风痛宁缓释片 1 片，每天 2 次，连续服用 2~3 个月。

关节腔注射与片剂序贯使用：正清风痛宁注射液行关节腔内注射，隔日 1 次，共 5 次（膝关节腔穿刺方法同前）。之后口服正清风痛宁缓释片，每次 3 片，每天 3 次，共服 2 月。

第九节 膝骨关节炎中医诊疗专家共识（2015年版）

中国中医药研究促进会骨科专业委员会

中国中西医结合学会骨伤科专业委员会关节工作委员会

发表于《中医正骨》2015年7月第27卷第7期

一、背景

膝骨关节炎是一种常见病，属中医"痹证"范畴，也是中医骨伤科治疗的优势病种。根据中国知网和万方数据的文献统计，目前，我国骨关节炎的临床常用治疗方法依次为中药、玻璃酸钠、关节镜术、针灸、针刀、关节置换术、推拿按摩、截骨术、关节冲洗、理疗等。可见中医药及其相关治疗方法仍然是国内治疗骨关节炎的主要手段。

目前，我国尚缺少高质量的膝骨关节炎随机对照临床研究，难以在短时间内形成具有循证医学证据的临床指南。因此，制定一个安全、有效、可行、确能指导临床实践的专家共识就成为当务之急。

二、膝骨关节炎的诊断与影像学分级

（一）诊断

参照美国风湿病学会1995年提出的标准。

1. 近1个月内反复膝关节疼痛。

2. X线片（站立或负重位）示关节间隙变窄、软骨下骨硬化和（或）囊性变、关节缘骨赘形成。

3. 关节液（至少2次）清亮、黏稠，WBC <2 000个/mL。

4. 中老年患者（≥ 40岁）。

5. 晨僵 ≤ 30 min。

6. 活动时有骨摩擦音（感）。

符合1、2或1、3、5、6或1、4、5、6即可诊断。

（二）影像学分级

参照 Kellgren 和 Lawrence 影像分级方法。

1.0 级　正常。

2.Ⅰ级　可能有骨赘，关节间隙可疑变窄。

3.Ⅱ级　有明显骨赘，关节间隙可疑变窄。

4.Ⅲ级　中等量骨赘，关节间隙变窄较明确，有硬化性改变。

5.Ⅳ级　大量骨赘，关节间隙明显变窄，严重硬化性病变及明显畸形。

三、膝骨关节炎的临床分期与辨证分型

（一）临床分期

1. 发作期

膝关节中度以上疼痛，或呈持续性，重者疼痛难以入眠；膝关节肿胀，功能受限，跛行甚至不能行走。

2. 缓解期

膝关节轻度疼痛，劳累或天气变化时加重，或以酸胀、乏力为主，或伴膝关节活动受限。

（二）辨证分型

参照《中医骨伤科常见病诊疗指南》。

1. 气滞血瘀证

1）主症　关节疼痛如刺，休息后痛反甚。

2）次症　面色黧黑。

3）舌象与脉象　舌质紫暗，或有瘀斑；脉沉涩。

2. 寒湿痹阻证

1）主症　关节疼痛重着，遇冷加剧，得温则减。

2）次症　腰身重痛。

3）舌象与脉象舌质淡，苔白腻；脉沉。

3. 肝肾亏虚证

1）主症　关节隐隐作痛。

2）次症 腰膝酸软无力，酸困疼痛，遇劳更甚。

3）舌象与脉象 舌质红，少苔；脉沉细无力。

4. 气血虚弱证

1）主症 关节酸痛不适。

2）次症 少寐多梦，自汗盗汗，头晕目眩，心悸气短，面上少华。

3）舌象与脉象 舌淡，苔薄白；脉细弱。

四、膝骨关节炎的治疗

（一）非药物疗法

1. 健康教育

1）治疗目的 改善症状，延缓病情发展。

2）教育患者 认识疾病，树立信心，医患合作，合理锻炼，适当减肥。

2. 医疗练功 在医生指导下进行直腿抬高、慢跑、骑车、游泳、太极拳、八段锦等练功疗法。

3. 针灸 包括毫针针刺法、刺络拔罐法、温针、灸等。

一般采用局部取穴和循经取穴相结合的方法。常用穴位包括血海、膝眼、委中、阳陵泉、阴陵泉、梁丘、足三里等，配穴可选用阿是穴及痛处所属经脉络穴。

4. 手法 包括点按、揉按、拿捏、屈伸、弹拨、拔伸等理筋、整骨多种手法。

5. 针刀 可在髌上囊、髌下脂肪垫、内膝眼、外膝眼、胫侧副韧带、髂胫束、鹅足囊等膝关节周围部位实施针刀疗法。

6. 理疗 常用方法包括热疗、冷疗、电疗、磁疗、红外线照射、水疗、蜡疗、超声波及离子导入法等。

7. 其他 发作期可以借助拐杖、助行器等，减少受累关节负重。根据膝关节内翻或外翻畸形情况，采用相应的矫形支具或鞋垫。

（二）药物疗法

1. 局部用药

1）中药外用 中草药外用主要包括薰洗、薰蒸、敷贴、热熨和离子导入等，中成药外用主要包括各种贴膏、膏药及药膏等。

2）西药外用　主要包括非甾体类抗炎药的乳胶剂、膏剂、贴剂和擦剂。

3）西药注射　采用玻璃酸钠、医用几丁糖（关节腔注射液）等进行关节腔内注射，必要时可慎重使用糖皮质激素。

2. 全身用药

1）中草药

（1）气滞血瘀证　采用活血化瘀、通络止痛法，选用血府逐瘀汤（《医林改错》）等加减治疗。

（2）寒湿痹阻证　采用温经散寒、养血通脉法，选用蠲痹汤（《医宗金鉴》）等加减治疗。

（3）肝肾亏虚证　采用滋补肝肾法，选用左归丸（《景岳全书》）等加减治疗。

（4）气血虚弱证　采用补气养血法，选用八珍汤（《丹溪心法》）等加减治疗。

2）中成药　可辨证选用相应中成药治疗。

3）西药　主要包括镇痛药、非甾体类抗炎药及改善病情类药物。

（三）手术疗法

包括关节冲洗术、关节镜术、截骨矫形术和人工关节置换术。

五、专家建议

（一）遵循文献客观证据、医生自身经验和患者自我需求三者结合的原则，按照阶梯渐进方式，选择合理的治疗方法。

（二）按照"急则治其标，缓则治其本"的基本原则进行临床遣方用药。发作期以改善症状为目的，缓解期以延缓病情发展为目的。

（三）健康教育、医疗练功是治疗和巩固疗效的重要措施。

膝骨关节炎中医诊疗专家共识（2015年版）制定参与专家

现场讨论专家（以姓氏笔画为序）

王庆甫　王　琦　王智勇　许学猛　刘献祥　陈卫衡　何　伟　张庆文　吴官保

沈　霖　郝　军　姜　宏　昝　强　侯德才　童培建　詹红生　樊效鸿

函审专家（以姓氏笔画为序）

王　力　王朝鲁　田伟明　邢士新　刘文刚　许志宇　沈计荣　杨少辉　张汉庆

何承建　李建伟　张洪美　郑昱新　郝阳泉　高大伟　徐祖健　袁普卫　曾　平
谢利民　董晓俊　楚向东　阚卫兵

第十节　循证针灸临床实践指南：膝骨关节炎
（2015 年版）

前言

《循证针灸临床实践指南》包括：带状疱疹、贝尔面瘫、抑郁症、中风后假性球麻痹、偏头痛、神经根型颈椎病、慢性便秘、腰痛、原发性痛经、坐骨神经痛、失眠、成人支气管哮喘、肩周炎、膝骨关节炎、慢性萎缩性胃炎、过敏性鼻炎、突发性耳聋、原发性三叉神经痛、糖尿病周围神经病变、单纯性肥胖病等病症的循证针灸临床实践指南。

本部分为《循证针灸临床实践指南》的膝骨关节炎部分。

本部分受国家中医药管理局指导与委托。

本部分由中国针灸学会提出。

本部分由中国针灸学会标准化工作委员会归口。

本部分起草单位：天津中医药大学、中国中医科学院针灸研究所。

本部分主要起草人：郭义、翟伟、黄娟、赵雪、陈泽林、李桂兰、任秋兰。

本部分参与起草人：谭亚芹、田利娟、姜锐、郝华、奥晓静、柳青、金兰、杨毅、王红。

本部分专家组成员：刘保延、赵宏、武晓冬、房繄恭、吴泰相、赵吉平、刘志顺、吴中朝、王麟鹏、刘炜宏、詹思延、史丽萍、孟向文、高旸、潘兴芳、刘爱峰、郭长青、贾春生、高希言、张洪涛、李义凯、回克义、杨永晖、齐伟、杨克虎、陈耀龙、梁繁荣、张维、杨金生、文碧玲、余曙光、杨骏、赵京生、杨华元、储浩然、石现、王富春、余晓阳、常小荣、吕明庄、王玲玲、宣丽华、东贵荣、王华、刘清国、刘智斌、曹炀、高树中、杨永清、朱江、岗卫娟、王昕、董国峰、王芳。

引言

《循证针灸临床实践指南》是根据针灸临床优势，针对特定临床情况，参照古代文献、名医经验以及现代最佳临床研究证据，结合患者价值观和意愿，系统研制的帮助临床医生和患者做出恰当针灸处理的指导性意见。

《循证针灸临床实践指南》制定的总体思路是：在针灸实践与临床研究的基础上，遵循循证医学的理念与方法，紧紧围绕针灸临床的特色优势，综合专家经验、目前最佳证据及患者价值观，将国际公认的证据质量评价与推荐方案分级的规范与古代、前人、名老针灸专家临床证据相结合，并将临床研究证据与大范围专家共识相结合，旨在制定出能保障针灸临床疗效和安全性，并具有科学性与实用性的有效指导针灸临床实践的指导性意见。在《循证针灸临床实践指南》的制定过程中，各专家组共同参与，还完成了国家标准《针灸临床实践指南制定与评估规范》（以下简称《规范》）的送审稿。《规范》参照了国际上临床实践指南制定的要求和经验，根据中国国情以及针灸的发展状况，对《循证针灸临床实践指南》制定的组织、人员、过程、采用证据质量评价、推荐方案等级划分、专家共识形成方式、制订与更新的内容和时间等进行了规范。这些规范性要求在《循证针灸临床实践指南》制定中都得到了充分考量与完善。《规范》与《循证针灸临床实践指南》相辅相成，《规范》是《循证针灸临床实践指南》制定的指导，《循证针灸临床实践指南》又是《规范》适用性的验证实例。

《循证针灸临床实践指南》推荐等级主要采用世界卫生组织（WHO）等推荐的GRADE（Grading of Recommendations Assessment, Development and Evaluation）系统，即推荐分级的评价、制定与评估的系统，其中推荐等级分为强推荐与弱推荐两级。强推荐的方案是估计变化可能性较小、个性化程度低的方案，而弱推荐方案则是估计变化可能性较大、个性化程度高、患者价值观差异大的方案。对于古代文献和名医经验的证据质量评价，目前，课题组还在进一步研制中，《循证针灸临床实践指南》仅将古代文献和名医经验作为证据之一附列在现代证据之后，供《循证针灸临床实践指南》使用者参考。

2008 年，在 WHO 西太区的项目资助下，由中国中医科学院牵头、中国针灸学会标准化工作委员会组织完成了针灸治疗带状疱疹、贝尔面瘫、抑郁症、中风后假性球麻痹和偏头痛 5 种病症的指南研制工作。在这 5 种病症的指南研制过程中，课题组初步提出了《循证针灸临床实践指南》的研究方法和建议，建立了《循证针灸临床实践指南》的体例、研究模式与技术路线。2010 年 12 月，《临床病症中医临床实践指南·针灸分册》由中国中医药出版社正式出版发行。

2009 年至 2013 年，在国家中医药管理局立项支持下，中国针灸学会标准化工作委员会又先后分 3 批启动了 15 种病症的指南研制工作。为了保证《循证针灸临床实践指南》高质量地完成，在总课题组的组织下，由四川大学华西医院吴泰相教授在京举办 2 次 GRADE 方法学培训会议，全国 11 家临床及科研单位的 100 多位学员接受了培训。随后，总课题组又组织了 15 个疾病临床指南制定课题组和 1 个方法学课题组中的 17 位研究人员，赴华西医院循证医学中心接受了为期 3 个月的 Meta 分析和 GRADE 方法学专题培训，受训研究人员系统学习并掌握了 GRADE 系统证据质量评价和推荐意见形成的方法。

本次出版的《循证针灸临床实践指南》共有 20 个部分，包括对 2010 年版 5 部分指南的修订再版和 2013 年完成的 15 部分指南的首次出版。《循证针灸临床实践指南》的适用对象为从事针灸临床与科研的专业人员。

《循证针灸临床实践指南》的证据质量分级和推荐等级如下：

◇证据质量分级

证据质量高：A

证据质量中：B

证据质量低：C

证据质量极低：D

◇推荐强度等级

支持使用某项干预措施的强推荐：1

支持使用某项干预措施的弱推荐：2

《循证针灸临床实践指南》的编写，凝聚着全国针灸标准化科研人员和管理人员的辛勤汗水，是参与研制各方集体智慧的结晶，是辨证论治的个体化诊疗模式与循证医学有机结合的创造性探索。《循证针灸临床实践指南》在研制过程中，得到了兰州大学循证医学中心杨克虎教授、陈耀龙博士，以及北京大学循证医学中心詹思延教授在方法学上的大力支持和帮助，在此深表感谢。同时，还要感谢国家中医药管理局政策法规与监督司领导的热心指导与大力支持，感谢各位专家的通力合作。此外，在《循证针灸临床实践指南》的出版过程中，中国中医药出版社表现出了很高的专业水平，在此一并致谢。

摘要

1. 治疗原则

针灸治疗膝骨关节炎应在明确病因的基础上对症治疗。总的原则：舒筋利节，活络止痛；选穴以阿是穴及局部经穴为主，可结合辨证及循经远端取穴。

建议将针刺作为治疗膝骨关节炎的基础疗法，应用于疾病发生、发展的各期，可结合温针疗法、电针、推拿、中药、理疗、功能锻炼等综合施治，也可使用艾灸、穴位注射、刺络拔罐、火针、针刀等疗法。以缓解疼痛、保护关节功能、阻止和延缓疾病的发展、改善生活质量为治疗的主要目标。

2. 主要推荐意见

（1）膝骨关节炎膝关节疼痛、晨僵、肿胀、功能受限者、建议采用毫针刺法；推荐级别：强推荐。

（2）膝骨关节炎膝关节疼痛较剧、遇寒尤甚、晨僵、肿胀、功能受限，证属阳虚寒凝，证属阳虚寒凝、湿着关节、筋脉瘀滞者，推荐采用温针疗法；推荐级别：强推荐。

（3）膝骨关节炎膝关节疼痛较甚、畸形、肌肉萎缩、功能受限，推荐采用电针为主治疗；推荐级别：强推荐。

（4）膝骨关节炎膝关节疼痛较甚、晨僵、功能受限，可采用穴位注射治疗；推荐级别：弱推荐。

（5）膝骨关节炎膝关节功能受限、疼痛、晨僵、挛缩屈膝畸形明显，证属阳虚寒凝、筋脉瘀滞、痰瘀交阻者，建议采用火针治疗；推荐级别：强推荐。

（6）膝骨关节炎膝关节疼痛较甚、晨僵、肿胀、屈膝畸形、功能受限，证属筋脉瘀滞、痰瘀交阻者，可采用刺络放血拔罐治疗；推荐级别：弱推荐。

（7）膝骨关节炎膝关节隐痛、遇寒尤甚、晨僵、功能受限，证属阳虚寒凝、肝肾不足、筋脉瘀滞、湿着关节者，可采用艾灸治疗；推荐级别：弱推荐。

（8）膝骨关节炎膝关节肌肉粘连、功能受限、疼痛、晨僵、挛缩屈膝畸形明显者，建议采用针刀治疗；推荐级别：强推荐。

根据患者主要症状，结合每一针灸疗法的特点，可选择几种针灸治疗措施综合使用。

简介

《循证针灸临床实践指南：膝骨关节炎》（以下简称《指南》）简介如下：

1. 本《指南》制定的目标

根据现有的临床证据、古代文献证据及临床专家经验，制定出临床实用性较强的膝骨关节炎循证针灸临床实践指南。

2. 本《指南》制定的目的

本《指南》制定的目的是促进国内膝骨关节炎针灸治疗方案的规范化，为临床治疗膝骨关节炎提供可靠证据，确保治疗的安全性和有效性。

3. 本《指南》的适用人群

本《指南》的适用人群主要为执业（助理）医师（包括经规范中医药培训的临床类别医师）、护理人员、患者、医学院校从事中医药教育的教师和学生、中医药科研机构相关人员。

本《指南》应用的目标环境包括国内各级医院针灸科门诊部或住院部，有针灸专业医师的基层社区、医院，有针灸专业的大学或学院，各针灸相关的科研及评价机构。

4. 本《指南》适用的疾病范围

本《指南》适用的疾病主要是膝骨关节炎（knee osteoarthritis，KOA；ICD-10: M17），本病是骨科常见病，又称为膝关节增生性关节炎、退行性关节炎、肥大性关节炎、老年性关节炎等。主要针对原发性膝骨关节炎，或者是继发于创伤、代谢性疾病、先天畸形、缺血坏死的膝骨关节炎，以及中医所指的痹证、骨痹等主要累及膝关节的疾病。

概述

1. 定义

1.1 西医

膝骨关节炎，属于骨性关节炎的一种，是指膝关节关节面软骨发生原发性或继发性退变及结构紊乱，伴随软骨下骨质增生、软骨剥脱，从而使关节逐渐破坏、畸形，最终发生膝关节功能障碍的一种退行性疾病。此为骨科临床常见病，又称为膝关节增生性关节炎、退行性关节炎、肥大性关节炎等。

其主要临床表现为缓慢发生发展的关节疼痛、僵硬、压痛、捻发音、肿大且伴有功能活动受限，严重者导致关节功能障碍甚至残疾，是引起老年人疼痛和伤残的重要原因之一。

1.2 中医

本病属于"痹证""骨痹"的范畴，为肝、脾、肾亏虚，风、寒、湿邪外袭，客于局部，经络不通所致。《素问·痹论》指出"风、寒、湿三气杂至，合而为痹"，"以冬遇此者为骨痹，以春遇此者为筋痹"，"骨痹不已，复感于邪，内舍于肾"。《素问·长刺节论》云："病在骨，骨重不可举，骨髓酸痛，寒气至，名曰骨痹。"

2. 发病率及人群分布情况

膝骨关节炎的发生常认为是在全身情况下及关节特有的机械环境引起的，产生的因素可分为全身性和机械性两种。膝骨关节炎的发病与性别、年龄、体质量指数、职业等因素有关，其中年龄因素占的比例最高，其次是性别、体质量指数、职业[1]。

X 线检查膝骨关节炎流行病学调查显示，24~45 岁女性的发病率为 1%~4%，45 岁及以下男性的发病率占 1%~6%。老年人是高危人群，65 岁以上人群患病率可达 50% 左右，75 岁以上人群患病率可达 80% 左右。

研究发现，首先，女性的发病率更高，而且发病率随年龄的增大而增加，每 10 万人中一年就有 240 人患有此病。其次，因职业因素发病的人数较多，科教文卫最少。工人发病的体质量指数值较小，且发病年龄较早。最后，体质量指数值和年龄呈正相关性，尤以 50 岁以上人群体质量指数值明显偏大[2]。

临床特点

1. 病史

骨关节炎是引起成人局部或广泛关节疼痛的常见原因，起病缓慢，并无明显症状，呈良性的发展过程。原发性骨关节炎随年龄的增长而逐渐加重。继发于创伤、代谢性疾病、先天畸形、缺血坏死的骨关节炎发病较早。膝骨关节炎发生的危险因素主要包括：年龄大于 50 岁，女性，患有骨性关节炎，直系亲属中有骨性关节炎患者，既往有膝或髋的损伤史，肥胖或者工作需要屈膝或者需要搬抬重物的人群，等等。

疾病发展过程中会有静止期或代偿期。本病的病程缓慢，表现复杂，不能确定疾病是否发作，患者和患者之间病情加重速度不同，在如何确定病情进展方面没有一致的意见。疾病的终末期可出现明显的疼痛症状、僵硬、关节活动受限，导致关节失用[1]。

膝骨关节炎是一种终生性疾病，目前，没有证据显示早期发现能改变其进程，然而早期干预则有利于功能的保留。

2. 症状及体征

膝骨关节炎的病理形态改变主要为局限性、进行性关节软骨破坏及关节边缘的骨赘形成。现已证明多种原因可造成关节软骨的破坏，其内在原因是由于关节软骨本身的改变，或由于机械性的外伤或炎症等因素造成软骨损伤，进而使软骨成分（隐蔽抗原）暴露，引起自身免疫反应，造成继发性损伤。[2, 3]

2.1 症状

膝骨关节炎早期症状：膝关节疼痛，多见于内侧疼痛，上下楼或站起时尤甚，无明显畸形。中期症状：疼痛较重，可合并肿胀，内翻畸形，有屈膝畸形及活动受限。晚期症状：疼痛严重，行走需支具或不能行走，内翻及屈膝畸形明显。[4, 5]

2.2 体征

可有摩擦音，髌骨研磨试验阳性，髌周压痛阳性，股四头肌萎缩，关节肿大或者屈曲挛缩甚至僵直，韧带无力、骨性增大、软骨破坏、半脱位及挛缩，还可引起关节的排列不良而造成畸形。此外，患者在晚期还可见肌肉萎缩、关节不稳定等。[4, 5]

膝关节 X 线检查可见关节间隙狭窄，髁间棘增生，关节边缘骨赘，关节面下骨板硬化，关节内游离体形成等。对于关节的物理检查可为诊断提供有价值的线索和证据。

诊断标准

1. 西医诊断标准

西医诊断标准参照中华医学会骨科学分会《骨关节诊治指南》（2007 年版）。

1.1 临床表现

膝关节的疼痛及压痛、关节僵硬、关节肿大、骨摩擦音（感）、关节无力、活动障碍。

1.2 X 线检查

膝骨关节炎的 X 线特点：早期表现为正常或关节间隙可疑变窄，可能有骨赘；中期表现为有明显的骨赘，关节间隙轻度变窄，软骨下骨质轻度硬化改变，范围较小；晚期表现为大量骨赘形成，可波及软骨面，关节间隙明显变窄，硬化改变极为明显，关节肥大及明显畸形。

1.3 实验室检查

血、尿常规化验均正常；血沉正常，抗"O"及类风湿因子阴性，关节液为非炎性。伴有滑膜炎者可见 C 反应蛋白（CRP）及血沉（ESR）轻度升高。继发性膝骨关节炎的患者可出现原发病的实验室检查异常。

1.4 诊断标准

（1）近 1 个月内反复膝关节疼痛。

（2）X 线（站立或负重位）示关节间隙变窄、软骨下骨硬化和（或）囊性变、关节缘骨赘形成。

（3）关节液（至少 2 次）清亮、黏稠，WBC < 2 000 个 /mL。

（4）中老年患者（≥ 40 岁）。

（5）晨僵 ≤ 30 分钟。

（6）活动时有骨擦音（感）。

综合临床、实验室及 X 线检查，符合（1）+（2）条或（1）+（3）+（5）+（6）条或（1）+（4）+（5）+（6）条，可诊断为膝骨关节炎。

1.5 膝骨关节炎的分级

根据 Kellgren 和 Lawrecne 的放射学诊断标准，膝骨关节炎分为五级：

0 级：正常。

Ⅰ级：关节间隙可疑变窄，可能有骨赘。

Ⅱ级：有明显的骨赘，关节间隙轻度变窄。

Ⅲ级：中等量骨赘，关节间隙变窄较明确，软骨下骨质轻度硬化改变，范围较小。

Ⅳ级：大量骨赘形成，可波及软骨面，关节间隙明显变窄，硬化改变极为明显，关节肥大及明显畸形。

1.6 疾病分期标准

根据临床与 X 线，可分为以下三期：

早期：症状与体征表现为膝关节疼痛，多见于内侧疼痛，上下楼或站起时尤甚，无明显畸形，关节间隙及周围压痛，髌骨研磨试验（+），关节活动尚可。X 线表现为 0~Ⅰ级。

中期：疼痛较重，可合并肿胀，内翻畸形，有屈膝畸形及活动受限，压痛，髌骨研磨试验（+），关节不稳。X线表现为Ⅱ~Ⅲ级。

晚期：疼痛严重，行走需支具或不能行走，内翻及屈膝畸形明显，压痛，髌骨研磨试验（+），关节活动度明显缩小，严重不稳。X线表现为Ⅳ级。

1.7 分级标准[3]（见表1-9）

对症状、体征进行分级量化，按疼痛、活动与疼痛的关系、功能障碍相关的特殊检查等项进行评分，将病情程度分为轻、中、重度。

表1-9 膝骨关节炎症状分级量化表

症状	轻度	中度	重度
夜间卧床休息时疼痛或不适	有不适感，稍活动后消失	时有疼痛	持续疼痛
晨练或者起床后疼痛加剧	有不适感，稍活动后消失	有不适感，稍活动后减轻	疼痛明显，活动后不能减轻
行走时疼痛或不适	长途行走 >1 km 后出现	短途行走 <1 km 后出现	稍行走加剧
从坐位站立时疼痛或不适	有轻度疼痛或不适	疼痛不明显，无需帮助	疼痛明显，需要帮助
最大行走距离（可以伴痛行走）	>1 km，但有限	0.3~1 km	<300 m
日常活动	偶有困难	困难	不能
登上标准登机梯	能	困难	不能
走下标准登机梯	能	困难	不能
蹲下或者弯曲膝关节	能	困难	不能
在不平的路面行走	能	困难	不能

2. 中医诊断标准及分型

2.1 诊断依据

依据中华人民共和国中医药行业标准《中医病证诊断疗效标准》。初起多见腰腿、腰脊、膝关节等隐隐作痛，屈伸、俯仰、转侧不利，轻微活动稍缓解，气候变化加重，反复缠绵不愈。起病隐袭，发病缓慢，多见于中老年人。局部关节可轻度肿胀，活动时关节常有弹响摩擦音。严重者可见肌肉萎缩，关节畸形，腰弯背驼。X线检查：骨质疏松，关节面不规则，关节间隙狭窄，软骨下骨质硬化，以及边缘唇样改变，骨赘形成。查血沉、抗"O"、黏蛋白、类风湿因子、血尿酸、肾功能等，与风湿性关节炎、类风湿性关节炎、痛风性关节炎、红斑狼疮相鉴别。

2.2 中医证候诊断标准

2.2.1 阳虚寒凝证

主症：肢体关节疼痛、重着。

次症：屈伸不利，天气变化加重，昼轻夜重，遇寒痛增，得热稍减。舌淡，苔白，脉沉迟缓。

2.2.2 肝肾不足、筋脉瘀滞证

主症：关节疼痛，胫软膝酸。

次症：活动不利，运动牵强，舌质偏红，苔薄或薄白，脉沉弱，尺脉尤甚。

2.2.3 脾肾两虚、湿着关节证

主症：关节疼痛，肿胀积液。

次症：活动受限，舌质偏红或舌胖质淡，苔薄或薄腻，脉滑或弦。

2.2.4 肝肾亏虚、痰瘀交阻证

主症：关节疼痛，肿胀肥厚，痿弱少力。

次症：骨节肥大，活动受限，舌质偏红或舌胖质淡，苔薄或薄腻，脉滑或弦细。

针灸治疗概况

针灸作为一种非药物治疗手段对膝骨关节炎的治疗有较好的疗效，在众多古代文献中都有记载，现代文献中也有大量报道。

1. 现代文献

1.1 辨证治疗方面

针灸治疗膝骨关节炎可缓解疼痛、晨僵，改善关节功能，减轻关节肿胀，阻止和延缓疾病的发展，保护关节功能，改善生活质量，多数患者预后良好。

针灸治疗膝骨关节炎具有安全、有效、毒副作用少等优点，临床报道也比较多，故使用广泛，患者接受度较好[6, 7]。有文献报道，针灸治疗的经济性价比高，从远期效益上来看，针灸治疗的成本评估远优于常规治疗[189]。

针灸治疗膝骨关节炎可以早、中、晚分期治疗。在明确分期及病因的基础上，对症治疗。总的原则为舒筋利节、活络止痛。早期，以通经活络、行气止痛、补益肾气为主，选取局部穴位，辨证论治。中期，行气活血、消肿止痛、补益脾肾，局部选穴结合辨证治疗。晚期，舒筋活络、理气止痛、补益肝肾，采用局部选穴为主，结合辨证治疗。

1.2 刺灸法方面

针灸治疗膝骨关节炎，选穴多以膝关节周围经穴和阿是穴为主，包括足三里、阳陵泉、阴陵泉、内膝眼、犊鼻、梁丘、血海等，根据不同的中医证型辨证选穴治疗。阳虚寒凝，加命门、关元；肝肾不足、筋脉瘀滞，加肾俞、承山；脾肾两虚、湿着关节，加肾俞、三阴交；肝肾亏虚、痰瘀交阻，加肾俞、太溪、地机、丰隆。操作上，针刺手法多选择泻法或平补平泻。针刺深度上，根据具体情况，可深刺也可浅刺。灸法上，多选择温针灸、直接灸或悬灸。

依据目前大量的文献报道，针灸对于膝骨关节炎的治疗主要通过舒筋利节、活络止痛以缓解疼痛，改善关节功能，属于 KOA 的常规治疗方法之一。治疗手段上多针灸并用，或是毫针刺法结合推拿、电针、TDP 照射等多种方法共同使用，也有使用火针、刺络拔罐疗法、针刀、穴位注射或针药并用等进行治疗，根据患者的主要症状，可选择几种针灸治疗措施综合使用[173, 174]。

对于初诊以及早期症状不重的患者，非药物疗法是首选的治疗方法[5]，针灸作为非药物疗法之一，可以作为治疗膝骨关节炎的基础疗法。虽然在早、中、晚三期都可以进行针灸治疗，但是仍以早期干预效果更好，更有利于减轻疼痛、改善功能。

患者还应注重自我行为疗法、减肥、减少病变关节的应力和承重、加强股四头肌肌力训练，个别膝关节不稳定者可穿戴护具等，对膝骨关节炎的预防、治疗都有较好的作用。

针灸结合中药疗法在本病的治疗中也得到广泛使用。内服外用皆可，具有镇痛、消肿的作用。多用补肝肾、强筋骨、活血化瘀、祛风除湿等药物。内服方可以改善关节软骨的退行性变[8]。中药外敷可以通经脉、行气血、濡筋骨，改善肌肉萎缩，解除痉挛，消肿止痛[9]。

2. 古代文献

古代文献对于针灸治疗膝骨关节炎的记载，多数体现在对于"膝痛""不能屈伸""无力""不仁"等症状的治疗，以毫针刺法为主，也可用温针、火针、艾灸疗法，还可以用刺血疗法，多取委中穴。选穴以局部经穴和阿是穴为主，如阴陵泉、阳陵泉、膝关、犊鼻、膝阳关、梁丘、伏兔、曲泉、丰隆、足三里等；配以远端辨证取穴，多用肝、脾、肾经穴，如昆仑、绝骨、然谷、肾俞等。

3. 名医经验

现代名医在选穴、治疗方面，多以局部阿是穴和经穴为主，发现足三里、阳陵泉、犊鼻、膝阳关、风市等穴用得最多，与现代文献中的使用情况基本一致。同时，注重结合辨证取穴，刺法多选用毫针刺法、火针、刺络放血拔罐等。

针灸治疗和推荐方案

1. 针灸治疗的原则和特点

1.1 治疗原则

针灸治疗膝骨关节炎应在明确病因的基础上，对症治疗。总的原则：舒筋利节，活络止痛；选穴以阿是穴和局部经穴为主，可结合辨证及循经远端取穴。

针刺可作为治疗膝骨关节炎的基础疗法，应用于疾病发生、发展的各期，以缓解疼痛、保护关节功能、阻止和延缓疾病的发展、改善生活质量为治疗的主要目标。

根据患者的主要症状，结合每一针灸疗法的特点，可选择几种针灸治疗措施综合使用。

1.2 选穴处方特点

针灸治疗膝骨关节炎，选穴以阿是穴及局部经穴为主，包括足三里、阳陵泉、阴陵泉、内膝眼、犊鼻、梁丘、血海等。

结合辨证及循经远端取穴：阳虚寒凝，加命门、关元等；肝肾不足、筋脉瘀滞，加肾俞、承山等；脾肾两虚、湿着关节，加肾俞、三阴交等；肝肾亏虚、痰瘀交阻，加肾俞、太溪、地机、丰隆等。

1.3 针灸方法

膝骨关节炎膝关节疼痛、晨僵、肿胀、功能受限者，建议采用毫针刺法；疼痛较剧、遇寒尤甚者，推荐采用温针疗法，或可采用艾灸治疗；膝关节畸形、肌肉萎缩、功能受限，推荐采用电针为主治疗；在毫针刺法的基础上，根据病情轻重不同，可采用穴位注射、火针、刺络放血拔罐治疗；膝关节肌肉粘连、功能受限、挛缩屈膝畸形明显者，建议采用针刀治疗。

上述针灸疗法可联合推拿、中药、理疗、功能锻炼等综合施治，根据患者的主要症状，可选择几种针灸治疗措施综合使用。

操作上，针刺手法多选择泻法；灸法多用温针灸、直接灸或悬灸。

1.4 干预时机

对于初次就诊以及早期症状不重的患者，非药物疗法是首选的治疗方法[5]，针灸可作为治疗膝骨关节炎的基础疗法。虽然在各期都可以进行针灸治疗，但是仍以早期干预效果更好，更有利于减轻疼痛、改善关节功能。

2. 主要结局指标

2.1 针灸治疗的主要结局

针灸治疗膝骨关节炎，以缓解疼痛、晨僵，改善关节功能，减轻关节肿胀的结局为主。

2.2 卫生经济学评价

针灸治疗的经济性价比高。有文献报道，从远期效益上来看，针灸治疗的成本评估远优于常规治疗[189]。

2.3 患者耐受及生活质量评价

针灸治疗时，注意刺激强度和穴位的交替使用，防止患者不能耐受。针灸治疗膝骨关节炎可改善症状，恢复关节功能，提高患者的生活质量。

2.4 不良反应及安全性评价

在目前检索的文献中，尚未有对针灸治疗膝骨关节炎的不良反应及安全性的相关报道。

3. 注意事项

减少膝关节的负重和大幅度活动。

后期病情严重，活动严重受限时，可使用拐杖或手杖，以减轻关节的负担。

关节局部可配合热敷、推拿等疗法。

对于年龄较大的患者，应注意掌握针刺强度，防止出现晕针等情况。

膝关节进行针刺时要注意深度，火针、针刀等疗法要严格无菌操作。

病变周围伴有骨结核、骨肿瘤时禁针，关节处施灸时禁止瘢痕灸。

4. 患者自我护理

4.1 积极预防

目前，膝骨关节炎一旦发生，尚未有治疗方法可改变其病程，因而在预防方面应多加注意。如减轻体重，尽量避免大的膝关节外伤，避免反复的膝关节屈曲和负重，均是降低膝骨关节炎发病的重要因素。

4.2 自我行为疗法

减少病变关节的应力和承重，建议参与自我管理项目，包括力量训练、低强度有氧运动、神经肌肉训练和参与一些体力活动，保持关节的正常关系和活动，但要避免过多行走或上下楼梯。膝关节肿痛严重时，应予休息。过度肥胖的患者应减轻体重，以减少对病变关节的压力。必要时可使用手杖或拐杖，个别膝关节不稳定者可穿戴护具。

4.3 运动疗法

适当的膝关节屈伸运动，主动加强股四头肌锻炼，改善股四头肌肌力。

4.4 预防与调摄

注意天气变化、关节保暖，避免潮湿受冷[10]。

5. 推荐方案

5.1 毫针刺法

针刺在膝骨关节炎的治疗中作用明显，具有止痛、消肿、改善关节功能的作用，可以减轻疼痛症状，使关节周围肌肉松弛，缓解关节僵直，改善活动功能。毫针刺法适合膝骨关节炎疾病各期，膝关节疼痛、晨僵、肿胀、功能受限者，可使用本法。

取穴：局部选穴为主，结合辨证选穴。①主穴：阿是穴、鹤顶、犊鼻、内膝眼、阳陵泉、阴陵泉、足三里、血海、梁丘。②配穴：疼痛游走者，加风市、环跳、风门、风池；阳虚寒凝、局部疼痛明显、屈伸不利者，加命门、关元、后溪、太溪；筋脉瘀滞、膝中痛如针刺者，加膈俞、肾俞、承山；肝肾亏虚、痰瘀交阻所致的肿胀肥厚、痿弱少力者，加肾俞、太溪、地机、丰隆。

操作方法：穴位常规消毒后，取长 25~50 mm 毫针进行治疗，泻法或平补平泻，留针 30 分钟，痛甚者每 10 分钟行针一次。犊鼻穴稍向髌韧带方向斜刺 0.5~1.0 寸，施以捻转泻法或平补平泻 1 分钟；鹤顶直刺 0.3~0.5 寸，施以捻转泻法或平补平泻 1

分钟；阳陵泉、阴陵泉、足三里、血海、梁丘均直刺 1.0~1.5 寸，施以提插泻法或平补平泻 1 分钟；诸穴施术后留针 30 分钟，也可配合灸法或 TDP 照射。阿是穴为阳性反应点，多出现于膝关节内侧，在股骨内侧髁附近，可以找到大小不等的条索或结节，针刺以透刺条索或结节为佳，用平补平泻手法，以得气为度。配穴可按各穴的常规刺法操作。

疗程：每日或隔日 1 次，10 次为 1 个疗程，疗程之间间隔 3~5 天。

注意事项：①注意排除骨结核、骨肿瘤，以免延误病情。②治疗期间注意关节的保暖，避免风寒湿邪的侵袭，同时避免病变关节过度应力和承重，减少活动。

推荐

推荐建议：膝骨关节炎膝关节疼痛、晨僵、肿胀、功能受限者，建议采用毫针刺法。［GRADE 1D］

解释：共收集纳入相关文献 20 篇[11-30]，经综合分析，形成证据体发现，毫针刺法治疗膝骨关节炎，对症治疗结合辨证治疗，可发挥针刺镇痛的良好效用，且能改善膝关节活动度，提高生活质量。纳入的文献偏倚风险高，证据体质量等级经 GRADE 评价后，因其纳入文献设计质量、一致性及精确性较低，最终证据体质量等级为极低。古代文献中有大量关于该法治疗膝骨关节炎的记载。《针方六集·卷之三·尊经集·骨痹针方九十五》《针灸集成·卷二·风》《马丹阳天星十二穴并治杂病歌》《长叶君天星秘诀歌》《普济方·针灸·卷九·针灸门》《扁鹊神应针灸玉龙经·天星十一对穴·阳陵》指出该法治疗"膝痛不可屈伸"。《针灸大全·卷之一·治病十一证》《针灸甲乙经·卷十·阴受病发痹第一》《针灸集成·卷一·别穴》《针方六集·卷之六·兼罗集·疼膝头红肿二十二》《神灸经纶·卷之四·手足症治》指出该法治疗"膝痛"。名医著作《中国针灸学》（程莘农）、《新针灸学》（朱琏）、《当代针灸治疗学》（石学敏）、《杨甲三临证论治》（杨甲三）、《针灸三通法临床应用》（贺普仁）、《田从豁临床经验》（田从豁）、《针灸对穴临床经验集》（吕景山）、《针灸临床验集》（田从豁）、《针灸明理与临证》（刘冠军）、《现代针灸医案选》（刘冠军）、《金针王乐亭经验集》（王乐亭）均提及采用该法治疗"膝痛不能屈伸"，疗效肯定。在资源消耗方面，该法相对于西药（或目前常规的西医治疗方法），直接费用较低。在患者价值观和意愿方面，膝痛、屈伸不利的患者更倾向于接受该法治疗。结合以上情况及专家意见，对本条推荐方案给予强推荐。

5.2 温针疗法

温针疗法通过针柄沿针身将艾灸的热力传至病所，可温通血脉，行气活血，舒筋止痛。膝骨关节炎膝关节疼痛较重、遇寒尤甚、功能受限者，推荐采用温针疗法。

取穴：①主穴：内膝眼、犊鼻、阳陵泉、阴陵泉、足三里、梁丘、血海、阿是穴。②配穴：阳虚寒凝、疼痛较重、遇寒尤甚者，加命门、关元；筋脉瘀滞、关节功能受限者，加肾俞、承山；脾肾两虚、湿着关节、甚或肿胀者，加肾俞、三阴交。

操作方法：患者仰卧，患侧下肢半屈曲位（腘窝下用软物支持，以使下肢肌肉放松）。常规消毒穴位，取直径 0.3 mm、长 50 mm 的不锈钢毫针直刺，将针刺入腧穴得气后施予适当的补泻手法，留针时，用一段长 1~2cm 的艾条或艾炷，插在针柄上，从下端点燃施灸，待艾条或艾炷燃尽后除去灰烬，将针取出。时间为 20 分钟左右，以皮肤潮红为宜。

疗程：每日或隔日 1 次，10 次为 1 个疗程，疗程之间休息 3~5 天。

注意事项：膝骨关节炎膝关节红肿热痛及阴虚有热者应慎用温针疗法。

推荐

推荐建议：膝骨关节炎膝关节疼痛较剧、遇寒尤甚、晨僵、肿胀、功能受限，证属阳虚寒凝、湿着关节、筋脉瘀滞者，推荐采用温针疗法。[GRADE 1C]

解释：共搜集纳入相关文献 52 篇[31~82]，经综合分析，形成证据体发现，温针疗法治疗膝骨关节炎，可以发挥温通血脉、缓解肌痉挛的作用，改善相关症状。纳入的文献偏倚风险低，证据体质量等级经 GRADE 评价后，因其纳入文献设计质量、一致性及精确性较低，最终证据体质量等级为低。名医著作《中国针灸学》（程莘农）、《承淡安针灸选集》（承淡安）、《当代针灸治疗学》（石学敏）、《针灸三通法临床应用》（贺普仁）、《针灸对穴临床经验集》（吕景山）、《针灸临床验集》（田从豁）、《中医针法集锦》（刘冠军）均提及采用该法治疗"膝痛、遇寒尤甚"，疗效肯定。在资源消耗方面，该法相对于西药（或目前常规的西医治疗方法），直接费用较低。在患者价值观和意愿方面，膝痛、遇寒尤甚的患者更倾向于接受本法治疗。结合以上情况及专家意见，对本条推荐方案给予强推荐。

5.3 电针疗法

电针通过针具以接近人体生物电的微量电流刺激穴位，具有调整人体功能、加强镇痛、促进气血循环、调整肌张力等作用。电针用于膝骨关节炎的治疗，能消炎镇痛，促进血液循环，有效地恢复股四头肌的肌力，减轻膝关节疼痛和僵硬症状，促进炎性物质吸收，利于组织代谢和修复。膝骨关节炎膝关节疼痛较甚、畸形、肌肉萎缩、功能受限者，推荐采用电针为主治疗。

取穴：①主穴：犊鼻、内膝眼、阳陵泉、阴陵泉、阿是穴。②配穴：参照毫针刺法。

操作方法：患者坐位，膝关节屈曲呈90°，局部穴位消毒后，用针刺入以上穴位；采用G6805-Ⅱ电针治疗仪，每次选用2对上述穴位加电极，用疏密波或密波，刺激强度以患者局部有麻胀感或肌肉产生微小颤动而不感到疼痛为度，留针30分钟。

疗程：每日1次，10次为1个疗程，疗程之间休息3~5天。

注意事项：刺激量应缓慢逐渐增强；安装心脏起搏器者禁用电针。

推荐

推荐建议：膝骨关节炎膝关节疼痛较甚、畸形、肌肉萎缩、功能受限者，推荐采用电针为主治疗。[GRADE 1C]

解释：共搜集纳入相关文献23篇[83-105]，经综合分析，形成证据体发现，电针治疗膝骨关节炎，可以起到消炎镇痛、促进血液循环的作用，有效地恢复股四头肌的肌力，减轻膝关节疼痛和僵硬症状，促进炎性物质吸收，利于组织代谢和修复。纳入的文献偏倚风险低，证据体质量等级经GRADE评价后，因其纳入文献设计质量、一致性及精确性低，最终证据体质量等级为低。名医著作《针灸临床验集》(田从豁)、《中医针法集锦》(刘冠军)均提及采用该法治疗"膝痛较甚"，疗效肯定。在资源消耗方面，该法相对于西药（或目前常规的西医治疗方法），直接费用较低。在患者价值观和意愿方面，膝痛较甚、屈伸不利的患者更倾向于接受本法治疗。结合以上情况及专家意见，对本条推荐方案给予强推荐。

5.4 穴位注射疗法

穴位注射疗法治疗本病，主要选取具有活血行气、止痛的中西药物注入膝关节局部穴位、压痛点或体表阳性反应点，通过针刺及药物的双重作用，达到消除肿胀、缓解疼痛的目的。膝骨关节炎膝关节疼痛较甚、晨僵、功能受限者，可采用穴位注射治疗。

取穴：①主穴：足三里、阳陵泉、梁丘、血海、阴陵泉、阿是穴。②配穴：膝关节肿胀者加丰隆、三阴交、委中。

常用药物：①中药制剂：如复方当归注射液、复方威灵仙注射液、丹参注射液、红茴香注射液等。②维生素类制剂：如维生素 B_1、维生素 B_{12} 等。③其他常用药物：如利多卡因、泼尼松、醋酸曲安奈德等。

操作方法：患者取正坐位，每次取 2~4 穴，选择合适的注射器和针头。局部皮肤常规消毒，刺入穴位后，回抽无血，即可将药液慢慢推入。每穴注入药液 1~2 mL，如果注射药物较多时，将注射针由深到浅，边退针边推药，或可更换几个方向注射药液。

疗程：每日或隔日注射 1 次，反应强烈者也可隔 2~3 日注射 1 次。10 次为 1 个疗程，休息 5~7 天后，再进行下一个疗程的治疗。

注意事项：①严格遵守无菌操作规则，防止感染。②使用穴位注射时，向患者说明本疗法的特点和注射后的正常反应。即注射局部出现酸胀感，4~8 小时内局部有轻度不适，或持续较长时间，但是一般不超过 24 小时。③注射部位不宜过多，以免晕针。④药液不宜注入关节腔内，以免引起关节红肿、酸痛。

推荐

推荐建议：膝骨关节炎膝关节疼痛较甚、晨僵、功能受限者，可采用穴位注射治疗。[GRADE 2D]

解释：共收集纳入相关文献 5 篇[106-110]，经综合分析，形成证据体发现，穴位注射治疗膝骨关节炎，可以使药物直接作用于病变部位，起到消除肿胀、缓解疼痛的作用。纳入的文献偏倚风险高，证据体质量等级经 GRADE 评价后，因其纳入文献设计质量、一致性及精确性较低，最终证据体质量等级为极低。名医著作《田从豁临床经验》（田从豁）、《针灸临床验集》（田从豁）均提及采用该法治疗"膝痛不能屈伸"，疗效肯定。在资源消耗方面，该法相对于西药（或目前常规的西医治疗方法），直接费用低。在患者价值观和意愿方面，膝痛的患者更倾向于接受本法治疗。穴位注射疗法对于膝骨关节炎疗效确切，但对于施术者的技术水平要求较高，操作有一定的危险性。结合以上情况及专家意见，对本条推荐方案给予弱推荐。

5.5 火针疗法

火针疗法通过对针体的加热，直接迅速刺激膝关节病灶及反应点，能消除或改善局部组织水肿、充血、渗出、粘连、钙化、挛缩、缺血等变化，发挥减轻疼痛及改善关节功能活动的作用。膝骨关节炎膝关节功能受限、疼痛、晨僵、挛缩屈膝畸形明显，证属阳虚寒凝、筋脉瘀滞、痰瘀交阻者，建议采用火针治疗。

取穴：①主穴：内膝眼、犊鼻、鹤顶、足三里、膝周阿是穴 1~2 个。②配穴：脾肾两虚、湿着关节者加阴陵泉；劳伤血瘀者加血海；阳虚寒凝、寒湿阻络者加膝阳关。

操作方法：①消毒：选定穴位后进行严格消毒，先用碘酒消毒，再以 75% 酒精脱碘。②烧针：一手持酒精灯，另一手持针，靠近施术部位，先烧针身，后烧针尖，烧至通红发白后施术。③具体方法：烧针后对准穴位，速进速出。可刺 2~5 分深，刺后用无菌干棉球迅速按压针孔，以减轻疼痛。针孔的处理，视针刺深浅而定。若针刺 2~3 分深，可不做特殊处理；若针刺 4~5 分深，可用消毒纱布敷贴，胶布固定 1~2 天，以防感染。

疗程：隔日治疗 1 次，5 次为 1 个疗程，疗程之间休息 5 天。

注意事项：①治疗过程中，对于有关节腔积液的患者，应注意严格无菌操作，以免关节腔内感染。②以痛为腧，选穴宜少，以局部穴位为主。③施针后，局部呈现红晕或红肿未能完全消失时，应避免洗浴，以防感染。

推荐

推荐建议：膝骨关节炎膝关节功能受限、疼痛、晨僵、挛缩屈膝畸形明显，证属阳虚寒凝、筋脉瘀滞、痰瘀交阻者，建议采用火针治疗。[GRADE 1D]

解释：共收集纳入相关文献 13 篇[111-123]，经综合分析，形成证据体发现，火针治疗膝骨关节炎，增强刺激量，能迅速消除或改善局部病理变化。纳入的文献偏倚风险高，证据体质量等级经 GRADE 评价后，因其纳入文献设计质量、一致性及精确性低，最终证据体质量等级为极低。古代文献中有关于该法治疗膝骨关节炎的记载，如《席弘赋》提出治疗 "膝痛屈伸不利"。名医著作《针灸三通法临床应用》(贺普仁)、《针灸治痛 (第二版)》(贺普仁) 均提及采用该法治疗 "膝痛、屈伸不利、晨僵、屈膝畸形"，疗效肯定。在资源消耗方面，该法相对于目前常规的西医治疗方法，直接费用低。在患者价值观和意愿方面，膝痛屈伸不利、遇寒尤甚的患者更倾向于接受本法治疗。火针疗法对于膝骨关节炎疗效确切，但对于施术者的技术水平要求较高，操作有一定的危险性。结合以上情况及专家意见，对本条推荐方案给予强推荐。

5.6 刺络放血拔罐疗法

刺络放血拔罐疗法通过用三棱针、粗毫针等点刺或皮肤针叩刺相关部位出血后，再在出血部位拔罐、留罐，能显著改善膝骨关节炎肌肉紧张或痉挛程度，即刻镇痛，改善膝关节肿胀。膝骨关节炎膝关节疼痛较甚、晨僵、肿胀、屈膝畸形、功能受限，证属筋脉瘀滞、痰瘀交阻者，可采用刺络放血拔罐治疗。

取穴：委中、足三里、阴陵泉、阳陵泉、曲泉、血海、膝阳关、内膝眼、犊鼻、鹤顶、梁丘、膝周阿是穴（多在膝关节内侧，一般取 1~2 个），或在穴位附近的经脉上找青紫怒张的血络处点刺。

操作方法：①刺络放血：患者卧位，每次选取 2~3 穴，取三棱针常规消毒后进行点刺，以微出血为度。②拔罐：视所取穴位表面积的大小，采用合适的火罐或抽气罐，在点刺后的部位上拔罐。拔火罐可用闪火法。具体方法为：用止血钳夹 1 个酒精（95%）棉球，用火点燃后，在罐内绕 1~3 圈，迅速退火后，将罐扣在应拔部位。排放血量 1~20 mL，每罐留置时间 5~10 分钟，至刺血部位血流停止。起罐后用消毒干棉球擦拭拔罐部位上的渗出物及血迹，使其自然干燥，创口较大时应贴创可贴保护伤口。

疗程：每周 1~2 次，治疗 3~5 次为 1 个疗程。

注意事项：①局部溃破感染化脓者慎用。②注意无菌技术操作和创面的清洁、干燥，防止搔抓而致继发性感染。③三棱针点刺穴位时，注意避开动脉血管，若误伤动脉出现血肿，以无菌干棉球按压局部止血；点刺时应以刺破血管壁为宜，尽量不要穿透血管，以免血液瘀于皮下。④治疗后 12 小时内刺血部位避免接触水，避免伤口感染。

推荐

推荐建议：膝骨关节炎膝关节疼痛较甚、晨僵、肿胀、屈膝畸形、功能受限，证属筋脉瘀滞、痰瘀交阻者，可采用刺络放血拔罐治疗。[GRADE 2D]

解释：共收集纳入相关文献 7 篇[124-130]，经综合分析，形成证据体发现，刺络放血拔罐治疗膝骨关节炎，可改善膝骨关节炎肌肉痉挛、肿胀、缓解疼痛。纳入的文献偏倚风险高，证据体质量等级经 GRADE 评价后，因其纳入文献设计质量、一致性及精确性低，最终证据体质量等级为极低。名医著作《中国针灸学》（程莘农）、《当代针灸治疗学》（石学敏）均提及采用该法治疗"膝痛不能屈伸"，疗效肯定。在资源消耗方面，该法相对于目前常规的西医治疗方法，直接费用较低。在患者价值观和意愿方面，膝部肿胀疼痛、屈膝畸形的患者更倾向于接受本法治疗。结合以上情况及专家意见，对本条推荐方案给予弱推荐。

5.7 灸法

艾灸可激发经气，能使凝滞、闭阻的经脉得以温通畅行，筋骨、关节得气血温煦滋养而瘀除痛减。膝骨关节炎膝关节隐痛、遇寒尤甚、功能受限，证属阳虚寒凝、肝肾不足、筋脉瘀滞、脾肾两虚、湿着关节者，可采用艾灸治疗。

取穴：局部取穴结合辨证取穴。①主穴：内膝眼、犊鼻、足三里、阳陵泉、阿是穴。②配穴：参照毫针刺法。

操作方法：有艾炷灸法、艾条灸法、温灸器灸法三种。①艾炷灸：患者坐位或仰卧位，用艾绒做成大小适宜的圆锥形艾炷施灸，可直接放在皮肤上，患者感觉皮肤发烫时移去艾炷，或者在皮肤上置姜片或附子饼后再置艾炷进行施灸，一般灸 5~10 壮，以局部皮肤潮红为度。②艾条灸：患者选择坐位，将艾条一端点燃，于穴位上方 2~3cm 处施灸，可先行回旋灸，继而行雀啄灸、温和灸，至患者局部温热而无灼痛感为宜，施灸 15~20 分钟，以局部皮肤潮红为度。③亦可利用一定的温灸器进行施灸。

疗程：每日或隔日 1 次，10 次为 1 个疗程，疗程之间休息 3 天。

注意事项：同温针疗法。另外，老年人对温热的感觉较迟钝，要注意局部皮肤的温度，防止烫伤。

推荐

推荐建议：膝骨关节炎膝关节隐痛、遇寒尤甚、晨僵、功能受限，证属阳虚寒凝、肝肾不足、筋脉瘀滞、湿着关节者，可采用艾灸治疗。［GRADE 2D］

解释：共收集纳入相关文献 42 篇[131-172]，经综合分析，形成证据体发现，灸法治疗膝骨关节炎，可以起到促进血液循环、加快局部炎症渗出的吸收、促进新陈代谢的作用，减轻膝关节肿胀、疼痛和僵硬症状。纳入的文献偏倚风险高，证据体质量等级经 GRADE 评价后，因其纳入文献设计质量、一致性及精确性低，最终证据体质量等级为极低。古代文献中有关于该法治疗膝骨关节炎的记载，如《普济方·针灸·卷九·针灸门》《针灸资生经·针灸资生经第五》。名医著作《中国灸法集粹》（田从豁）、《针灸临床验集》（田从豁）、《针灸对穴临床经验集》（吕景山）、《当代针灸治疗学》（石学敏）、《承淡安针灸选集》（承淡安）、《中国针灸学》（程莘农）均提及采用该法治疗

"膝痛不能屈伸"，疗效肯定。在资源消耗方面，该法相对于西药（或目前常规的西医治疗方法），直接费用较低。在患者价值观和意愿方面，膝痛、遇寒尤甚的患者更倾向于接受本法治疗。结合以上情况及专家意见，对本条推荐方案给予弱推荐。

5.8 针刀疗法

运用针刀在骨刺形成处进针松解，配合手法解除拉应力和压应力的不平衡，使膝关节内部的力平衡得到恢复，以达到治疗目的。本法具有消肿止痛、改善晨僵和畸形、恢复关节功能的作用。膝骨关节炎膝关节肌肉粘连、功能受限、疼痛、晨僵、挛缩屈膝畸形明显者，建议采用针刀治疗。施术部位：①选择膝关节周围痛点和压痛点处作为进针点，如髌下脂肪垫、髌内外侧支持带、胫腓侧副韧带等。②结合 X 线，选择在膝关节边缘骨质增生处或骨刺处（此处多为应力集中点）进针。消毒：可用碘伏在施术部位皮肤行常规消毒两遍，或以 2%~3% 碘酒棉球以针刀治疗点为中心向四周涂擦皮肤，每次涂擦应有 1/4~1/3 的区域重叠，消毒范围以进针点为中心，半径 5 cm 以上，可根据需要扩大消毒范围。以 75% 酒精棉球脱碘 2 次。酒精挥发后，铺无菌洞巾，使进针刀点正对洞巾中间。术前局部麻醉：患者仰卧，屈膝 90°，选择好施术部位，每施术点注射 0.25%~0.5% 利多卡因 1~2 mL，严重者可配合封闭疗法。

操作方法：针刀刺入皮肤后，让刀口线和骨刺（或增生点）的竖轴垂直，在骨刺（或增生点）的尖部做切开松解术和铲磨削平术。所有骨刺的锐边磨平后，在伸直位检查一下患肢，把它和健侧相比会发现患肢有轻度内翻或外翻，或不能完全伸直。外翻则在膝关节间隙的内侧选一点，内翻则在膝关节间隙的外侧选一点，在中间部位把该处的侧副韧带切断少许。另外，在膝关节周围的痛点和压痛点处进针刀，按针刀的常规操作，先纵行后横行松解剥离。针刀术后即刻出针，用无菌干棉球或棉签按压针孔，确定不出血后可用创可贴覆盖针孔。若同一部位有多个针孔，则用无菌纱布覆盖、包扎。针刀治疗后让患者仰卧，医生一手握住患侧踝关节上方，另一手托住小腿上部，在牵拉状态下，进一步松解软组织，恢复关节力学平衡。

疗程：针刀治疗的疗程，依据患者的病变程度、身体素质、天气情况来定。每周治疗 1 次，最多治疗 3 次。

注意事项：①严格无菌操作，防止关节腔内感染。一支针刀应在一个治疗点使用，以防不同部位交叉感染。②定点必须准确，依患者的胖瘦估计进针刀的角度和深度，避免损伤骨膜。③同一治疗点在半个月内不宜重复治疗。④针刀剥离仅限于粘连的病变组织，勿将韧带附着点铲起。⑤术后注意减少膝关节活动，必要时可使用拐杖。

推荐

推荐建议：膝骨关节炎膝关节肌肉粘连、功能受限、疼痛、晨僵、挛缩屈膝畸形明显者，建议采用针刀治疗。［GRADE 1C］

解释：共收集纳入相关文献 14 篇[175-188]，经综合分析，形成证据体发现，针刀治疗膝骨关节炎，使膝关节内部的力平衡得到恢复，具有消除肿胀、止痛、改善晨僵和畸形、恢复关节功能的作用。纳入的文献偏倚风险高，证据体质量等级经 GRADE 评价后，因其纳入文献设计质量、一致性及精确性低，最终证据体质量等级为低。在资源消耗方面，该法相对于目前常规的西医治疗方法，直接费用低。在患者价值观和意愿方面，膝痛、功能受限、屈膝畸形的患者更倾向于接受本法治疗。针刀疗法对于膝骨关节炎疗效确切，但对于施术者的技术水平要求较高，操作有一定的危险性。结合以上情况及专家意见，对本条推荐方案给予强推荐。

参考文献

［1］张文贤. 骨性关节炎：膝关节骨性关节炎的病理研究与临床诊治 [M]. 兰州：甘肃科学技术出版社，2008.

［2］陈百成，张静. 骨关节炎 [M]. 北京：人民卫生出版社，2004.

［3］陈峥嵘. 现代骨科学 [M]. 上海：复旦大学出版社，2010.

［4］中华医学会骨科分会. 骨关节炎诊治指南 [J]. 中国临床医生杂志，2008,36（1）:28-30.

［5］中华医学会风湿病学分会. 骨关节炎诊断及治疗指南 [J]. 中华风湿病学杂志，2010,14（6）:416-419.

［6］林琴. 膝骨关节炎的针灸治疗概况 [J]. 福建中医药，2011,42（4）:63-64.

［7］易光强. 针灸治疗膝骨关节炎的临床概况 [J]. 针灸临床杂志，2011,27（8）:

79-80.

[8]杨锦华.膝骨关节炎用药规律及其研究思路[J].中医研究，2010,23（5）：74-75.

[9]陈明.膝骨关节炎中医药治疗研究进展[J].中国健康月刊，2011,30（4）：339-340.

[10]闻辉.膝骨关节炎的诊疗方案研究[J].长春中医药大学学报，2009,25（2）：202-203.

[11]付慕勇，张智龙.辨证取穴针刺治疗膝关节骨性关节炎随机对照研究[J].中国针灸，2011,31（12）:1062-1066.

[12]曹金明.针刺治疗膝关节骨性关节炎临床疗效分析[J].中外医疗，2010,27:90.

[13]吕晖，倪敬年，张蓓.针刺治疗膝关节骨性关节炎的临床对照研究[J].中日友好医院学报，2009,23（3）:169-171.

[14]郑君圣.针刺治疗膝关节骨性关节炎90例[J].江西中医药，2004,（12）:58.

[15]陈燕冲.针刺治疗膝关节骨性关节炎304例疗效对照[J].针灸临床杂志，2007,23（8）:19-20.

[16]王艳英.针刺治疗膝关节骨性关节炎[J].中国民间疗法，2009,17（6）:7.

[17]丛国红，方昕.苍龟探穴法治疗膝关节骨性关节炎[J].中国厂矿医学，2007,20（5）:547-548.

[18]胡伟民，东贵荣.苍龟探穴针法治疗膝关节骨性关节炎疼痛疗效观察[C].中国针灸学会学术年会论文集（临床报道与体会），2009:812-815.

[19]董宝强，韩煜，李春日，等.长圆针解结法治疗膝骨关节炎的随机、单盲、多中心临床研究[J].中华中医药杂志，2011,26（8）:1883-1885.

[20]刘辉，李晶.长圆针疗法治疗增生性膝关节炎60例[J].中国中医药信息杂志，2004,11（5）:448-449.

[21]刘辉，李晶.长圆针疗法治疗增生性膝关节炎有效[N].中国医药报，2004-06-01.

[22]田有粮，李月，李茜，等.长圆针治疗对膝关节骨性关节炎的作用[J].中国康复，2010,25（6）:444-446.

[23] 田有粮，李月，李茜，等.长圆针治疗膝关节骨性关节炎的临床研究 [C].中国针灸学会经筋诊治专业委员会 2010 学术年会暨第二届中华经筋医学论坛论文集（临床研究），2010:102-106.

[24] 管宏钟，陈春海，王萃苓.长圆针治疗中老年膝骨关节炎 52 例 [J].中国针灸，2010,30（2）:140.

[25] 杨薇.钩针为主治疗膝关节骨性关节炎的临床观察 [J].浙江中医杂志，2009,44（5）:359.

[26] 李丰，孟羽.合谷刺治疗膝骨关节炎的临床观察 [J].甘肃中医，2009,22（5）:38.

[27] 徐勇刚，宣丽华，张舒雁，等.金氏膝三针疗法治疗膝关节骨性关节炎疗效观察 [J].中华中医药学刊，2007,25（11）:2425-2426.

[28] 赵莉，谢新才.芒针治疗膝关节骨性关节炎 30 例 [J].中医杂志，2011,52（11）:963-964.

[29] 钟伟泉，老锦雄，李树成，等.内外膝眼穴不同刺法对退行性膝关节炎疗效差异的观察 [J].光明中医，2011,1:108-109.

[30] 李学武，赵吉平，汤立新，等.透针法治疗膝关节骨性关节炎的临床疗效评价 [J].北京中医药大学学报，2006,29（12）:844-846.

[31] 冯婕.温针配合 TDP 治疗膝关节炎疗效观察 [J].上海针灸杂志，2009,6:357.

[32] 陈秀玲.温针灸治疗增生性膝关节炎 76 例临床疗效观察 [J].甘肃中医学院学报，2003,1:47-48.

[33] 李淑贤.温针加刺络治疗增生性膝关节炎 70 例：附口服壮骨关节丸治疗 30 例对照 [J].浙江中医杂志，2005,5:210.

[34] 郭霖，张海山.短刺加温针灸治疗退行性膝关节炎临床研究 [J].河南中医学院学报，2008,5:64-65.

[35] 赵学田，卢向东，李兆文，等.温针刺法治疗膝关节骨性关节炎 50 例 [J].中医药通报·临床研究，2008,7（4）:49-50.

[36] 洪昆达，万甜，吴淑平，等.温针对疼痛性膝骨关节炎患者镇痛效果观察 30 例 [J].福建中医学院学报，2010,20（3）:7-8.

[37] 汤伟 . 温针结合透明质酸钠治疗膝关节骨性关节炎疗效观察 [J]. 实用医技杂志，2008,15（24）:3252-3253.

[38] 李晓娟，汤宇 . 温针灸并超短波治疗膝关节骨性关节炎临床观察 [J]. 辽宁中医杂志，2011, 38（6）:1185-1186.

[39] 潘艳霞 . 温针灸和电针疗法治疗膝骨性关节炎疗效比较的队列研究 [D]. 北京中医药大学，2011.

[40] 周薇，周仲瑜 . 温针灸加火罐治疗膝关节骨性关节炎 33 例临床观察 [J]. 中西医结合研究，2009,1（1）:37.

[41] 朱兰，金柱，廖丽群，等 . 温针灸疗法治疗早期老年膝关节骨性关节炎 40 例临床研究 [J]. 中国社区医师（医学专业），2011,13（21）:190-191.

[42] 陈秋明，余伯亮，宾淑芬 . 温针灸内外膝眼穴为主治疗膝骨关节炎 [J]. 针灸临床杂志，2008,24（4）:9-11.

[43] 王琼芬，李曦 . 温针灸配合玻璃酸钠膝关节腔内注射治疗虚寒型膝骨关节炎疗效观察 [J]. 中国康复医学杂志，2010,25（11）:1094-1097.

[44] 魏艳红，李文建 . 温针灸配合玻璃酸钠注射液关节腔内注射治疗膝关节骨性关节炎疗效观察 [J]. 光明中医，2010,25（10）:1870.

[45] 董建萍，李艳艳 . 温针灸配合烧山火手法治疗膝关节骨性关节炎 60 例临床观察 [J]. 黑龙江中医药，2011,（3）:44-45.

[46] 郭云岭 . 温针灸配合时间医学治疗顽固性膝骨关节炎临床观察 [J]. 辽宁中医杂志，2009,36（10）:1771-1772.

[47] 陈武杰，林妙君，刘朝科 . 温针灸配合推拿治疗膝关节骨关节炎 60 例疗效观察 [J]. 辽宁中医杂志，2008,35（11）:1735-1736.

[48] 朱秀平，黄少姬 . 温针灸配合中药熏蒸治疗膝骨关节炎 68 例临床疗效观察 [J]. 针灸临床杂志，2006,22（11）:29-31.

[49] 张耀昌 . 温针灸配合中药治疗膝骨性关节炎的临床研究 [D]. 广州中医药大学，2010.

[50] 姚志芳，黄晓卿，张炜 . 温针灸与单纯针刺对膝关节骨性关节炎疗效比较观察 [J]. 针灸临床杂志，2003,19（7）:32-33.

［51］王雷，韩江余 . 温针灸在膝关节骨性关节炎康复治疗中的临床疗效对比研究
　　　［J］. 光明中医，2011,26（4）:752-753.

［52］王光宗，诸灵军 . 温针灸治疗老年膝关节骨性关节炎 35 例疗效观察 [C]. 中国
　　　针灸学会临床分会第十七届全国针灸临床学术研讨会论文集 .2009.

［53］刘立安，马春燕，姜文 . 温针灸治疗老年性膝骨关节病的临床观察 [J]. 中国针
　　　灸，2003,23（10）:579-580.

［54］彭良 . 温针灸治疗老年性膝骨关节炎的临床观察 [J]. 辽宁中医杂志，2009,36
　　　（10）:1773-1774.

［55］李柏翰 . 温针灸治疗退行性膝关节炎的临床研究 [D]. 南京中医药大学，2010.

［56］钟国存，陈振虎 . 温针灸治疗膝骨关节炎 30 例临床观察 [J]. 江苏中医药，
　　　2008,40（10）:79-80.

［57］王建国，何丽娟 . 温针灸治疗膝骨关节炎疗效观察 [J]. 中国针灸，2007,27
　　　（3）:191-192.

［58］吴明霞，李俐，洪昆达，等 . 温针灸治疗膝骨关节炎 30 例 [J]. 福建中医学院
　　　学报，2007,17（6）:37-39.

［59］丁明晖，张宏 . 温针灸治疗膝关节骨关节炎的临床研究 [D]. 广州中医药大学，
　　　2008.

［60］赖吉安 . 温针灸治疗膝关节骨性关节炎 [J]. 中国民间疗法，2009,17（1）:5-6.

［61］余健 . 温针灸治疗膝关节骨性关节炎 32 例观察 [J]. 实用中医药杂志，2009,25
　　　（2）:93.

［62］王光宗 . 温针灸治疗膝关节骨性关节炎 50 例疗效观察 [C]. 中国针灸学会临床
　　　分会第十五届全国针灸学术研讨会论文集 .

［63］黄朝曦 . 温针灸治疗膝关节骨性关节炎 52 例 [J]. 福建中医药，2007,38
　　　（5）:23.

［64］李志宏，李冬梅 . 温针灸治疗膝关节骨性关节炎 55 例 [J]. 中医外治杂志，
　　　2010,19（5）:32-33.

［65］武永利，张跃全，刘荣清 . 温针灸治疗膝关节骨性关节炎 60 例疗效观察 [J].
　　　新中医，2006, 38（1）:66-67.

［66］丁明晖，张宏，李燕.温针灸治疗膝关节骨性关节炎随机对照研究［J］.中国针灸，2009,29（8）:603-607.

［67］吴绵绵.温针灸治疗膝关节骨性关节炎的临床观察［J］.中外医疗，2010，（28）:30.

［68］李常度，黄信勇，杨旭光.温针灸治疗虚寒型膝骨关节炎疗效观察［J］.中国针灸，2006,26（3）:189-191.

［69］严兴科，张燕，郑魁山，等.温通针法与电针治疗膝骨性关节炎的临床对照研究［J］.中国康复医学杂志，2010,25（5）:447-450.

［70］洪昆达.温针灸治疗阳虚寒凝型膝骨关节炎的临床研究［D］.福建中医学院，2008.

［71］邱玲，翟佳丽，刘迪，等.温针内外膝眼配合康复训练治疗震后板房区膝关节骨关节炎的疗效观察［J］.现代中西医结合杂志，2011,20（4）:391-393.

［72］李绪领，初坤，于年雁，等.温针配合拔罐治疗膝关节疼痛42例［J］.针灸临床杂志，2000,16（9）:31.

［73］严成龙.温针配合玻璃酸钠治疗膝骨关节炎临床疗效观察［J］.辽宁中医药大学学报，2011,13（3）:159-160.

［74］冯月英，曹金山，李霞，等.温针配合超短波治疗膝关节骨性关节炎疗效观察［J］.针灸临床杂志，2004,20（7）:34-35.

［75］邱玲，翟佳丽，刘迪，等.温针配合康复训练治疗震后板房区膝骨关节炎疼痛的疗效观察［J］.辽宁中医杂志，2011,38（4）:722-724.

［76］王剑波，王延琳，卢永屹，等.温针透刺治疗老年膝骨关节炎疗效分析［J］.上海针灸杂志，2010,29（6）:390-392.

［77］赵学田，卢向东，李兆文，等.温针刺法治疗膝关节骨性关节炎51例［J］.中医药通报·临床研究，2008,7（4）:49-51.

［78］洪昆达，万甜，吴淑平，等.温针对疼痛性膝骨关节炎患者镇痛效果观察31例［J］.福建中医学院学报，2010,20（3）:7-9.

［79］汤伟.温针结合透明质酸钠治疗膝关节骨性关节炎疗效观察［J］.实用医技杂志，2008,15（24）:3252-3254.

［80］李晓娟，汤宇 . 温针灸并超短波治疗膝关节骨性关节炎临床观察 [J]. 辽宁中医
　　　杂志，2011, 38（6）:1185–1187.

［81］潘艳霞，刘志顺 . 温针灸和电针疗法治疗膝骨性关节炎疗效比较的队列研究
　　　[D]. 北京中医药大学，2011.

［82］周薇，周仲瑜 . 温针灸加火罐治疗膝关节骨性关节炎 34 例临床观察 [J]. 中西
　　　医结合研究，2009,1（1）:38.

［83］李文凤，赵慧玲 . 电热针量化治疗膝骨关节炎阳虚寒凝型的临床疗效研究
　　　[D]. 北京中医药大学，2010.

［84］王建，钱振福，夏玉卿，等 . 电热针配合毫针治疗膝关节骨性关节炎 99 例
　　　[J]. 中医杂志，2011,52（12）:1058–1059.

［85］林凌峰，梁燕萍 . 电热针治疗膝骨关节炎临床观察 [J]. 中国针灸，2005,25
　　　（10）:689–690.

［86］老锦雄，邓聪 . 电温针配合中药治疗膝骨关节炎临床观察 [J]. 上海针灸杂志，
　　　2003,22（8）:26–27.

［87］盛鹏杰，程聪，田锦鹰，等 . 电温针治疗膝骨关节炎 100 例临床报道 [C]. 中
　　　华中医药学会外治分会第四次学术会议会刊 .

［88］盛鹏杰，胡士平，程聪，等 . 电温针治疗膝骨关节炎的临床观察 [J]. 湖北中医
　　　杂志，2008, 30（10）:29–30.

［89］邵勇 . 电温针治疗膝关节骨性关节炎 40 例 [J]. 光明中医，2011,26（5）:1008.

［90］蒋涛，杨桂芳，赵飞，等 . 电针超短波配合鹿瓜多肽治疗膝关节骨性关节炎
　　　30 例 [J]. 河南中医，2010,30（5）:470–471.

［91］傅立红 . 电针后隔姜灸治疗膝关节骨性关节炎 50 例 [J]. 针灸临床杂志，
　　　2007,23（4）:31–32.

［92］李艳 . 电针加 TDP 及电脑中频治疗膝骨关节炎疗效观察 [J]. 针灸临床杂志，
　　　2010,26（3）:23–24.

［93］魏东风，周宏雷 . 电针加中频理疗治疗高龄老年人膝关节骨性关节炎疗效观
　　　察 [J]. 中华保健医学杂志，2010,12（2）:141–142.

［94］佟方明 . 电针结合奇正消痛贴治疗膝骨关节炎的 60 例疗效观察 [J]. 中国实用

医药，2011,6（12）:150-151.

［95］张佩伦，许能贵.电针结合温针灸治疗退行性膝关节炎的临床研究 [D]. 广州中医药大学，2007.

［96］罗雪梅，谢学光，庞贞兰.电针结合药物治疗膝关节骨性关节炎 56 例 [J]. 中国中医药信息杂志，2008,15（2）:68-69.

［97］陈铭洪，王荣祥，明顺培，等.电针疗法对老年退化性膝关节炎之额外功效随机受控研究 [C]. 第三届世界中西医结合大会论文摘要集.

［98］徐胜军，王艳，赵辉.电针配合刺络拔罐治疗膝关节骨性关节炎疗效观察 [J]. 实用中医药杂志，2009,25（8）:553-554.

［99］徐展琼，刘天柱.电针配合温阳通痹中药治疗坐骨神经痛的疗效观察 [J]. 中国中医药现代远程教育，2011,9（2）:64-65.

［100］常建军，梁涛，李瑜.电针配合药饼灸治疗膝骨关节炎 100 例 [J]. 中国中医药现代远程教育，2008,6（7）:688-689.

［101］贾一波.电针配合中药热敷治疗膝关节骨性关节炎 80 例 [J]. 光明中医，2010,25（7）:1236-1237.

［102］裘敏蕾，戴琪萍，石印玉，等.电针膝眼穴治疗膝骨关节炎的临床研究 [J]. 中医正骨，2006,18（3）:15-16.

［103］吴志宏，包飞.电针治疗膝骨关节炎临床对照试验 [J]. 中国骨伤，2008,21（3）:170-171.

［104］吴建丽，高维滨.电针治疗膝关节骨性关节炎临床观察 [J]. 针灸临床杂志，2010,26（8）:38-39.

［105］王瑞森，于天源.电针治疗膝关节骨性关节炎临床疗效之研究 [D]. 北京中医药大学，2006.

［106］林宝计.超短波加穴位注射治疗退行性膝关节炎 168 例 [J]. 现代康复，1999,3（12）:1448.

［107］谢一兵.温针加穴位注射治疗增生性膝关节炎 120 例 [J]. 福建中医药，1998,29（2）:39.

［108］毕秀英.穴位注射加针刺治疗骨性膝关节炎 64 例 [J]. 中国中医药科技，

1998,5（6）:391.

[109] 谢芝亿.穴位注射结合针灸治疗膝关节骨性关节炎临床观察 [J]. 贵阳中医学院学报，2005, 27（2）:41-42.

[110] 杨晋红.针刺加穴位注射治疗增生性膝关节炎 [J]. 云南中医中药杂志，1997,18（6）:31-32.

[111] 卢文，刘淳.火针、刺血治疗退行性膝关节炎临床疗效观察 [J]. 中国中医骨伤科杂志，2009,17（10）:52-53.

[112] 卢得建，杨丽艳，梅世伟.火针和温针治疗膝骨关节炎的临床对比研究 [C]. 广东省针灸学会第十一次学术研讨会论文汇编.

[113] 卢得建，李艳慧.火针和温针治疗膝骨关节炎的临床对比研究 [D]. 广州中医药大学，2009.

[114] 朱虹.火针结合拔罐法治疗膝关节骨性关节炎 56 例 [J]. 南京中医药大学学报，2010,26（6）:475-475.

[115] 高广忠.火针结合放血法治疗老年性膝关节炎 60 例临床观察 [J]. 江苏中医药，2011,43（2）:73.

[116] 马新平，李净草，李柱.火针配合灵龟八法治疗膝关节骨性关节炎 39 例 [J]. 中国中医急症，2011,20（2）:301-302.

[117] 赵维杰.火针配合中药治疗膝骨关节炎 [J]. 中国民族民间医药，2010,19（9）:167.

[118] 罗正中，范小利，孙发星，等.火针温灸拔罐与针刺拔罐治疗老年性膝关节病疗效对比 [J]. 中国针灸，1998,（3）:145-146.

[119] 彭易雨，景绘涛.火针膝眼穴为主治疗膝关节骨性关节炎 120 例疗效观察 [J]. 河北中医药学报，2006,21（4）:25-26.

[120] 旷秋和.火针治疗膝骨关节炎 50 例疗效观察 [J]. 针灸临床杂志，2006,22（5）:19-20.

[121] 黄曙晖.火针治疗膝关节骨性关节炎患者的临床观察 [C]. 针灸治疗痛证国际学术研讨会论文汇编.

[122] 李萍，王黎明.火针治疗退行性膝关节炎 41 例 [J]. 辽宁中医杂志，

2002,10:614.

［123］李亚东．火针治疗膝关节骨性关节炎 49 例 [J]. 山西中医，2002,3:42.

［124］王曙辉．针刺结合刺络放血疗法治疗膝关节骨性关节炎的临床随机对照研究 [J]. 针刺研究，2010,35（2）:129-133.

［125］皮书高．针刺放血治疗膝骨性关节炎 103 例 [J]. 中国中医药现代远程教育，2013,11（14）:47-48.

［126］宋丰军．温针灸配合刺络泻血治疗老年性膝骨关节炎 [J]. 浙江中医杂志，2011,46（11）:832-833.

［127］郭奋进．经筋刺法加放血为主治疗膝骨关节炎疗效观察 [J]. 上海针灸杂志，2013,32（8）:668-670.

［128］伏秀霞．短刺温针灸配合刺络拔罐治疗膝骨关节炎疗效观察 [J]. 上海针灸杂志，2011,30（8）.

［129］董桂军．刺血疗法联合中药口服治疗膝骨关节炎 58 例疗效观察 [J]. 四川中医，2013,31（7）:124-126.

［130］丛莘，金庆文．针灸结合刺络放血治疗骨性膝关节炎的临床观察 [J]. 中国自然医学杂志，2004,6（3）.

［131］廖钰，张君幸，冯雪芳，等．雀啄灸法治疗膝骨关节炎的临床研究 [J]. 针灸临床杂志，2009,（2）.

［132］王秀梅，曹锦瑾，沈雪勇，等．艾灸治疗膝骨关节炎随机对照研究 [J]. 中国针灸，2011, 31（12）:1057-1061.

［133］陈波，方志聪，熊芳丽．艾灸和针刺治疗对膝骨关节炎患者临床症状影响与疗法特点调查的对比研究 [J]. 辽宁中医杂志，2011,38（6）:1186-1188.

［134］徐明芳，肖晓华，于青．艾灸加药物注射治疗膝骨关节炎疗效观察 [J]. 上海针灸杂志，2011,30（5）:318-320.

［135］苏佳灿，曹烈虎，陈维华，等．艾灸联合手法治疗膝骨关节炎临床疗效观察 [J]. 同济大学学报（医学版),2009,30（5）:79-82.

［136］姚俊红．艾灸配合推拿治疗膝关节骨性关节炎 45 例 [J]. 山东中医杂志，2009,28（3）:179-180.

［137］李宁，吴滨，张永玲.艾灸配合运动疗法治疗膝关节骨性关节炎疗效观察 [J].中国针灸，2002,22（11）:729-731.

［138］张前进，苏佳灿，张春才，等.艾灸与塞来昔布治疗膝骨关节炎临床效果及安全性观察 [J].中国中医骨伤科杂志，2011,19（1）:13-15.

［139］何勇，徐阳平，霍雄涛.艾灸治疗膝关节骨关节炎的临床研究 [J].中国中医骨伤科杂志，2009,17（3）:38-39.

［140］李忠桥.艾灸治疗膝关节骨性关节炎 35 例疗效观察 [J].河北中医，2010,32（6）:888-889.

［141］田建丹，李晓红.艾灸治疗膝关节骨性关节炎 80 例疗效观察 [J].长春中医药大学学报，2010,6（6）:914.

［142］苏佳灿，曹烈虎，李卓东，等.艾灸治疗膝关节骨性关节炎临床疗效的病例对照试验 [J].中国骨伤，2009,22（12）:914-916.

［143］袁训林.艾炷灸治疗膝关节退行性骨关节炎的疗效观察 [J].针灸临床杂志，2011,27（5）:41-42.

［144］王思成，曹烈虎，李卓东，等.艾灸治疗膝骨关节炎临床疗效观察 [C].第十七届全国中西医结合骨伤科学术研讨会论文汇编，2009.

［145］黄静.瘢痕灸治疗膝骨关节炎 50 例疗效观察 [J].针灸临床杂志，2002,18（3）:44-45.

［146］宋阳春，孙奎，杨永晖，等.隔附子饼灸配合推拿治疗膝骨关节炎临床观察 [J].中医药临床杂志，2008,20（4）:403-404.

［147］孙奎，杨永晖，杨骏，等.隔附子饼灸治疗肝肾不足型膝骨关节炎的临床观察 [J].上海针灸杂志，2008,27（4）:9-10.

［148］孙奎，杨骏，沈德凯.隔附子饼灸治疗肝肾不足型膝原发性骨关节炎 [J].中国针灸，2008, 28（2）:87-90.

［149］孙奎，苏志强，杨骏.隔附子饼灸治疗肝肾不足型膝原发性骨关节炎的临床观察 [C].世界针灸学会联合会成立 20 周年暨世界针灸学术大会论文摘要汇编.

［150］刘俊良.隔姜灸与温针治疗膝关节骨关节炎的临床观察 [D].广州中医药大

学，2010.

[151] 杨永晖，孙奎，苏国宏，等．隔三七饼灸治疗气滞血瘀型膝原发性骨性关节炎临床研究 [J]. 中医药临床杂志，2008,20（1）:53-55.

[152] 李秀彬，向诗余．隔物温和灸对治疗肝肾亏虚、痰瘀交阻型膝骨关节炎疗效的影响 [D]. 湖北中医学院，2007.

[153] 李秀彬．隔物温和灸治疗膝骨关节炎疗效观察 [J]. 上海针灸杂志，2010,29（3）:178-180.

[154] 李建武，向诗余，马志毅，等．隔物温和灸治疗膝骨关节炎临床观察 [J]. 中国针灸，2008, 28（1）:17-19.

[155] 童惠云，李秀彬．隔物温和灸治疗膝骨关节炎临床研究 [J]. 针灸临床杂志，2006,22（12）:10-12.

[156] 周忠良，孙奎，程红亮，等．隔药灸治疗血瘀型膝骨关节炎疗效观察 [J]. 上海针灸杂志，2010,29（1）:45-47.

[157] 刘慧，朱跃兰．火灸治膝骨关节炎的临床研究 [D]. 北京中医药大学，2010.

[158] 康明非，陈日新，付勇．热敏点灸治疗膝骨性关节炎的临床疗效研究 [J]. 江西中医学院学报，2006,18（2）:27-28.

[159] 黄曙晖，冯碧君，于鹏，等．热敏灸治疗膝关节骨性关节炎 35 例临床观察 [J]. 新中医，2009,41（5）:86-88.

[160] 谢丁一，迟振海，张波，等．热敏灸治疗膝关节骨性关节炎不同灸量的疗效观察 [J]. 江西中医药，2011,42（1）:66-68.

[161] 陈明人，熊俊，陈日新，等．热敏灸治疗膝关节骨性关节炎不同灸量疗效比较的循证方案设计 [J]. 江西中医药，2010,41（12）:45-47.

[162] 李茜，朱江．神阙灸配合电针局部穴位治疗阳虚寒凝型膝关节骨性关节炎的临床研究 [D]. 北京中医药大学，2006.

[163] 李茜，朱江．神阙灸配合电针治疗阳虚寒凝型膝骨关节炎疗效观察 [J]. 中国针灸，2008, 28（8）:565-568.

[164] 林家驹，陈利芳．天灸治疗膝关节骨性关节炎临床疗效观察 [J]. 浙江中医药大学学报，2008,32（3）:328-329.

［165］张胜，关俊辉.温和灸治疗阳虚寒凝型膝骨关节炎 [D]. 广州中医药大学，2009.

［166］王丽祯.艾灸疗法与膝骨关节炎 [N]. 上海中医药报，2010-01-29.

［167］盛刚.灯火疗法治痹症 [J]. 四川中医，1994,6:56.

［168］夏虹波，于金凤，王春玲.灸法治疗增生性膝关节炎的护理体会 [J]. 针灸临床杂志，2000, 16（5）:50-51.

［169］颜娟，易海连.麦粒灸治疗膝骨关节炎 80 例临床观察 [J]. 云南中医中药杂志，2011,32（7）:56-57.

［170］陈波，熊芳丽，方志聪，等.温和灸对中老年膝骨关节炎患者生活能力与生活质量的影响 [J]. 山东医药，2010,50（32）:43-44.

［171］付勇，康明非，陈日新，等.无痛化脓灸治疗膝关节骨性关节炎疗效观察 [J]. 中国针灸，2007,27（7）:513-515.

［172］陈波，熊芳丽，方志聪，等.膝周腧穴温和灸对膝骨关节炎患者生活能力与生活质量疗效影响的研究 [C]. 中国针灸学会针推结合专业委员会成立大会暨针灸教育与腧穴应用学术研讨会论文汇编.

［173］周忠良.针刺配合运动疗法治疗膝关节骨性关节炎临床观察 [J]. 中医药临床杂志，2007, 19（5）:481-482.

［174］刘强.针刺结合运动疗法治疗膝关节骨性关节炎 80 例 [J]. 广西中医药，2009,32（4）:29-30.

［175］刘福水，郭长清.针刀与关节腔注射玻璃酸钠治疗膝骨关节炎疗效比较多系统评价和 Meta 分析 [J]. 中华中医药杂志，2012,27（4）,999-1002.

［176］刘福水.针刀与针灸治疗膝骨关节炎疗效比较多 Meta 分析.中国组织工程研究 [J],2012, 16（44）:8235-8249.

［177］郭长清.针刀松解法对膝骨关节炎关节周围压痛的效果评价 [J]. 成都中医药大学学报，2010,33（3）:3-5.

［178］张义，郭长青，张秀芬，等.针刀松解法治疗膝骨关节炎临床对照研究 [J]. 中国科技信息，2007,18:219-220.

［179］雷庆良.小针刀配合中药治疗膝关节骨性关节炎肝肾不足阳虚寒凝证临床观

察 [J]. 新中医，2010,3:45-46.

［180］陈建雄，童娟，姚红. 小针刀治疗膝骨关节炎临床研究 [J]. 中国中医急症，2007,7:819-820.

［181］李冬. 针刀"三线九点"法治疗膝骨关节炎临床研究 [D]. 湖北中医药大学，2011.

［182］胡水荣，尹利华，李万瑶. 针刀改善膝骨关节炎症状的临床研究 [J]. 江西医药，2009,11:1093-1095.

［183］吕春云. 针刀疗法治疗膝骨关节炎的疗效观察 [J]. 临床合理用药杂志，2009,6:55-56.

［184］宋阳春，孙奎，朱俊琛，等. 针刀配合肌力平衡手法治疗膝骨关节炎的临床研究 [J]. 中医正骨，2012,9:20-23.

［185］朱国庆，韦兆玲，苏慧，等. 针刀微创治疗膝骨关节炎疗效观察 [J]. 上海针灸杂志，2009, 2:98-99.

［186］谢进，孟凯，王式鲁. 自制小针刀治疗膝骨关节炎 124 例疗效观察 [J]. 山东医药，2008, 5:103-104.

［187］尹利华，胡水荣，王安，等. 针刀治疗膝骨关节炎 40 例疗效观察 [J]. 中医药导报，2009, 1:58-59, 24.

［188］彭溶，温建民，梁朝. 针刀治疗膝骨关节炎疗效评价 [J]. 中医药临床杂志，2011,5:414~416.

［189］Ratcliffe, J., K.J.Thomas, H.MacPherson and J.Brazier（2006）.A randomised controlled trial of acupuncture care for persistent low back pain:cost effectiveness analysis.BMJ 333（7569）:626.

第十一节　骨关节炎诊疗指南（2018 年版）

中华医学会骨科学分会关节外科学组

发表于《中华骨科杂志》2018 年 6 月第 38 卷第 12 期

　　骨关节炎（osteoarthritis，OA），是一种严重影响患者生活质量的关节退行性疾病，预计到 2020 年将成为第四大致残性疾病，给患者、家庭和社会造成巨大的经济负担。2007 年，中华医学会骨科学分会发布的《骨关节炎诊治指南 2007 年版》对我国 OA 的诊断及治疗起到了巨大的指导和规范作用。

　　为了及时反映当今 OA 药物和手术治疗的新理念和循证医学进展，优化 OA 诊疗策略，规范骨科医生诊疗行为，自 2017 年 6 月开始，中华医学会骨科学分会关节外科学组和《中华骨科杂志》编辑部组织国内关节领域相关专家，根据近年 OA 药物及手术治疗的最新进展，参考国内外 OA 诊疗指南，遵循科学性、实用性和先进性原则对原指南进行更新。

一、定义

　　OA 指由多种因素引起关节软骨纤维化、皲裂、溃疡、脱失而导致的以关节疼痛为主要症状的退行性疾病。病因尚不明确，其发生与年龄、肥胖、炎症、创伤及遗传因素等有关。病理特点为关节软骨变性破坏、软骨下骨硬化或囊性变、关节边缘骨质增生、滑膜病变、关节囊挛缩、韧带松弛或挛缩、肌肉萎缩无力等。

　　OA 分为原发性和继发性。原发性 OA 多发生于中老年人群，无明确的全身或局部诱因，与遗传和体质因素有一定的关系。继发性 OA 可发生于青壮年，继发于创伤、炎症、关节不稳定、积累性劳损或先天性疾病等。

二、流行病学

　　OA 好发于中老年人群，发病率高，65 岁以上的人群 50% 以上为 OA 患者[1]。累及部位包括膝、髋、踝、手和脊柱（颈椎、腰椎）等关节。来自中国健康与养老追踪调查数据库（China Health and Retirement Longitudinal Study，CHARLS）的研究结果显示，我国膝关节症状性 OA（膝关节 Kellgren & Lawrence 评分 ≥ 2 分，同时存在膝关节疼痛）的患病率为 8.1%；女性高于男性；呈现明显的地域差异，即西南地区（13.7%）和西北地区（10.8%）最高，华北地区（5.4%）和东部沿海地区（5.5%）相对较低[2]。从区域特征来看，农村地区膝关节症状性 OA 患病率高于城市地区[2-5]。在城市人口中，手部关节 OA 的患病率为 3%（男性）和 5.8%（女性）[6]；髋关节影像学 OA（采用 Croft 等[7] 的标准，即双侧髋关节正位 X 线片上存在以下影像学征象中的任意一条：关节间隙最窄处 ≤ 1.5 mm；≥ 2 分的骨赘，及上外侧关节间隙狭窄 ≥ 2 分或上内侧关节间隙狭窄 ≥ 3 分；其他 ≥ 3 分的 OA 影像学征象）的患病率为 1.1%（男性）和 0.9%（女性）[8]，农村地区髋关节 OA 的患病率为 0.59%[3]。随着我国人口老龄化的进展，OA 的发病率还有逐渐上升的趋势。

OA 可导致关节疼痛、畸形与活动功能障碍[9]，进而增加心血管事件的发生率及全因死亡率[10-12]。尤其是症状性膝关节 OA，研究认为可导致全因死亡率增加近 1 倍[13]。导致 OA 发病的相关因素较多，女性、肥胖和关节损伤与膝关节 OA 发病有关[14]；年龄、性别及某些特殊职业是手部 OA 发病的危险因素[15]；年龄、性别是髋关节 OA 发病的相关因素[16]。髋、膝关节 OA 的发病率均随年龄增加而增高，且女性发病率高于男性[17]。

三、诊断

（一）临床表现

1.关节疼痛及压痛：关节疼痛及压痛是 OA 最为常见的临床表现，发生率为 36.8%~60.7%；疼痛在各个关节均可出现，其中以髋、膝及指间关节最为常见[17-18]。初期为轻度或中度间断性隐痛，休息后好转，活动后加重；疼痛常与天气变化有关，寒冷、潮湿环境均可加重疼痛。OA 晚期可以出现持续性疼痛或夜间痛。关节局部可有压痛，在伴有关节肿胀时尤其明显[19-20]。

2.关节活动受限：常见于髋、膝关节。晨起时关节僵硬及发紧感，俗称晨僵，活动后可缓解。关节僵硬持续时间一般较短，常为几至十几分钟，极少超过 30 min[19-20]。

患者在疾病中期可出现关节绞锁，晚期关节活动受限加重[19-20]，最终导致残疾。

3.关节畸形：关节肿大以指间关节 OA 最为常见且明显，可出现 Heberden 结节和Bouchard 结节。膝关节因骨赘形成或滑膜炎症积液也可以造成关节肿大[21]。

4.骨摩擦音（感）：常见于膝关节 OA[19-20]。由于关节软骨破坏，关节面不平整，活动时可以出现骨摩擦音（感）。

5.肌肉萎缩：常见于膝关节 OA。关节疼痛和活动能力下降可以导致受累关节周围肌肉萎缩，关节无力。

（二）影像学检查

1.X 线检查：为 OA 明确临床诊断的"金标准"，是首选的影像学检查。在 X 线片上 OA 的三大典型表现为：受累关节非对称性关节间隙变窄，软骨下骨硬化和（或）囊性变，关节边缘骨赘形成。部分患者可有不同程度的关节肿胀，关节内可见游离体，甚至关节变形[19-20]。

2. MRI：表现为受累关节的软骨厚度变薄、缺损，骨髓水肿、半月板损伤及变性、关节积液及腘窝囊肿。MRI 对于临床诊断早期 OA 有一定价值，目前多用于 OA 的鉴别诊断或临床研究[22]。

3. CT：常表现为受累关节间隙狭窄、软骨下骨硬化、囊性变和骨赘增生等，多用于 OA 的鉴别诊断。

（三）实验室检查

骨关节炎患者血常规、蛋白电泳、免疫复合物及血清补体等指标一般在正常范围内。若患者同时有滑膜炎症，可出现 C 反应蛋白（C-reactive protein，CRP）和红细胞沉降率（erythrocyte sedimentation rate，ESR）轻度增高。继发性 OA 患者可出现与原发病相关的实验室检查异常。

（四）诊断要点

OA 诊断需根据患者病史、症状、体征、X 线表现及实验室检查做出临床诊断，具体见图 1-8。此外，本指南提出了髋关节、膝关节和指间关节 OA 的诊断标准以供参考（见表 1-10~1-12）。本指南的诊断标准参照了美国风湿病学会和欧洲抗风湿联盟制定的标准并经部分骨科专家讨论确定[19-24]。

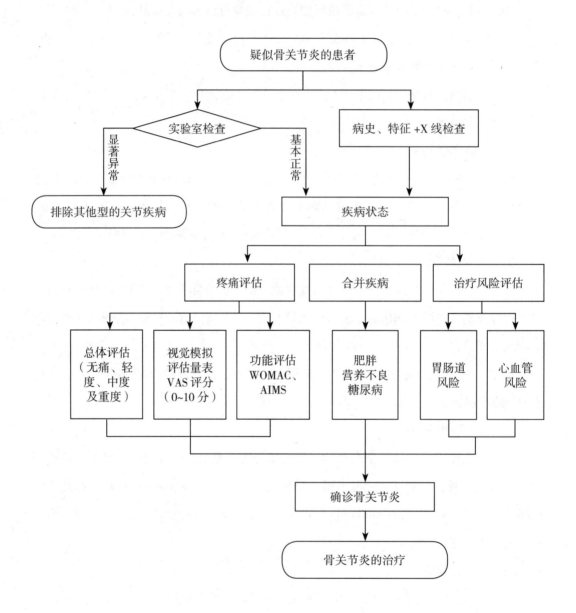

图 1-8　骨关节炎的诊断与评估流程

表 1-10　髋关节骨关节炎的诊断标准

序号	症状、实验室或 X 线检查结果
1	近 1 个月内反复的髋关节疼痛
2	红细胞沉降率 ≤ 20 mm/1 h
3	X 线片示骨赘形成，髋臼边缘增生
4	X 线片示髋关节间隙变窄

注：满足诊断标准 1+2+3 条或 1+3+4 条，可诊断为髋关节骨关节炎。

表 1-11　膝关节骨关节炎的诊断标准

序号	症状或体征
1	近 1 个月内反复的膝关节疼痛
2	X 线片（站立位或负重位）示关节间隙变窄，软骨下骨硬化和（或）囊性变、关节边缘骨赘形成
3	年龄 ≥ 50 岁
4	晨僵时间 ≤ 30 min
5	活动时有骨摩擦音（感）

注：满足诊断标准 1+（2、3、4、5 条中的任意 2 条）可诊断为膝关节骨关节炎。

表 1-12　指间关节骨关节炎的诊断标准

序号	症状或体征
1	指间关节疼痛、发酸、发僵
2	10 个指间关节中有骨性膨大的关节 ≥ 2 个
3	远端指间关节骨性膨大 ≥ 2 个
4	掌指关节肿胀 <3 个
5	10 个指间关节中有畸形的关节 ≥ 1 个

注：满足诊断标准 1+（2、3、4、5 条中的任意 3 条）可诊断为指间关节骨关节炎，10 个指间关节为双侧示、中指远端及近端指间关节、双侧第一腕关节。

（五）临床分期

目前，对 OA 的临床分期有多种方法，包括根据临床特点的四级分期[21]、根据 X 线改变的 Kellgren & Lawrence 分级[25]（见表 1-13）和根据关节镜下关节软骨损伤的 Outbridge 分级[26]（见表 1-14）。但是上述各类分级方法对于患者的临床治疗并无明确的指导意义，绝大部分被用于临床研究。

表 1-13　Kellgren & Lawrence 分级

分级	描述
0 级	无改变（正常）
Ⅰ级	轻微骨赘
Ⅱ级	明显骨赘，但未累及关节间隙
Ⅲ级	关节间隙中度狭窄
Ⅳ级	关节间隙明显变窄，软骨下骨硬化

表 1-14　Outbridge 分级

分级	描述
0 级	正常
S 级	软骨软化
Ⅰ级	软骨软化、肿胀
Ⅱ级	直径 <1.3 cm 的破碎和裂开
Ⅲ级	直径 >1.3 cm 的破碎和裂开
Ⅳ级	软骨下骨裸露

四、治疗

OA 的治疗目的是缓解疼痛，延缓疾病进展，矫正畸形，改善或恢复关节功能，提高患者生活质量。OA 的总体治疗原则是依据患者年龄、性别、体重、自身危险因素、病变部位及程度等选择阶梯化及个体化治疗（见图 1-9）。

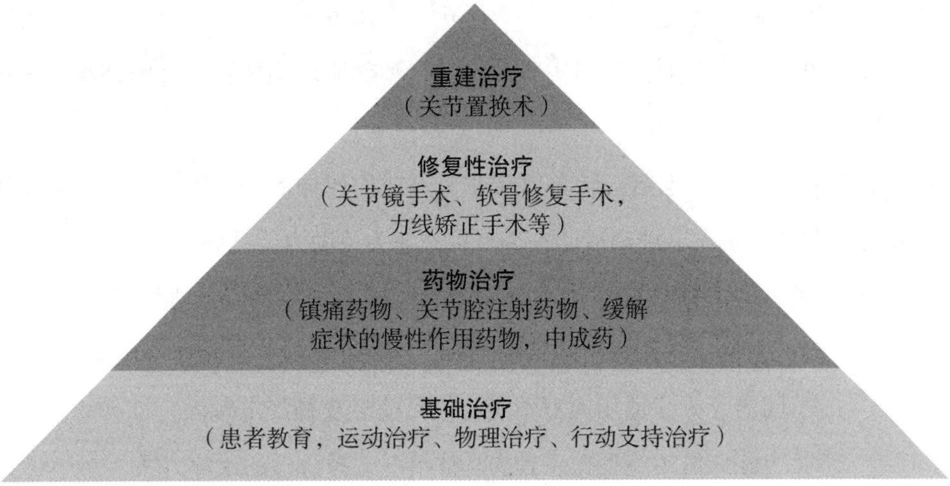

图 1-9　OA 阶梯化治疗示意图

底层为基础治疗，适用于所有 OA 患者；早期患者，依据患者的需求和一般情况，可选择适宜的基础治疗方案；病情加重，进入第二层药物治疗，在考虑患者发病的部位及自身危险因素的基础上，选择正确的用药途径及药物种类；病情进一步加重，在基础治疗和药物治疗无效的前提下进行手术治疗，手术方案需依据患者病变部位、病变程度、一般情况及自身意愿综合考虑

（一）基础治疗

基础治疗对病变程度不重、症状较轻的 OA 患者是首选的治疗方式。强调改变生活及工作方式的重要性，使患者树立正确的治疗目标，减轻疼痛、改善和维持关节功能，延缓疾病进展。

1. 健康教育：医务工作者应通过口头或书面形式进行 OA 的知识宣教并帮助患者建立长期监测及评估机制，根据每日活动情况，建议患者改变不良的生活及工作习惯，避免长时间跑、跳、蹲，同时减少或避免爬楼梯、爬山等[27-30]。减轻体重不但可以改善关节功能，而且可减轻关节疼痛[27, 31]。

2. 运动治疗：在医生的指导下选择正确的运动方式，制定个体化的运动方案，从而达到减轻疼痛，改善和维持关节功能，保持关节活动度，延缓疾病进程的目的。

（1）低强度有氧运动：采用正确合理的有氧运动方式可以改善关节功能，缓解疼痛[32-34]。应依据患者发病部位及程度，在医生的指导下选择。

（2）关节周围肌肉力量训练：加强关节周围肌肉力量，既可改善关节稳定性，又可促进局部血液循环，但应注重关节活动度及平衡（本体感觉）的锻炼[32]。由医生依据患者自身情况及病变程度指导并制定个体化的训练方案。常用方法：①股四头肌等长收缩训练；②直腿抬高加强股四头肌训练；③臀部肌肉训练；④静蹲训练；⑤抗阻力训练[35]。

（3）关节功能训练：主要指膝关节在非负重位的屈伸活动，以保持关节最大活动度。常用方法包括：①关节被动活动；②牵拉；③关节助力运动和主动运动[35]。

3. 物理治疗：主要是通过促进局部血液循环、减轻炎症反应，达到减轻关节疼痛、提高患者满意度的目的。常用方法包括：水疗、冷疗、热疗、经皮神经电刺激、按摩、针灸等[36-40]。不同治疗方法适用人群不同，但目前经皮神经电刺激、针灸的使用尚存一定争议[27, 39-42]，临床医生应根据患者的具体情况选择合适的治疗方法。

4. 行动辅助：通过减少受累关节负重来减轻疼痛和提高患者满意度，但不同患者的临床收益存在一定差异。患者必要时应在医生指导下选择合适的行动辅助器械，如手杖、拐杖、助行器、关节支具等[23, 35]，也可选择平底、厚实、柔软、宽松的鞋具辅助行走。但对改变负重力线的辅助工具，如外侧楔形鞋垫尚存在争议[43]，应谨慎选用。

（二）药物治疗

应根据 OA 患者病变的部位及病变程度，内外结合，进行个体化、阶梯化的药物治疗。

1. 非甾体类抗炎药物（nonsteroidal antiinflammatory drugs，NSAIDs）：是 OA 患者缓解疼痛、改善关节功能最常用的药物[23, 27, 35, 44-45]。包括局部外用药物和全身应用药物。

（1）局部外用药物：在使用口服药物前，建议先选择局部外用药物，尤其是老年人，可使用各种 NSAIDs 类药物的凝胶贴膏[46]、乳胶剂、膏剂、贴剂等，如氟比洛芬凝胶贴膏。局部外用药物可迅速、有效缓解关节的轻、中度疼痛，其胃肠道不良反应轻微，但需注意局部皮肤不良反应的发生。对中、重度疼痛可联合使用局部外用药物与口服 NSAIDs 类药物。

（2）全身应用药物：根据给药途径可分为口服药物、针剂以及栓剂，最为常用的是口服药物。

用药原则：①用药前进行危险因素评估，关注潜在内科疾病风险；②根据患者个体情况，剂量个体化；③尽量使用最低有效剂量，避免过量用药及同类药物重复或叠加使用；④用药 3 个月后，根据病情选择相应的实验室检查。

注意事项：口服 NSAIDs 类药物的疗效与不良反应对于不同患者并不完全相同，应参阅药物说明书并评估服用 NSAIDs 类药物的风险，包括上消化道、脑、肾、心血管疾病风险后选择性用药（见表 1-15）。如果患者上消化道不良反应的危险性较高，可使用选择性 COX-2 抑制剂，如使用非选择性 NSAIDs 类药物，应同时加用 H_2 受体拮抗剂、质子泵抑制剂或米索前列醇等胃黏膜保护剂。如果患者心血管疾病危险性较高，应慎用 NSAIDs 类药物（包括非选择性和选择性 COX-2 抑制剂）。同时，口服两种不同的 NSAIDs 类药物不但不会增加疗效，反而会增加不良反应的发生率。

表 1-15 NSAIDs 类药物治疗的危险因素评估

序号	上消化道不良反应高危患者	心、脑、肾不良反应高危患者
1	高龄（年龄 >65 岁）	高龄（年龄 >65 岁）
2	长期应用	脑血管病史（有过中风史或目前有一过性脑缺血发作）
3	口服糖皮质激素	心血管病史
4	上消化道溃疡、出血病史	肾脏病史
5	使用抗凝药	同时使用血管紧张素转换酶抑制剂及利尿剂
6	酗酒史	冠脉搭桥术围手术（慎用 NSAIDs 类药物）

2.镇痛药物：对 NSAIDs 类药物治疗无效或不耐受者，可使用非 NSAIDs 类药物、阿片类镇痛剂、对乙酰氨基酚与阿片类药物的复方制剂[23, 27, 44]。但需强调的是，阿片类药物的不良反应和成瘾性发生率相对较高[47-48]，建议谨慎采用。

3.关节腔注射药物：可有效缓解疼痛，改善关节功能。但该方法是侵入性治疗，可能会增加感染的风险，必须严格无菌操作及规范操作。

（1）糖皮质激素：起效迅速，短期缓解疼痛效果显著[49]，但反复多次应用激素会对关节软骨产生不良影响[50]，建议每年应用最多不超过 2~3 次，注射间隔时间不应短于 3~6 个月[23, 27]。

（2）玻璃酸钠：可改善关节功能，缓解疼痛，安全性较高，可减少镇痛药物用量，对早、中期 OA 患者效果更为明显[23, 27, 51-52]。但其在软骨保护和延缓疾病进程中的作用尚存争议[27, 45]，建议根据患者个体情况应用。

（3）医用几丁糖：可以促进软骨细胞外基质的合成，降低炎症反应，调节软骨细胞代谢[53]；具有黏弹性，缓吸收性，可作为关节液的补充成分，减缓关节炎进展[54]，减轻关节疼痛，改善功能，适用于早、中期 OA 患者，每疗程注射 2~3 次，每年 1~2 个疗程。

（4）生长因子和富血小板血浆：可改善局部炎症反应，并可参与关节内组织修复及再生；但目前对于其作用机制及长期疗效尚需进一步研究[55]。临床上对有症状的 OA 患者可选择性使用。

4. 缓解 OA 症状的慢作用药物（symptomatic slowacting drugs for osteoarthritis，SYSADOAs）：包括双醋瑞因、氨基葡萄糖等。有研究认为这些药物有缓解疼痛症状、改善关节功能、延缓病程进展的作用，但也有研究认为其并不能延缓疾病进展[56-57]。目前，该类药物对 OA 的临床疗效尚存争议[45, 58]，对有症状的 OA 患者可选择性使用。

5. 抗焦虑药物：可应用于长期持续疼痛的 OA 患者，尤其是对 NSAIDs 类药物不敏感的患者[59]，可在短期内达到缓解疼痛、改善关节功能的目的。但应用时需注意药物不良反应，包括口干、胃肠道反应等[60]。目前，尚需进一步的远期随访研究证明其在 OA 治疗中的作用，建议在专科医生指导下使用。

6. 中成药：包括含有人工虎骨粉[61]、金铁锁[62]等有效成分的口服中成药及外用膏药。目前，有研究表明中药可通过多种途径减轻疼痛、延缓 OA 的疾病进程、改善关节功能，但对于其作用机制和长期疗效尚需高级别的研究证据[63-65]。

（三）手术治疗

OA 的外科手术治疗包括关节软骨修复术、关节镜下清理手术、截骨术、关节融合术及人工关节置换术，适用于非手术治疗无效、影响正常生活的患者。手术的目的是减轻或消除患者疼痛症状、改善关节功能和矫正畸形。

1. 关节软骨修复术：采用组织工程及外科手段修复关节表面损伤的透明软骨，主要适用于年轻、活动量大、单处小面积负重区软骨缺损，对退行性关节炎的老年患者、多处损伤、激素引起坏死等效果较差，包括自体骨软骨移植[66]、软骨细胞移植[67-69]和微骨折[70]等技术。

2. 关节镜清理术：关节镜兼具诊断和治疗的作用，对伴有机械症状的膝关节 OA

治疗效果较好，如存在游离体、半月板撕裂移位、髌骨轨迹不良、滑膜病变、软骨面不适合等，通过关节镜下摘除游离体、清理半月板碎片及增生的滑膜等[71]，能减轻部分早、中期 OA 患者症状，但有研究认为其远期疗效与保守治疗相当[72]。对伴有机械症状但关节间隙狭窄较明显的患者，关节镜手术的益处可能有限[73]。

3. 截骨术：截骨术多用于膝关节 OA，能最大限度地保留关节，通过改变力线来改变关节面的接触面。该方法适合青中年活动量大、力线不佳的单间室病变，膝关节屈曲超过 90°、无固定屈曲挛缩畸形、无关节不稳及半脱位、无下肢动静脉严重病变的患者[74-75]。

膝关节截骨术包括：①胫骨近端截骨术，多用于合并股胫关节内翻较轻，胫骨平台塌陷小于0.5 cm，髌股关节基本正常的患者，截骨后易愈合，患者术后主观和客观临床结果评分均明显改善[76]。②股骨远端截骨术，主要用于矫正膝外翻畸形合并膝关节外侧间室 OA 的患者。适用于股胫外翻较轻，关节线倾斜不重，胫骨外侧平台塌陷小于0.5 cm 的患者。③腓骨近端截骨术：此为近年来新兴起的技术，术后近期能缓解膝关节疼痛，适用于内翻角小于100° 的内侧间室退行性 OA 患者，短期随访 KSS、VAS 评分等均有大幅改善[77]，远期疗效有待高级别的循证医学证据支持。选择开放截骨与闭合截骨要根据肢体长度、韧带肌腱止点是否受干扰、骨折是否愈合等因素进行个体化选择[78-79]。

4. 关节融合术：实施关节融合术后会造成关节功能障碍，现已不作为大关节 OA 的常规治疗手段。但对于严重的慢性踝关节、指或趾间关节 OA 且非手术治疗无效者，融合术成功率较高[80]。

5. 人工关节置换术：终末期 OA 成熟且有效的治疗方法，应用日益广泛。

髋关节置换术：①全髋关节置换术，适用于大多数非手术治疗无效的终末期髋关节 OA[81-82]。②表面置换术，主要适用于年轻的 OA 患者，女性患者术后平均 10 年翻修率达 6%~17%，男性达 2%~7%，且存在血清金属离子增高、假瘤等并发症[83-85]。目前临床应用较少，对育龄女性、骨质疏松或肾功能不全者更应慎用。髋关节骨水泥型假体与非骨水泥型假体的选择：骨水泥型假体短期内可获得更优秀的稳定性，但从长期来看，尤其对于年轻或活动量大的患者，骨水泥型假体会带来更高的并发症及松动率。对于 70 岁以下患者，骨水泥型假体翻修率是非骨水泥型假体的 1~2 倍，松动率为 2~4 倍；而 70 岁以上患者的翻修率相似[86-88]。55~64 岁患者非骨水泥型假体 15 年生存率为 80%，高于骨水泥型假体（71%）。65~74 岁患者非骨水泥型假体 15 年生存率为 94%，高于骨水泥型假体（85%）。75 岁以上患者 10 年生存率均高于 90% 且无明显差异[89]。对于翻修手术，两种假体翻修后并发症发生率无明显区别[90]。

膝关节置换术：①全膝关节置换术，适用于严重的膝关节多间室 OA，尤其伴有各种畸形时其远期疗效确切。全膝关节置换术后 15 年生存率为 88%~89%[91]。②单髁置换术，适用于力线改变 5°~10°、韧带完整、屈曲挛缩不超过 15° 的膝关节单间室 OA 患者[92]。单髁置换术后 15 年假体生存率为 68%~71%[91]。全膝关节置换术与单髁置换术后 KOS-ADLS、HAAS 评分等的短期随访结果相似[93]，且均较截骨术有更好的运动和生存率优势[94]。③髌股关节置换术，主要适用于单纯髌股关节 OA 患者[95]。

肩关节置换术：①反肩置换术，适用于肩袖撕裂损伤的肩关节退变患者、骨不愈合或内植物感染后的翻修、肿瘤切除后的重建。10 年假体生存率达 93%[96]。②全肩关节置换术，适用于关节盂病变严重、关节盂骨量足够、肩袖完整且功能良好的患者。术后 5 年临床满意率为 92%~95%[97]。③半肩关节置换术，适用于病变仅累及肱骨头或盂肱关节炎合并肩袖损伤的高龄患者。长期临床满意率较低，15 年以上的临床满意率仅 25%[98]。全肩关节置换术与半肩关节置换术中期随访在活动度方面无明显差异，但全肩关节置换术后疼痛改善更明显，运动功能更佳[99]。

肘关节置换术适用于肘关节严重疼痛、非手术治疗无效、关节不稳或关节僵直的患者[100]。但术后并发症发生率较高[101]，10 年假体生存率为 69%~94%[102]。

踝关节置换术能有效解除疼痛、保留踝关节活动功能，与踝关节融合术一样，均为治疗终末期踝关节 OA 的有效方法。相对于踝关节融合术，踝关节置换术后临床功能更优异[103]。术后 AOFAS 踝与后足评分、Kofoed 评分、VAS 评分均较术前有较大幅度地改善[104]。

参考文献

［1］Bijlsma JW, Berenbaum F, Lafeber FP. Osteoarthritis: an update with relevance for clinical practice[J]. Lancet, 2011, 377（9783）: 2115-2126. DOI: 10.1016/S0140-6736（11）60243-2.

［2］Tang X, Wang S, Zhan S, et al. The Prevalence of Symptomatic Knee Osteoarthritis in China: Results From the China Health and Retirement Longitudinal Study[J]. Arthritis Rheumatol, 2016, 68（3）: 648-653. DOI: 10.1002/art.39465.

［3］Zhang JF, Song LH, Wei JN, et al. Prevalence of and risk factors for the occurrence of symptomatic osteoarthritis in rural regions of Shanxi Province, China[J]. Int J Rheum Dis, 2016, 19（8）: 781-789. DOI: 10.1111/1756-185X.12470.

［4］Kang X, Fransen M, Zhang Y, et al. The high prevalence of knee osteoarthritis in a rural Chinese population: the Wuchuan osteoarthritis study[J]. Arthritis Rheum, 2009, 61（5）: 641-647. DOI: 10.1002/art.24464.

［5］林剑浩, 康晓征, 李虎, 等. 武川县农村居民膝关节骨关节炎患病率调查 [J]. 中华骨科杂志, 2009, 29（10）: 929-933. DOI: 10.3760/cma.j.issn.0253-2352.2009.10.008.

［6］Zhang Y, Xu L, Nevitt MC, et al. Lower prevalence of hand osteoarthritis among Chinese subjects in Beijing compared with white subjects in the United States: the Beijing Osteoarthritis Study[J]. Arthritis Rheum, 2003,48（4）:1034-1040. DOI: 10.1002/art.10928.

［7］Croft P, Cooper C, Wickham C, et al. Defining osteoarthritis of the hip for epidemiologic studies[J]. Am J Epidemiol, 1990, 132（3）: 514-522.

［8］Nevitt MC, Xu L, Zhang Y, et al. Very low prevalence of hip osteoarthritis among Chinese elderly in Beijing, China, compared with whites in the United States: the Beijing osteoarthritis study[J]. Arthritis Rheum, 2002, 46（7）:1773-1779. DOI: 10.1002/art.10332.

［9］Lin J, Fransen M, Kang X, et al. Marked disability and high use of nonsteroidal antiinflammatory drugs associated with knee osteoarthritis in rural China: a cross-sectional population-based survey [J]. Arthritis Res Ther, 2010, 12（6）:R225. DOI:

10.1186/ar3212.

[10] Hawker GA, Croxford R, Bierman AS, et al. All-cause mortality and serious cardiovascular events in people with hip and knee osteoarthritis: a population based cohort study[J]. PLoS One, 2014, 9（3）: e91286. DOI: 10.1371/journal. pone.0091286.

[11] Liu Q, Niu J, Li H, et al. Knee Symptomatic Osteoarthritis, Walking Disability, NSAIDs Use and All-cause Mortality: Populationbased Wuchuan Osteoarthritis Study[J]. Sci Rep, 2017, 7（1）: 3309. DOI: 10.1038/s41598-017-03110-3.

[12] Xing D, Xu Y, Liu Q, et al. Osteoarthritis and all-cause mortality in worldwide populations: grading the evidence from a meta-analysis[J]. Sci Rep, 2016, 6: 24393. DOI: 10.1038/srep24393.

[13] Liu Q, Niu J, Huang J, et al. Knee osteoarthritis and all-cause mortality: the Wuchuan Osteoarthritis Study[J]. Osteoarthritis Cartilage, 2015, 23（7）: 1154-1157. DOI: 10.1016/j.joca.2015.03.021.

[14] Silverwood V, Blagojevic-Bucknall M, Jinks C, et al. Current evidence on risk factors for knee osteoarthritis in older adults: a systematic review and meta-analysis[J]. Osteoarthritis Cartilage, 2015, 23（4）: 507-515. DOI: 10.1016/j.joca.2014.11.019.

[15] Leung GJ, Rainsford KD, Kean WF. Osteoarthritis of the hand I: aetiology and pathogenesis, risk factors, investigation and diagnosis[J]. J Pharm Pharmacol, 2014, 66（3）: 339-346. DOI: 10.1111/ jphp.12196.

[16] Prieto-Alhambra D, Judge A, Javaid MK, et al. Incidence and risk factors for clinically diagnosed knee, hip and hand osteoarthritis: influences of age, gender and osteoarthritis affecting other joints [J]. Ann Rheum Dis, 2014, 73（9）: 1659-1664. DOI: 10.1136/annrheumdis-2013-203355.

[17] Huang Z, Chen J, Ma J, et al. Effectiveness of low-level laser therapy in patients with knee osteoarthritis: a systematic review and meta-analysis[J]. Osteoarthritis Cartilage, 2015, 23（9）: 1437 1444. DOI: 10.1016/j.joca.2015.04.005.

[18] Huang Z, Ma J, Chen J, et al. The effectiveness of low-level laser therapy for

nonspecific chronic low back pain: a systematic review and meta-analysis[J]. Arthritis Res Ther, 2015, 17: 360. DOI: 10.1186/s13075-015-0882-0.

［19］Altman R, Asch E, Bloch D, et al. Development of criteria for the classification and reporting of osteoarthritis. Classification of osteoarthritis of the knee. Diagnostic and Therapeutic Criteria Committee of the American Rheumatism Association[J]. Arthritis Rheum, 1986, 29（8）: 1039-1049.

［20］Altman R, Alarc ó n G, Appelrouth D, et al. The American College of Rheumatology criteria for the classification and reporting of osteoarthritis of the hip[J]. Arthritis Rheum, 1991, 34（5）: 505-514.

［21］Zhang W, Doherty M, Leeb BF, et al. EULAR evidence-based recommendations for the diagnosis of hand osteoarthritis: report of a task force of ESCISIT[J]. Ann Rheum Dis, 2009, 68（1）: 8-17. DOI: 10.1136/ard.2007.084772.

［22］Zhang W, Doherty M, Peat G, et al. EULAR evidence-based recommendations for the diagnosis of knee osteoarthritis[J]. Ann Rheum Dis, 2010, 69（3）: 483-489. DOI: 10.1136/ard.2009. 113100.

［23］中华医学会骨科学分会. 骨关节炎诊治指南（2007 年版）[J]. 中华骨科杂志, 2007, 27（10）: 793-796.

［24］Altman R, Alarcón G, Appelrouth D, et al. The American College of Rheumatology criteria for the classification and reporting of osteoarthritis of the hand[J]. Arthritis Rheum, 1990, 33（11）: 1601-1610.

［25］Kellgren JH, Lawrence JS. Radiological assessment of osteo-arthrosis[J]. Ann Rheum Dis, 1957, 16（4）: 494-502.

［26］Outerbridge RE. The etiology of chondromalacia patellae[J]. J Bone Joint Surg Br, 1961, 43: 752-757.

［27］Nelson AE, Allen KD, Golightly YM, et al. A systematic review of recommendations and guidelines for the management of osteoarthritis: The chronic osteoarthritis management initiative of the U. S. bone and joint initiative[J]. Semin Arthritis Rheum, 2014, 43（6）: 701-712. DOI: 10.1016/j.semarthrit.2013.11.012.

［28］Thorstensson CA, Garellick G, Rystedt H, et al. Better Management of Patients with Osteoarthritis: Development and Nationwide Implementation of an Evidence–Based Supported Osteoarthritis Self–Management Programme[J]. Musculoskeletal Care, 2015, 13（2）: 67–75. DOI: 10.1002/msc.1085.

［29］Brand E, Nyland J, Henzman C, et al. Arthritis self–efficacy scale scores in knee osteoarthritis: a systematic review and meta–analysis comparing arthritis self–management education with or without exercise[J]. J Orthop Sports Phys Ther, 2013, 43（12）: 895–910. DOI: 10.2519/jospt.2013.4471.

［30］Fernandes L, Hagen KB, Bijlsma JW, et al. EULAR recommenda–tions for the non–pharmacological core management of hip and knee osteoarthritis[J]. Ann Rheum Dis, 2013, 72（7）: 1125–1135. DOI: 10.1136/annrheumdis–2012–202745.

［31］Christensen R, Bartels EM, Astrup A, et al. Effect of weight reduction in obese patients diagnosed with knee osteoarthritis: a systematic review and meta–analysis[J]. Ann Rheum Dis, 2007, 66（4）: 433–439.

［32］Beumer L, Wong J, Warden SJ, et al. Effects of exercise and manual therapy on pain associated with hip osteoarthritis: a systematic review and meta–analysis[J]. Br J Sports Med, 2016, 50（8）: 458–463. DOI: 10.1136/bjsports–2015–095255.

［33］Lauche R, Langhorst J, Dobos G, et al. A systematic review and meta–analysis of Tai Chi for osteoarthritis of the knee[J]. Complement Ther Med, 2013, 21（4）: 396–406. DOI: 10.1016/j.ctim. 2013.06.001.

［34］Mattos F, Leite N, Pitta A, et al. Effects of aquatic exercise on muscle strength and functional performance of individuals with osteoarthritis: a systematic review[J]. Rev Bras Reumatol Engl Ed, 2016, 56（6）: 530–542. DOI: 10.1016/j.rbre.2016.09.003.

［35］周谋望, 岳寿伟, 何成奇, 等. 骨关节炎的康复治疗专家共识 [J]. 中华物理医学与康复杂志, 2012, 34（12）: 951–953. DOI: 10.3760/cma.j.issn. 0254–1424.2012.012.021.

［36］Waller B, Ogonowska–Slodownik A, Vitor M, et al. Effect of therapeutic aquatic exercise on symptoms and function associated with lower limb osteoarthritis: systematic review with meta-analysis[J]. Phys Ther, 2014, 94（10）: 1383-1395. DOI: 10.2522/ptj.20130417.

[37] Corbett MS, Rice SJ, Madurasinghe V, et al. Acupuncture and other physical treatments for the relief of pain due to osteoarthritis of the knee: network meta-analysis[J]. Osteoarthritis Cartilage, 2013, 21（9）: 1290-1298. DOI: 10.1016/j.joca.2013.05.007.

[38] Forestier R, Erol Forestier FB, Francon A. Spa therapy and knee osteoarthritis: A systematic review[J]. Ann Phys Rehabil Med, 2016, 59（3）: 216-226. DOI: 10.1016/j.rehab.2016.01.010.

[39] Manyanga T, Froese M, Zarychanski R, et al. Pain management with acupuncture in osteoarthritis: a systematic review and metaanalysis[J]. BMC Complement Altern Med, 2014, 14: 312. DOI: 10.1186/1472-6882-14-312.

[40] Zeng C, Li H, Yang T, et al. Electrical stimulation for pain relief in knee osteoarthritis: systematic review and network meta-analysis[J]. Osteoarthritis Cartilage, 2015, 23（2）: 189-202. DOI: 10.1016/j.joca.2014.11.014.

[41] Vaarbakken K, Ljunggren AE. Superior effect of forceful compared with standard traction mobilizations in hip disability?[J]. Adv Physiother, 2007, 9（3）: 117-128. DOI: 10.1080/ 14038190701395739.

[42] Brantingham JW, Parkin-Smith G, Cassa TK, et al. Full kinetic chain manual and manipulative therapy plus exercise compared with targeted manual and manipulative therapy plus exercise for symptomatic osteoarthritis of the hip: a randomized controlled trial [J]. Arch Phys Med Rehabil, 2012, 93（2）: 259-267. DOI: 10.1016/j.apmr.2011.08.036.

[43] Parkes MJ, Maricar N, Lunt M, et al. Lateral wedge insoles as a conservative treatment for pain in patients with medial knee osteoarthritis: a meta-analysis[J]. JAMA, 2013, 310（7）: 722-730. DOI: 10.1001/jama. 2013.243229.

［44］Bruyère O, Cooper C, Pelletier JP, et al. An algorithm recommendation for the management of knee osteoarthritis in Europe and internationally: a report from a task force of the European Society for Clinical and Economic Aspects of Osteoporosis and Osteoarthritis（ESCEO）[J]. Semin Arthritis Rheum, 2014, 44（3）: 253–263. DOI: 10.1016/j.semarthrit.2014.05.014.

［45］Jevsevar DS, Brown GA, Jones DL, et al. The American Academy of Orthopaedic Surgeons evidence–based guideline on: treatment of osteoarthritis of the knee, 2nd edition[J]. J Bone Joint Surg Am, 2013, 95（20）:1885–1886.

［46］叶华, 左晓霞, 古洁若, 等. 氟比洛芬巴布膏治疗膝骨关节炎疼痛的全国多中心随机开放阳性药对照临床研究 [J]. 中华风湿病学杂志, 2012, 16（9）: 606–610. DOI:10.3760/ema.j.issn.10077480.2012.09.007.

［47］Hochberg MC, Altman RD, April KT, et al. American College of Rheumatology 2012 recommendations for the use of nonpharmacologic and pharmacologic therapies in osteoarthritis of the hand, hip, and knee[J]. Arthritis Care Res（Hoboken）, 2012, 64（4）: 465–474.

［48］da Costa BR, Nüesch E, Kasteler R, et al. Oral or transdermal opioids for osteoarthritis of the knee or hip[J]. Cochrane Database Syst Rev, 2014（9）:CD003115. DOI: 10.1002/14651858.CD003115. pub4.

［49］Bannuru RR, Natov NS, Obadan IE, et al. Therapeutic trajectory of hyaluronic acid versus corticosteroids in the treatment of knee osteoarthritis: a systematic review and meta–analysis[J]. Arthritis Rheum, 2009, 61（12）: 1704–1711. DOI: 10.1002/art.24925.

［50］Vandeweerd JM, Zhao Y, Nisolle JF, et al. Effect of corticosteroids on articular cartilage: have animal studies said everything? [J]. Fundam Clin Pharmacol, 2015, 29（5）: 427–438. DOI: 10.1111/ fcp.12137.

［51］Bannuru RR, Vaysbrot EE, Sullivan MC, et al. Relative efficacy of hyaluronic acid in comparison with NSAIDs for knee osteoarthritis: a systematic review and meta–

analysis[J]. Semin Arthritis Rheum, 2014, 43（5）: 593-599. DOI: 10.1016/j.semarthrit.2013. 10.002.

［52］Ishijima M, Nakamura T, Shimizu K, et al. Intra-articular hyaluronic acid injection versus oral non-steroidal anti-inflammatory drug for the treatment of knee osteoarthritis: a multi-center, randomized, open-label, non-inferiority trial[J]. Arthritis Res Ther, 2014, 16（1）: R18. DOI: 10.1186/ar4446.

［53］Oprenyeszk F, Sanchez C, Dubuc JE, et al. Chitosan enriched three-dimensional matrix reduces inflammatory and catabolic mediators production by human chondrocytes[J]. PLoS One, 2015, 10（5）: e0128362. DOI: 10.1371/journal.pone.0128362.

［54］Oprenyeszk F, Chausson M, Maquet V, et al. Protective effect of a new biomaterial against the development of experimental osteoarthritis lesions in rabbit: a pilot study evaluating the intra-articular injection of alginate-chitosan beads dispersed in an hydrogel[J]. Osteoarthritis Cartilage, 2013, 21（8）: 1099-1107. DOI: 10.1016/j.joca.2013.04.017.

［55］Sheth U, Simunovic N, Klein G, et al. Efficacy of autologous platelet-rich plasma use for orthopaedic indications: a meta-analysis [J]. J Bone Joint Surg Am, 2012, 94（4）: 298-307. DOI: 10.2106/jbjs.k.00154.

［56］Wandel S, Jüni P, Tendal B, et al. Effects of glucosamine, chondroitin, or placebo in patients with osteoarthritis of hip or knee: network meta-analysis[J]. BMJ, 2010, 341: c4675. DOI: 10.1136/ bmj.c4675.

［57］Kongtharvonskul J, Anothaisintawee T, McEvoy M, et al. Efficacy and safety of glucosamine, diacerein, and NSAIDs in osteoarthritis knee: a systematic review and network meta-analysis[J]. Eur J Med Res, 2015, 20: 24. DOI: 10.1186/s40001-015-0115-7.

［58］McAlindon TE, Bannuru RR, Sullivan MC, et al. OARSI guidelines for the non-surgical management of knee osteoarthritis[J]. Osteoarthritis Cartilage, 2014, 22

（3）: 363–388. DOI: 10.1016/j.joca.2014.01.003.

［59］Risser RC, Hochberg MC, Gaynor PJ, et al. Responsiveness of the Intermittent and Constant Osteoarthritis Pain（ICOAP）scale in a trial of duloxetine for treatment of osteoarthritis knee pain[J]. Osteoarthritis Cartilage, 2013, 21（5）: 691–694. DOI: 10.1016/j.joca.2013.02.007.

［60］Hochberg MC, Wohlreich M, Gaynor P, et al. Clinically relevant outcomes based on analysis of pooled data from 2 trials of duloxetine in patients with knee osteoarthritis[J]. J Rheumatol, 2012, 39（2）: 352–358. DOI: 10.3899/jrheum.110307.

［61］曹建刚，王天仪，王磊，等 . 金天格胶囊治疗膝骨关节炎的临床研究 [J]. 中国骨质疏松杂志，2015, 21（1）: 84–87. DOI: 10. 3969/ j.issn. 1006–7108.2015. 01. 018.

［62］阮海军，赵冬梅，刘锋卫 . 金骨莲胶囊治疗骨关节炎 40 例 [J]. 中医临床研究，2016, 8（21）: 68–69.

［63］Chen B, Zhan H, Marszalek J, et al. Traditional Chinese Medications for Knee Osteoarthritis Pain: A Meta–Analysis of Randomized Controlled Trials[J]. Am J Chin Med, 2016, 44（4）: 677–703. DOI: 10.1142/s0192415x16500373.

［64］Li L, Liu H, Shi W, et al. Insights into the Action Mechanisms of Traditional Chinese Medicine in Osteoarthritis[J]. Evid Based Complement Alternat Med, 2017, 2017: 5190986. DOI: 10.1155/ 2017/5190986.

［65］Wang X, Wei S, Liu T, et al. Effectiveness, medication patterns, and adverse events of traditional chinese herbal patches for osteoarthritis: a systematic review[J]. Evid Based Complement Alternat Med, 2014, 2014: 343176. DOI: 10.1155/2014/343176.

［66］Sadr KN, Pulido PA, McCauley JC, et al. Osteochondral Allograft Transplantation in Patients With Osteochondritis Dissecans of the Knee[J]. Am J Sports Med, 2016, 44（11）: 2870–2875.

［67］Erdle B, Herrmann S, Porichis S, et al. Sporting Activity Is Reduced 11 Years After

First-Generation Autologous Chondrocyte Implantation in the Knee Joint[J]. Am J Sports Med, 2017, 45（12）: 2762-2773. DOI: 10.1177/0363546517716920.

[68] 王庆, 黄华扬, 张涛, 等. 基质诱导自体软骨细胞移植修复膝关节软骨损伤的早期疗效 [J]. 中华骨科杂志, 2016, 36（1）: 28-34. DOI: 10.3760/cma.j.issn.0253-2352.2016.01.005.

[69] 李梦远, 马元琛, 陈宏, 等. 自体软骨细胞结合 I 型胶原蛋白支架治疗膝关节软骨缺损的近期疗效 [J]. 中华骨科杂志, 2015, 35（9）: 906-913. DOI: 10.3760/cma.j.issn.0253-2352.2015.09.004.

[70] Knutsen G, Drogset JO, Engebretsen L, et al. A Randomized Multicenter Trial Comparing Autologous Chondrocyte Implantation with Microfracture: Long-Term Follow-up at 14 to 15 Years[J]. J Bone Joint Surg Am, 2016, 98（16）: 1332-1339. DOI: 10.2106/JBJS.15.01208.

[71] Sihvonen R, Englund M, Turkiewicz A, et al. Mechanical symptoms as an indication for knee arthroscopy in patients with degenerative meniscus tear: a prospective cohort study[J]. Osteoarthritis Cartilage, 2016, 24（8）: 1367-1375. DOI: 10.1016/j.joca.2016.03.013.

[72] Moseley JB, O'Malley K, Petersen NJ, et al. A controlled trial of arthroscopic surgery for osteoarthritis of the knee[J]. N Engl J Med, 2002, 347（2）: 81-88.

[73] Howell SM. The role of arthroscopy in treating osteoarthritis of the knee in the older patient[J]. Orthopedics, 2010, 33（9）: 652. DOI: 10.3928/01477447-20100722-34.

[74] Poignard A, Flouzat Lachaniette CH, et al. Revisiting high tibial osteotomy: fifty years of experience with the opening-wedge technique[J]. J Bone Joint Surg Am, 2010, 92 Suppl 2: 187-195. DOI: 10.2106/JBJS.I.00771.

[75] Coventry MB, Ilstrup DM, Wallrichs SL. Proximal tibial osteotomy. A critical long-term study of eighty-seven cases[J]. J Bone Joint Surg Am, 1993, 75（2）: 196-201.

[76] Laprade RF, Spiridonov SI, Nystrom LM, et al. Prospective outcomes of young and

middle-aged adults with medial compartment osteoarthritis treated with a proximal tibial opening wedge osteotomy[J]. Arthroscopy, 2012, 28（3）: 354-364. DOI: 10.1016/j.arthro.2011.08.310.

［77］Yang ZY, Chen W, Li CX, et al. Medial Compartment Decompression by Fibular Osteotomy to Treat Medial Compartment Knee Osteoarthritis: A Pilot Study[J]. Orthopedics, 2015, 38（12）: e1110-e1114. DOI: 10.3928/01477447-20151120-08.

［78］Duivenvoorden T, Brouwer RW, Baan A, et al. Comparison of closing-wedge and opening-wedge high tibial osteotomy for medial compartment osteoarthritis of the knee: a randomized controlled trial with a six-year follow-up[J]. J Bone Joint Surg Am, 2014, 96（17）: 1425-1432. DOI: 10.2106/JBJS.M.00786.

［79］Portner O. High tibial valgus osteotomy: closing, opening or combined? Patellar height as a determining factor[J]. Clin Orthop Relat Res, 2014, 472（11）: 3432-3440. DOI: 10.1007/s11999-0143821-5.

［80］Townshend D, Di Silvestro M, Krause F, et al. Arthroscopic versus open ankle arthrodesis: a multicenter comparative case series [J]. J Bone Joint Surg Am, 2013, 95（2）: 98-102. DOI: 10.2106/JBJS.K.01240.

［81］赵海燕, 夏亚一, 康鹏德, 等. 直接前入路和后外侧入路全髋关节置换术早期功能康复的比较研究 [J]. 中华骨科杂志, 2017, 37（19）: 1185-1192. DOI: 10.3760/cma.j.issn.0253-2352.2017.19. 001.

［82］曾羿, 沈彬, 杨静, 等. 大直径股骨头金属对金属全髋关节置换术的中期随访结果 [J]. 中华骨科杂志, 2016, 36（7）: 385-391. DOI: 10.3760/cma.j.issn.0253-2352.2016.07.001.

［83］Donahue GS, Lindgren V, Galea VP, et al. Are Females at Greater Risk for Revision Surgery After Hip Resurfacing Arthroplasty With the Articular Surface Replacement Prosthesis?[J]. Clin Orthop Relat Res, 2016, 474（10）: 2257-2265. DOI: 10.1007/s11999016-4860-x.

［84］de Steiger RN, Hang JR, Miller LN, et al. Five-year results of the ASR XL Acetabular System and the ASR Hip Resurfacing System: an analysis from the Australian Orthopaedic Association National Joint Replacement Registry[J]. J Bone Joint Surg Am, 2011, 93（24）: 2287-2293. DOI: 10.2106/JBJS.J.01727.

［85］Börnert S, Lütztner J, Beyer F, et al. Revision Rate and Patient-Reported Outcome After Hip Resurfacing Arthroplasty: A Concise Follow-Up of 1064 Cases[J]. J Arthroplasty, 2015, 30（12）: 2190-2195. DOI: 10.1016/j.arth.2015.06.041.

［86］Wechter J, Comfort TK, Tatman P, et al. Improved survival of uncemented versus cemented femoral stems in patients aged ＜70 years in a community total joint registry[J]. Clin Orthop Relat Res, 2013, 471（11）: 3588-3595. DOI: 10.1007/s11999-013-3182-5.

［87］Berry DJ, Harmsen WS, Cabanela ME, et al. Twenty-five-year survivorship of two thousand consecutive primary Charnley total hip replacements: factors affecting survivorship of acetabular and femoral components[J]. J Bone Joint Surg Am, 2002, 84（2）: 171-177.

［88］Corten K, Bourne RB, Charron KD, et al. What works best, a cemented or cementless primary total hip arthroplasty?: minimum 17-year followup of a randomized controlled trial[J]. Clin Orthop Relat Res, 2011, 469（1）: 209-217. DOI: 10.1007/s11999-0101459-5.

［89］Mäkelä KT, Eskelinen A, Pulkkinen P, et al. Total hip arthroplasty for primary osteoarthritis in patients fifty-five years of age or older. An analysis of the Finnish arthroplasty registry[J]. J Bone Joint Surg Am, 2008, 90（10）: 2160-2170. DOI: 10.2106/JBJS. G.00870.

［90］Gromov K, Pedersen AB, Overgaard S, et al. Do Rerevision Rates Differ After First-time Revision of Primary THA With a Cemented and Cementless Femoral Component?[J]. Clin Orthop Relat Res, 2015, 473（11）: 3391-3398. DOI: 10.1007/s11999-015-4245-6.

［91］Niinimäki T, Eskelinen A, Mäkelä K, et al. Unicompartmental knee arthroplasty survivorship is lower than TKA survivorship: a 27-year Finnish registry study[J]. Clin Orthop Relat Res, 2014, 472（5）: 1496-1501. DOI: 10.1007/s11999-013-3347-2.

［92］戴雪松, 宓云峰, 熊炎, 等. 活动与固定平台的单髁假体置换治疗膝关节内侧间室骨关节炎 [J]. 中华骨科杂志, 2015, 35（7）: 691-698. DOI: 10.3760/cma.j.issn.0253-2352.2015.07.001.

［93］Kulshrestha V, Datta B, Kumar S, et al. Outcome of Unicondylar Knee Arthroplasty vs Total Knee Arthroplasty for Early Medial Compartment Arthritis: A Randomized Study[J]. J Arthroplasty, 2017, 32（5）: 1460-1469. DOI: 10.1016/j.arth.2016.12.014.

［94］Krych AJ, Reardon P, Sousa P, et al. Unicompartmental Knee Arthroplasty Provides Higher Activity and Durability Than ValgusProducing Proximal Tibial Osteotomy at 5 to 7 Years[J]. J Bone Joint Surg Am, 2017, 99（2）: 113-122. DOI: 10.2106/JBJS.15.01031.

［95］伍卫刚, 何荣新, 王祥华, 等. 髌股关节置换术治疗单纯髌股关节骨关节炎 [J]. 中华骨科杂志, 2015, 35（4）: 407-413. DOI: 10.3760/cma.j.issn.0253-2352.2015.04.017.

［96］Bacle G, Nové-Josserand L, Garaud P, et al. Long-Term Outcomes of Reverse Total Shoulder Arthroplasty: A Follow-up of a Previous Study[J]. J Bone Joint Surg Am, 2017, 99（6）: 454-461. DOI: 10.2106/JBJS.16.00223.

［97］Garcia GH, Liu JN, Sinatro A, et al. High Satisfaction and Return to Sports After Total Shoulder Arthroplasty in Patients Aged 55 Years and Younger[J]. Am J Sports Med, 2017, 45（7）: 1664-1669. DOI: 10.1177/0363546517695220.

［98］Levine WN, Fischer CR, Nguyen D, et al. Long-term follow-up of shoulder hemiarthroplasty for glenohumeral osteoarthritis[J]. J Bone Joint Surg Am, 2012, 94（22）: e164. DOI: 10.2106/JBJS.K.00603.

[99] Garcia GH, Liu JN, Mahony GT, et al. Hemiarthroplasty Versus Total Shoulder Arthroplasty for Shoulder Osteoarthritis: A Matched Comparison of Return to Sports[J]. Am J Sports Med, 2016 Mar 9. pii: 0363546516632527.［Epub ahead of print］

[100]尹庆伟，张海彬，高玉贵，等.全肘关节置换术的临床应用及疗效分析[J].中华骨科杂志，2015, 35（3）: 253-260. DOI：10.3760/ cma.j.issn.0253-2352. 2015.03.008.

[101] Krenek L, Farng E, Zingmond D, et al. Complication and revision rates following total elbow arthroplasty[J]. J Hand Surg Am, 2011, 36（1）: 68-73. DOI: 10.1016/ j.jhsa.2010.09.036.

[102] Toulemonde J, Ancelin D, Azoulay V, et al. Complications and revisions after semi-constrained total elbow arthroplasty: a monocentre analysis of one hundred cases[J]. Int Orthop, 2016, 40（1）: 73-80. DOI: 10.1007/s00264-015-3008-z.

[103] Benich MR, Ledoux WR, Orendurff MS, et al. Comparison of Treatment Outcomes of Arthrodesis and Two Generations of Ankle Replacement Implants[J]. J Bone Joint Surg Am, 2017, 99（21）: 1792-1800. DOI: 10.2106/JBJS.16.01471.

[104]武勇，赖良鹏，王岩，等.全踝关节置换治疗终末期踝关节炎疗效分析[J].中华骨科杂志，2015, 35（7）: 699-706. DOI:10.3760/ cma.j.issn. 0253-2352.2015.07.002.

参与指南修订人员名单（以姓名汉语拼音排序）

曹　力　陈继营　戴　闽　胡如印　胡懿郃　胡永成　金群华　雷光华　林剑浩
刘　军　刘　强　吕　龙　马信龙　钱齐荣　曲铁兵　沈　彬　史占军　孙铁铮
田晓滨　王　飞　王坤正　王　友　翁习生　吴海山　徐卫东　严世贵　杨　柳
杨　佩　姚振钧　张　克　张先龙　张英泽　赵德伟　赵建宁　郑　稼　朱庆生
朱振安

第十二节 关节腔注射富血小板血浆治疗膝骨关节炎的临床实践指南（2018 年版）

中国医疗保健国际交流促进会骨科分会

发表于中华关节外科杂志（电子版）2018 年 8 月第 12 卷第 4 期

一、制订背景

骨关节炎（osteoarthritis，OA）好发于中老年人，65 岁以上的人群中，有超过一半为 OA 患者[1]。有研究估计，到 2020 年 OA 将成为第四高致残性疾病，会给患者、家庭和社会均造成巨大的经济负担[2]。中国健康与养老追踪调查数据库（China Health and Retirement Longitudinal Study，CHARLS）的结果显示，我国膝关节症状性 OA 的患病率为 8.1%，女性高于男性，且呈现明显的地域差异，即西南地区（13.7%）和西北地区（10.8%）最高，华北地区（5.4%）和东部沿海地区（5.5%）相对较低[3]。从区域特征来看，农村地区的膝关节症状性骨关节炎患病率高于城市地区[3-5]。

膝 OA 不仅会导致膝关节疼痛、关节畸形和躯体活动功能障碍[6]，还会导致患者生活质量的下降。由于髋、膝 OA 可引起下肢活动功能减退，因而增加了心血管事件的发生率以及全因死亡率[7-9]。除此之外，经济学研究的结果也显示膝 OA 还会增加社会经济负担，其中，既包括对国家医疗保健卫生体系的经济负担，也包括个人医疗支出的经济负担。因此，对膝 OA 规范化治疗体系的建立至关重要。

制定临床实践指南的最终目的是更加规范、合理、高效地诊治疾病，从而有效地指导临床实践[10]。它是帮助临床医生以及患者进行临床决策的最佳工具[11-12]。目前，在膝 OA 诊治领域有多部指南发布，其中，对膝 OA 的多种治疗方案进行了推荐意见说明。富血小板血浆（platelet rich plasma，PRP）来源于自体全血，通过体外处理形成富含较高血小板成分的制剂，其中的生长因子有利于组织的再生和修复。2013 年，美国骨科医师学会（American Academy of Orthopaedic Surgeons，AAOS）指南[13]中针对 PRP 的推荐意见表述为：对于症状性膝 OA 患者，我们既不赞成也不反对他们使用 PRP。

但在这部指南中没有对 PRP 治疗膝 OA 的具体内容进行详细推荐或描述。随着 PRP 在膝 OA 领域的研究和应用逐渐增多，近年来，产生了更多新的临床循证医学证据。为更好地规范 PRP 在膝 OA 领域的应用，中国医疗保健国际交流促进会骨科分会依据国内外制订指南的方法学和步骤，以当前的最佳证据，制定了《关节腔注射富血小板血浆治疗膝骨关节炎的临床实践指南（2018 年版）》(下述简称《指南》)。

二、推荐意见共 6 条

（一）推荐意见一：在治疗膝 OA 方面，关节腔注射 PRP 可以缓解关节疼痛（2B）、改善膝关节功能（2B）、提高患者的满意率（2C）。

Xing 等[14]评价了现有的关于 PRP 治疗膝 OA 的系统评价研究，其结果提示 2016 年发表的两篇系统评价（Dai et al.2016[15] 和 Meheux et al.2016[16]）具有较高的质量且风险偏倚较低。

Dai 等[15]的研究（n=1 069）评价了 PRP 对比透明质酸（hyaluronic acid，HA）或对比生理盐水治疗膝 OA 的有效性。在 PRP 与 HA 的对比中，有 4 项研究使用西安大略和麦克马斯特大学（Western Ontario and McMaster Universities osteoarthritis index，WOMAC）疼痛和功能评分评价干预措施有效性，有 4 项研究使用 WOMAC 总分评价干预措施有效性。在 PRP 与生理盐水的对比中，有 2 项研究使用 WOMAC 总分评价干预措施有效性，有 2 项研究使用 Lequesne 评分评价干预措施有效性。结果提示，在注射后 6 个月时，与 HA 相比，PRP 在缓解疼痛和改善功能方面两者效果相当，在 12 个月时，PRP 优于 HA，且差异超过了临床最小改善率。与生理盐水相比，在注射后 6 个月和 12 个月，PRP 在缓解疼痛和改善功能方面均优于生理盐水。Meheux 等[16]的研究（n=739）通过对一级证据进行纳入，使用定性系统评价的方式描述了 PRP 治疗膝 OA 的有效性，结果显示，纳入的文章中除一篇原始研究以外，均认为 PRP 在缓解疼痛和改善功能（WOMAC 评分）方面优于 HA。

Laudy 等[17]的研究（n=1 110）纳入了 10 篇相关文献，评价了 PRP 治疗膝 OA 的有效性，结果显示：在注射后 6 个月时，与安慰剂相比，应用 PRP 的患者满意率较高。与 HA 相比，两者的患者满意率无差别。Khoshbin 等[18]的研究（n=577）纳入了 6 篇相关文献，评价了 PRP 治疗膝 OA 的有效性，结果显示，只有 2 篇文献报道了患者的满意率。合并分析结果提示，在应用干预措施24周后，两组间的患者满意率无统计学差异。

（二）推荐意见二：针对膝OA患者，关节腔注射PRP不会增加不良事件发生率，如感染、局部红肿疼痛等（1A）。

Dai等[15]的研究（n=1 069）评价了PRP对比HA或对比生理盐水治疗膝OA的安全性。在PRP与HA的对比中，有4项研究报告了不良事件发生率，合并的结果提示两者在不良事件发生率方面无统计学差异；在PRP与生理盐水的对比中，有2项研究报告了不良事件发生率，合并的结果提示两者在不良事件发生率方面无统计学差异。Shen等[19]的系统评价（n=1 423）纳入了14项研究，评价了PRP治疗膝OA的安全性，结果显示，10项研究报道了不良事件发生率相关指标，合并后的结果显示，PRP与对照组相比在不良事件发生率方面无统计学差异。Kanchanatawan等[20]的系统评价纳入了9项研究，评价了PRP治疗膝OA的安全性，结果显示，7项研究比较了PRP与HA，两组间不良事件发生率方面无统计学差异；2项研究比较了PRP与生理盐水，两组间不良事件发生率方面无统计学差异。Laudy等[17]的研究（n=1 110）纳入了10项研究，评价了PRP治疗膝OA的安全性，结果显示，注射PRP与对照组相比，在不良事件发生率方面无统计学差异。

（三）推荐意见三：关节腔注射PRP更适用于年轻、严重程度轻的膝OA患者（2C）。

Elvira等[21]开展的1项随机对照试验（random controlled trial，RCT）研究（n=55）比较了注射PRP与注射HA治疗K/L 1、2、3级的膝OA患者的疗效，结果显示，两组均实现了疼痛的缓解，但在注射后3个月时PRP的效果明显。Chang等[22]的1项系统评价（n=1 543）纳入了16篇原始研究，评价了PRP注射在治疗退行性膝关节疾病中的疗效。其在亚组分析中，将K/L 0、1、2级以及K/L 3、4级进行分别合并分析。结果显示，疾病严重程度越轻，疗效越明显。Kon等[23]的1项前瞻性队列研究（n=100）评价了PRP注射在治疗退行性膝关节疾病中疗效和安全性，结果显示，在年轻、严重程度低的患者中，PRP能更好地减轻疼痛、改善功能。

（四）推荐意见四：为提高疗效，多次注射PRP可以更好地缓解疼痛、改善关节功能（2D），且不会增加不良事件的发生率（2C）。若多次注射PRP，建议注射的间隔时间不少于1周，注射次数不少于2次（2C）。

Patel等[24]的1项RCT研究（n=78）比较了单次注射、双次注射PRP以及注射生理盐水治疗 Ahlback 1、2 期的膝 OA 患者的疗效，结果显示，单次注射与双次注射 PRP 在减轻疼痛、缓解症状方面无差异，但都优于注射生理盐水。但 Kavadar 等[25] 的 1 项 RCT 研究（n=102）比较了单次注射 PRP、双次注射以及 3 次注射治疗 K/L3 级膝 OA 患者的疗效，结果显示，3 组在疼痛和功能评分方面均较治疗前改善，且随治疗次数的增加疼痛和功能的改善更加明显。Chang 等[22] 的系统评价（n=1 543）纳入了 16 篇原始研究，评价了 PRP 注射在治疗退行性膝关节疾病中的疗效。其在亚组分析中，按照注射次数 1 次、2 次、3 次及 4 次分别进行合并分析。结果显示，注射次数与效应之间没有明显的相关性，但注射次数小于等于 2 次时疗效可能不显著。

针对安全性的问题，Patel 等[24] 的 RCT 研究（n=78）显示，注射 PRP 的两组受试者均有少数出现轻微的并发症，如恶心、头晕，未报道有严重不良事件的发生。Kavadar 等[25] 的 RCT 研究（n=102）显示，单次注射、双次注射以及 3 次注射 PRP 的 3 组除了轻微的局部一过性疼痛或肿胀外，无严重不良事件发生。

目前，尚无系统评价或 RCT 研究直接比较不同间隔时间对 PRP 治疗膝 OA 疗效和安全性的影响。Patel 等[24] 的 1 项 RCT 研究（n=78）比较了单次注射 PRP、双次注射 PRP 以及注射生理盐水治疗 Ahlback 1、2 期的膝 OA 患者的疗效。在双次注射 PRP 组，研究者两次的 PRP 间隔时间为 3 周，每次注射 PRP 8 mL。结果显示：各组的不良事件发生率无差别，且 PRP 的疗效优于对照组。Cerza 等[26] 的 1 项 RCT 研究（n=120）比较了 4 次注射 PRP（每次 5.5 mL）与 4 次注射 HA 的疗效，每次注射的间隔时间为 1 周。结果显示，PRP 组的疗效优于 HA 组。

（五）推荐意见五：伴有关节腔积液的膝 OA 患者可以接受关节腔注射 PRP 治疗（2C），治疗前建议对量多的积液进行抽吸（2C）。

Chen 等[27] 的 1 项队列研究（n=24）纳入了伴有髌上囊积液的轻、中度膝 OA 患者，每月注射 PRP 1 次，连续 3 个月，结果显示，注射两次后临床效果明显。但目前尚无针对关节腔积液的膝 OA 患者注射 PRP 前是否有必要进行积液抽吸问题的临床研究。然而，在关节腔注射其他药物方面有类似的研究报道，如 Zhang 等[28] 的 1 项 RCT（n=180）研究评价了在透明质酸注射前是否抽吸积液对应用透明质酸疗效和安全性的影响。结果显示，应用透明质酸前对积液进行抽吸可以更好地缓解疼痛以及改善功能。再如 Maricar 等[29] 的 1 篇定性系统评价（纳入了 10 篇 RCT，1 篇观察性研究，

n=598），评价了不同潜在风险因素对患者接受糖皮质激素治疗后的应答效果。其中，6篇文献（n=357）报道了关节腔是否积液与患者对应用糖皮质激素后的效果是否具有相关性，在这6篇文献中，有1篇（n=42）认为积液是提高应答的预测因素，另1篇文献（n=79）认为积液会延迟患者对糖皮质激素的应答时间，另外4篇（n=236）研究认为积液与药物应答没有相关性。纳入的11篇文献中有3篇（n=127）评价了是否抽吸关节液对药物应答的影响，其中，1篇文献（n=42）认为抽吸积液可以更明显缓解疼痛，另外2篇（n=85）认为抽吸积液与药物应答之间没有相关性。

（六）推荐意见六：临床决策时，建议同时考虑成本 – 效益因素、患者的价值观与偏好、医生的经验等（2D）。

对于膝 OA 患者而言，可以选择的治疗方案较多，如运动治疗、健康教育与自我管理、减重、口服药物、支具治疗等。与关节腔注射 PRP 相比，每种治疗方案在成本 – 效益因素、患者价值观及偏好等方面存在差别。目前尚无关于 PRP 成本 – 效益以及患者价值观和偏好方面的研究发表。因此，在临床决策时，除权衡干预措施的利弊因素外，还需考虑上述因素的影响。

三、特别声明

本《指南》涉及的干预措施即 PRP 产品须符合国家食品药品监督管理总局Ⅲ类医疗器械管理的规定或国、内外同等或更高级别的医疗器械管理条例。本《指南》中涉及的干预措施不特指某些（类）PRP 产品，但干预措施的安全性基础须以当前法律或法规为前提，包括但不限于 PRP 的制备、生产、转运、应用等环节。

四、指南形成

1. 指南制定方法

本《指南》以临床实践指南构建方法学，符合美国医学科学院（Institution of Medicine，IOM）[30]、指南研究与评价工具（Appraisal of Guidelines Research and Evaluation，AGREE Ⅱ）[31]及世界卫生组织指南制定手册[32]对于临床实践指南构建的概念与过程框架。

2. 指南发起单位

本《指南》由中国医疗保健国际交流促进会骨科分会发起并负责制定，由本领域的循证医学专家提供方法学和证据支持。

3. 指南终端使用者和目标应用人群

指南终端使用者：骨科医师、康复医师、风湿科医师、护士等。指南目标应用人群：适用于关节腔注射治疗的膝 OA 患者。

4. 指南制定小组

本指南制定小组由多学科专家组成，包括创伤骨科、骨关节科、骨病科、循证医学科等。工作组进一步分为指南指导委员会、指南制定小组以及指南秘书小组。

5. 利益冲突声明与处理

所有参与指南制订的成员均对本指南有关的任何利益关系进行了声明，并填写了利益声明表。利益冲突声明与处理可降低指南制定过程中因利益冲突所导致的偏倚风险，提高指南制定的客观、公平性。

6. 临床问题的确定与遴选

指南主要的作用之一就是解决一线临床医生遇到的诊疗问题。因此，本指南工作组通过第 1 轮开放性问卷调查收集了 13 份问卷共计 81 个临床问题。对收集到的 81 个临床问题进行汇总去重后，最终得到 9 个临床问题。对上述 9 个临床问题进行第 2 轮问卷调查，拟对临床问题的重要性进行评估。每个临床问题的重要性分为 5 个等级，即非常重要、比较重要、一般重要、不太重要及不确定。通过对每个重要性级别进行赋值和汇总，最终将 9 个临床问题进行了重要性排序。通过第 3 轮专家的面对面讨论，对 9 个临床问题再次解构、删减和综合，最终确定了 7 个临床问题纳入本指南。

7. 临床问题的解构与证据检索

针对纳入的临床问题，按照"PICO"原则（人群、干预措施、对照、结局指标）对临床问题进行解构。根据解构的临床问题进行证据检索：①检索数据库包括 Medline、Embase 及 Cochrane library；②检索研究类型包括：系统评价、Meta 分析、RCT、队列研究、病理对照研究等；③检索时间为建库至 2018 年 6 月 1 日。

8. 证据的评价

针对系统评价和 Meta 分析使用系统评价的方法学质量评价工具（assessing methodological quality of systematic reviews，AMSTAR）进行方法学质量评价[33]。针对 RCT 使用 Cochrane 风险偏倚评价工具进行评价[34]。针对观察性研究使用纽卡斯尔 – 渥太华量表（Newcastle–Ottawa Scale，NOS）对相应类型的研究进行方法学质量评价[35]。使用推荐意见分级的评估、制定和评价（grading of recommendation assessment，development and evaluation，GRADE）方法对证据体的质量进行评价并对推荐意见进行分级[36]，见表 1–16、表 1–17。

表 1–16　本指南中涉及的证据质量分级与定义

证据质量分级	定义
高（A）	非常有把握观察值接近真实值
中（B）	对观测值有中等把握：观察值有可能接近真实值，但也有可能差别很大
低（C）	对观察值的把握有限：观察值可能与真实值有很大差别
极低（D）	对观察值几乎没有把握：观察值与真实值可能有极大差别

表 1–17　本指南中涉及的推荐强度分级与定义

推荐强度分级	定义
强推荐（1）	明确显示干预措施利大于弊
弱推荐（2）	利弊不确定或干预措施可能利大于弊

9. 推荐意见的形成

指南制定小组按证据评价结果，初步形成 7 条推荐意见。先后经过一轮面对面讨论会、一轮德尔菲法共识会以及一轮终审会后，最终确定了 6 条推荐意见的强度和推荐方向。

10. 指南的外审

本《指南》在发布前进行了同行评议，并对评审意见进行了回复和修改。

11. 指南的发布和更新

指南的全文优先在《中华关节外科杂志（电子版）》发表。同时，指南制定小组计划每 2 年进行指南的更新。

12. 指南的传播、实施和评价

指南出版后，将通过学术会议或学习班等方式进行传播。具体的传播方式包括：①将在 PRP 专业会议或骨关节炎相关学习班上传播 2 年；②指南的正文将以报纸、期刊、单行本、手册等形式出版传播；③本指南将以中、英文方式传播，并出现在学会相关网站；④通过互联网、手机 App 方式进行传播。

针对指南的实施和评价，拟通过发布本指南相关解读文章进一步促进指南的实施；通过可基于卫生保健实践指南的报告条目（reporting items for practice guidelines in healthcare，RIGHT）以及 AGREE Ⅱ 对该指南的报告质量以及制定质量进行评价。

利益冲突声明　本指南制定过程中，山东威高集团医用高分子制品股份有限公司赞助了修订会议。

参考文献

［1］Bijlsma JW，Berenbaum F，Lafeber FP. Osteoarthritis: an updatewith relevance for clinical practice [J]. Lancet，2011，377（9783）：2115-2126.

［2］Hunter DJ，Schofield D，Callander E. The individual andsocioeconomic impact of osteoarthritis [J]. Nat Rev Rheumatol，2014，10（7）：437-441.

［3］Tang X，Wang SF，Zhan SY，et al. The prevalence ofsymptomatic knee osteoarthritis in China results from the Chinahealth and retirement longitudinal study [J]. Arthritis Rheumatol，2016，68（3）：648-653.

［4］Kang X，Fransen M，Zhang Y，et al. The high prevalence of kneeosteoarthritis in a rural Chinese population: the Wuchuanosteoarthritis study [J]. Arthritis Rheum，2009，61（5）：641-647.

［5］Zhang JF，Song LH，Wei JN，et al. Prevalence of and risk factorsfor the occurrence of symptomatic osteoarthritis in rural regions ofShanxi Province，China [J]. Int J Rheum Dis，2016，19（8）：781-789.

［6］Lin J，Fransen M，Kang X，et al. Marked disability and high useof nonsteroidal antiinflammatory drugs associated with kneeosteoarthritis in rural China: a cross-sectional population-basedsurvey［J/OL］. Arthritis Res Ther，2010，12（6）：R225.

［7］Hawker GA，Croxford R，Bierman AS，et al. All-cause mortalityand serious cardiovascular events in people with hip and kneeosteoarthritis: a population based cohort study［J/OL］. PLoS One，2014，9（3）：e91286. doi: 10. 1371/journal.pone.0091286.

［8］Xing D, Xu YK, Liu Q, et al. Osteoarthritis and all-cause mortality in worldwide populations: grading the evidence from a meta-analysis ［J/OL］. Sci Rep, 2016, 6: 24393.

［9］Liu Q, Niu J, Li H, et al. Knee symptomatic osteoarthritis, walking disability, NSAIDs use and all-cause mortality:population-based Wuchuan osteoarthritis study ［J/OL］. Sci Rep, 2017, 7（1）: 3309.

［10］Abramson J, Starfield B. The effect of conflict of interest onbiomedical research and clinical practice guidelines: can we trustthe evidence in evidence-based medicine? [J]. J Am Board FamPract, 2005, 18（5）: 414-418.

［11］Pablos-Mendez A, Shademani R. Knowledge translation in globalhealth. J Contin Educ Health Prof, 2006, 26（1）:81-86.

［12］Green LW, Ottoson JM, García C, et al. Diffusion theory andknowledge dissemination, utilization, and integration in publichealth [J]. Annu Rev Public Health, 2009, 30: 151-174.

［13］Brown GA. AAOS clinical practice guideline: treatment ofosteoarthritis of the knee: evidence-based guideline, 2nd edition [J]. J Am Acad Orthop Surg, 2013, 21（9）: 577-579.

［14］Xing D, Wang B, Zhang W, et al. Intra-articular platelet-richplasma injections for knee osteoarthritis: An overview of systematicreviews and risk of bias considerations [J]. Int J Rheum Dis, 2017, 20（11）: 1612-1630.

［15］Dai WL, Zhou AG, Zhang H, et al. Efficacy of Platelet-Richplasma in the treatment of knee osteoarthritis: a meta-analysis ofrandomized controlled trials [J]. Arthroscopy, 2017, 33（3）: 659-670. e1.

［16］Meheux CJ, Mcculloch PC, Lintner DM, et al. Efficacy of intraarticular Platelet-Rich plasma injections in knee osteoarthritis: a systematic review [J]. Arthroscopy, 2016, 32（3）: 495-505.

［17］Laudy AB, Bakker EW, Rekers M, et al. Efficacy of platelet-rich plasma injections in osteoarthritis of the knee: a systematic review and meta-analysis [J]. Br

J Sports Med，2015，49（10）：657–672.

[18] Khoshbin A，Leroux T，Wasserstein D，et al. The efficacy of platelet–rich plasma in the treatment of symptomatic knee osteoarthritis: a systematic review with quantitative synthesis [J].Arthroscopy，2013，29（12）：2037–2048.

[19] Shen LX，Yuan T，Chen SB，et al. The temporal effect of platelet–rich plasma on pain and physical function in the treatment of knee osteoarthritis: systematic review and meta–analysis of randomized controlled trials［J/OL］. J Orthop Surg Res，2017，12（1）：16. DOI 10. 1186/s13018–017–0521–3.

[20] Kanchanatawan W，Arirachakaran A，Chaijenkij K，et al. Shortterm outcomes of platelet–rich plasma injection for treatment of osteoarthritis of the knee [J]. Knee Surg Sports Traumatol Arthrosc，2016，24（5）：1665–1677.

[21] Montañez–Heredia E，Irízar S，Huertas PJ，et al. Intra–articular injections of platelet–rich plasma versus hyaluronic acid in thetreatment of osteoarthritic knee pain: a randomized clinical trial in the context of the Spanish National Health Care System［J/OL］.Int J Mol Sci，2016，17（7）：E1064. doi: 10.3390/ijms17071064.

[22] Chang KV，Hung CY，Aliwarga F，et al. Comparative effectiveness of platelet–rich plasma injections for treating kneejoint cartilage degenerative pathology: a systematic review and meta–analysis [J]. Arch Phys Med Rehabil，2014，95（3）：562–575.

[23] Kon E，Buda R，Filardo G，et al. Platelet–rich plasma: intraarticular knee injections produced favorable results on degenerative cartilage lesions [J]. Knee Surg Sports Traumatol Arthrosc，2010，18（4）：472–479.

[24] Patel S，Dhillon MS，Aggarwal S，et al. Treatment with plateletrich plasma is more effective than placebo for knee osteoarthritis: aprospective，double–blind，randomized trial [J]. Am J Sports Med，2013，41（2）：356–364.

[25] Kavadar G，Demircioglu DT，Celik MY，et al. Effectiveness of platelet–rich plasma in the treatment of moderate knee osteoarthritis: a randomized prospective study [J]. J Phys Ther Sci，2015，27（12）：3863–3867.

［26］Cerza F，Carni S，Carcangiu A，et al. Comparison between hyaluronic acid and platelet-rich plasma，intra-articular infiltration in the treatment of gonarthrosis [J]. Am J Sports Med，2012，40（12）：2822-2827.

［27］Chen CPC，Cheng CH，Hsu CC，et al. The influence of platelet rich plasma on synovial fluid volumes，protein concentrations，andseverity of pain in patients with knee osteoarthritis [J]. Exp Gerontol，2017，93: 68-72.

［28］Zhang Q，Zhang T. Effect on pain and symptoms of aspiration before hyaluronan injection for knee osteoarthritis: a prospective，randomized，single-blind study [J]. Am J Phy Med Rehabil，2016，95（5）：366-371.

［29］Maricar N，Callaghan MJ，Felson DT，et al. Predictors of response to intra-articular steroid injections in knee osteoarthritis—asystematic review [J]. Rheumatology（Oxford），2013，52（6）:1022-1032.

［30］Kung J，Miller RR，Mackowiak PA. Failure of clinical practice guidelines to meet institute of medicine standards: Two more decades of little，if any，progress [J]. Arch Intern Med，2012，172（21）：1628-1633.

［31］Brouwers MC，Kerkvliet K，Spithoff K. The AGREE reporting checklist:a tool to improve reporting of clinical practice guidelines［J/OL］，2016: i1152. doi: 10.1136/bmj. i1152.

［32］Sinclair D，Isba R，Kredo T，et al. World Health Organization guideline development: an evaluation［J/OL］. PLoS One，2013，8（5）：e63715. doi:10.1371/journal. pone. 0063715.

［33］Shea BJ，Grimshaw JM，Wells GA，et al. Development of AMSTAR:a measurement tool to assess the methodological quality of systematic reviews［J/OL］. BMC Med Res Methodol. 2007，7:10. doi:10. 1186/1471-2288-7-10.

［34］Higgins JP，Altman DG，G tzsche PC，et al. The cochrane collaboration's tool for assessing risk of bias in randomised trials［J/OL］. BMJ，2011，343: d5928. doi: 10. 1136/bmj. d5928.

［35］Stang A. Critical evaluation of the Newcastle-Ottawa scale for the assessment of the quality of nonrandomized studies in metaanalyses [J]. Eur J Epidemiol，2010，25（9）：603–605.

[36] Atkins D，Eccles M，Flottorp S，et al. Systems for grading the quality of evidence and the strength of recommendations I: critical appraisal of existing approaches the GRADE Working Group［J/OL］. BMC Health Serv Res，2004，4（1）：38. doi:10. 1186/1472–6963–4–38.

参与指南修订人员名单（以姓名汉语拼音排序）

白 波 曹 斌 陈晓东 柴益民 郭 艾 黄必留 侯春林 黄 枫 黄山东

刘建全 刘礼初 梁伟国 廖威明 钱齐荣 王 蕾 邢 丹 徐卫东 余楠生

杨 睿 袁 霆 姚振钧 周 驰 张长青 张姝江 张 余

《指南》起草、修改、修订者（执笔）

邢 丹 余楠生 袁 霆 张长青

第十三节 推拿治疗膝关节骨关节炎个体化综合方案的专家共识（2018 年版）

卿伦学 王 宾 刘佳琪 李多多 江 浩 杨晓明

孙艳艳 刘长信 王锡友 于长禾

发表于《国际中医中药杂志》2018 年 5 月第 40 卷第 5 期

【摘要】为了形成推拿治疗膝关节骨关节炎（knee osteoarthritis，KOA）综合个体化临床干预方案的专家共识，课题组分析推拿专家的访谈、论著，总结形成推拿治疗 KOA 的初步方案，并采用专家共识会议的方式形成推拿治疗 KOA 方案的共识。经讨论，根据 KOA 主症个体化分类形成 3 套推拿治疗 KOA 的具体方案，其中，75%~80% 的条目为强推荐，其他为弱推荐，没有不推荐条目。故认为采用不同推拿手法治疗 KOA 的综合方案切实可行，标准化后具有可重复性。

【关键词】正骨；推拿；膝关节；骨关节炎；理筋手法

Expert consensus on the comprehensive individualized protocol of *Tuina* therapy for knee osteoarthritis

Qing Lunxue, Wang Bin, Liu Jiaqi, Li Duoduo, Jiang Hao, Yang Xiaoming, Sun Yanyan, Liu Changxin, Wang Xiyou, Yu Changhe. Department of the Tuina and Pain, Dongzhimen Hospital of Beijing University of Traditional Chinese Medicine, Beijing 100700, China
Corresponding author: Yu Changhe, Email: changhe.yu86@gmail.com

[Abstract] In order to form the expert consensus which researched on the comprehensive individualized protocol of Tuina therapy for Knee osteoarthritis, the preliminary protocol was summarized and formed by analyzing the interviews and published paper. And then the expert consensus method was applied for the protocols of Tuina therapy for KOA. After discussions, the consensus of three protocols according to the classification of KOA main symptomes was researched. In the protocols, 75%~80% of the entries were considered as strong recommendation, and the others were weak recommended. Thus, it is believed that the comprehensive protocols for the treatment of KOA with different Tuina manipulations is feasible and reproducible after standardization.

[Key words] Bone setting; *Tuina*; Knee joint; Osteoarthritis; *Lijin* manipulation

膝关节骨关节炎（knee osteoarthritis，KOA）是进行性加重的膝关节退变性疾病。据统计，全世界范围内 KOA 患者约有 2.5 亿人[1]。KOA 引起关节疼痛、活动功能受限，严重影响患者的生活质量，并带来巨大的社会负担和经济负担。

目前，国内外将 KOA 治疗方案的研究重点放在非药物、非手术治疗、患者教育、运动疗法及控制体重等方面，因这类治疗减少卫生经费消耗，且有较好的远期疗效，可作为核心治疗手段[2-8]。推拿治疗疼痛，尤其是缓解肌肉骨骼系统所致疼痛[9-10]，有助于放松、缓解压力，降低焦虑、抑郁水平，提高生活质量[11-15]。

目前，推拿联合基础疗法干预 KOA 的疗效得到证实，但推拿单独干预 KOA 的研究较少。因此，开展大样本、设计严谨的 RCT 验证推拿治疗 KOA 的有效性意义重大。

目前，推荐推拿治疗 KOA 的具体方法由基础手法组成. 但手法持续时间、操作顺序、手法强度、治疗频次等因素存在差异[16]，缺乏标准化流程。专家共识是多学科专家应用各自知识体系对相关问题多元化决策的整合并达成共识的方法，适用于临床指南、操作方案及研究标准化流程制定等。RCT研究的关键在于推拿治疗KOA方案的标准化及可重复性，且临床实际要根据患者的特异性表现进行个体化治疗。因此，根据不同KOA患者主症特点，总结近40年5代宫廷理筋术传承人推拿治疗KOA的经验，通过专家共识的方法对推拿方案进行凝练和标准化。

一、建立个性化推拿的方法

1. KOA主症表现：KOA在古时称为"鹤膝风""骨痹""膝痹"，多表现为膝部疼痛、肿胀及活动受限。中华医学会骨科学分会制定的骨关节炎诊治指南（2007年版）[7]指出关节疼痛、僵直及肿胀是KOA的典型症状。轻度关节疼痛表现为可忍受的间断性隐痛，一般休息后好转，活动后加重，气候变化是影响疼痛的重要因素之一。重者一般表现为持续性或夜间疼痛，若伴有关节肿胀则可见局部明显压痛，骨赘形成与关节积液是关节肿胀的常见原因。关节发僵主要指晨起时出现关节僵硬与发紧感，活动后逐渐缓解，持续时间几分钟到十几分钟不等，低气压、高湿度是加重晨僵的重要因素。

2. 推拿方案的初步建立：北京中医药大学东直门医院推拿科刘寿山先生主张宫廷理筋术"轻、柔、透、巧"的手法特点；其弟子孙呈祥以筋骨为思路，强调下肢的整体观，并运用解剖学知识，将整复手法巧妙地融合在治疗中，结合气血观念，总结出九步法治疗以膝关节外围疼痛为主要特征的KOA。臧福科围绕宫廷理筋术的治筋口诀"手为模，巧用力，意气和，暗劲生"的"柔字诀"，根据治疗KOA的经验，形成治疗以关节肿胀为主的臧氏"宫廷理筋振髌法"。季根林根据宫廷理筋术的"骨正筋柔气血以流"理论，结合患者的症状特点、现代解剖特征，建立了以膝关节腘窝僵直疼痛为主的季氏"后菱中线前圆法"。第三代传承人刘长信、王锡友继承创新、总结完善推拿治疗KOA方案，初步证明其有效性和安全性[17-19]。因此，通过对课题组专家的访谈及论著的分析总结，形成推拿治疗KOA的初步方案。

3. 专家共识会议裁决：①专家选择：从事推拿临床工作10年以上、具有副高职称以上的专家8人，包括骨科专家2人、针灸推拿专家4人、康复专家2人；从事推拿教学专家1人；循证方法学专家1人。②共识会议：课题组向会议小组陈述观点、意见并接受咨询，预设会议讨论内容，所有参会者要对问题熟悉，然后由核心小组组织问题引起讨论，根据讨论结果进行完善，达成共识并公布于众。③共识标准：参与者≥70%为"强推荐"，且<15%判定"强不推荐"的条目，为"强推荐"；参与者<15%判定"强推荐"，且≥70%判定"强不推荐"的条目，为"强不推荐"；介于两者之间的条目将由专家讨论决定并投票其是否为弱推荐或弱不推荐，投票≥60%即可判定。会议上，由专家新提出的条目由专家讨论并投票决定。

二、结果

经专家讨论，3个具体推拿疗法（治疗方案1共8个条目、治疗方案2共5个条目、治疗方案3共9个条目）的强推荐条目为75%~80%，其他均为弱推荐条目，没有不推荐条目。最终，中医推拿治疗KOA综合个体化方案根据KOA主症形成3个具体方案，见表1-18。

表1-18 中医推拿治疗膝关节骨关节炎的个体化综合方案讨论结果［条目数（%）］

共识标准	治疗方案1	治疗方案2	治疗方案3
强推荐	6（75）	4（80）	7（77.8）
弱推荐	2（25）	1（20）	2（22.2）
弱不推荐	0（0）	0（0）	0（0）
强不推荐	0（0）	0（0）	0（0）

1. 治疗方案一：适应症为KOA肿胀症状明显者。操作方法：①点穴开筋：医者五指同时点按患肢五个穴位，具体为一手的拇指、中指点按髀关、伏兔，同时另一手的拇指、食指、中指点按鹤顶、内外膝眼，同时点按30 s；②按穴养筋：医者一手拇指点按患肢足三里，另一手食指勾按三阴交，两穴同时点按30 s；③木穴舒筋：以食指桡侧面赤白肉际处针对膝关节僵筋进行拨揉，操作180 s；④手摸晃髌：一手拇指、食指、中指提捏髌骨，轻晃60 s；⑤摇揉膝眼：一手拇指、食指点按膝眼，另一手托住小腿轻轻摇晃，摇揉膝眼120 s；⑥屈按膝眼：双手拇指点按膝眼，余指托抱小腿，屈伸膝关节60 s；⑦摆揉髌极：一手按于髌骨上，另一手拇指、食指推按髌骨下缘轻轻摆揉，操作120 s；⑧劳宫振髌：将一手置于患者膝关节上，劳宫对髌骨，其余五指微

微张开放于肿胀的膝关节上，前臂置于患者胫骨上，在肩、肘、腕关节及上肢充分放松的状态下，做放松振法 300 s，见图 1-10。

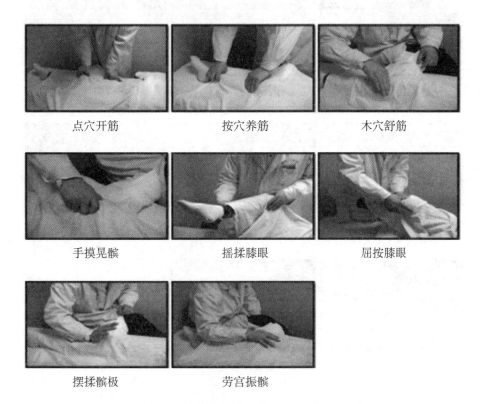

点穴开筋　　　　　　　按穴养筋　　　　　　　木穴舒筋

手摸晃髌　　　　　　　摇揉膝眼　　　　　　　屈按膝眼

摆揉髌极　　　　　　　劳宫振髌

图 1-10　膝关节肿胀症状明显的治疗方案示意图

2. 治疗方案二：适应症以关节僵直，尤以膝关节后侧疼痛并牵扯大腿后侧疼痛为主要症状。操作方法：患者俯卧位。①点穴开筋：点按环跳、承扶、殷门、委中、承山各 30 s；②菱形擦膝：擦揉膝后菱形区 3 min；③中线擦揉：擦揉膝内外侧中线区各 1 min。患者仰卧位；④五指五穴：医者五指同时点按患肢五个穴位，具体为一手的拇指、中指点按髀关、伏兔，另一手拇指、食指端分别点按鹤顶、内外膝眼 30 s；⑤按穴养筋：点按足三里、三阴交各 30 s；⑥中线擦推：指推膝内外侧中线区，擦法股内外前中线区各 1 min；⑦圆形擦髌：沿髌骨周围擦法操作 3 min；⑧推髌屈伸膝关节：两手环抱患膝，两拇指点按内外膝眼，余指托抱小腿，推髌屈伸膝关节 6 次，见图 1-11。

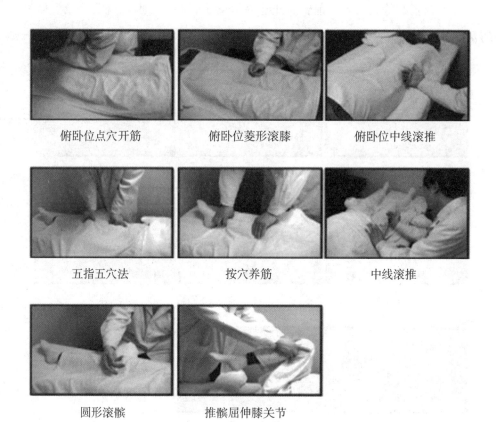

俯卧位点穴开筋　　　　俯卧位菱形滚膝　　　　俯卧位中线滚推

五指五穴法　　　　　　按穴养筋　　　　　　中线滚推

圆形滚髌　　　　　　推髌屈伸膝关节

图 1-11　膝关节僵直且后侧疼痛显著的治疗方案示意图

3. 治疗方案三：适应症为膝关节疼痛、活动受限。操作手法：患者仰卧，医者立于患侧。①按拿法治疗患肢 3 遍。医者双掌叠按，由患肢髂前上棘至踝部顺次按拿 3 遍，按至酸胀为度；②点穴开筋法：医者一手屈曲中指、拇指指端分别点按患肢髀关、伏兔，另一手屈曲拇指、食指，分别点按鹤顶、内外膝眼。五穴同时按 30 s；③按穴养筋法：一手拇指、另一手食指指端分别点按患肢足三里、三阴交，同时点按 30 s；④拿捏法治疗小腿 3 遍：双手拿捏患肢小腿脾胃经 3 遍，酸胀为度；⑤膝关节周围搓法：患膝周围施搓法 1 min；⑥捻法、分法、抖法舒理站立筋（腓肠肌）1 min；⑦六指六穴法：两手相对，屈曲的拇指、食指、中指分别点按血海、梁丘、内外膝缝、内外膝眼，六穴同时点按 30 s；⑧推髌屈伸膝关节法：两手环抱患膝，两拇指点按内外膝眼，余指托抱小腿，推髌屈伸膝关节 6 次；⑨膝部归合顺散法：患膝周围施用归合顺散法 1 min，见图 1-12。

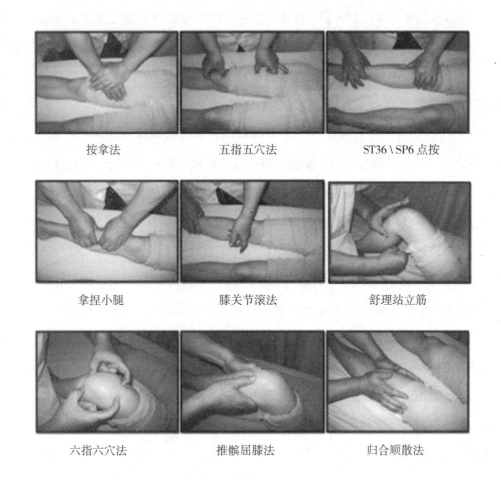

按拿法　　　　　　　　五指五穴法　　　　　　ST36 \ SP6 点按

拿捏小腿　　　　　　　膝关节滚法　　　　　　舒理站立筋

六指六穴法　　　　　　推髌屈膝法　　　　　　归合顺散法

图 1-12　膝关节疼痛且活动度差的治疗方案示意图

三、讨论

　　根据专家共识结果，提出 3 个以 KOA 主要症状作为个体化的分类指征，采用不同推拿手法治疗 KOA 的综合方案，为推拿手法开展治疗 KOA 提供了标准化的干预措施。

　　1.引起 KOA 疼痛、僵直及肿胀的病因病机：膝关节需要在保持灵活运动的同时负重。正是由于膝关节长期处于复杂的运动联合承重的生物力学环境中，其正常功能活动造成的关节软骨磨损超过其他关节，故更易致退变，引发疼痛[20]。KOA 发生疼痛的主要原因为滑膜炎症刺激、骨痛及膝关节周围痛阈降低，可能是由膝周肌肉力量不足导致关节失稳及步态改变的恶性循环所导致[21]。

2. 推拿手法解除症状的机制：推拿手法是目前治疗 KOA 的重要非手术疗法，应用范围广、不良反应少。推拿可改善骨关节炎的关节功能、恢复韧带弹性和韧性、延缓软骨磨损、促进滑液代谢，从而改善关节功能[22]。杜宁等[23-24]采用扫描电镜观察推拿治疗骨内高压型膝骨关节炎兔前后的胫骨内髁关节软骨超微结构改变，认为手法和关节被动活动可促进滑液向关节软骨浸透与扩散，改善血液循环，降低骨内压，提高关节周围组织的营养代谢，促进关节修复。推拿可减轻炎症反应，延缓软骨退变进程[25]。总之，推拿通过直接作用肌肉肌腱韧带等软组织使其放松，解除关节软骨与关节囊粘连。同时，可减少损害关节软骨的生物化学因子，延缓关节软骨退化。

3. 宫廷理筋术的治疗特点：专家共识以传统宫廷理筋术为基础，结合临床经验，凝练出具有系统性、规范性、可推广性的三套治疗方案，分别为治疗关节肿胀为主的臧氏"宫廷理筋振髌法"、以膝关节腘窝僵直疼痛为主的季氏"后菱中线前圆法"及治疗膝关节疼痛、活动度差的"九步八分法"。三套方案的共同特点为手法轻巧、柔和，力度可渗透深层。并提出"以筋代骨"的观点，即以筋（肌肉、韧带、半月板、关节软骨、关节囊等）代偿和带动改善骨的部分功能或改善骨的部分结构。①臧氏"宫廷理筋振髌法"的特点是将振法用于髌骨上，振法使体内物质的空间位置发生周期性或非周期性的往复变化，以达到治疗目的。振动可改善症状，提高下肢肌力[26-27]。适宜频率的振动还可改善肌肉拉伤，增进关节囊及肌腱张力[28]，有益于关节功能恢复，且在振动刺激后，肌肉本体感受器处于持续轻微的收缩状态，有利于物质交换，提高新陈代谢速率，消除疲劳[29]。②季氏"后菱中线前圆法"增加了俯卧位菱形滚膝及圆形滚髌，膝后菱形区由腓肠肌内外侧头与腘绳肌等肌腱构成，手法治疗膝后菱形区可同时放松多条膝周肌肉肌腱，改善循环，起到事半功倍的效果。圆形滚髌手法可缓解膝周肌肉紧张度，松解髌周软组织粘连，降低关节内压，通过改善胫骨上段、股骨下段及髌骨周围、膝关节囊滑膜组织的血液循环，促进滑膜组织分泌滑液，延缓软骨组织退变[30]。延缓兔膝关节透明软骨组织退变[31]。③孙氏"九步八分法"总结前两方案，在保证疗效基础上减少操作时间，提高效率，操作简单，易于推广。临床研究初步证明了"九步八分法"的有效性和安全性。

四、结论

目前，推拿治疗 KOA 的临床效果虽明确，但少有高质量 RCT 证明其有效性，通过专家共识提出的以 KOA 主要症状为个体化分类指征，得出以推拿手法治疗 KOA 的 3 个综合方案，该方案可重复、易操作，适于作为干预措施开展大样本 RCT 研究，以更好地探索推拿治疗 KOA 的有效性。

利益冲突申明　除基金项目支持外，本文全体作者未接受过第三方的资助或服务，未涉及任何利益冲突。

作者贡献声明　卿伦学酝酿和设计，采集、分析数据，起草、撰写；王宾、刘佳琪、李多多、江浩、杨晓明、孙艳艳：实施研究，分析数据；刘长信、王锡友、于长禾对文章的知识性内容进行审阅。

参考文献

［1］Vos T,Flaxman AD,Naghavi M,et al. Years lived with disability（YLDs）for 1160 sequelae of 289 diseases and injuries 1990–2010:a systematic analysis for the Global Burden of Disease Study 2010[J]. The Lancet,2012,380（9859）:2163–2196. DOI:10.1016/S0140–6736（12）61729–2.

［2］Bruyère O,Cooper C,Pelletier JP,et al. A consensus statement on the European Society for Clinical and Economic Aspects of Osteoporosis and Osteoarthritis（ESCEO）algorithm for the mana gement of knee osteoarthritis–From evidence–based medicine to the real–life setting[J]. Semin Arthritis Rheum,2016,45（S4）: S3–S11. DOI:10.1016/j.semarthrit. 2015.11.010.

［3］Conaghan PG,Dickson J,Grant RL,et al. Care and mana gement of osteoarthritis in adults:summary of NICE guidance[J]. BMJ,2008,336（7642）:502–503. DOI:10.1136/bmj.39490.608009.AD.

［4］Jevsevar DS. Treatment of Osteoarthritis of the Knee: Evidence–Based Guideline,2nd Edition[J]. J Am Acad Orthop Surg,2013,21（9）:571–576. DOI:10.5435/JAAOS–21–09–571.

［ 5 ］Mcalindon TE,Bannuru RR,Sullivan MC,et al. Oarsi Guidelines for the Non-sur gical Mana gement of Knee Osteoarthritis[J]. Osteoarthritis Cartilage,2014,22（3）:363-388. DOI:10.1016/j joca. 2014.01.003.

［ 6 ］Bruyre O,Cooper C,Pelletier JP,et al. An algorithm recommendation for themanagement of knee osteoarthritis in europe and internationally:a report from a task force of the european society for clinical and economic aspects of osteoporosis and osteoarthritis（ESCEO）[J]. Semin Arthritis Rheum,2014, 44（3）:253-263. DOI:10.1016/j.semarthrit.2014.05.014.

［ 7 ］中华医学会骨科学分会 . 骨关节炎诊治指南（2007 年版）[J]. 中华关节外科杂志 : 电子版 ,2007,1（4）:280-283. DOI:10.3969/ j.issn.1674-134X.2007.04.020.

［ 8 ］Fransen M,McConnell S,Harmer AR,et al. Exercise for osteoarthritis of the knee:a Cochrane systematic review[J]. Br J Sports Med,2015,49（24）:1554-1557. DOI:10.1136/bjsports- 2015-095424.

［ 9 ］Perlman AI,Sabina A,Williams AL,et al. Massage therapy for osteoarthritis of the knee:a randomized controlled trial[J]. Arch Intern Med,2006,166（22）:2533-2538. DOI:10.1001/archinte. 166.22.2533.

［ 10 ］Cherkin DC,Sherman KJ,Deyo RA,et al. A review of the evidence for the effectiveness,safety,and cost of acupuncture, massa getherapy,and spinal manipulation for back pain[J]. Ann Intern Med,2003,138（11）:898-906.

［ 11 ］Ezzo J,Haraldsson BG,Gross AR,et al. Massage for mechanical neck disorders:a systematic review[J]. Spine,2007,32（3）: 353-362. DOI:10.1097/01.brs.0000254099.07294.21.

［ 12 ］Back C,Tam H,Lee E,et al. The effects of employer-provided massa ge therapy on job satisfaction,workplace stress,and pain and discomfort[J]. Holist Nurs Pract,2008,23（1）:19-31. DOI:10.1097/01.HNP.0000343206.71957.a9.

［ 13 ］Sherman KJ,Ludman EJ,Cook AJ,et al. Effectiveness of therapeutic massa ge for generalized anxiety disorder:a randomized controlled trial[J]. Depress Anxiety,2010,27（5）: 441-450. DOI:10.1002/da.20671.

［14］Billhult A,Lindholm C, Gunnarsson Ronny,et al. The effect of massa ge on immune function and stress in women with breast cancer–a randomized controlled trial[J]. Auton Neurosci,2009, 150（1/2）:111–115. DOI:10.1016/j.autneu.2009.03.010.

［15］Bervoets DC,Luijsterburg PA,Alessie JJ,et al. Massage therapy has short–term benefits for people with common musculoskeletal disorders compared to no treatment:a systematic review[J]. J Physiother,2015,61（3）:106–116. DOI:10.1016/j.jphys.2015.05.018.

［16］中国中医药研究促进会骨科专业委员会,中国中西医结合学会骨伤科专业委员会关节工作委员会.膝骨关节炎中医诊疗专家共识（2015 年版）[J]. 中医正骨,2015,27（7）:4–5.

［17］王锡友,王福,孟祥奇,等.孙呈祥教授治疗膝骨性关节炎经验 [J]. 现代中西医结合杂志,2012,21（36）:4063–4064. DOI:10.3969/j.issn.1008– 8849.2012.36.036.

［18］王锡友,高雁冰,李洋,等.孙氏九步八分推拿法治疗膝关节骨性关节炎 30 例临床观察 [J]. 北京中医药,2014,33（7）: 522–525.

［19］赵宁建,郑宝,魏永康,等."九步八分法"配合中药热敷治疗膝骨性关节炎临床观察 [J]. 医学理论与实践,2014,27（18）:2458.

［20］郝智秀,冷慧杰,曲传咏,等.骨与膝关节生物力学行为研究 [J]. 固体力学学报,2010,31（6）:603–612.

［21］李建华,龚利,房敏.膝骨性关节炎疼痛机制及推拿治疗研究进展 [J]. 中国中医骨伤科杂志,2010,18（3）:68–69.

［22］巢朝栋.推拿治疗膝骨性关节炎的文献研究 [D]. 广州:暨南大学,2011.

［23］张昊,杜宁,任峰,等.手法治疗实验性膝骨关节炎扫描电镜研究 [J]. 中国中医骨伤科杂志,2000,8（2）:1–6.

［24］唐旭昇,杜宁,张昊.手法治疗大鼠实验性膝骨关节炎扫描电镜研究 [J]. 中医正骨,2001,13（1）:3–4.

［25］李永明,孙超,王晶.推拿对膝关节骨性关节炎髌韧带、关节软骨作用效应的动物实验研究 [J]. 武汉体育学院学报,2008, 213（8）:71–74,93. DOI:10.3969/j.issn.1000–520X.2008.08.015.

［26］金凤羽，阮祥燕．机械振动治疗绝经后女性膝骨性关节炎 [J]. 中国组织工程研究与临床康复,2007,11（40）:8099-8102. DOI:10.3321/j.issn: 1673-8225.2007.40.024.

［27］李志香，马超，张春林．振动对骨与关节病的影响 [J]. 中国组织工程研究与临床康复,2010,39（14）:7273-7276. DOI:10.3969/j.issn.1673-8225. 2010.39.013.

［28］Klyscz T,Ritter-Schempp C,Jünger M,et al. Biomechanical stimulation therapy as physical treatment of arthrogenic venous insufficiency[J]. Hautarzt,1997,48（5）:318-322.

［29］Nakamura H,Moroji T,Nagase H,et al. Changes of cerebral vasoactive intestinal polypeptide-and somatostatin-like immunoreactivity induced by noise and whole-body vibration in the rat[J]. Eur J Appl Physiol Occup Physiol,1994,68（1）:62-68.

［30］孟和，顾志华．骨伤科生物力学 [M]. 2 版．北京：人民卫生出版社,2006.

［31］戴七一，文宗振，阮萍，等．揉髌手法对兔膝关节软骨组织及细胞超微结构的影响 [J]. 中华中医药学刊,2012,30（9）: 1938-1940,2145.

第十四节　膝骨关节炎阶梯治疗专家共识
（2018 年版）

中华医学会骨科分会关节外科学组　吴阶平医学基金会骨科学专家委员会

发表于《中华关节外科杂志（电子版）》2019 年 2 月第 13 卷第 1 期

一、共识背景

骨关节炎（osteoarthritis，OA），是一种严重影响患者生活质量的关节退行性疾病，而膝骨关节炎（knee osteoarthritis，KOA）在临床最常见，主要表现为膝关节疼痛和活动受限。中华医学会骨科学分会关节外科学组和《中华骨科杂志》编辑部 2018 年 6 月发布《骨关节炎诊疗指南（2018 版）》，该指南结合 OA 疾病特点提出了金字塔型的阶梯化分级治疗策略，将 KOA 的治疗分为基础治疗、药物治疗、修复性治疗和重建治疗

4个层次，指导医生根据患者骨关节炎的不同程度进行相应治疗。

KOA是发病率最高、临床最常见、对个体和社会损害最大的OA。相对而言，KOA是OA的发生发展阶段性最清晰、相应治疗方法和原则最明确、最适合阶梯性分级治疗的OA。

由于种种原因，目前，我国各地区、各级医院骨科诊疗水平发展不均衡，关节疾病的诊疗水平参差不齐，对OA的诊疗缺乏系统性的培训、全面深入的认识，难以对OA患者严重程度进行恰当判断，易导致不适合治疗或诊疗延误。

有鉴于此，吴阶平医学基金会骨科学专家委员会依据中华医学会骨科分会关节外科学组制定的《骨关节炎诊疗指南（2018年版）》，汇聚全国关节外科学、中医学、康复医学等相关学科的专家们的专业经验和学识，聚焦对KOA的治疗，经过多轮充分细致、广泛深入、独立客观、科学循证的专题探讨，积聚共识，制定了《膝骨关节炎阶梯治疗专家共识》。本共识针对KOA的流行病学、诊断标准、治疗方法进行了系统的简化总结，着重结合其病理机制特点、提出了KOA分期标准、阶梯化分级治疗策略和参考性临床路径。本共识为医疗管理机构和各级医务人员对KOA的治疗工作，提供科学、规范、有效的参考和指导。

本共识分为正文和附件两部分。

二、KOA 的流行病学

KOA虽然无明显致命性，致残率也低于风湿性或类风湿性关节炎，但由于其患病率较高，因此是对老年人生活质量影响最大的一种骨关节炎。2018年版骨关节炎诊疗指南资料显示，我国膝关节症状性骨关节炎的患病率为8.1%；与国外流行病学调查相比，国内KOA发病率明显高于髋骨关节炎，且呈现明显的地域差异，即西南地区及西北地区明显高于华北地区和东部沿海地区。从区域特征来看，农村地区膝关节症状性骨关节炎患病率高于城市地区[1]。这一流行病学特点也充分反映了地域、性别与活动对KOA发病率的重要影响。

三、KOA 的临床症状

（一）膝关节疼痛

疼痛是绝大多数KOA患者就诊的第一主诉，初期为轻中度疼痛，非持续性，受凉时可诱发或加重疼痛[1-2]；随着疾病的进展，疼痛可能首先影响上下楼梯或蹲下起立动作，且与活动呈明显相关性。疾病进展到中期时疼痛症状会进一步影响平地行走。晚期可出现持续性疼痛，明显影响活动甚至影响睡眠及非负重活动。

（二）膝关节活动受限

KOA 早期影响膝关节活动不明显，多表现为膝关节长时间固定姿势后改变体位时短时间不灵活感。晚期关节活动可能明显受限，甚至导致残疾[3]。

（三）膝关节畸形

早期畸形不明显，随着疾病进展、软骨层变薄、半月板损伤脱落或骨赘增生等变化都可导致膝关节出现明显内翻、外翻或 / 和旋转畸形[4]。

四、辅助检查

（一）膝关节 X 线检查

膝关节 X 线片为 KOA 明确临床诊断的影像学"基本标准"，是首选的最简单、最有价值的影像学检查。在 X 线片上 KOA 的三大典型表现为：①受累关节非对称性关节间隙变窄；②软骨下骨硬化和（或）囊性变；③关节边缘骨赘形成。

（二）膝关节磁共振（magnetic resonance imaging，MRI）检查

膝关节 MRI 检查是对明确早期诊断、鉴别诊断、分期及确定治疗方法很有价值的影像学"补充标准"，表现为膝关节的关节软骨厚度变薄、缺损，骨髓水肿、囊性变、关节积液及腘窝囊肿。有些病例还伴有半月板损伤及变性。

（三）实验室检查

实验室检查是鉴别和排除与 KOA 表现相似的其他膝关节炎症等疾病的"鉴别标准"。KOA 患者的血常规、蛋白电泳、免疫复合物及血清补体等指标一般在正常范围内。若 KOA 患者处于急性发作期，可出现 C 反应蛋白（C reaction protein，CRP）和红细胞沉降率（erythrocyte sedimentation rate，ESR）轻度增高。

五、KOA 诊断和分期

（一）诊断标准

KOA 是发生于膝关节的 OA，它符合 OA 的共同特点，同时，具有膝关节这一特殊

部位的特点。膝关节为下肢负重关节，重力在 KOA 的致病机制和临床表现及诊疗方面具有重要意义，与负重活动相关的膝关节疼痛、肿胀，以及畸形、活动障碍是 KOA 的主要诊断标准。

（二）分期标准

为便于制订规范的相对应阶梯治疗方案，本共识参考中华医学会《骨关节炎诊疗指南》（2018 年版）[5] 提出了 KOA 分期标准。标准中的临床症状和体征包括膝关节疼痛、活动、肿胀和畸形 4 个方面[6]，其中，患者的主观疼痛为主要标准[7]。本共识使用视觉模拟评分法（visual analogue scale，VAS）评价疼痛严重程度（见附件 1），同时，将客观影像学检查作为确诊标准，其中，X 线片表现为基本标准，磁共振为补充标准。以目前临床上应用最广泛的 Kellgren-Lawrence（K-L）分级作为 X 线片表现的分级标准[8]（见附件 2）。膝关节核磁共振表现以 Recht 分级作为标准[9]（附件 3）。

KOA 分为以下 4 期（见图 1-13）：

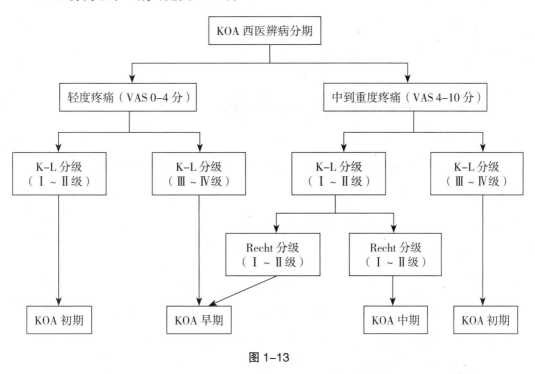

图 1-13

1. 初期。疼痛：偶发膝关节疼痛。活动：可正常进行日常活动。肿胀：无膝关节肿胀。畸形：无明显畸形（或原有畸形）。X 线片显示关节间隙可疑变窄，可能出现骨赘。K-L 分级Ⅰ级。

2. 早期。疼痛：经常出现膝关节疼痛。活动：日常活动基本不影响，少数患者平路行走偶有影响，常于起立、下蹲或者上下楼梯时疼痛，活动轻微受限。肿胀：偶发肿胀。畸形：无明显畸形（或原有畸形）。X 线片显示关节间隙轻度狭窄，有明显的小骨赘。K-L 分级Ⅱ级。

3. 中期。疼痛：经常出现膝关节严重疼痛。活动：日常活动因为疼痛而受限。肿胀：复发性膝关节肿胀。畸形：可能出现明显膝关节轻度内翻或者外翻畸形。X 线片显示明确的关节间隙狭窄，有中等量骨赘，软骨下骨骨质轻度硬化，可能出现膝关节骨性畸形（内翻畸形、外翻畸形、屈曲畸形）。K-L 分级Ⅲ级。

4. 晚期。疼痛：膝关节疼痛非常严重。活动：日常活动严重受限。肿胀：可能经常出现膝关节肿胀。畸形：可能出现严重的内翻、外翻畸形或屈曲挛缩畸形。X 线片显示严重的关节间隙狭窄，大量骨赘形成，明显的软骨下骨硬化，明显的膝关节骨性畸形。K-L 分级Ⅳ级。

当患者主观疼痛等级严重、X 线片表现 K-L 分级较低，二者不符合时，核磁共振检查作为补充标准，以其分级为准。

六、KOA 分期对应的阶梯治疗方法及临床路径

（一）阶梯治疗的原则

目标 OA 的最终治疗目的是缓解或消除疼痛，改善关节功能，提高患者生活质量[10]。中华医学会《骨关节炎诊疗指南》2018 年版提出基础治疗、药物治疗、修复性治疗和重建治疗四层次的金字塔型的阶梯治疗策略[5]。

针对 KOA 发生发展的阶梯性特点，结合我国目前 KOA 的诊疗现状，本共识提出规范性的 KOA 阶梯治疗的诊疗主体、诊疗措施、临床路径，以期通过优化 KOA 的诊疗路径体系和强化医学科普教育和中医康复医疗的作用，提高临床治疗水平、改善患者满意度，并为进一步研发医疗科学新技术开辟规范合理的空间。

（二）KOA 阶梯治疗的 4 级治疗阶梯

参阅《骨关节炎诊疗指南》（2018 年版），OA 治疗分为基础治疗、药物治疗、修

复性治疗和重建治疗四层次。因此，本共识确定 KOA 的阶梯治疗分为相应的 4 级阶梯
（见图 1-14）。

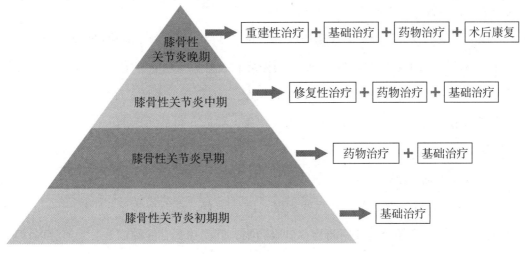

图 1-14

1. KOA 的基础治疗

KOA 的基础治疗包括预防保健和治疗康复两个方面，贯穿于健康人 - 患者 - 恢复
健康人的整个过程[11]。它由对患者进行科学的相关医疗科普教育、中医康健调理、辅
助支具保护、现代科学的肌肉锻炼和适宜活动指导[12]。

（1）患者教育：①充分认识到患者与医生的密切相互配合是维护健康的关键；②使
患者了解 KOA 的发生发展过程，充分阐释绝大多数 KOA 现代医学治疗的预后良好，
消除其思想负担；③家庭和社会的支持与帮助对患者的治疗起积极作用；④了解所用
药品的用法和不良反应[13]，在医生指导下规范用药，切勿自行任意改变。

（2）运动和生活指导：①告诫患者避免对本病治疗不利的各种因素，建立合理的
日常活动方式，如保护受累的膝关节，避免长途疲劳奔走、爬山、上下高层楼梯，以
及各种不良体位姿势（长久站立、跪位和蹲位等）。②肥胖者应减轻体质量，超重会
增加关节负担，应保持标准体质量[14]。③保护关节，可戴保护关节的弹性套，如护膝
等；避免穿高跟鞋，穿软、有弹性的"运动鞋"，用适合的鞋垫，对膝关节内侧室 OA
可用楔形鞋垫辅助治疗。④发作期减轻受累关节的负荷，可使用手杖、助步器等协助
活动[15]。

（3）科学合理的关节肌肉锻炼：①有氧运动，步行、游泳、骑自行车等有助于保

持关节功能[12]；②适度进行太极拳、八段锦运动[16]；③膝关节在非负重状态下做屈伸活动，以保持关节活动度[17]；④进行有关肌肉或肌群的锻炼以增强肌肉的力量和增加关节的稳定性，如下肢股四头肌等长伸缩锻炼等。

（4）中医和物理治疗：急性期物理治疗的主要目的是止痛、消肿和改善关节功能；慢性期物理治疗的目的是以增强局部血液循环和改善关节功能为主[18-19]。中医治疗可以减轻疼痛症状和缓解关节僵直[20]，包括按摩[21]、热疗、水疗、针灸[22-23]、推拿等。应注意所用方法可能对膝关节产生的潜在损害，要防止可能对后期治疗可能增加的意外风险，例如感染等。

2. KOA 的药物治疗

根据 OA 患者病变的部位及病变程度，内外结合，进行个体化、阶梯化的药物治疗。按药物使用途径分为外用药物、口服药物、肛门栓剂、静脉输入、关节腔内注射药物。药物作用范围分为局部用药和全身用药。根据药理作用分为糖皮质激素、非甾体类抗炎药（non-steroids anti-inflammation drugs，NSAIDs）、慢作用抗炎药物、镇痛药、抗焦虑药、中成药，以及透明质酸钠、几丁糖、富血小板血浆等关节内注射药物。应当注意，虽然口服 NSAIDs 最常用，但 NSAIDs 类药物具有天花板效应，过量使用不能增强疗效、可能增加毒副反应。对中重度症状可联合不同方式使用不同药物。患者在接受药物治疗时应继续基础治疗。

（1）局部外用药物治疗：由于外用药物主要集中作用于局部，吸收入血较少，药物的全身性毒副作用相对较轻。建议早期膝骨关节炎患者，尤其是高龄患者或基础疾病较多的患者，先选择局部外用药物治疗（如氟比洛芬凝胶贴膏、中药膏剂等）[24]。当皮肤有伤口、皮疹等不良状况时应慎用，出现过敏反应时应及时停止使用。

（2）口服药物：局部外用药物吸收较少和较慢，因此，全身性药理作用也相对较弱，药物起效较慢。口服药物由胃肠道吸收，可以达到较高的血药浓度，作用强于外用药物；同时，毒副作用也相对较大。① NSAIDs 类药物是治疗 KOA 最常用的Ⅰ类药物，建议首选选择性 COX-2 抑制剂，相对而言，其胃肠道的副作用小，如塞来昔布、艾瑞昔布、依托考昔等。②缓解关节疼痛、炎症性肿胀的慢作用药物，如地奥司明、氨基葡萄糖、双醋瑞因等。③阿片类镇痛药物，包括弱阿片类镇痛药及强阿片类镇痛药；对 NSAIDs 类药治疗无效或存在禁忌证的患者，单独使用或联合使用阿片类镇痛药，但应注意其不良反应及成瘾性。④抗焦虑药，可改善患者的抑郁和焦虑等精神改变，不仅可缓解因慢性疼痛导致的忧郁状态，还可增加中枢神经的下行性疼痛抑制系统功能，尤其对于关节置换术后慢性疼痛可考虑使用抗焦虑药物，如合用多塞平与阿米替林，或者单独使用乐瑞卡等。但应用时需注意药物不良反应[25-26]。⑤中成药，部分重要中药可通过各种途径改善关节功能、减轻疼痛，但其具体机制仍需高等级证据研究[27]。

（3）肛门栓剂：具有吸收快、起效快的特点。常用的是 NSAIDs 类药物，用于不便口服药物的患者。

（4）静脉输入：限于医疗机构内使用。具有起效快、调整剂量方便，用于不便口服药物的患者，多用于围手术期。常用的有 NSAIDs 类药物（如帕瑞昔布钠）、氟比洛芬酯、阿片类药物等。

（5）关节腔内注射药物：常用的注射药物包括糖皮质激素、几丁糖、玻璃酸钠等，可有效缓解疼痛，改善关节功能。但该方法是侵入性治疗，可能会增加感染的风险，必须严格无菌操作及规范操作。富血小板血浆是最新的研究和探索，其安全性和有效性尚需要进一步研究检验，有可能是 KOA 治疗的进步[28]。

3. KOA 的修复性治疗

（1）关节镜清理术：关节镜清理主要针对伴有机械交锁或半月板撕裂等症状的患者，通过关节镜游离体清理、半月板成型等，能减轻部分早中期患者的症状[29]。改善膝关节腔内微环境一定程度上有助于膝关节自我修复。对已出现力线异常、明显骨赘增生的晚期患者，单纯关节镜冲洗或清理手术效果差。

（2）关节软骨修复术及生物治疗：采用干细胞、软骨移植、微骨折技术、富集血小板血浆等多种组织工程及外科手段修复 KOA 病损的透明软骨[30]，其疗效尚需进一步研究探索。

（3）膝关节周围截骨术：适合膝关节力线不佳的单间室骨关节炎患者，包括胫骨结节截骨（纠正髌股关节轨迹不良）、股骨髁上截骨（股骨侧力线不良，多为膝外翻）、胫骨高位截骨（胫骨力线不良，多为膝内翻）。选择股骨、胫骨或腓骨截骨术，开放截骨或闭合截骨，要根据肢体长度、韧带肌腱止点是否受干扰、骨折能否愈合等因素进行个体化选择。

4. KOA 的重建治疗

（1）膝关节部分置换术：膝关节单间室骨关节炎，如果不伴有严重力线异常，且交叉韧带功能良好，可以实施单间室人工关节置换术治疗，预后良好[31]。包括：①单髁置换术，适用于单个胫股关节骨关节炎；②髌股关节置换术，适用于髌股关节炎。

（2）人工膝关节置换术：适用于严重的膝关节多间室骨关节炎，尤其伴有各种严重畸形时，其绝大多数远期疗效满意。全膝关节置换术后 20 年以上假体生存率超过 90%[32]。可作为 KOA 晚期的终极有效治疗方法。

（3）极少数 KOA 晚期患者由于同时伴发的其他疾病而预期无法通过人工膝关节置换术得到理想疗效时，不适宜进行重建治疗，而可以选择膝关节融合术甚至截肢术。

七、KOA 阶梯治疗的诊疗主体

KOA 的基础治疗、药物治疗、修复性治疗和重建治疗对医疗机构和医护人员的要求不同，难度和风险差异较大；同时，对应的国家相关的法律法规要求也不同。因此，相对应的实施的主体也不同，只有符合条件的医疗机构和医师方能进行相应的治疗活动。

（1）经过良好规范化培训的、具有合格的相关知识和技能的、具有法定执业资格的医师和合法医疗机构，均有能力进行 KOA 的基础治疗和药物治疗。

（2）KOA 的修复性治疗和重建治疗对医师和医疗机构的要求高。实施相关治疗的医师均需要经过相应的良好的规范性培训，充分掌握相关知识和技能；医疗机构具有相对应的硬件设施条件，例如，修复性治疗中的关节镜等相应设备，重建治疗中人工关节置换术需要百级层流净化手术室设施等。

八、KOA 阶梯治疗的临床路径

本共识根据参照 KOA 简明标准划分的 4 期，结合 KOA 的基础治疗、药物治疗、修复性治疗和重建治疗 4 级治疗阶梯，依据目前我国医疗现状，提出 KOA 阶梯治疗的临床路径参考规范（见图 1-15）。

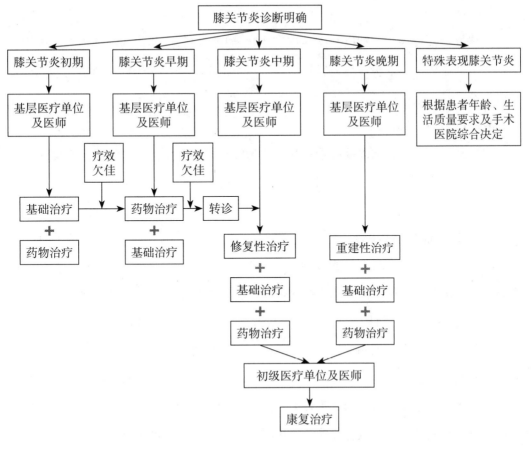

图 1-15

（一）基础治疗和药物治疗

二者贯穿于 KOA 的各期，各级医疗机构和医师均应高度重视，规范实施。根据 KOA 各期患者的特点，及时、科学、合理、积极地进行基础治疗和药物治疗。

（二）KOA 阶梯治疗路径

1. KOA 初期

以基础治疗为主，药物治疗为辅。以基层医疗机构和下级医师为治疗主体。上级医师和医疗机构帮助明确诊断后，宜转诊给下级医师和医疗机构继续治疗，并加以指导。

2. KOA 早期

以药物治疗为主，辅以基础治疗。以基层医疗机构和下级医师为治疗主体。上级医师和医疗机构帮助明确诊断后，宜转诊给下级医师和医疗机构继续治疗，并加以指导。

3. KOA 中期

以修复性治疗为主，辅以基础治疗和药物治疗。以符合条件的中高级医疗机构和医师为治疗主体。手术治疗后，宜择期转诊给下级医师和医疗机构继续康复治疗，并加以指导。

4. KOA 晚期

以重建治疗为主，辅以基础治疗和药物治疗。以符合条件的高级医疗机构和医师为治疗主体。手术治疗后，宜择期转诊给下级医师和医疗机构继续康复治疗，并加以指导。

5. 特殊表现的 KOA 患者

（1）对于影像学显示为严重的 KOA，而患者主观疼痛不明显者，根据患者意愿和要求，可以由符合条件的医师选择修复性治疗或者重建治疗，也可在上级医师的指导下、由下级医师和医疗机构进行基础治疗或者药物治疗，必要时转回再进行重建治疗。

（2）单纯髌股关节炎即髌股关节的退化，也是导致膝关节功能障碍的重要原因[33]，其发病机制主要包括生物学及力学因素。目前，对髌股关节炎严重程度仍缺乏有效分级，但其治疗仍应根据病情的严重程度行阶梯治疗。早期以保守治疗为主，并辅以非甾体类抗炎药及镇痛药以减轻症状。对于慢性期的患者应积极进行膝关节周围肌肉锻炼增强膝关节稳定性。疼痛程度较重且经保守治疗无效时可考虑手术治疗，如关节镜下清理术、外侧支持带松解术、内侧髌股韧带重建、胫骨结节转移术等。重度患者可考虑髌股关节置换术或全膝置换术[34]。

九、结束语

KOA 疾病具有发病率高、病程长、阶梯性明显、对生活质量影响大等特点，通过推广 KOA 阶梯治疗这一最新理念，有利于贯彻预防为主的方针，探索 KOA 阶梯治疗的有效路径及模式，可达到疾病治疗方法的标准化和规范化，患者就医的便利化和高效化，各级各类医疗机构和医护人员职能作用的清晰化和明确化，社会整体医疗费用的合理化和最小化，从而提高我国 KOA 的治疗水平，保护有效劳动力，减少老年人因病致残生活不便引发的社会及家庭医疗负担。

附件 1：KOA（膝骨关节炎）疼痛视觉模拟评分法标准

临床上最为常用的是视觉模拟评分法（visual analogue scale，VAS）。由于 VAS 是一种主观疼痛评分，能够较好体现患者的主观感受，因此，建议使用该方法对骨关节炎患者进行初筛。但应注意该方法对感知直线和准确标定能力差或对描述词理解力差的老年人不宜使用。0 分表示无痛，1~3 分表示轻度疼痛，4~6 分表示中度疼痛，7~10 分表示重度疼痛。

附件 2：KOA（膝骨关节炎）的 K-L（Kellgren–Lawrence）分级标准

患者膝关节影像学表现是诊断 OA 及判断疾病严重程度的重要指标。由于 X 线检查价格低廉，普及程度好，同时能有效了解病变进展情况和疗效评估，因此常规 X 线摄片是 KOA 临床诊断中最基本和首选的方法。建议将膝关节 X 线片表现作为评估膝骨关节炎分级的主要影像学指标。根据目前临床上应用的广泛程度及文献报道对于判断患者是否具有手术指征的效度，建议使用 Kellgren–Lawrence 分级[8] 作为对 KOA 分级的主要依据。

0 级　正常膝关节。

Ⅰ级　关节间隙可疑变窄，可能出现骨赘。

Ⅱ级　关节间隙轻度狭窄，有明显小的骨赘。

Ⅲ级　明确的关节间隙狭窄，有中等量骨赘，软骨下骨骨质轻度硬化，可能出现膝关节骨性畸形（内翻畸形、外翻畸形、屈曲畸形）。

Ⅳ级　严重的关节间隙狭窄，大量骨赘形成，明显的软骨下骨硬化，明显的膝关节骨性畸形。

附件 3：KOA（膝骨关节炎）MRI 检查的 Recht 分级标准

由于 OA 早期表现为软骨退变或剥脱、软骨下骨水肿等，单纯 X 线往往不能准确反映疾病的严重程度，导致单凭 X 线片往往难以区分极早期与早期 OA 患者，因此在临床遇到 X 线退变表现与疼痛强度明显不符的情况时，推荐患者接受 MRI 检查，并根据 MRI 检查结果进行再评估。对早期评估难以分级的患者进行 MRI 检查的影像学结果，推荐使用 Recht 分级[9] 进行再评估。

0 级正常软骨，软骨弥漫性均匀变薄但表面光滑。

Ⅰ级软骨分层结构消失，软骨内出现局灶性低信号区，软骨表面光滑。

Ⅱ级软骨表面轮廓轻至中度不规则，软骨缺损深度未及全层厚度 50%。

Ⅲ级软骨表面轮廓中至重度不规则，软骨缺损深度达全层厚度 50% 以上，但未完全脱落。

Ⅳ级软骨全层缺损、剥脱，软骨下骨质暴露，有或无软骨下骨骨质信号改变。

参与制定人员名单（按姓氏拼音排序）

戴尅戎　张英泽　王坤正　钱齐荣　蔡郑东　陈卫衡　戴雪松　范卫民　冯建民
黄　伟　金群华　李慧武　廖　琦　林剑浩　刘　强　刘　毅　吕　龙　吕松岑
裴福兴　曲铁兵　田晓滨　童培建　王爱民　王　波　王　飞　王惠芳　夏　军
徐卫东　许　鹏　严世贵　杨　柳　杨　佩　姚振均　余楠生　赵建宁　周建生
查振刚

（执笔：王波、余楠生）

参考文献

[1] Tang X, Wang SF, Zhan SY, et al. The prevalence of symptomatic knee osteoarthritis in China results from the China health and retirement longitudinal study[J]. Arthritis Rheumatol, 2016, 68（3）: 648-653.

[2] Altman R, Asch E, Bloch D, et al. Development of criteria for the classification and reporting of osteoarthritis. Classification of osteoarthritis of the knee. Diagnostic and Therapeutic Criteria Committee of the American Rheumatism Association[J]. Arthritis Rheum, 1986, 29（8）: 1039-1049.

[3] Altman R, Alarcón G, Appelrouth D, et al. The American college of rheumatology criteria for the classification and reporting of osteoarthritis of the hip[J]. Arthritis Rheum, 1991, 34（5）: 505-514.

[4] Zhang W, Doherty M, Leeb BF, et al. EULAR evidence-based recommendations for the diagnosis of hand osteoarthritis: report of a task force of ESCISIT[J]. Ann Rheum Dis, 2009, 68（1）: 817.

[5] 中华医学会骨科学分会. 骨关节炎诊治指南（2018 年版）[J]. 中华骨科杂志,

2007，27（10）：793-796.

［6］Osteoporosis Group of Chinese Orthopaedic Association.Guideline for diagnosis and treatment of osteoarthritis[J].Chin J Orthop，2007，27(10):793-796.

［7］Altman R，Alarcón G，Appelrouth D，et al. The American College of Rheumatology criteria for the classification and reporting of osteoarthritis of the hand[J]. Arthritis Rheum，1990，33（11）：1601-1610.

［8］Kellgren JH，Lawrence JS. Radiological assessment of osteoarthrosis[J]. Ann Rheum Dis，1957，16（4）：494-502.

［9］RechtMP，Resnick D. Mr imaging of articular cartilage: current status and future directions[J]. AJR Am J Roentgenol，1994，163（2）：283-290.

［10］Nelson AE，Allen KD，Golightly YM，et al. A systematic review of recommendations and guidelines for the management of osteoarthritis: The Chronic Osteoarthritis Management Initiative of the US Bone and Joint Initiative[J]. Semin Arthritis Rheum，2014，43（6）：701-712. 中华关节外科杂志（电子版）2019年2月第13卷第1期 Chin J Joint Surg（Electronic Edition），February 2019，Vol. 13，No. 1

［11］Thorstensson CA，Garellick G，Rystedt H，et al. Better management of patients with osteoarthritis:development and nationwide implementation of an evidence-based supported osteoarthritis self Management Programme［J/OL］. Musculoskeletal Care，2015，13（2）：67-75. doi: 10. 1002/msc. 1085.

［12］Brand E，Nyland J，Henzman C，et al. Arthritis self-efficacy scale scores in knee osteoarthritis:a systematic review and meta-analysis comparing arthritis self-management education with or without exercise［J/OL］. J Orthop Sports Phys Ther，2013，43（12）：895-910. doi: 10. 2519/jospt. 2013. 4471.

［13］Fernandes L，Hagen KB，Bijlsma JW，et al. EULAR recommendations for the non-pharmacological core management of hip and knee osteoarthritis[J]. Ann Rheum Dis，2013，72（7）：1125-1135.

［14］Christensen R，Bartels EM，Astrup A，et al. Effect of weight reduction in obese patients diagnosed with knee osteoarthritis: a systematic review and meta-analysis[J].

Ann Rheum Dis，2007，66（4）：433–439.

［15］Beumer L，Wong J，Warden SJ，et al. Effects of exercise and manual therapy on pain associated with hip osteoarthritis: a systematic review and meta–analysis[J]. Br J Sports Med，2016，50（8）：U29–458.

［16］Lauche R，Langhorst J，Dobos G，et al. A systematic review and meta–analysis of Tai Chi for osteoarthritis of the knee[J]. Complement Ther Med，2013，21（4）：396–406.

［17］De Mattos F，Leite N，Pitta A，et al. Effects of aquatic exercise on muscle strength and functional performance of individuals with osteoarthritis: a systematic review[J]. Rev Bras Reumatol，2016，56（6）：530–542.

［18］周谋望，岳寿伟，何成奇，等.《骨关节炎的康复治疗》专家共识 [J]. 中华物理医学与康复杂志，2012，34（12）:951–953.

［19］Waller B，Ogonowska–Slodownik A，Vitor MA，et al. Effect of therapeutic aquatic exercise on symptoms and function associated with lower limb osteoarthritis: systematic review with Meta Analysis[J]. Phys Ther，2014，94（10）：1383–1395.

［20］Corbett MS，Rice SJ，Madurasinghe V，et al. Acupuncture and other physical treatments for the relief of pain due to osteoarthritis of the knee: network meta–analysis[J]. Osteoarthritis Cartilage，2013，21（9）：1290–1298.

［21］Forestier R，Forestier FB，Francon A. Spa therapy and knee osteoarthritis: A systematic review[J]. Ann Phys Rehabil Med，2016，59（3）：216–226.

［22］Manyanga T，Froese M，Zarychanski R，et al. Pain management with acupuncture in osteoarthritis: a systematic review and metaanalysis［J/OL］. BMC Complement Altern Med，2014，14: 312. doi:10. 1186/1472–6882–14–312.

［23］Zeng C，Li H，Yang T，et al. Electrical stimulation for pain relief in knee osteoarthritis:systematic review and network meta–analysis［J/OL］. Osteoarthritis Cartilage，2015，23（2）：189–202. doi: 10. 1016/j. joca. 2014. 11. 014.

［24］叶华，左晓霞，古洁若，等 . 氟比洛芬巴布膏治疗膝骨关节炎疼痛的全国多中心随机开放阳性药对照临床研究 [J]. 中华风湿病学杂志，2012，16

（9）:606–610.

［25］Risser RC，Hochberg MC，Gaynor PJ，et al. Responsiveness of the intermittent and constant osteoarthritis pain（ICOAP）scale in a trial of duloxetine for treatment of osteoarthritis knee pain［J/OL］. Osteoarthritis Cartilage，2013，21（5）：691–694. doi: 10. 1016/j. jo–ca. 2013. 02. 007.

［26］Hochberg MC，Wohlreich M，Gaynor P，et al. Clinically relevant outcomes based on analysis of pooled data from 2 trials of duloxetine in patients with knee osteoarthritis［J/OL］. J Rheumatol，2012，39（2）：352– 358. doi: 10. 3899/jrheum. 110307.

［27］Chen B，Zhan HS，Marszalek J，et al. Traditional Chinese medications for knee osteoarthritis pain: a Meta–Analysis of randomized controlled trials［J/OL］. Am J Chin Med，2016，44（4）：677–703. doi: 10. 1142/s0192415x16500373.

［28］中国医疗保健国际交流促进会骨科分会. 富血小板血浆在骨关节外科临床应用专家共识（2018 年版）［J/CD］. 中华关节外科杂志（电子版），2018，12（5）:1–5.

［29］Moseley JB，O'malley K，Petersen NJ，et al. A controlled trial of arthroscopic surgery for osteoarthritis of the knee[J]. N Engl J Med，2002，347（2）：81–88.

［30］王庆，黄华扬，张涛，等. 基质诱导自体软骨细胞移植修复膝关节软骨损伤的早期疗效 [J]. 中华骨科杂志，2016，36（1）：28–34.

［31］戴雪松，宓云峰，熊炎，等. 活动与固定平台的单髁假体置换治疗膝关节内侧间室骨关节炎 [J]. 中华骨科杂志，2015，35（7）：691–698.

［32］Niinim@ ki T，Eskelinen A，M @ kel @ K，et al. Unicompartmental knee arthroplasty survivorship is lower than TKA survivorship: a 27–year Finnish registry study [J]. Clin Orthop Relat Res，2014，472（5）：1496–1501.

［33］Kim YM，Joo YB. Patellofemoral osteoarthritis[J]. Knee Surg Relat Res，2012，24（4）：193–200.

［34］Cotic M，Forkel P，Imhoff AB. Patellofemoral arthroplasty. Oper Orthop Traumatol，2017，29（1）：40–50.

第十五节　膝骨关节炎中西医结合诊疗指南
（2018 年版）

中国中西医结合学会骨伤科专业委员会

发表于《中华医学杂志》2018 年 12 月 4 日第 98 卷第 45 期

膝骨关节炎（knee osteoarthritis，KOA）是一种慢性退行性骨关节疾病。我国中老年人群中症状性 KOA 的患病率为 8.1%[1]，且有不断升高的趋势。该病严重影响患者生活质量并有一定的致残率，对社会经济造成巨大负担。中西医在 KOA 的诊疗中各有优势，为明确中西医结合在 KOA 诊疗中的作用，提高中西医结合诊疗水平，中国中西医结合学会骨伤科专业委员会组织专家，根据近年来 KOA 最新诊疗进展，参考国内外指南和最新循证医学证据，结合临床经验经过多次讨论制定本指南。本指南仅为学术性指导意见，实施时应结合患者和医疗的具体情况。采取各种预防及治疗措施前，应参阅相关产品说明书。

一、定义

KOA 属中医"骨痹""痹症"等范畴，1997 年国家中医药管理局颁布的《中医临床诊疗术语》疾病部分将其统称为"膝痹"。其病因病机主要是肝肾不足、风寒湿邪气外侵，证属本虚标实，本痿标痹[2]。KOA 的特征性病理改变为关节软骨退行性变、软骨下骨质反应性改变、关节边缘骨赘形成、滑膜病变、韧带松弛或挛缩、关节囊挛缩等[3]。临床表现为关节疼痛、肿胀、僵硬等症状。

二、诊断
（一）临床诊断

根据患者病史、症状、体征和影像学表现可做出诊断。本指南提出的 KOA 诊断标准（见表 1-18）参考美国风湿病学会标准[4]、欧洲抗风湿联盟的诊断建议[5]及国际骨关节炎研究学会的 MRI 诊断研究[6]。

表 1-18 膝骨关节炎的诊断标准

序号	症状或体征
1	近 1 个月内反复膝关节疼痛
2	年龄 ≥ 50 岁
3	晨僵时间 ≤ 30 min
4	活动时有骨摩擦音（感）
5	X 线片（站立或负重位）示关节间隙变窄、软骨下骨硬化和（或）囊性变、关节缘骨赘形成
6	MRI 示软骨损伤、骨赘形成、软骨下骨骨髓水肿和（或）囊性变、半月板退行性撕裂、软骨部分或全层缺失

注：满足诊断标准 1+2+3+4 或 1+5 或 1+6，可诊断为 KOA。

（二）中医辨证

本指南参考现有分型[7-9]，结合专家讨论，将 KOA 分为气滞血瘀、风寒湿痹、肝肾亏虚和湿热蕴结四型（见表 1-19）。

表 1-19 膝骨关节炎的中医辨证分型

分型	描述
气滞血瘀型	关节刺痛，痛有定处，局部僵硬，或麻木不仁，舌质紫暗，或有瘀斑，苔白面干，脉弦涩
风寒湿痹型	关节酸楚疼痛，或如刀割或酸痛重着或肿胀变形，关节活动欠灵活，遇冷加剧，得温痛减，舌质淡，苔白腻，脉紧或沉
肝肾亏虚型	关节红肿、灼热、疼痛，甚则痛不可触，得冷则舒，可伴全身发热或皮肤红斑，舌质红，苔黄，脉滑数

（三）分期

目前 KOA 分期有多种方法，主要有 Kellgren-Lawrence 放射学诊断分级（见表 1-20）[10]和软骨损伤的 MRI 分级（见表 1-21）[11]。

表 1-20 膝骨关节炎 Kellgren-Lawrence 分级

分型	描述
0 级	无改变（正常）
I 级	X 线可能有骨赘，关节间隙可疑变窄
II 级	X 线有明显骨赘，关节间隙可疑变窄
III 级	X 线有中等量骨赘，关节间隙变窄较明显，有硬化性改变
IV 级	大量骨赘，关节间隙明显变窄，严重硬化性病变及明显畸形

表 1-21　膝骨关节炎软骨损伤的 MRI 分级

分级	描述
0 级	无改变（正常）
Ⅰ级	软骨内异常信号，但软骨面光滑
Ⅱ级	软骨表面轻度不规划和（或）软骨全层厚度 50% 以下的局灶缺损
Ⅲ级	软骨表面严重不规划和（或）软骨全层厚度 50% 以上但未达全层的局灶缺损
Ⅳ级	软骨全层缺损，软骨下骨暴露

三、治疗

本指南将治疗建议分为 5 个等级：推荐、可使用、选择性使用、谨慎使用和不推荐。

（一）基础治疗

1. 健康教育与自我管理：健康教育的途径包括讲座、宣传册、电话访问、支持团队及网站等。通过健康教育向患者解释疼痛产生的机制和疾病的转归，指导患者管理生活方式、运动习惯、心态和体重等[12]。

推荐 KOA 患者接受健康教育，实现自我管理。

2. 体重控制：肥胖与 KOA 的发生存在显著相关性。减重可缓解疼痛、改善关节功能和提高生活质量[13]。依靠低能量饮食减重的 KOA 患者可能存在下肢肌肉组织及力量的损失，应制订相应的锻炼计划[14]。

推荐 KOA 患者将体质指数（BMI）控制在 25 kg/m^2 以下。

3. 运动疗法：可缓解疼痛、增强膝关节周围肌力、提高膝关节稳定性、改善本体感觉并延缓疾病进程[15]。具体形式包括低强度的有氧训练、膝关节周围肌肉力量训练、膝关节本体感觉训练、膝关节非负重位的活动度训练[13, 15-16]。运动疗法对应的中医概念是练功疗法，古称导引。太极可缓解 KOA 疼痛，提升膝关节肌力和平衡性，改善负面情绪[17]。依从性是保证运动疗法有效的根本因素，而提高依从性的方法主要包括个性化的锻炼计划及目标设定、社会家庭支持、教育和随访[15, 18]。心肌病、显著的三动脉瓣狭窄、运动性室性心律失常是运动疗法的禁忌[19]。

推荐运动疗法。临床医师应评估患者心肺等功能，基于病情制订个体化运动方案并定期随访。

（二）非药物治疗

1. 推拿：通过手法，起到舒筋通络，活血化瘀，松解粘连，滑利关节的作用，可明显改善患膝疼痛、肌力和功能[20-22]。但伴感染、肿瘤、皮肤问题或心脑血管疾病者，须谨慎使用[22]。

可使用推拿疗法。

2. 穴位按摩：通过特定手法作用于人体体表的特定穴位，起疏通经络、调理气血、抗炎镇痛效果[23-25]。其中，耳部因神经分布密集，按摩时刺激相应穴位有镇静止痛、调节植物神经紊乱和益气活血的作用[26-27]。

推荐穴位按摩疗法，如耳穴按摩。

3. 针灸：针刺可调和营卫，使风、寒、湿邪无所依附，疏通气血经络，通则不痛。灸法则集热疗、光疗药物刺激与特定腧穴刺激于一体，能有效降低炎症灶血管通透性，改善血液流变学和血液动力学缓解症状[28-29]。针灸为针刺与灸法的联合，可促进局部血液循环减轻关节疼痛，可作为慢性膝关节痛无法手术者的替代疗法[30-31]。

可使用针灸疗法。

4. 针刀：通过切割、分离、铲剥膝关节周围组织达到恢复膝关节生物力学平衡、促进微循环、降低骨内压、减轻炎性刺激、缓解疼痛和改善功能的目的[32-33]。操作者需熟练掌握膝关节解剖及适应证，且应保持严格无菌。存在严重内外科疾病、妊娠、局部有重要神经和血管分布时，须谨慎使用[34]。

可选择性使用针刀疗法。

（三）药物治疗

1. 中药熏洗：集药疗、热疗、中药离子渗透于一体，利用药物煮沸后产生的蒸汽熏蒸肌肤，开泄腠理、渍形为汗、驱邪外出。研究表明，中药熏洗配合关节镜、玻璃酸钠等疗法，可提高整体临床疗效[35-36]。有皮肤条件不良或过敏、KOA急性发作皮温较高、心脑血管疾病等情况者应谨慎使用。

推荐中药熏洗疗法，但湿热蕴结型KOA患者应谨慎使用。

2. 中药贴敷：是将中药方剂制成贴膏、膏药和药膏的外用中药[37]，贴敷在患处或穴位处，在长时间、低热量的不断刺激中促进血液循环，抗炎消肿，缓解疼痛和恢复关节功能。但需注意局部皮肤过敏等不良反应的发生[35]。

推荐中药贴敷疗法，如骨通贴膏等。

3. 中药内服

（1）气滞血瘀型：长期劳损或外力直接损伤筋骨，气血瘀阻，宜活血化瘀、通络止痛为主。现代药理表明，行气活血中药可改善循环，加速炎性介质代谢，有抗炎镇痛作用[39]。

推荐血府逐瘀汤（《医林改错》）加减：桃仁、红花、当归、生地黄、牛膝、川芎、桔梗、赤芍、枳壳、甘草、柴胡等；中成药如恒古骨伤愈合剂、盘龙七片、风湿骨痛胶囊等。

（2）风寒湿痹型：机体外感风寒湿邪，痹阻经脉，宜温经散寒、养血通脉为主。用药时应寒温兼顾，攻补兼施，KOA晚期可酌情使用益气养血药物。研究表明，祛风寒湿类中药具有抑制炎症反应、缓解肿痛的作用[40]。

推荐蠲痹汤（《医学心悟》）加减：羌活、独活、桂心、秦艽、当归、川芎、炙甘草、海风藤、桑枝、乳香、木香等；中成药：如风湿骨痛胶囊、盘龙七片、黑骨藤追风活络胶囊等。

（3）肝肾亏虚型：肝主筋，肾主骨，肝肾亏虚则筋骨失养，宜滋补肝肾为主。部分补益肝肾中药通过调节信号通路保护关节软骨，改善骨代谢，缓解患膝疼痛并提高功能[41-44]。

推荐左归丸（偏肾阴虚）、右归丸（偏肾阳虚）（《景岳全书》）加减：熟地黄、山药、枸杞、山茱萸、川牛膝、鹿角胶、龟板胶、菟丝子等；中成药：如仙灵骨葆胶囊、壮骨关节胶囊、金天格胶囊、恒古骨伤愈合剂等。

（4）湿热蕴结型：机体外感湿热之邪，或病变日久，郁而化热，宜清热利湿，通络止痛为主。清热类药多苦寒，可收缩炎症局部血管，减少炎症充血和渗出，起抗炎镇痛作用[45]。

推荐四妙散（《成方便读》）加减：苍术、黄柏、薏苡仁、川牛膝等。

4. 非甾体类抗炎药（NSAIDs）：是KOA治疗的一线药物，用于减轻疼痛、僵硬，改善膝关节功能。适用于KOA初始药物治疗[46]。外用NSAIDs安全有效[47]，建议KOA轻、中度疼痛优先选择外用NSAIDs而非口服[12]，中、重度疼痛可联合使用[48]。年龄大于75岁者应选择外用NSAIDs为主[49-50]。

口服 NSAIDs 应最低有效剂量、短疗程使用[12, 51]，注意其引发胃肠道症状、肾功能损害、影响血小板功能和增加心血管不良事件的风险。选择性环氧合酶 -2（COX-2）抑制剂的止痛效果与非选择性相当，但可减少胃肠道症状[52]，胃肠道症状风险较高者可选用，或非选择性 NSAIDs 加用 H_2 受体拮抗剂、质子泵抑制剂或米索前列醇等胃黏膜保护剂[12, 48, 51]。不建议慢性肾病Ⅳ和Ⅴ期患者使用 NSAIDs，Ⅲ期患者使用 NSAIDs 需评估风险和获益[49]。NSAIDs 可增加心血管不良事件风险[52-53]，且可能降低小剂量阿司匹林的抗血小板作用，以致其保护心脏和预防卒中的作用减弱[54]。使用 NSAIDs 药物前应评估心血管风险[12, 48-49]。研究表明中药防己中提取的镇痛药物汉防己甲素具有 COX-2 选择性抑制和心脏保护作用[55-56]，是有心血管风险的患者可选用的药物。

推荐 NSAIDs 作为 KOA 的一线药物。对于口服 NSAIDs，临床医师需参考药物说明书并评估消化道、肾、心血管等风险。

5. 阿片类止痛药：是对 NSAIDs 无效且不愿或无法接受手术的 KOA 重度疼痛患者的选择[49, 57]。推荐短期使用[57]，从低剂量开始逐日加量，以减少不良反应[51]。

可短期使用阿片类止痛药。

6. 关节腔注射药物

（1）玻璃酸钠：可缓解疼痛，改善关节功能，安全性良好，治疗轻、中度 KOA 效果明显[58]，研究显示其对重度 KOA 也有帮助[59]。高分子量交联玻璃酸钠在关节腔内具有更长的半衰期，缓解疼痛效果和安全性优于中、低分子量玻璃酸钠[60-61]。

可使用关节腔注射玻璃酸钠，交联玻璃酸钠效果更佳。

（2）皮质类固醇激素：缓解疼痛起效迅速，可用于止痛药物效果不满意的 KOA 中、重度疼痛，以及伴有关节积液或其他局部炎症时[12, 49, 62]。多次应用激素会对膝关节软骨产生不良影响，同一关节注射间隔不应短于 4 个月[51]，每年不超过 3 次[48]。

谨慎使用关节腔注射皮质类固醇激素。

（3）富血小板血浆：可调节膝关节腔内炎症反应并促进组织修复，从而缓解疼痛和改善膝关节功能[63-64]，对年轻、病情较轻者疗效更好[65]，长期效果需更高质量的研究支持[66]。

谨慎使用关节腔注射富血小板血浆。

7. 缓解骨关节炎症状的慢作用药物（SYSADOAs）：包括软骨素、氨基葡萄糖、双醋瑞因等。研究认为 SYSADOAs 可改善 KOA 症状，但其延缓疾病进程的作用和临床疗效存在争议[46, 51, 67-68]。

可使用 SYSADOAs。

（四）手术治疗

1. 关节镜清理术：可清理半月板碎片、增生滑膜和游离体，对早、中期，特别是伴有机械症状的 KOA 患者有益，但其远期疗效尚有争议[12, 46, 68-69]。

选择性使用关节镜清理术治疗早、中期 KOA。

2. 膝关节周围截骨术：最大程度保留膝关节结构，通过改变下肢力线缓解 KOA 症状，改善功能。

（1）胫骨近端截骨术：适用于小于65岁相对活跃且伴有胫骨内翻（胫骨近端内侧角小于85°）的内侧间室 KOA 患者[70]。

（2）股骨远端截骨术：主要应用于膝外翻畸形大于12°的外侧间室 KOA 患者。

（3）双平面截骨术：对于 KOA 合并有严重膝内翻畸形大于20°者，可行胫骨近端加股骨远端双平面截骨术[71]。

（4）腓骨近端截骨术：适用于内侧间室 KOA 患者，具备手术创伤较小、无需辅助固定、不影响胫骨承重等优点，短期随访显示可缓解疼痛和改善功能[72]。

推荐使用胫骨近端截骨术和（或）股骨远端截骨术治疗有症状的单间室 KOA；可使用腓骨近端截骨术治疗内侧间室 KOA。

3. 部分关节置换术：范围局限在单间室的膝关节置换术，尽可能保留膝关节正常结构，以获得更好的功能恢复。

（1）单髁关节置换术：以内侧为主，用于胫骨内翻角度小，而软骨下骨磨损严重的 KOA 患者[73]。

（2）髌股关节置换术：适用于单纯髌股关节炎患者[74]。

推荐使用部分关节置换术治疗有症状的单间室 KOA。

4. 全膝关节置换术：KOA 治疗的最终手段。适用于经过优化的保守治疗后仍有持续的中、重度疼痛关节功能受限明显、生活质量下降且影像学有相应终末期改变的 KOA 患者[12, 46, 62]。

推荐全膝关节置换术用于保守治疗效果不佳的终末期 KOA。

（五）其他治疗

膝关节支具、拐杖、楔形鞋垫等行动辅助工具。冷疗、热疗、水疗、蜡疗、电疗、磁疗、红外线照射、超声波、离子导入、经皮神经电刺激等物理疗法。对乙酰氨基酚、辣椒碱等止痛药物。抗焦虑药物。医用几丁糖、间充质干细胞、臭氧等关节腔注射治疗。软骨移植、软骨细胞移植、微骨折等关节软骨修复手术。这些方法应针对具体患者谨慎选择。

KOA 作为需要长期规范化管理的慢性疾病，临床诊治中应汲取中西医理论凸显中西医结合优势，结合患者具体情况，阶梯性地给予个体化、精准化的中西医结合多模式诊疗方案。

《膝骨关节炎中西医结合诊疗指南》编写委员会

牵头专家：马信龙（天津市天津医院）

执笔专家：童培建（浙江中医药大学附属第一医院）

学术秘书：钟滢（浙江中医药大学附属第一医院）、吕帅洁（浙江中医药大学附属第一医院）

专家组成员（以姓氏拼音排序）：柏传毅（西安交通大学第二附属医院）、毕大卫（杭州市萧山区第一人民医院）、陈光兴（陆军军医大学西南医院）、陈雷（温州医科大学附属第一医院）、陈卫衡（中国中医科学院望京医院）、陈忠义（浙江省台州医院）、樊效鸿（成都中医药大学附属医院）、何伟（广州中医药大学第一附属医院）、候德才（辽宁中医药大学附属医院）、雷光华（中南大学湘雅医院）、李华南（江西中医药大学附属医院）、李慧英（河南中医药大学第一附属医院）、李箭（四川大学华西医院）、刘迅（浙江中医药大学附属第一医院）、刘军（天津市天津医院）、刘效仿（佛山市中医院）、刘又文（河南省洛阳正骨医院）、卢敏（湖南中医药大学第一附属医院）、吕龙（内蒙古自治区人民医院）、瞿玉兴（南京中医药大学附属常州中医医院）、沈计荣（江苏省中医院）、孙永强（河南省洛阳正骨医院）、司文腾（郑州市骨科医院）、覃健（南京医科大学附属逸夫医院）、唐康来（陆军军医大学西南医院）、田滨（贵州医科大学附属医院）、王昌兴（浙江中医药大学附属第二医院）、王敏（陆军军医大学新桥医院）、王琦（云南中医学院第一附属医院）、王韶进（山东大学第二医院）、王万春（中南大学湘雅二医院）、王永峰（山西医科大学第二医院）、魏杰（山西省人民医院）、吴立东（浙江大学医学院附属第二医院）、吴昭克（泉州市正骨医院）、夏剑（南昌大学第三附属医院）、徐卫国（天津市天津医院）、徐展望（山东中医药大学附属医院）、姚振均（复旦大学附属中山医院）、曾平（广西中医药大学第一附属医院）、曾意荣（广州中医药大学第一附属医院）、张纯武（温州医科大学附属第一医院）、张洪美（中国中医科学院望京医院）、张怡元（厦门大学附属福州第二医院）、郑秋坚（广东省人民医院）、周章武（安徽中医药大学第一附属医院）、祝云利（上海长征医院）

参考文献

［1］TangX, WangS, ZhanS, et al. The Prevalence of Symptomatic Knee Osteoarthritis in China: Results From the China Health and Retirement Longitudinal Study[J]. Arthritis Rheumatol, 2016，68（3）:648–653. DOI: 10.1002/art.39465.

［2］顾从德. 黄帝内经·素问 [M]. 宋本影印版. 北京：人民卫生出版社，1956.

［3］LoeserRF, GoldringSR, ScanzelloCR, et al. Osteoarthritis: a disease of the joint as an organ[J]. Arthritis Rheum, 2012，64（6）:1697–1707. DOI: 10.1002/art.34453.

［4］HochbergMC, AltmanRD, BrandtKD, et al. Guidelines for the medical management of osteoarthritis. Part Ⅱ. Osteoarthritis of the knee. American College of Rheumatology[J]. Arthritis Rheum, 1995，38（11）:1541–1546.

［5］ZhangW, DohertyM, PeatG, et al. EULAR evidence–based recommendations for the diagnosis of knee osteoarthritis[J]. Ann Rheum Dis, 2010，69（3）:483–489. DOI: 10.1136/ard.2009.113100.

［6］HayashiD, RoemerFW, GuermaziA. Osteoarthritis year 2011 in review: imaging in OA–a radiologists' perspective[J]. Osteoarthritis Cartilage, 2012，20（3）:207–214. DOI: 10.1016/j.joca.2011.12.016.

［7］齐晓凤，王腾腾，梁倩倩，等. 膝骨关节炎中医证型的研究现状 [J]. 世界科学技术 – 中医药现代化，2016, 18（11）:1879–1882. DOI: 10.11842/wst. 2016.11.008.

［8］国家中医药管理局.中医病证诊断疗效标准[M].南京：南京大学出版社，1999.

［9］国家中医药管理局"十一五"重点专科协作组.膝痹病（膝关节骨性关节炎）诊疗方案[M].北京：人民卫生出版社，2009.

［10］KellgrenJH, LawrenceJS. Radiological assessment of osteo-arthrosis[J]. Ann Rheum Dis, 1957，16（4）:494-502.

［11］RechtMP, KramerJ, MarcelisS, et al. Abnormalities of articular cartilage in the knee: analysis of available MR techniques[J]. Radiology, 1993，187（2）:473-478. DOI: 10.1148/radiology.187.2.8475293.

［12］ConaghanPG, DicksonJ, GrantRL. Care and management of osteoarthritis in adults: summary of NICE guidance[J]. BMJ, 2008，336（7642）:502-503. DOI: 10.1136/bmj.39490.608009.AD.

［13］BrosseauL, WellsGA, TugwellP, et al. Ottawa Panel evidence-based clinical practice guidelines for the management of osteoarthritis in adults who are obese or overweight[J]. Phys Ther, 2011，91（6）:843-861. DOI: 10.2522/ptj.20100104.

［14］HenriksenM, ChristensenR, Danneskiold-SamsøeB, et al. Changes in lower extremity muscle mass and muscle strength after weight loss in obese patients with knee osteoarthritis: a prospective cohort study[J]. Arthritis Rheum, 2012，64（2）:438-442. DOI: 10.1002/art.33394.

［15］RoddyE, ZhangW, DohertyM, et al. Evidence-based recommendations for the role of exercise in the management of osteoarthritis of the hip or knee-the MOVE consensus[J]. Rheumatology（Oxford）, 2005，44（1）:67-73. DOI: 10.1093/rheumatology/keh399.

［16］周谋望，岳寿伟，何成奇，等.骨关节炎的康复治疗专家共识[J].中华物理医学与康复杂志，2012,34（12）:951-953.

［17］WangC. Role of Tai Chi in the treatment of rheumatologic diseases[J]. Curr Rheumatol Rep, 2012，14（6）:598-603. DOI: 10.1007/s11926-012-0294-y.

［18］MazièresB, ThevenonA, CoudeyreE, et al. Adherence to, and results of, physical therapy programs in patients with hip or knee osteoarthritis. Development of French clinical practice guidelines[J]. Joint Bone Spine, 2008，75（5）:589-596. DOI: 10.1016/j.jbspin.2008.02.016.

［19］British Association for Cardiac Rehabilitation. BACR Guidelines For Cardiac Rehabilitation[M]. Oxford Cambridge MA: Blackwell Science, 1995.

［20］李慧英，王义生 . 旋转屈伸及六指六穴点压治疗膝关节退行性关节疾病的多中心评价 [J]. 中国组织工程研究，2012，16（7）:1319-1322. DOI: 10.3969/j.issn.1673-8225.2012.07.042.

［21］QU YJ X Z. Clinical research on the short-term efficacy of massaging quadriceps for knee osteoarthritis[J]. J Acupunct Tuina Sci, 2016, 13（3）:216-219.

［22］房敏，宋柏林 . 推拿学 [M]. 北京：中国中医药出版社，2017.

［23］叶菀，丁玉兰，梅阳阳，等 . 穴位按摩在膝骨关节炎中的临床应用进展 [J]. 风湿病与关节炎，2018，7（3）:70-72. DOI: 10.3969/j.issn.2095-4174.2018.03.018.

［24］中华医学会 . 中医骨伤科常见病诊疗指南 [M]. 北京：中国中医药出版社，2012.

［25］黄燕，陈伟，张文娟，等 . 痹证诊疗指南 [J]. 中国中医药现代远程教育，2011，9（11）:148-149.

［26］HeBJ, TongPJ, LiJ, et al. Auricular acupressure for analgesia in perioperative period of total knee arthroplasty[J]. Pain Med, 2013，14（10）:1608-1613. DOI: 10.1111/pme.12197.

［27］YehCH, ChiangYC, HoffmanSL, et al. Efficacy of auricular therapy for pain management: a systematic review and meta-analysis[J]. Evid Based Complement Alternat Med, 2014，2014:934670. DOI: 10.1155/2014/934670.

［28］ChoiTY, LeeMS, KimJI, et al. Moxibustion for the treatment of osteoarthritis: An updated systematic review and meta-analysis[J]. Maturitas, 2017，100:33-48. DOI: 10.1016/j.maturitas.2017.03.314.

［29］SongGM, TianX, JinYH, et al. Moxibustion is an alternative in treating knee osteoarthritis: the evidence from systematic review and meta-analysis[J]. Medicine（Baltimore）, 2016, 95（6）:e2790. DOI: 10.1097/MD.0000000000002790.

［30］CorbettMS, RiceSJ, MadurasingheV, et al. Acupuncture and other physical treatments for the relief of pain due to osteoarthritis of the knee: network meta-analysis[J]. Osteoarthritis Cartilage, 2013, 21（9）:1290-1298. DOI: 10.1016/j.joca.2013.05.007.

［31］ManyangaT, FroeseM, ZarychanskiR, et al. Pain management with acupuncture in osteoarthritis: a systematic review and meta-analysis[J]. BMC Complement Altern Med, 2014, 14:312. DOI: 10.1186/1472-6882-14-312.

［32］吕帅洁，孙奇，杜文喜，等．小针刀治疗膝骨关节炎的研究进展 [J].中医正骨，2014，26（1）:49-51.

［33］MaSN, XieZG, GuoY, et al. Effect of acupotomy on FAK-PI3K signaling pathways in KOA rabbit articular cartilages[J]. Evid Based Complement Alternat Med, 2017, 2017:4535326. DOI: 10.1155/2017/4535326.

［34］郭长青．针刀医学 [M].北京：中国中医药出版社，2017.

［35］孙利昆，张迅杰，刘志燕，等．11 种干预措施治疗膝骨关节炎的疗效评价[J].天津中医药，2018，35（2）:116-121. DOI: 10.11656/j.issn.1672-1519.2018.02.12.

［36］钱定军，成昊，向一鸣．中药熏洗辅助关节镜清理治疗膝骨关节炎的 Meta 分析 [J].中国组织工程研究与临床康复，2011，15（26）:4813-4816. DOI: 10.3969/j.issn.1673-8225.2011.26.016.

［37］中国中医药研究促进会骨科专业委员会，中国中西医结合学会骨伤科专业委员会关节工作委员会．膝骨关节炎中医诊疗专家共识（2015 年版）[J].中医正骨，2015，27（7）:4-5.

［38］张师侥，关雪峰．中医外治法治疗膝骨性关节炎最新进展 [J].中国骨质疏松杂志，2016，22（7）:907-911.

［39］李军锋，王晓峰，卫志刚．盘龙七片治疗膝骨关节炎的临床观察 [J].中国中医骨伤科杂志，2015，23（8）:65-67.

［40］古金华，吴娅琳，陈文礼，等．黑骨藤追风活络胶囊治疗风寒湿痹型类风湿关节炎的临床疗效及机制 [J]. 中国实验方剂学杂志，2018，24（3）:180-184.

［41］LuK, ShiT, LiL, et al. Zhuangguguanjie formulation protects articular cartilage from degeneration in joint instability-induced murine knee osteoarthritis[J]. Am J Transl Res, 2018, 10（2）:411-421.

［42］DaiL, WuH, YuS, et al. Effects of OsteoKing on osteoporotic rabbits[J]. Mol Med Rep, 2015, 12（1）:1066-1074. DOI: 10.3892/mmr.2015.3551.

［43］孙岩，陈冉，王小琦，等．恒古骨伤愈合剂对去势雌性大鼠骨质疏松模型的影响 [J]. 中国骨质疏松杂志，2016，22（12）:1513-1515+1539.

［44］WangF, ShiL, ZhangY, et al. A Traditional Herbal Formula Xianlinggubao for Pain Control and Function Improvement in Patients with Knee and Hand Osteoarthritis: A Multicenter, Randomized, Open-Label, Controlled Trial[J]. Evid Based Complement Alternat Med, 2018, 2018:1827528. DOI: 10.1155/2018/1827528.

［45］李玉洁，张为佳，TantisiraM，等．"苦寒"方药性效解 [J]. 中医杂志，2014，55（19）:1630-1634. DOI: 10.13288/j.11-2166/r.2014.19.003.

［46］JevsevarDS, BrownGA, JonesDL, et al. The American Academy of Orthopaedic Surgeons evidence-based guideline on: treatment of osteoarthritis of the knee, 2nd edition[J]. J Bone Joint Surg Am, 2013, 95（20）:1885-1886.

［47］MasonL, MooreRA, EdwardsJE, et al. Topical NSAIDs for chronic musculoskeletal pain: systematic review and meta-analysis[J]. BMC Musculoskelet Disord, 2004, 5:28. DOI: 10.1186/1471-2474-5-28.

［48］中华医学会骨科学分会关节外科学组．骨关节炎诊疗指南（2018 年版）[J]. 中华骨科杂志，2018，38（12）:705-715. DOI: 10.3760/cma.j.issn. 0253-2352.2018.12.001.

［49］HochbergMC, AltmanRD, AprilKT, et al. American College of Rheumatology 2012 recommendations for the use of nonpharmacologic and pharmacologic therapies in osteoarthritis of the hand, hip, and knee[J]. Arthritis Care Res（Hoboken）, 2012, 64（4）:465-474.

［50］RafananBS, ValdecañasBF, LimBP, et al. Consensus recommendations for managing osteoarthritic pain with topical NSAIDs in Asia-Pacific[J]. Pain Manag, 2018，8（2）:115-128. DOI: 10.2217/pmt-2017-0047.

［51］中华医学会风湿病学分会. 骨关节炎诊断及治疗指南 [J]. 中华风湿病学杂志，2010，14（6）:416-419. DOI: 10.3760/cma.j.issn.1007-7480. 2010.06.024.

［52］PongparadeeC, PensergaE, LeeDJ, et al. Current considerations for the management of musculoskeletal pain in Asian countries: a special focus on cyclooxygenase-2 inhibitors and non-steroid anti-inflammation drugs[J]. Int J Rheum Dis, 2012，15（4）:341-347. DOI: 10.1111/j.1756-185X.2012.01769.x.

［53］TrelleS, ReichenbachS, WandelS, et al. Cardiovascular safety of non-steroidal anti-inflammatory drugs: network meta-analysis[J]. BMJ, 2011，342:c7086.

［54］EllisonJ, DagerW. Recent FDA warning of the concomitant use of aspirin and ibuprofen and the effects on platelet aggregation[J]. Prev Cardiol, 2007，10（2）:61-63.

［55］WuSJ, NgLT. Tetrandrine inhibits proinflammatory cytokines, iNOS and COX-2 expression in human monocytic cells[J]. Biol Pharm Bull, 2007，30（1）:59-62.

［56］朱洪剑，辛国松，王聪然，等. 粉防己碱的药理作用研究进展 [J]. 中医药学报，2018，46（4）:109-114.

［57］BruyèreO, CooperC, PelletierJP, et al. A consensus statement on the European Society for Clinical and Economic Aspects of Osteoporosis and Osteoarthritis（ESCEO）algorithm for the management of knee osteoarthritis-From evidence-based medicine to the real-life setting[J]. Semin Arthritis Rheum, 2016，45（4Suppl）:S3-11. DOI: 10.1016/j.semarthrit.2015.11.010.

［58］HenrotinY, RamanR, RichetteP, et al. Consensus statement on viscosupplementation with hyaluronic acid for the management of osteoarthritis[J]. Semin Arthritis Rheum, 2015，45（2）:140-149. DOI: 10.1016/j. semarthrit.2015.04.011.

［59］Waddell DD, JosephB. Delayed Total Knee Replacement with Hylan G-F 20[J]. J Knee Surg, 2016，29（2）:159-168. DOI: 10.1055/s-0034-1395281.

［60］AltmanRD, BediA, KarlssonJ, et al. Product Differences in Intra-articular Hyaluronic Acids for Osteoarthritis of the Knee[J]. Am J Sports Med, 2016，44（8）:2158-2165. DOI: 10.1177/0363546515609599.

［61］RamanR, DuttaA, DayN, et al. Efficacy of Hylan G-F 20 and Sodium Hyaluronate in the treatment of osteoarthritis of the knee--a prospective randomized clinical trial[J]. Knee, 2008，15（4）:318-324. DOI: 10.1016/j.knee.2008.02.012.

［62］ZhangW, MoskowitzRW, NukiG, et al. OARSI recommendations for the management of hip and knee osteoarthritis, Part Ⅱ: OARSI evidence-based, expert consensus guidelines[J]. Osteoarthritis Cartilage, 2008，16（2）:137-162. DOI: 10.1016/j.joca.2007.12.013.

［63］吕帅洁，厉驹，何斌，等．富血小板血浆关节内注射治疗膝骨关节炎的前瞻性随机对照研究[J].中华创伤杂志，2016，32（7）:626-631. DOI: 10.3760/cma.j.issn.1001-8050.2016.07.011.

［64］DaiWL, ZhouAG, ZhangH, et al. Efficacy of Platelet-Rich Plasma in the Treatment of Knee Osteoarthritis: A Meta-analysis of Randomized Controlled Trials[J]. Arthroscopy, 2017，33（3）:659-670.e1. DOI: 10.1016/j.arthro.2016.09.024.

［65］ChangKV, HungCY, AliwargaF, et al. Comparative effectiveness of platelet-rich plasma injections for treating knee joint cartilage degenerative pathology: a systematic review and meta-analysis[J]. Arch Phys Med Rehabil, 2014，95（3）:562-575. DOI: 10.1016/j.apmr.2013.11.006.

［66］ShethU, SimunovicN, KleinG, et al. Efficacy of autologous platelet-rich plasma use for orthopaedic indications: a meta-analysis[J]. J Bone Joint Surg Am, 2012，94（4）:298-307. DOI: 10.2106/JBJS.K.00154.

［67］McAlindonTE, BannuruRR, SullivanMC, et al. OARSI guidelines for the non-surgical management of knee osteoarthritis[J]. Osteoarthritis Cartilage, 2014，22（3）:363-388. DOI: 10.1016/j.joca.2014.01.003.

［68］RilloO, RieraH, AcostaC, et al. PANLAR Consensus Recommendations for the Management in Osteoarthritis of Hand, Hip, and Knee[J]. J Clin Rheumatol, 2016，

22（7）:345-354. DOI: 10.1097/RHU.0000000000000449.

［69］Position Statement From the Australian Knee Society on Arthroscopic Surgery of the Knee, Including Reference to the Presence of Osteoarthritis or Degenerative Joint Disease: Updated October 2016[J]. Orthop J Sports Med, 2017，5（9）:2325967117728677. DOI: 10.1177/2325967117728677.

［70］van Outeren MV, Waarsing JH, Brouwer RW, et al. Is a high tibial osteotomy（HTO）superior to non-surgical treatment in patients with varus malaligned medial knee osteoarthritis（OA）? A propensity matched study using 2 randomized controlled trial（RCT）datasets[J]. Osteoarthritis Cartilage, 2017，25（12）:1988-1993. DOI: 10.1016/j.joca.2017.09.003.

［71］郑艮强，吴斗，赵恩哲，等. 膝关节周围截骨术对膝关节骨关节炎伴内翻畸形的治疗策略 [J]. 中华老年骨科与康复电子杂志，2016，2（1）:44-49. DOI: 10.3877/cma.j.issn.2096-0263.2016.01.009.

［72］YangZY, ChenW, LiCX, et al. Medial Compartment Decompression by Fibular Osteotomy to Treat Medial Compartment Knee Osteoarthritis: A Pilot Study[J]. Orthopedics, 2015，38（12）:e1110-1114. DOI: 10.3928/01477447-20151120-08.

［73］郭万首. 单髁关节置换的病例选择［J/CD］. 中华关节外科杂志（电子版），2015，9（3）:377-379.

［74］PisanuG, RossoF, BertoloC, et al. Patellofemoral Arthroplasty: Current Concepts and Review of the Literature[J]. Joints, 2017，5（4）:237-245. DOI: 10.1055/s-0037-1606618.

第十六节　中国老年膝关节骨关节炎诊疗及智能矫形康复专家共识（2019年版）

中国医师协会急救复苏专业委员会创伤骨科与多发伤学组

中国医药教育学会骨质疾病专业委员会修复重建学组

中国老年学和老年医学学会老年病分会骨科专家委员会

中华医学会骨科学分会青年骨质疏松学组

发表于《临床外科杂志》2019年12月第27卷第12期

编者按：建设"以人民健康为中心，关注生命全周期，健康全过程"为目标的"健康中国"已上升为国家战略。"健康老龄化"作为重要的战略任务之一，是积极主动应对老龄社会挑战的重大需求，也是实现健康老龄化和健康中国2030的战略目标的必经之路。本共识受中华人民共和国科学技术部国家重点研发计划"主动健康和老龄化科技应对"重点专项（2018YFC2001500，2018YFC2001502）资助，重点关注中国老年人膝关节骨关节炎的发病和诊治需求特征，结合我国实际国情和最新研究进展，对老年膝关节骨关节炎的临床诊疗、康复策略抉择及个性化医疗技术等方面进行阐述，提出一套适合我国国情的诊断、矫治和康复方案，以期改善患者预后，提高患者生活质量。积极响应国家"健康老龄化"战略需求，为我国老龄化科技应对添砖加瓦，为我国卫生健康事业贡献力量。

【摘要】 老年人群是退行性骨关节疾病的主要受害群体，其中，以膝关节骨关节炎（Knee Osteoarthritis，KOA）最常见，临床上表现为不同程度的膝关节疼痛、关节活动受限及关节畸形，严重影响患者的生活质量。临床上老年膝关节OA患者的治疗目标和治疗选择及康复策略都有其特殊性。因此，本共识在膝关节OA的发病机制和流行病学的基础上，结合国内外最新的循证医学证据和临床经验，对老年膝关节OA的临床诊疗以及康复策略抉择，特别是利用矫形器进行智能康复矫治等方面进行阐述，旨在为老年膝关节 OA 的处理提供一套适合我国国情，且简便易行的诊断、矫治和康复方案，以期改善患者预后，提高患者生活质量。

【关键词】老年；膝关节骨关节炎；个性化智能矫形器；康复治疗

Expert Consensus on Treatment and Rehabilitation Strategy of Knee Osteoarthritis in the Chinese Elderly

Multitrauma and Orthopedic Trauma Group of Department of Chinese Medical Doctor Assocition, Reparative and Reconstructive Group of Bone Diseases Professional Committee of China Medicine Edcation Association, Orthopedic Expert Committee of Geriatrics Branch of Chinese Society of Gerontology and Geriatrics, Youth Chinese Orthopedic Association Osteoporosis Group of Chinese Medical Association（Deparment of Orthopaedics, Union Hospital, Tongji Medical College, Huazhong University of Science and Technoogy, Wuhan 430022, China)

[**Abstract**] The elderly are the main suffer population of degenerative diseases of bone and joint, and knee osteoarthritis is the most common degenerative diseases. The clinical manifestations of knee osteoarthritis are different levels of knee pain, limited knee movement and joint deformity, which seriously affect the life quality of patients. In clinic, the treatment goal, methods and rehabilitation strategies of the elderly patients with knee osteoarthritis are different from normal. Therefore, this consensus is based on the pathogenesis and epidemiology of knee osteoarthritis, combined with the latest evidence-based medicine and clinical experience, and aim to elaborate the clinical treatment and rehabilitation strategies, especially the use of personalized intelligent orthoses for rehabilitation, of knee osteoarthritis in the elderly. We are devoted to improve the prognosis and life quality of elderly patients through popularizing this consensus of experts.

[**Key words**] elderly patient; knee osteoarthritis; personalized intelligent orthosis; rehabiltation

近年来，随着社会老龄化的加剧，中国老年人口比例正在迅速增加[1]。而骨关节炎（osteoarthritis，OA）是一种常见于老年人的慢性退行性骨关节疾病[2]，严重影响老年人群的生活质量。据估计，到2020年，骨关节炎将会成为第四大致残性疾病，这将会为患者及其家庭、社会带来巨大的经济负担[3-4]。其中，膝关节OA是临床上骨关节炎最常见的一种，其致病因素主要是机械应力分布失衡或负载过度引起软骨磨损，这也是中老年人成为膝关节OA的最重要易发人群的主要原因[5-6]。由于我国医疗资源的分配、发展不均匀等原因，造成对膝关节OA的诊治水平参差不齐，对病情的严重程度和治疗方案及康复策略的选择存在较大差异[7]，从而导致不恰当的治疗甚至延误治疗。因此，针对老年膝关节OA提出规范、科学、合理、有效的诊断和治疗方案，已成必然之势，也是我国人口老龄化问题的应对方案的应有之义。同时，虽然目前的药物治疗和手术治疗已经广泛应用于老年膝关节OA的治疗上，但由于老年患者通常伴随有其他基础疾病（如严重心功能不全等）、患者治疗期望降低、拒绝手术治疗等原因而使得这些治疗方案受到限制。近年来，随着世界范围内个性化3D打印技术以及智能技术的发展，个性化、智能化的膝关节矫形器用于膝关节OA的治疗已经成了老年膝骨关节矫治康复、延缓疾病进程、减轻疾病症状的重要的、相对安全的、简便易行的一种治疗方案[8-10]。基于此，我们结合国内外最新的循证医学证据和临床经验，针对中国老年膝关节OA的诊治、智能矫形和康复撰写了本共识，旨在为中国老年膝关节OA的处理提供一个适合国情且规范标准、容易操作的诊疗、智能矫治及康复决策的方案，提高其治疗效果，改善患者预后。

一、老年膝关节OA定义

OA是一种由多种原因造成关节软骨和软骨下骨破坏的关节疾病，主要表现为关节疼痛和关节活动受限，其病理特点是关节软骨变性破坏、软骨下骨硬化或囊性变、关节边缘骨质增生、滑膜病变、关节囊挛缩、韧带松弛或挛缩、肌肉萎缩无力等[11]。膝关节OA是指发生于膝关节的OA，其主要表现形式是膝关节疼痛和活动受限，是临床上最为常见的骨关节炎类型。结合中国老年人慢性病共病患病模式及其特征[12]，本共识中所指的老年膝关节OA即是指发生于老年人的膝关节OA。

二、老年膝关节 OA 流行病学特征

老年膝关节 OA 本身并非是一种致命性疾病，但是因为骨关节炎可导致关节畸形、关节疼痛、关节功能障碍，从而致使老年患者心血管事件发生率和全因死亡率增加，有研究认为，膝关节 OA 可致全因死亡率增加近 1 倍[13-14]。导致老年膝关节 OA 的因素很多，其中，老年、女性及肥胖是影响老年膝关节 OA 发病的主要因素[15]。来自中国健康与养老追踪调查数据库的研究结果显示，我国膝关节症状性 OA 的患病率为 8.1%，且女性高于男性；呈现明显的地域差异，即西南地区（13.7%）和西北地区（10.8%）最高，华北地区（5.4%）和东部沿海地区（5.5%）相对较低[16]。随着我国人口老龄化加剧，老年膝关节 OA 的发病率还会有继续上升的趋势。

三、老年膝关节 OA 的临床表现

1. 关节疼痛：膝关节疼痛是老年膝关节 OA 患者最主要的症状。患病初期主要表现为间断性的轻中度疼痛，疼痛诱发原因有膝关节受凉、天气变化、负重、膝关节活动增多等[17-18]。随病情进展，表现为与膝关节活动程度相关的疼痛，主要影响患者下蹲站起的动作和上下楼梯时的动作，严重者平地行走时也会疼痛。晚期的患者则表现为持续性的膝关节疼痛，影响患者的活动、睡眠及正常生活。膝关节处也会出现局部压痛，且会伴有关节肿胀。

2. 关节活动受限：老年膝关节 OA 患者表现为渐进性的膝关节活动受限，早期表现为活动后可得到缓解的关节僵硬，时间一般不超过半小时，且长时间保持同一姿势后改变姿势时关节活动困难，中晚期关节活动受限明显加重，严重者出现关节绞锁，甚至致残。

3. 关节畸形：老年患者常伴有骨质疏松，关节内骨容易出现赘生变化，同时随着关节软骨、半月板的退行性变，易导致膝内翻、膝外翻畸形及旋转畸形，且关节畸形呈渐进性发展。

4. 骨擦音：由于关节软骨破坏，关节面不再光滑平整，部分患者在膝关节活动时会出现骨擦音或摩擦感。

5. 肌肉萎缩：老年膝关节 OA 患者常有膝关节疼痛，其体力活动就会减少，患肢功能水平也会下降，从而导致患肢肌肉萎缩和力量下降。而肌肉萎缩和肌肉力量下降

使得活动量更少，从而陷入恶性循环，严重影响老年人的生活质量。

四、老年膝关节 OA 的检查

1.膝关节 X 线检查：膝关节 X 线片是老年膝关节 OA 最基本和最具诊断价值的检查手段，其典型表现为[19-20]：①关节骨骼边缘形成骨赘生物；②可见关节软骨下骨硬化及囊性变；③常表现为非对称性的关节间隙变窄。X 线检查还应包括对患者进行双下肢全长正位 X 线检查，并在确定通过髋关节中心、膝关节中心和踝关节中心轴线的下肢力线轴的基础上，测量髋膝踝角、膝关节外翻角、胫骨角、踝角等重要力线标志夹角，这对患者的治疗选择有重要意义[21-22]。

2. MRI 检查：核磁共振检查表现为关节软骨变薄甚至缺损，骨髓水肿，关节积液，腘窝囊肿以及半月板变性和损伤。膝关节磁共振检查对老年膝关节 OA 早期诊断和诊断分期具有重要意义[23]。

3. 实验室检查：单纯的老年膝关节 OA 患者的实验室指标，包括血常规、免疫复合物及血清补体等均表现正常，若处于急性发作期则红细胞沉降率（ESR）、C 反应蛋白（CRP）会有轻度增高[24]。这是老年膝关节 OA 与其他膝关节炎症鉴别的重要指标。

五、老年膝关节 OA 的诊断

1.诊断标准：膝关节 OA 的诊断需借助患者的病史、症状、体征、影像学及实验室检查来明确诊断。诊断标准包括[25]：①近一个月内反复出现膝关节疼痛；②膝关节 X 线片显示关节间隙变窄，软骨下骨硬化和 / 或囊性变，关节边缘骨赘形成；③ 50 周岁及以上的患者；④晨僵时间低于半小时；⑤膝关节活动时出现骨擦音或骨擦感。在以上标准中，在满足第①条标准的同时，满足后 4 条中任意 2 条及 2 条以上的老年患者即可诊断为老年膝关节 OA。

2.分期：老年膝关节 OA 的诊断分期有助于对其采取合适的、具有针对性的治疗措施。本共识中对老年膝关节 OA 的分期标准如下（见表 1-22）[4, 26-29]。

表 1-22 老年膝关节 OA 分期

	疼痛[a]	活动	肿胀	畸形	X 线片表现
初期	偶发性的膝关节疼痛	不影响正常日常活动	无	无[b]	关节间隙可能变窄，可能出现骨赘
早期	经常性的关节疼痛	基本不影响日常活动[c]	偶有	无[b]	关节间隙轻度变窄，小骨赘形成
中期	经常性的严重关节疼痛	因疼痛而影响日常活动	反复的膝关节明显肿胀	轻度膝关节内翻/外翻畸形	关节间隙明显狭窄，中等量骨赘，软骨下骨骨质轻度硬化
晚期	持续性的严重关节疼痛	日常活动严重受损	经常或持续性的膝关节肿胀	严重的内翻、外翻畸形或屈曲挛缩畸形	关节间隙狭窄严重，形成大量的骨赘，软骨下骨硬化明显

注：a.疼痛是分期的主要指标，根据疼痛的视觉模拟评分法进行评估；b.无膝关节 OA 所致的畸形或只有原发性的畸形；c.偶有起立、下蹲或者下楼梯时出现疼痛和活动轻度受限。

六、治疗及康复

老年膝关节 OA 是一种慢性退行性病变，其主要治疗目的是延缓病程进展，提高患者生活质量，以缓解疼痛，矫正畸形，改善甚至恢复关节活动功能为治疗目标[30]。已经明确影响老年膝关节 OA 的发生发展的因素有年龄、性别、肥胖体质、家族病史、不当生活环境（如潮湿环境）及高强度高负荷劳动等[31-32]，因此，在老年膝关节 OA 治疗及康复过程中，应当综合考虑患者体重、性别和疾病严重程度制订合适的治疗和康复方案，并在治疗过程中根据疗效和治疗反应实时调整治疗方案。

目前，对 OA 的治疗方案可分为基础治疗、药物治疗、修复性治疗和重建治疗四个层次[4]。其中，修复性治疗和重建治疗为有创性治疗方案，具有其适应证[33-34]，但是这些有创性治疗方案均有其一定的局限性。同时，老年患者对手术治疗具有一定的恐惧感，多数老年人希望通过非手术的方式得到治疗，且老年人因各个器官（包括心肺功能）的衰退及常伴有各种基础疾病而增加手术风险。因此，综合考虑老年膝关节 OA 的特殊性，本共识重点阐述老年膝关节 OA 的非手术治疗方案，包括基础治疗、药物治疗和智能矫形治疗三个方面的治疗和康复策略，以期提高老年膝关节 OA 的临床诊疗水平，延缓患者病情，提高患者生活质量，改善患者满意度，同时，为新的骨关节炎诊疗技术、个性化医疗服务和智能动态矫形器的研发开辟规范而且合理的空间。

1.基础治疗：老年膝关节 OA 的基础治疗即非药物治疗，包括患者病情教育、生活方式教育、运动及理疗三个方面。

（1）患者病情教育：疾病的诊治需要取得医方和患方的相互信任和配合方能达到最好的治疗效果。因此，需要耐心与老年患者及其家属解释老年膝关节 OA 是一种退行性疾病，让他们充分认识到膝关节 OA 的发生和发展过程，同时告知其治疗的目的和预后，消除其思想负担。同时，由于老年膝关节 OA 的病程漫长，康复周期长，需要取得其家庭的支持和帮助，并能在医生指导下配合实施制定的治疗方案。

（2）生活方式教育：告知患者可能加重膝关节 OA 的因素，在日常生活中应当尽量避免。包括避免膝关节过度的活动，如长时间行走、跑步等，减少上下高层楼梯及长时间站立或跪蹲姿势等。同时，膝关节是人体的承重关节，肥胖超重会增加关节压力，因此应指导患者适当控制体重。

（3）运动及理疗：在避免关节负重的情况下，可以适当增加膝关节的运动量，如游泳或者在非负重情况下做膝关节屈伸活动，也可有意识收缩股四头肌等活动，以锻炼关节周围肌肉，增强关节稳定性。同时，适当的理疗可以改善局部血液循环，起到缓解疼痛等症状的作用[35-36]，包括热疗、水疗、推拿、针灸等。

2.药物治疗：根据老年膝关节 OA 发病的特点，可将治疗药物分为缓解疼痛症状药、改善关节功能药及其他药物三类。

（1）缓解疼痛症状类：疼痛是老年膝关节 OA 的最主要症状，也是最影响患者生活质量的症状，因此，抗炎镇痛类药物应用最为广泛。建议处于老年膝关节 OA 早期的患者，优先选用局部外用药治疗，如含有非甾体类抗炎药的凝胶贴膏、乳胶剂及贴剂等。同时，对于具有严重基础疾病不宜服药或者高龄患者，亦推荐使用局部外用药以缓解症状[37-38]。使用过程中都应注意局部皮肤过敏等不良反应的发生。对于局部外用药效果不明显者，建议使用或者联合使用口服药。首先推荐使用 NSAIDs 类口服药物，如塞来昔布、依托考昔等胃肠道副作用小的药物，用药前应评估 NSAIDs 类口服药危险因素，关注潜在的胃肠道及心血管等方面的内科疾病。必要时亦可利用肛门给药途径或静脉输注的方式给药；若 NSAIDs 类药物治疗无效或者存在禁忌证，可以单独或者联合使用阿片类镇痛药，但是在使用过程中应密切关注患者不良反应并避免成瘾。

（2）改善关节功能类：口服氨基葡萄糖、硫酸软骨素、地奥斯明等药物具有营养关节，改善关节的磨损，促进关节肿胀消退的作用。关节内注射糖皮质激素、玻璃酸钠、几丁糖、富血小板血浆等可以改善关节功能[39-40]，延缓病情，但作为一种侵入性的治疗方案，临床上存在一定的感染风险，故需严格遵守无菌操作规范，避免感染。

（3）其他类：老年膝关节 OA 患者病程长，疼痛症状明显，往往导致患者焦虑、抑郁，因此，必要的时候可适当使用抗焦虑药物，可以缓解患者的焦虑忧郁症状，从而使得患者能够积极配合治疗。

3. 老年膝关节 OA 的矫形器治疗：膝关节是全身最重要的承重关节，其结构复杂，长期负重且运动量很大。同时，人体在行走过程中所承受的地面反作用力 70% 经由膝关节内侧间室向身体传递[41-42]，因此，利用矫形器对膝关节关节畸形进行矫正，同时，能够部分或全部的转移关节负重对于老年骨关节的治疗和康复具有重要意义。膝关节矫形器的分类多种多样，可以根据材料、结构、作用的不同分为不同的种类[43]。

（1）限位型矫形器：这种矫形器又可以分为框架式和铰链式。这类矫形器的主要作用是防止关节长期失稳，从而导致膝关节其他结构损伤或功能紊乱及膝关节退行性改变[44]。这类矫形器可根据临床患者的需要做成固定的框架式或者限位盘式铰链，限位盘式膝铰链可对膝关节进行不同角度下的稳定、全面的固定，使膝关节在多种角度范围内限位进行屈伸运动。此类膝关节矫形器可用于老年膝关节 OA 的初期和早期，特别是疼痛发作时，限制膝关节过多活动，帮助膝关节保持正常力线，有助于患者症状减轻。但因其限制关节活动，故而不是长期佩戴之选。

（2）可调式矫形器：这种矫形器保留了膝关节屈伸活动功能，其可调范围通常为 0°~90°，患者根据康复计划，可以进展式的调整关节活动的幅度，而膝关节的侧方活动则严格受到保护[45-46]。这类矫形器可以起到固定、支持、保护、稳定、预防畸形及部分承重的作用。在膝关节活动中，为正常关节、肌肉保证有效活动范围，同时可加强局部的稳定性，还使膝关节在支具保护范围内活动，以防关节内粘连、挛缩等。中晚期老年膝关节 OA 患者可选用此类矫形器，因关节畸形、关节间隙狭窄明显，故需长期佩戴。但在临床应用中，以上两类矫形器的矫治效果并不明确[44]，目前，国内外关于膝关节矫形器用于膝关节 OA 的矫治和康复效果尚需进一步的临床研究予以证实。

（3）个性化智能动态矫形器：目前国内用于临床的膝关节矫形器水平参差不齐，存在矫治静态化、智能性缺乏、个体适配差、主动防护弱等缺陷，因此针对老年膝关节 OA 的个性化智能动态矫形器设计研发已是势在必行，这种矫形器需达到制作工艺更加个体化，矫治机理更加智能化，矫治过程更加精确化和效能评估更加数量化的新一代矫形器研发要求。利用个性化智能动态矫形器治疗老年膝关节 OA，在明确诊断的基础上，通过膝关节 X 线片、膝关节 CT 平扫及三维重建，可以获得患病关节的疾病情况以及矫形器适配信息，并通过逆向工程软件进行矫形器模型优化设计，兼顾矫形器有效性和舒适性平衡，进行矫形器个性化定制打印，以达到最佳的佩戴舒适度。在佩戴过程中，矫形器根据自身的智能调控系统，进行反馈调控，动态调节矫形器矫治的力量和角度，从而达到动态矫治的目的。

应当注意的是，在佩戴矫治康复过程中，患者应当定期复查，评估病情并调整矫治方案。同时，需要结合其他的康复治疗手段如站立行走训练、肌肉伸缩训练、间歇性佩戴矫形器等一系列办法尽可能避免矫形器带来的副作用。目前，市场上尚无此类膝关节矫形器用于临床，本共识在整合老年膝关节 OA 的发病基础和疾病特征基础上，对此类矫形器的研发提出共识性要求，同时，也希望通过努力设计研发出符合要求的新一代膝关节矫形器。

此外，对于严重老年膝关节 OA 患者，在无明显禁忌证而渴望恢复关节功能者，可以采用手术治疗，手术治疗方案包括关节镜清理术、关节软骨修复术、膝关节周围截骨术、膝关节部分置换术、全膝关节置换术等，鉴于老年膝骨关节炎的诊疗康复特征和要求，本文在此不做详细介绍，具体可参看中华医学会骨科学分会关节外科学组2018 年发布的《骨关节炎诊疗指南》（2018 年版）。

七、结束语

随着中国老年人口的增多，人均寿命延长，老年膝关节 OA 发病人数会呈快速增长趋势。老年膝关节 OA 诊疗过程中，应重点关注老年患者的特殊性，综合考虑各方面的因素，制订个体化的治疗方案。同时，对于那些无法耐受手术或不愿意手术的患者而言，利用最新的智能矫形康复理念，采用新一代个性化智能动态矫形器对患者进行矫形康复治疗，也是一种合理而有效的选择。通过本共识的普及，各级各类医疗机构和医护人员在综合分析老年膝关节 OA 的分期、畸形及活动受限程度等方面的情况下，结合老年患者共病患病模式及其特征，制订合理而有效的康复治疗方案，从而提高我国老年膝关节 OA 的诊疗水平，减少老年人因病致残生活不便引发的社会及家庭医疗负担。

说明： 本共识并非膝关节 OA 的临床治疗标准，仅为学术性指导建议，不作为法律依据。在患者个体情况与实际临床条件等各种因素制约下，临床治疗方案依实际情况因人而异；随医学科技发展，本共识部分内容将进一步完善。

利益冲突： 所有作者均声明不存在利益冲突

顾问： 张英泽，中国工程院院士、中国医学科学院学部委员、中华医学会骨科学分会主任委员

专家组名单： 刘国辉（华中科技大学同济医学院附属协和医院）、刘静（华中科技大学同济医学院附属协和医院）、苏佳灿（海军军医大学附属长海医院）、黎健（国家卫健委北京老年医学研究所）、侯志勇（河北医科大学第三医院）、袁志（空军军医大学西京医院）、陈雁西（复旦大学附属中山医院）、王栋梁（上海交通大学医学院附属新华医院）、董世武（陆军军医大学生物医学工程与影像医学系）、施忠民（上海交通大学附属第六人民医院）、张云飞（空军军医大学附属唐都医院）、张殿英（北京大学人民医院）、禹宝庆（复旦大学附属浦东医院）、何承建（湖北中医药大学附属医院）、倪江东（中南大学湘雅二院）、王启宁（北京大学）、周志浩（北京大学）、吴甲民（华中科技大学材料学院）、童培建（浙江省中医院）、周强（重庆医科大附属第三医院）、杨雷（温州医科大学附属第二医院）、牛丰（吉林大学白求恩第一医院）、杨伟国（香

港大学医学院）、王勇（温州市中西医结合医院）、杨强（天津市天津医院）、张鹏（山东省立医院）、陈文明（复旦大学工程与应用技术研究院）、曹烈虎（海军军医大学附属长海医院）、陈晓（海军军医大学附属长海医院）、胡衍（海军军医大学附属长海医院）、车彪（长江航运总医院）、王俊文（武汉市第四医院）、夏平（武汉市第一医院）、熊蠡茗（华中科技大学同济医学院附属协和医院）、曹发奇（华中科技大学同济医学院附属协和医院）、周武（华中科技大学同济医学院附属协和医院）、高飞（华中科技大学同济医学院附属协和医院）、孙云（华中科技大学同济医学院附属协和医院）、刘梦非（华中科技大学同济医学院附属协和医院）、李卉（华中科技大学同济医学院附属协和医院）、米博斌（华中科技大学同济医学院附属协和医院）、熊元（华中科技大学同济医学院附属协和医院）、胡良聪（华中科技大学同济医学院附属协和医院）、薛航（华中科技大学同济医学院附属协和医院）

执笔：刘静（华中科技大学同济医学院附属协和医院）

参考文献

［1］中国老年保健医学研究会老龄健康服务与标准化分会，《中国老年保健医学》杂志编辑委员会，北京小汤山康复医院．中国高龄脑卒中患者康复治疗技术专家共识 [J]．中国老年保健医学，2019，17（1）：3-16．

［2］Flugsrud GB，Nordsletten L，Reinholt FP，et al. Osteoarthritis[J]. Tidsskr Nor Laegeforen，2010，130（21）:2136-2140．

［3］Metcalfe AJ，Stewart C，Postans N，et al. The effect of osteoarthritis of the knee on the biomechanics of other joints in the lower limbs[J]. Bone Joint J，2013，95-B（3）:348-353．

［4］中华医学会骨科学分会关节外科学组．骨关节炎诊疗指南（2018 年版）[J]．中华骨科杂志，2018，38（12）:705-715．

［5］Hansen EN，Ong KL，Lau E，et al. Unicondylar Knee Arthroplasty in the U. S. Patient Population:Prevalence and Epidemiology [J]. Am J Orthop（Belle Mead NJ），2018，47（12）:1-15．

［6］Lo GH，Song J，McAlindon TE，et al. Validation of a new symptom oucome for knee osteoarthritis:the Ambulation Adjusted Score for Knee pain[J]. Clin Rheumatol，2019，38（3）:851-858.

［7］汪凤兰，董胜莲，张明杰，等.城乡老年膝骨性关节炎患者自我管理行为的现状及分析[J].中国老年学杂志，2015，35（11）:3105- 3107.

［8］张旻，陈博，江澜，等.两种不同矫形器对早期内侧间室膝关节骨性关节炎步态的影响[J].中国康复医学杂志，2014，29（1）:26- 46.

［9］赵春霞，刘婷，罗云.膝关节整体免荷矫形器的设计与评价[J].医用生物力学，2015，30（6）:564-568.

［10］周峰，张菲，王会祥，等.安陆德免荷一号矫形器治疗内侧膝关节骨关节炎的研究[J].中国骨与关节杂志，2017，6（5）:390-397.

［11］Neidlin M，Dimitrakopoulou S，Alexopoulos LG. Multi-tissue network analysis for drug prioritization in knee osteoarthritis[J]. Sci Rep，2019，9（1）:1-12.

［12］张冉，路云，张闪闪，等.中国老年人慢性病共病患病模式及疾病相关性分析[J].中国公共卫生，2019，35（8）:1003-1005.

［13］Liu Q，Niu J，Li H，et al. Knee Symptomatic Osteoarthritis，Walking Disability，NSAIDs Use and All-cause Mortality: Population-based Wuchuan Osteoarthritis Study[J]. Sci Rep，2017，7（1）:1-7.

［14］Xing D，Xu Y，Liu Q，et al. Osteoarthritis and all-cause mortality in worldwide populations:grading the evidence from a meta-analysis[J]. Sci Rep，2016，6（1）:1-7.

［15］Prieto-Alhambra D，Judge A，Javaid MK，et al. Incidence and risk fators for clinically diagnosed knee，hip and hand osteoarthritis:inflences of age，gender and osteoarthritis affecting other joints[J]. Ann Rheum Dis，2014，73（9）:1659-1664.

［16］Tang X，Wang S，Zhan S，et al. The Prevalence of Symptomatic Knee Osteoarthritis in China:Results From the China Health and Retirement Longitudinal Study[J]. Arthritis Rheumatol，2016，68（3）:648-653.

［17］吴忠建.膝关节骨性关节炎的病因、发病机制及治疗进展[J].医疗装备，

2018，31（4）:203-204.

[18] 徐荣，郁金岗.浅谈膝骨性关节炎的病因学研究现状[J].内蒙古中医药，
2019，38（2）:122-124.

[19] Jeong JN，Kim SH，Park KN. Relationship between objectively meaured lifestyle factors and health factors in patients with knee osteoathritis:The STROBE Study[J]. Medicine（Baltimore），2019，98（26）:1-7.

[20] 杨传俊，邓进.膝关节骨性关节炎早期诊断研究进展[J].临床医药文献电子杂志，2019，6（6）:140.

[21] Cho Y，Ko Y，Lee W. Relationships among foot position，lower limb lignment，and knee adduction moment in patients with degenerative knee osteoarthritis[J]. J Phys Ther Sci，2015，27（1）:265-268.

[22] 邵宏翊，杨德金，郭盛杰，等.膝关节骨性关节炎患者股骨旋转力线的研究[J].中国矫形外科杂志，2014，22（19）:1756-1761.

[23] 张艳辉，张立新，刘岩.核磁共振诊断膝骨关节炎的应用与影像学表现分析[J].影像研究与医学应用，2017，1（16）:101-102.

[24] 喻晶晶，石晓兵.膝骨关节炎的诊疗及其进展[J].骨科，2012，03（1）:55-56.

[25] Zhang W，Doherty M，Peat G，et al. EULAR evidence-based recomendations for the diagnosis of knee osteoarthritis[J]. Ann Rheum Dis，2010，69（3）:483-489.

[26] De Laroche R，Simon E，Suignard N，et al. Clinical interest of quanttative bone SPECT-CT in the preoperative assessment of knee osteoathritis[J]. Medicine（Baltimore），2018，97（35）:1-9.

[27] Koca I，Boyaci A，Tutoglu A，et al. The Relationship between Quadrceps Thickness，Radiological Staging，and Clinical Parameters in Knee Osteoarthritis[J]. J Phys Ther Sci，2014，26（6）:931-936.

[28] Jevsevar DS. Treatment of osteoarthritis of the knee:evidence-based guideline，2nd edition[J]. J Am Acad Orthop Surg，2013，21（9）:571-576.

[29] 高万露，汪小海.视觉模拟疼痛评分研究的进展[J].医学研究杂志，2013，42（12）:144-146.

［30］Nelson AE，Allen KD，Golightly YM，et al. A systematic review of reommendations and guidelines for the management of osteoarthritis:The chronic osteoarthritis management initiative of the U[J]. S. bone and joint initiative. Semin Arthritis Rheum，2014，43（6）:701-712.

［31］孔天天，孙立，谢齐林，等 . 老年膝关节骨性关节炎患病危险因素 [J]. 临床医药文献电子杂志，2019，6（10）:109-112.

［32］刘华，李化光 . 膝关节骨关节炎流行病学研究进展 [J]. 中国矫形外科杂志，2013，21（5）:482-485.

［33］孙启彬，王玉 . 膝关节镜下有限清理与广泛清理术治疗膝关节骨关节炎的疗效对比 [J]. 中国老年学杂志，2014，34（2）:367-369.

［34］Seo JG，Moon YW，Cho BC，et al. Is Total Knee Arthroplasty a Viable Treatment Option in Octogenarians with Advanced Osteoarthritis[J]. Knee Surg Relat Res，2015，27（4）:221-227.

［35］詹楚宁，李翔，张鸿升，等 . 膝关节骨性关节炎的中医理疗临床治疗进展 [J]. 中西医结合研究，2013，5（6）:322-324.

［36］Huang KH，Hsieh RL，Lee WC. Pain，Physical Function，and Health in Patients With Knee Osteoarthritis[J]. Rehabil Nurs，2017，42（4）: 235-241.

［37］叶华，左晓霞，古洁若，等 . 氟比洛芬巴布膏治疗膝骨关节炎疼痛的全国多中心随机开放阳性药对照临床研究 [J]. 中华风湿病学杂志，2012，16（9）:606-610.

［38］Yataba I，Otsuka N，Matsushita I，et al. The Long-Term Safety of Flurbiprofen Plaster for Osteoarthritis Patients: An Open-Label，52- Week Study[J]. Clin Drug Investig，2016，36（8）:673-682.

［39］Papalia R，Zampogna B，Russo F，et al. The combined use of platelet rich plasma and hyaluronic acid:prospective results for the treatment of knee osteoarthritis[J]. J Biol Regul Homeost Agents，2019，33（2 Suppl. 1）:21-28.

［40］Gok e Kutuk S，GÖkÇe G，Arslan M，et al. Clinical and Radiological Comparison of Effects of Platelet-Rich Plasma，Hyaluronic Acid，and Corticosteroid Injections

on Temporomandibular Joint Osteoarthritis [J]. J Craniofac Surg，2019，30
（4）:1144-1148.

［41］龙雄武，任乐夫，彭伟，等．膝关节可调外翻矫形器在膝骨关节炎中的应用
[J].中国康复，2014，29（3）:238-239.

［42］Koh YG，Son J，Kwon SK，et al. Biomechanical evaluation of openinwedge high
tibial osteotomy with composite materials using finite-elment analysis[J]. Knee，
2018，25（6）:977-987.

［43］O'Connor J，McCaughan D，McDaid C，et al. Orthotic management of instability
of the knee related to neuromuscular and central nervous system disorders:systematic
review，qualitative study，survey and coting analysis[J]. Health Technol Assess，
2016，20（55）:1-262.

［44］Sprouse RA，McLaughlin AM，Harris GD. Braces and Splints for Comon
Musculoskeletal Conditions[J]. Am Fam Physician，2018，98（10）:570-576.

［45］Hart HF，Crossley KM，Collins NJ，et al. Bracing of the Reconstructed and
Osteoarthritic Knee during High Dynamic Load Tasks[J]. Med Sci Sports Exerc，
2017，49（6）:1086-1096.

［46］Hart HF，Crossley KM，Ackland DC，et al. Effects of an unloader knee brace on
knee-related symptoms and function in people with post-tramatic knee osteoarthritis
after anterior cruciate ligament reconstruction [J]. Knee，2016，23（1）:85-90.

第十七节　中医骨伤科临床诊疗指南·膝痹病（膝骨关节炎）（2019年版）

中华中医药学会标准（T/CACM1229—2019）

中华中医药学会

发表于《康复学报》2019年第29卷第3期

【摘要】膝痹病（膝骨关节炎）（KOA）多发于40岁以上的中老年人，而该病最终致残率为53%。基于循证医学制定的KOA中医临床实践指南具有极其重要的意义，有助于规范中医药临床诊疗技术，取得更好的疗效。本指南体现了辨证论治的特色和优势，内容主要基于循证医学原则及中医文献依据分级标准并结合专家共识、专家论证、同行征求意见、临床评价等，按照临床诊疗指南编写规则编写。本指南从范围、术语和定义、诊断、辨病分期与辨证分型、治疗等方面对KOA的诊疗流程进行了规范，旨在为中医骨伤科、中西医结合骨科、中医科、针灸科、推拿科、风湿免疫科、康复科等相关临床医师提供诊疗指导和参考。治疗部分指出KOA的治疗原则，分为非药物治疗、药物治疗及手术治疗3个部分，并阐述各种治疗方法的适应证及推荐级别。非药物治疗部分主要有健康教育、练功、手法、针灸、针刀、理疗及器具等疗法；药物治疗部分则分别从外用药、注射药、中药辨证论治、中成药、控制症状的口服药、骨关节炎慢作用药（DMOAD）及软骨保护剂方面展开论述；手术治疗部分主要包括关节镜手术、截骨术、人工关节置换术、关节融合术等。本指南具有较好的临床适用性、安全性及有效性。

【关键词】膝痹病；膝骨关节炎；临床诊疗；中医骨伤科；指南

本指南按照GB/T 1.1—2009给出的规则起草。

本指南由中华中医药学会提出并归口。

本指南由福建省漳州市中医院负责起草，广东省中医院、天津中医药大学第一附属医院、河北省中医院、六安市中医院、厦门市中医院、河北医科大学附属石家庄市中医院、泉州市中医院、福建中医药大学附属晋江中医院、漳浦县中医院等参加起草。本标准主要起草人：陈定家、刘军、张俐、刘维、王金榜、胡继功、张建新、梁晖、李民、苏再发、张向前、陈古树、潘建科、陈志。

本指南于 2019 年 1 月首次制定发布。

一、范围

本指南提出膝痹病（膝骨关节炎）(knee osteoarthritis，KOA) 的诊断、辨证、治疗和健康管理。

本指南适用于膝痹病（膝骨关节炎）的诊断和治疗。

本指南适合中医骨伤科、中西医结合骨科、中医科、针灸科、推拿科、风湿免疫科、康复科等相关临床医师使用。

二、术语和定义

下列术语和定义适用于本《指南》。

膝痹病（膝骨关节炎），属于中医"骨痹""痹证"范畴，是一种以关节软骨退变、软骨下骨病变和滑膜炎症为特征的慢性关节疾病[1]。

三、诊断

1. 病史

有膝关节过度负重等劳损史，多见于中、老年人。

2. 症状体征

主要表现为膝关节疼痛，活动后加重，下楼梯更明显，休息后缓解。根据病症不同，关节或有疼痛重着；或红肿热痛；或疼痛如刺；或隐隐作痛及酸痛不适。严重者可出现膝内翻或膝外翻畸形。关节局部有肿胀、压痛、屈伸运动受限，晨起时有关节僵硬及发紧感，持续时间常为几分钟至十几分钟，很少超过 30 min。多数在关节活动时出现骨摩擦感，有骨摩擦音。

3. 实验室检查

伴有滑膜炎的患者可出现 C 反应蛋白（CRP）和红细胞沉降率（ESR）轻度升高，出现关节积液。一般关节液透明、淡黄色、黏稠度正常或略降低，但黏蛋白凝固良好。可显示轻度白细胞增多，以单核细胞为主。滑液分析有助于排除其他关节疾病。

4. 影像学检查

影像学检查不仅可以帮助确诊 OA，而且有助于评估关节损伤的严重程度，评价疾病进展性和治疗反应，及早发现疾病或相关的并发症[2]。

X 线片是常规检查，早期多见正常，中、晚期可见关节间隙不对称性变窄，软骨下骨硬化和 / 或囊性变，关节边缘增生和骨赘形成，部分关节内可见游离体或关节变形。影像学分级可参照 Kellgren 和 Lawrence 影像分级方法分为 5 级：0 级正常；Ⅰ 级可能有骨赘，关节间隙可疑变窄；Ⅱ 级有明显骨赘，关节间隙可疑变窄；Ⅲ 级有中等量骨赘，关节间隙变窄较明确，有硬化性改变；Ⅳ 级有大量骨赘，关节间隙明显变窄，有严重硬化性病变及明显畸形。

磁共振检查有助于发现和评估关节相关组织的病变程度，如软骨损伤、关节滑液渗出、软骨下骨髓水肿、滑膜炎和半月板或韧带损伤，还可用于排除肿瘤和缺血性骨坏死等。

5. 诊断要点

诊断标准主要根据患者的症状、体征、影像学检查及实验室检查。目前采用美国风湿病协会 1995 年修订的诊断标准，该标准包含临床、放射学和实验室标准（见表 1–23）。其中，KOA 分类标准的敏感性和特异性分别为 91% 和 86%。

表 1–23　膝痹病（膝骨关节炎）分类标准

类型	内容	标准
临床标准	①近 1 个月大多数时间有膝关节疼痛 ②有骨摩擦音 ③晨僵时间 ≤ 30 min ④年龄 ≥ 38 岁 ⑤有骨性膨大	满足①＋②＋③条或①＋②＋⑤条或①＋④＋⑤条者可诊断为膝骨关节炎
临床＋放射学＋实验室标准	①近 1 个月大多数时间有膝关节疼痛 ②X 线片示骨赘形成 ③关节液检查符合骨关节炎 ④年龄 ≥ 40 岁 ⑤晨僵时间 ≤ 30 min ⑥有骨摩擦音	满足①＋②条或①＋③＋⑤条或①＋④＋⑤＋⑥条者可诊断为膝骨关节炎

6. 鉴别诊断

主要与以下疾病鉴别[3]。

6.1 类风湿性关节炎 多为对称性小关节炎，以近端指间关节和掌指关节及腕关节受累为主，晨僵明显，可有皮下结节，类风湿因子阳性。X线片以关节侵蚀性改变为主。

6.2 强直性脊柱炎 好发于青年男性，主要侵犯骶髂关节和脊柱，膝、踝、髋关节也常累及，晨僵明显，患者常同时有炎性下腰痛。放射学检查显示骶髂关节炎，常有人类白细胞抗原阳性。

6.3 银屑病关节炎 好发于中年人，起病较缓慢，以远端指（趾）间关节、掌指关节、跖关节及膝和腕关节等四肢关节受累为主，关节病变常不对称，可有关节畸形。病程中可出现银屑病的皮肤和指（趾）甲改变。

6.4 痛风性关节炎 多发于中年以上男性，急性关节炎反复发作，最常累及第一跖趾关节和跗骨关节，也可侵犯膝、踝、肘、腕及手关节，表现为关节红、肿、热和剧烈疼痛。血尿酸水平升高，滑液中可查到尿酸盐结晶。慢性者可出现肾脏损害，在关节周围和耳廓等部位可出现痛风石。

四、辨病分期与辨证分型

1. 辨病分期

1.1 发作期 膝关节中度以上疼痛，或呈持续性，重者疼痛难以入眠；膝关节肿胀，功能受限，跛行甚至不能行走[4]。

1.2 缓解期 膝关节轻度疼痛，劳累或天气变化时加重，或以酸胀、乏力为主，或伴膝关节活动受限[4]。

2. 辨证分型

本辨证分型参考相关文献[4-5]及《中药新药临床研究指导原则（试行）》[6]《中医病证诊断疗效标准》[7]，在《中医骨伤科常见病诊疗指南》[8]的基础上结合前期的文献整理进一步完善，归纳如下证型。临症或有不同证型，或有兼证，可据临床实际，予以辨证。

2.1 寒湿痹阻证 ①主症：关节疼痛重着，遇冷加剧，得温则减。②次症：腰身重痛。舌质淡，苔白腻，脉濡缓。

2.2 湿热痹阻证　①主症：关节红肿热痛，屈伸不利，触之灼热，步履艰难。②次症：发热，口渴不欲饮，烦闷不安。舌质红，苔黄腻，脉濡数或滑数。

2.3 气滞血瘀证　①主症：关节疼痛如刺，休息后痛反甚。②次症：面色黧黑。舌质紫暗，或有瘀斑，脉沉涩。

2.4 肝肾亏虚证　①主症：关节隐隐作痛。②次症：腰膝酸软无力，酸困疼痛，遇劳更甚。舌质红，少苔，脉沉细无力。

2.5 气血虚弱证　①主症：关节酸痛不适。②次症：少寐多梦，自汗盗汗，头晕目眩，心悸气短，面色少华。舌淡，苔薄白，脉细弱。

五、治疗

1. 治疗原则

膝痹病（膝骨关节炎）是一种慢性退行性关节疾病，临床分为发作期和缓解期。按照"急则治其标，缓则治其本"的基本原则进行临床遣方用药，辨证施治。发作期治疗重点在于改善症状，缓解疼痛；缓解期以延缓病情发展为目的。总体治疗原则是非药物与药物治疗相结合，必要时手术治疗，治疗应个体化。健康教育、练功是治疗和巩固疗效的重要措施[4]。

2. 非药物治疗

非药物治疗在膝痹病的治疗中有很重要的作用，是药物治疗及手术治疗的基础。

2.1 健康教育　①消除患者思想顾虑，树立信心；②教育患者自我管理，避免各种不利因素影响，建立合理生活方式；③规范用药，了解所用药品的用法和不良反应；④体质量指数超过25的患者，建议控制体质量（推荐级别：C）[9]。

2.2 练功　在医生指导下进行直腿抬高、太极拳、八段锦等练功疗法（推荐级别：B）[10]。

2.3 手法　采用推揉点按、拔伸屈膝、摇转屈膝、拿捏弹拨等理筋、整骨多种手法（推荐级别：B）[11-12]。

2.4 针灸　采用毫针刺法、刺络拔罐法、温针疗法、灸法等。以局部取穴和循经取穴相结合。常用穴位有血海、膝眼、委中、阳陵泉、阴陵泉、梁丘、足三里等，配穴选用所属经脉络穴及阿是穴（推荐级别：A）[13]。

适应证[14]：①毫针刺法：适合膝痹病各期，膝关节疼痛、晨僵、肿胀、功能受限者；②刺络拔罐法：适于气滞血瘀证，症见关节疼痛如刺、休息后痛反甚；③温针疗法：适于寒湿痹阻证，症见关节疼痛重着，遇冷加剧，得温则减；④灸法：适于肝肾亏虚、气血虚弱证，症见关节隐隐作痛，酸痛不适。

禁忌证：气血严重亏虚者（大出血、大吐、大泻、大汗者）；形体极度消瘦者（如癌症、慢性肝炎晚期等患者）；传染性强的疾病和凝血机制障碍患者。

2.5 针刀　应用针刀技术在髌上囊、髌下脂肪垫、内膝眼、外膝眼、胫侧副韧带、髂胫束、鹅足囊等部位实施针刀疗法（推荐级别：B）[15]。

适应证：膝关节炎肌肉粘连、功能受限、疼痛、晨僵、挛缩屈膝畸形明显的患者[14]。

禁忌证：①部位有皮肤感染，肌肉坏死者；②凝血机制不良或有其他出血倾向者；③体质极度虚弱不能耐受手术者。

2.6 理疗　常用方法包括热疗、电疗、磁疗、红外线照射、水疗、蜡疗、超声波、臭氧等各种理疗及离子导入法等（推荐级别：D）。

2.7 辅具　①减轻受累关节的负荷：可使用手杖、助步器等协助活动[16]；②保护关节：可戴保护关节的弹性套，如护膝等；对髌骨关节腔室骨关节炎采用髌骨内侧贴扎治疗可显著减轻疼痛；对膝关节内侧室骨关节炎可用楔形鞋垫辅助治疗（推荐级别：D）[17-19]。

3. 药物治疗

经非药物治疗无效，可根据关节疼痛情况选择药物治疗。

3.1 外用药　①中草药外用主要包括熏洗、熏蒸、敷贴、热熨和离子导入等（推荐级别：B）[20]；②中成药外用主要包括各种贴膏、膏药、药膏及酊剂等（推荐级别：B）[21-23]；③非甾体类抗炎制剂局部外用，不良反应小，可减轻关节疼痛和压痛（推荐级别：D）[24]。

3.2 注射药　根据医生的临床经验和患者具体病情决定是否采用玻璃酸钠、医用几丁糖（关节腔注射液）等关节黏弹性补充疗法[25-27]。关节腔注射长效糖皮质激素可缓解疼痛、减少渗出。疗效持续数周至数月，反对在同一关节反复注射，以免加剧关节软骨损害，注射间隔时间不应短于4~6个月。根据最新文献研究显示，此为结果"不确定"的治疗，医生应时刻关注评估这类治疗损益比的最新研究以帮助临床决策。并根据患者的意愿决定是否采用此疗法。

3.3 辨证用药

3.3.1 中药（推荐级别：D）

①寒湿痹阻证

治法：温经散寒、养血通脉。

主方：蠲痹汤（《医宗金鉴》）加减。

常用药：羌活、防风、当归、炙甘草、赤芍、白芍、炙黄芪、姜黄、生姜、苏木（推荐级别：D）[28-29]。

②湿热痹阻证

治法：清热除湿、通络止痛。

主方：四妙汤（《丹溪心法》）加减。

常用药：黄柏、苍术、薏苡仁、牛膝、知母、忍冬藤、络石藤、豨莶草、透骨草、大枣、甘草（推荐级别：D）[28-29]。

③气滞血瘀证

治法：活血化瘀、通络止痛。

主方：桃红四物汤（《医垒元戎》）加减。

常用药：熟地黄、当归、白芍、川芎、桃仁、红花（推荐级别：D）[28-29]。

④肝肾亏虚证

治法：滋补肝肾。

主方：独活寄生汤（《备急千金要方》）加减。

常用药：独活、桑寄生、杜仲、牛膝、细辛、秦艽、茯苓、肉桂心、防风、川芎、人参、甘草、当归、芍药、干地黄（推荐级别：D）[28-29]。

⑤气血虚弱证

治法：补气养血。

主方：八珍汤（《丹溪心法》）加减。

常用药：人参、肉桂、川芎、熟地黄、茯苓、白术、炙甘草、黄芪、当归、白芍（推荐级别：D）[28-29]。

3.3.2 中成药　可根据辨证选用相应中成药治疗（推荐级别：D）[30-32]。

3.4 控制症状的口服药

①对乙酰氨基酚：由于老年人对非甾体抗炎药（NSAIDs）易发生不良反应，且膝骨关节炎的滑膜炎在发病初期并非主要因素。故轻症可短期使用对乙酰氨基酚。

② NSAIDs：既有止痛作用又有抗炎作用，是最常用的一类控制 OA 症状的药物。其主要不良反应有胃肠道症状，肾或肝功能损害，影响血小板功能，可增加心血管不良事件发生的风险。如患者有发生心血管不良事件的危险则应慎用。

③阿片类药物：对于急性疼痛发作的患者，当对乙酰氨基酚及 NSAIDs 不能充分缓解疼痛或有用药禁忌时，可考虑用弱阿片类药物，这类药物耐受性较好而成瘾性小。如口服可待因或曲马多等，该类制剂应从低剂量开始，每隔数日缓慢增加剂量，可减少不良反应（推荐级别：B）[24, 33-35]。

3.5 骨关节炎慢作用药（DMOAD）及软骨保护剂　此类药物一般起效较慢，需治疗数周才见效，故称骨关节炎慢作用药。此类药具有降低基质金属蛋白酶、胶原酶等活性的作用，既可抗炎、止痛，又可保护关节软骨，有延缓膝骨关节炎发展的作用。但目前尚未有公认的理想的药物，常用药物氨基葡萄糖、双醋瑞因、硫酸软骨素等可能有一定的作用（推荐级别：D）[36-41]。

4. 手术治疗

反复发作的膝关节肿痛、关节积液，经非药物疗法及药物疗法治疗效果欠佳，疼痛进行性加剧，病变严重及关节功能明显障碍的患者可以考虑手术治疗，以校正畸形和改善关节功能。

4.1 关节镜手术　经规范保守治疗仍无效者，可予关节内灌洗来清除纤维素、软骨残渣及其他杂质；或通过关节镜去除软骨碎片，以减轻症状（推荐级别：D）[42-43]。

适应证：①骨性关节炎并有滑膜炎引起疼痛；②骨关节炎的关节腔清理和冲洗；③剥脱性骨关节炎关节内游离体摘除。

禁忌证：①患膝局部或全身有明显感染灶，术后可能引起关节感染者；②关节间隙特别狭窄甚至消失的患者。

4.2 截骨术　可改善关节力线平衡，有效缓解患者的关节疼痛（推荐级别：C）[44]。

适应证：①骨性关节炎引起的疼痛、功能障碍，严重影响工作与生活；②负重位

X线片显示退行性关节炎局限于单间室，并有相应的内翻或外翻畸形；③术后患者有使用拐杖的能力，并有完成康复训练所需的足够肌肉强度与活动度；④有良好的血供，没有严重的动脉供血不足或大的静脉曲张。

禁忌证：①内侧或外侧间室软骨间隙消失；②胫骨内侧或外侧半脱位大于1 cm；③胫骨内侧或外侧骨丢失大于2~3 mm；④屈曲挛缩畸形大于15°；⑤膝关节屈曲度小于90°；⑥需矫正的角度大于20°；⑦炎性关节病；⑧明显的外周血管疾病。

4.3 人工关节置换术　对60岁以上、正规药物治疗反应不佳的进展性、终末期的OA患者可予以关节置换，由此可显著减轻疼痛症状，改善关节功能。根据患者的具体病情，也可选择膝关节单髁置换（推荐级别：A）[45-46]。

适应证：①骨性关节炎引起严重的关节疼痛、不稳、畸形，日常生活活动严重障碍，经保守治疗无效或效果不显著；②截骨术失败后的骨性关节炎。

禁忌证：①近期或既往有过膝关节化脓感染、其他部位存在未愈感染；②伸膝装置不完整或严重功能不全；③继发于肌无力的反屈畸形以及无痛、功能良好的融合膝。

4.4 关节融合术　随着全膝关节置换技术的成熟和完善，关节融合术更多地被用于少数不适合全膝关节置换术患者（推荐级别：D）[47]。

适应证：①膝关节因感染等原因不适合行人工膝关节置换术及其他手术；②全膝关节置换术后失败。

禁忌证：①邻近关节已有骨性强直者，不宜做关节融合术；②两侧肢体的相同关节中，一侧已有强直者，对侧不宜施行关节融合术。

六、预防和调护

1. 预防

预防方法主要有：①严格控制体质量，改变和适当调整饮食结构，其中减轻体质量对减轻关节负担、改善关节功能、减轻疼痛等十分有益。②减少膝关节的创伤，要尽量避免和减少膝关节的外伤和反复的应力刺激。③预防骨质疏松症，经常参加户外活动、多晒太阳等；对骨质疏松严重的患者给予抗骨质疏松治疗。④掌握正确的运动方法，避免剧烈活动，如长跑、反复的蹲起、跪下、抬举重物等。

2. 调护

①注意四时节气变化，免受风寒暑湿侵淫；②避免久立、久行，注意膝关节保护；③适当休息，使用手杖可减轻受累关节负荷；④进行床上抬腿伸膝、步行、游泳、骑车等有氧活动有助于保持关节功能；⑤选择合适的鞋和鞋垫以减震。

参考文献

［1］LI N，RIVERA–BERMUDEZ M A，ZHANG M，et al. LXR modlation blocks prostaglandin E$_2$ production and matrix degradation in cartilage and alleviates pain in a rat osteoarthritis model [J]. Proc Natl Acad Sci U S A，2010，107（8）：3734–3739.

［2］黄祖贝，朱华，彭小春，等. 膝骨关节炎影像诊断的研究进展 [J]. 中医正骨，2014，26（6）：43–45.

［3］中华医学会风湿病学分会. 骨关节炎诊断及治疗指南 [S]. 中华风湿病学杂志，2010，6（14）：416–419.

［4］中国中医药研究促进会骨科专业委员会，中国中西医结合学会骨伤科专业委员会关节工作委员会. 膝骨关节炎中医诊疗专家共识（2015 年版）[S]. 中医正骨，2015，27（7）：4–5.

［5］陈广超. 膝骨性关节炎中医证候的德尔菲法专家咨询调查研究 [D]. 昆明：云南中医学院，2013：9–13.

［6］郑筱萸. 中药新药临床研究指导原则（试行）[S]. 北京：中国医药科技出版社，2002：349–353.

［7］国家中医药管理局. 中医病证诊断疗效标准 [S]. 南京：南京大学出版社，1994：33–34.

［8］中华中医药学会. 中医骨伤科常见病诊疗指南 [S]. 北京：中国中医药出版社，2012：55–58.

［9］骆春霞，胡万生，汪英. 综合方法治疗膝关节骨性关节炎 130 例 [J]. 实用中医药杂志，2015，31（9）：815–817.

［10］WANG C，SCHMID C H，HIBBERD P L，et al. Tai Chi is efective in treating knee osteoarthritis: a randomized controlled trial [J]. Arthritis Rheum，2009，61（11）：

1545–1553.

［11］张大富，吕应惠，曲建蕊，等．推拿手法与针灸治疗膝关节骨性关节炎的临床疗效对比研究 [J].海南医学，2014，25（5）：661–663.

［12］麦少卿，章道胜．章宝春伤科临床经验 [M].福州：福建科学技术出版社，1980.

［13］MANHEIMER E，CHENG K，LINDE K，et al. Acupuncture for peripheral joint osteoarthritis [J]. Cochrane Database Syst Rev，2010（1）：CD0001977.

［14］中国针灸学会．循证针灸临床实践指南膝骨关节炎 [M].北京：中国中医药出版社，2015.

［15］姚振江，代铁柱．针刀结合中药治疗风寒湿痹型膝痹病的临床观察 [C] // 中国针灸学会．全国第三届针刀治疗膝关节病学术研讨会论文汇编．十堰：中国针灸学会，2013：24–28.

［16］JONES A，SILVA P G，SILVA A C，et al. Impact of cane use on pain, function, general health and energy expenditure during gait in patients with knee osteoarthritis：a randomised controlled trial [J]. Ann Rheum Dis，2012，71（2）：172–179.

［17］RAJA K，DEWAN N. Efficacy of knee braces and foot orthoses in conservative management of knee osteoarthritis：a systematic review [J]. Am J Phys Med Rehabil，2011，90（3）：247–262.

［18］DUIVENVOORDEN T，BROUWER R W，VAN RAAIJ T M，et al. Braces and orthoses for treating osteoarthritis of the knee [J]. Cochrane Database Syst Rev, 2015（3）：CD004020.

［19］VAN RAAIJ T M，REIJMAN M，BROUWER R W，et al. Medial knee osteoarthritis treated by insoles or braces：a randomized trial [J]. Clin Orthop Relat Res，2010，468（7）：1926–1932.

［20］童国伟．海桐皮汤熏洗治疗重度膝骨关节炎疗效观察 [J].上海中医药杂志，2012，46（6）：60–61.

［21］许金海，王国栋，薛瑞瑞，等．骨通贴膏配合运动疗法治疗膝骨关节炎的随机对照临床研究 [J].中国医药导刊，2015，17（12）：1265–1269.

［22］郑昱新，詹红生，张琥，等.奇正青鹏膏剂治疗膝骨关节炎的随机对照临床研究 [J].中国骨伤，2006，19（5）：316-317.

［23］何夏秀，曹炜，冯兴华.云南白药酊治疗膝骨关节炎 30 例临床总结 [J].中国中医药信息杂志，2003，10（11）：45-46.

［24］CHOU R, MCDONAGH M S, NAKAMOTO E, et al. Analgesics for osteoarthritis：An update of the 2006 comparative effectivness review [M]. Rockville（MD）：Agency for Healthcare Rsearch and Quality（US），2011：12-18.

［25］RUTJES A W, JUNI P, DA C B, et al. Viscosupplementation for osteoarthritis of the knee：a systematic review and meta-analsis [J]. Ann Intern Med，2012，157（3）：180-191.

［26］VAISHYA R, PANDIT R, AGARWAL A K, et al. Intra-articlar hyaluronic acid is superior to steroids in knee osteoarthritis：A comparative, randomized study [J]. J Clin Orthop Trauma，2017，8（1）：85-88.

［27］BANNURU R R, NATOV N S, DASI U R, et al. Therapeutic trajectory following intra-articular hyaluronic acid injection in knee osteoarthritis-meta-analysis [J]. Osteoarthritis Cartilage，2011，19（6）：611-619.

［28］唐萌芽，翁祝承，邵利芳.中药治疗膝骨关节炎临床疗效和安全性的系统评价 [J].中医正骨，2014，26（1）：43-48.

［29］潘建科，洪坤豪，刘军，等.补肾活血中药治疗膝骨关节炎有效性和安全性的系统评价 [J].中华中医药杂志，2016，31（12）：5248-5256.

［30］潘建科，杨伟毅，刘军，等.龙鳖胶囊治疗膝骨关节炎临床疗效及其对生活质量的影响 [J].中华中医药学刊，2017，35（3）：558-561.

［31］罗明辉，潘建科，洪坤豪，等.小针刀联合龙鳖胶囊治疗膝骨关节炎短期疗效观察 [J].新中医，2016，48（8）：133-134.

［32］李鹏飞，靳宪辉，张庆胜，等.滑膜炎颗粒结合红外线治疗膝关节骨性关节炎的临床观察 [J].中国医药指南，2012，10（29）：29-30.

［33］ZHANG W, JONES A, DOHERTY M. Does paracetamol（aetaminophen）reduce the pain of osteoarthritis? A meta-analysis of randomised controlled trials [J]. Ann

Rheum Dis，2004，63（8）：901-907.

［34］DACOSTA B R，NUESCH E，KASTELER R，et al. Oral or trandermal opioids for osteoarthritis of the knee or hip [J]. Cochrane Database Syst Rev，2014（9）：CD003115.

［35］CEPEDA M S，CAMARGO F，ZEA C，et al. Tramadol for osteorthritis [J]. Cochrane Database Syst Rev，2006（3）：CD005522.

［36］WANDEL S，JUNI P，TENDAL B，et al. Effects of glucosamine，chondroitin，or placebo in patients with osteoarthritis of hip or knee：network meta-analysis [J]. BMJ，2010，341：c4675.

［37］LEE Y H，WOO J H，CHOI S J，et al. Effect of glucosamine or chondroitin sulfate on the osteoarthritis progression: a meta-analysis [J]. Rheumatol Int，2010，30（3）：357-363.

［38］TOWHEED T E，MAXWELL L，ANASTASSIADES T P，et al. Glucosamine therapy for treating osteoarthritis [J]. Cochrane Database Syst Rev，2005（2）：CD002946.

［39］PALMA D R R，GIACOVELLI G，GIROLAMI F，et al. Crytalline glucosamine sulfate in the treatment of osteoarthritis：eidence of long-term cardiovascular safety from clinical trials [J]. Open Rheumatol J，2011，5：69-77.

［40］FIDELIX T S，MACEDO C R，MAXWELL L J，et al. Diacerein for osteoarthritis [J]. Cochrane Database Syst Rev，2014（2）：CD005117.

［41］BARTELS E M，BLIDDAL H，SCHONDORFF P K，et al. Symtomatic efficacy and safety of diacerein in the treatment of oteoarthritis：a meta-analysis of randomized placebo-controlled trials [J]. Osteoarthritis Cartilage，2010，18（3）：289-296.

［42］RICHMOND J，HUNTER D，IRRGANG J，et al. Treatment of osteoarthritis of the knee（nonarthroplasty）[J]. J Am Acad Othop Surg，2009，17（9）：591-600.

［43］THORLUND J B，JUHL C B，ROOS E M，et al. Arthroscopic surgery for degenerative knee：systematic review and meta-anaysis of benefits and harms [J]. BMJ，2015，350：h2747.

［44］KIM H J, YOON J R, CHOI G W, et al. Imageless navigation versus conventional open wedge high tibial osteotomy: a metanalysis of comparative studies [J]. Knee Surg Relat Res, 2016, 28（1）: 16-26.

［45］LI N, TAN Y, DENG Y, et al. Posterior cruciate-retaining vesus posterior stabilized total knee arthroplasty: a meta-analysis of randomized controlled trials [J]. Knee Surg Sports Traumatol Arthrosc, 2014, 22（3）: 556-564.

［46］ARIRACHAKARAN A, CHOOWIT P, PUTANANON C, et al. Is unicompartmental knee arthroplasty（UKA）superior to total knee arthroplasty（TKA）? A systematic review and meta-analysis of randomized controlled trial [J]. Eur J Orthop Surg Traumatol, 2015, 25（5）: 799-806.

［47］JAUREGUI J J, BUITRAGO C A, PUSHILIN S A, et al. Coversion of a surgically arthrodesed knee to a total knee arthrplasty-is it worth it? A meta-analysis [J]. J Arthroplasty, 2016, 31（8）: 1736-1741.

Clinical Guidelines for Diagnosis and Treatment of Knee Osteoarthritis（Xibibing）in Orthopedics and Traumatology of Traditional Chinese Medicine

Working Group on Setting up Guidelines for Diagnosis and Treatment of Knee Osteoarthritis (Xibibing) in Orthopedics Section of Chna Association of Chinese Medicine

* Correspondence: CHEN Dingjia, E-mail: sncdj@sina.com; LIU Jun, E-mail: liujun.tcm@163.com

[ABSTRACT] Knee osteoarthritis（KOA, Xibibing）is a common disease in people over 40, and the disability rate is 53%. Based on evidence-based medicine, the clinical practice guidelines of traditional Chinese medicine (TCM) for Xibibing（KOA）, it is necessary to standardize TCM clinical diagnosis and treatment technology. The characteristics and advantages of syndrome differentiation and treament are reflected in the development of TCM clinical diagnosis and treatment guidelines for Xibibing (KOA). This guidance is mainly based on the principle of evidence-based medicine and TCM literature and the expert consensus, the expert argumentation, peer opiions, clinical evaluation, etc. The guidance includes terms and definitions, diagnosis, classification of the disease stages and syndrome differentiation, treatment of the disease (KOA), for the treatment of traumatology, combine traditional Chinese and western medicine orthopedics, Chinese medicine, acupuncture, massage, rehabilitation and rheumatism clinicians. The treatment section for Xibibing (KOA) is divided into three, non-drug treatment, drug treatment and surgical treatment, and describes the indications and recommended levels of various treatment methods. Non-drug treatment mainly includes health education, skill training, manipulation, acupuncture and moxibustion, acupotomology, physiotherapy and other therapies. In the drug treatment part, it is discussed from the aspects of eternal medicine, injection medicine, syndrome differentiation and internal treatment of traditional Chinese medicine, Chinese patent medicine, oral medicine for symptom control, diseases modifying osteoarthritis drugs (DMOAD) and cartilage protectant. Surgical treatment includes arthroscopic surgery, osteotomy, artificial joint replacement and arthrodesis. The guideline is of importance for clincal applicability, safety and effectiveness.

[KEY WORDS] Xibibing; knee osteoarthritis; clinical diagnosis and treatment; orthopedics and traumatology of traditional Chinese medicine; guideline

DOI：10.3724 / SP.J.1329.2019.03001

第十八节 肌肉训练康复治疗膝痹（膝骨关节炎）专家共识（2020年版）

发表于《按摩与康复医学》2020年第11卷第19期

专家组：许学猛[1] 刘文刚[1] 詹红生[2] 刘刚[3] 张庆文[4] 许树柴[5] 关宏刚[6] 邵敏[7] 丁焕文[8] 王上增[9] 李华南[10] 姜劲挺[11] 李西海[12] 孙奎[13] 郑昆仑[14] 姜波[15] 焦锋[16] 谭志宏[17] 杨俊兴[18] 曹亚飞[11] 丘青中[19] 曹燕明[20] 孙振全[21] 吕燃[22] 蔡迎峰[23] 肖智青[24] 马冠华[25]

秘书组：姜涛[1] 卢超[1] 陈泽华[1] 叶翔凌[1] 陈国茜[1] 吴佳涛[1] 关颖欣[1] 吴祖贵[1]

（1. 广东省第二中医院骨一科，广东广州 510095；2. 上海中医药大学附属曙光医院骨伤科，上海 200021；3. 南方医科大学第三附属医院康复科，广东广州 510630；4. 广州中医药大学第一附属医院骨三科，广东广州 510400；5. 广东省中医院二沙岛分院骨伤科，广东广州 510105；6. 佛山市中医院骨一科，广东佛山 528000；7. 广州中医药大学第三附属医院关节骨科，广东广州 510240；8. 华南理工大学医学院，广东广州 510641；9. 河南省中医院关节骨科，河南郑州 450002；10. 江西省中医院骨伤科，江西南昌 330019；11. 深圳市中医院骨伤科，广东深圳 518034；12. 福建中医药大学中西医结合学院，福建福州 350122；13. 安徽中医药大学第二附属医院，安徽合肥 230061；14. 天津中医药大学第二附属医院骨伤科，天津 300150；15. 舟山市中医院骨伤科，浙江舟山 316000；16. 广州市中西医结合医院骨伤科，广东广州 510800；17. 惠州市中医医院骨二科，广东惠州 516001；18. 广州中医药大学深圳医院骨伤科，广东深圳 518034；19. 广东省中西医结合医院骨伤科，广东佛山 528200；20. 广州医科大学附属第二医院骨外科，广东广州 510260；21. 广州市荔湾区骨伤科医院，广东广州 510140；22. 广东省中医院珠海医院骨伤科，广东珠海 519015；23. 广州市中医院骨伤科，广东广州 510000；24. 河源市中医院骨伤科，广东河源 517000；25. 汕头市第二人民医院骨伤科，广东汕头 515011）

【摘要】随着社会老龄化的加剧，膝痹（膝骨关节炎，KOA）的发病率逐年攀升，目前，我国对 KOA 的治疗以药物及外科手术为主，忽略了膝关节周边肌肉组织的治疗，因此基于文献证据制定相关的专家共识，以用于指导临床实践是现阶段亟待解决的焦点、难点问题。本共识主要从"训练康复方式""训练强度、频率、疗程""随访""康复评定"四个方面，提出了符合我国骨科特色的肌肉训练康复推荐建议，避免因医生诊疗水平不同导致的医疗资源浪费，实现更好的社会、经济效益。

【关键词】膝痹、膝骨关节炎；肌肉训练康复；专家共识

膝骨关节炎（knee osteoarthritis，KOA），是一种常见的威胁中老年人群生活质量的慢性退行性疾病，临床主要表现为关节的疼痛、畸形和活动障碍。近 5 年来，国外诸多权威协会颁布了 KOA 治疗相关指南，如 OARSI 发布的《非手术治疗膝、髋及多关节骨关节炎临床实践指南》[1]、渥太华小组[2-4]发布的《膝关节骨性关节炎运动锻炼管理的临床实践指南》等，对 KOA 的诊疗方法作出了相关推荐。此外，KOA 属于中医"膝痹病"的范畴，近年国内专家相继发布了《膝骨关节炎中医诊疗专家共识（2015 年版）》[5]、《中医骨伤科临床诊疗指南·膝痹病（膝骨关节炎）》[6]等，规范了膝痹病的诊疗流程，但上述指南或共识对膝关节周边肌肉训练康复的介绍相对薄弱，而近年来随着膝痹病"本痿标痹"核心病机[7]的提出，国内临床医师逐渐认识到肌肉组织在本病发生、发展中的重要角色[8]，而目前尚缺乏一个针对膝关节周边肌肉组织训练康复的专家共识，因此，制定一个安全、有效、确能指导临床实践的专家共识，是现阶段亟待解决的重要问题之一。

一、方法

1. 证据等级　参照英国牛津循证医学中心（Oxford Centre for Evidence Based Medicine，OCEBM）证据体系[9]由高到低分为 I ~ V 5 个等级。

2. 推荐等级　参考美国物理治疗协会（American Physical Therapy Association，APTA）使用的推荐等级标准[9]，由强到弱分为 A~F 六个推荐等级，本共识尚针对 A、B 推荐等级例举出具体的训练形式。

3. 文献检索　选择 PubMed、Cochrane Library、CNKI 等数据库，检索近 10 年的临

床研究，主要自由词和主题词包括膝骨关节炎（knee osteoarthritis，KOA）、康复训练（rehabilitation training）、运动治疗（exercise therapy）等。

4.纳入与排除标准 ①时间范围：2009年1月~2019年12月，语言为中、英文。②文献类型：Meta分析、随机对照研究、系统评价、队列研究、病例对照研究、病例报告、专家观点等。③受试对象：年龄大于40岁，性别不限，符合美国风湿病协会1995年修订的诊断标准[10]，近半月内未用其他方式治疗或服用其他药物者；排除非原发性KOA如痛风性关节炎、血友病性关节炎等，排除近6个月接受过膝关节手术；排除其他疾病伴有下肢疼痛者，如腰椎间盘突出症、腰椎管狭窄症等。④干预措施：主要为针对膝关节周边肌肉组织的训练康复方法，如肌力训练、有氧运动、关节活动度训练、水疗、中医传统功法训练如太极拳等。

5.专家共识形成方法 选取中医骨伤科学、康复医学等相关领域的专家，对不同的训练康复方法提出相应意见：同意（完全同意或同意）、不确定（有点同意或不同意也不反对或有点不同意）、不同意（不同意或非常不同意），根据意见结果，若同意率大于75%则接受该条目，否则继续咨询。

二、肌肉训练康复方式

1.肌力训练 KOA发病中肌肉的改变出现更早[11]，肌力训练有助于膝关节稳定性，调整关节面的应力分布，进而缓解疼痛，改善膝关节功能。

1.1 局部肌群的训练

（1）股四头肌训练：Ⅰ级证据[12-14]表明股四头肌肌力训练能够显著改善患膝的疼痛及关节活动度、躯体功能等。

推荐意见：强推荐股四头肌训练（Ⅰ级证据，A推荐），具体形式可选择坐位直抬腿训练、坐位屈蹲腿训练、坐位抗阻直抬腿训练等。

（2）腘绳肌训练：Ⅱ级证据[15-17]表明腘绳肌强化训练能够改善KOA患者疼痛及WOMAC指数，并获得较好的起步试验结果。

推荐意见：推荐腘绳肌训练（Ⅱ级证据，B推荐），具体训练形式可选择俯卧位屈膝或者抗阻屈膝训练、站立位勾腿或抗阻勾腿训练等。

（3）髋外展、内收肌：Ⅰ级证据[18]表明在股四头肌训练的基础上增加髋部肌肉训练仅仅在短期内改善了患者的行走能力，未见其他更好的结局；Ⅱ级证据指出[19-21]KOA 患者其髋外展肌力减弱 7%~24%，通过髋外展肌训练能够改善患者自我报告结局，而髋关节内收肌训练可以有效缓解膝关节疼痛症状，但对膝关节内侧间室的负荷并无显著改善[22]。

推荐意见：推荐髋外展肌训练（Ⅱ级证据，B 推荐），具体训练形式可以选择侧卧位抬腿训练，有条件可借助健身器械行坐姿髋外展训练等；弱推荐髋内收肌训练（Ⅱ级证据，C 推荐）。

1.2 核心区肌群的训练　核心区肌群主要是指腰椎、骨盆、髋关节及控制这些节段活动的肌群。Ⅱ级证据[23]指出核心区肌群的训练可以减轻屈膝时对股四头肌的依赖，减轻膝关节的磨损，改善 KOA 的症状。

推荐意见：弱推荐核心区肌群训练（Ⅱ级证据，C 推荐）。

2. 关节活动度训练　Ⅱ级证据[24]表明关节活动度的训练是治疗下肢关节炎的有效方法。

推荐意见：弱推荐关节活动度训练（Ⅱ级证据，C 推荐）。

3. 有氧运动　国内外相关指南均强推荐有氧运动[25-26]，具体形式主要包括步行（如正、倒走）、慢跑（如踮脚正倒快走）、游泳、瑜伽等。Ⅱ级证据[27]表明正、倒走能改善 KOA 患者的疼痛、关节功能和股四头肌肌力；Ⅰ级证据[28]指出有氧运动可能是改善疼痛和功能的最好方法。

推荐意见：强推荐有氧运动（Ⅰ级证据，A 推荐），具体训练形式可以选择正倒走、慢跑等。

4. 水中运动　Ⅰ级证据[29]及Ⅱ级证据[30]指出水中运动在短期内可缓解疼痛和改善生活质量，但长期疗效尚需进一步确认。

推荐意见：弱推荐水中运动（Ⅱ级证据，C 推荐）。

5. 传统功法训练

（1）太极拳：Ⅱ级证据[31]指出太极拳训练除能明显改善患者 WOMAC 指数外，还能显著改善患者的抑郁程度。

推荐意见：推荐太极拳训练（Ⅱ级证据，B 推荐）。

（2）八段锦：Ⅱ级证据[32]表明八段锦训练对 KOA 患者有良好的疗效，但在推荐之前需要进行更严格设计的随机对照试验。

推荐意见：弱推荐八段锦训练（Ⅱ级证据，C 推荐）。

（3）五禽戏：Ⅱ级证据[33]指出五禽戏可能是有效的辅助 KOA 康复的方法，但由于大多数纳入的研究存在方法学问题，使得很难得出确切的结论，应进行更严格的方法学设计和长期随访评估的大规模随机对照试验。

推荐意见：弱推荐五禽戏训练（Ⅱ级证据，C 推荐）。

（4）易筋经：Ⅱ级证据[34]表明易筋经训练能明显缓解疼痛、提高患者的本体感觉和平衡能力。

推荐意见：弱推荐易筋经训练（Ⅱ级证据，C 推荐）。

（5）肌骨拉伸功：KOA 患者精确控制协同、拮抗肌群的能力受损，因此除了增强肌力，尚需增强在单关节或多关节活动中精确控制协同肌和拮抗肌交替收缩的能力，采取全面的膝关节周围肌群、韧带的锻炼，肌骨拉伸功去除了传统功法中对膝关节不利的动作，同时结合瑜伽、普拉提及现代健身运动、康复医学等有利于协调与平衡的姿势与动作，将其糅合并改进，以供患者及潜在患者防治 KOA 的发生及发展，通过近年的临床实践及不断改进，在预防与促进本病康复方面收到了显著效果。

推荐意见：专家意见（Ⅲ级证据，F 推荐）。

三、训练的强度、频率以及疗程

推荐肌力锻炼、有氧运动训练、关节活动度训练、太极拳等，每周定期训练 2~3 次，3 次为佳，每周至少训练 45 min，训练强度应循序渐进：低、中等强度训练可提高伸屈肌力，但在减轻疼痛、改善躯体功能方面以中等强度更佳。关于运动疗程，建议持续运动超过 12 周，以解决 KOA 导致的肌力下降和肌肉萎缩。

四、随访

本小组建议在训练康复治疗介入 1 个月或 6 周、3 个月、6 个月和 1 年时对患者进行随访。

五、康复训练评定

1.膝关节疼痛的评定　推荐采用视觉模拟量表（VAS）。

2.活动度评定　推荐采用通用量角器测量患者的主、被动活动度。

3.膝关节周边肌肉肌力的评定　常用的测定方法为徒手肌力检查法、等长肌力测定法和等速肌力测试法，推荐采用等速肌力测试仪对膝关节周边肌肉进行客观测评。

4.步态分析　推荐采用步态分析仪对步频、步幅等进行客观评估。

5.本体感觉测量　推荐采用动静态平衡仪进行本体感觉的测量。

本小组结合国内外最新的循证医学证据和临床经验，针对我国膝痹（KOA）的肌肉训练康复撰写了本共识，旨在为膝痹病的肌肉训练康复提供一个适合国情且规范标准、容易操作的方案，提升其治疗效果，改善患者预后。

参考文献

［1］Bannuru RR, Osani MC, Vaysbrot EE, et al. OARSI guidelines for the non-surgical management of knee, hip, and polyarticular osteoarthritis[J]. Osteoarthritis Cartilage,2019,27（11）:1578-1589.

［2］Brosseau L, Taki J, Desjardins B, et al. The Ottawa panel clinical practice guidelines for the management of knee osteoarthritis. Part one: introduction, and mind-body exercise programs[J]. Clin Rehabil,2017,31（5）:582-595.

［3］Brosseau L, Taki J, Desjardins B, et al. The Ottawa panel clinical practice guidelines for the management of knee osteoarthritis. Part two: strengthening exercise programs[J]. Clin Rehabil,2017,31（5）:596-611.

［4］Brosseau L, Taki J, Desjardins B, et al. The Ottawa panel clinical practice guidelines for the management of knee osteoarthritis. Part three: aerobic exercise programs[J]. Clin Rehabil,2017,31（5）: 612-624.

［5］陈卫衡 , 刘献祥 , 童培建 , 等 . 膝骨关节炎中医诊疗专家共识（2015 年版）[J]. 中医正骨 ,2015,27（7）:4-5.

［6］中华中医药学会骨伤科分会膝痹病（膝骨关节炎）临床诊疗指南制定工作组 . 中医骨伤科临床诊疗指南·膝痹病（膝骨关节炎）[J]. 康复学报 ,2019,29（3）:1-7.

［7］李西海 , 刘献祥 . 骨关节炎的核心病机：本痿标痹 [J]. 中医杂志 , 2014,55

（14）:1248-1252.

［8］Hughes L, Paton B, Rosenblatt B, et al. Blood flow restriction training in clinical musculoskeletal rehabilitation: a systematic review and meta- analysis[J]. Br J Sports Med,2017,51（13）:1003-1011.

［9］Fusaroli P, Napoleon B, Gincul R, et al. The clinical impact of ultrasound contrast agents in EUS: a systematic review according to the levels of evidence[J]. Gastrointest Endosc,2016,84（4）:587-596.

［10］中华医学会骨科学分会关节外科学组 . 骨关节炎诊疗指南（2018 年版）[J]. 中华骨科杂志 ,2018,38（12）:705-715.

［11］Thomas AC, Sowers M, Karvonen-Gutierrez C, et al. Lack of quadriceps dysfunction in women with early knee osteoarthritis[J]. J Orthop Res,2010,28（5）:595-599.

［12］Bennell KL, Kyriakides M, Metcalf B, et al. Neuromuscular versus quadriceps strengthening exercise in patients with medial knee osteoarthritis and varus malalignment: a randomized controlled trial[J]. Arthritis Rheumatol, 2014,66（4）:950-959.

［13］Juhl C, Christensen R, Roos EM, et al. Impact of exercise type and dose on pain and disability in knee osteoarthritis: a systematic review and meta-regression analysis of randomized controlled trials[J]. Arthritis Rheumatol,2014,66（3）:622-636.

［14］DeVita P, Aaboe J, Bartholdy C, et al. Quadriceps-strengthening exercise and quadriceps and knee biomechanics during walking in knee osteoarthritis: A two-centre randomized controlled trial[J]. Clin Biomech（Bristol, Avon）,2018,59:199-206.

［15］Chaudhary A. Effects of Hip Abductor Muscle Strengthening Exercises in Patients with Osteoarthritic Knee Joints[J]. Physiotherapy and Occupational Therapy,2012,6（4）:32.

［16］Knoop J, Steultjens MP, Roorda LD, et al. Improvement in upper leg muscle strength underlies beneficial effects of exercise therapy in knee osteoarthritis: secondary analysis from a randomised controlled trial[J]. Physiotherapy,2015,101（2）:171-177.

［17］Singh S, Pattnaik M, Mohanty P, et al. Effectiveness of hip abductor strengthening on health status, strength, endurance and six minute walk test in participants with medial compartment symptomatic knee osteoarthritis[J]. J Back Musculoskelet Rehabil,2016,29（1）:65-75.

［18］Hislop AC, Collins NJ, Tucker K, et al. Does adding hip exercises to quadriceps exercises result in superior outcomes in pain, function and quality of life for people with knee osteoarthritis? A systematic review and meta-analysis[J]. Br J Sports Med,2020,54（5）:263-271.

［19］Deasy M, Leahy E, Semciw AI. Hip Strength Deficits in People With Symptomatic Knee Osteoarthritis: A Systematic Review With Meta- analysis[J]. J Orthop Sports Phys Ther,2016,46（8）:629-639.

［20］Park SK, Kobsar D, Ferber R. Relationship between lower limb muscle strength, self-reported pain and function, and frontal plane gait kinematics in knee osteoarthritis[J]. Clin Biomech（Bristol, Avon）,2016,38:68-74.

［21］Tevald MA, Murray A, Luc BA, et al. Hip abductor strength in people with knee osteoarthritis: A cross-sectional study of reliability and association with function[J]. Knee,2016,23（1）:57-62.

［22］Bennell KL, Hunt MA, Wrigley TV, et al. Hip strengthening reduces symptoms but not knee load in people with medial knee osteoarthritis and varus malalignment: a randomised controlled trial[J]. Osteoarthritis Cartilage,2010,18（5）:621-628.

［23］Farrokhi S, Piva SR, Gil AB, et al. Association of severity of coexisting patellofemoral disease with increased impairments and functional limitations in patients with knee osteoarthritis[J]. Arthritis Care Res,2013,65（4）:544-551.

［24］Uthman OA, van der Windt DA, Jordan JL, et al. Exercise for lower limb osteoarthritis: systematic review incorporating trial sequential analysis and network meta-analysis[J]. BMJ,2013,347:f5555.

［25］Hauk L. Treatment of knee osteoarthritis: a clinical practice guideline from the AAOS[J]. Am Fam Physician,2014,89（11）:918-920.

［26］Yates AJ Jr, McGrory BJ, Starz TW, et al. AAOS appropriate use criteria: optimizing the non-arthroplasty management of osteoarthritis of the knee[J]. J Am Acad Orthop Surg,2014,22（4）:261-267.

［27］Alghadir AH, Anwer S, Sarkar B, et al. Effect of 6-week retro or forward walking program on pain, functional disability, quadriceps muscle strength, and performance in individuals with knee osteoarthritis: a randomized controlled trial（retro-walking trial）[J]. BMC Musculoskelet Disord,2019,20（1）:159.

［28］Goh SL, Persson MSM, Stocks J, et al. Relative Efficacy of Different Exercises for Pain, Function, Performance and Quality of Life in Knee and Hip Osteoarthritis: Systematic Review and Network Meta- Analysis[J]. Sports Med,2019,49（5）:743-761.

［29］Bartels EM, Juhl CB, Christensen R, et al. Aquatic exercise for the treatment of knee and hip osteoarthritis[J]. Cochrane Database Syst Rev,2016,3:CD005523.

［30］Verhagen AP, Cardoso JR, Bierma-Zeinstra SM. Aquatic exercise & balneotherapy in musculoskeletal conditions[J]. Best Pract Res Clin Rheumatol,2012,26（3）:335-343.

［31］Wang C, Schmid CH, Iversen MD, et al. Comparative Effectiveness of Tai Chi Versus Physical Therapy for Knee Osteoarthritis: A Randomized Trial[J]. Ann Intern Med,2016,165（2）:77-86.

［32］Zeng ZP, Liu YB, Fang J, et al. Effects of Baduanjin exercise for knee osteoarthritis: A systematic review and meta-analysis[J]. Complement Ther Med,2020,48:102279.

［33］Guo Y, Xu M, Wei Z, et al. Beneficial Effects of Qigong Wuqinxi in the Improvement of Health Condition, Prevention, and Treatment of Chronic Diseases: Evidence from a Systematic Review[J]. Evid Based Complement Alternat Med,2018,2018:3235950.

［34］叶银燕，牛晓敏，邱志伟，等. 易筋经功法训练对膝骨关节炎患者膝关节功能的影响 [J]. 风湿病与关节炎,2019,8（10）:19-23.

第十九节　膝骨关节炎运动治疗临床实践指南
（2020 年版）

膝骨关节炎运动治疗临床实践指南编写组

发表于《中华医学杂志》2020 年 4 月 21 日第 100 卷第 15 期

在中国 50 岁以上人群中，膝骨关节炎（osteoarthritis，OA）患病率达 14.3%[1]；是中老年人致残的主要原因，为社会带来巨大的医疗和经济负担。膝 OA 治疗选择多样，先前指南建议将运动、减重等非药物治疗作为基石[2-4]。由于存在文化及生活习惯的差异，若将国外现有指南直接推广到中国患者，恐将面临执行力不足等问题。目前我国尚无针对膝 OA 患者运动治疗的临床指南。因此，我们根据文献和临床经验制定了针对中国人群的膝 OA 运动治疗指南，旨在提供基于循证依据的运动治疗推荐。

一、指南制定方法

参照《世界卫生组织指南制订手册》[5]中描述的标准方法制定本指南，主要应用 GRADE 法（问题 1~10，12~13）[6]及 COSMIN 法（问题 11）[7]评估证据，应用改良德尔菲法（RAND 法）达成共识[8]。制定的过程包括 3 次面对面会议、文献检索和患者偏好调查。指南报告和撰写参考卫生保健实践指南的报告条目（RIGHT）[9]。本指南在 GRADE 中国中心的指导下制定。

1. 指南制定组建立及目标问题产生：首先成立多学科指南制定组。所有制定组成员披露与主题相关的任何利益冲突。制定组召开会议充分讨论和投票，就指南中拟解决的 13 个关键问题达成一致。

2. 文献检索及患者偏好调查：使用 PICO（患者、干预、对照、结果）格式解构每个临床问题并搜索证据。在以下数据库中检索文献，包括 Medline、EMBASE、Cochrane Library、中国生物医学文献数据库 、CINAHL、Web of Science、Science Direct、Karger、

Scopus、Medical Evidence Matters Archive 和 Rehabilitation&Sports Medicine Source。应用美国国家医学图书馆的医学主题词 "osteoarthritis" "exercise" "骨关节炎" "运动" 作为关键词，并结合自由词 "osteoarthritis" "exercise" "骨关节炎" "运动" 进行检索，获取2014 年 1 月至 2017 年 7 月发表的系统评价。对获取到的文献中的参考文献进行人工筛查。系统评价不足以产生证据时，按照临床问题类型检索对应的原始研究进行证据评估。对 84 例膝 OA 患者进行面对面访谈和问卷调查（后文简称调查）。

3. 证据质量评估及确定推荐：由 GRADE 方法，证据质量被评估为高（A 级）、中（B 级）、低（C 级）和极低（D 级）。根据证据和调查，指南编写组起草推荐草案。制定组根据某推荐的证据质量、可行性、患者偏好等因素进行面对面讨论，投票确定某推荐是否成立及其推荐强度。强推荐指某干预适用于绝大多数情况，应将该干预作为核心治疗方案。对于弱推荐，需要医务人员与患者共同商讨，完成决策过程[6]。

4. 规定相关定义：运动治疗指为特定目标设计并开具处方的、以体育活动为主的治疗方式，其目的包括减轻疾病引起的疼痛、改善下肢关节功能、增加总体活动水平等。具体到运动治疗膝 OA，指通过科学的锻炼方法增强肌肉、稳定关节、改善运动协调和控制能力，进而减轻疼痛和改善关节功能。

"躯体活动 physical activity" "运动 exercise" 等词语描述了近似概念，易混淆，本文提出将定义加以区分。躯体活动指骨骼肌收缩产生的任何导致能量消耗的身体运动，如做家务、购物等；而运动是有计划、有组织且为重复性的体育活动的子集，旨在改善或保持身体健康，如慢跑、直腿抬高等[10]。运动强度分为低强度和中等强度。在低强度锻炼中，个体可自如地连续说出一整句话；而在中等强度锻炼中，只能间断说出几个词语。运动剂量则由运动时间和强度决定。

二、推荐及补充说明

根据主题相似性，将目标问题分组，包括患者选择（问题 1~3）、运动处方（问题 4~6）、患者随访（问题 10~11）和治疗反应（问题 12~14）。每条推荐的强度（1= 强、2= 弱）及其证据水平（A= 高、B= 中等、C= 低、D= 非常低）列于推荐后。

（一）患者选择

问题1~3：运动治疗有哪些适应证？有哪些禁忌证？最常见的不良反应是什么？

推荐：无论患者年龄和疾病严重程度，运动治疗应作为膝OA的一线治疗方法。因运动治疗可减轻疼痛，改善躯体功能，提高生活质量和步行能力，并降低跌倒风险。一般情况下，运动治疗仅偶尔带来有临床意义的不良事件。（1B）

证据：运动治疗可减轻膝OA及退变性半月板撕裂患者疼痛[11-14]（GRADE A），改善躯体功能（GRADE B）[11, 14]及生活质量[12]，提高老年人行走速度、时间和总距离[12]，并改善平衡及降低跌倒风险[13]。运动治疗最常见的副作用是肌肉骨骼疼痛，发生率为16%~25%[15]；也有报道跌倒、头晕和合并症加重的情况。不良事件偶需干预，常无须中止运动治疗[15]。

OA发病机制复杂，涉及生物力学、炎症和代谢因素，最终导致关节内结构破坏[16]。而运动治疗可针对上述中间因素改善肌力、关节活动度（ROM）和本体感觉并抑制炎症[17]，调节代谢[16]，达到减轻疼痛、改善膝关节功能和生活质量等目的。同时，躯体活动和运动是预防和治疗多种慢性病的基石，可为OA患者减少合并症的风险和影响[18]。

运动治疗相对安全[19]，但也应在患者开始治疗前确定有无禁忌证。迄今未发现运动治疗导致严重不良事件的证据[15]。其他疾病指南列出了运动治疗的禁忌证[20]，包括近期心肌梗死、不稳定心绞痛、严重外周血管疾病和未控制的血糖异常。若患者存在潜在风险，我们建议事先进行安全筛查[21]。

（二）运动处方

1.问题4：可向患者推荐哪些类型的运动？

推荐：推荐根据患者偏好和可及（行）性提供运动治疗方案，如肌力锻炼和有氧运动。（1C）

对于膝关节ROM受限者，ROM锻炼可作为有氧运动和肌力锻炼的有效补充。（2D）

证据：有氧步行、肌力锻炼、ROM锻炼、神经肌肉训练可减轻慢性肌肉骨骼疼痛患者的疼痛（GRADE C）并改善躯体功能（GRADE C）及膝关节功能（GRADE D）[22-25]。运动类型分为有氧锻炼、肌力锻炼、关节ROM锻炼和神经肌肉训练等。有氧运动为全身大肌群均参与的耐力运动，患者可酌情选择游泳、快走等方式，但不宜进行登山、爬楼梯等过度负重的运动；肌力锻炼为下肢肌群的力量练习，推荐非负重肌力锻炼为主，可进行股四头肌多角度收缩练习，使整个 ROM 内肌群均得到增强；也可仰卧位进行直腿抬高运动。OA 患者的 ROM 锻炼分为主动锻炼和被动锻炼。主动锻炼指患者不借助任何外力，依靠自己肌力进行膝关节屈伸锻炼；而关节周围肌肉因损伤或炎症等无法主动锻炼者，可在旁人辅助下屈伸锻炼，称为被动锻炼；若应用得当，主动或被动锻炼均可避免关节粘连或挛缩。必要时，可进行增加 ROM 的拉伸运动。各种运动应强调在尽量减少负重情况下进行。

OA 患者还存在神经肌肉控制和本体感觉受损，跌倒风险增加。本体感觉，也称运动感觉，正常本体感觉使我们能自由移动而无须考虑周围环境。影响肌肉（如 OA）、神经和大脑的疾病及衰老都会致本体感觉障碍。故还应包含神经肌肉训练，通过改善感觉运动控制来建立下肢动态稳定，并强调尽量恢复中立位下肢动态力线[26]。

以上运动方式被国内外多部指南推荐[4, 27-30]。如何针对患者个体情况选择不同类型运动是个实际问题。根据最新发表的网状荟萃分析[31]，有氧运动对缓解疼痛和改善运动表现效果最佳。神经肌肉训练对疼痛的缓解效果与有氧运动相当，对功能恢复有最佳效果。肌力锻炼结合 ROM 锻炼可较均衡地改善多项结果。在治疗不同阶段，可根据需要，向患者推荐不同类型的运动[31]。

2. 问题 5、6：如何制定运动处方并进行个性化调整？适用于运动治疗的监督模式和情景模式有哪些？

推荐：推荐患者每周定期锻炼 2~3 次，逐渐养成规律运动的习惯。（1C）

运动强度应与患者耐受程度一致，患者掌握运动要领并逐渐适应后，运动强度应逐渐加强。（2C）

推荐进行小组锻炼。（1B）

建议在起始阶段，患者最好在 3 个月内至少锻炼 12 次，以掌握技巧并保证依从性，之后逐渐将频率提高并保持至每周 2~3 次。（2D）

初期，患者通常难以正确进行锻炼或缺乏依从性，建议在医师指导下锻炼。（2D）

后期，若患者对锻炼计划有信心，可遵守治疗方案且锻炼时动作规范，或不便来医疗场所进行锻炼，则可居家锻炼。（2D）

证据：①频率：就减轻疼痛（GRADE C）和改善躯体功能（GRADE C）而言，每周锻炼 3 次最为有效[32]。②强度：低强度和中等强度运动均可提高伸、屈肌力量（GRADE C）[33]。就减轻疼痛（GRADE C）和改善躯体功能（GRADE C）而言，中等强度运动效果更佳[34]。中等强度运动（3.9%）的不良事件（包括关节或肌肉疼痛、跌倒等）发生率高于低强度运动（2.2%）（GRADE D）[34]。③环境：居家锻炼可减轻疼痛（GRADE D）[35]。就减轻疼痛（GRADE C）和改善躯体功能（GRADE B）而言，小组锻炼优于居家锻炼[36]。

关于频率：本指南与美国运动医学会（ACSM）[21]指南中的推荐一致。过于频繁的锻炼可行性低，且由于肌肉疲劳和协调受损，理论上可增加跌倒风险。在调查中，更多的参与者倾向于每周锻炼 2 次。

关于剂量和强度：避免久坐。每周 45 min 的躯体活动即可产生积极影响[37]。

关于运动疗程：通常需运动治疗 8~11 周可获得疼痛减轻[38]。实践中，我们建议持续运动超过 12 周，以解决 OA 导致的肌力下降和肌肉萎缩[39]。

关于环境：初期，专业人员指导和监督及同伴激励均可使患者更好地遵守治疗方案[40]。若患者对锻炼计划有疑问或受伤，应及时咨询医师。86% 的被调查者倾向于在指导下进行小组锻炼。

（三）患者自我管理、教育及依从性

1. 问题 7：适用于运动治疗的患者自我管理方式和教育策略有哪些？

推荐：推荐在患者运动的同时持续提供疾病及运动治疗相关的宣教，以提高患者自我管理意识、依从性和运动疗效。（1C）

证据：参与自我管理及疾病教育可使疼痛略微减轻（GRADE C）[41]。膝 OA 为慢性疾病，自我管理至关重要，主要包括接受患者教育[42]、药物管控、心理干预[43]和生活方式调整（如减重）等。其中，教育对于消除在中国患者中普遍存在的一些对膝 OA 的误解至关重要[44]。相当一部分患者害怕运动并认为运动会加速关节磨损。关于教育内容，除包括 "OA 不是磨损性质的疾病"[44] "科学运动不会造成伤害，但对膝关节和整体健康有益"[21]等信息外，其他关键问题还包括疾病知识（包括自然病程）、治疗方案和自我管理方法等[45]。应主动了解患者需求，得到充分教育的患者才会积极有效地自我管理。

2. 问题 8：可采取哪些措施来改善患者依从性？

推荐：推荐与患者讨论并应用不同策略，以提高患者对运动治疗的依从性。（1C）

证据：使用定期回访辅以小组锻炼加以巩固的方式，可提高患者依从性（GRADE C）[46]。依从性强者可获得更显著的躯体功能改善[47]。其实，患者经常在运动处方开具几周后便不能坚持[48]。除定期随访辅以小组锻炼的方式，一些研究还报道了通过电话[49]、可穿戴设备等进行远程指导以提高依从性的经验。其他措施包括目标设定及个性化定制分级处方等[50]。一些共通原则包括全面的个体化评估，让患者积极参与决策并进行长期监测[40]。

（四）疼痛管理与随访

1. 问题 9：可采取哪些措施来处理运动治疗最常见的不良事件（即肌肉疼痛加重）？

推荐：若患者在运动治疗期间疼痛加重，可首先考虑休息和冷敷。医师应告知患者在初期会出现一些疼痛，但在后期这些疼痛会减少。（2C）

建议医师为休息和冷敷后仍持续疼痛的患者开具局部非甾体抗炎药，还应仔细检查以排除任何运动损伤，必要时调整运动处方。（2B）

证据：将下肢浸入冷水中或使用冰袋可帮助缓解运动后的不适（GRADE C）并预防延迟性肌肉酸痛（GRADE C）[51]。扑热息痛可减轻疼痛（GRADE A），但也可导致（严重）副作用（GRADE B），如肝损伤（GRADE A）等[52]。使用局部非甾体抗炎药可减轻疼痛（GRADE B），且不增加全身（GRADE B）或局部（GRADE B）副作用风险[53]。

据调查，运动后疼痛发生率约40%，可影响依从性。通常，疼痛加重源于肌肉酸痛[54]，而非结构性损伤。虽然将下肢浸入冷水（10~15℃）可减轻疼痛[51]，但制订组认为浸入冷水可行性差，该推荐经投票遭到否定。患者进行神经肌肉运动 8 周后发现疼痛自发减轻[55]。约 50% 的被调查者在未进行任何干预下，发现后期疼痛强度逐渐降低。运动过程中出现疼痛属正常，只要可耐受，且疼痛加重或其他不适可在 24 h 内降至运动前水平或更低，则无须采取附加措施[26]，反之，则需认真评估是运动过量或损伤等情况，并针对性处理。但这种情况并不常发生[24,56]。即使对于重度 OA 的患者，依然可采用恰当的疼痛管理（如外用止痛药[54]），开始并坚持运动[57]。外用非甾体抗炎药被制订组广泛接受。

2. 问题 10、11：如何制定运动治疗合适的随访时间？随访时应注重对哪些项目进行评估？

推荐：建议医师或研究者综合应用经验证的工具，如患者主观报告结果测量工具（PROM）、视觉模拟量表（VAS）、一般健康状况量表及客观体测指标，来监测运动治疗效果。（2B）

证据：经 COSMIN 方法[7]评估，膝关节损伤和 OA 结果评分（KOOS）具有足够的内部一致性、重测信度、内容有效性和构建效度[7]，适用于膝 OA 患者[58]；其他优秀的主观 PROM 评分包括牛津膝关节评分（OKS）[59]和西安大略和麦克马斯特大学骨关节炎评分（WOMAC）[60]；最佳的一般健康状况量表是健康调查 12 条简表（SF12）[59]。6 min 步行测试具有较高的评估者内部可靠性[61]。

定期随访必要且基本，可维持患者依从性，利于疾病管理并巩固医患关系；还有助于指南审计，评估指南实施效果。过去 20 多年，学界开发出许多膝关节评定量表，而仅一小部分经过验证且可靠性、有效性和敏感性较高[58-59]。根据现有证据，制定组无法推荐具体应用哪些量表。建议综合评估疼痛、膝关节功能、一般健康状况并进行客观体测。可考虑一些常用量表，如用 KOOS[58]、OKS[59]、WOMAC[60] 测试膝关节情况；用 SF-36[61-62]、SF-12[59]和欧洲生存质量学会量表（EuroQOL）[63]衡量一般健康状况；用 30 s 坐起、40 m 快走、爬楼梯测试和 6 min 步行测试等进行客观体测；这些方法也受到国际 OA 研究协会（OARSI）推荐[64]。目前，缺乏关于合适随访时机的证据。大多数被调查者愿在 1 个月或之后接受再评估。制定组建议在 1 个月或 6 周、3 个月、6 个月和 1 年时对患者进行随访，这些时间点用于绝大多数临床试验。

（五）运动治疗效果预测及与其他治疗的结合

问题 12~14：哪些因素可预测运动治疗效果？哪些患者适合长期接受运动治疗？哪些患者不适用运动治疗，而应以药物或手术治疗？

推荐：据现有证据，我们无法提出任何建议并回答哪些患者会从运动治疗中长期获益。建议在选择不同治疗方案时，应考虑并和患者讨论其偏好、可及（行）性和成本。（2C）

证据：运动疗效良好相关因素包括合并症少（0-1）（GRADE C）、社会支持（GRADE C）[65]、（运动治疗 3 个月后）疼痛、EQ-5D、自我效能、30 s 坐起测试改善（GRADE C）[66] 及膝内、外翻 ≤ 5°（GRADE C）[67]。运动疗效不佳相关因素为依从性差[47]。与疗效无关的因素有年龄（GRADE C）、体质指数（BMI）（GRADE C）、症状持续时间（GRADE C）[68] 和影像学严重程度[32]。依从性强相关因素有小组锻炼（GRADE C）[69]、高教育水平（GRADE D）[70] 和躯体功能良好[71]。依从性差相关因素有不良事件（GRADE D）[71] 和居家运动（GRADE D）[69]。与依从性无关的因素包括年龄（GRADE D）、性别（GRADE D）、BMI（GRADE D）[72] 和运动强度（GRADE D）[69]。

据目前证据，制定组无法就有关"良好治疗反应或依从性的影响因素"或"哪些患者适合运动治疗，哪些患者不适合"提出任何建议。中华医学会骨科学分会在其最新的 OA 指南[4] 中指出，治疗应遵循阶梯升级的方法。本指南也建议向每位患者推荐运动治疗。随后再结合治疗 3 个月的反应决定是否继续[67]。若某种类型运动对某患者效果不佳则医师应调整运动处方，并鼓励患者尝试不同的运动治疗类型[73]。若运动治疗的确不足以改善患者症状，可向患者提供包括膝关节支具、药物治疗甚至手术在内的其他干预措施[4, 30]。

三、本指南的局限

本指南的制定存在局限。首先，我们使用 2014 至 2017 年发表的系统评价作为证据主要来源，可能导致某些问题证据缺乏或错过一些先前发表文章所提示的证据。我们使用面对面讨论和非匿名投票方式达成共识来弥补该缺陷。其次，本指南未对运动治疗的卫生经济学进行详细评估及讨论。与药物和手术相比，运动治疗是一种具有成本效益的治疗选择。最后，检索证据时我们发现几方面研究及证据的不足，包括①如何为有合并症的患者优化运动处方；②重度髋股关节炎运动治疗的效果；③影响运动治疗效果的相关因素等。相关从业人员的继续教育并促进运动治疗在膝 OA 患者中的应用、多学科团队合作、运动治疗登记系统的形成以及后续的科学研究都将有助于解决上述问题。

利益冲突 所有作者均声明不存在利益冲突

指导牵头人：林剑浩（北京大学人民医院）、Weiya Zhang（University of Nottingham）

执笔者：侯云飞（北京大学人民医院）

指南编写组：侯云飞（北京大学人民医院）、Ewa M Roos（University of Southern Denmark）、Kim Bennell（University of Melbourne）、Yuqing Zhang（Harvard Medical School）、Daniel White（University of Delaware）、陈耀龙（兰州大学）、杨克虎（兰州大学）、Siew Li Goh（University of Malaya）、Weiya Zhang（University of Nottingham）、林剑浩（北京大学人民医院）

推荐制定组（按汉语拼音顺序排列）：曹永平（北京大学第一医院）、陈坚（北京大学人民医院）、陈耀龙（兰州大学）、Daniel White（University of Delaware）、David Hunter（University of Sydney）、董忠（北京市疾病预防控制中心）、Ewa M Roos（University of Southern Denmark）、冯雪（阜外医院）、郭艾（北京友谊医院）、郭万首（北京中日友好医院）、Kim Bennell（University of Melbourne）、李红新（赵全营社区卫生服务中心）、林剑浩（北京大学人民医院）、卢艳丽（北京隆福医院）、梅轶芳（哈尔滨医科大学第一附属医院）、任景怡（北京中日友好医院）、施举红（北京协和医院）、石秀秀（解放军总医院第四医学中心）、苏琳（北京大学人民医院）、田华（北京大学第三医院）、Weiya Zhang（University of Nottingham）、翁习生（北京协和医院）、徐建华（安徽医科大学第一附属医院）、邢小燕（北京中日友好医院）、杨波（北京协和医院）、杨延砚（北京大学第三医院）、姚建华（解放军总医院第七医学中心）、姚宇（中国社会科学院）、叶红华（宁波第一医院）、袁国华（川北医学院附属医院）、Yuqing Zhang（Harvard Medical School）、詹思延（北京大学循证医学中心）、张海燕（国家卫生健康委医院管理研究所）、张轶超（解放军总医院第四医学中心）、郑群怡（北京大学人民医院）；张桂起、张强、张燕芬（患者代表）

参考文献

［1］Kang X, Fransen M, Zhang Y, et al. The high prevalence of knee osteoarthritis in a rural Chinese population: the Wuchuan osteoarthritis study[J]. Arthritis Rheum, 2009,61（5）: 641-647. DOI:10.1002/art.24464.

［2］Jevsevar DS, Brown GA, Jones DL, et al. The American Academy of Orthopaedic Surgeons evidence-based guideline on: treatment of osteoarthritis of the knee, 2nd edition[J]. J Bone Joint Surg Am, 2013, 95（20）:1885-1886. DOI: 10.2106/ 00004623-201310160-00010.

［3］Roddy E, Zhang W, Doherty M, et al. Evidence-based recommendations for the role of exercise in the management of osteoarthritis of the hip or knee--the MOVE consensus[J]. Rheumatology（Oxford）, 2005, 44（1）: 67-73. DOI: 10.1093 / rheumatology/keh399.

［4］中华医学会骨科学分会关节外科学组 . 骨关节炎诊疗指南（2018 年版）[J]. 中华骨科杂志 , 2018, 38（12）:705-715. DOI: 10.3760/cma.j.issn. 0253-2352.2018. 12.001.

［5］World Health Organization（WHO）. WHO handbook for guideline development, 2nd edition[M]. 2014. http://apps.who. int / bookorders / anglais / detart1. jsp? codlan=1&codcol= 93&codcch=2270.

［6］Guyatt GH, Oxman AD, Vist GE, et al. GRADE: an emerging consensus on rating quality of evidence and strength of recommendations[J]. BMJ, 2008, 336（7650）: 924-926. DOI: 10.1136/bmj.39489.470347.AD.

［7］Mokkink LB, Terwee CB, Knol DL, et al. The COSMIN checklist for evaluating the methodological quality of studies on measurement properties: a clarification of its content[J]. BMC Med Res Methodol, 2010, 10:22. DOI: 10.1186/14712288-10-22.

［8］Fitch K, Bernstein SJ, Aguilar MD, et al. Rand / ucla Appropriateness Method User's Manual[M]. Natl Book Network,2001: 148-149.

［9］Chen Y, Yang K, Marušic A, et al. A reporting tool for practice guidelines in health care: the RIGHT statement[J]. Ann Intern Med, 2017, 166（2）:128-132. DOI: 10.7326/M16-1565.

［10］Caspersen CJ, Powell KE, Christenson GM. Physical activity, exercise, and physical fitness: definitions and distinctions for health-related research[J]. Public Health Rep, 1985, 100（2）: 126-131.

［11］Fransen M, McConnell S, Harmer AR, et al. Exercise for osteoarthritis of the knee: a Cochrane systematic review[J]. Br J Sports Med, 2015, 49（24）: 1554–1557. DOI: 10.1136 / bjsports–2015–095424.

［12］Tanaka R, Ozawa J, Kito N, et al. Effects of exercise therapy on walking ability in individuals with knee osteoarthritis: a systematic review and meta–analysis of randomised controlled trials[J]. Clin Rehabil, 2016, 30（1）: 36–52. DOI: 10.1177 / 0269215515570098.

［13］Mat S, Tan MP, Kamaruzzaman SB, et al. Physical therapies for improving balance and reducing falls risk in osteoarthritis of the knee: a systematic review[J]. Age Ageing, 2015, 44（1）: 16–24. DOI: 10.1093/ageing/afu112.

［14］Swart NM, van Oudenaarde K, Reijnierse M, et al. Effectiveness of exercise therapy for meniscal lesions in adults: a systematic review and meta–analysis[J]. J Sci Med Sport, 2016, 19（12）:990–998. DOI: 10.1016/j.jsams.2016.04. 003.

［15］Quicke JG, Foster NE, Thomas MJ, et al. Is long–term physical activity safe for older adults with knee pain?: a systematic review[J]. Osteoarthritis Cartilage, 2015, 23（9）: 1445–1456. DOI: 10.1016/j.joca.2015.05.002.

［16］Febbraio MA. Exercise metabolism in 2016: health benefits of exercise –more than meets the eye! [J]. Nat Rev Endocrinol, 2017, 13（2）:72–74. DOI: 10.1038/ nrendo.2016.218.

［17］Runhaar J, Luijsterburg P, Dekker J, et al. Identifying potential working mechanisms behind the positive effects of exercise therapy on pain and function in osteoarthritis; a systematic review[J]. Osteoarthritis Cartilage, 2015, 23（7）: 1071–1082. DOI: 10.1016/j.joca.2014.12.027.

［18］Pedersen BK, Saltin B. Exercise as medicine –evidence for prescribing exercise as therapy in 26 different chronic diseases [J]. Scand J Med Sci Sports, 2015, 25 Suppl 3: 1–72. DOI: 10.1111/sms.12581.

［19］Niemeijer A, Lund H, Stafne SN, et al. Adverse events of exercise therapy in randomised controlled trials: a systematic review and meta–analysis[J]. Br J Sports

Med, 2019 [2019-09-28] . DOI: 10.1136/bjsports-2018-100461.

[20] Grace SL, Turk-Adawi KI, Contractor A, et al. Cardiac rehabilitation delivery model for low-resource settings: an international council of cardiovascular prevention and rehabilitation consensus statement[J]. Prog Cardiovasc Dis, 2016, 59 (3) :303-322. DOI: 10.1016/j.pcad.2016.08.004.

[21] American College of Sports Medicine. ACSM's Guidelines for Exercise Testing and Prescription [M]. Alphen: Wolters Kwwer, 2017.

[22] O'Connor SR, Tully MA, Ryan B, et al. Walking exercise for chronic musculoskeletal pain: systematic review and meta-analysis[J]. Arch Phys Med Rehabil, 2015, 96 (4) : 724-734.e3. DOI: 10.1016/j.apmr.2014.12.003.

[23] Li Y, Su Y, Chen S, et al. The effects of resistance exercise in patients with knee osteoarthritis: a systematic review and meta-analysis[J]. Clin Rehabil, 2016, 30 (10) : 947-959. DOI: 10.1177/0269215515610039.

[24] Skou ST, Roos EM, Laursen MB, et al. A randomized, controlled trial of total knee replacement[J]. N Engl J Med, 2015, 373 (17) :1597-1606. DOI: 10.1056/ NEJMoa1505467.

[25] Uthman OA, van der Windt DA, Jordan JL, et al. Exercise for lower limb osteoarthritis: systematic review incorporating trial sequential analysis and network meta-analysis[J]. BMJ, 2013, 347:f5555. DOI: 10.1136/bmj.f5555.

[26] Skou ST, Roos EM. Good Life with osteoArthritis in Denmark (GLA:D™) : evidence-based education and supervised neuromu scular exercise delivered by certified physiotherapists nationwide[J]. BMC Musculoskelet Disord, 2017, 18 (1) : 72. DOI: 10.1186/s12891-017-1439-y.

[27] National Clinical Guideline Centre (UK) . Osteoarthritis: Care and Management in Adults[M]. London: National Institute for Health and Care Excellence (UK) , 2014.

[28] Zhang W, Moskowitz RW, Nuki G, et al. OARSI recommendations for the management of hip and knee osteoarthritis, Part II : OARSI evidence-based, expert consensus guidelines[J]. Osteoarthritis Cartilage, 2008, 16 (2) : 137-162. DOI:

10.1016/j.joca.2007.12.013.

［29］Hochberg MC, Altman RD, April KT, et al. American College of Rheumatology 2012 recommendations for the use of nonpharmacologic and pharmacologic therapies in osteoarthritis of the hand, hip, and knee[J]. Arthritis Care Res（Hoboken）, 2012, 64 （4）:465-474. DOI: 10.1002/acr.21596.

［30］Rausch Osthoff AK, Niedermann K, Braun J, et al. 2018 EULAR recommendations for physical activity in people with inflammatory arthritis and osteoarthritis[J]. Ann Rheum Dis, 2018, 77（9）:1251-1260. DOI: 10.1136/annrheumdis-2018213585.

［31］Goh SL, Persson M, Stocks J, et al. Relative efficacy of different exercises for pain, function, performance and quality of life in knee and hip osteoarthritis: systematic review and network meta-Analysis[J]. Sports Med, 2019, 49（5）:743-761. DOI: 10.1007/s40279-019-01082-0.

［32］Juhl C, Christensen R, Roos EM, et al. Impact of exercise type and dose on pain and disability in knee osteoarthritis: a systematic review and meta-regression analysis of randomized controlled trials[J]. Arthritis Rheumatol, 2014, 66（3）:622-636. DOI: 10.1002/art.38290.

［33］Zacharias A, Green RA, Semciw AI, et al. Efficacy of rehabilitation programs for improving muscle strength in people with hip or knee osteoarthritis: a systematic review with meta-analysis[J]. Osteoarthritis Cartilage, 2014, 22（11）:17521773. DOI: 10.1016/j.joca.2014.07.005.

［34］Regnaux JP, Lefevre-Colau MM, Trinquart L, et al. High-intensity versus low-intensity physical activity or exercise in people with hip or knee osteoarthritis[J]. Cochrane Database Syst Rev, 2015,（10）: CD010203. DOI: 10.1002 / 14651858. CD010203.pub2.

［35］Anwer S, Alghadir A, Brismée JM. Effect of home exercise program in patients with knee osteoarthritis: a systematic review and meta-analysis[J]. J Geriatr Phys Ther, 2016, 39（1）: 38-48. DOI: 10.1519/JPT.0000000000000045.

［36］O'Keeffe M, Hayes A, McCreesh K, et al. Are group-based and individual physiotherapy exercise programmes equally effective for musculoskeletal conditions? A systematic review and meta-analysis[J]. Br J Sports Med, 2017, 51（2）:126–132. DOI: 10.1136/bjsports-2015-095410.

［37］Dunlop DD, Song J, Lee J, et al. Physical activity minimum threshold predicting improved function in adults with lower-extremity symptoms[J]. Arthritis Care Res（Hoboken）, 2017, 69（4）:475–483. DOI: 10.1002/acr.23181.

［38］Imoto AM, Pardo JP, Brosseau L, et al. Evidence synthesis of types and intensity of therapeutic land-based exercises to reduce pain in individuals with knee osteoarthritis[J]. Rheumatol Int, 2019, 39（7）: 1159–1179. DOI: 10.1007 / s00296-019-04289-6.

［39］Garber CE, Blissmer B, Deschenes MR, et al. American College of Sports Medicine position stand. Quantity and quality of exercise for developing and maintaining cardiorespiratory, musculoskeletal, and neuromotor fitness in apparently healthy adults: guidance for prescribing exercise [J]. Med Sci Sports Exerc, 2011, 43（7）: 1334–1359. DOI: 10.1249/MSS.0b013e318213fefb.

［40］Picorelli AM, Pereira LS, Pereira DS, et al. Adherence to exercise programs for older people is influenced by program characteristics and personal factors: a systematic review[J]. J Physiother, 2014, 60（3）:151–156. DOI: 10.1016/j.jphys.2014. 06.012.

［41］Kroon FP, van der Burg LR, Buchbinder R, et al. Self-management education programmes for osteoarthritis[J]. Cochrane Database Syst Rev, 2014,（1）: CD008963. DOI: 10.1002/14651858.CD008963.pub2.

［42］Bennell KL, Ahamed Y, Jull G, et al. Physical Therapist-delivered pain coping skills training and exercise for knee osteoarthritis: randomized controlled trial[J]. Arthritis Care Res（Hoboken）, 2016, 68（5）: 590–602. DOI: 10.1002 / acr.22744.

［43］O'moore KA, Newby JM, Andrews G, et al. Internet cognitive-behavioral therapy for depression in older adults with knee osteoarthritis: a randomized controlled trial[J]. Arthritis Care Res（Hoboken）, 2018, 70（1）: 61–70. DOI: 10.1002/acr.23257.

［44］Shrier I. Muscle dysfunction versus wear and tear as a cause of exercise related osteoarthritis: an epidemiological update[J]. Br J Sports Med, 2004, 38（5）: 526–535. DOI: 10.1136 / bjsm.2003.011262.

［45］Claassen A, Kremers–van de Hei K, van den Hoogen F, et al. Most important frequently asked questions from patients with hip or knee osteoarthritis: a best–worst scaling exercise[J]. Arthritis Care Res（Hoboken）, 2019, 71（7）: 885–892. DOI: 10.1002/acr.23719.

［46］Nicolson P, Bennell KL, Dobson FL, et al. Interventions to increase adherence to therapeutic exercise in older adults with low back pain and / or hip / knee osteoarthritis: a systematic review and meta–analysis[J]. Br J Sports Med, 2017, 51（10）: 791–799. DOI: 10.1136/bjsports–2016–096458.

［47］van Gool CH, Penninx BW, Kempen GI, et al. Effects of exercise adherence on physical function among overweight older adults with knee osteoarthritis[J]. Arthritis Rheum, 2005, 53（1）:24–32. DOI: 10.1002/art.20902.

［48］Nicolson P, Hinman RS, Kasza J, et al. Trajectories of adherence to home–based exercise programs among people with knee osteoarthritis[J]. Osteoarthritis Cartilage, 2018, 26（4）:513–521. DOI: 10.1016/j.joca.2018.01.009.

［49］Bennell KL, Campbell PK, Egerton T, et al. Telephone coaching to enhance a home–based physical activity program for knee osteoarthritis: a randomized clinical Trial[J]. Arthritis Care Res（Hoboken）, 2017, 69（1）: 84–94. DOI: 10.1002 / acr.22915.

［50］Brosseau L, Wells GA, Kenny GP, et al. The implementation of a community-based aerobic walking program for mild to moderate knee osteoarthritis（OA）: a knowledge translation（KT）randomized controlled trial（RCT）: Part Ⅰ: the Uptake of the Ottawa Panel clinical practice guidelines（CPGs）[J]. BMC Public Health, 2012, 12:871. DOI: 10.1186/1471–2458–12871.

［51］Hohenauer E, Taeymans J, Baeyens JP, et al. The effect of post–exercise cryotherapy on recovery characteristics: a systematic review and meta–analysis[J]. PLoS One, 2015, 10（9）:e0139028. DOI: 10.1371/journal.pone.0139028.

［52］Machado GC, Maher CG, Ferreira PH, et al. Efficacy and safety of paracetamol for spinal pain and osteoarthritis: systematic review and meta-analysis of randomised placebo controlled trials[J]. BMJ, 2015, 350:h1225. DOI: 10.1136/bmj. h1225.

［53］Derry S, Moore RA, Gaskell H, et al. Topical NSAIDs for acute musculoskeletal pain in adults[J]. Cochrane Database Syst Rev, 2015,（6）: CD007402. DOI: 10.1002 / 14651858. CD007402.pub3.

［54］Lewis PB, Ruby D, Bush-Joseph CA. Muscle soreness and delayed-onset muscle soreness[J]. Clin Sports Med, 2012, 31（2）:255-262. DOI: 10.1016/ j.csm.2011.09.009.

［55］Sandal LF, Roos EM, Bøgesvang SJ, et al. Pain trajectory and exercise-induced pain flares during 8 weeks of neuromuscular exercise in individuals with knee and hip pain[J]. Osteoarthritis Cartilage, 2016, 24（4）:589-592. DOI: 10.1016/j. joca.2015.11.002.

［56］王锴，刘强，林剑浩，等. 患者教育及个性化运动治疗在膝关节骨关节炎患者中的应用 [J]. 中华医学杂志, 2018, 98（27）:2152-2156. DOI: 10.3760/cma. j.issn.0376-2491.2018. 27.005.

［57］van Tunen JA, van der Leeden M, Bos WH, et al. Optimization of analgesics for greater exercise therapy participation among patients with knee osteoarthritis and severe pain: a feasibility study[J]. Arthritis Care Res（Hoboken）, 2016, 68（3）:332-340. DOI: 10.1002/acr.22682.

［58］Collins NJ, Prinsen CA, Christensen R, et al. Knee Injury and Osteoarthritis Outcome Score（KOOS）: systematic review and meta-analysis of measurement properties[J]. Osteoarthritis Cartilage, 2016, 24（8）:1317-1329. DOI: 10.1016/j.joca.2016. 03.010.

［59］Kroman SL, Roos EM, Bennell KL, et al. Measurement properties of performance-based outcome measures to assess physical function in young and middle-aged people known to be at high risk of hip and/or knee osteoarthritis: a systematic review[J]. Osteoarthritis Cartilage, 2014, 22（1）: 26-39. DOI: 10.1016/

j.joca.2013.10.021.

[60] Gandek B. Measurement properties of the Western Ontario and McMaster Universities Osteoarthritis Index: a systematic review[J]. Arthritis Care Res（Hoboken），2015, 67（2）:216-229. DOI: 10.1002/acr.22415.

[61] Gagnier JJ, Mullins M, Huang H, et al. A systematic review of measurement properties of patient-reported outcome measures used in patients undergoing total knee arthroplasty[J]. J Arthroplasty, 2017, 32（5）: 1688-1697. e7. DOI: 10.1016 / j. arth.2016.12.052.

[62] Kosinski M, Keller SD, Hatoum HT, et al. The SF-36 Health Survey as a generic outcome measure in clinical trials of patients with osteoarthritis and rheumatoid arthritis: tests of data quality, scaling assumptions and score reliability[J]. Med Care, 1999, 37（5 Suppl）:MS10-MS22. DOI: 10.1097/000056 50-199905001-00002.

[63] Fransen M, Edmonds J. Reliability and validity of the EuroQol in patients with osteoarthritis of the knee[J]. Rheumatology（Oxford），1999, 38（9）:807-813. DOI: 10.1093/rheumatology/ 38.9.807.

[64] Dobson F, Bennell K, Hinman R, et al. OARSI recommended performance-based tests to assess physical function in osteoarthritis of the hip or knee: authors' reply[J]. Osteoarthritis Cartilage, 2013, 21（10）: 1625-1626. DOI: 10.1016/ j.joca.2013.07.011.

[65] Weigl M, Angst F, Aeschlimann A, et al. Predictors for response to rehabilitation in patients with hip or knee osteoarthritis: a comparison of logistic regression models with three different definitions of responder[J]. Osteoarthritis Cartilage, 2006, 14（7）:641-651. DOI: 10.1016/j.joca.2006.01. 001.

[66] Skou ST, Simonsen ME, Odgaard A, et al. Predictors of long-term effect from education and exercise in patients with knee and hip pain[J]. Dan Med J, 2014, 61（7）:A4867.

[67] Lim BW, Hinman RS, Wrigley TV, et al. Does knee malalignment mediate the effects of quadriceps strengthening on knee adduction moment, pain, and function in medial

knee osteoarthritis? A randomized controlled trial[J]. Arthritis Rheum, 2008, 59
（7）:943-951. DOI: 10.1002/art.23823.

［68］Fransen M, Crosbie J, Edmonds J. Physical therapy is effective for patients with
osteoarthritis of the knee: a randomized controlled clinical trial[J]. J Rheumatol.
2001, 28（1）:156-64.DOI: 10.1300/J094v09n03_13.

［69］Cox KL, Burke V, Gorely TJ, et al. Controlled comparison of retention and adherence
in home-vs center-initiated exercise interventions in women ages 40-65 years: the
S. W. E. A. T. Study（Sedentary Women Exercise Adherence Trial）[J]. Prev Med,
2003, 36（1）:17-29. DOI: 10.1006/pmed.2002.1134.

［70］Prohaska TR, Peters K, Warren JS. Sources of attrition in a church-based exercise
program for older African-Americans [J]. Am J Health Promot, 2000, 14（6）: 380-
385, iii. DOI: 10.4278/0890-1171-14.6.380.

［71］Schmidt JA, Gruman C, King MB, et al. Attrition in an exercise intervention: a
comparison of early and later dropouts [J]. J Am Geriatr Soc, 2000, 48（8）:952-960.
DOI: 10.1111/ j.1532-5415.2000.tb06894.x.

［72］Wilder FV, Barrett Jr JP. The association between medication usage and dropout
status among participants of an exercise study for people with osteoarthritis[J]. Phys
Ther,2005, 85（2）: 142-149. DOI: 10.1093/ptj/85.2.142.

［73］Skou ST, Pedersen BK, Abbott JH, et al. Physical activity and exercise therapy
benefit more than just symptoms and impairments in people with hip and knee
osteoarthritis[J]. J Orthop Sports Phys Ther, 2018, 48（6）:439-447. DOI: 10.2519/
jospt.2018.7877.

第二十节　膝骨关节炎中医推拿治疗技术规范专家共识（2020 年版）

"中医推拿治疗膝骨关节炎技术规范研究"课题组

发表于《中医杂志》2020 年 8 月第 61 卷第 16 期

一、背景

膝骨关节炎（knee osteoarthritis，KOA），是指关节软骨退变伴有骨质增生与髌骨软化，使膝关节逐渐缺损，以膝关节的疼痛、肿胀、变形及功能障碍为主要临床表现的一种退行性疾病[1-2]。2010 年，KOA 成为全球第四大致残性疾病[3]。有研究[4-5]显示，我国 KOA 患病率为 18%，且呈现明显的地域差异。随着社会老龄化进程的加快，KOA 的发病率、致残率急剧升高，给家庭和社会带来沉重的精神及经济负担[6]。国内最新 KOA 治疗共识已将按摩、推拿列入阶梯治疗的基础治疗当中[7]，但由于推拿手法流派众多、不同医生的推拿习惯不同等原因导致中医推拿治疗 KOA 手法繁多，有关手法选择、操作部位、取穴、力度、时间、频率等缺少统一规范，很大程度上限制了KOA 推拿治疗技术的研究及临床推广。KOA 中医推拿技术的规范化刻不容缓，我们急需规范化的技术方案提高治疗效果、减少伤害，促进相关的教学传承、学术研究及推广应用[8]。为此，由中国中医科学院广安门医院 KOA 团队成立管理小组，通过征询中华中医药学会推拿分会、骨伤科分会相关专家的意见，起草了《膝骨关节炎中医推拿治疗技术规范专家共识》(以下简称"共识")。

二、共识编制方法与过程

1. 文献研究

管理小组以中文"膝 AND（骨关节炎 OR 骨关节病）AND（手法 OR 推拿 OR 按摩）"，英文"knee AND（osteoarthritis OR osteoarthrosis）AND（massage OR manipulation OR tuina）"为关键词，检索 1990 年 1 月 1 日—2017 年 10 月 30 日中国知网（CNKI）、维普

数据库、万方数据库、中国生物医学文献数据库、中国中医药文献数据库、MEDLINE、EMBASE、EBSCO、PROQUEST 等数据库，并参考推拿学、骨伤科学教材和专著，按照前期制定的文献纳入标准共纳入 4 337 篇文献，通过阅读标题、摘要、全文的方式进行筛选后共选用 12 篇文献[9~20]，将其中有关手法操作的内容按照手法操作要点、手法操作速度、手法力度、手法持续时间、手法的得气、手法治疗频率及疗程等进行综合整理形成条目，组成条目池并录入到 Excel 2016 软件进行精简。将文献研究建立的条目池精简后形成问题制定第一轮问卷。

2. 德尔菲法

运用德尔菲法[21]采用网络问卷形式完成第一轮函询，在问卷结果分析的基础上删除了 10 项信息类条目、10 项自由应答类条目、6 项活动关节类手法中不重要百分比较高的条目形成第二轮问卷，并将对第一轮问卷结果附在第二轮问卷后面供参考，以进一步集中意见。参与咨询的 38 名专家均为全国各地推拿、骨伤等相关专业且从业 10 年及以上的副主任及主任医师，从职称、学历、地区分布上，都具有广泛代表性。两轮函询和反馈后，第一轮积极系数 90.5%、第二轮积极系数为 100%，专家平均权威系数 0.878，95% 置信区间为［0.901，0.855］，手法整体设计的 6 个条目均值（$\bar{x}$）均大于3、变异系数（CV）均小于0.3，6 种手法对应的具体条目分析的肯德尔系数（Kendallw^2）均大于等于 0.50，即专家意见高度一致、有较高协调性可结束咨询。通过对两轮问卷的统计分析，形成《中医推拿治疗膝骨关节炎技术规范要点讨论稿》。

3. 共识会议

参照文献[22]方式在全国范围内邀请从事本专业 15 年及以上的 15 位正高级职称专家成立专家委员会，于 2017 年 11 月 24—25 日在北京召开专家共识会议，到场专家对讨论稿条目进行讨论，若大于等于 2/3 的参会专家表示赞同则作为条目通过，并征集专家对未通过条目的修改意见，以大于等于 2/3 的参会专家同意的修改意见作为修改条目的标准。根据修改意见，对《中医推拿治疗膝骨关节炎技术规范要点讨论稿》进行修订，最终形成共识。

三、基础理论

KOA 在传统中医学中属于"骨痹"的范畴，又名"骨疫""历节"等。中医学认为，本病多由气血亏虚、筋脉失于濡养，不荣则痛，或风、寒、湿等邪气侵入人体阻于膝部，造成局部经络不通、气血瘀滞，不通则痛，从而引发的病证。中医推拿是以中医基础理论、经络学说为基础的具有疏通经络、调畅气血、理筋止痛作用的传统中医外治方法。《素问·脉要精微论篇》曰："膝为筋之府"，可见治疗膝关节疾病首先要治筋[23]。现代医学认为，动力平衡在膝关节的正常功能活动中至关重要，生物力学的失衡是膝关节退变的主因，维持动力平衡的因素是软组织，包括肌肉、筋膜、肌腱、韧带、关节囊、关节软骨及半月板等，以上均属于中医学"筋"的范畴，因此，KOA的治疗应以治筋为主[24]。

本共识中放松手法选用揉法、拿法、擦法，这类手法动作和缓、着力面积大以达到放松肌肉、调畅气血、祛瘀止痛的效果。故放松部位选择股四头肌与腓肠肌以恢复膝关节屈伸功能活动。点穴选穴：鹤顶是治疗鹤膝风的经外奇穴，有明显消除膝关节积液的作用[25]；内、外犊鼻可促进释放镇痛物质，从而减轻疼痛[26]；阳陵泉为筋之会穴，而膝为筋之府，故有舒筋健膝之效；血海可健脾祛湿、活血止痛；梁丘是足阳明胃经的郄穴，可活血止痛；足三里属于足阳明胃经下合穴，可调动阳明经气血以润宗筋，宗筋主束骨而利关节[27]；委中、承山为膀胱经穴，膀胱经走行下肢，经脉所过，主治所及，故均可起到舒筋通络、散瘀止痛的效果。KOA以关节软骨退变并伴有骨质增生与髌骨软化为主要表现，该共识手法采用理髌手法提髌骨，可松解髌骨与股骨之间的粘连；揉髌手法可挤压软骨增加代谢产物，从而促进软骨的修复。膝关节主要依赖前后交叉韧带、内外侧副韧带、髌韧带及周围其他软组织包裹、束缚来维持平衡和稳定，并通过这些组织的伸缩完成关节的多维活动[24]。调筋手法选择髂胫束、内侧副韧带、外侧副韧带等韧带组织使用分筋的方法沿着韧带纤维走行方向进行刮动以恢复韧带弹性；腓肠肌内外侧头和腘绳肌等肌肉组织处以垂直肌肉纤维方向的拨动以松解肌肉粘连，以恢复整个伸膝装置的弹性，维持膝关节的平衡和稳定。膝关节有承载和传递载荷、参与下肢运动等功能，主要是由肌肉筋膜等收缩牵拉的拉力与地面支撑力引起的髌骨与股骨之间的力和胫骨与股骨之间的力[24]。屈伸牵抖及展筋手法，通过增加肌肉筋膜等收缩牵拉的拉力来减轻骨间的压力，运用生物力学原理对下肢进行全方位的力线矫正，以改善关节运动功能。经过一系列手法治疗后，以揉法进行收尾，捋顺紧张的肌肉，改善局部血液循环，促进新陈代谢和炎性物质吸收。

本共识契合 KOA 的中医病因病机以及现代医学生理病理特点，通过放松、点穴、理髌、调筋、活动关节等手法作用于膝周相关软组织，以达到缓解疼痛、恢复肌肉弹性、促进组织修复、改善功能活动的疗效。

四、技术规范共识

1. 手法整体设计方案

推拿治疗手法操作分为 6 个步骤：放松手法、点穴手法、理髌手法、调筋手法、活动关节手法、结束手法。

2. 手法操作要点

治疗体位：患者仰卧位，下肢放松，医者位于患侧。

3. 放松手法

（1）揉法：用左手或右手掌根或大鱼际部着力，在股四头肌上自上而下做有节律的螺旋形（正、反均可）运动，反复操作 3~5 遍，切忌用力过大。

（2）拿法：医者双手拇指与其余四指罗纹面着力，将股四头肌、腓肠肌群上下垂直捏住并提起，再慢慢放松，由近端向远端反复操作 3~5 遍，力量以患者耐受为度，切忌用力过大。

（3）擦法：医者右手背尺侧着力，贴于股四头肌上，通过腕关节屈伸和前臂旋前旋后的连续运动作来回滚动，以频率约每分钟 120 次，自上而下，反复操作 3~5 遍。

4. 点穴手法

医者拇指或食指端着力，点按在膝关节周围的梁丘、血海、鹤顶、内犊鼻、外犊鼻、阳陵泉、足三里及阿是穴缓慢加力，持续 5~10 s，用中指或食指勾点委中、承山 5~10 s，以患者感觉酸胀疼痛忍受为度，切忌用力过大。

5. 理髌手法

提髌法：用一手五指协同用力抓住髌骨，另一手辅助固定，最大限度将髌骨向上提起，使之离开股骨髁关节面，反复操作 3~5 次。

揉髌法：医者用掌心按压在髌骨上做顺或逆时针环旋揉动，反复操作 5~10 次。

6. 调筋手法

（1）分筋法：以拇指爪甲部抵住膝关节周围的髂胫束、内侧副韧带、外侧副韧带，沿着纤维走行方向刮动 3~5 次。

（2）拨筋法：双手中指指腹分别置于腓肠肌内外侧头和腘绳肌处，做横向往返拨动 3~5 次。

7. 活动关节手法

（1）屈伸牵抖膝关节：医生一手握住患者踝部，另一手扶住膝关节，做最大限度屈伸膝关节 2~3 次，然后顺势快速地牵抖膝关节。

（2）展筋法：医者一手握住患者足部，使踝关节背伸，另一手用稳力按压使膝关节伸展至患者能忍受的最大限度，并保持 5~10 s。

8. 结束手法

揉法：用左手或右手掌根或大鱼际部着力，在患者股四头肌、胫骨前肌上，从上向下做有节律的螺旋形（正、反均可）运动，反复操作 3~5 遍，切忌用力过大。

9. 疗程与频次

中医推拿治疗 KOA 每人次的治疗时间约 10 min，频次为每周 2 次，总疗程为 20 次。

附："中医推拿治疗膝骨关节炎技术规范研究"课题组成员名单

项目负责人：谢利民

课题组成员（按姓名拼音排序）：安医达、白杨、柏立群、程五中、丁全茂、郭秀花、李玉彬、马彦旭、牛志军、王得志、王静、王立军、王莉苏、王轶稀、温鑫柱、伍银批、徐颖鹏、于潼、张振南、张政、赵洪升、郑婉碧

参加德尔菲问卷咨询的专家（按姓名拼音排序）：陈兆军、丁建中、杜德利、杜连胜、杜宁、范炳华、方建国、付国兵、龚利、何伟、侯德才、扈盛、贾育松、见国繁、李金学、李义凯、李正祥、李宗民、刘文刚、刘焰刚、罗凛、马占忠、齐伟、齐越峰、石关桐、孙武权、唐学章、王法利、王和鸣、王继红、王平、杨克新、于天源、詹红生、张霆、张振宇、赵焰、赵毅

参加共识会议的专家（按姓名拼音排序）：陈卫衡、陈勇、郭伟、见国繁、金涛、李建民、石关桐、唐学章、王法利、王平、王宇峰、薛卫国、张军、张振宇、赵宜军

执笔人：张政、谢利民[*]、丁全茂、徐颖鹏、王莉苏、王得志、白杨

[*] 通信作者：drxlm@126.com

参考文献

［1］中华医学会风湿病学分会.骨关节炎诊断及治疗指南 [J]. 中华风湿病学杂志，2010, 14（6）:416-418.

［2］BARTHOLDY C, JUHL C, CHRISTENSEN R, et al. The role of muscle strengthening in exercise therapy for knee osteoarthritis: a systematic review and meta-regression analysis of randomized trials[J]. Semin Arthritis Rheum, 2017, 47（1）:9-21.

［3］CROSS M, SMITH E, HOY D, et al. The global burden of hip and knee osteoarthritis: estimates from the global burden of disease 2010 study[J]. Ann Rheum Dis, 2014, 73（7）:1323-1330.

［4］王斌，邢丹，董圣杰，等.中国膝骨关节炎流行病学和疾病负担的系统评价 [J]. 中国循证医学杂志, 2018, 18（2）:134-142.

［5］中华医学会骨科学分会关节外科学组.骨关节炎诊疗指南（2018 年版）[J]. 中华骨科杂志, 2018, 38（12）:705-715.

［6］SALVATORE R, STEFANO L, PAOLO L. Management of knee osteoarthritis in Italy: a cost-utility analysis of plateletrich-plasma dedicated kit versus hyaluronic acid for the intra-articular treatment of knee OA [J]. SSRN Electronic J, 2017, 1. doi:10. 2139/ssrn. 3022733.

［7］中华医学会骨科分会关节外科学组，吴阶平医学基金会骨科学专家委员会.膝骨关节炎阶梯治疗专家共识（2018 年版）[J]. 中华关节外科杂志（电子版），2019, 13（1）:124-130.

［8］向玉，温泽淮.临床实践中推拿手法规范化的思考 [J]. 中华中医药杂志，2018, 33（6）:2455-2458.

［9］王立军，丁全茂，包银兰.点穴分筋推拿手法治疗膝关节炎的临床研究 [J]. 浙江中医药大学学报, 2014, 38（9）:1111-1114.

［10］裴旭海.滚揉提牵四步推拿法治疗膝骨性关节炎 78 例 [J]. 浙江中医杂志, 2013, 48（10）:735.

［11］王宏南.七步推拿法与传统推拿治疗膝骨性关节炎的临床疗效对比研究 [J].

中华中医药学刊，2016，34（8）:2045-2048.

［12］倪凌. 手法治疗膝骨关节病 58 例 [J]. 中国骨伤，1994，23（2）:27-28.

［13］范全. 松凝分筋手法治疗膝关节骨性关节炎的临床应用 [J]. 按摩与导引，2007，23（6）:31-32.

［14］李文顺，岳旭迎，杨立涛，等. 推拿六法治疗膝骨性关节炎的临床研究 [J]. 中国中医骨伤科杂志，2016，24（9）:14-17.

［15］蔡永涛. 中医推拿手法治疗膝关节骨性关节炎的临床效果观察 [J]. 中外医学研究，2016，14（16）:17-19.

［16］王锡友，高雁冰，李洋，等. 孙氏九步八分推拿法治疗膝关节骨性关节炎 30 例临床观察 [J]. 北京中医药，2014，33（7）:522-525.

［17］赵环宇. 周玉宗清宫廷正骨手法治疗膝骨关节炎的疗效观察 [J]. 陕西中医，2016，37（6）:699-701.

［18］田端亮，王琳，范圣华，等. 王道全教授治疗增生性膝关节炎经验 [J]. 中医药学刊，2006，24（12）:2196-2197.

［19］谢利民. 张涛研究员治疗膝关节软骨退行性疾病的手法特点 [J]. 中医正骨，1999，11（5）:51.

［20］彭文忠. 郭剑华推拿手法治疗膝关节骨性关节炎经验 [J]. 实用中医药杂志，2013，29（2）:118-119.

［21］陈广超. 德尔菲法在中医药研究中的应用现状 [J]. 中国民族民间医药，2012，21（11）:16-17，19.

［22］张声生，沈洪，张露，等. 便秘中医诊疗专家共识意见（2017）[J]. 中医杂志，2017，58（15）:1345-1350.

［23］梅江，杨子入，李辉. 温针灸治疗早中期膝骨关节炎疗效观察 [J]. 上海针灸杂志，2014，33（1）:52-54.

［24］艾健，房敏，孙武权，等. 经筋在膝关节病中的生物力学作用 [J]. 辽宁中医杂志，2015，42（1）:66-67.

［25］苏琼. 鹤顶穴隔姜灸治疗膝关节积液 48 例 [J]. 内蒙古中医药，2013，32（2）:26.

［26］任景，李涛. 温针灸联合玻璃酸钠关节腔注射治疗膝关节骨性关节炎疗效观察 [J]. 新疆医科大学学报，2012，35（9）:1212-1215.

［27］叶必宏，宋丰军，郑士立，等. 膝六穴电热针治疗早中期阳虚寒凝型膝骨关节炎 [J]. 浙江中医药大学学报，2015，39（2）:144-146.

第二十一节　膝骨关节炎中医诊疗指南
（2020 年版）

中国中医药研究促进会骨伤科分会

发表于《中医正骨》2020 年 10 月第 32 卷第 10 期

膝骨关节炎（knee osteoarthritis，KOA）是一种严重影响中老年人生活质量的慢性退行性疾病，属中医"痹证""痿证"范畴。作为中医骨伤科的优势病种之一，中医药治疗方法在 KOA 的临床治疗中发挥了重要作用。中国中医药研究促进会骨科专业委员会联合中国中西医结合学会骨伤科专业委员会关节工作委员会，于 2015 年组织国内中西医骨科领域专家共同制定的《膝骨关节炎中医诊疗专家共识》(2015 年版) 中、英文版[1-2]自发布以来，在临床上得到了广泛的应用。由于近年来 KOA 诊疗观念的发展、循证医学证据和国内外指南的更新，中国中医药研究促进会骨伤科分会组织中医骨伤科、中西医结合骨科、西医骨科、风湿科、中药学及方法学专家，经过科学循证、充分讨论，制定并发布了《膝骨关节炎中医诊疗指南》(2020 年版)，以期对中医药治疗 KOA 的临床与科研起到指导作用。

本指南适用于《国际疾病分类第十一次修订本（ICD-11）中文版》疾病名称为原发性膝关节骨关节炎（编码：FA01.0）的诊断（包括辨证）、治疗和健康管理。

本指南供中医骨伤科、中西医结合骨科、西医骨科、针灸科、推拿科、康复科、风湿免疫科、疼痛科等科室临床、教学与研究使用。

一、KOA 的定义

KOA 是一种筋骨共病、痿痹共存的疾病，属中医"痹证""骨痹""筋痹""骨痿""筋痿"等范畴，1997 年国家中医药管理局颁布的《中医临床诊疗术语》疾病部分将其统称为"膝痹"。其病因病机主要是肝肾不足、风寒湿邪气外侵，证属本虚标实、本痿标痹[3]。

本病是一种多因素导致的全关节疾病，病因尚不明确，其发生与年龄、肥胖、炎症、创伤及遗传因素等有关[4]。病理特点为关节软骨破坏、软骨下骨硬化或囊性变、关节边缘骨质增生、滑膜病变、关节囊挛缩、韧带松弛或挛缩、肌肉萎软无力等[5-6]。

上下楼梯时膝关节疼痛是很多早期 KOA 患者的首发症状，其可能是 KOA 的早期信号[7]。随着病情进展，KOA 的典型表现为膝关节疼痛及压痛、肿胀、僵硬、骨摩擦音（感）、关节活动受限，严重者可出现膝内翻或膝外翻畸形。

二、KOA 的流行病学特征

KOA 的患病率较高，中国健康与养老追踪调查数据库[8]的数据显示，我国症状性 KOA（诊断明确，存在膝关节疼痛等症状且需要就诊）的患病率为 8.1%，女性高于男性，且呈现明显的地域差异，西南地区（13.7%）和西北地区（10.8%）较高，华北地区（5.4%）和东部沿海地区（5.5%）相对较低。

三、KOA 的临床诊断和影像学分级

（一）临床诊断

参照美国风湿病学会 1995 年标准[9]。

①近 1 个月内反复膝关节疼痛。

②年龄 ≥ 50 岁。

③晨僵 ≤ 30 min。

④活动时有骨摩擦音（感）。

⑤X 线片（站立位或负重位）示关节间隙变窄、软骨下骨硬化和（或）囊性变、关节缘骨赘形成。

符合①和②③④⑤中任意 2 条即可诊断。

（二）影像学分级

1. X线分级　参照 Kellgren-Lawrence 影像分级方法[10]。

①0级　无改变（正常）。

②Ⅰ级　可疑骨赘，关节间隙正常。

③Ⅱ级　明确骨赘，关节间隙可疑变窄。

④Ⅲ级　中等量骨赘，关节间隙明确变窄，有硬化性改变。

⑤Ⅳ级　大量骨赘，关节间隙明显变窄，有严重硬化性改变及明显畸形。

2. MRI分级　参照 Recht 标准[11]。

①0级　正常关节软骨，软骨弥漫性均匀变薄但表面光滑。

②Ⅰ级　软骨分层结构消失，软骨内出现局灶性低信号区，软骨表面光滑。

③Ⅱ级　软骨表面轮廓轻至中度不规则，软骨缺损深度未及全层厚度的 50%。

④Ⅲ级　软骨表面轮廓中至重度不规则，软骨缺损深度达全层厚度的 50% 以上，但未完全脱落。

⑤Ⅳ级　软骨全层缺损、剥脱，软骨下骨质暴露，有 / 无软骨下骨质信号改变。

四、KOA 的临床分期与辨证分型

（一）临床分期

1. 发作期　膝关节重度疼痛［视觉模拟量表（visual analogue scale，VAS）评分大于7分］，或疼痛呈持续性，疼痛重者难以入眠；膝关节肿胀，功能障碍，跛行甚至不能行走。

2. 缓解期　膝关节中度疼痛（VAS 评分 4~7 分），劳累或天气变化时疼痛加重，伴酸胀、乏力，膝关节活动受限。

3. 康复期　关节轻度疼痛或不适（VAS 评分小于4分），腰膝酸软，倦怠乏力，甚或肌萎无力，不耐久行。

（二）辨证分型

1. 气滞血瘀证（多见于发作期、缓解期）

（1）主症　关节疼痛如刺或胀痛，休息疼痛不减，关节屈伸不利。

（2）次症　面色晦暗。

（3）舌象与脉象　舌质紫暗，或有瘀斑；脉沉涩。

2.湿热痹阻证（多见于发作期、缓解期）

（1）主症　关节红肿热痛，触之灼热，关节屈伸不利。

（2）次症　发热，口渴不欲饮，烦闷不安。

（3）舌象与脉象　舌质红，苔黄腻；脉濡数或滑数。

3.寒湿痹阻证（多见于发作期、缓解期）

（1）主症　关节疼痛重着，遇冷加剧，得温则减，关节屈伸不利。

（2）次症　腰身重痛。

（3）舌象与脉象　舌质淡，苔白腻；脉濡缓。

4.肝肾亏虚证（多见于缓解期、康复期）

（1）主症　关节隐隐作痛。

（2）次症　腰膝无力，酸软不适，遇劳更甚。

（3）舌象与脉象　舌质红，少苔；脉沉细无力。

5.气血虚弱证（多见于缓解期、康复期）

（1）主症　关节酸痛不适。

（2）次症　倦怠乏力，不耐久行，头晕目眩，心悸气短，面色少华。

（3）舌象与脉象　舌淡，苔薄白；脉细弱。

五、KOA 的治疗

对于各治疗措施，本指南采用分期论治（见表1-24）与辨证论治相结合的方式进行推荐，将治疗建议分为 4 个等级：推荐使用、建议使用、建议不使用、推荐不使用。

257

表 1-24 膝骨关节炎不同临床分期的治疗措施及推荐强度

治疗措施	发作期	缓解期	康复期
基础治疗			
健康教育	√	√	√
体重管理	√	√	√
传统功法			
太极拳		√	√
八段锦/五禽戏/易筋经		√	√
运动锻炼		√	
非药物治疗			
针刺	√	√	√
艾灸		√	√
针刀	√		
拔罐		√	√
刺络拔罐	√	√	
手法		√	√
药物治疗			
中草药外用	√	√	√
中成药外用	√	√	√
中草药口服	√	√	√
中成药口服	√	√	√

■支持使用某种疗法的强推荐，■支持使用某种疗法的弱推荐。

（一）基础治疗

1. 健康教育

推荐意见一：推荐对 KOA 患者全病程进行健康教育指导（1B）。

健康教育可改善 KOA 患者疼痛和心理社会状态[12-15]。医生应当指导患者：①认识疾病，明确治疗目的（改善症状，延缓病情发展）；②树立信心，消除思想顾虑，缓解焦虑情绪和运动恐惧；③医患合作，密切配合医生诊疗；④合理锻炼，调整生活方式。

2. 体重管理

推荐意见二：推荐对 KOA 患者全病程采用控制饮食联合运动治疗进行体重管理（1B）。

超重和肥胖是公认的 KOA 发病危险因素，会导致患者关节疼痛甚至残疾[16]。研究表明，减重与 KOA 患者关节疼痛、关节功能、生活质量等临床指标及膝关节压力、血清白细胞介素 –6 含量等理化指标的改善存在显著相关性[17-18]，体重减轻 5%~10% 就可改善患者的临床症状和理化指标，随着减轻 10%~20% 和 20% 以上的体重，重要的临床益处将继续增加。控制饮食联合运动治疗可提高减重对 KOA 症状的治疗效果[18-19]。

3. 医疗练功

（1）传统功法

推荐意见三：对于缓解期、康复期 KOA 患者，推荐选择太极拳（1B），建议选择八段锦（2C）、五禽戏（2C）、易筋经（2D）。

太极拳是治疗 KOA 安全有效的身心锻炼方式[17, 20]，可缓解膝关节疼痛、僵硬，改善膝关节功能，提高膝关节肌力和平衡性，改善负面情绪，提高患者生活质量[21-25]。长期（至少 6 个月）练习太极拳可减少骨量丢失，预防骨质疏松[26-28]。

八段锦[29-30]、五禽戏[31-32]、易筋经[33]等传统功法也有相似作用，可减轻膝关节疼痛、僵硬，提高股四头肌肌力和膝关节活动能力，一定程度上可改善下肢本体感觉和平衡能力，提高患者的生活质量。

传统功法不但要求患者进行形体练习，还特别强调精神心理的调适[34-35]。可视患者个人情况，决定单独使用或与任何推荐水平的干预措施一起使用。同时需要强调的是，传统功法应在专业人员指导下规范练习。

（2）运动训练

推荐意见四：推荐缓解期、康复期 KOA 患者在医生指导下选择适当的运动方式，制订个体化运动方案（1C）。

根据对心肺功能指标的评估，基于病情给予适当剂量（如频率、强度）和渐进性的运动处方[36]，禁忌长时间、长距离、高负荷运动。结合患者对运动方式的偏好并给予一定程度的监督，可提高患者的运动依从性和运动训练的疗效[36]。

①低强度有氧运动　选择非负重状态或者减压状态下的有氧运动[37]，如步行[38]、

骑自行车[39]、游泳[40]、水中运动[41-42]、瑜伽[43]等活动。

②关节周围肌肉力量训练 常用方法包括股四头肌等长收缩训练[44]（直腿抬高练习、绷腿练习）、静蹲训练[45]、抗阻力训练[46-47]，有利于提高患者的肌肉力量和增加关节稳定性。

③膝关节非负重位活动度训练 常用方法包括关节被动活动、牵拉、关节助力运动和主动运动[4]，有利于保持关节最大活动度。

（二）非药物治疗

1. 针灸

针灸治疗 KOA 以辨证取穴为要，采用局部取穴和循经取穴相结合的方法，以扶正祛邪、调和阴阳、疏通经络。常用穴包括血海、内外膝眼、委中、阳陵泉、阴陵泉、梁丘、足三里等，配穴可选用阿是穴及痛处所属经脉的络穴。

（1）针刺

推荐意见五：推荐 KOA 患者全病程选择针刺疗法辨证施治（1B）。

针刺包括毫针疗法、温针疗法、电针疗法等，对缓解 KOA 疼痛和改善关节功能具有积极作用[48-51]。毫针疗法适用于 KOA 各期中膝关节疼痛、晨僵、肿胀、功能受限者。温针疗法适用于寒湿痹阻证，症见关节疼痛重着，遇冷加剧，得温则减者[51]。治疗前须评估患者状态，对处于饥饿、疲劳或紧张状态的患者勿予操作，以免晕针。

（2）艾灸

推荐意见六：对于缓解期、康复期 KOA 患者，推荐选择艾灸疗法辨证施治（1B）。

灸法集热疗、光疗、药物刺激与特定腧穴刺激于一体，能有效降低炎症灶血管通透性，改善血液流变学和血液动力学指标[52-53]。临床运用可缓解膝关节疼痛、改善关节功能、提升患者生活质量[54-55]，尤其适用于缓解肝肾亏虚证、气血虚弱证患者关节隐痛、酸痛不适等症状[51]。应注意避免不当操作所致的烧伤、感染等问题。瘢痕灸治疗过程中的皮肤局部轻微烧伤、瘢痕、化脓等属正常现象，操作前须告知患者。

2. 针刀

推荐意见七：对于膝关节疼痛、挛缩屈曲畸形、功能受限的发作期、缓解期 KOA 患者，建议选择针刀疗法（2B）。

针刀疗法可在髌上囊、髌下脂肪垫、内膝眼、外膝眼、胫侧副韧带、髂胫束、鹅足囊等部位实施，通过切割、分离、铲剥，调节和松解肌腱韧带等相应软组织，达到恢复膝关节生物力学平衡的目的，适用于膝关节疼痛、晨僵、肌肉粘连、功能受限、挛缩屈曲畸形明显的发作期、缓解期 KOA 患者，可缓解膝关节疼痛、改善关节功能[51, 56-57]。操作者需掌握膝关节解剖，严格无菌操作。操作部位皮肤感染者、肌肉坏死者、凝血机制不良或有其他出血倾向者、体质极度虚弱不能耐受手术者禁用[58]。重要神经和血管分布部位及伴严重内外科疾病、妊娠时，须谨慎使用[59]。

3. 拔罐和刺络拔罐

推荐意见八：对于缓解期、康复期 KOA 患者，建议选择拔罐疗法（2C）；对于发作期、缓解期 KOA 患者，建议选择刺络拔罐疗法（2C）。

拔罐疗法具有通经活络、行气活血、祛风散寒等作用，常用走罐法和留罐法相结合。拔罐的作用机制可能与改变局部的能量代谢和局部神经 – 免疫调节机制有关[60]，可提升痛阈，增加皮肤血流量及增强机体免疫力[61-62]，缓解膝关节疼痛和改善关节功能[63-66]。

刺络拔罐选穴符合针灸治疗原则，是一种有效的祛瘀方法[67]。刺络法可选用温针[68]、火针[69]、三棱针[70]、梅花针[71]、粗毫针，多用于气滞血瘀证者。刺络拔罐的作用机制可能与神经 – 内分泌 – 免疫调节、氧化应激等有关[72]，可改善局部微循环，缓解膝关节肿胀、疼痛、麻木状态，改善关节活动度和关节功能[73-76]。治疗过程中当严格无菌操作，治疗后局部应覆盖无菌敷料，保持伤口清洁，防止局部感染。

4. 手法

推荐意见九：对于缓解期、康复期 KOA 患者，推荐选择手法治疗（1B）。

通过点按、揉按、拿捏、屈伸、弹拨、拔伸等多种理筋、整骨手法，起到舒筋通络、活血化瘀、松解粘连、滑利关节的作用，可改善关节僵硬和肌力、减轻关节疼痛、改善关节功能[77-78]。伴感染、皮损、肿瘤及心脑血管疾病者，须慎用。

5. 理疗

常用方法包括热疗[79]、冷疗[80]、蜡疗[81]、电疗[82]、磁疗[83]、红外线照射[84]、水疗[85]、超声波疗法[86]等，可联合针刺、手法、中药塌渍等其他疗法，以改善关节活动，缓解疼痛和肌紧张，促进局部血液循环及炎症吸收。

6. 其他

发作期可以借助拐杖、手杖、助行器等，减轻受累关节负重，缓解疼痛。缓解期及康复期应用弹力绷带可以缓解疼痛，增强关节的稳定性及改善本体感觉。根据膝关节内翻或外翻畸形情况，采用相应的矫形支具或矫形鞋。外侧楔形鞋垫尚存在争议，应谨慎选用[4, 87]。

（三）药物治疗

1. 局部用药

（1）中草药外用

推荐意见十：推荐 KOA 患者全病程选择中草药贴敷、薰洗、薰蒸、热熨和离子导入等中草药外用疗法（1C）。

中草药贴敷、薰洗、薰蒸、热熨，在患处利用药物的渗透作用及加热后的热能作用，起到温经散邪、活血通络的作用，可改善局部血液循环及新陈代谢，促进淋巴回流，加速炎症反应的消散。中草药离子导入法结合中草药、穴位、经络及电流物理作用[88]，增强中草药透皮吸收，刺激穴位通络镇痛。临床上中草药外用疗法常与关节腔玻璃酸钠注射、关节镜手术等疗法联合应用，改善关节疼痛和关节功能，提高临床疗效[89-93]。

（2）中成药外用

推荐意见十一：建议 KOA 患者全病程选择中成药贴膏、膏药或药膏治疗（2B）。

中成药贴膏、膏药或药膏的有效成分透皮吸收直接作用于关节及周围组织，发挥局部镇痛、抗炎、改善微循环的作用，有利于消除关节周围软组织肿胀并强力止痛。消痛贴膏[94-97]、复方南星止痛膏[97-100]单独使用可缓解疼痛和改善关节功能，与玻璃酸钠联合应用有协同效益。患者可能发生胶布过敏或药物接触性瘙痒反应，贴用时间勿超过 24 h[95]。

（3）西药外用

主要包括含非甾体类抗炎药的乳胶剂、膏剂、贴剂和擦剂。

（4）西药关节腔注射

常用注射药物包括玻璃酸钠、医用几丁糖（关节腔注射液）、糖皮质激素。

①玻璃酸钠　用于 KOA 缓解期、康复期，或用于 KOA 发作期对非甾体类抗炎药

等镇痛药禁忌或无效的患者，可缓解疼痛、改善关节功能；用于轻、中度 KOA 关节镜清理术后、关节镜下半月板损伤修整成形术后，可缓解术后关节疼痛、改善关节功能，减少非甾体类抗炎药用量；用于不适合人工全膝关节置换术或希望延缓手术时间的重度 KOA 患者。根据医生经验及患者个体情况使用，每疗程注射 3~5 次，每年 1~2 个疗程[101-102]。

②医用几丁糖　适用于轻、中度 KOA 患者，或关节镜手术后作为关节液补充剂。每疗程注射 2~3 次，每年 1~2 个疗程[103]。

③糖皮质激素　用于止痛药物治疗效果不满意的 KOA 中、重度疼痛（VAS 评分≥ 4 分），以及伴有关节积液或其他局部炎症时，可以短期缓解疼痛、改善功能[52, 104]。同一关节注射间隔时间 3~6 个月，每年不超过 4 次。

2. 全身用药

（1）中草药口服

可根据临床分期、辨证分型选用传统经方及其化裁方以及名家验方等中草药对 KOA 患者进行个体化治疗。本指南仅推荐传统经典古籍方剂。

①气滞血瘀证（多见于发作期、缓解期）

推荐意见十二：对于证属气滞血瘀证的 KOA 患者，建议选择血府逐瘀汤（出自《医林改错》）加减口服（2Ia）。

功效：活血化瘀、通络止痛[105-106]。

加减：瘀痛入络者，加全蝎、地龙、三棱、莪术；气机郁滞者，加川楝子、香附、青皮；血瘀经闭者，去桔梗，加香附、益母草、泽兰；胁下有痞块者，加丹参、郁金、土鳖虫、水蛭。

②湿热痹阻证（多见于发作期、缓解期）

推荐意见十三：对于证属湿热痹阻证的 KOA 患者，建议选择四妙丸（出自《成方便读》）加减口服（2Ia）。

功效：清热祛湿、通络止痛[107-109]。

加减：局部红肿者，加金银花、连翘；局部肿胀明显者，加茯苓、泽泻；局部屈伸不利者，加伸筋草；大便秘结者，加大黄、桃仁。

③寒湿痹阻证（多见于发作期、缓解期）

推荐意见十四：对于证属寒湿痹阻证的KOA患者，建议选择蠲痹汤（出自《医学心悟》）加减口服（2Ia）。

功效：温经散寒、养血通脉[110-112]。

加减：风气胜者，加秦艽、防风；寒气胜者，加炮附片；湿气胜者，加防己、萆薢、薏苡仁；痛在上者，去独活加荆芥；痛在下者，加牛膝；兼有湿热者，去肉桂加黄柏。

④肝肾亏虚证（多见于缓解期、康复期）

推荐意见十五：对于证属肝肾亏虚证的KOA患者，建议偏阴虚者选择左归丸（出自《景岳全书》）加减口服，偏阳虚者选择右归丸（出自《景岳全书》）加减口服（2Ia）。

功效：滋补肝肾[113-117]。

加减：阴虚火旺者，去枸杞子、鹿角胶，加女贞子、麦冬；夜热骨蒸者，加地骨皮；小便不利者，加茯苓；大便燥结者，去菟丝子，加肉苁蓉片；气虚者，加人参片；虚寒显著者，可加用仙茅、肉苁蓉、淫羊藿、骨碎补。

⑤气血虚弱证（多见于缓解期、康复期）

推荐意见十六：对于证属气血虚弱证的KOA患者，建议选择八珍汤（出自《丹溪心法》）加减口服（2Ia）。

功效：补气养血[118-119]。

加减：眩晕、心悸者，熟地黄、白芍加量；气短乏力者，人参片、白术加量；不寐者，加酸枣仁、五味子。

（2）中成药口服

推荐意见十七：建议KOA患者全病程选择中成药口服（2B）。

治疗KOA的中成药品种多样[120]，具有剂型稳定、服用方便的优势，可根据证候类型和临床分期选用。发作期的KOA患者，可选择痹祺胶囊[121-123]、尪痹片[124-125]等；缓解期的KOA患者，可选择仙灵骨葆胶囊[126-128]、金天格胶囊[129-131]、金乌骨通胶囊[132-134]、壮骨关节胶囊[135-137]、独活寄生丸[138-139]、痹祺胶囊、尪痹片或藤黄健骨片[140-142]等；康复期的KOA患者，可选择仙灵骨葆胶囊、金天格胶囊或藤黄健骨片等。

（3）西药口服

主要包括非甾体类抗炎药、阿片类镇痛药、改善病情类药物和抗焦虑药。

①非甾体类抗炎药 对疼痛症状持续存在或中重度疼痛患者可选择使用。临床医师需评估消化道、肾、心血管等风险，采用最低有效剂量、短疗程应用。可优先考虑胃肠道不良反应较小的选择性环氧化酶 –2 抑制剂，如塞来昔布、艾瑞昔布、依托考昔等[143-144]。

②阿片类镇痛药 对非甾体类抗炎药无效或存在禁忌证且不愿或无法接受手术的 KOA 重度疼痛患者可选择使用。阿片类药物的不良反应和成瘾性发生率相对较高，应谨慎使用[52]。

③改善病情类药物 主要包括双醋瑞因、氨基葡萄糖及硫酸软骨素等。

④抗焦虑药 长期、慢性、顽固性全身广泛性疼痛或伴有抑郁的 KOA 疼痛患者可以使用度洛西汀[144]。

（四）手术治疗

推荐意见十八：对于经规范的非手术治疗无效，膝关节肿痛反复发作甚至进行性加剧，关节功能明显受限及关节畸形的 KOA 患者，建议评估病情及手术指征后行手术治疗（共识意见）。

主要术式包括关节镜手术、截骨矫形术和人工关节置换术。

1. 关节镜手术兼具诊断和治疗的作用，主要针对伴有机械交锁或半月板撕裂等症状的患者[143]；对于 KOA 并滑膜炎，冲洗术可清除滑膜碎片、炎性物质等，改善关节的内环境，减轻滑膜炎性反应[145-146]。

2. 截骨矫形术适用于膝关节力线不佳的单间室 KOA 患者，包括胫骨结节截骨、股骨髁上截骨、胫骨高位截骨[52]。

3. 人工关节置换术是终末期 KOA 的有效治疗方法。单髁置换术，适用于力线改变 5°~10°、韧带完整、屈曲挛缩不超过 15° 的膝关节单间室 OA 患者；全膝关节置换术，适用于严重的膝关节多间室 OA，尤其伴有关节畸形时[4]。

六、KOA 的疗效评价

推荐意见十九：对于 KOA 的临床疗效评价，建议根据研究周期的长短，选择设置主要疗效指标、次要疗效指标、次要终点指标和／或主要终点指标。近期、中期疗效评价应当关注患者的症状体征／中医证候、关节功能评分及生活质量的改善，远期疗效评价应当关注患者影像学改变及手术干预时间（共识意见）。

（一）体现症状体征／中医证候的指标

1. 疼痛评分　疼痛 VAS 评分。

2. 症状体征／中医证候评分　KOA 主要症状体征／中医证候分级量化评分，包括关节疼痛、关节肿胀、关节畏寒、关节发热、腰膝酸软、倦怠乏力（见表 1–25）。

表 1–25　膝骨关节炎主要症状体征／中医证候分级量化评分表

观察项目	评分
关节疼痛	
关节无疼痛或疼痛消失	0 分
疼痛轻，尚能忍受，或仅旁累或天气变化时疼痛，基本不影响工作	1 分
疼痛较重，工作和休息均受到影响	2 分
疼痛严重，难以忍受，严重影响休息和工作，需配合使用止痛药物	3 分
关节肿胀	
关节无肿胀或肿胀消失	0 分
关节轻度肿胀，皮肤纹理变浅，骨性标志仍明显	1 分
关节中度肿胀，皮肤纹理基本消失，骨性标志不明显	2 分
关节重度肿胀，皮肤紧，骨性标志消失	3 分
关节畏寒	
关节无畏寒	0 分
关节轻微畏寒，不需要加衣被	1 分
关节明显畏寒，喜按喜暖，较常人稍多加衣被	2 分
关节显著畏寒，喜按喜暖，明显较常人多加衣被	3 分
关节发热	
关节局部无发热	0 分
关节局部轻微发热	1 分
关节局部明显发热，喜凉	2 分
关节局部发烫	3 分

（续表）

观察项目	评分
腰膝酸软	
无腰膝酸软	0分
劳累后腰膝发酸，日常活动后偶有发生	1分
日常活动后常发生腰膝酸软	2分
腰酸欲折，膝软站立困难	3分
倦怠乏力	
无倦意乏力	0分
肢体稍倦，可坚持体力工作	1分
四肢乏力，勉强坚持日常活动	2分
全身无力，终日不愿活动	3分

3.关节功能评分　西安大略和麦克马斯特大学（Western Ontario and McMaster Universities，WOMAC）骨关节炎指数[147]、Lequesne 指数[148-149]等。

（二）体现生活质量的指标

简明健康状况调查表（short form 36 health survey questionnaire，SF-36）评分[150]。

（三）体现关节结构改变的影像学指标

1.X 线半定量测量 Kellgren–Lawrence 影像分级[10]。

2.MRI 半定量测量 MRI 膝骨关节炎评分（MRI osteoarthritis knee score，MOAKS）[151]、全关节核磁影像评分（whole–organ MRI score，WORMS）[152]等。

（四）体现远期转归的指标

包括外科手术（除外关节置换）干预时间、人工关节置换时间。

七、专家建议

1.发作期首选中、西医疗法联合应用，或根据医生经验有选择地单独应用中医疗法；缓解期与康复期首选中医疗法单独应用。

2.临床研究中根据不同研究周期与目的，选择不同的评价指标作为主要疗效指标。

3.遵循文献客观证据、医生自身经验和患者自我需求三者结合的原则，按照阶梯渐进方式，病证结合、辨证论治，选择合理的治疗方法。

4.按照"急则治其标，缓则治其本"的基本原则进行临床遣方用药。发作期以改善症状为目的，缓解期、康复期以延缓病情发展为目的。

八、编制说明

本指南已在国际实践指南注册平台（International Practice Guideline Registry Platform，IPGRP）进行注册（注册号：IPGRP-2019CN066）；设计与制定步骤依据《世界卫生组织指南制定手册》[153]；采用推荐意见分级的评估、制定及评价（Grading of Recommendations，Assessment，Development and Evaluation，GRADE）方法对证据体和推荐意见进行分级[154-155]（见表1-26、表1-27）；参照《传统医学证据体的构成及证据分级的建议》[156]对中药方剂证据体和推荐意见进行分级（见表1-28）。

表1-26 GRADE 推荐等级及对应数字和表述

推荐等级	数字	表述
支持使用某种疗法的强推荐	1	推荐使用
支持使用某种疗法的弱推荐	2	建议使用
反对使用某种疗法的弱推荐	2	建议不使用
反对使用某种疗法的强推荐	1	推荐不使用

GRADE：推荐意见分级的评估、制定及评价。

表1-27 GRADE 证据分级与解释说明

证据级别	解释说明
A（高）	对估计值非常有把握，估计值接近真实值
B（中）	对估计值有中等把握，估计值有可能接近真实值，但也有可能差别很大
C（低）	对估计值的把握有限，估计值可能与真实值很大差别
D（极低）	对估计值几乎没有把握，估计值与真实值极可能有很大差别

GRADE：推荐意见分级的评估、制定及评价。

表 1-28　传统医学证据体的临床研究证据分级参考建议

证据级别	分级依据
Ⅰa	由随机对照试验、队列试验、病例对照研究、病案系列这 4 种研究中至少 2 种不同类型的研究构成的证据体，且不同研究结果的效应一致
Ⅰb	具有足够把握度的单个随机对照试验
Ⅱa	半随机对照试验或队列研究
Ⅱb	病例对照研究
Ⅲa	历史性对照的病案系列
Ⅲb	自身前后对照的病案系列
Ⅳ	长期在临床上广泛运用的病案报告和史料记载的疗法
Ⅴ	未经系统研究验证的专家观点和临床经验，以及没有长期在临床上广泛应用的病案报告和史料记载的疗法

（一）指南工作组人员结构

中医骨伤科专家 29 位、西医骨科专家 12 位、风湿科专家 2 位、中药学专家 4 位、指南制定方法学专家 3 位、医学编辑 1 位、中医骨伤科专业研究生 6 位。

（二）利益关系与冲突的声明

本指南在研制过程中，接受重大疑难疾病中西医临床协作试点项目（项目编号：201803190106）资助。本指南制定过程中，未接受任何来自医药企业的资助。参与本指南专家研讨会的专家均签署书面声明，声明与医药企业没有利益关系与冲突。

（三）指南的局限性与不足

本指南中作为证据采用的 Meta 分析主要基于已发表的中、英文文献，未对非公开出版的文献进行手工检索。

（四）指南的发布和更新

本指南由中国中医药研究促进会骨伤科分会于 2020 年正式发布。计划于 2025 年更新本指南。

参考文献

［1］陈卫衡，刘献祥，童培建，等．膝骨关节炎中医诊疗专家共识（2015 年版）[J].

中医正骨，2015，27（7）：4-5.

［2］CHEN W H，LIU X X，TONG P J，et al. Diagnosis and management of knee osteoarthritis: Chinese medicine expert consensus（2015）[J]. Chin J Integr Med，2016，22（2）：150-153.

［3］霍乐乐，陈磊，高文香 . 中医药治疗膝骨关节炎的现状 [J]. 风湿病与关节炎，2016，5（6）：77-80.

［4］中华医学会骨科学分会关节外科学组 . 骨关节炎诊疗指南（2018 年版）[J]. 中华骨科杂志，2018，38（12）：705-715.

［5］DZIEDZIC K S，HEALEY E L，PORCHERET M，et al. Implementing the nice osteoarthritis guidelines: a mixed methods study and cluster randomised trial of a model osteoarthritis consultation in primary care-the management of osteoarthritis in consultations（MOSAICS）study protocol[J]. Implement Sci，2014，9（1）:95.

［6］MCGRORY B，WEBER K，LYNOTT J A，et al. The American academy of orthopaedic surgeons Evidence- Based clinical practice guideline on surgical management of osteoarthritis of the knee[J]. J Bone Joint Surg Am，2016，98（8）：688-692.

［7］HENSOR E M，DUBE B，KINGSBURY S R，et al. Toward a clinical definition of early osteoarthritis: onset of patientreported knee pain begins on stairs. data from the osteoarthritis initiative[J]. Arthritis Care Res（Hoboken），2015，67（1）：40-47.

［8］TANG X，WANG S F，ZHAN S Y，et al. The prevalence of symptomatic knee osteoarthritis in China results from the China health and retirement longitudinal study[J]. Arthritis Rheumatol，2016，68（3）：648-653.

［9］HOCHBERG M C，ALTMAN R D，BRANDT K D，et al. Guidelines for the medical management of osteoarthritis. Part Ⅱ . Osteoarthritis of the knee. American College of Rheumatology[J]. Arthritis Rheum，1995，38（11）：1541-1546.

［10］KELLGREN J H，LAWRENCE J S. Radiological assessment of osteo- arthrosis[J]. Ann Rheum Dis，1957，16（4）：494-502.

［11］RECHT M P，KRAMER J，MARCELIS S，et al. Abnormalities of articular cartilage in the knee: analysis of available MR techniques[J]. Radiology，1993，187（2）: 473-478.

［12］O'MOORE K A，NEWBY J M，ANDREWS G，et al. Internet cognitive-behavioral therapy for depression in older adults with knee osteoarthritis: a randomized controlled trial[J]. Arthritis Care Res（Hoboken），2018，70（1）: 61-70.

［13］BRIANI R V，FERREIRA A S，PAZZINATTO M F，et al. What interventions can improve quality of life or psychosocial factors of individuals with knee osteoarthritis? A systematic review with meta- analysis of primary outcomes from randomised controlled trials[J]. Br J Sports Med，2018，52（16）: 1031-1038.

［14］COLLINS N J，HART H F，MILLS K. Osteoarthritis year in review 2018: rehabilitation and outcomes[J]. Osteoarthritis Cartilage，2019，27（3）: 378-391.

［15］ZHANG L J，FU T，ZHANG Q X，et al. Effects of psychological interventions for patients with osteoarthritis: a systematic review and meta- analysis[J]. Psychol Health Med，2018，23（1）: 1-17.

［16］GEENEN R，OVERMAN C L，CHRISTENSEN R，et al. EULAR recommendations for the health professional's approach to pain management in inflammatory arthritis and osteoarthritis[J]. Ann Rheum Dis，2018，77（6）: 797-807.

［17］KOLASINSKI S L，NEOGI T，HOCHBERG M C，et al. 2019 American college of rheumatology/arthritis foundation guideline for the management of osteoarthritis of the hand，hip，and knee[J]. Arthritis Care Res（Hoboken），2020，72（2）: 149-162.

［18］MESSIER S P，RESNIK A E，BEAVERS D P，et al. Intentional weight loss in overweight and obese patients with knee osteoarthritis: is more better? [J]. Arthritis Care Res（Hoboken），2018，70（11）: 1569-1575.

［19］HALL M，CASTELEIN B，WITTOEK R，et al. Diet- induced weight loss alone or combined with exercise in overweight or obese people with knee osteoarthritis: a systematic review and meta- analysis[J]. Semin Arthritis Rheum, 2019, 48（5）: 765-777.

［20］BANNURU R R, OSANI M C, VAYSBROT E E, et al. OARSI guidelines for the non- surgical management of knee, hip, and polyarticular osteoarthritis[J]. Osteoarthritis Cartilage, 2019, 27（11）: 1578-1589.

［21］曾令烽, 杨伟毅, 郭达, 等. 传统运动疗法干预对膝骨关节炎患者疼痛改善及关节功能影响的系统评价 [J]. 中华中医药杂志, 2018, 33（5）: 2132-2139.

［22］CHANG W D, CHEN S, LEE C L, et al. The effects of Tai Chi chuan on improving mind-body health for knee osteoarthritis patients: a systematic review and meta- analysis［J/OL］. Evid Based Complement Alternat Med, 2016［2020-0808］. https: / /www. ncbi. nlm. nih. gov/pmc/articles/PMC 5011213.

［23］ZHANG Y, HUANG L L, SU Y, et al. The effects of traditional Chinese exercise in treating knee osteoarthritis: a systematic review and meta- analysis[J]. PLoS One, 2017, 12（1）: e0170237.

［24］WANG C, SCHMID C H, IVERSEN M D, et al. Comparative effectiveness of Tai Chi versus physical therapy for knee osteoarthritis: a randomized trial[J]. Ann Intern Med, 2016, 165（2）: 77-86.

［25］LEE A C, HARVEY W F, PRICE L L, et al. Dose- Response effects of Tai Chi and physical therapy exercise interventions in symptomatic knee osteoarthritis[J]. PM R, 2018, 10（7）: 712-723.

［26］SONG R, ROBERTS B L, LEE E O, et al. A randomized study of the effects of Tai Chi on muscle strength, bone mineral density, and fear of falling in women with osteoarthritis[J]. J Altern Complement Med, 2010, 16（3）: 227-233.

［27］CHAN K, QIN L, LAU M, et al. A randomized, prospective study of the effects of Tai Chi Chun exercise on bone mineral density in postmenopausal women[J]. Arch Phys Med Rehabil, 2004, 85（5）: 717-722.

［28］WOO J，HONG A，LAU E，et al. A randomised controlled trial of Tai Chi and resistance exercise on bone health，muscle strength and balance in community-living elderly people[J]. Age Ageing，2007，36（3）：262-268.

［29］李紫梦，靳英辉，刘佳，等 . 八段锦对膝骨性关节炎患者干预效果的 Meta 分析 [J]. 中华现代护理杂志，2020，26（4）：480-486.

［30］ZENG Z P，LIU Y B，FANG J，et al. Effects of baduanjin exercise for knee osteoarthritis: a systematic review and meta- analysis[J]. Complement Ther Med，2020，48: 102279.

［31］涂平，廖远朋 . 五禽戏和站桩练习对女性 KOA 患者伸、屈膝力量及 WOMAC 评分的影响 [J]. 成都体育学院学报，2014，40（6）：84.

［32］殷献锦，李海峰 . 五禽戏对女性膝关节骨关节炎患者本体感觉及平衡功能影响的研究 [J]. 江汉大学学报（自然科学版），2017，45（4）：355-358.

［33］樊远志，吴耀持，王健雄，等 . 推拿功法练习对膝骨关节炎患者股四头肌肌力的影响 [J]. 针灸推拿医学（英文版），2012，10（5）：321-328.

［34］YOUNG J L，RHON D I，CLELAND J A，et al. The influence of exercise dosing on outcomes in patients with knee disorders: a systematic review[J]. J Orthop Sports Phys Ther，2018，48（3）：146-161.

［35］IMOTO A M，PARDO J P，BROSSEAU L，et al. Evidence synthesis of types and intensity of therapeutic land- based exercises to reduce pain in individuals with knee osteoarthritis[J]. Rheumatol Int，2019，39（7）：1159-1179.

［36］WELLSANDT E，GOLIGHTLY Y. Exercise in the management of knee and hip osteoarthritis[J]. Curr Opin Rheumatol，2018，30（2）：151-159.

［37］RAUSCH O A，JUHL C B，KNITTLE K，et al. Effects of exercise and physical activity promotion: meta- analysis informing the 2018 EULAR recommendations for physical activity in People with rheumatoid arthritis，spondyloarthritis and hip/knee osteoarthritis[J]. RMD Open，2018，4（2）：e000713.

［38］FARROKHI S，JAYABALAN P，GUSTAFSON J A，et al. The influence of continuous versus interval walking exercise on knee joint loading and pain in patients with knee osteoarthritis[J]. Gait Posture，2017，56（9）：129–133.

［39］周思睿，向柄彦，韩小松，等. 有氧踏车运动联合玻璃酸钠关节腔内注射治疗膝骨性关节炎的临床效果观察 [J]. 辽宁医学杂志，2019，33（2）：38–40.

［40］LO G H，IKPEAMA U E，DRIBAN J B，et al. Evidence that swimming may be protective of knee osteoarthritis: data from the osteoarthritis initiative[J]. PM R，2020，12（6）：529–537.

［41］JASAN D，CAMERON C N，CHARLES H N，et al. Aquatic exercise for osteoarthritis of the knee or hip（PEDro synthesis）[J]. Br J Sports Med，2017，51（16）：1233–1234.

［42］KUNDURACILA R Z，SAHIN H G，SONMEZER E A. The effects of two different water exercise trainings on pain，functional status and balance in patients with knee osteoarthritis[J]. Complement Ther Clin Pract，2018，31: 374–378.

［43］LAUCHE R，HUNTER D J，ADAMS J，et al. Yoga for osteoarthritis: a systematic review and meta–analysis[J]. Curr Rheumatol Rep，2019，21（9）：47.

［44］HUANG L F，GUO B，XU F X，et al. Effects of quadriceps functional exercise with isometric contraction in the treatment of knee osteoarthritis[J]. Int J Rheum Dis，2018，21（5）：952–959.

［45］王志祥，万春利. 静蹲训练对于膝骨性关节炎康复疗效的观察 [J]. 世界最新医学信息文摘，2018，18（81）：146.

［46］何帮剑，吕一，徐铮青，等. 抗阻力训练为主治疗早期膝骨性关节炎的临床研究 [J]. 中华全科医学，2015，13（7）：1202–1203.

［47］BORGES JORGE R T，DE SOUZA M C，CHIARI A，et al. Progressive resistance exercise in women with osteoarthritis of the knee: a randomized controlled trial[J]. Clin Rehabil，2015，29（3）：234–243.

［48］MANYANGA T，FROESE M，ZARYCHANSKI R，et al. Pain management with acupuncture in osteoarthritis: a systematic review and meta–analysis[J]. BMC

Complement Altern Med，2014，14：312.

［49］冯鹏，高仰来，杨晶，等. 针灸治疗膝骨性关节炎临床疗效的 Meta 分析 [J]. 甘肃科技纵横，2019，48（3）：87-89.

［50］CHEN N，WANG J，MUCELLI A，et al. Electro- Acupuncture is beneficial for knee osteoarthritis: the evidence from meta- analysis of randomized controlled trials[J]. Am J Chin Med，2017，45（5）：965-985.

［51］中国针灸学会. 循证针灸临床实践指南：膝骨关节炎 [M]. 北京：中国中医药出版社，2015.

［52］中国中西医结合学会骨伤科专业委员会. 膝骨关节炎中西医结合诊疗指南 [J]. 中华医学杂志，2018，98（45）：3653-3658.

［53］SONG G M，TIAN X，JIN Y H，et al. Moxibustion is an Alternative in treating knee osteoarthritis the evidence from systematic review and meta- analysis[J]. Medicine（Baltimore），2016，95（6）：e2790.

［54］马晓蓉，柴臻，刘飞燕，等. 艾灸治疗膝骨关节炎的系统性评价及 Meta 分析 [J]. 上海中医药杂志，2017，51（9）：19-23.

［55］LI A，WEI ZJ，LIU Y，et al. Moxibustion treatment for knee osteoarthritis a systematic review and meta- analysis[J]. Medicine（Baltimore），2016，95（14）：e3244.

［56］李金溢，陈洁洁，陈金龙，等. 小针刀联合玻璃酸钠治疗膝关节骨性关节炎的 Meta 分析 [J]. 湖南中医杂志，2019，35（4）：130-135.

［57］刘盈，艾金伟，刘羽，等. 小针刀与透明质酸治疗膝骨性关节炎的有效性：网状 Meta 分析 [J]. 湖北医药学院学报，2016，35（2）：157-164.

［58］中华中医药学会. 中医骨伤科临床诊疗指南·膝痹病（膝骨关节炎）[J]. 康复学报，2019，29（3）：1-7.

［59］赵吉平，李瑛. 针灸学 [M]. 北京：人民卫生出版社，2016.

［60］陈勇，陈波，陈泽林，等. 拔罐疗法的临床及其生物学机制研究 [J]. 世界中医药，2020，15（11）：1643-1650.

［61］ZENG K, WANG J W. Clinical application and research progress of cupping therapy[J]. Journal of Acupuncture and Tuina Science，2016，14（4）：300–304.

［62］李丹丹，孟向文，刘华朋，等 . 拔罐疗法作用机理研究概述 [J]. 辽宁中医杂志，2014，41（11）：2506–2508.

［63］TEUT M, KAISER S, ORTIZ M, et al. Pulsatile dry cupping in patients with osteoarthritis of the knee– a randomized controlled exploratory trial[J]. BMC Complement Altern Med，2012，12: 184.

［64］WANG Y L, AN C M, SONG S, et al. Cupping therapy for knee osteoarthritis: a synthesis of evidence[J]. Complement Med Res，2018，25（4）：249.

［65］POORGHEYSAR A, SAJJADI M, SHAREINIA H, et al. The effect of hot intermittent cupping on pain, stiffness and disability of patients with knee osteoarthritis[J]. Traditional Medicine Research，2019，4（1）：25–32.

［66］王强，杨立群 . 口服盐酸氨基葡萄糖配合拔罐疗法治疗膝骨关节炎的临床疗效研究 [J]. 华西医学，2016，31（5）：816–819.

［67］金远林，郑景予，周凌云 . 刺络拔罐疗法治疗膝骨关节炎临床观察 [J]. 上海针灸杂志，2016，35（8）：992–996.

［68］刘景春，卞勇 . 温针灸配合拔罐治疗骨性膝关节炎 70 例 [J]. 中医外治杂志，2011，20（5）：13.

［69］王兵，胡静，张宁，等 . 火针扬刺治疗膝骨关节炎临床观察 [J]. 中国针灸，2017，37（5）：463–466.

［70］覃肖妹 . 针刺结合三棱针刺血拔罐治疗增生性膝关节炎 45 例 [J]. 中医外治杂志，2017，26（6）：48–49.

［71］陈长兴 . 委中穴梅花针叩刺联合拔罐对膝骨关节炎的功能恢复研究 [J]. 风湿病与关节炎，2018，7（4）：21–23.

［72］陈勇，陈波，李牧洋，等 . 刺络拔罐疗法的机制与临床研究进展 [J]. 中国民间疗法，2020，28（4）：106–109.

［73］马登海，李建辉 . 委中穴刺血拔罐治疗软组织损害型膝骨关节炎 70 例 [J]. 宁

夏医学杂志，2010，32（9）：846-847.

[74] 陈攀.阿是穴刺络拔罐对膝骨性关节炎康复疗效及 WOMAC 评分、关节活动度、炎性因子的影响 [J]. 中外医学研究，2020，18（3）：166-168.

[75] 高明丽，王耀，竺英祺.刺络拔罐法结合盐酸氨基葡萄糖治疗膝骨关节炎的效果评估 [J]. 上海针灸杂志，2014，33（6）：562-563.

[76] 黄志强，刘宇，苏昭元，等.阿是穴刺络拔罐联合股四头肌功能锻炼治疗膝骨性关节炎 [J]. 康复学报，2019，29（1）：21-26.

[77] 张欢，袁旻健，孙玮，等.推拿治疗膝关节骨性关节炎疗效 Meta 分析 [J]. 海南医学，2019，30（7）：925-929.

[78] 白杨，谢利民，丁全茂，等.推拿结合中药外用治疗膝骨关节炎疗效的 Meta 分析 [J]. 中国临床医生杂志，2018，46（10）：1245-1247.

[79] LAUFER Y, DAR G. Effectiveness of thermal and athermal short-wave diathermy for the management of knee osteoarthritis: a systematic review and meta-analysis[J]. Osteoarthritis Cartilage，2012，20（9）：957-966.

[80] 张艳，金莉，李姗姗，等.术后加压冷疗对膝关节骨性关节炎术后疼痛及关节功能恢复的影响 [J]. 国际护理学杂志，2018，37（15）：2072-2075.

[81] 李妍.中药蜡疗止痛技术治疗风寒湿痹型骨痹及对血清 IL-37、IFN-γ、CD-62p、CD-41 表达的影响 [J]. 长春中医药大学学报，2018，34（3）：534-537.

[82] 谢东兴，王伊伦，李辉，等.神经肌肉电刺激治疗膝骨关节炎疼痛的 Meta 分析 [J]. 中国组织工程研究，2014，18（38）：6228-6232.

[83] 陈慧杰，王艳，贾雪艳，等.针刺结合磁疗治疗膝骨关节炎的临床疗效观察 [J]. 针灸临床杂志，2017，33（3）：26-28.

[84] 张建君，孙枚.针刺联合红外线照射治疗膝骨性关节炎疗效观察 [J]. 当代医学，2017，23（31）：7-9.

[85] 邹智，朱经镇，廖维靖.老年膝骨关节炎患者水中运动疗法疗效系统评价 [J]. 中国康复医学杂志，2011，26（7）：659-664.

[86] 黄露.超声波治疗膝关节炎的护理干预及疗效观察 [J]. 齐齐哈尔医学院学报，

2015，36（24）：3716–3717.

［87］BRUYERE O，COOPER C，PELLETIER J P，et al. A consensus statement on the European Society for Clinical and Economic Aspects of Osteoporosis and Osteoarthritis（ESCEO）algorithm for the management of knee osteoarthritis– from evidence– based medicine to the real– life setting[J]. Semin Arthritis Rheum，2016，4545（4 Suppl）：S3– S11.

［88］施玲玲. 膝关节骨关节炎的中医药治疗现状 [J]. 中国中医骨伤科杂志，2014，22（7）：72–74.

［89］李东方，曹玉净，李浩亮，等. 热敷一号联合玻璃酸钠治疗膝骨关节炎疗效观察 [J]. 亚太传统医药，2017，13（17）：143–145.

［90］徐思林，杨凤云，丁楠. 玻璃酸钠关节腔注射联合熨背散热敷治疗寒湿痹阻型膝骨性关节炎 40 例 [J]. 江西中医药，2018，49（8）：35–37.

［91］朱金土. 玻璃酸钠注射结合中药湿热敷治疗膝骨性关节炎 46 例疗效观察 [J]. 国医论坛，2017，32（6）：45–47.

［92］郭瑾，刘炳芬，路向星，等. 熏蒸药方治疗膝骨关节炎疗效观察 [J]. 陕西中医，2014，35（4）：446–447.

［93］黄珏炜，吴晓华，张育志，等. 中药热熨敷结合腔内注射玻璃酸钠治疗退行性膝关节炎的可行性研究 [J]. 中国医药科学，2018，8（1）：75–77.

［94］白雪，温建民，杨思红，等. 奇正消痛贴膏治疗膝关节骨关节炎临床疗效与安全性的系统评价［J/OL］. 中国中医药信息杂志，2020［2020–08–08］. http://kns. cnki. net/kcms/detail /11. 3519. R. 20200804. 1250. 002. html.

［95］杜中惠. 奇正消痛贴膏的临床应用与不良反应 [J]. 现代中西医结合杂志，2007，16（11）：1586–1588.

［96］中华中医药学会外治分会. 奇正消痛贴膏临床应用专家共识 [J]. 中国中药杂志，2019，44（4）：629–635.

［97］CHEN W，XUE Z，SUN J，et al. Traditional CHINESE patent medicine for knee osteoarthritis pain: systematic review[J]. Osteoarthritis and Cartilage，2020，28：

S150–S152.

［98］何晓瑾，潘立群，姜伟华，等．散寒止痛外用贴膏治疗膝骨关节炎寒湿痹阻证的临床研究［J］.北京中医药大学学报（中医临床版），2013，20（2）：9–14.

［99］姜伟华，潘立群，陈荣明．中药外治膝骨关节炎研究进展［J］.江苏中医药，2012，44（1）：76–77.

［100］李德彬，罗梅．复方南星止痛膏联合玻璃酸钠治疗膝关节骨性关节炎25例［J］.中国药业，2013，22（18）：91–92.

［101］中国医师协会骨科医师分会运动医学专业委员会．玻璃酸钠在骨科和运动医学相关疾病中的应用专家共识（2017年修订版）［J］.中国医学前沿杂志（电子版），2017，9（11）：1–8.

［102］李棋，毛云鹤，李箭．玻璃酸钠在骨科和运动医学相关疾病中的应用专家共识（2017年修订版）解读［J］.中国医学前沿杂志（电子版），2017，9（11）：9–13.

［103］中国医师协会关节外科工作委员会．医用几丁糖在关节腔注射应用的专家共识（2018版）［J］.中华关节外科杂志（电子版），2018，12（2）：290–292.

［104］HOCHBERG M C，ALTMAN R D，APRIL K T，et al. American college of rheumatology 2012 recommendations for the use of nonpharmacologic and pharmacologic therapies in osteoarthritis of the hand，hip，and knee[J]. Arthritis Care Res（Hoboken），2012，64（4）：465–474.

［105］彭越越．三联法治疗气滞血瘀型膝痹病临床研究［J］.亚太传统医药，2018，14（11）：163–165.

［106］李俐，吴岩，何广富．血府逐瘀汤加减治疗骨性关节炎53例［J］.长春中医药大学学报，2007，23（6）：58.

［107］王进，镇万源，刘奎，等．四妙散内服联合独活寄生汤熏洗治疗膝关节骨性关节炎临床观察［J］.湖北中医药大学学报，2019，21（4）：85–87.

［108］黄云声，池响峰，江烨，等．加味四妙汤治疗膝关节骨性关节炎的临床观察［J］.实用中西医结合临床，2014，14（4）：11–12.

［109］佟方伟.四妙汤治疗慢性渗出性膝关节炎 54 例 [J].辽宁中医杂志，2003，30（8）：652.

［110］李家庚.蠲痹汤加减治疗膝骨性关节炎 60 例 [J].陕西中医，2016，37（5）：550-551.

［111］王国栋.蠲痹汤加减配合玻璃酸钠关节内注射治疗骨性关节炎临床分析 [J].中国老年学杂志，2006，26（4）：550-552.

［112］朱世恺，李敏.蠲痹汤加减治疗膝关节骨性关节炎 140 例 [J].实用中医药杂志，2012，28（7）：555.

［113］汪勤.左归丸加减内服配合玻璃酸钠关节内注射治疗肝肾亏虚型膝骨关节炎近期效果 [J].中外医学研究，2019，17（12）：46-47.

［114］谭彪，孙瑗，杨世鹏.左归丸加减内服配合玻璃酸钠关节内注射治疗肝肾亏虚型膝骨关节炎近期疗效观察 [J].中国社区医师，2018，34（22）：81-82.

［115］邱恒，马天洪，黄勇.关节镜清理术配合左归丸加减治疗膝关节骨性关节炎疗效观察 [J].实用中医药杂志，2017，33（9）：1067-1069.

［116］孟丽杰.右归丸加减治疗退行性膝关节炎 62 例 [J].河北中医，2010，32（4）：539-540.

［117］邵洁琦，曾志江，杨敏，等.右归丸联合隔姜灸治疗阳虚寒凝型膝骨性关节炎的临床效果 [J].中国医药导报，2018，15（10）：106-109.

［118］刘振峰，方锐，邓迎杰，等.八珍汤对膝关节置换术后患者中医体质和血液相关指标的影响 [J].中国老年学杂志，2016，36（23）：5932-5933.

［119］周友华，裴明秀，毛鹏，等.中西医结合治疗膝关节骨关节炎 75 例 [J].广西中医药，1989，12（4）：13-14.

［120］赵岩，薛志鹏，李泰贤，等.基于文献计量学分析中成药治疗膝骨关节炎研究现状 [J].世界中西医结合杂志，2020，15（3）：449-453.

［121］贾建云，黄传兵，杨秀丽，等.痹祺胶囊治疗类风湿关节炎、骨关节炎、强直性脊柱炎临床研究的 Meta 分析 [J].中医药临床杂志，2015，27（8）：1153-1156.

［122］白卫飞，柴宏伟，余向前，等．痹祺胶囊治疗中轻度膝骨性关节炎的临床疗效研究 [J]. 中华中医药杂志，2020，35（2）：1015-1017.

［123］吴涛．痹祺胶囊联合依托考昔治疗膝骨性关节炎的临床研究 [J]. 现代药物与临床，2018，33（5）：1145-1149.

［124］陈璐，阎小萍，鄢泽然，等．尪痹片治疗膝骨性关节炎有效性及安全性的临床研究 [J]. 中华中医药杂志，2018，33（8）：3366-3369.

［125］李昇龙，刘满仓，许小真．尪痹片对膝骨关节炎临床症状及血清炎症因子水平的影响 [J]. 中外医学研究，2017，15（26）：22-24.

［126］WANG F，SHI L，ZHANG Y N，et al. A traditional herbal formula xianlinggubao for pain control and function improvement in patients with knee and hand osteoarthritis: a multicenter，randomized，open- label，controlled trial［J/OL］. Evid Based Complement Alternat Med，2018［202008-08］. https://www. ncbi. nlm. nih. gov/pmc/articles/ PMC5829359.

［127］侯学涛，曹博，郭跃进．塞来昔布联合仙灵骨葆胶囊治疗膝关节骨性关节炎的疗效 [J]. 西南国防医药，2018，28（12）：1217-1219.

［128］冯媛媛，李莲，侯丽娟，等．仙灵骨葆胶囊联合透明质酸钠对膝骨关节炎患者关节功能、炎症因子及生活质量的影响 [J]. 现代生物医学进展，2018，18（11）：2185-2189.

［129］肖东伟．金天格胶囊治疗 45 例膝骨性关节炎疗效观察 [J]. 中国实用医药，2018，13（3）：106-107.

［130］周悦彬，郭洪刚，张园，等．金天格胶囊联合非甾体镇痛剂治疗膝关节退行性关节炎的临床研究 [J]. 中国骨质疏松杂志，2017，23（1）：62-65.

［131］李昱鸿，黄竞敏，李冬超，等．金天格胶囊联合玻璃酸钠注射液治疗膝骨关节炎的临床研究 [J]. 陕西中医药大学学报，2016，39（2）：63-65.

［132］周海涛，李永磊，闫志刚，等．金乌骨通胶囊联合依托考昔治疗膝骨关节炎的临床研究 [J]. 现代药物与临床，2019，34（5）：1458-1463.

［133］胡小永．金乌骨通胶囊治疗膝关节骨性关节炎 40 例 [J]. 西部中医药，2017，

30（8）：98–99.

［134］韩广敬，衣玉胜，周凯，等．金乌骨通胶囊对肾虚血瘀型退行性膝骨性关节炎的治疗及对骨代谢指标的影响 [J]. 中国实验方剂学杂志，2016，22（20）：168–172.

［135］ZHANG X L, YANG J, YANG L, et al. Efficacy and safety of zhuanggu joint capsules in combination with celecoxib in knee osteoarthritis: a multi– center, randomized, doubleblind, double– dummy, and parallel controlled trial[J]. Chin Med J, 2016, 129（8）：891–897.

［136］胡滨．壮骨关节胶囊治疗膝关节骨性关节炎 60 例临床研究 [J]. 中国实用医药，2015（23）：201–202.

［137］王来福，侯芳丽．壮骨关节胶囊治疗膝关节骨性关节炎 98 例疗效观察 [J]. 北方药学，2019，16（1）：125–126.

［138］TEEKACHUNHATEAN S, KUNANUSORN P, ROJANASTHIEN N, et al. Chinese herbal recipe versus diclofenac in symptomatic treatment of osteoarthritis of the knee: a randomized controlled trial［ISRCTN70292892］. BMC Complement Altern Med, 2004, 4: 19.

［139］郑业虎．独活寄生丸联合塞来昔布对老年膝骨关节炎患者炎性因子、内皮功能及膝关节功能的影响 [J]. 中国老年学杂志，2017，37（10）：2513–2515.

［140］卢敏，张波，邹震，等．藤黄健骨片治疗膝关节骨性关节炎肾虚血瘀证的多中心临床观察 [J]. 中国中医骨伤科杂志，2012，20（7）：14–16.

［141］钟超，叶华，涂豫建．盐酸氨基葡萄糖联合藤黄健骨片治疗膝骨关节炎的临床疗效评价 [J]. 华西医学，2016，31（7）：1181–1184.

［142］张波，卢敏，唐盾．藤黄健骨片、玻璃酸钠联用与单用玻璃酸钠治疗骨性关节炎疗效比较 [J]. 中国当代医药，2010，17（17）：67–68.

［143］中华医学会骨科分会关节外科学组，吴阶平医学基金会骨科学专家委员会．膝骨关节炎阶梯治疗专家共识（2018 年版）[J]. 中华关节外科杂志（电子版），2019，13（1）：124–130.

［144］中华医学会骨科分会关节外科学组 . 中国骨关节炎疼痛管理临床实践指南（2020 年版）[J]. 中华骨科杂志，2020，40（8）：469-476.

［145］袁宏艳，方汉萍 . 不同关节腔冲洗液治疗膝骨性关节炎效果的 研究 进展 [J]. 中华 现代 护理 杂志，2010，16（35）：4336-4338.

［146］黄江海，谢斌，王均玉，等 . 关节冲洗治疗膝骨关节炎 89 例 [J]. 中国中医骨伤科杂志，2017，25（5）：45-48.

［147］MCCONNELL S，KOLOPACK P，DAVIS A M. The western Ontario and McMaster universities osteoarthritis index（WOMAC）: a review of its utility and measurement properties[J]. Arthritis Rheum，2001，45（5）：453-461.

［148］黎春华，郭燕梅，陈蔚，等 . 中文版 Lequesne 指数在膝骨关节炎评价中的评价者间信度 [J]. 中国康复理论与实践，2010，16（6）：554-555.

［149］KONSTANTINIDIS G A，ALETRAS V H，KANAKARI K A，et al. Comparative validation of the WOMAC osteoarthritis and Lequesne algofunctional indices in Greek patients with hip or knee osteoarthritis[J]. Qual Life Res，2014，23（2）：539-548.

［150］李鲁，王红妹，沈毅 . SF- 36 健康调查量表中文版的研制及其性能测试 [J]. 中华预防医学杂志，2002，36（2）：109-113.

［151］HUNTER D J，GUERMAZI A，LO G H，et al. Evolution of semi- quantitative whole joint assessment of knee OA: MOAKS（MRI osteoarthritis knee score）[J]. Osteoarthritis Cartilage，2011，19（8）：990-1002.

［152］PETERFY C G，GUERMAZI A，ZAIM S，et al. Whole-Organ magnetic resonance imaging score（WORMS）of the knee in osteoarthritis[J]. Osteoarthritis Cartilage，2004，12（3）：177-190.

［153］World Health Organization. WHO handbook for guideline development［M/OL］. 2nd ed. Geneva: World Health Organization，2014［2020-08-08］. https: //apps. who. int/ iris/handle/10665/145714.

［154］GUYATT G H，OXMAN A D，VIST G E，et al. GRADE: an emerging consensus

on rating quality of evidence and strength of recommendations[J]. BMJ，2008，336
（7650）：924-926.

[155] ALONSO- COELLO P，SCH NEMANN H J，MOBERG J，et al. GRADE
Evidence to Decision（EtD）frameworks: a systematic and transparent approach
to making well informed healthcare choices. 1: Introduction[J]. BMJ，2016，353:
i2016.

[156] 刘建平. 传统医学证据体的构成及证据分级的建议 [J]. 中国中西医结合杂
志，2007，27（12）:1061-1065.

第二十二节　中成药治疗膝骨关节炎临床应用指南（2020 年版）

《中成药治疗优势病种临床应用指南》标准化项目组
发表于《中国中西医结合杂志》2021 年 5 月第 41 卷第 5 期

一、背景、目的及意义

膝骨关节炎（knee osteoarthritis，KOA）是一种临床常见慢性关节病，在中老年人群中的病发率呈逐年增长趋势，严重影响患者的健康和生活质量[1]。目前，KOA 的治疗集中在症状的改善方面，尚没有干预措施能够影响其关节结构的进展[2]。KOA 的主要治疗目的是控制关节炎症状、降低疼痛、改善膝关节功能、提升患者的生活质量，可分为手术治疗、药物治疗、局部注射等，此外，自我管理与教育、肌肉力量训练、功能锻炼预防也被现代医学所重视[3]。

现代医家多将 KOA 称为"膝痹"，病机总属"本虚标实"[4]。依据"急则治其标、缓则治其本"的基本治则，多用补益肝肾、强筋健骨、益气养血等法治本，用舒筋活血、温经祛寒、通络止痛等法治标[5]。中医药及其相关治疗方法仍然是国内治疗 KOA

的主要手段，以药物治疗为主，与多种方法相结合，具有疗效明显、价格低廉、方法多样、不良反应少的独特优势[6]。2015 年 KOA 中医诊疗专家共识[7]虽提到中成药内服、外用可辨证选用，但未描述中成药的种类、用法、适应证等具体内容。另一方面，目前缺乏循证医学证据评价及治疗推荐，尚无中成药的循证指南或标准供参考，中成药在临床滥用的情况还较普遍，一定程度上影响了其疗效和安全性。因此，有必要制订基于循证医学的中成药治疗 KOA 指南，以全面推广中成药在 KOA 治疗中的应用，充分规范临床诊疗。

本指南研究的总体目的旨在选择临床指征明确、疗效确切、具有循证医学研究证据和专家共识的治疗 KOA 中成药品种，通过"循证为主、共识为辅、经验为鉴"的研究原则，制定中成药治疗 KOA 的临床应用指南。为临床医师合理使用中成药治疗 KOA 提供明确指导，以提高处方质量和中成药的临床疗效，降低不合理使用带来的风险。

为了本指南的实用性和推广性，来自中国中药协会、中国中医药研究促进会、国际骨关节炎学会等多个骨关节炎学术组织团体专家达成一致共识，以 KOA 临床症状为主，将 KOA 全疾病周期定义为发作期、缓解期和康复期，形成 3 个不同的 KOA 亚群体，分别推荐不同的中成药品种。其中，发作期：视觉模拟评分（visual analogue scale，VAS）评分大于 7 分，疼痛呈持续性，疼痛重者难以入眠；膝关节肿胀，功能障碍，跛行甚至不能行走。缓解期：膝关节中度疼痛（VAS 评分 4~7 分），劳累或天气变化时疼痛加重，伴酸胀、乏力，膝关节活动受限。康复期：关节轻度疼痛或不适（VAS 评分小于 4 分），腰膝酸软，倦怠乏力，甚或肌萎无力，不耐久行。

本指南主要针对西医骨科医师、中西医结合骨伤科医师、中医骨伤科医师、风湿免疫科医师、康复科医师及全科医师，为临床选择中成药治疗 KOA 提供参考，也供上述科室的教学与研究使用。适用于《国际疾病分类第十一次修订本（ICD-11）中文版》疾病名称为原发性膝关节骨关节炎（编码：FA01.0）的诊断、治疗和健康管理。

二、指南制定方法

1.临床问题构建

1.1 收集整理临床问题　采用开放性问卷、深度访谈及共识会议的调查方法访问

15 个省份 28 家三级甲等医院的高级职称中、西医专家 36 名（中、西医比例 11：7）、方法学专家 5 名、药学专家 2 名，收集专家对中成药治疗 KOA 的各种意见，包括使用阶段、使用方式、优势及风险、经济性、推广性、推荐形式、患者的使用情况等相关临床问题，将收集到的意见进行整理、归纳、形成清单以备调查。根据指南的制作要求及目的，经专家组讨论后达成共识，优选以下临床问题：①对于 KOA 患者，中成药的使用方式如何，单独使用还是联合使用；②如何规范的筛选治疗 KOA 的中成药品种；③用于治疗 KOA 的中成药品种的安全性如何；④对于 KOA 患者，中成药联合其他治疗措施是否能起到增效的作用；⑤对于 KOA 患者，中成药单独使用，与其他治疗措施对比是否具有优势；⑥对于发作期的 KOA 患者，中成药单独或联合其他治疗措施，是否可改善患者发作期的症状和功能；⑦对于缓解期的 KOA 患者，中成药单独或联合其他治疗措施，是否可改善患者缓解期的症状和功能；⑧对于康复期的 KOA 患者，中成药单独或联合其他治疗措施，是否可促进患者的症状和功能的改善。

1.2 临床问题整合归类及结局指标重要性排序　将收集到的临床问题进行整理，形成调查问卷，征求 30 位中、西医临床专家意见，参考国内外相关指南、共识的描述，将中医的辨证施治语言进行转化，聚焦临床问题，并按照对象、干预、对照和结局指标（participants，intervention，comparison，outcome，PICO）原则进行结构化设置，有利于德尔菲调查问卷的制作，并为系统文献检索提供参考。

临床问题重要性采用 Lekert 5 级评分法进行测量，分值为 1~5 分，1 分表示"非常不重要，即非常没有必要纳入指南讨论"，5 分表示"非常重要，即非常有必要纳入指南讨论"。结局指标的分值为 1~9 分，1 分表示"非常不重要"，9 分表示"非常重要"。平均分 7~9 分的结局指标表示对决策和推荐至关重要（即关键结局）；平均分 4~6 分的结局指标表示对决策和推荐重要（即重要结局）；平均分 1~3 分的结局指标表示对决策和推荐相对次要（即次要结局）。应用德尔菲法对全国 14 家三甲医院的 32 位中、西医专家进行了临床问题及结局指标的重要性排序，其中，中医专家 19 位，西医专家 13 位，共发放 32 份问卷，回收 30 份，专家积极系数 94%。

2. 中成药遴选

本指南工作组检索 2017 年版《国家基本药物目录》，2015 版《中华人民共和国药典》，2002 年《国家中成药标准汇编》，1992 年《中华人民共和国卫生部药品标准——中药成方制剂》，2010 年《外科与骨伤科中成药合理应用手册》，2017 年版《国家医保目录》，以说明书中出现"膝骨关节炎""痹证""活血化瘀，舒筋通络，补益肝肾"等词语为基准，经同名不同剂型中成药品种的合并，共检索到 187 种中成药品种。再次搜索药监局官网，确定该中成药为中国大陆合法销售的上市中成药；排除已经停产的药品。最终，共有 187 种中成药符合纳入标准，同时增加专家问卷推荐的 15 个临床使用品种，最终筛选出治疗 KOA 中成药 202 种。

3. 检索策略

文献检索顺序按循证医学证据等级由高到低排列，依次为系统评价或 Meta 分析—试验性研究［随机对照试验（randomized controlled trial，RCT）或类实验研究］。检索全文电子数据库主要检索了原始研究数据库。①英文：PubMed，EMBase，Cochrane Library；②中文：中国知网（CNKI），中文科技期刊全文数据库（VIP），中国生物医学文献数据库（Sinomed），万方全文数据库（Wanfang data）。采用主题词结合自由词的方式：以"仙灵骨葆胶囊"为例在 CNKI 中检索。中文检索式（"膝骨关节炎"或"膝骨性关节炎"或"膝痹"或"膝骨关节病"或"膝关节炎"或"膝关节骨性关节炎"或"膝关节骨关节炎"或"膝退行性关节炎"或"退行性膝骨关节炎"或"退行性膝关节炎"或"膝关节退行性关节炎"或"KOA"）合并（"仙灵骨葆胶囊"或"仙灵骨葆"）合并（"系统评价"或"Meta 分析"或"随机"）。英文检索式［"Knee osteoarthritis"（MeSH terms）or "Osteoarthritis of the knee"（MeSH terms）or "KOA" or "ostarthritis in knee" and（"Xianlinggubao capsule" or "Xianling Gubao capsule"）and（"Meta−analysis"（MeSH terms）or "systematic review " or "Meta−analysis and systematic review"］。检索时间均从以上全文电子数据库建库截止至 2020 年 6 月。将检索到的文件导出到 Noteexpress 进行阅读和筛选。

4. 文献纳入及排除标准和资料提取

4.1 文献的纳入标准　根据 PICO 原则制定研究的纳入标准。①P：明确诊断为 KOA 的患者。本病的中、西医诊断标准、中医辨证分型标准及疗效评价标准符合现行公认的行业标准。②I：干预措施：观察组采用单个中成药品种或者是联合其他常规疗法。常规疗法包括西医治疗（非甾体类抗炎药、氨基葡萄糖类、物理疗法、关节穿刺、手术等）。③C：对照措施：西医治疗措施（非甾体类抗炎药、氨基葡萄糖类、物理疗法、关节穿刺、手术等）。④O：结局指标，关键结局指标：VAS 评分、关节功能 WOMAC/ Lysholm/ HSS/ Lequesne 评分、有效率、不良反应。针对每一临床问题，可能主要结局指标有所不同。⑤纳入研究设计类型为 RCT 及以上循证等级文献。

4.2 文献的排除标准 ①中成药与中成药对比的文献；②中成药与中药汤剂对比的文献；③中成药与针灸、推拿、针刀对比的文献；④排除系统评价 AMSTAR 评分小于8分的文献；⑤样本量小于20 的文献；⑥随机方法不恰当的文献，如交替分配、按治疗方法、按就诊顺序、按就诊日期、按病历号奇偶分配；⑦排除无法独立评价中成药药效的 RCT 设计；⑧非临床试验及以上循证等级文献，如基础研究、经验总结；⑨无法下载全文或无法提取数据，联系作者后仍无法提取数据的文献；⑩原始数据存在常识性或逻辑性错误的文献。

4.3 文献筛选 由 4 人分成两组，每组 2 人，背对背检索。电子检索中文、英文数据库、灰色文献共获得文献 16 899 篇（其中：中文数据库 CNKI、Wanfang、VIP、Sinomed 初筛获得文献 16 600 篇，英文数据库 PubMed、EMBase、Cochrane Library 获得文献 299 篇），初筛排除重复文献，排除基础研究文献、综述文献、队列及病例报告文献、专家经验文献 16 053 篇，获得文献总数 846 篇。阅读全文、严格按纳入排除标准筛选文献，并根据获得的中成药名称再次检索。综合文献基础、权威专家认可度、患者接受度、市场畅销程度四方面因素，仔细阅读全文以保证文章质量，筛选包含中成药品种的文献，确定纳入重点研究的中成药品种 14 个，定量研究文献 105 篇。

根据指南制作流程，由指南工作组成员制定资料提取表，根据本研究以中成药为干预及对照措施的特点，提取表侧重设计有关中成药的内容，包括中医辨证、对照措施的选择、具体阳性药物名称、中成药功能主治、处方、剂量、给药频率、给药途径、疗程等。由 4 人提取资料，分为两个小组，每组 2 人。由两组成员背对背分别提取资料，第 5 人核对、审查相关资料。评价不一致之处，通过讨论达成一致意见。

5. 纳入文献的方法学质量评价

对研究文献进行分类后，按照研究类型选择公认的评价标准，开展方法学质量评价，并形成证据评价表。

（1）随机临床试验的评价，对所纳入的随机临床试验研究选择风险偏移评估工具（risk of bias，ROB）量表，采用 Cochrane 手册制定的标准进行偏倚风险评价。包括"随机序列的产生""分配隐藏""对受试者、实验人员实施盲法""对结局评估者实施盲法""结果数据的完整性""选择性报告研究结果"及"其他偏倚来源"7 个条目。针对每个条目做出"低风险""高风险"及"风险不确定"的判断。"低风险"表示偏倚风险较低，文献可信度较高，"高风险"表示文献数据可能有较大的偏倚可能，"风险不确定"表示文献中缺少足够的信息以对相应条目做出明确的判断，代表中度偏倚风险。

（2）系统评价 /Meta 分析的评价，采用 AMSTAR 量表进行文献质量评价。每个条目评价结果分为"是""否""不清楚"（或"未提及"）3 种，并给予加分，如"是"为 1 分，"否""不清楚"（或"未提及"）为 0 分，共 11 分。AMSTAR 量表得分 0~4 分为低质量，5~8 分为中等质量，9~11 分为高质量。

6. 证据综合分析

（1）采用 Cochrane 协作网提供的 Revman 5.3 软件进行 Meta 分析。在数据合并阶段，本指南证据制作参考临床问题将数据分成 2 类，单独中成药与单独西医治疗措施对比，中成药联合西医治疗措施与单独西医治疗措施对比，同时考虑文献数量，未考虑西医治疗措施的分类、使用疗程。计数资料采用相对危险度（relative risk，RR）表示，结局指标单位一致的计量资料采用均值差表示（mean difference，MD），单位不一致的计量资料采用标准化均值差（standard mean difference，SMD），所有资料均采用95% 的置信区间（confidence interval，CI）表达。对于连续性变量，采用治疗前后的变化值进行分析；如果原文中没有提供治疗前后的变化值，仅提供了治疗前后的均值和标准差，或提供了标准误差（squared erran，SE）或 CI，则根据《Cochrane 干预措施系统评价手册》提供的公式，利用已有的资料计算出标值；如果原文中对同一结局指标提供了不仅一个均值和标准差，则取 TT 分析的均值和标准差。

（2）对相同干预措施及相同疗效指标的研究进行异质性评价，如果 $P \geq 0.1$，$I^2 \leq 50\%$，表示研究间异性较小，可采用固定效应模型进行分析；如果 $P < 0.1$，$I^2 > 50\%$，表示研究间异质性较大，应先分析异质性的来源，如研究设计、研究对象或干预措施等的差别，可根据差异可能的来源进行亚组分析，如仍具有大的异质性，可采用随机效应模型合并结局指标，但谨慎解释研究结果。

8膝痹病中医诊疗集粹

7. 证据体质量评价与推荐标准

文献检索入选相关已发表的系统评价 5 篇：《金乌骨通胶囊治疗关节骨性关节炎的 Meta 分析》[8]（AMSTAR 评分 8）；《奇正消痛贴膏治疗膝关节骨性关节炎的临床疗效 Meta 分析》[9]（AMSTAR 评分 8）；《仙灵骨葆胶囊上市后用药安全性系统评价》[10]（AMSTAR 评分 8）；《仙灵骨葆胶囊安全性系统评价》[11]（AMSTAR 评分 8）；《痹祺胶囊治疗类风湿关节炎、骨关节炎、强直性脊柱炎临床研究的 Meta 分析》[12]（AMSTAR 评分 8）。本课题同时制作了 8 个中成药 RCT 文献的系统评价和 Meta 分析，分别为消痛贴膏、金天格胶囊、金乌骨通胶囊、仙灵骨葆胶囊、痹祺胶囊、复方南星止痛膏、壮骨关节胶囊、独活寄生合剂 / 丸。此外，汇总了藤黄健骨片、尪痹片的证据。

将已有系统评价和新制作的系统评价共同纳入证据体，采用 GRADE 标准对纳入的中成药的有效性和安全性的证据体进行汇总和质量评价。根据 GRADE 方法，将证据质量分为高、中、低和极低 4 个等级（见表 1-29）。在证据质量评价过程中，主要考虑 5 个降级因素：偏倚风险，不精确性，不一致性，间接性及发表偏倚，3 个升级因素：效应量大，剂量反应关系和可能的混杂因素（负偏倚），基于专家意见和共识会议达成共识，形成证据总结表及概要表，结合专家推荐决策表，得到初步的中成药推荐意见（见表 1-30~ 表 1-32）。

表 1-29　GRADE 证据分级、说明与分级标准

证据分级	说明	分级标准
高质量（A）	未来研究几乎不可能改变现有疗效评价结果的可信度	随机对照试验，或具有 2 个升高证据质量因素的观察性研究
中等质量（B）	未来研究可能对现有疗效评估有重要影响，可能改变评价结果的可信度	具有 1 个降低证据质量因素的随机对照试验，或具有 1 个升高证据质量因素的观察性研究
低质量（C）	未来研究很有可能对现有疗效评估有重要影响，改变评价结果可信度的可能性大	具有 2 个降低证据质量因素的随机对照试验，或观察性研究
极低质量（D）	任何的疗效评估都不确定	具有 3 个降低证据质量因素的随机对照试验，或具有 1 个降低证据质量因素的观察性研究

290

表 1-30　GRADE 推荐强度分级与定义

推荐强度分级	本指南使用术语	定义
支持某方案的强推荐	强推荐	患者、临床医生及政策制定者对该方案几乎都接受且纳入政策
支持某方案的弱推荐	弱推荐	依据患者偏好和价值观有选择性的使用，纳入政策需充分讨论
不确定	暂不推荐	无法评估疗效
反对某方案的弱推荐	弱反对	不作为优先或主要方案，暂不考虑纳入 政策范围
反对某方案的强推荐	强烈反对	不考虑临床使用，不纳入政策范围

表 1-31　采用 GRADE 推荐分级标准形成推荐意见

推荐意见	含义
强推荐	对患者：在这种情况下，多数患者会采纳推荐方案，只有少数不会；此时若未予推荐，则应说明；对临床医生；多数患者应该接受该推荐方案；对政策制定者；该推荐方案在大多数情况下会被采纳作为政策。
弱推荐	对患者：在这种情况下，大多数患者会采纳推荐方案，但仍有不少患者不采用；对临床医生；你应该认识到不同患者有各自适合的方案，你得帮助每个患者做出体现他（她）价值观和意愿的决定；对政策制定者；制定政策需要实质性讨论，并需要众多利益相关者参与。
不推荐	利弊相当；未明确目标人群；制定推荐意见的证据不足。

表 1-32　GRADE 推荐强度分级与表达术语

推荐意见	说明	本指南表达术语	推荐强度表示方法
强推荐	干预措施明显利大于弊	推荐	1
弱推荐	干预措施可能利大于弊	建议	2
弱不推荐	干预措施可能利大于弊或利弊关系不明确	不建议	-2
强不推荐	干预措施明显弊大于利	不推荐	-1

8. 推荐意见形成

对基于临床证据水平的推荐意见采取小组投票方式取得共识，根据 GRADE 系统进行证据质量评估并取得推荐共识。工作组制定 GRADE 证据决策表，利用改良的德尔菲法，通过 2、3 轮的调查对所有推荐意见达成共识。共识专家参与并完成两轮问卷咨询，第一轮问卷收齐后，若某条推荐意见的共识度超过 75%，则认为该条意见已达成共识，只需要根据专家的意见进行小范围的修改和语言表达；若未达到 75%，则这条推荐意见未取得共识，则需要根据专家的意见进行大范围的修改，并进行第二轮的专家调研。若第二轮的共识度仍未达到 75%，则经过一次面对面的共识会议对该条意见是否推荐及推荐强度达成共识。一条推荐意见被列为强推荐而非弱推荐，则需要得到至少 50% 的参与者认可。对于缺乏循证医学证据的重要临床问题，则根据专题小组的经验，采用"专家观点：弱推荐"方式表达推荐意见。本指南通过两轮德尔菲法共识问卷调研结合共识会议法达成指南的共识内容。遴选的共识成员包括中医专家、西医专家、方法学专家和药学专家。

三、推荐意见及证据描述

1. 临床问题 1　消痛贴膏治疗 KOA 的有效性与安全性。

推荐意见：消痛贴膏单独使用改善疼痛和关节功能（B），与玻璃酸钠联合应用有协同效益（C），推荐用于 KOA 发作期（1），建议用于缓解期（2）。

使用条件：外用。将小袋内润湿剂均匀涂在药垫表面，润湿后直接敷于患处或穴位。每贴敷 6~8 h，1 天 1 次，开放性创伤禁用，密切观察局部皮肤是否出现瘙痒、红肿等过敏反应，一旦出现，立即停药，对症处理（专家共识）。

安全性：上述推荐意见的安全性证据尚不充分，临床医生在使用时需注意观察患者实际用药安全性。

证据描述：消痛贴膏单独使用。（1）有效率：4 项 RCT 研究（541 例）[13-16] 对消痛贴膏与非甾体类药物进行了对照研究，有效率的 Meta 分析结果：消痛贴膏组治疗后有效率较非甾体类药物组升高 $[RR=1.15，95\%CI（1.07，1.24），P=0.0001]$。1 项 RCT 研究（80 例）[17] 对消痛贴膏与玻璃酸钠进行了对照研究，有效率的 Meta 分析结果：治疗后有效率比较，差异无统计学意义 $[RR=1.16，95\%CI（0.97，1.38），P=0.11]$。（2）WOMAC 评分：1 项 RCT 研究（80 例）[17] 对消痛贴膏与玻璃酸钠进行了对照研究，WOMAC 评分的 Meta 分析结果：治疗后 WOMAC 评分比较，差异无统计学意义 $[RR=2.11，95\%CI（-1.75，5.97），P=0.28]$。

消痛贴膏联合使用。①有效率：3 项 RCT 研究（350 例）[18-20] 对消痛贴膏与玻璃酸钠联合应用的有效率进行了报告，以玻璃酸钠为对照组，Meta 分析结果：治疗 5 周后联合应用组较对照组有效率升高［*RR*=1.07，95%*CI*（1.00，1.14），*P*=0.04］。② VAS 评分及 Lequesne 评分：1 项 RCT 研究（136 例）[19]对消痛贴膏与玻璃酸钠联合应用的 VAS 评分、Lequesne 评分进行了报告，以玻璃酸钠为对照组，Meta 分析结果：联合应用组治疗 5 周后较对照组疼痛 VAS 评分降低［*MD*=0.60，95%*CI*（0.19，1.01），*P*=0.004］，Lequesne 评分显著降低［*MD*=2.40，95%*CI*（1.84，2.96），*P* ＜ 0.000 01］。

推荐依据：德尔菲法投票表决结果：23 名专家，强推荐 6 票，弱推荐 15 票，不确定 / 支持与反对均衡 2 票，建议指南做出推荐意见。其中，两轮 36 名专家对于分期的投票结果显示，发作期 31 票，缓解期 18 票，康复期 17 票，定义超 50% 票数有效，即消痛贴膏用于发作期和缓解期。经共识会议 22 名专家投票，单一分期超 70% 即进行强推荐，其中发作期 18 名。

2. 临床问题 2　金天格胶囊治疗 KOA 的有效性与安全性。

推荐意见：金天格胶囊单独使用改善疼痛（C）和关节功能（B），与非甾体类或玻璃酸钠联合应用有协同效益（C），建议用于膝骨关节炎缓解期（2）和康复期（2）。

使用条件：口服。胶囊剂，1 次 3 粒，1 日 3 次，定期监测肝肾功能（专家共识）。

安全性：上述推荐意见的安全性证据尚不充分，临床医生在使用时需注意观察患者实际用药安全性。

证据描述：金天格胶囊单独使用。① VAS 评分：1 项 RCT 研究（78 例）[21]对金天格与洛索洛芬钠进行了对照研究，VAS 评分 Meta 分析结果：治疗组与对照组治疗 12 周后疼痛 VAS 评分比较，差异无统计学意义［*MD*=−0.02，95%*CI*（−0.63，0.59），*P*=0.95］。3 项 RCT 研究（252 例）[22-24]对金天格与氨糖类药物进行了对照研究，VAS 评分 Meta 分析结果：治疗后 VAS 评分比较，差异无统计学意义［*MD*=0.79，95%*CI*（−0.12，1.71），*P*=0.09］。② Lequesne 评分：3 项 RCT 研究（228 例）[21, 25, 26]对金天格与非甾体类药物进行了对照研究，Lequesne 评分的 Meta 分析结果：治疗后 Lequesne 评分比较，差异无统计学意义［*MD*=0.77，95%*CI*（−0.92，2.46），*P*=0.37］。1 项 RCT 研究（72 例）[22]对金天格与氨糖类进行了对照研究，Lequesne 评分的 Meta 分析结果：金天格组治疗后较氨糖类组 Lequesne 评分降低［*MD*=2.70，95%*CI*（0.92，4.48），*P*=0.003］。③ WOMAC 评分：1 项 RCT 研究（60 例）[27]对金天格与依托考昔片进行了对照研究，WOMAC 评分 Meta 分析结果：金天格组治疗 12 周后较依托考昔组

WOMAC 评 分 降 低 ［MD=14.02，95%CI（8.46，19.58），P＜0.000 01］。2 项 RCT 研 究（174 例）[22, 24] 对金天格与氨糖类进行了对照研究，WOMAC 评分 Meta 分析结果：治疗后 WOMAC 评分比较，差异无统计学意义［MD=12.06，95%CI（–7.64，31.76），P=0.23］。④有效率：4 项 RCT 研究（281 例）[25-28] 对金天格与非甾体类药物进行了对照研究，有效率 Meta 分析结果：金天格组的治疗后有效率更高［RR=1.26，95%CI（1.10，1.44），P=0.000 9］。

金天格胶囊联合使用。① VAS 评分：2 项 RCT 研究（162 例）[21, 29] 对金天格与非甾体类药物联合应用的 VAS 评分进行了报告，以非甾体类为对照组，Meta 分析结果：试验组治疗 12 周后较对照组 VAS 评分显著降低［MD=1.33，95%CI（0.53，2.13），P=0.001］。1 项 RCT 研究（60 例）[30] 对金天格与玻璃酸钠联合应用的 VAS 评分进行了报告，以玻璃酸钠为对照组，Meta 分析结果：联合应用组治疗后较对照组 VAS 评分降低［MD=1.24，95%CI（0.89，1.59），P＜0.000 01］。② Lysholm 评分：1 项 RCT 研究（83 例）[29] 对金天格与非甾体类药物联合应用的 Lysholm 评分进行了报告，以非甾体类药物为对照组，Meta 分析结果：治疗 12 周后联合应用组较对照组 Lysholm 评分升高［MD=9.12，95%CI（7.17，11.07），P＜0.000 01］。1 项 RCT 研 究（60 例 ）[30] 对金天格与玻璃酸钠联合应用的 Lysholm 评分进行了报告，以玻璃酸钠为对照组，Meta 分析结果：治疗后联合应用组较对照组 Lysholm 评分升高［MD=11.70，95%CI（6.80，16.60），P＜0.000 01］。③ Lequesne 评分：2 项 RCT 研究（139 例）[21, 25] 对金天格与非甾体类药物联合应用的 Lequesne 评分进行了报告，以非甾体类药物为对照组，Meta 分析结果：治疗后联合应用组较对照组 Lequesne 评分降低［MD=1.82，95%CI（0.83，2.82），P=0.000 3］。1 项 RCT 研究（100 例）[31] 对金天格与非甾体类、氨糖类药物联合应用的 Lequesne 评分进行了报告，其以非甾体类联合氨糖类药物为对照组，Meta 分析结果：治疗后联合应用组较对照组 Lequesne 评分降低［MD=2.00，95%CI（1.79，2.21），P＜0.000 01］。

推荐依据：德尔菲法投票表决结果：23 名专家，强推荐 6 票，弱推荐 12 票，不确定 / 支持与反对均衡 5 票，建议指南做出推荐意见。其中，两轮 36 名专家对于分期的投票结果显示，发作期 14 票，缓解期 22 票，康复期 18 票，定义超 50% 票数有效，即金天格胶囊用于缓解期和康复期。经共识会议 22 名专家投票，单一分期超 70% 即进行强推荐，其中两分期均未达到要求。

3. 临床问题 3　金乌骨通胶囊治疗 KOA 的有效性与安全性。

推荐意见：金乌骨通胶囊单独使用改善疼痛和关节功能（B），与玻璃酸钠联合应用有协同效益（B），与非甾体类及 / 或氨糖类药物联合应用对疼痛和关节功能的改善有协同效益（B），建议用于膝骨关节炎缓解期（2）。

使用条件：口服。胶囊剂，1 次 3 粒，1 日 3 次，饭后服用，忌寒凉油腻食物（专家共识）。

安全性：上述推荐意见的安全性证据尚不充分，临床医生在使用时需注意观察患者实际用药安全性。

证据描述：金乌骨通胶囊单独使用。①有效率：3 项 RCT 研究（205 例）[32-34]对金乌骨通胶囊与非甾体类药物进行了对照研究，有效率 Meta 分析结果：治疗后金乌骨通组较对照组有效率升高 [RR=1.14，95%CI（1.02，1.28），P=0.02]。② VAS 评分：2 项 RCT 研究（290 例）[32, 35]对金乌骨通胶囊与非甾体类药物进行了对照研究，VAS 评分 Meta 分析结果：治疗后 VAS 评分比较，差异无统计学意义 [MD=1.39，95%CI（−0.04，2.82），P=0.06]。

金乌骨通胶囊联合使用。①有效率：3 项 RCT 研究（292 例）[36-38]对金乌骨通胶囊与玻璃酸钠联合应用的有效率进行了报告，以玻璃酸钠为对照组，Meta 分析结果：治疗后联合应用组较对照组有效率升高 [RR=1.29，95%CI（1.13，1.46），P=0.000 1]。2 项 RCT 研究（254 例）[39, 40]对金乌骨通胶囊与非甾体类及氨糖类药物联合应用的有效率进行了报告，以非甾体类及氨糖类药物为对照组，Meta 分析结果：治疗后联合应用组较对照组有效率更高 [RR=1.13，95%CI（1.04，1.23），P=0.005]。② VAS 评分：1 项 RCT 研究（96 例）[41]对金乌骨通胶囊与非甾体类药物联合应用的 VAS 评分进行了报告，以非甾体类药物为对照组，Meta 分析结果：治疗后联合应用组较对照组 VAS 评分降低 [MD=1.69，95%CI（1.12，2.26），P < 0.000 01]。1 项 RCT 研究（110 例）[39]对金乌骨通胶囊与非甾体类及氨糖类药物联合应用的 VAS 评分进行了报告，以非甾体类及氨糖类药物为对照组，Meta 分析结果：治疗后联合应用组较对照组 VAS 评分降低 [MD=2.07，95%CI（1.76，2.38），P < 0.000 01]。③ WOMAC 评分：1 项 RCT 研究（92 例）[42]对金乌骨通胶囊与氨糖类药物联合应用的 WOMAC 评分进行了报告，以

氨糖类药物为对照组，Meta 分析结果：治疗后联合应用组较对照组 WOMAC 评分降低 [MD=8.65，95%CI（6.33，10.97），P＜0.000 01]。2 项 RCT 研究（258 例）[39, 40] 对金乌骨通胶囊与非甾体类及氨糖类药物联合应用的 WOMAC 评分进行了报告，以非甾体类及氨糖类药物为对照组，Meta 分析结果：治疗后联合应用组较对照组 WOMAC 评分降低 [MD=5.93，95%CI（3.90，7.95），P＜0.000 01]。④ Lequesne 评分：1 项 RCT 研究（96 例）[41] 对金乌骨通胶囊与非甾体类药物联合应用的 Lequesne 评分进行了报告，以非甾体类药物为对照组，Meta 分析结果：治疗后联合应用组较对照组 Lequesne 评分降低 [MD=1.82，95%CI（0.95，2.69），P＜0.000 1]。2 项 RCT 研究（236 例）[43, 44] 对金乌骨通胶囊与氨糖类药物联合应用的 Lequesne 评分进行了报告，以氨糖类药物为对照组，Meta 分析结果：治疗后联合应用组较对照组 Lequesne 评分降低 [MD=0.61，95%CI（0.20，1.01），P=0.003]。

推荐依据：德尔菲法投票表决结果：23 名专家，强推荐 3 票，弱推荐 15 票，不确定 / 支持与反对均衡 5 票，建议指南做出推荐意见。其中两轮 36 名专家对于分期的投票结果显示，发作期 11 票，缓解期 19 票，康复期 16 票，定义超 50% 票数有效，即金乌骨通胶囊用于缓解期。经共识会议 22 名专家投票，单一分期超 70% 即进行强推荐，结果未达到要求。

4. 临床问题 4　仙灵骨葆胶囊治疗 KOA 的有效性与安全性。

推荐意见：仙灵骨葆胶囊与氨糖类药物或玻璃酸钠联合应用对疼痛和关节功能的改善有协同效益（B），推荐用于缓解期（1），建议用于康复期（2）。

使用条件：口服。胶囊（片）1 次 3 粒，1 日 2 次，定期监测肝肾功能（专家共识）。

安全性：上述推荐意见的安全性证据尚不充分，临床医生在使用时需注意观察患者实际用药安全性。

证据描述：仙灵骨葆胶囊单独使用。NPRS 评分、WOMAC 评分：1 项 RCT 研究（684 例）[45] 对仙灵骨葆胶囊与空白观察进行了对照研究，6 个月后仙灵骨葆胶囊组数字疼痛评分法（numesical pain rating scale，NPRS）评分显著降低 [MD=1.89，95%CI（1.52，2.25），P＜0.001]；WOMAC 评分显著降低 [MD=10.06，95%CI（7.86，12.26），P＜0.001]。

仙灵骨葆胶囊联合使用。① VAS 评分：3 项 RCT 研究（285 例）[46-48] 对仙灵骨葆胶囊联合非甾体类药物的 VAS 评分进行了报告，以非甾体类药物为对照组，Meta 分析结果：治疗后 VAS 评分比较，差异无统计学意义［MD=1.45，95%CI（-0.71，3.61），P=0.19］。2 项 RCT 研究（158 例）[49, 50] 对仙灵骨葆胶囊联合氨糖类药物 VAS 评分进行了报告，以氨糖类药物为对照组，Meta 分析结果：治疗后联合应用组较对照组 VAS 评分降低［MD=2.32，95%CI（2.11，2.54），P＜0.000 01］。2 项 RCT 研究（158 例）[51, 52] 对仙灵骨葆胶囊联合玻璃酸钠 VAS 评分进行了报告，以玻璃酸钠为对照组，Meta 分析结果：治疗后联合应用组较对照组 VAS 评分降低［MD=0.82，95%CI（0.59，1.05），P＜0.000 01］。2 项 RCT 研究（158 例）[53, 54] 对仙灵骨葆胶囊联合臭氧 VAS 评分进行了报告，以臭氧为对照组，Meta 分析结果：治疗后 VAS 评分比较，差异无统计学意义［MD=1.13，95%CI（-0.08，2.35），P=0.07］。② Lysholm 评分：2 项 RCT 研究（200 例）[47, 48] 对仙灵骨葆胶囊联合非甾体类药物的 Lysholm 评分进行了报告，以非甾体类药物为对照组，Meta 分析结果：治疗后联合应用组较对照组 Lysholm 评分升高［MD=11.96，95%CI（8.27，15.66），P＜0.000 01］。1 项 RCT 研究（90 例）[49] 对仙灵骨葆胶囊联合氨糖类药物的 Lysholm 评分进行了报告，以氨糖类为对照组，Meta 分析结果：治疗后联合应用组较对照组 Lysholm 评分升高［MD=29.30，95%CI（24.97，33.63），P＜0.000 01］。1 项 RCT 研究（76 例）[54] 对仙灵骨葆胶囊联合臭氧的 Lysholm 评分进行了报告，以臭氧为对照组，Meta 分析结果：治疗后联合应用组较对照组 Lysholm 评分升高［MD=10.80，95%CI（7.58，14.02），P＜0.000 01］。③ WOMAC 评分：2 项 RCT 研究（206 例）[47, 55] 对仙灵骨葆胶囊联合非甾体类药物的 WOMAC 评分进行了报告，以非甾体类药物为对照组，Meta 分析结果：治疗后联合应用组较对照组 WOMAC 评分降低［MD=5.47，95%CI（3.34，7.60），P＜0.000 01］。④有效率：4 项 RCT 研究（411 例）[46-48, 55] 对仙灵骨葆胶囊联合非甾体类药物的有效率进行了报告，以非甾体类药物为对照组，Meta 分析结果：治疗后联合应用组较对照组有效率升高［RR=1.18，95%CI（1.09，1.27），P＜0.000 1］。4 项 RCT 研究（274 例）[49, 50, 56, 57] 对仙灵骨葆胶囊联合氨糖类药物的有效率进行了报告，以氨糖类药物为对照组，Meta 分析结果：治疗后联合应用组较对照组有效率升高［RR=1.24，95%CI（1.12，1.37），P＜0.000 1］。4 项 RCT 研究（418 例）[52, 58-60] 对仙灵骨葆胶囊联合玻璃酸钠的有效率进行了报告，以玻璃酸钠为对照组，Meta 分析结果：治疗后联合应用组较对照组有效率升高［RR=1.22，95%CI（1.12，1.33），P<0.000 01］。

推荐依据：德尔菲法投票表决结果：23 名专家，强推荐 6 票，弱推荐 12 票，不确定/支持与反对均衡 4 票，弱反对 1 票，建议指南做出推荐意见。两轮 36 名专家对于分期的投票结果显示，发作期 10 票，缓解期 23 票，康复期 21 票，定义超 50% 票数有效，即仙灵骨葆胶囊用于缓解期和康复期。共识会议 22 名专家投票，单一分期超 70% 即进行强推荐，其中缓解期 17 名。

5. 临床问题 5　痹祺胶囊治疗 KOA 的有效性与安全性。

推荐意见：痹祺胶囊单独使用改善疼痛和关节功能（B），与非甾体类抗炎药联合应用有协同效益（C），与玻璃酸钠（＋氨糖）联合应用有协同效益（C），建议用于膝骨关节炎发作期（2）和缓解期（2）。

使用条件：口服，胶囊剂，1 次 4 粒，1 日 2~3 次（专家共识）。

安全性：上述推荐意见的安全性证据尚不充分，临床医生在使用时，需注意观察患者实际用药安全性。

证据描述：痹祺胶囊单独使用。有效率：2 项 RCT 研究（290 例）[61, 62]对痹祺胶囊与非甾体类药物进行了对照研究，有效率的 Meta 分析结果：治疗 4 周后痹祺胶囊组较非甾体类药物组有效率升高［RR=1.31，95%CI（1.15，1.49），P<0.000 1］。

痹祺胶囊联合使用。①有效率：5 项 RCT 研究（679 例）[63-67]对痹祺胶囊与非甾体类联合应用的有效率进行了报告，以非甾体类炎为对照组，Meta 分析结果：治疗后联合应用组较对照组有效率升高［RR=1.25，95%CI（1.17，1.34），P<0.000 01］。4 项 RCT 研究（419 例）[68-71]对痹祺胶囊与玻璃酸钠（＋氨糖）联合应用的有效率进行了报告，以玻璃酸钠（＋氨糖）为对照组，Meta 分析结果：治疗后联合应用组较对照组有效率升高［RR=1.19，95%CI（1.11，1.29），P<0.000 01］。② WOMAC 评分：3 项 RCT 研究（315 例）[63, 65, 67]对痹祺胶囊与非甾体类联合应用的 WOMAC 评分进行了报告，以非甾体类为对照组，Meta 分析结果：治疗后联合应用组较对照组 WOMAC 评分降低［MD=11.41，95%CI（8.90，13.91），P<0.000 01］。3 项 RCT 研究（300 例）[68-70]对痹祺胶囊与玻璃酸钠（＋氨糖类）联合应用的 WOMAC 评分进行了报告，以玻璃酸钠（＋氨糖类）为对照组，Meta 分析结果：治疗后联合应用组较对照组 WOMAC 评分降低［MD=10.04，95%CI（4.34，15.74），P=0.000 6］。

推荐依据：德尔菲法投票表决结果：23 名专家，强推荐 5 票，弱推荐 11 票，不确定 / 支持与反对均衡 6 票，弱反对 1 票，建议指南做出推荐意见。其中，两轮 36 名专家对于分期的投票结果显示，发作期 18 票，缓解期 21 票，康复期 15 票，定义超 50% 票数有效，即痹祺胶囊用于发作期和缓解期。经共识会议 22 名专家投票，单一分期超 70% 即进行强推荐，其中两分期均未达到要求。

6. 临床问题 6　复方南星止痛膏治疗 KOA 的有效性与安全性。

推荐意见：复方南星止痛膏单独使用改善关节功能（B），与玻璃酸钠联合应用对改善疼痛有协同效益（C），推荐用于膝骨关节炎发作期（1），建议用于缓解期（2）。

使用条件：外用。贴膏剂，选择患处或穴位，最多贴 3 个部位，贴 6~8h，隔日 1 次，共贴 3 次，开放性创伤禁用，密切观察局部皮肤变化（专家共识）。

安全性：上述推荐意见的安全性证据尚不充分，临床医生在使用时需注意观察患者实际用药安全性。

证据描述：复方南星止痛膏单独使用。① WOMAC 评分：2 项 RCT 研究（438 例）[72, 73] 对复方南星止痛膏与丙烯酸酯压敏胶胶布（安慰剂）进行了对照研究，WOMAC 评分的 Meta 分析结果：治疗后 WOMAC 评分比较，差异无统计学意义 $[MD=2.48, 95\%CI (-2.90, 7.86), P=0.37]$。② VAS 评分：2 项 RCT 研究（165 例）[72, 74] 对复方南星止痛膏与丙烯酸酯压敏胶胶布（安慰剂）进行了对照研究，VAS 评分的 Meta 分析结果：治疗后 VAS 评分比较，差异无统计学意义 $[MD=0.94, 95\%CI (-0.88, 2.76), P=0.31]$。1 项研究[73] 报道复方南星止痛膏对于关节冷痛的改善强于安慰剂（$P=0.029$）。

复方南星止痛膏联合使用。2 项 RCT 研究（90 例）[75, 76] 对复方南星止痛膏联合玻璃酸钠对 VAS 评分进行了报告，以玻璃酸钠为对照研究，Meta 分析结果：治疗 25 天后联合应用组较对照组疼痛 VAS 评分降低 $[MD=1.45, 95\%CI (0.90, 2.01), P < 0.000\ 01]$。

推荐依据：德尔菲法投票表决结果：23 名专家，强推荐 4 票，弱推荐 14 票，不确定 / 支持与反对均衡 4 票，弱反对 1 票，建议指南做出推荐意见。其中两轮 36 名专家对于分期的投票结果显示，发作期 24 票，缓解期 21 票，康复期 12 票，定义超 50% 票数有效，即复方南星止痛膏用于发作期和缓解期。经共识会议 22 名专家投票，单一分期超 70% 即进行强推荐，其中发作期 16 名。

7. 临床问题 7 壮骨关节胶囊治疗 KOA 的有效性与安全性。

推荐意见：壮骨关节胶囊单独使用改善疼痛和关节功能（B），与非甾体类药物或玻璃酸钠联合应用有协同效益（B），建议用于膝骨关节炎缓解期（2）。

使用条件：口服。胶囊，1 次 2 粒，1 日 2 次，早、晚饭后服用，定期监测肝、肾功能（专家共识）。

安全性：上述推荐意见的安全性证据尚不充分，临床医生在使用时需注意观察患者实际用药安全性。

证据描述：壮骨关节胶囊单独使用。2 项 RCT 研究（336 例）[77, 78] 对壮骨关节胶囊与非甾体类药物进行了对照研究，有效率的 Meta 分析结果：治疗 4 周后有效率比较，差异无统计学意义 [RR=1.07，95%CI（0.92，1.24），P=0.37]。

壮骨关节胶囊联合使用。①有效率：1 项 RCT 研究（276 例）[77] 对壮骨关节胶囊与塞来昔布联合应用的有效率进行了报告，以塞来昔布为对照研究，Meta 分析结果：治疗 4 周后联合应用组较对照组有效率升高 [RR=1.25，95%CI（1.08，1.45），P=0.003]。② VAS 评分、WOMAC 评分：1 项 RCT 研究（74 例）[79] 对壮骨关节胶囊与玻璃酸钠联合应用的 VAS 评分、WOMAC 评分进行了报告，以玻璃酸钠为对照研究，Meta 分析结果：治疗后联合应用组较对照组 VAS 评分降低 [MD=0.66，95%CI（0.54，0.78），P<0.000 01]，WOMAC 评分降低 [MD=7.64，95%CI（5.60，9.68），P<0.000 01]。

推荐依据：德尔菲法投票表决结果：23 名专家，强推荐 6 票，弱推荐 12 票，不确定/支持与反对均衡 5 票，建议指南做出推荐意见。其中两轮 36 名专家对于分期的投票结果显示，发作期 8 票，缓解期 23 票，康复期 15 票，定义超 50% 票数有效，即壮骨关节丸用于缓解期。经共识会议 22 名专家投票，单一分期超 70% 即进行强推荐，结果未达到要求。

8. 临床问题 8 独活寄生合剂/丸治疗 KOA 的有效性与安全性。

推荐意见：独活寄生合剂/丸单独使用改善疼痛和关节功能（B），与氨糖或非甾体类药物联合应用对改善关节功能有协同作用（C），建议用于膝骨关节炎缓解期（2）。

使用条件：口服。合剂，1 次 20 mL，1 日 3 次；丸剂，1 次 1 丸，1 日 2 次（专家共识）。

安全性：上述推荐意见的安全性证据尚不充分，临床医生在使用时需注意观察患者实际用药安全性。

证据描述：独活寄生丸单独使用。① VAS 评分、Lequesne 评分：1 项 RCT 研究（338 例）[80] 对独活寄生丸与双氯芬酸钠进行了对照研究，VAS 评分、Lequesne 评分的 Meta 分析结果：治疗 4 周后 VAS 评分比较，差异无统计学意义 [MD=-4.0，95%CI（-8.82，0.82），P=0.10]；独活寄生丸组较双氯芬酸钠 Lequesne 评分降低 [MD=-0.88，95%CI（-1.68，-0.08），P=0.03]。② WOMAC 评分：1 项 RCT 研究（57 例）[81] 对独活寄生丸与氨糖类药物进行了对照研究，WOMAC 评分的 Meta 分析结果：治疗后独活寄生丸组较氨糖类药物 WOMAC 评分降低 [MD=8.38，95%CI（4.64，12.12），P<0.000 1]。

独活寄生合剂联合使用。① WOMAC 评分：2 项 RCT 研究（157 例）[82, 83] 对独活寄生合剂与氨糖类药物联合应用的 WOMAC 评分进行了报告，以氨糖类药物为对照研究，Meta 分析结果：治疗 8 周后联合应用组较对照组 WOMAC 评分降低 [MD=10.08，95%CI（5.37，14.78），P<0.000 1]。② Lysholm 评分：1 项 RCT 研究（98 例）[84] 对独活寄生合剂与非甾体类药物联合应用的 Lysholm 评分进行了报告，以非甾体类药物为对照研究，Meta 分析结果：治疗 6 周后联合应用组较对照组 Lysholm 评分升高 [MD=12.98，95%CI（10.49，15.47），P<0.000 01]。

推荐依据：德尔菲法投票表决结果：23 名专家，强推荐 3 票，弱推荐 13 票，不确定/支持与反对均衡 5 票，弱反对 2 票，建议指南做出推荐意见。其中两轮 36 名专家对于分期的投票结果显示，发作期 9 票，缓解期 22 票，康复期 15 票，定义超 50% 票数有效，即独活寄生合剂/丸用于缓解期。经共识会议 22 名专家投票，单一分期超 70% 即进行强推荐，结果未达到要求。

9. 临床问题 9　藤黄健骨片治疗 KOA 的有效性与安全性。

推荐意见：藤黄健骨片单独或联合使用改善疼痛和关节功能（专家共识），建议用于膝骨关节炎的缓解期、康复期（2）。

使用条件：口服，1 日 2 次，1 次 3~6 片（每片 0.5 g）（专家共识）。

安全性：根据药物临床试验与临床应用经验，个别患者用药期间出现皮肤、胃肠道不适症状，如停药后无好转或症状加重者应及时就诊。

证据描述：藤黄健骨片处方源于国医大师刘柏龄的"骨质增生丸"经验方，同时，藤黄健骨片治疗膝骨关节炎的疗效和安全性有部分循证医学证据支持[85,86]。

推荐依据：德尔菲法投票表决结果：30名专家中，强推荐26票，弱推荐、不确定/支持与反对均衡4票，建议指南做出推荐意见。专家共识投票结果显示，藤黄健骨片单独或联合使用改善疼痛和关节功能，建议用于膝骨关节炎的缓解期、康复期，其中缓解期30票，康复期27票，定义超50%票数有效。因此，专家共识达成一致意见，给出推荐意见。

10. 临床问题10　尪痹片治疗KOA的有效性与安全性。

推荐意见：尪痹片单独或联合使用改善疼痛和关节功能（专家共识），建议用于膝骨关节炎的发作期、缓解期（2）。

使用条件：口服，1次4片，1日3次。建议治疗疗程8~12周，临床医生可根据患者症状体征适当延长或缩短用药疗程，长期用药患者应定期监测肝肾功能。（专家共识）

安全性：根据临床研究报道和用药经验，部分患者会出现胃肠道不良反应、肝肾功能异常、皮疹、头晕，建议临床医生在使用时关注实际用药安全性。（专家共识）

证据描述：尪痹片来源于全国名老中医焦树德教授治疗"尪痹"的经验方，部分文献也证实，尪痹片能够改善VAS评分、关节压痛、关节肿胀，提高治疗有效率，改善关节功能、晨僵计数、晨僵时间[87-89]。

推荐依据：德尔菲法投票表决结果：30名专家中，强推荐18票，弱推荐8票，不确定/支持与反对均衡4票，建议指南做出推荐意见。专家共识投票结果显示，尪痹片单独或联合使用改善疼痛和关节功能（专家共识），建议用于膝骨关节炎的发作期、缓解期，其中，发作期26票，缓解期19票，定义超50%票数有效。

四、KOA 诊疗流程

KOA 诊疗流程见图 1-16。

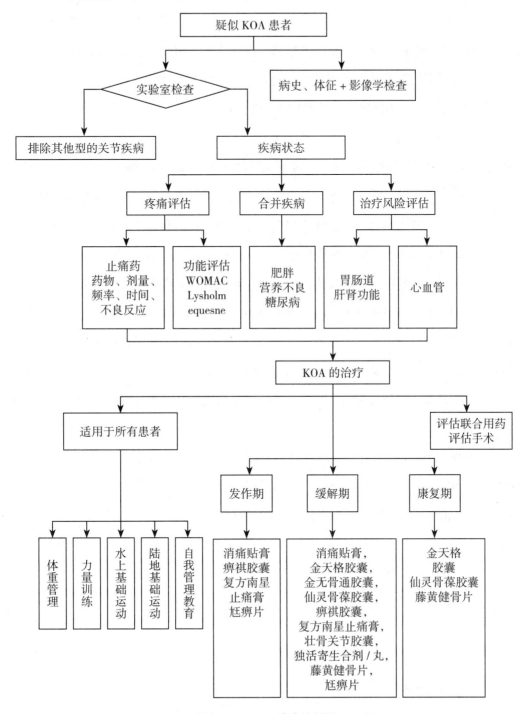

图 1-16 KOA 诊疗流程图

五、本指南的局限性及不足之处

本指南专家组由来自全国多个省市 16 家三甲医院的 16 名高年资中、西医骨伤科临床专家、2 名方法学专家、1 名药学专家组成，指南制定者具有代表性。征求意见稿的征求对象面向全社会所有对指南主题感兴趣的人员，但收集整理反馈意见发现参与征求意见的对象主要为中、西医临床专家，患者、决策者及患者家属参与程度较低，可能会影响推荐意见的全面性和患者的接受度。

本指南小组遵循"循证为主，共识为辅，经验为鉴"的指导原则，充分检索中、英文数据库，制定严格的纳入排除标准，虽然治疗 KOA 的中成药品种较多，由于普遍存在证据缺乏、质量较低等问题，无法很好地回答预设的临床问题，也影响了研究结果的证据水平，因此本指南予以推荐的中成药品种有限，有待今后更多更科学的研究和更高等级的证据来进一步完善和更新指南。未来需要进一步开展中成药治疗 KOA 高质量的临床研究：采用科学严谨的方法设计，研究报告遵循中药复方临床试验报告统一标准（CONSORT-CHM Formulas）；数据统计方法正确，统计结果表述规范，临床试验方案公开发表，为结果提供参考；临床试验在实施前进行登记；结局指标的选择要规范、公认，或是经过验证的替代指标；临床试验要有安全性报道；尽可能报告中成药主要包括的活性成分及含量；针对中成药治疗的优势环节进行疗效评价可能是未来的研究方向。

GRADE 是国际上被广泛接受的临床实践指南制定工具，提供了系统而透明的框架用以明确问题，确定所关注的结局，总结针对问题的证据，以及从证据形成推荐或做决策。本指南将 GRADE 系统用于传统医学领域制定中成药循证实践指南，而中医药领域的临床特征及研究特点与临床医学领域不尽相同，在方法学上仍面临着巨大挑战，加上指南工作组的临床水平、时间精力、学术观点等相关因素的影响，导致本指南存在一定的局限性。后续研究将针对辨证分型做具体研究及语言转化，以进一步突出中医药的特色及更好的进行临床实践。

六、更新计划

本指南拟定每 3~5 年进行更新 1 次，更新内容取决于指南发布后是否有新的、足够多的相关证据出现，证据变化对指南推荐意见和推荐强度是否有影响。按照目前国际上发布的指南更新报告规范"Check up"进行更新。更新步骤包括：识别新的科学证据、评估更新的必要性、更新指南推荐意见和发布更新的指南。

利益冲突： 本指南接受国家中医药管理局批准立项，中国中药协会承担的《中成药治疗优势病种临床应用指南》标准化项目（SATCM-2015-BZ）[402]支持，无潜在利益冲突。在正式参与指南制定相关工作前，所有成员均签署利益冲突声明，声明无任何与本部指南主题相关的商业的、专业的或其他方面的利益，以及所有可能被本指南成果影响的利益。

指南标准化项目组核心成员： 张伯礼、陈可冀、高学敏、田金洲、李幼平、陈香美、张俊华、房书亭、王桂华、孙媛媛等

执笔人： 陈卫衡（北京中医药大学第三附属医院）、金今（北京协和医院）

主审： 王和鸣（福建中医药大学）、翁习生（北京协和医院）

工作组（按姓氏笔画排序）：许鹏（西安红会医院）、刘献祥（福建中医药大学）、童培建（浙江省中医院）、李学民（北京和平里医院）、李少华（郑州第九人民医院）、林娜（中国中医科学院中药研究所）、黄野（北京积水潭医院）、黄枫（广州中医药大学第一附属医院）、詹红生（上海中医药大学曙光医院）、商洪才（北京中医药大学东直门医院）、焦锋（广州市中西医结合医院）

咨询小组（按姓氏笔画排序）

临床问题构建： 王天芳（北京中医药大学中医学院）、王平（天津中医药大学第一附属医院）、王庆甫（北京中医药大学第三附属医院）、王和鸣（福建中医药大学）、王智勇（《中医正骨》杂志社）、卢敏（湖南中医药大学第一附属医院）、田华（北京大学第三医院）、朱俊峰（上海新华医院）、刘又文（河南省洛阳正骨医院）、许鹏（西安红会医院）、孙伟（中日友好医院）、孙建宁（北京中医药大学中药学院）、严世贵（浙江大学医学院附属第二医院）、杜炯（上海中医药大学附属曙光医院）、李子荣（中日友好医院）、李少华（郑州第九人民医院）、李盛华（甘肃省中医院）、杨述华（武汉协和医院）、何伟（广州中医药大学第一附属医院）、沈计荣（江苏省中医院）、陈棉智（广

州中医药大学顺德医院）、陈耀龙（兰州大学循证医学中心）、林娜（中国中医科学院中药研究所）、林燕萍（福建中医药大学中西医结合学院）、金今（北京协和医院）、赵德伟（大连大学附属中山医院）、思金华（天津中医药大学）、袁普卫（陕西中医药大学附属医院）、翁习生（北京协和医院）、黄枫（广州中医药大学第一附属医院）、康鹏德（四川大学华西医院）、商洪才（北京中医药大学东直门医院）、彭江（中国人民解放军总医院骨科研究所）、董晓俊（武汉市中医院）、韩永台（河北医科大学第三附属医院）、焦锋（广州市中西医结合医院）、谢雁鸣（中国中医科学院中医临床基础医学研究所）、靳英辉（武汉大学中南医院循证与转化医学中心）、詹红生（上海中医药大学附属曙光医院）

结局指标重要性排序：王天芳（北京中医药大学中医学院）、卢敏（湖南中医药大学第一附属医院）、田华（北京大学第三医院）、刘又文（河南省洛阳正骨医院）、许鹏（西安红会医院）、杜炯（上海中医药大学附属曙光医院）、李少华（郑州第九人民医院）、李盛华（甘肃省中医院）、何伟（广州中医药大学第一附属医院）、沈计荣（江苏省中医院）、陈棉智（广州中医药大学顺德医院）、林娜（中国中医科学院中药研究所）、林燕萍（福建中医药大学中西医结合学院）、金今（北京协和医院）、袁普卫（陕西中医药大学附属医院）、黄枫（广州中医药大学第一附属医院）、黄野（北京积水潭医院）、董晓俊（武汉市中医院）、焦锋（广州市中西医结合医院）、靳英辉（武汉大学中南医院循证与转化医学中心）、詹红生（上海中医药大学附属曙光医院）

共识小组：王庆甫（北京中医药大学第三附属医院）、王智勇（《中医正骨》杂志社）、卢敏（湖南中医药大学第一附属医院）、田华（北京大学第三医院）、田向东（北京中医药大学第三附属医院）、邢更彦（中国人民武装警察部队总医院）、刘又文（河南省洛阳正骨医院）、刘保一（大连大学附属中山医院）、孙伟（中日友好医院）、纪泉（北京医院）、杜炯（上海中医药大学附属曙光医院）、李子荣（中日友好医院）、李少华（郑州第九人民医院）、李运海（北京中医药大学东方医院）、李学民（北京和平里医院）、李振华（长春中医药大学）、何伟（广州中医药大学第一附属医院）、冷向阳（长春中医药大学）、张伯松（北京积水潭医院）、张彦琼（中国中医科学院中药研究所）、林娜（中国中医科学院中药研究所）、金今（北京协和医院）、周明旺（甘肃省中医院）、赵德伟（大连大学附属中山医院）、胡永成（天津医院）、柏立群（北京中医药大学东方医院）、袁普卫（陕西中医药大学附属医院）、黄枫（广州中医药大学第一附属医院）、黄相杰（山东文登整骨医院）、韩永台（河北医科大学第三附属医院）、焦锋（广州市中西医结合医院）、童培建（浙江省中医院）、靳英辉（武汉大学中南医院循证与转化医学中心）、詹红生（上海中医药大学附属曙光医院）

外审小组： 王庆甫（北京中医药大学第三附属医院）、王智勇（《中医正骨》杂志社）、王亮（中国人民解放军总医院第八医学中心）、卢敏（湖南中医药大学第一附属医院）、史冬泉（南京大学鼓楼医院）、孙伟（中日友好医院）、刘又文（河南省洛阳正骨医院）、邢丹（北京大学人民医院）、纪泉（北京医院）、李刚（山东中医药大学附属医院）、何伟（广州中医药大学第一附属医院）、张伯松（北京积水潭医院）、胡永成（天津医院）、袁普卫（陕西中医药大学附属医院）、康鹏德（四川大学华西医院）、曹月龙（上海中医药大学附属曙光医院）、彭江（中国人民解放军总医院骨科研究所）、董晓俊（武汉市中医院）、靳英辉（武汉大学中南医院循证与转化医学中心）、樊效鸿（成都中医药大学附属医院）

秘书组： 薛志鹏（北京中医药大学第三附属医院）、鲁昕（北京协和医院）

参考文献

［1］Carr AJ，Robertsson O，Graves S，et al. Knee replacement[J]. Lancet，2012，379（9823）：1331-1340.

［2］McAlindon TE，LaValley MP，Harvey WF，et al. Effect of intra-articular triamcinolone vs saline on knee cartilage volume and pain in patients with knee osteoarthritis：a randomized clinical trial[J]. JAMA，2017，317（19）：1967-1975.

［3］Abbasi J. Can exercise porevent knee osteoarthritis?[J]. JAMA，2017，318（22）：2169-2171.

［4］Yang M，Jiang L，Wang Q，et al. Traditional Chinese medicine for knee osteoarthritis：an overview of systematic review[J]. PloS one，2017，12（12）：e0189884.

［5］王少山，张世华主编 . 骨病中西医结合诊疗学 [M]. 北京：中国中医药出版社，
2002.

［6］Chen B，Zhan H，Marszalek J，et al. Traditional Chinese medications for knee
osteoarthritis pain：a meta–analysis of randomized controlled trials[J]. Am J Chin
med，2016，44（4）：677–703.

［7］Chen W，Liu X，Tong P，et al. Diagnosis and management of knee osteoarthritis：
Chinese medicine expert consensus（2015）[J]. Chin J integr med，2016，22（2）：
150–153.

［8］文静，杨兴华，尹美花，等 . 金乌骨通胶囊治疗关节骨性关节炎的 Meta 分析
[J]. 中国新药杂志，2018，27（1）：119–125.

［9］续畅，谢俊大，王晓东，等 . 奇正消痛贴膏治疗膝关节骨性关节炎的临床疗效
Meta 分析 [J]. 中国现代医生，2017，55（5）：108–111.

［10］章轶立，廖星，刘福梅，等 . 仙灵骨葆胶囊上市后用药安全性系统评价 [J]. 中
国中药杂志，2017，42（15）：2845–2856.

［11］杜倩，王哲，运乃茹，等 . 仙灵骨葆胶囊安全性系统评价 [J]. 中国药业，
2017，26（19）：37–43.

［12］贾建云，黄传兵，杨秀丽，等 . 痹祺胶囊治疗类风湿关节炎、骨关节炎、强
直性脊柱炎临床研究的 Meta 分析 [J]. 中医药临床杂志，2015，27（8）：
1153–1156.

［13］吕陟 . 奇正消痛贴膏治疗膝关节骨性关节炎的疗效观察 [J]. 当代医学，2011，
17（16）：106–107.

［14］胡亚宁 . 消痛贴膏治疗膝关节骨性关节炎的临床疗效观察 [J]. 中国当代医药，
2011，18（2）：60–61.

［15］郭佩垒，徐玉生，马玉斐 . 奇正消痛贴治疗骨关节炎的疗效观察 [J]. 中国医药
导报，2011，8（12）：80–81.

［16］陆涛，李文 . 奇正消痛贴治疗膝骨关节炎的疗效观察 [J]. 中国医药导报，
2011，8（33）：173–174.

［17］李慧，李明俊 . 奇正消痛贴膏联合玻璃酸钠治疗膝骨性关节炎临床疗效分析

[J]. 国际医药卫生导报，2019，25（4）：647–649.

[18] 张鹰. 奇正消痛贴配合透明质酸钠关节腔内注射治疗早、中期膝骨性关节炎的疗效分析 [J]. 中国当代医药，2011，18（30）：60–61.

[19] 郭庆华，卢向东，李平，等. 奇正消痛贴膏与透明质酸钠合用治疗膝骨关节炎 116 例疗效观察 [J]. 中国药物与临床，2010，10（9）：1035–1037.

[20] 马绍鹏. 中西医结合治疗骨性关节炎疗效观察 [J]. 中国当代医药，2011，18（31）：111–112.

[21] 周悦彬，郭洪刚，张园，等. 金天格胶囊联合非甾体镇痛剂治疗膝关节退行性关节炎的临床研究 [J]. 中国骨质疏松杂志，2017，23（1）：62–65.

[22] 张东亮，张伟，王磊，等. 金天格胶囊治疗膝骨性关节炎的临床疗效分析 [J]. 中国骨质疏松杂志，2016，22（1）：95–98.

[23] 柴昉，毕擎. 金天格胶囊合并氨基葡萄糖治疗膝关节骨关节炎临床研究 [J]. 浙江中西医结合杂志，2018，28（7）：555–558.

[24] 郭建利. 金天格胶囊对老年绝经后膝骨关节炎患者血清 OPN、MMP–3、IL–1β 及 TGF–β1 水平的影响 [J]. 中国老年学杂志，2018，38（3）：635–637.

[25] 曹建刚，王天仪，王磊，等. 金天格胶囊治疗膝骨关节炎的临床研究 [J]. 中国骨质疏松杂志，2015，21（1）：84–87.

[26] 肖东伟. 金天格胶囊治疗 45 例膝骨性关节炎疗效观察 [J]. 中国实用医药，2018，13（3）：106–107.

[27] 彭杰威，黄子奇，黄伟彦，等. 金天格胶囊对膝骨关节炎患者关节软骨及膝关节功能的作用及机制 [J]. 中国老年学杂志，2018，38（2）：393–395.

[28] 王国或. 金天格胶囊治疗老年膝关节骨性关节炎临床观察 [J]. 中医药学报，2013，41（2）：94–97.

[29] 包芸，高小明，包毅敏. 金天格胶囊联合美洛昔康治疗膝骨关节炎的疗效观察 [J]. 现代药物与临床，2017，32（12）：2434–2437.

[30] 李昱鸿，黄竞敏，李冬超，等. 金天格胶囊联合玻璃酸钠注射液治疗膝骨关节炎的临床研究 [J]. 陕西中医药大学学报，2016，39（2）：63–65.

[31] 欧阳永均. 金天格联合塞来昔布、硫酸氨基葡萄糖胶囊治疗膝骨性关节炎 [J].

医药前沿，2013，3（21）：69.

［32］陶海莉，梅俊华．金乌骨通胶囊治疗膝关节骨性关节炎 80 例临床观察 [J]. 中国中医骨伤科杂志，2008，16（5）：41–42.

［33］肖恩．金乌骨通胶囊治疗膝骨关节炎 50 例疗效观察 [J]. 中国药物与临床，2006，6（1）：69–70.

［34］张海翠．金乌骨通胶囊治疗膝关节骨性关节炎对照研究 [J]. 临床心身疾病杂志，2017，23（5）：115–116，132.

［35］牛强卫．金乌骨通胶囊治疗膝骨关节炎的疗效观察 [J]. 基层医学论坛，2016，20（24）：3327–3329.

［36］段贤斌，卢小虎，裴志杰．关节镜下清理术联合玻璃酸钠治疗膝关节骨性关节炎患者的效果及对膝关节功能的影响 [J]. 临床医学工程，2017，24（4）：461–462.

［37］胡小永．金乌骨通胶囊治疗膝关节骨性关节炎 40 例 [J]. 西部中医药，2017，30（8）：98–99.

［38］茅凌宇，严相俊，张冉．透明质酸钠联合金乌骨通胶囊治疗膝骨关节炎疗效分析 [J]. 当代医学，2013，19（18）：132–133.

［39］周京华．金乌骨通胶囊对骨性关节炎患者关节液中氧化应激指标及炎性因子水平的影响 [J]. 现代中西医结合杂志，2019，28（4）：409–412.

［40］韩广敬，衣玉胜，周凯，等．金乌骨通胶囊对肾虚血瘀型退行性膝骨性关节炎的治疗及对骨代谢指标的影响 [J]. 中国实验方剂学杂志，2016，22（20）：168–172.

［41］周海涛，李永磊，闫志刚，等．金乌骨通胶囊联合依托考昔治疗膝骨关节炎的临床研究 [J]. 现代药物与临床，2019，34（5）：1458–1463.

［42］夏启水，邓平征，陆桂珍．盐酸氨基葡萄糖与金乌骨通胶囊对患者膝骨关节炎的疗效及其对炎症因子水平的影响 [J]. 抗感染药学，2017，14（9）：1784–1786.

［43］张春光，石振东．盐酸氨基葡萄糖联合金乌骨通胶囊治疗膝骨关节炎患者的疗效及对血清炎性因子的影响 [J]. 中国民康医学，2016，28（6）：95–96.

［44］陶阳，于男，胡思彦 . 金乌骨通胶囊对膝骨关节炎患者疗效及血清 IL–1、IL–6、TNF–α 影响 [J]. 中国中医药现代远程教育，2018，16（12）：112–113.

［45］Wang F，Shi L，Zhang Y，et al.A traditional herbal formula Xianlinggubao for pain control and function improvement in patients with knee and hand osteoarthritis：a multicenter，randomized，open–Label，controlled trial[J].Evid Based Complement Alternat Med，2018，2018：1827528.

［46］侯学涛，曹博，郭跃进 . 塞来昔布联合仙灵骨葆胶囊治疗膝关节骨性关节炎的疗效 [J]. 西南国防医药，2018，28（12）：1217–1219.

［47］张丽宁 . 双氯芬酸钠联合仙灵骨葆治疗膝骨性关节炎的临床效果 [J]. 双足与保健，2019，28（12）：173–174.

［48］许素燕，张红艳，李国峰，等 . 双氯芬酸钠联合仙灵骨葆治疗骨性膝关节炎的临床效果 [J]. 包头医学院学报，2018，34（10）：93–94，97.

［49］唐小军 . 仙灵骨葆胶囊治疗膝骨性关节炎临床观察 [J]. 现代临床医学，2017，43（3）：199–200.

［50］蔡峰，张杰，周少杰，等 . 仙灵骨葆胶囊联合硫酸氨基葡萄糖胶囊治疗膝骨性关节炎临床研究 [J]. 新中医，2020，52（2）：82–84.

［51］冯媛媛，李莲，侯丽娟，等 . 仙灵骨葆胶囊联合透明质酸钠对膝骨关节炎患者关节功能、炎症因子及生活质量的影响 [J]. 现代生物医学进展，2018，18（11）：2185–2189.

［52］陶阳，邓华，胡俊 . 仙灵骨葆胶囊与玻璃酸钠联用对膝骨性关节炎患者的临床疗效及疼痛改善的影响 [J]. 抗感染药学，2018，15（6）：1029–1031.

［53］叶小林 . 仙灵骨葆胶囊联合臭氧关节内注射治疗膝骨性关节炎临床研究 [J]. 新中医，2020，52（5）：88–90.

［54］钟芳晓，王武琦 . 仙灵骨葆胶囊联合医用臭氧对膝骨性关节炎疼痛及膝关节功能影响的分析 [J]. 新中医，2015，47（8）：120–122.

［55］侯宝生，姜婷，金立，等 . 艾瑞昔布单独应用及与仙灵骨葆胶囊联合治疗膝骨关节炎的疗效比较 [J]. 现代医学，2017，45（7）：941–945.

［56］王洪 . 观察仙灵骨葆胶囊联合盐酸氨基葡萄糖片治疗膝骨性关节炎的临床疗效 [J]. 当代医学，2013，19（34）：57.

［57］韩国栋，蒋再轶，谭洁，等 . 仙灵骨葆胶囊联合盐酸氨基葡萄糖片治疗膝骨性关节炎 [J]. 中国实验方剂学杂志，2011，17（17）：263-265.

［58］朱晓波 . 仙灵骨葆胶囊联合透明质酸对膝骨性关节炎患者血清炎症因子水平的影响及疗效观察 [J]. 新中医，2016，48（3）：104-106.

［59］熊屹，易洪城，敬戈，等 . 仙灵骨葆胶囊配合透明质酸钠治疗膝关节骨性关节炎 96 例疗效观察 [J]. 新中医，2008，40（6）：48-49.

［60］顾亮 . 中药口服联合玻璃酸钠注射治疗膝关节骨性关节炎的疗效观察 [J]. 中西医结合研究，2017，9（4）：189-192.

［61］刘维，薛斌 . 痹祺胶囊治疗膝骨关节炎临床观察 [J]. 辽宁中医杂志，2011，38（7）：1254-1255.

［62］梁昊 . 痹祺胶囊治疗膝关节骨性关节炎 150 例临床疗效观察 [J]. 中华中医药杂志，2009，24（6）：819-820.

［63］陈付艳，周鑫 . 痹祺胶囊联合塞来昔布治疗膝骨性关节炎的临床研究 [J]. 现代药物与临床，2017，32（7）：1341-1344.

［64］肖祥池，陈善创 . 痹祺胶囊治疗肝肾亏虚型膝关节炎的临床效果观察 [J]. 广西医学，2017，39（5）：652-654，677.

［65］白卫飞，柴宏伟，余向前，等 . 痹祺胶囊治疗中轻度膝骨性关节炎的临床疗效研究 [J]. 中华中医药杂志，2020，35（2）：1015-1017.

［66］李隶 . 痹祺胶囊联合尼美舒利片治疗膝骨性关节炎的临床观察 [J]. 内蒙古中医药，2016，35（13）：84.

［67］吴涛 . 痹祺胶囊联合依托考昔治疗膝骨性关节炎的临床研究 [J]. 现代药物与临床，2018，33（5）：1145-1149.

［68］张建 . 痹祺胶囊联合玻璃酸钠治疗膝骨性关节炎的临床研究 [J]. 现代药物与临床，2017，32（12）：2438-2441.

［69］王琪，王昊，王景贵，等 . 痹祺胶囊联合氨基葡萄糖胶囊和玻璃酸钠治疗膝

骨关节炎的临床研究 [J]. 现代药物与临床，2019，34（4）：1147–1152.

［70］龚幼波，张琥，杜敏，等．痹祺胶囊治疗肝肾亏虚型膝关节炎疗效及对患者红细胞免疫功能变化的影响 [J]. 中国中医骨伤科杂志，2019，27（8）：15–19.

［71］龚韶华，匡勇，郑煜新，等．痹祺胶囊对老年性膝关节炎的疗效及基质金属酶 2/ 基质金属酶 9 表达的影响 [J]. 世界中医药，2018，13（5）：1139–1142，1147.

［72］Wang X，Cao Y，Pang J，et al. Traditional chinese herbal patch for short-term management of knee osteoarthritis：a randomized，double-blind，placebo-controlled trial[J]. Evid Based Complement Alternat Med，2012，2012：171706.

［73］何晓瑾，潘立群，姜伟华，等．散寒止痛外用贴膏治疗膝骨关节炎寒湿痹阻证的临床研究 [J]. 现代中医临床，2013，20（2）：9–14.

［74］姜伟华，潘立群，陈荣明．中药外治膝骨关节炎研究进展 [J]. 江苏中医药，2012，44（1）：76–77.

［75］徐俊，朱婉儿．复方南星止痛膏配合透明质酸钠腔内注射治疗膝关节骨关节炎 20 例 [J]. 浙江中医杂志，2008，43（12）：701.

［76］李德彬，罗梅．复方南星止痛膏联合玻璃酸钠治疗膝关节骨性关节炎 25 例 [J]. 中国药业，2013，（18）：91–92.

［77］Zhang XL，Yang J，Yang L，et al. Efficacy and safety of zhuanggu joint capsules in combination with celecoxib in knee osteoarthritis：a multi-center，randomized，doubleblind，double-dummy，and parallel controlled trial[J].Chin Med J（Engl），2016，129（8）：891.

［78］胡滨．壮骨关节胶囊治疗膝关节骨性关节炎 60 例临床研究 [J]. 中国实用医药，2015，10（23）：201–203.

［79］张金龙，何延智．壮骨关节胶囊治疗老年性膝骨关节炎的疗效及安全性研究 [J]. 中国老年保健医学，2019，17（4）：80–82.

［80］Teekachunhatean S，Kunanusorn P，Rojanasthien N，et al. Chinese herbal recipe versus diclofenac in symptomatic treatment of osteoarthritis of the knee: a randomized controlled trial［ISRCTN70292892］[J]. BMC Complement Altern Med, 2004, 4: 19.

［81］李璘麟, 周小莉, 谢婷婷, 等. 独活寄生合剂治疗绝经后骨质疏松合并膝关节骨性关节炎对骨代谢的影响 [J]. 实用中医药杂志, 2020, 36（2）: 135-137.

［82］张莹, 周小莉, 吴斌, 等. 独活寄生合剂对老年膝骨关节炎核磁共振成像积分和血清软骨代谢标志物的影响 [J]. 中国实验方剂学杂志, 2016, 22（10）: 154-157.

［83］齐兵, 杨明路. 独活寄生合剂对膝骨关节炎膝关节功能、炎性因子及软骨代谢标志物的影响 [J]. 陕西中医, 2017, 38（12）: 1728-1729.

［84］郑业虎. 独活寄生丸联合塞来昔布对老年膝骨关节炎患者炎性因子、内皮功能及膝关节功能的影响 [J]. 中国老年学杂志, 2017, 37（10）: 2513-2515.

［85］钟超, 叶华, 涂豫建. 盐酸氨基葡萄糖联合藤黄健骨片治疗膝骨关节炎的临床疗效评价 [J]. 华西医学, 2016, 31（7）: 1181-1184.

［86］卢敏, 张波, 邹震, 等. 藤黄健骨片治疗膝关节骨性关节炎肾虚血瘀证的多中心临床观察 [J]. 中国中医骨伤科杂志, 2012, 20（7）: 14-16.

［87］康信忠, 吴启富, 接红宇, 等. 尪痹片治疗膝骨关节炎的临床研究 [J]. 中国中西医结合杂志, 2011, 31（9）: 1205-1208.

［88］陈璐, 阎小萍, 鄢泽然, 等. 尪痹片治疗膝骨性关节炎有效性及安全性的临床研究 [J]. 中华中医药杂志, 2018, 33（8）: 3366-3369.

［89］李昇龙, 刘满仓, 许小真. 尪痹片对膝骨关节炎临床症状及血清炎症因子水平的影响 [J]. 中外医学研究, 2017, 15（26）: 22-24.

第二十三节　中国骨关节炎疼痛管理临床实践指南（2020 年版）

中华医学会骨科学分会关节外科学组

发表于《中华骨科杂志》2020 年 4 月第 40 卷第 8 期

【摘要】骨关节炎（Osteoarthritis，OA）是常见的关节疾病。疼痛是 OA 患者就医的首要主诉，因此，有必要对 OA 的疼痛管理进行规范。本指南的制定过程参考世界卫生组织推荐的指南制定方法。由多学科专家组成指南制定小组，通过多轮针对临床医生的在线问卷调研确定指南中需要定义的重要临床问题。对 OA 领域已发布的相关指南、系统评价以及临床随机对照研究进行文献综述，并对相关证据进行评价。经过多轮德尔菲投票确定指南的推荐意见及其推荐强度。最终形成 14 条推荐意见，涉及 OA 疼痛管理的非药物治疗（运动治疗、健康教育、体重管理等）和药物治疗（外用及口服非甾体抗炎药、度洛西汀、关节腔药物注射等）多方面干预措施，以期为我国 OA 疼痛管理的实践提供临床指导和帮助。

【关键词】骨关节炎；临床实践指南；中国

Chinese clinical practice guideline for pain management in osteoarthritis (2020 edition)

Joint Surgery Branch of the Chinese Orthopedic Association

[Abstract] Osteoarthritis (OA) is the most prevalent disorder of articulating joints in humans. Pain is the predominant symptom for people with OA mandating the development of evidence based recommendations for pain management. The present clinical practice guideline was developed according to WHO guideline handbook. A Guideline Working Group was established. The clinical questions and importance of these questions were framed according to several round online survey intended to get the clinical questions from doctors. A systematic review of existing guidelines for the management of OA and of systematic reviews and highquality randomized control trials published recently were undertaken to evaluate evidence quality. Consensus recommendations regarding assessment and pain treatment and strength of recommendations were produced following several round Delphi exercises. Finally, a total of 14 recommendations, including pharmaceutical and nonpharmaceutical interventions, were developed. This guideline can provide guidance and help for clinicians in clinical practice of OA pain management in China.

[Key words] Osteoarthritis; Clinical practice guideline; Chinese

一、指南制定背景

骨关节炎（Osteoarthritis，OA）是由多种因素引起关节软骨纤维化、皲裂、溃疡和脱失而导致的以关节疼痛为主要症状的退行性疾病，常累及膝关节、髋关节、脊柱和手等部位；其病理特点为关节软骨变性破坏、软骨下骨硬化或囊性变、关节边缘骨质增生、滑膜炎症、关节囊挛缩、韧带松弛或挛缩等。好发于中老年人，65 岁及以上人群中超过半数者罹患 OA[1]。中国健康与养老追踪调查研究（China Health and Retirement Longitudinal Study，CHARLS）的结果显示，我国 45 岁及以上人群中仅症状性膝关节 OA 的患病率就高达 8.1%[2]。疼痛严重影响患者生活质量，甚至间接增加心血管事件的发生率及全因死亡率[3-5]。疼痛作为 OA 最主要的症状，已成为骨骼肌肉系统疾病负担的主要来源之一[6]，尤其我国膝关节 OA 的疾病负担较重[7]。因此，科学有效地管理 OA 疼痛对缓解疼痛症状、降低疾病负担、提高生活质量至关重要。

OA 疼痛属慢性疼痛，包括外周感受性疼痛和中枢敏化性疼痛[8]。外周水平的痛觉感受来源于关节组织、外周神经和神经根等，而中枢水平的痛觉感受来源于大脑和脊髓。外周感受性疼痛的主要机制为局部炎症介质的释放，现已证实多种炎症因子如白细胞介素 -1 等参与了 OA 的疼痛过程[9]。中枢性疼痛主要机制为中枢敏化[10]。尽管 OA 疼痛机制的研究不断深入，疼痛管理的方法也逐渐增多，但具体到每一例患者对不同干预措施的反应依然存在差异[11]。有 54% 的膝关节 OA 疼痛患者经治疗后仍有持续性中至重度疼痛，且该部分患者更容易出现功能丧失和生活质量降低[12]。

因此，如何实施科学有效的 OA 疼痛管理依然是临床难题，亟待有一部针对 OA 疼痛管理的权威性的指南对镇痛方案的选择与实施进行规范和指导。中华医学会骨科学分会关节外科学组和中华骨科杂志编辑部组织专家，严格依据指南制定的方法和流程制订了本指南。

二、OA 疼痛评估与管理理念

应根据患者的年龄、临床症状和体征以及影像学特点对 OA 进行诊断[13]。OA 的主要影像学表现包括受累关节非对称性关节间隙狭窄、软骨下骨硬化和（或）囊性变、关节边缘骨赘形成等。常规首选普通 X 线检查，必要时可行 CT 检查，如需进一步评估软组织也可考虑选择超声或 MR 检查[13]。OA 患者的实验室检查一般无特殊，主要用于鉴别诊断[14]。疼痛是 OA 的主要症状，是与实际或潜在退变或损伤相关的，包括感觉、情感、认知和社会成分的一种痛苦体验[15]。疼痛程度会影响干预措施的选择，对其进行量化直接影响疼痛的管理决策。可选择疼痛视觉模拟评分（visual analogue scale，VAS）工具对 OA 疼痛进行评分与分级，1~3 分为轻度疼痛，4~6 分为中度疼痛，7~10 分为重度疼痛[16]。

OA 疼痛程度与身体的功能状态和生活质量相关[17]，而疼痛控制是否理想又与功能障碍程度密切相关[18]。疼痛持续存在往往意味着 OA 进展，且会对 OA 治疗结局产生重要影响[17, 19]。OA 疼痛管理以恢复患者的关节功能、提高生活质量及恢复精神状态为目标[20]。可以通过非药物方法或药物治疗方法来进行管理，不同的干预措施各有利弊，需要权衡以争取最佳的临床效果[21]。药物使用是常见的 OA 疼痛管理措施，但药物缓解 OA 疼痛的长期疗效尚不确定，仍需高质量的研究进一步证实[22]，同时还应注意长期用药的安全性。应根据疼痛的主要原因和机制选择不同的干预措施[8]，并遵循阶梯治疗的原则，从最直接的原因开始干预，首先选择高效、低成本的核心治疗方式，在镇痛效果不佳时再逐步增加或调整干预措施。如对肥胖的膝关节 OA 疼痛患者，早期可以开展运动疗法联合体重管理，部分患者可以实现长期的疼痛缓解和功能改善，若效果不理想再增加药物治疗[23]。在选择镇痛药物时，应考虑药物的疗效 - 成本关系以及潜在的利益冲突[24-25]。当一种或一类干预措施效果不理想时，应考虑多学科及多模式联合镇痛管理，如疼痛科与骨科联合管理、药物治疗结合非药物治疗、心理治疗结合生活方式调整等[26]。如非药物方法和药物治疗仍然无法缓解 OA 疼痛，手术治疗是可以考虑的选择，本指南未纳入。

三、OA 疼痛管理措施

（一）对 OA 疼痛患者开展健康教育，内容包括疼痛相关医学知识与患者自我管理等（推荐等级：强推荐；证据等级：C）。

虽然对 OA 疼痛的直接缓解作用可能不大，但健康教育与自我管理安全且成本低[27]，同时可以让患者正确了解疼痛、提高治疗依从性，有助于缓解疼痛、改善功能和降低致残率[28-29]。

（二）对肥胖的 OA 疼痛患者控制体重，包括饮食管理、调整生活方式等（推荐等级：强推荐；证据等级：A）。

超重 [RR=2.45，95%CI（1.88，3.20）] 和肥胖 [RR=4.55，95%CI（2.90，7.13）] 是膝关节 OA 公认的发病危险因素[30]。例如，身体质量指数（body mass index，BMI）每增加 5 kg/m^2，膝关节 OA 的风险增加 35%。多部 OA 临床实践指南推荐体重管理作为髋、膝关节 OA 的核心治疗方案[31]，尤其是欧洲抗风湿病联盟（European League Against Rheumatism，EULAR）发布的 OA 疼痛管理指南和国际骨关节炎研究学会（Osteoar-thritis Research Society International，OARSI）发布的 OA 非手术治疗指南均强推荐对肥胖的 OA 患者进行体重管理，以利于缓解疼痛和改善功能[26]。

（三）运动治疗可以有效缓解 OA 疼痛、改善关节功能，包括有氧运动、肌力训练及关节活动训练等（推荐等级：强推荐；证据等级：A）。

EULAR 发布的 OA 疼痛管理指南和 OARSI 发布的 OA 非手术治疗指南均强推荐运动治疗用于管理 OA 疼痛[26, 32]。2019 年欧洲骨质疏松、骨关节炎及肌肉骨骼疾病临床与经济学会（The European Society for Clinical and Economic Aspects of Osteoporosis，ESCEO）发布的膝关节 OA 临床管理路径也推荐运动治疗为 OA 的核心干预措施[33]。力量训练和有氧运动有利于缓解膝关节 OA 疼痛，建议运动频率为每周三次，持续 8~11 周或 12~15 周[34]。

（四）物理治疗可有效缓解膝关节 OA 疼痛症状，包括脉冲超声疗法和干扰电流电刺激疗法等（推荐等级：强推荐；证据等级：B）。

2014 年一项发表在 OARSI 官方期刊的网状 Meta 分析结果显示，脉冲超声疗法可有效缓解膝关节 OA 患者疼痛症状并显著改善膝关节功能，且任何一种超声疗法均无明显副作用[35]。2019 年 OARSI 的 OA 非手术治疗指南已开始条件性推荐超声疗法治疗 OA[32]。2014 年英国国家卫生与临床优化研究所（The National Institute for Health and Care Excellence，NICE）的 OA 指南推荐经皮电刺激疗法作为核心治疗手段的补充疗法用于缓解 OA 疼痛。2015 年另一项发表在 OARSI 官方期刊的网状 Meta 分析进一步发现，多种经皮电刺激疗法中干扰电流电刺激疗法对缓解膝关节 OA 疼痛症状效果最佳[36]。

（五）外用 NSAIDs 可作为膝关节 OA 疼痛的首选治疗药物，尤其适用于合并胃肠疾病、心血管疾病或身体虚弱的患者（推荐等级：强推荐；证据等级：B）。

与口服 NSAIDs 相比，外用 NSAIDs 治疗 OA 疼痛的有效性相近，而胃肠道不良事件显著降低[37]，但也可能出现局部皮肤轻度不良反应。与安慰剂相比，外用 NSAIDs 缓解疼痛明显，功能改善更优[38]。尤其是长期使用时，与口服 NSAIDs 相比，外用 NSAIDs 可降低 36% 的心血管事件风险[39]。由于其可靠的有效性和较高的安全性，2019 年 OARSI 发布的非手术治疗骨关节炎指南强烈推荐膝关节 OA 患者外用 NSAIDs[32]，尤其适用于合并有胃肠道疾病和（或）心血管疾病以及年老虚弱的患者。2019 年美国风湿病学会（American College of Rheumatology，ACR）发布的指南强烈推荐膝关节 OA 患者外用 NSAIDs，条件性推荐手 OA 患者外用 NSAIDs[40]。在外用药物剂型选择方面，外用软膏只有 10%~20% 的药物能透过皮肤进入体内，而经皮贴剂可以通过添加促渗剂的方式提高生物利用度[41]，同时还具有更好的患者依从性[42]。有研究显示口服双氯芬酸联合外用双氯芬酸并没有增加系统性不良事件的风险[43]。《骨关节炎诊疗指南（2018 年版）》建议外用 NSAIDs 优先于口服 NSAIDs，疗效不佳时，中重度疼痛可以外用联合口服 NSAIDs[44]。

（六）OA 疼痛症状持续存在或中重度疼痛患者可以口服 NSAIDs，包括非选择性 NSAIDs 和选择性 COX-2 抑制剂，但需警惕胃肠道和心血管不良事件（推荐等级：强推荐；证据等级：B）。

有研究比较常规剂量的双氯芬酸、萘普生、布洛芬，以及罗非昔布、塞来昔布和依托考昔等治疗膝、髋关节 OA 时，发现口服双氯芬酸 150 mg/d 和依托考昔 60 mg/d 对疼痛缓解和功能改善的效果最佳[45]；双氯芬酸 150 mg/d 相比塞来昔布 200 mg/d、萘普生 1 000 mg/d、布洛芬 2 400 mg/d 更有效，而与依托考昔 60 mg/d 疗效相当[46]。另外一项研究发现口服 NSAIDs 与阿片类药物的镇痛效果相当[47]。2019 年 OARSI 发布的非手术治疗 OA 指南有条件地推荐无合并症及有广泛性疼痛和（或）抑郁的膝关节、髋关节和多关节 OA 患者使用口服 NSAIDs[32]。但口服 NSAIDs 的胃肠道和心血管不良事件发生率较高[48]，临床决策时应考虑个体化，充分评估风险与获益[49]，并注意监测用药安全。胃肠道反应风险高的患者如需口服 NSAIDs，建议使用选择性 COX-2 抑制剂或非选择性 NSAIDs 联合质子泵抑制剂。而心血管风险较高的患者及身体虚弱的患者，不建议将口服 NSAIDs 作为首选药物。

（七）不推荐阿片类药物（含曲马多）作为缓解 OA 患者疼痛的一线药物（推荐等级：不推荐；证据等级：B）。

在有效性方面，阿片类药物缓解疼痛和改善功能作用与安慰剂对照优越性有限[50]。在安全性方面，口服阿片类药物（速效或缓释剂型）可能会增加胃肠道不良事件以及中枢神经系统不良事件发生的风险[51]。也有研究发现阿片类药物与 NSAIDs 药物缓解疼痛的效果无显著差异，但具有一定的成瘾性和不良反应[52-53]。2019 年 OARSI 发布的非手术治疗骨关节炎指南强烈反对 OA 疼痛管理中应用口服或外用阿片类药物[32]。最新的一项研究发现，在 50 岁及以上 OA 人群中，初期给予曲马多镇痛会增加患者的全因死亡率、心肌梗死及髋部骨折发生的风险[54-56]。因此，不推荐将阿片类药物包括曲马多作为 OA 疼痛管理的一线药物。

（八）长期、慢性、顽固性全身广泛性疼痛或伴有抑郁的 OA 疼痛患者可以使用度洛西汀（推荐等级：弱推荐；证据等级：B）。

与塞来昔布、萘普生、布洛芬等治疗 OA 常用的 NSAIDs 药物相比，度洛西汀在改善 OA 患者 WOMAC 评分方面无显著性差异[57]。在缓解膝关节 OA 疼痛及改善功能方面，度洛西汀组优于安慰剂组，但度洛西汀组的不良事件发生率更高[58-60]。因此，使用度洛西汀时应考虑安全性问题，主要用于特定患者即长期、慢性、顽固性疼痛或伴有抑郁的患者。

（九）重度疼痛或经治疗后疼痛无缓解甚至持续加重的 OA 患者，可以关节腔内注射糖皮质激素以短期缓解疼痛，但不宜多次注射（推荐等级：强推荐；证据等级：B）。

与注射安慰剂相比，关节腔注射糖皮质激素可以短期缓解疼痛、改善功能，但对中长期疼痛和功能改善无显著作用[61]。2019 年 OARSI 的 OA 非手术治疗指南弱推荐使用关节腔注射糖皮质激素治疗膝关节 OA[32]。一项随机对照试验证实，关节腔反复注射糖皮质激素可加速膝关节 OA 患者膝软骨量的丢失[62]。另一项发表在 OARSI 官方期刊的真实世界研究进一步发现，关节腔注射糖皮质激素特别是反复注射可显著加速膝关节 OA 的影像学进展[63]。因此，建议同一关节不宜反复注射，注射间隔不应短于4~6 个月。

（十）轻中度疼痛或经治疗无缓解甚至持续加重的 OA 患者，可以关节腔内注射透明质酸（推荐等级：强推荐；证据等级：B）。

目前，对关节腔内注射透明质酸，不同 OA 指南的推荐方向和强度存在差异。如 AAOS 指南不推荐关节腔内注射透明质酸，2014 年 OARSI 指南认为推荐方向和强度不确定，但 2019 年更新的 OARSI 指南已变更为弱推荐，而 ACR 指南则弱反对。一项治疗膝关节 OA 的对比研究发现，关节腔内注射透明质酸镇痛效果优于关节腔注射生理盐水，功能改善优于关节腔注射激素或生理盐水，晨僵改善也优于关节腔注射生理盐水[64]。还有研究发现，与注射生理盐水相比，关节腔内透明质酸注射可以改善 4~26 周疼痛及功能，未增加不良事件的发生率[65]。关节腔内注射透明质酸在一定程度上会减少 NSAIDs 的使用剂量和副作用[66]，可能是一种有效的干预措施[67-68]。另有学者认为关节腔注射透明质酸改善疼痛、功能和晨僵的效果不确定[69]。与注射生理盐水相比，透明质酸并没有增加不良事件的风险[70-71]，具有较高的安全性[72]。在经济学评价方面，关节腔内注射透明质酸可延缓关节置换手术的时间，降低医疗费用[73-75]。

（十一）需要长期给药的 OA 慢性疼痛患者可以口服双醋瑞因镇痛（推荐等级：强推荐；证据等级：C）。

双醋瑞因是白细胞介素 -1 抑制剂，通过抑制其产生和活性以及后续的作用，抑制软骨降解、促进软骨合成并抑制滑膜炎症，能有效减轻 OA 疼痛，改善关节功能，还可能延缓 OA 病程进展。ESCEO 推荐双醋瑞因作为 OA 治疗的一线药物[76]。有研究发现双醋瑞因从 2 周起改善 OA 症状，镇痛效果与 NSAIDs 相当[77]。双醋瑞因具有心血管保护作用且无心血管事件风险，可以抑制白细胞介素 -1 的促动脉粥样硬化作用[78]。

（十二）不推荐氨基葡萄糖或硫酸软骨素用于 OA 患者镇痛（推荐等级：不推荐；证据等级：C）。

在治疗膝和髋关节 OA 的有效性方面，氨基葡萄糖对疼痛或功能缓解的效果并不比安慰剂好[79-80]。但与安慰剂相比，氨基葡萄糖并没有增加不良事件的发生率[81]。未见有硫酸软骨素治疗 OA 疼痛有效证据的文献发表。

（十三）可以合理应用针灸和中药等干预控制 OA 疼痛（推荐等级：弱推荐；证据等级：D）。

在 OA 疼痛管理中，针灸的有效性尚存争议[83]。有研究证实针灸仅仅可以短期缓解膝关节 OA 疼痛，在缓解髋关节 OA 疼痛方面效果不明显。当然，也应该注意到针灸治疗具有很好的安全性[83]。现有关于中药在 OA 疼痛管理中的研究证据有限[84-85]。尽管有原始研究报道其有效性，但由于受干预措施异质性、研究设计等因素的影响，目前尚无高质量的证据。

（十四）因持续性疼痛或多关节疼痛而长期服药的 OA 患者，尤其是伴有心血管或胃肠道疾病时，需要监测治疗的有效性和患者的安全性（推荐等级：强推荐；证据等级：D）。

正在接受疼痛管理的 OA 患者，多因持续性疼痛需要长期服药，长期用药的安全性问题需要被关注。NICE 指南建议，对症状性 OA 患者，服药期间需要定期随访和监测患者的症状、功能和生活质量，尤其是那些持续性关节疼痛、多关节疼痛以及存在心血管或胃肠道合并症而持续规律用药的患者。我国《骨关节炎诊疗指南（2018 年版）》也指出，OA 患者需关注潜在内科疾病风险，用药 3 个月后根据病情应进行相应的化验和检查[44]。

四、指南形成

（一）指南制定方法

本指南的制定过程符合美国医学科学院（Institution of Medicine，IOM）[90]、指南研究与评价工具（Appraisal of Guidelines Research and Evaluation，AGREE Ⅱ）及 WHO 指南制定手册关于临床实践指南构建的概念与过程框架。严格按照预先的计划书进行，读者可联系作者索要指南的计划书。指南的报告过程参考 RIGHT 报告规范。

（二）指南发起单位

本指南由中华医学会骨科学分会关节外科学组发起并制定，由中华骨科杂志编辑部组织骨科领域的方法学专家提供指南制定方法学和证据评价支持。启动时间为 2018 年 11 月 21 日在厦门举办的中华医学会第二十届骨科学术会议暨第十三届 COA 国际学术大会，定稿时间为 2020 年 3 月 23 日。

（三）指南终端使用者和目标应用人群

本指南终端使用者：骨科医生、风湿科医生、疼痛科医生、康复科医生、护士等。指南目标应用人群：有疼痛症状的 OA 患者。

（四）利益冲突声明

所有参与指南制定的成员均对本指南有关的任何利益关系进行了声明，并填写了利益声明表。

（五）临床问题确定与遴选

本指南临床问题的形成过程严格按照指南临床问题形成方法进行。指南工作组通过第一轮开放性问卷调查收集了 44 份问卷共计 230 个临床问题。对收集到的 230 个临床问题进行汇总去重后，最终得到 59 个临床问题。对 59 个临床问题进行分类，归纳为三个方面：①疼痛的定义及管理目标；②疼痛管理模式及理念；③疼痛管理中具体干预措施。接下来进行第二轮问卷调查，拟对临床问题的重要性进行评估，调研的对象为全国多个省市、不同级别医院的各级别医生。每个临床问题的重要性分为五个等级，即非常重要、比较重要、一般重要、不太重要以及不确定。通过对每个重要性级别进行赋值和汇总，最终将三个方面共 59 个临床问题进行了重要性排序。由于该轮问题重要性调研后获得的重要性问题数量较多，需要进一步筛选。因此通过第三轮问卷调研再次进行临床问题重要性评估，调研对象为指南制订小组专家及行业内专家。第三轮调查共收集 43 份问卷，并将此轮的重要性问题与第二轮获得的重要性问题进行比对与讨论。通过面对面讨论，对重要临床问题再次解构、删减和综合，最终确定了 14 个临床问题纳入本指南。

（六）临床问题解构与证据检索

针对纳入的临床问题，按照 PICO 原则（人群、干预措施、对照、结局指标）进行解构。根据解构的临床问题进行证据检索：①检索数据库包括：Medline、Embase 以及 Cochrane library；②检索研究类型：优先检索 5 年内已发表的系统评价、Meta 分析及随机对照研究。当最新证据不足或证据水平较低时，检索已发表 5 年以上的系统评价、

Meta 分析、随机对照研究以及全部队列研究、病理对照研究等；③检索时间为建库至 2019 年 9 月 30 日；④草拟指南正文前对最近发表的证据开展进一步检索，检索时间至 2019 年 12 月 15 日。

（七）证据评价

针对系统评价和 Meta 分析，使用系统评价的方法学质量评价工具（Assessing Methodological Quality of Systematic Reviews，AMSTAR）进行方法学质量评价；针对随机对照试验，使用 Cochrane 风险偏倚评价工具进行评价；针对观察性研究，使用纽卡斯尔 – 渥太华量表（Newcastle–Ottawa Scale，NOS）对相应类型的研究进行方法学质量评价。使用推荐意见分级的评估、制订和评价（Grading of Recommendation Assessment，Development and Evaluation，GRADE）方法对证据体的质量进行评价并对推荐意见进行分级（见表 1–33、表 1–34）。

表 1–33　本指南中涉及的证据质量分级与定义

分级	定义
高（A）	非常有把握观察值接近真实值
中（B）	对观察值有中等把握：观察值有可能接近真实值，但也有可能差别很大
低（C）	对观察值的把握有限：观察值可能与真实值有很大差别
极低（D）	对观察值几乎没有把握：观察值与真实值可能有极大差别

表 1–34　本指南中涉及的推荐强度分级与定义

分级	定义
强推荐（1）	明确显示干预措施利大于弊
弱推荐（2）	利弊不确定或干预措施可能利大于弊
不推荐（3）	干预措施风险较大或弊大于利

（八）推荐意见形成

指南制定小组按证据评价结果，初步形成 14 条推荐意见。先后经过一轮面对面讨论会、一轮德尔菲法共识会以及一轮终审会后，最终确定了 14 条推荐意见的强度和推荐方向。指南推荐意见形成后，为方便指南的传阅和应用，将指南推荐意见以表格的形式精简展示（见表 1–35）。

表 1-35　中国骨关节炎疼痛管理临床实践指南（2020 年版）推荐意见汇总

推荐条目	OA 疼痛管理具体措施
推荐 1	对 OA 疼痛患者开展健康教育，内容包括疼痛相关医学知识与患者自我管理等（1C）
推荐 2	对肥胖的 OA 疼痛患者控制体重，包括饮食管理、调整生活方式等（I1A）
推荐 3	运动治疗可以有效缓解 OA 疼痛、改善关节功能，包括有氧运动、肌力训练以及关节活动训练等（1A）
推荐 4	物理治疗可有效缓解膝关节 OA 疼痛症状，包括脉冲超声疗法和干扰电流电刺激疗法等（1B）
推荐 5	外用 NSAIDs 可作为膝关节 OA 疼痛的首选治疗药物，尤其适用于合并胃肠疾病、心血管疾病或身体虚弱的患者（1B）
推荐 6	OA 疼痛症状持续存在或中重度疼痛患者可以口服 NSAIDs，包括非选择 NSAIDs 和选择 COX2 抑制剂，但需警惕胃肠道和心血管不良事件（1B）
推荐 7	不推荐将阿片类药物（含曲马多）作为缓解 OA 患者疼痛的一线药物（3B）
推荐 8	长期、慢性、顽固性全身广泛性疼痛或伴有抑郁的 OA 疼痛患者可以使用度洛西汀（2B）
推荐 9	重度疼痛或经治疗后无缓解甚至持续加重的 OA 患者，可以关节腔内注射糖皮质激素以短期缓解疼痛，但不宜多次注射（1B）
推荐 10	轻中度疼痛或经治疗后无缓解甚至持续加重的 OA 患者，可以关节腔内注射透明质酸（1B）
推荐 11	需要长期给药的 OA 慢性疼痛患者可以口服双醋瑞因镇痛（1C）
推荐 12	不推荐氨基葡萄糖或硫酸软骨素用于 OA 患者镇痛（3C）
推荐 13	可以合理应用针灸和中药等干预控制 OA 疼痛（2D）
推荐 14	因持续性疼痛或多关节疼痛而长期服药的 OA 患者，尤其是伴有心血管或胃肠道疾病时，需要监测治疗的有效性和患者的安全性（1D）

注：括号内 1 为强推荐，2 为弱推荐，3 为不推荐；A~D 分别代表证据质量高、中、低、极低。

（九）指南外审

本指南在发布前进行了同行评议，并对评审意见进行了回复和修改。

（十）指南发布和更新

本指南的全文优先在《中华骨科杂志》发表。同时，指南制定小组计划每 2 年进行一次指南更新。

（十一）指南传播、实施和评价

本指南出版后，将通过学术会议或学习班等方式进行传播。具体的传播方式包括：①将在骨科会议或骨关节炎相关学习班上传播 2 年；②指南的正文将以报纸、期刊、单行本、手册等形式出版传播；③指南将以中、英文方式传播，并出现在学会相关网站；④通过互联网、手机 App 方式进行传播。针对指南的实施和评价，拟通过发布本指南相关解读文章进一步促进指南的实施；通过 RIGHT 以及 AGREE Ⅱ 对该指南的报告质量以及制定质量进行评价。

指南制订人员（以姓名汉语拼音排序）

曹 力　党晓谦　丁 勇　关振鹏　胡懿郃　胡永成　黄 伟　贾玉华　雷光华
李慧武　刘 军　马建兵　钱齐荣　史占军　孙 立　孙铁铮　童培建　王 斌
王海彬　王坤正　王 昆　王 跃　夏 春　肖 骏　邢 丹　许建中　许 鹏
严世贵　曾 超　张先龙　张晓岗　赵建宁

执笔：邢 丹　曾 超

参考文献

[1] Bijlsma JW, Berenbaum F, Lafeber FP. Osteoarthritis: an update with relevance for clinical practice[J]. Lancet, 2011, 377（9783）: 2115-2126. DOI: 10.1016/s0140-6736（11）60243-2.

[2] Tang X, Wang S, Zhan S, et al. The prevalence of symptomatic knee osteoarthritis in China: results from the china health and rtirement longitudinal study[J]. Arthritis Rheumatol, 2016, 68（3）: 648-653. DOI: 10.1002/art.39465.

[3] Xing D, Xu Y, Liu Q, et al. Osteoarthritis and all-cause mortality in worldwide

populations: grading the evidence from a meta-analsis[J]. Sci Rep, 2016, 6: 24393. DOI: 10.1038/srep24393.

[4] Liu Q, Niu J, Huang J, et al. Knee osteoarthritis and all-cause mortality: the Wuchuan Osteoarthritis Study[J]. Osteoarthritis Catilage, 2015, 23（7）: 1154-1157. DOI: 10.1016/j.joca.2015.03.021.

[5] Wang Y, Nguyen UDT, Lane NE, et al. Knee osteoarthritis, potetial mediators, and risk of all-cause mortality: data from the Ostearthritis Initiative[J]. Arthritis Care Res （Hoboken）, 2020. DOI: 10.1002/acr.24151.

[6] Cross M, Smith E, Hoy D, et al. The global burden of hip and knee osteoarthritis: estimates from the global burden of disease 2010 study[J]. Ann Rheum Dis, 2014, 73 （7）: 1323-1330. DOI: 10.1136/annrheumdis-2013-204763.

[7] Liu Q, Wang S, Lin J, et al. The burden for knee osteoarthritis among Chinese elderly: estimates from a nationally representative study[J]. Osteoarthritis Cartilage, 2018, 26 （12）: 1636-1642. DOI: 10.1016/j.joca.2018.07.019.

[8] Cohen E, Lee YC. A mechanism-based approach to the managment of osteoarthritis pain[J]. Curr Osteoporos Rep, 2015, 13（6）: 399-406. DOI: 10.1007/s11914-015-0291-y.

[9] Chen D, Shen J, Zhao W, et al. Osteoarthritis: toward a comprhensive understanding of pathological mechanism[J]. Bone Res, 2017, 5: 16044. DOI: 10.1038/boneres.2016.44.

[10] Schaible HG. Osteoarthritis pain. Recent advances and controvesies[J]. Curr Opin Support Palliat Care, 2018, 12（2）: 148-153. DOI: 10.1097/spc.0000000000000334.

[11] Miller RE, Block JA, Malfait AM. What is new in pain modifiction in osteoarthritis?[J]. Rheumatology（Oxford）, 2018, 57（Suppl_ 4）: iv99-iv107. DOI: 10.1093/rheumatology/kex522.

[12] Conaghan PG, Peloso PM, Everett SV, et al. Inadequate pain rlief and large functional loss among patients with knee osteoarthrtis: evidence from a prospective multinational longitudinal study of osteoarthritis real-world therapies[J]. Rheumatology（Oxford）,

2015, 54（2）: 270–277. DOI: 10.1093/rheumatology/keu332.

［13］Sakellariou G, Conaghan PG, Zhang W, et al. EULAR recommedations for the use of imaging in the clinical management of pripheral joint osteoarthritis[J]. Ann Rheum Dis, 2017, 76（9）: 1484–1494. DOI: 10.1136/annrheumdis–2016–210815.

［14］Altman RD. The classification of osteoarthritis[J]. J Rheumatol Suppl, 1995, 43: S42–S43.

［15］Williams AC, Craig KD. Updating the definition of pain[J]. Pain, 2016, 157（11）: 2420–2423. DOI: 10.1097/j.pain.00000000000 00613.

［16］王波, 余楠生. 膝骨关节炎阶梯治疗专家共识（2018年版）[J]. 中华关节外科杂志, 2019, 13（1）: 124–130. DOI: 10.3877/cma.j. issn.1674–134X.2019.01.024.

［17］Lee AS, Ellman MB, Yan D, et al. A current review of molecular mechanisms regarding osteoarthritis and pain[J]. Gene, 2013, 527（2）: 440–447. DOI: 10.1016/j.gene.2013.05.069.

［18］Mccarberg B, Tenzer P. Complexities in the pharmacologic managment of osteoarthritis pain[J]. Curr Med Res Opin, 2013, 29（5）: 539–548. DOI: 10.1185/03007995.2013.785391.

［19］Bhatia D, Bejarano T, Novo M. Current interventions in the maagement of knee osteoarthritis[J]. J Pharm Bioallied Sci, 2013, 5（1）: 30–38. DOI: 10.4103/0975–7406.106561.

［20］Beverly A, Kaye AD, Ljungqvist O, et al. Essential elements of multimodal analgesia in enhanced recovery after surgery（ERAS）guidelines[J]. Anesthesiol Clin, 2017, 35（2）: e115–e143. DOI: 10. 1016/j.anclin.2017.01.018.

［21］Taylor N. Nonsurgical management of osteoarthritis knee pain in the older adult: an update[J]. Rheum Dis Clin North Am, 2018, 44（3）: 513–524. DOI: 10.1016/j.rdc.2018.03.009.

［22］Gregori D, Giacovelli G, Minto C, et al. Association of pharmaclogical treatments with long-term pain control in patients with knee osteoarthritis: a systematic review and meta-analysis[J]. JMA, 2018, 320（24）: 2564-2579. DOI: 10.1001/jama.2018.19319.

[23] Somers TJ, Blumenthal JA, Guilak F, et al. Pain coping skills training and lifestyle behavioral weight management in patients with knee osteoarthritis: a randomized controlled study[J]. Pain, 2012, 153（6）: 1199-1209. DOI: 10.1016/j.pain.2012.02.023.

[24] Xie F, Tanvejsilp P, Campbell K, et al. Cost-effectiveness of phamaceutical management for osteoarthritis pain: a systematic rview of the literature and recommendations for future economic evaluation[J]. Drugs Aging, 2013, 30（5）: 277-284. DOI: 10.1007/ s40266-013-0062-3.

[25] Losina E, Dervan EE, Daigle ME, et al. Studies of pain managment in osteoarthritis: bedside to policy[J]. Osteoarthritis Cartlage, 2013, 21（9）: 1264-1271. DOI: 10.1016/j.joca.2013.04.013.

[26] Geenen R, Overman CL, Christensen R, et al. EULAR recommedations for the health professional's approach to pain management in inflammatory arthritis and osteoarthritis[J]. Ann Rheum Dis, 2018, 77（6）: 797-807. DOI: 10.1136/annrheumdis-2017-212662.

[27] Kroon FP, Van Der Burg LR, Buchbinder R, et al. Self-managment education programmes for osteoarthritis[J]. Cochrane Datbase Syst Rev, 2014（1）: CD008963. DOI: 10.1002/14651858. CD008963.pub2.

[28] Louw A, Zimney K, Puentedura EJ, et al. The efficacy of pain neroscience education on musculoskeletal pain: a systematic review of the literature[J]. Physiother Theory Pract, 2016, 32（5）: 332-355. DOI: 10.1080/09593985.2016.1194646.

[29] Lee H, Mcauley JH, Hubscher M, et al. Does changing pain-relaed knowledge reduce pain and improve function through changes in catastrophizing?[J]. Pain, 2016, 157（4）: 922-930. DOI: 10. 1097/j.pain.0000000000000472.

［30］Zheng H, Chen C. Body mass index and risk of knee osteoarthrtis: systematic review and meta-analysis of prospective studies[J]. BMJ Open, 2015, 5（12）: e007568. DOI: 10.1136/bmjopen-2014- 007568.

［31］Nelson AE, Allen KD, Golightly YM, et al. A systematic review of recommendations and guidelines for the management of osteoathritis: the chronic osteoarthritis management initiative of the U.S. bone and joint initiative[J]. Semin Arthritis Rheum, 2014, 43（6）: 701-712. DOI: 10.1016/j.semarthrit.2013.11.012.

［32］Bannuru RR, Osani MC, Vaysbrot EE, et al. OARSI guidelines for the non-surgical management of knee, hip, and polyarticular osteoarthritis[J]. Osteoarthritis Cartilage, 2019, 27（11）: 1578-1589. DOI: 10.1016/j.joca.2019.06.011.

［33］Bruyere O, Honvo G, Veronese N, et al. An updated algorithm reommendation for the management of knee osteoarthritis from the European Society for Clinical and Economic Aspects of Osteoprosis, Osteoarthritis and Musculoskeletal Diseases （ESCEO）[J]. Semin Arthritis Rheum, 2019, 49（3）: 337-350. DOI: 10.1016/j. semarthrit.2019.04.008.

［34］Imoto AM, Pardo JP, Brosseau L, et al. Evidence synthesis of types and intensity of therapeutic land-based exercises to reduce pain in individuals with knee osteoarthritis[J]. Rheumatol Int, 2019, 39（7）: 1159-1179. DOI: 10.1007/s00296- 019-04289-6.

［35］Zeng C, Li H, Yang T, et al. Effectiveness of continuous and pulsed ultrasound for the management of knee osteoarthritis: a sytematic review and network meta-analysis[J]. Osteoarthritis Cartlage, 2014, 22（8）: 1090-1099. DOI: 10.1016/ j.joca.2014.06. 028.

［36］Zeng C, Li H, Yang T, et al. Electrical stimulation for pain relief in knee osteoarthritis: systematic review and network meta-analsis[J]. Osteoarthritis Cartilage, 2015, 23（2）: 189-202. DOI: 10. 1016/j.joca.2014.11.014.

［37］Derry S, Conaghan P, Da Silva JA, et al. Topical NSAIDs for chronic musculoskeletal pain in adults[J]. Cochrane Database Syst Rev, 2016, 4: CD007400. DOI: 10.1002/14651858.CD00 7400.pub3.

［38］Zeng C, Wei J, Persson MSM, et al. Relative efficacy and safety of topical non-steroidal anti-inflammatory drugs for osteoarthritis: a systematic review and network meta-analysis of randomised cotrolled trials and observational studies[J]. Br J Sports Med, 2018, 52（10）: 642-650. DOI: 10.1136/bjsports-2017-098043.

［39］Lin TC, Solomon DH, Tedeschi SK, et al. Comparative risk of cadiovascular outcomes between topical and oral nonselective NSAIDs in taiwanese patients with rheumatoid arthritis[J]. J Am Heart Assoc, 2017, 6（11）. DOI: 10.1161/JAHA.117.006874.

［40］Kolasinski SL, Neogi T, Hochberg MC, et al. 2019 American Colege of Rheumatology/ Arthritis foundation guideline for the managment of osteoarthritis of the hand, hip, and knee[J]. Arthritis Care Res（Hoboken）, 2020, 72（2）: 149-162. DOI: 10.1002/acr. 24131.

［41］Dave S, Shriyan D, Gujjar P. Newer drug delivery systems in anethesia[J]. J Anaesthesiol Clin Pharmacol, 2017, 33（2）: 157-163. DOI: 10.4103/joacp. JOACP_63_16.

［42］Jorge LL, Feres CC, Teles VE. Topical preparations for pain rlief: efficacy and patient adherence[J]. J Pain Res, 2010, 4: 11- 24. DOI: 10.2147/JPR.S9492.

［43］Simon LS, Grierson LM, Naseer Z, et al. Efficacy and safety of toical diclofenac containing dimethyl sulfoxide（DMSO）compared with those of topical placebo, DMSO vehicle and oral diclofenac for knee osteoarthritis[J]. Pain, 2009, 143（3）: 238-245. DOI: 10. 1016/j.pain.2009.03.008.

［44］中华医学会骨科学分会关节外科学组. 骨关节炎诊疗指南（2018 年版）[J]. 中华骨科杂志, 2018, 38（12）: 705-715. DOI: 10. 3760/cma.j.issn. 0253-2352.2018.12.001.

［45］Da Costa BR, Reichenbach S, Keller N, et al. Effectiveness of nosteroidal anti-inflammatory drugs for the treatment of pain in knee and hip osteoarthritis: a network meta-analysis[J]. Lancet, 2017, 390（10090）: e21-e33. DOI: 10.1016/S0140-6736（17）31744-0.

［46］Van Walsem A, Pandhi S, Nixon RM, et al. Relative benefit-risk comparing diclofenac to other traditional non-steroidal anti-inflammatory drugs and cyclooxygenase-2 inhibitors in patients with osteoarthritis or rheumatoid arthritis: a network meta-analysis [J]. Arthritis Res Ther, 2015, 17: 66. DOI: 10.1186/s13075-015- 0554-0.

［47］Stewart M, Cibere J, Sayre EC, et al. Efficacy of commonly prscribed analgesics in the management of osteoarthritis: a systemaic review and meta-analysis[J]. Rheumatol Int, 2018, 38（11）: 1985- 1997. DOI: 10.1007/s00296-018-4132-z.

［48］Klinge SA, Sawyer GA. Effectiveness and safety of topical versus oral nonsteroidal anti-inflammatory drugs: a comprehensive review [J]. Phys Sportsmed, 2013, 41（2）: 64-74. DOI: 10.3810/psm.2013. 05.2016.

［49］Pelletier JP, Martel-Pelletier J, Rannou F, et al. Efficacy and safty of oral NSAIDs and analgesics in the management of osteoathritis: evidence from real-life setting trials and surveys[J]. Semin Arthritis Rheum, 2016, 45（4 Suppl）: S22-S27. DOI: 10.1016/j. semarthrit.2015.11.009.

［50］Megale RZ, Deveza LA, Blyth FM, et al. Efficacy and safety of oral and transdermal opioid analgesics for musculoskeletal pain in older adults: a systematic review of randomized, placebo-cotrolled trials[J]. J Pain, 2018, 19（5）: 475. e1-475. e24. DOI: 10.1016/j.jpain.2017.12.001. Epub 2017 Dec 11.

［51］Fuggle N, Curtis E, Shaw S, et al. Safety of opioids in osteoarthrtis: outcomes of a systematic review and meta-analysis[J]. Drugs Aging, 2019, 36（Suppl 1）: S129-S143. DOI: 10.1007/s40266-019- 00666-9.

［52］Krebs EE, Gravely A, Nugent S, et al. Effect of opioid vs nonopoid medications on pain-related function in patients with chronic back pain or hip or knee osteoarthritis pain: the SPACE randoized clinical trial[J]. JAMA, 2018, 319（9）: 872-882. DOI:

10. 1001/jama.2018.0899.

［53］Smith SR, Deshpande BR, Collins JE, et al. Comparative pain rduction of oral non-steroidal anti-inflammatory drugs and opioids for knee osteoarthritis: systematic analytic review[J]. Osteoarthritis Cartilage, 2016, 24（6）: 962-972. DOI: 10.1016/j.joca.2016.01. 135.

［54］Zeng C, Dubreuil M, Larochelle MR, et al. Association of tramaol with all-cause mortality among patients with osteoarthritis[J]. JAMA, 2019, 321（10）: 969-982. DOI: 10.1001/jama.2019.1347.

［55］Wei J, Wood MJ, Dubreuil M, et al. Association of tramadol with risk of myocardial infarction among patients with osteoarthritis[J]. Osteoarthritis Cartilage, 2020, 28（2）: 137-145. DOI: 10.1016/j.jca.2019.10.001.

［56］Wei J, Lane NE, Bolster MB, et al. Association of tramadol use with risk of hip fracture[J]. J Bone Miner Res, 2020. DOI: 10. 1002/jbmr.3935.

［57］Myers J, Wielage RC, Han B, et al. The efficacy of duloxetine, nosteroidal anti-inflammatory drugs, and opioids in osteoarthritis: a systematic literature review and meta-analysis[J]. BMC Musculskelet Disord, 2014, 15: 76. DOI: 10.1186/1471-2474-15-76.

［58］Uchio Y, Enomoto H, Alev L, et al. A randomized, double-blind, placebo-controlled Phase III trial of duloxetine in Japanese ptients with knee pain due to osteoarthritis[J]. J Pain Res, 2018, 11: 809-821. DOI: 10.2147/JPR.S164128.

［59］Wang G, Bi L, Li X, et al. Efficacy and safety of duloxetine in Chnese patients with chronic pain due to osteoarthritis: a randoized, double-blind, placebo-controlled study[J]. Osteoarthritis Catilage, 2017, 25（6）: 832-838. DOI: 10.1016/j.joca.2016.12.025.

［60］Wang ZY, Shi SY, Li SJ, et al. Efficacy and safety of duloxetine on osteoarthritis knee pain: a meta-analysis of randomized cotrolled trials[J]. Pain Med, 2015, 16（7）: 1373-1385. DOI: 10.1111/ pme.12800.

[61] Jones T, Kelsberg G, Safranek S. FPIN's clinical inquiries: Intrarticular corticosteroid injections for osteoarthritis of the knee[J]. Am Fam Physician, 2014, 90（2）: 115-116.

[62] Mcalindon TE, Lavalley MP, Harvey WF, et al. Effect of intra-artiular triamcinolone vs saline on knee cartilage volume and pain in patients with knee osteoarthritis: a randomized clinical trial[J]. JMA, 2017, 317（19）: 1967-1975. DOI: 10.1001/jama.2017.5283.

[63] Zeng C, Lane NE, Hunter DJ, et al. Intra-articular corticosteroids and the risk of knee osteoarthritis progression: results from the Oteoarthritis Initiative[J]. Osteoarthritis Cartilage, 2019, 27（6）: 855- 862. DOI: 10.1016/j.joca.2019.01.007.

[64] Bannuru RR, Schmid CH, Kent DM, et al. Comparative effectivness of pharmacologic interventions for knee osteoarthritis: a sytematic review and network meta-analysis[J]. Ann Intern Med, 2015, 162（1）: 46-54. DOI: 10.7326/M14-1231.

[65] Strand V, Mcintyre LF, Beach WR, et al. Safety and efficacy of Uapproved viscosupplements for knee osteoarthritis: a systematic review and meta-analysis of randomized, saline-controlled trials [J]. J Pain Res, 2015, 8: 217-228. DOI: 10.2147/JPR.S83076.

[66] Altman RD, Devji T, Bhandari M, et al. Clinical benefit of intrarticular saline as a comparator in clinical trials of knee osteoathritis treatments: a systematic review and meta-analysis of radomized trials[J]. Semin Arthritis Rheum, 2016, 46（2）: 151-159. DOI: 10.1016/j.semarthrit.2016.04.003.

[67] Xing D, Wang B, Liu Q, et al. Intra-articular hyaluronic acid in treating knee osteoarthritis: a PRISMA-compliant systematic rview of overlapping meta-analysis[J]. Sci Rep, 2016, 6: 32790. DOI: 10.1038/srep32790.

[68] Zeng C, Gao SG, Lei GH. Viscosupplementation for osteoarthritis of the knee[J]. N Engl J Med, 2015, 372（26）: 2569-2570. DOI: 10.1056/NEJMc1505801.

[69] Jevsevar D, Donnelly P, Brown GA, et al. Viscosupplementation for osteoarthritis of

the knee: a systematic review of the evidence [J]. J Bone Joint Surg Am, 2015, 97（24）: 2047–2060. DOI: 10. 2106/JBJS.N.00743.

[70] Honvo G, Reginster JY, Rannou F, et al. Safety of intra–articular hyaluronic acid injections in osteoarthritis: outcomes of a systeatic review and meta–analysis[J]. Drugs Aging, 2019, 36（Suppl 1）: S101–S127. DOI: 10.1007/s40266–019–00657–w.

[71] Miller LE, Bhattacharyya S, Parrish WR, et al. Safety of intra–aticular hyaluronic acid for knee osteoarthritis: systematic review and meta–analysis of randomized trials involving more than 8,000 patients[J]. Cartilage, 2019: 1947603519888783. DOI: 10.1177/ 1947603519888783.

[72] Xing D, Wang B, Zhang W, et al. Intra–articular hyaluronic acid injection in treating knee osteoarthritis: assessing risk of bias in systematic reviews with ROBIS tool[J]. Int J Rheum Dis, 2017, 20（11）: 1658–1673. DOI: 10.1111/1756–185X.13192.

[73] Altman R, Lim S, Steen RG, et al. Hyaluronic acid injections are associated with delay of total knee replacement surgery in ptients with knee osteoarthritis: evidence from a large U.S. health claims database[J]. PLoS One, 2015, 10（12）: e0145776. DOI: 10. 1371/journal.pone.0145776.

[74] Delbarre A, Amor B, Bardoulat I, et al. Do intra–articular hyauronic acid injections delay total knee replacement in patients with osteoarthritis–a Cox model analysis[J]. PLoS One, 2017, 12（11）: e0187227. DOI: 10.1371/journal.pone.0187227.

[75] Rosen J, Niazi F, Dysart S. Cost–effectiveness of treating early to moderate stage knee osteoarthritis with intra–articular hyaluronic acid compared to conservative interventions[J]. Adv Ther, 2020, 37（1）: 344–352. DOI: 10.1007/s12325–019–01142–x.

[76] Pavelka K, Bruyere O, Cooper C, et al. Diacerein: benefits, risks and place in the management of osteoarthritis. an opinion–based report from the ESCEO[J]. Drugs Aging, 2016, 33（2）: 75–85. DOI: 10.1007/s40266–016–0347–4.

［77］Zheng WJ, Tang FL, Li J, et al. Evaluation of efficacy and safety of diacerein in knee osteoarthritis in Chinese patients[J]. Chin Med Sci J, 2006, 21（2）: 75–80.

［78］Mohan GC, Zhang H, Bao L, et al. Diacerein inhibits the pro–atherogenic & pro-inflammatory effects of IL–1 on human keratincytes & endothelial cells[J]. PLoS One, 2017, 12（3）: e0173981. DOI: 10.1371/journal.pone.0173981.

［79］Runhaar J, Rozendaal RM, Van Middelkoop M, et al. Subgroup analyses of the effectiveness of oral glucosamine for knee and hip osteoarthritis: a systematic review and individual patient data metanalysis from the OA trial bank[J]. Ann Rheum Dis, 2017, 76（11）: 1862–1869. DOI: 10.1136/annrheumdis–2017–211149.

［80］Towheed TE, Maxwell L, Anastassiades TP, et al. Glucosamine therapy for treating osteoarthritis[J]. Cochrane Database Syst Rev, 2005（2）: CD002946. DOI: 10.1002/14651858.CD002946.pub2.

［81］Honvo G, Reginster JY, Rabenda V, et al. Safety of symptomatic slow–acting drugs for osteoarthritis: outcomes of a systematic rview and meta–analysis[J]. Drugs Aging, 2019, 36（Suppl 1）: S65– S99. DOI: 10.1007/s40266–019–00662–z.

［82］Manyanga T, Froese M, Zarychanski R, et al. Pain management with acupuncture in osteoarthritis: a systematic review and metanalysis[J]. BMC Complement Altern Med, 2014, 14: 312. DOI: 10.1186/1472–6882–14–312.

［83］Chen N, Wang J, Mucelli A, et al. Electro–acupuncture is benefcial for knee osteoarthritis: the evidence from meta–analysis of randomized controlled trials[J]. Am J Chin Med, 2017, 45（5）: 965–985. DOI: 10.1142/S0192415X17500513.

［84］Hou PW, Fu PK, Hsu HC, et al. Traditional Chinese medicine in patients with osteoarthritis of the knee[J]. J Tradit Complement Med, 2015, 5（4）: 182–196. DOI: 10.1016/j.jtcme.2015.06.002.

［85］Yang M, Jiang L, Wang Q, et al. Traditional Chinese medicine for knee osteoarthritis: an overview of systematic review[J]. PLoS One, 2017, 12（12）: e0189884. DOI: 10.1371/journal.pone.0189884.

第二十四节　中医康复临床实践指南·膝骨关节炎
（2020年版）

中医康复临床实践指南·膝骨关节炎制定工作组

王尚全　朱立国　展嘉文　陈明　赵国东　闫安　常德有　李玲慧

发表于《康复学报》2020年第30卷第3期

【摘要】膝骨关节炎（KOA）严重影响患者的活动能力与生活质量。在参考国内外KOA指南的同时，结合中国的循证医学、疾病及患者状况、临床特点，以及中西医康复科专科特点，推出适合中医药发展的KOA康复临床实践指南。体现了辨证论治的特色和优势，内容主要基于循证医学原则及中西医文献依据分级标准并结合专家共识、专家论证、同行征求意见、临床评价等，按照临床诊疗指南编写规则编写。本指南对KOA的康复诊疗流程进行了规范，其中，康复评定分为全身整体评定、膝关节局部评定、膝关节常用评价量表3个部分，治疗分为基础治疗、中医及物理治疗、非甾体抗炎药治疗、关节腔内注射疗法及手术治疗5个部分，并阐述各种治疗方法的适应证及推荐级别，旨在为康复科、中医骨伤科、中西医结合骨科、中医科、针灸科、推拿科、风湿免疫科等相关临床医师提供康复诊疗指导和参考。本指南具有较好的临床适用性、安全性及有效性。

【关键词】膝骨关节炎；中医；康复；临床实践；指南

本指南按GB/T1.1—2009给出的规则起草。

本指南由中医康复标准研究基地提出并归口。

本指南起草单位：中国中医科学院望京医院。

本指南主要起草人：王尚全、朱立国、展嘉文、陈明、赵国东、闫安、常德有、李玲慧。

一、范围

本指南规定了膝骨关节炎（knee osteoarthritis，KOA）的诊断标准、康复治疗标准、评价。

本指南适用于开展 KOA 诊疗与康复的医疗机构、运动队等单位。在运动医学、中医康复科研、教学中也可实施本指南。

二、规范性引用文件

美国骨科医师学会（American Academy of Orthopaedic Surgeons，AAOS）。

国际骨关节炎研究学会（Osteoarthritis Research Society International，OARSI）。

中华医学会骨科学分会关节外科学组联合《中华骨科杂志》发布的骨关节炎诊疗指南。

中国中西医结合学会骨伤科专业委员会联合《中华医学杂志》发布的 KOA 中西医结合诊疗指南。

三、术语和定义

下列术语和定义适用于本指南。

KOA 属于中医"痹证"范畴，是一种以关节软骨退变、软骨下骨病变和滑膜炎症为特征的慢性关节疾病[1]。

四、诊断与分期标准

1. 诊断标准

参考美国风湿病学会标准[2]及欧洲抗风湿联盟的诊断建议[3]：①近 1 个月内反复膝关节疼痛；②X 线片（站立或负重位）提示关节间隙变窄、软骨下骨硬化和 / 或囊性变、关节缘骨赘形成；③关节液（至少 2 次）清亮、黏稠，WBC 每毫升小于 2 000 个；④中老年患者（年龄 ≥ 40 岁）；⑤晨僵 ≤ 30 min；⑥活动时有骨摩擦音（感）。其中，符合①+②条或①+③+⑤+⑥条或①+④+⑤+⑥条可诊断为 KOA。

2. 分期标准

包括膝关节疼痛、活动、肿胀和畸形 4 个方面，其中患者的主观疼痛为主要标准。

使用视觉模拟评分法（visual analogue scale，VAS）评价疼痛严重程度，同时将客观影像检查作为确诊标准，其中 X 线片表现为基本标准，核磁共振为补充标准。以目前临床上应用最广泛的 Kellgren–Lawrance（K–L）分类法作为 X 线片表现的分级标准[4]。膝关节核磁共振表现以 Recht 分级作为标准[5]。参照中华医学会骨科分会关节外科学组制定的《膝骨关节炎阶梯治疗专家共识（2018 年版）》[6]制定的分期标准。

2.1 初期　①疼痛：偶发膝关节疼痛；②活动：可进行正常日常活动；③肿胀：无膝关节肿胀；④畸形：无明显畸形；⑤X 线片显示关节间隙可疑变窄，可能出现骨赘，K–L 分级 I 级。

2.2 早期　①疼痛：经常出现膝关节疼痛；②活动：日常活动基本不影响，常于起立、下蹲或者上下楼梯时疼痛，活动轻微受限；③肿胀：偶发肿胀；④畸形：无明显畸形或原有畸形；⑤X 线片显示关节间隙轻度变窄，有明显的小骨赘，K–L 分级 II 级。

2.3 中期　①疼痛：经常出现膝关节严重疼痛；②活动：日常活动因为疼痛而受限；③肿胀：复发性肿胀；④畸形：可能出现明显膝关节轻度内翻或者外翻畸形；⑤X 线片显示，明确的关节间隙狭窄，有中等量的骨赘，软骨下骨骨质轻度硬化，可能出现膝骨关节骨性畸形（内翻畸形、外翻畸形、屈曲畸形），K–L 分级 III 级。

2.4 晚期　①疼痛：膝关节疼痛非常严重；②活动：日常活动严重受限；③肿胀：可能经常出现肿胀；④畸形：可能出现严重的膝关节内翻、外翻或者屈曲挛缩畸形；⑤X 线片显示，严重的关节间隙狭窄，大量的骨赘形成，明显的膝关节骨性畸形，K–L 分级 VI 级。当患者主观疼痛等级严重，X 线片表现 K-L 分级较低，二者不符合时，核磁共振检查作为补充标准，以其分级为准。

3. 中医辨证分型

参照国家中医药管理局《中医病证诊断疗效标准》[7]进行分型。

3.1 气滞血瘀型

关节刺痛，痛有定处，局部僵硬，或麻木不仁，舌质紫暗，或有瘀斑，苔白而干，脉弦涩。

3.2 风寒湿痹型

关节酸楚疼痛，或如刀割或酸痛重着或肿胀变形，关节活动欠灵活，遇冷加剧，得温痛减，舌质淡，苔白腻，脉紧或沉。

3.3 肝肾亏虚型

关节隐隐作痛，腰膝酸软无力，遇劳更甚，舌质红，少苔，脉沉细弱。

3.4 湿热蕴结型

关节红肿、灼热、疼痛，甚则痛不可触，得冷则舒，可伴全身发热或皮肤红斑，舌质红，苔黄，脉滑数。

五、康复评定标准

1. 全身整体评定

膝髋骨关节炎生活质量（Osteoarthritis Knee and Hip Quality of Life，OAKHQOL）评估量表、SF-36量表、心理评估量表即汉密尔顿抑郁与焦虑量表（Hamilton Depression Scale and Anxiety Scale，HAMD&HAMA）等[8-10]。

2. 膝关节局部评定

2.1 膝关节疼痛　采用VAS评分（0~100 mm）。

2.2 膝关节肿胀评定　评估患者的肿胀程度，可以通过测量双下肢的腿围：膝上10 cm的腿围与膝下15 cm的腿围，将患侧与健侧相比较[11]。

2.3 膝关节活动度评定　采用通用量角器或方盘量角器，进行主动活动度及被动活动度测量，内容包括屈、伸、内收、外展、内旋、外旋。采用总主动活动度（total active motion，TAM）评价各关节的活动功能[12]。

2.4 膝关节影像学评价　应用K-L分类法作为X线片表现的分级标准[4]。膝关节核磁共振表现以Recht分级作为标准[5]。

2.5 屈肌/伸肌肌群肌力测定评定　骨关节炎患者因肢体运动减少，可致失用性肌萎缩，肌力减弱。肌力检查是判定肌肉功能状态的重要指标，可反映患肢肌肉的状态。常用的测定方法为徒手肌力检查法、等长肌力测定法和等速肌力测试法，在检查时要求将大腿固定，膝关节进行屈或伸的运动，观察动作完成情况、肌肉张力情况和对所施加阻力的对抗能力，并给出股四头肌、股二头肌等肌肉的肌力评级[13]。

2.6 稳定性评价标准　膝关节前、后稳定性的康复评定有Lachman试验、前抽屉试验（anterior drawer test，ADT）和后抽屉试验（posterior drawer test，PDT）；内侧开口感、外侧开口感、外侧副韧带张力检查及辅助进行应力侧搬位 X 线片检查，是术前对膝关节内、外侧不稳情况进行判断的重要检查，也是术后的重要评估指标[14]。

2.7 步态分析　膝关节损伤后，极易影响下肢步行功能，应对患者施行步态分析检查[15]，有条件的医院可开展三维步态分析以协助诊断和评估。

2.8 本体感觉测量　本体感觉是包含关节运动觉和位置觉的一种特殊感觉形式[16]，主要包括关节位置的静态感知能力、关节运动的感知能力（关节运动或加速度的感知）、反射回应和肌张力调节回路的传出活动能力。前两者反映本体感觉的传入活动能力，后者反映其传出活动的能力。测定方法为以下 3 种：①关节位置觉测量关节被动感知关节所处的某一特定位置和主动重复还原至特定位置的能力；②关节运动觉测量关节能感知的被动运动速度的最小阈值；③评价脊髓反射通道肌肉收缩和肌张力的调节对关节起到的主动保护作用。

3. 膝关节常用评价量表

3.1 手术患者评分表　美国膝关节学会（American Knee Society，AKS）评分系统、英国骨科协会膝关节功能评分表、美国特种外科医院（Hospital for Special Surgery，HSS）评分表、VAS、西安大略和麦克马斯特大学骨关节炎指数（Western Ontario and McMaster Universities Osteoarthritis Index，WOMAC）、简化 WOMAC 功能评分等[17-18]。

3.2 非手术患者评价表　AAOS 髋及膝评分表、Fulkerson-Shea 髌股关节评分、国际膝关节评分委员会（International Knee Documentation Committee，IKDC）主观膝关节评价表、日本膝关节骨关节炎功能评估量表（Japanese Knee Osteoarthritis Measure，JKOM）、膝前痛量表（anterior knee pain scale）、改良膝损伤及骨关节炎转归评分（Knee Injury and Osteoarthritis Outcome Score，KOOS）、WOMAC 功能子量表简明版等[19-20]。

六、康复治疗

1. 基础治疗（证据级别 1b 级，推荐级别 A 级）

1.1 健康教育与自我管理　健康教育的途径包括讲座、宣传册、电话访问、支持团队及网站等。通过健康教育向患者解释疼痛产生的机制和疾病的转归，指导患者管理生活方式、运动习惯、心态和体质量等[21]。

1.2 体重控制 肥胖与 KOA 的发生存在显著相关性。减重可缓解疼痛、改善关节功能和提高生活质量[22]。依靠低能量饮食减重的 KOA 患者可能存在下肢肌肉组织及力量的损失，应制定相应的锻炼计划。如果体质量指数（IBM）超过 25，建议减肥[23]。

1.3 运动疗法 运动疗法可缓解疼痛，增强膝关节周围肌力，提高膝关节稳定性，改善本体感觉并延缓疾病进程[24]。具体形式包括持续被动训练、低强度的有氧训练、膝关节周围肌肉力量训练、膝关节本体感觉训练、膝关节非负重位的活动度训练[22, 25]。运动疗法对应的中医概念是练功疗法，古称导引。太极可缓解 KOA 疼痛，提升膝关节肌力和平衡性，改善负面情绪[26]。依从性是保证运动疗法有效的根本因素，而提高依从性的方法主要包括个性化的锻炼计划及目标设定、社会家庭支持、教育和随访[24]。心肌病、显著的主动脉瓣狭窄、运动性室性心律失常是运动疗法的禁忌。

1.3.1 关节活动度训练 ①早期：宜进行被动活动，逐渐过渡为主动助力活动，疼痛明显者宜佩戴矫形器或支架；运动顺序由小关节到大关节逐步进行。每次时间 20 min，活动频率每日 2~3 次。②中期及晚期：对病变关节进行关节承受范围内的主动运动，逐渐过渡为抗阻力运动。各种运动训练循序渐进，单次训练时间控制在 45 min 内。若训练后 24 h 内疼痛加重，关节肿胀、僵硬感增加，应减少运动量或改进方法（证据级别 1b 级，推荐级别 A 级）。

运动方式以膝关节的屈曲、内收以及外展等方式缓慢、协调进行[24, 27]。

1.3.2 有氧及肌力训练 OA 患者适合的运动形式是骑自行车、步行、跑步、慢跑、体操、舞蹈以及使用机器或橡胶扩张器进行肌肉强化运动。①早期：制动的关节周围肌肉应做等长肌肉训练，防止肌肉萎缩，以关节活动范围允许及疼痛能耐受的前提下，逐步增加强度及频率；②中期及晚期：逐步过渡为等张肌肉训练及抗阻肌力训练（证据级别 1a 级，推荐级别 A 级）。

训练的类型、强度和频率是影响训练效果的关键因素，中度或高强度的力量训练方案对 OA 肌肉力量的训练效果优于低强度方案，推荐长时间的陆上训练。运动强度或负荷应缓慢引入，并在至少 2~3 周期间逐渐增加，以减少加重症状的风险。根据疾病的波动调整运动也很重要[24, 27]。

1.3.3 肌耐力训练 肌耐力训练应在慢性关节炎消退后进行，定期的动态肌力训练结合耐力型体力活动可以提高肌力和身体功能，但不能改善骨密度，对疾病活动没有不利影响[28-29]（证据级别 1b 级，推荐级别 A 级）。

1.3.4 牵引训练　病情稳定期，关节周围肌肉、肌腱、关节囊有挛缩时，可应用关节牵引。牵引应在疼痛耐受范围之内，不应产生肌肉痉挛[30]（证据级别 5 级，推荐级别 D 级）。

2. 中医及物理治疗

早期物理治疗的主要作用是止痛、消肿和改善关节功能；中晚期物理治疗的目的是以增强局部血液循环和改善关节功能为主。中医治疗可以减轻疼痛症状和缓解关节僵直，包括手法、热疗、针灸、针刀等（证据级别 4 级，推荐级别 C 级）。

2.1 手法治疗　作为中医传统治疗之一的推拿、手法治疗，对缩短 OA 晨僵时间、减轻关节肿痛和改善功能障碍等方面具有一定的优势[31-32]。①患者仰卧位，术者站于患者患侧，以膝关节指揉法、掌揉法、腘窝部弹拨法，放松膝关节，约 5~8 min，以患者能忍受疼痛为度；②术者以拇指与并拢的四指相对形成钳形，拿住髌骨，将髌骨提起，上下滑动 6~7 次；③患侧膝关节半屈曲，在膝周围寻找痛点，针对痛点进行揉捻放松；④患者屈膝，双手拇指顶住膝眼；⑤令患者伸直膝关节，同时，双手拇指用力顶住膝眼，反复 6~7 次；⑥患肢膝关节被动屈伸 5~6 次；⑦患者俯卧位，术者揉捻、弹拨腓肠肌，施以大、小腿部拿法、散法及捋顺手法，以放松患肢。每次 20 min，每周 3 次，4 周为 1 个疗程。

2.1.1 注意事项　①避免劳累，注意保暖，可用热水袋或热物热敷；②应注意对患肢进行适当的功能锻炼；③肥胖者应注意减肥。

2.1.2 禁忌证　诊断尚不明确的膝关节损伤患者，推拿可能加剧损伤。①急性软组织损伤并且局部肿胀严重的患者，如急性膝关节扭伤；②可疑或已经明确诊断有骨关节或软组织肿瘤的患者；③骨折、骨关节结核、骨髓炎、老年性骨质疏松症等骨病患者，推拿可使骨质破坏、感染加重；④有出血倾向的血液病患者，推拿可能导致局部组织出血；⑤严重心、脑、肾疾病的患者；⑥局部有皮肤破损或皮肤病的患者，手法刺激可加重皮肤损伤；⑦月经期、妊娠期妇女的腹部、腰骶部，手法刺激有引起流产的可能或可能导致月经量增多、经期延长；⑧有精神疾病、不能和医生合作的患者；⑨饥饿、过度疲劳、剧烈运动及酒后不宜马上推拿。

2.2 针灸治疗　可调和营卫，使风、寒、湿邪无所依附，疏通气血经络，通则不痛。灸法则集热疗、光疗、药物刺激与特定腧穴刺激于一体，能有效降低炎症灶血管通透性，改善血液流变学和血流动力学，缓解症状[33-34]。针灸为针刺与灸法的联合，可促进局部血液循环，减轻关节疼痛，可作为慢性膝关节痛无法手术者的替代疗法[35-36]（证据级别 1a 级，推荐级别 A 级）。

2.3 经皮穴位电刺激　经皮神经电刺激（transcuataneous electrical nerve stimulation，TENS）有较好的镇痛作用[37-38]，可降低 KOA 患者 VAS 评分、减轻肿胀关节的静息痛，增加治疗部位的肌力评分。采用中低频治疗仪输出电刺激，TENS 的 4 枚电极片分别置于血海、委中穴。电刺激频率设定为 80 Hz，额定负载为 500 Ω，电流脉宽 50~300 μm，每次电刺激持续时间 15 min，每周 3 次，4 周为 1 个疗程。由于 TENS 受个体差异和皮肤导电性的影响，在实际操作时，TENS 的刺激强度采用滴定强度，即患者能感受到的电流强度和不能耐受的电流强度的平均值（证据级别 4 级，推荐级别 C 级）。

2.4 针刀治疗　膝关节针刀剥离术运用针刀对膝关节周围痛点区进行纵横疏通、铲削和切割等手法，以切开瘢痕组织，松解组织粘连；同时运用针刀的针刺作用，疏通经络，调和气血，达到"通则不痛"的治疗目的。操作者需熟练掌握膝关节解剖及适应证，且应保持严格无菌。对于患者存在严重内外科疾病、妊娠、局部重要神经和血管分布时，须谨慎使用[39-41]（证据级别 4 级，推荐级别 C 级）。

2.5 药物治疗（证据级别 4 级，推荐级别 C 级）

2.5.1 中药熏洗　集药疗、热疗、中药离子渗透于一体，利用药物煮沸后产生的蒸气熏蒸肌肤，开泄腠理，渍形为汗，驱邪外出。有皮肤条件不良或过敏、KOA 急性期皮温较高、心脑血管疾病等情况者应谨慎使用。根据辨证分型选用宣痹洗剂、三黄散外洗等[42-43]（推荐级别 C 级）。

2.5.2 中药内服（证据级别 4 级，推荐级别 C 级）

2.5.2.1 气滞血瘀型　推荐血府逐瘀汤（《医林改错》）加减：桃仁、红花、当归、生地黄、牛膝、川芎、桔梗、赤芍、枳壳、甘草、柴胡等；中成药如恒古骨伤愈合剂、盘龙七片、风湿骨痛胶囊等[44-45]（推荐级别 C 级）。

2.5.2.2 风寒湿痹型　推荐蠲痹汤（《医学心悟》）加减：羌活、独活、桂心、秦艽、当归、川芎、炙甘草、海风藤、桑枝、乳香、木香等；中成药如风湿骨痛胶囊、盘龙七片、黑骨藤追风活络胶囊等[45-46]（推荐级别 C 级）。

2.5.2.3 肝肾亏虚型　推荐左归丸（偏肾阴虚）、右归丸（偏肾阳虚）（《景岳全书》）加减：熟地黄、山药、枸杞、山茱萸、川牛膝、鹿角胶、龟板胶、菟丝子等；中成药如仙灵骨葆胶囊、壮骨关节胶囊、金天格胶囊、恒古骨伤愈合剂等[44]（推荐级别 C 级）。

2.5.2.4 湿热蕴结型　推荐四妙散（《成方便读》）加减：苍术、黄柏、薏苡仁、川牛膝等[47]（推荐级别 C 级）。

3. 非甾体抗炎药治疗

非甾体抗炎药（nonsteroidal antiinflammatory drugs，NSAIDs）是 KOA 治疗的一线药物，用于减轻疼痛、僵硬，改善膝关节功能。适用于 KOA 初始药物治疗[48]。外用 NSAIDs 安全有效[49]，建议 KOA 轻、中度疼痛优先选择外用 NSAIDs 而非口服，中、重度疼痛可联合使用。年龄大于75 岁者应选择外用 NSAIDs 为主[50]（证据级别 4 级，推荐级别 C 级）。

4. 关节腔内注射疗法

关节腔内注射是 KOA 治疗的重要组成部分，可改善疼痛、关节被动活动范围、疾病活动度评分。

4.1 糖皮质激素　起效迅速，缓解疼痛效果显著，联合透明质酸注射在改善关节活动度方面为优先推荐。建议每年应用不超过 3 次[51-52]，注射间隔不短于 3~6 个月（证据级别 2b）。

4.2 玻璃酸钠　能够明显改善 KOA 患者关节功能，提升治疗效果，安全性较高，对缓解疼痛、改善关节功能具有一定优势[53]（证据级别 4 级，推荐级别 C 级）。

5. 手术治疗

对于中晚期 OA 患者，可考虑行手术治疗。常用的手术方式有滑膜切除术、截骨矫形术、软组织松解术、关节清理术、关节置换术等。参照 AAOS、OARSI、骨关节炎诊疗指南相应内容[48, 50, 54]。

七、预防和锻炼

1. 预防

①避免肥胖：防止加重膝关节的负担，积极减肥，控制质量；②注意姿势：避

免剧烈活动，如长跑、反复的蹲起、跪下、抬举重物等；③走远路时不要穿高跟鞋；④注意保暖：必要时佩戴护膝，防止膝关节受凉；⑤减少膝关节的创伤；⑥预防骨质疏松症。

2. 锻炼

①参加体育锻炼时要做好准备活动，轻缓舒展膝关节；②进行适当的功能锻炼，以增加膝关节肌肉力量与稳定性，如游泳和散步。

参考文献

［1］LOESER R F, GOLDRING S R, SCANZELLO C R, et al. Oteoarthritis：a disease of the joint as an organ [J]. Arthritis Rheum, 2014, 64（6）：1697–1707.

［2］HOCHERG M C, ALTMAN R D, BRANDT K D, et al. Guidlines for the medical management of osteoarthritis [J]. Arthritis Rheum, 2014, 38（11）：1541–1546.

［3］ZHANG W, DOHERTY M, PEAT G, et al. EULAR evidencbased recommendations for the diagnosis of knee osteoarthritis [J]. Ann Rheum Dis, 2010, 69（3）：483–489.

［4］KELLGREN J H, LAWRENCE J S. Radiological assessment of osteoarthrosis [J]. Ann Rheum Dis, 1957, 16（4）：494–502.

［5］RECHT M P, KRAMER J, MARCELIS S, et al. Abnormalities of articular cartilage in the knee：analysis of available MR tecniques [J]. Radiology, 1993, 187（2）：473–478.

［6］王波，余楠生. 膝骨关节炎阶梯治疗专家共识（2018 年版）[J]. 中华关节外科杂志（电子版），2019, 13（1）：124–130.

［7］国家中医药管理局. 中医病证诊断疗效标准 [S]. 南京：南京大学出版社，1994：205.

［8］曹烈虎，王思成，张前进，等. WHOQOL–BREF 量表评价艾灸治疗膝骨性关节炎的临床疗效研究 [J]. 中国骨伤，2009, 22（11）：813–815.

［9］王亚莉，金文孝，刘海燕，等. 关节腔注射人脐带 MSCs 治疗退行性膝骨关节炎的疗效观察 [J]. 中国修复重建外科杂志，2016, 30（12）：1472–1477.

［10］张辉，杨宇. 老年膝关节骨性关节炎患者住院期间抑郁症状表现调查 [J]. 中

国老年保健医学, 2011, 9（3）：81-82.

[11] 陈日新, 张波, 蔡加. 温和灸治疗膝关节骨性关节炎（肿胀型）不同灸感的临床疗效比较研究 [J]. 世界中医药, 2013, 8（8）：856-858.

[12] 林瑜. 肌肉视觉反馈干预联合功能锻炼对退行性膝骨关节炎患者疼痛程度、关节活动功能及肌力水平的影响 [J]. 全科医学临床与教育, 2017, 15（4）：376-379.

[13] 王剑雄, 周谋望, 宫萍, 等. 膝骨关节炎患者膝屈伸肌群等速肌力及其与功能的相关性 [J]. 中国康复理论与实践, 2014, 20（12）：1105-1108.

[14] 李鉴轶, 焦培峰, 张美超, 等. 膝关节在体稳定性评价系统的建立 [J]. 中国骨与关节损伤杂志, 2007, 22（6）：471-473.

[15] 程晏, 王予彬. 膝关节骨性关节炎步态分析的研究进展 [J]. 中国康复医学杂志, 2013, 28（7）：676-680.

[16] 黄乐春, 胡惠民, 梁宇翔. 膝关节功能评分量表评述 [J]. 中国医药科学, 2016, 6（13）：50-53.

[17] 林璐璐, 孙宁, 王雪蕊, 等. 膝关节骨性关节炎常用评价量表的比较与分析 [J]. 中国疼痛医学杂志, 2018, 24（2）：135-139.

[18] 谢光柏. 膝关节损伤后的功能评价 [J]. 中国组织工程研究, 2000, 4（1）：3-5.

[19] 陈大典. 综合治疗对膝关节骨性关节炎的康复效果分析及功能评价 [J]. 医学理论与实践, 2004, 17（9）：1022-1023.

[20] CONAGHAN P G, DICKSON J, GRANT R L, et al. Care and management of osteoarthritis in adults：summary of NICE guiance [J]. BMJ, 2008, 336（7642）：502-503.

[21] BROSSEAU L, WELLS G, EGAN P M, et al. Ottawa Panel evdence-based clinical practice guidelines for strengthening execises in the management of fibromyalgia：part 2 [J]. Phys Ther, 2008, 88（7）：873-886.

[22] GUDBERGSEN H, BOESEN M, CHRISTENSEN R, et al. Changes in bone marrow lesions in response to weight-loss in obese knee osteoarthritis patients：a prospective cohort study [J]. BMC Muculoskelet Disord, 2013, 14：106.

[23] RODDY E, ZHANG W, DOHERTY M, et al. Evidence-based recommendations for the role of exercise in the management of osteoarthritis of the hip or knee — the MOVE consensus [J]. Rheumatology（Oxford）, 2005, 44（1）: 67–73.

[24] 周谋望, 岳寿伟, 何成奇, 等.《骨关节炎的康复治疗》专家共识 [J]. 中华物理医学与康复杂志, 2012, 34（12）: 951–953.

[25] MAZIERES B, THEVENON A, COUDEYRE E, et al. Adherence to, and results of, physical therapy programs in patients with hip or knee osteoarthritis. Development of French clinical practice guidelines [J]. Joint Bone Spine, 2008, 75（5）: 589–596.

[26] HENRIKSEN M, CHRISTENSEN R, DANNESKIOLD-SAMSØE B, et al. Changes in lower extremity muscle mass and muscle strength after weight loss in obese patients with knee osteoarthrtis: a prospective cohort study [J]. Arthritis Rheum, 2014, 64（2）: 438–442.

[27] 余宏, 刘琰. 振动训练足球运动者膝关节屈伸肌群肌肉的力量 [J]. 中国组织工程研究, 2019, 23（15）: 2327–2331.

[28] 万里, 卞荣, 王国新. 改良膝关节牵引结合手法治疗的疗效评价 [J]. 中国组织工程研究, 2005, 9（46）: 16–17.

[29] 李慧英, 王义生. 旋转屈伸及六指六穴点压治疗膝关节退行性关节疾病的多中心评价 [J]. 中国组织工程研究, 2012, 16（7）: 1319–1322.

[30] 屈玉疆, 玄志金. 推拿股四头肌为主治疗膝骨性关节炎近期疗效的临床研究 [J]. 针灸推拿医学: 英文版, 2016, 14（3）: 216–219.

[31] CHOI T Y, LEE M S, KIM J I, et al. Moxibustion for the treament of osteoarthritis: An updated systematic review and metanalysis [J]. Maturitas, 2017, 100: 33–48.

[32] SONG G M, TIAN X, JIN Y H, et al. Moxibustion is an alternative in treating knee osteoarthritis: the evidence from systematic rview and meta-analysis [J]. Medicine（Baltimore）, 2016, 95（6）: e2790.

[33] MANYANGA T, FROESE M, ZARYCHANSK RI, et al. Pain management with acupuncture in osteoarthritis: a systematic rview and meta-analysis [J]. BMC

Complement Altern Med, 2014, 14：312.

［34］CORBETT M S, RICE S J, MADURASINGHE V, et al. Acupunture and other physical treatments for the relief of pain due to osteoarthritis of the knee：network meta-analysis [J]. Osteoarthrtis Cartilage, 2013, 21（9）：1290-1298.

［35］焦金保，刘爱红. 经皮穴位电刺激联合关节腔内注射透明质酸钠治疗膝骨性关节炎的临床效果观察 [J]. 河南医学研究, 2018, 27（18）：79-81.

［36］杨婕. 经皮穴位电刺激与温针灸治疗膝骨性关节炎的比较研究 [J]. 内蒙古中医药, 2016, 35（2）：134-135.

［37］刘书鹏，刘华. 小针刀治疗膝关节骨性关节炎 85 例疗效观察 [J]. 山西中医, 2006, 22（1）：38.

［38］郎伯旭，冯春燕，方震宇. 针刀配合功能锻炼治疗膝关节骨性关节炎 [J]. 针灸临床杂志, 2006, 22（4）：41-42.

［39］陈梅，施晓阳，顾一煌，等. 针刀治疗膝关节骨性关节炎 60 例 [J]. 南京中医药大学学报, 2011, 27（4）：384-386.

［40］张翠芬，王泽华，曾淑琴，等. 三黄散外敷配合中药薰药治疗膝关节骨性关节炎 60 例 [J]. 中国中医药咨讯, 2011, 3（7）：304.

［41］朱立国，银河，魏戌，等. 宣痹洗剂治疗膝骨关节炎的疗效观察 [J]. 中国中医骨伤科杂志, 2016, 24（3）：9-13.

［42］DAI L, WU H, ZHAO H, et al. Effects of Osteoking on osteporotic rabbits [J]. Mol Med Rep, 2015, 12（1）：1066-1074.

［43］李军锋，王晓峰，卫志刚. 盘龙七片治疗膝骨关节炎的临床观察 [J]. 中国中医骨伤科杂志, 2015, 23（8）：65-67.

［44］古金华，吴娅琳，陈文礼，等. 黑骨藤追风活络胶囊治疗风寒湿痹型类风湿关节炎的临床疗效及机制 [J]. 中国实验方剂学杂志, 2018, 24（3）：180-184.

［45］李玉洁，张为佳，Mayuree，等. "苦寒" 方药性效解 [J]. 中医杂志, 2014, 55（19）：1630-1634.

［46］JEVSEVAR D S, BROWN G A, JONES D L, et al. The Amercan Academy of Orthopaedic Surgeons evidence-based guideline on：treatment of osteoarthritis of the knee [J]. J Bone Joint Surg Am, 2013, 95（20）: 1885–1886.

［47］MASON L, MOORE R A, EDWARDS J E, et al. Topical NSAIDs for chronic musculoskeletal pain: systematic review and metanalysis [J]. BMC Musculoskelet Disord, 2004, 5: 28.

［48］中华医学会骨科学会关节外科学组. 骨关节炎诊疗指南（2018 年版）[J]. 中华骨科杂志, 2018, 38（12）: 705–715.

［49］HOCHBERG M C, ALTMAN R D, APRIL K T, et al. American College of Rheumatology 2012 recommendations for the use of nonpharmacologic and pharmacologic therapies in osteoarthritis of the hand, hip, and knee [J]. Arthritis Care Res（Hoboken）, 2012, 64（4）: 465–474.

［50］中华医学会风湿病学分会. 骨关节炎诊断及治疗指南 [J]. 中华风湿病学杂志, 2010, 14（6）: 416–419.

［51］WADDELL D D, JOSEPH B. Delayed total knee replacement with hylan G–F 20 [J]. J Knee Surg, 2014, 29（2）: 159–168.

［52］WEBER K L, JEVSEVAR D S, MCGRORY B J. AAOS Clinical Practice Guideline: Surgical Management of Osteoarthritis of the Knee: Evidence–based Guideline [J]. J Am Acad Orthop Surg, 2016, 24（8）: e94–e96.

Clinical Practice Guidelines in Traditional Chinese Medicine Rehabilitation—Knee Osteoarthritis

Working Group on Setting up Standardization Guidelines of Knee Osteoarthritis in Traditional Chinese Medicine Rehabilitation

WANG Shangquan, ZHU Liguo, ZHAN Jiawen*, CHEN Ming, ZHAO Guodong, YAN An, CHANG Deyou, LI Linghui

Wangjing Hospital of China Academy of Traditional Chinese Medical Science, Beijing 100102, China* Correspondence: ZHAN Jiawen, E-mail: zhanjiawen12@126.com

[ABSTRACT] Knee osteoarthritis (KOA) seriously affects the activity ability and quality of life of patients. Referring to the KOA guidelines both at home and abroad, and combining the evidence-based medicine, disease and patient status, clinical characteristics, as well as the characteristics of Chinese and Western medicine rehabilitation specialty, this study proposes KOA rehabilitation clinical practice guidelines suitable for the development of traditional Chinese medicine. The guidelines embody the characteristics and advatages of syndrome differentiation and treatment. The contents are mainly based on the principles of evidence-based medicine and the classification criteria of Chinese and Western medicine literature, combined with expert consensus, expert demonstration, peer consutation and clinical evaluation, and compiled according to the rules of clinical diagnosis and treatment guidelines. The guidelines stadardize the process of rehabilitation diagnosis and treatment of KOA. The rehabilitation assessment is divided into three parts：general evaluation, local evaluation of knee joint and commonly used evaluation scale of kncc joint. The treatment is divided into fire parts：bsic treatment, traditional Chinese medicine and physiotherapy, non-steroidal anti-inflammatory drugs treatment, intra-articular injection therapy and surgical treatment. The indications and inferences of various treatment methods are elaborated. Recommendation level is designed to provide rehabilitation guidance and reference for clinicians in rehabilitation department, orthopaedics and traumatology dpartment of traditional Chinese medicine, orthopaedics of integrated traditional Chinese and Western medicine, traditional Chinese medicine, acupuncture and moxibustion department, massage department, rheumatism and Immunology department. The guidelines have an advantage of good clinical applicability, safety and validity.

[KEY WORDS] knee osteoarthritis; traditional Chinese medicine; rehabilitation; clinical practice; guidelines

第二十五节　骨关节炎病证结合诊疗指南
（2021年版）

中华中医药学会风湿病分会

发表于《中华中医药杂志》(原中国医药学报) 2021 年 2 月第 36 卷第 2 期

【摘要】《骨关节炎病证结合诊疗指南》是在中华中医药学会的支持下，由风湿病分会牵头中西医界风湿病学及循证医学方面专家制定的诊疗指南及标准。该指南以中医病证结合为基础，参照了国际指南的制定方法和步骤，基于目前循证医学的证据，总结了名老中医的学术经验，经过中华中医药学会风湿病分会专家广泛论证而成。该指南从流行病学、诊断标准、辨证论证，以及如何使用中成药等方面进行了阐述，能较好的为临床医师提供诊疗方面的策略和建议，有利于中医风湿病学术水平的发展和进步。

【关键词】骨关节炎；指南；中医

Guidelines for treatment of osteoarthritis basing on the integration of diagnosis and syndrome differentiation

Rheumatology Branch of the Chinese Association of Chinese Medicine

[Abstract] The Guidelines for Treatment of Osteoarthritis Based on the Integration of Diagnosis and Syndrome Differentiation was made by experts in the field of rheumatology from both traditional Chinese and Western Medicine, as well as evidence-based medicine to provide guidelines and criteria for diagnosis and treatment of osteoarthritis, taken the lead by the Rheumatology Branch with support from China Association of Chinese Medicine (CACM). The guideline has been made based on the integration of disease and syndrome of TCM, reference of implementation and steps of international guidelines, the available evidence from evidence-based medicine, summarization of the academic experience from famous TCM practitioner and thorough demonstration by experts from the Rheumatology Branch of the Chinese Association of Chinese Medicine. This guide discussed epidemiology, diagnostic criteria, syndrome differentiation and instruction on how to use proprietary Chinese medicines. It can provide strategies and recommendations for clinicians making diagnosis and treatment of osteoarthritis, which can further the progress of TCM rheumatism study.

[Key words] Osteoarthritis; Guidelines; Chinese medicine

《骨关节炎病证结合诊疗指南》（以下简称《指南》）参照国际最新的临床实践指南制定方法，基于循证医学证据，在符合中医药理论、辨证论治原则基础上，通过对近20年中医治疗骨关节炎文献的检索、梳理，结合现代研究成果，并经过中华中医药学会风湿病分会专家的广泛论证而形成。本《指南》规定了骨关节炎的流行病学、诊断要点、辨证论治、中成药选择、外治疗法、预防调摄、治疗推荐等，适用于骨关节炎病证结合诊断和治疗，旨在规范骨关节炎的中医临床诊断、治疗，为临床医师提供中医标准化处理策略与方法，全面提高中医风湿病临床疗效和科研水平，促进与国际学术发展接轨。

一、证据的来源、质量评价和推荐原则

1. 检索策略　文献检索由北京中医药大学循证医学中心完成，包括手工检索和电子检索。手工检索：古籍文献（《黄帝内经》《伤寒杂病论》《备急千金要方》《和剂局方》等），重要的过期期刊，以及发布的标准化文件和出版物。电子检索：中文数据库包括中国期刊全文数据库（CNKI）、中文科技期刊数据库（维普网）、万方医学数据库、中国生物医学文献数据库（SinoMed）；外文数据库包括 MEDLINE、美国国立指南库（NGC）用于相关指南的检索，Cochrane Library 用于系统综述、Meta 分析等文献的检索。中文检索词包括骨关节炎、骨性关节炎、膝骨关节炎、手骨关节炎、骨关节病、痹证、骨痹、中医、中药、中西医结合等。英文检索词包括 Medicine，Chinese traditional drugs，Chinese herbal，acupuncture therapy，plants，medicinal，Chinesemedicine，acupuncture，Chinese herbal，Chinese medicinal，arthritis，osteoarthritis，OA，knee osteoarthritis 等。检

索时间为 1996 年 1 月至 2018 年 12 月。

2. 文献纳入标准　①明确诊断为骨关节炎，诊断标准参照 1995 年美国风湿病学会分类标准[1-2]；②干预措施为中医药疗法；③对照措施为非甾体抗炎药、盐酸（硫酸）氨基葡萄糖胶囊、玻璃酸钠注射液；④既往颁布的骨关节炎指南、诊疗规范、临床路径等；⑤骨关节炎治疗的系统综述、Meta 分析；⑥研究设计类型不做限定。

3. 文献排除标准　干预措施和对照措施均为中医药疗法。

4. 证据评价和分级标准　为保证评价结果的客观、公正，采取"分别评价、一致通过、存疑讨论"的办法进行文献质量的评估。证据分类原则主要参照《传统医学证据体的构成及证据分级的建议》[3]。基于证据，召开 4 轮专家会议，依照德尔菲法形成专家共识，共识制定的专家包括中华中医药学会风湿病分会中学术水平高、影响大的常委及以上的专家，西医风湿免疫专家以及临床流行病学专家等协助进行相关工作，最终成为推荐意见。

5. 推荐原则　本《指南》采用国际推荐分级的评估、制定与评价系统[4]（The Grading of Recommendations Assessment，Development and Evaluation，GRADE）推荐等级的评价、制定与评估，证据质量评价结果分为 A、B、C、D 级。

二、《指南》制定的方法和过程

通过问卷调查、访谈、会议等形式提出中医药可以单独应用或与目前治疗方案联合应用发挥治疗优势等问题，整理形成第一轮临床问题，本《指南》通过第一轮调查问卷得出 16 个临床问题，通过进一步整理合并，形成 11 个临床问题，由工作在临床一线的风湿病专家对临床问题按重要程度进行打分，并对相关临床问题进行专家讨论，达成共识，最终确定 11 个临床问题作为制定本《指南》主要研究的内容。

根据文献证据，制作指南推荐意见调查表，采用面对面专家打分法，逐条确定推荐意见及强度，凡是某项治疗措施推荐人数超过总人数的 80%，则为强推荐；60% ＜推荐人数≤ 80%，则为弱推荐。

最终进行了 68 人次的调研，通过 4 轮德尔菲法共识问卷调研结合面对面共识会议法达成指南的共识内容。《骨关节炎病证结合诊疗指南（草案）》经工作组讨论、修改，形成《骨关节炎病证结合诊疗指南征求意见稿》后，向本指南顾问委员会征询意见，并组织了4次专家论证会，广泛征求临床一线医师、方法学专家、患者、医疗管理人员、护理人员的意见，并进行了面对面访谈。于2019年8月在中华中医药学会网站开展了为期2周的公开征求意见。征求意见稿修订后，中华中医药学会组织专家审查，进一步完善为《骨关节炎病证结合诊疗指南报批稿》，报送中华中医药学会审批、发布。《指南》拟2~3年更新1次，更新的内容取决于《指南》发布后，新的研究证据的出现及证据变化对《指南》推荐意见的影响。

三、《指南》具体内容

1. 诊断标准

参照1995年美国风湿病学会分类标准[1-2]。

2. 辨证论治

以下各证型具备主症2项，或主症1项+次症2项，结合舌、脉即可诊断。

2.1 肝肾亏虚证　主症：①关节酸痛；②腰膝酸软、痿软无力。次症：①眩晕，耳鸣；②精神疲惫；③手足心热，潮热盗汗。舌脉：舌质红，苔薄白，脉沉细。治法：补益肝肾，通络止痛。方剂：独活寄生汤[5]（《备急千金要方》）（强推荐；证据级别：B），左归丸、右归丸（《景岳全书》）（强推荐；专家共识）。

2.2 寒湿痹阻证　主症：①关节冷痛或伴肿胀；②痛处固定，遇寒加重。次症：①肢冷重着；②畏寒喜暖；③便溏或小便清。舌脉：舌质淡，苔白腻，脉弦紧或沉缓。治法：散寒除湿，温经通络。方剂：乌头汤（《金匮要略》）（强推荐；专家共识），当归四逆汤（《伤寒论》）（强推荐；专家共识）。

2.3 湿热痹阻证　主症：①关节热痛或伴肿胀；②关节发热，局部皮色发红。次症：①关节重着；②小便黄，大便黏滞。舌脉：舌红苔黄腻，脉滑。治法：清热除湿，宣痹通络。方剂：四妙散[6]（《成方便读》）（强推荐；证据级别：B），当归拈痛汤（《医学启源》）（强推荐；专家共识）。

2.4 痰瘀痹阻证　主症：①关节僵硬、刺痛，或夜间痛甚；②关节肿大变形。次症：①肢体沉重，屈伸不利；②肢体麻木。舌脉：舌质紫暗或有瘀斑，苔薄或薄腻，脉沉涩或沉滑。治法：化痰祛瘀，蠲痹通络。方剂：小活络丹（《和剂局方》）（强推荐；专家共识），身痛逐瘀汤（《医林改错》）（强推荐；专家共识）。

3. 中成药选择

3.1 内服中成药 ①尪痹片主要具有补肝肾、强筋骨、祛风湿、通经络的功效。研究表明，该药可以改善关节疼痛、晨僵、肿胀及关节功能[7]。因本药含有乌头碱，心血管疾病患者需慎用，不宜超量服用，阴虚火旺或湿热痹阻者不宜选用（强推荐；证据级别：B）。②仙灵骨葆胶囊具有滋补肝肾、活血通络、强筋壮骨的功效。研究发现，仙灵骨葆胶囊（1.5 g，口服，每日2次）治疗膝及手骨关节炎在疼痛改善的患者比例及西安大略与麦克马斯特大学骨关节炎评分（Western Ontario and McMaster University Osteoarthritis index，WOMAC）功能改变较空白对照组优[8]（强推荐；证据级别：B）。③骨龙胶囊具有滋补肝肾、活血化瘀的功效。研究表明，骨龙胶囊与硫酸氨基葡萄糖胶囊相比，疼痛VAS评分及WOMAC评分降幅均优于对照组，且治疗4周后，改善30%以上的比例（49.06%）高于对照组（29.63%）。试验组在改善腰膝酸软、关节活动不利、关节压痛方面优于对照组[9]（强推荐；证据级别：B）。④痹祺胶囊具有益气养血、祛风除湿、活血止痛的功效，用于气血不足证。研究表明，痹祺胶囊治疗膝骨关节炎，与双氯芬酸钠比较有效率更高[10]。本药含有马钱子，不能超量使用，若出现恶心、头晕、口干症状应停止用药（强推荐；证据级别：B）。⑤瘀血痹胶囊具有活血化瘀、通络止痛的功效。研究表明，瘀血痹胶囊治疗膝骨关节炎在改善关节疼痛及关节功能方面有效[11]（强推荐；证据级别：C）。⑥风湿骨痛胶囊是主要用于寒湿痹阻证，具有温经散寒、通络止痛的功效。研究表明，风湿骨痛胶囊联合康复锻炼治疗早期骨关节炎在疼痛、肌力及WOMAC评分有效[12]。因本药含有乌头碱及麻黄碱，心血管疾病及运动员需慎用，不宜超量服用，阴虚火旺或湿热痹阻者不宜选用（弱推荐；证据级别：C）。

3.2 外用中成药 ①祖师麻膏药是一种传统黑膏药，主要成分为祖师麻，具有祛风除湿、活血止痛的功效。研究表明，祖师麻膏药在治疗膝骨关节炎方面与吲哚美辛巴布膏对照比较，起效较快，对于疼痛的改善等效；祖师麻膏药24 h组在改善WOMAC评分方面疼痛维度"平地走路"条目、功能维度"上楼""繁重家务劳动"条目评分优于对照组；且进行前后关节超声对比发现，12 h试验组与入组时比较，在改善滑膜增生分级项有统计学差异[13]。孕妇及开放性损伤者禁用（强推荐；证据级别：A）。②奇正消痛贴是藏族验方，具有强筋骨、散瘀痛、祛风湿、除痿痹的作用。研究发现，奇正消痛贴与双氯芬酸钠乳膏组比较，在改善关节疼痛及关节功能方面优于对照组[14]。孕妇及开放性损伤者禁用（强推荐；证据级别：B）。③复方南星止痛膏具有散寒除湿、活血化瘀的功效。临床研究，复方南星止痛膏在改善膝骨关节炎疼痛、起效时间及中医证候疗效方面具有较好的疗效[15]。皮肤病患者及孕妇禁用（强推荐；证据级别：C）。

4.外治疗法

4.1 药物疗法

4.1.1 寒痛治疗：Meta 分析共纳入了 15 项随机对照试验（randomized controlled trial，RCT）研究，以活血化瘀、通络止痛为法外用中草药治疗，在短期内（小于 8 周）与口服非甾体止痛药物、氨基葡萄糖和关节腔注射透明质酸钠等常规治疗相比，中药熏蒸疗法更安全有效[16]（强推荐；证据级别：B）。中药泡洗或熏蒸的疗效受温度影响较大，关于治疗温度的推荐意见：44℃熏洗组治疗后活动功能评分优于其他两组（38℃熏洗组、41℃熏洗组），41℃熏洗组缓解疼痛最佳[17]（强推荐；证据级别：C）。穴位贴敷可明显改善老年膝骨关节炎患者关节功能及生活质量[18]（强推荐；证据级别：C）。其中天灸尤适宜治疗阳虚寒凝型骨关节炎，可降低炎症因子的含量，有效改善患者临床症状积分，促进关节功能恢复[19]（强推荐；证据级别：C）。Meta 分析共纳入 8 项研究，共 539 例患者，发现蜡疗治疗骨关节炎能有效缓解疼痛[20]（强推荐；证据级别：B）。

4.1.2 热痛治疗：中药泡洗、熏治及离子导入。具体选用药物如下：芒硝、生大黄、牡丹皮、透骨草、海桐皮、威灵仙、细辛（强推荐；专家共识）。外敷剂：3 种不同介质（鸡蛋清、蜂蜜、冷水）配合新癀片外敷治疗膝骨关节炎，鸡蛋清新癀片组改善关节肿痛效果优于其他两组，改善膝关节活动度和行走距离，且不良反应少[21]（强推荐；证据级别：C）。

4.2 非药物疗法

针灸治疗可短期改善骨关节炎疼痛症状（强推荐；证据级别：B）。Meta 分析共纳入 14 项研究，1 656 例受试者，发现针灸与假针灸治疗相比，可以减轻骨关节炎疼痛程度，减少骨关节炎导致的功能障碍[22]（强推荐；证据级别：A）。与红外线治疗相比，艾灸治疗膝骨关节炎可获得更好的关节功能，能有效缓解患者的疼痛，改善关节稳定性，提高疗效[23]（弱推荐；证据级别：B）。针刀微创治疗能改善骨关节炎临床症状及体征，可松解粘连，解筋结，恢复关节功能，并且能较好的缓解膝骨关节炎整体疼痛[24]（强推荐；证据级别：C）。正确的推拿方法可减轻骨关节炎症状，改善关节功能，适用于骨关节炎伴屈伸功能障碍患者。研究发现，对于常规护理，推拿可以显著改善 WOMAC 评分，而且呈量效关系，即随着总推拿时间的增加，效果增加，但在480 min 时具有平台期[25]（强推荐；证据级别：C）。

5. 预防调摄

5.1 健康教育管理

通过宣教帮助患者正确认识骨关节炎，医患合作建立长期的监测以及评估机制，制定相应的治疗目标。建议患者改变不良生活和工作习惯，避免长时间跑、跳、蹲，同时减少或避免爬楼梯、爬山等[26-29]。认识合理锻炼、保持健康体重及其他减轻受损关节负荷的方法的重要性。肥胖是骨关节炎发展和进展的重要危险因素，减轻体重可改善关节的功能和减轻关节疼痛[30-34]。

5.2 运动管理

症状性骨关节炎的患者进行适当的锻炼，能够缓解疼痛并改善关节功能，提高生活质量。坚持规律的有氧、增加肌力、改善关节活动度的运动方式是首选。可以考虑非负重锻炼，如游泳、骑行等[35-36]。太极拳[37-40]可改善骨关节炎患者疼痛、晨僵及功能障碍。八段锦及瑜伽可提高患者的关节屈伸力量、本体感觉和平衡能力，增加关节活动度，有效预防交叉韧带等关节损伤。

5.3 起居管理

寒冷加重病情，骨关节炎患者应注意保暖。症状性骨关节炎患者，建议采用适当的防护措施，包括更换合适、稳定的鞋子和护膝等保护性器具。必要时建议其用健侧拄拐，或者选择合适的行为辅助器械，如手杖、拐杖、助行器、关节支具等辅助行走，提高关节稳定性，减少跌倒的风险[41-42]。

5.4 情绪管理

保持精神愉快是预防骨关节炎的一个方面。加强与患者积极有效的沟通，可以通过组织患者交流会、疾病宣教会等活动，鼓励患者间的相互交流，节制不良情绪，树立战胜疾病的信心。

5.5 饮食管理

对于超重的患者及伴有其他代谢性疾病的患者，协助其建立健康合理的食谱，并可以适当结合中医药膳理论协助进行骨关节炎的疾病调理。对于使用非甾体类药物控制病情的患者，建议其避免进食有刺激性、生硬的食物。

5.6 随访管理

建立患者的健康档案，记录患者体重指数、疼痛评分、疾病活动度评分等数据，并制定每 1~3 个月的随访时间点。通过电话、短信、邮件等方式督促患者完成医生指定的健康管理及治疗计划。完整记录患者每次的病情变化、用药情况等。

四、治疗推荐

①骨关节炎中医病名为骨痹。合理预防、早期诊断、规范治疗、自我管理是控制病情关键。②应与患者充分沟通，提高对疾病的认识，解除心理负担，告诫患者良好的自我管理是控制疾病的前提和条件，包括起居、情绪及饮食管理等。③治疗应以缓解疼痛、改善关节功能、提高生活质量为目标。④应根据患者不同体质、不同证候、病情轻重、病变部位，制定合理治疗方案和康复训练方案。⑤治疗以补益肝肾、强筋壮骨为基本治法，根据证候不同兼顾祛风、散寒、清热、祛湿、化痰、活血、通络等。⑥治疗方案中的方药是依据有效古方、具有循证医学研究证据的方药及专家共识，在此基础上可根据症状体征进行加减，中医用药具有地域特点，在药物剂量上没有特别界定，可参考《中华人民共和国药典》。⑦外治是改善疼痛、减轻症状的有效给药途径，其中中药外敷、中药泡洗、针灸、针刀、穴位贴敷及推拿按摩等外治疗法各有特色、优势，简便实用，不良反应较少，临床应根据疾病分期辨证选用。⑧运动管理：对不同患者制定个体化运动疗法，在医生指导下进行非负重状态下活动，可选择保健操、太极拳、八段锦等锻炼方式，增强肌肉力量，加强关节稳定性，亦可进行有氧运动，如游泳、骑车、步行等。⑨起居管理：加强患者健康教育，改变不良生活方式，控制体重，减少关节负重；注意保暖，避免长久站立、跪位、蹲位、上下阶梯等。⑩治疗全程应对患者进行疗效评估，可选用 WOMAC 评分、疼痛 VAS 评分等指标进行疗效评定，根据疗效判定结果进行治疗方案调整，疗效评估建议每 1~3 个月评估 1 次。治疗过程中，应监测用药的安全性，建议每 1~3 个月复查血、尿常规，肝肾功能，

心电图等指标。对于伴随高脂血症、糖尿病、心脑血管等疾病的骨关节炎患者，控制相关疾病有利于骨关节炎病情的缓解。

附：指南制定小组成员名单（即德尔菲法咨询专家小组）

指南负责起草单位：中华中医药学会风湿病分会。

指南起草单位（排名不分先后）：中国中医科学院广安门医院、安徽省中医药大学第一附属医院、北京协和医院、上海市中医医院、广东省中医院、天津中医药大学第一附属医院、上海光华中西医结合医院、南京中医药大学第一临床医学院、辽宁中医药大学附属医院、陆军军医大学西南医院、云南省中医医院、山东中医药大学附属医院、浙江中医药大学、山西省中医院、深圳市中医院、厦门市中医院、福建中医药大学附属第二人民医院、中国中医科学院望京医院、北京中医药大学东方医院、中日友好医院、甘肃省中医院、中国人民解放军白求恩国际和平医院、河南省中医院、河南风湿病医院、黑龙江中医药大学第一附属医院、首都医科大学附属北京中医医院、首都医科大学附属北京儿童医院、南通良春中医医院、四川省骨科医院、西安市第五医院、长春恒康中医医院、洪湖市中医医院、江西中医药大学附属医院、宁夏秦杨中医医院、湖南中医药大学第一附属医院、贵州中医学院第二附属医院、广西中医药大学附属瑞康医院、北京中医药大学循证医学中心、河北以岭医院、青海省中医院、新疆医科大学附属中医医院、北京同仁堂中医医院。

指南指导委员会委员：路志正、娄多峰、王承德、孙树椿、沈丕安、陈湘君、张炳厚、张鸣鹤、周乃玉、胡荫奇、房定亚、冯兴华、范永升、阎小萍、张国恩、刘建平、陈薇。

指南主要起草人：姜泉、刘健、刘维、董振华、娄玉铃、汪悦、高明利、王伟刚、殷海波、陈进春、彭江云、苏晓、朱婉华、方勇飞、黄清春、郑福增、刘英、张剑勇、张华东、何东仪、王海东、王北、王义军、温成平、唐晓颇、朱跃兰、李泽光、李振彬、陶庆文、王海隆。

指南起草负责人：姜泉。

参与指南专家（按姓氏笔划排序）：于静、幺远、马武开、王北、王义军、王伟钢、王海东、王海隆、王莘智、方勇飞、付新利、朱婉华、朱跃兰、刘英、刘健、刘维、刘品莉、齐岩、张华东、张剑勇、张俊莉、张海波、李泽光、李振彬、李琴、汪悦、何东仪、纪伟、苏晓、陈进春、吴宽裕、杨仓良、杨卫彬、范永升、郑福增、庞学丰、赵钟文、郭刚、黄清春、周祖山、姜泉、娄玉钤、殷海波、高明利、唐晓颇、陶庆文、董振华、梁翼、彭江云、温成平、喻建平、照日格图。

指南执笔人：姜泉、罗成贵、巩勋、王海隆。

参考文献

［1］Hochberg M C, Altman R D, Brandt K D, et al. Guidelines for the medical management of osteoarthritis. Part Ⅱ .Osteoarthritis of the knee. American College of Rheumatology[J]. Arthritis Rheum, 1995,38（11）:1541-1546.

［2］Marc C Hochberg, Roy D Altman, Kenneth D Brandt, et al. Guidelines for the medical management of osteoarthritis. Part I. Osteoarthritis of the Hip. American College of Rheumatology[J]. Arthritis Rheum, 1995,38（11）:1535-1540.

［3］刘建平 . 传统医学证据体的构成及证据分级的建议 [J]. 中国中西结合杂志，2007，27（12）:1061-1065.

［4］Guyatt G H, Oxman A D, Vist G E, et al. GRADE:An emerging consensus on rating quality of evidence and strength of recommendations[J]. BMJ, 2008,336（7650）:924-926.

［5］夏璇 , 黄清春 , 何羿婷 . 独活寄生汤治疗膝骨关节炎临床疗效 Meta 分析 [J]. 新中医 ,2018,50（5）:208-211.

［6］陈名 , 王晖 , 黄遂柱 . 加味四妙散治疗膝关节骨性关节炎湿热阻络证临床观察 [J]. 中医药临床杂志 ,2017,29（3）:400-401.

［7］康信忠 , 吴启富 , 接红宇 , 等 . 尪痹片治疗膝骨关节炎的临床研究 [J]. 中国中西结合杂志 ,2011,31（9）:1205-1208.

［8］Fei Wang, Lei Shi, Yaonan Zhang, et al. A traditional herbal formula Xianlinggubao for pain control and function improvement in patients with knee and hand osteoarthritis:

A multicenter, randomized, open-label, controlled trial[J]. Evidence- Based Complementary and Alternative Medicine, 2018, DOI:10.1155/2018/1827528.

［9］唐晓颇,姜泉,刘品莉,等.骨龙胶囊治疗膝骨关节炎多中心随机对照临床研究[J].中国新药杂志,2018,27（16）:1865-1870.

［10］刘维,薛斌.痹祺胶囊治疗膝骨关节炎临床观察[J].辽宁中医杂志,2011,38（7）:1254-1255.

［11］秦克枫,张进川.瘀血痹胶囊治疗瘀血痹阻型风湿病的临床观察[J].中医正骨,2002,14（7）:10-12.

［12］贾晔.风湿骨痛胶囊结合康复锻炼治疗早期骨关节炎的临床疗效[J].生物技术世界,2015（6）:127-128.

［13］焦娟,黄慈波,姜泉,等.祖师麻膏药治疗膝骨关节炎:多中心随机对照临床试验[J].中华临床免疫和变态反应杂志,2018,12（3）:283-288.

［14］郭佩全,徐玉生,马玉斐.奇正消痛贴治疗骨关节炎的疗效观察[J].中国医药导报,2011,8（12）:80-81.

［15］陈永强,吴军豪,姚宏明,等.复方南星止痛膏治疗寒湿瘀阻型骨关节炎249例临床研究[J].上海中医药杂志,2010,44（12）:59-61.

［16］Bo Chen, Hong Sheng Zhan, Mei Chung, et al. Chinese herbal bath therapy for treatment of knee osteoarthritis:Meta-analysis of randomized controlled trials[J]. Evidence-Based Complementary and Alternative Medicine, 2015,DOI:10.1155/2015/949172.

［17］唐刚健,勒荷,勒嘉昌,等.不同温度熏洗药对膝关节疼痛和功能的影响[J].中医杂志,2012,53（17）:1472-1474.

［18］李小宏,余和平,陈大为,等.穴位敷贴联合自我管理治疗膝骨关节炎疗效观察[J].陕西中医,2017,38（1）:70-71.

［19］洪昆达,李俐,阙庆辉,等.天灸治疗阳虚寒凝型膝骨性关节炎的临床研究[J].中华中医药杂志,2012,27（8）:2227-2230.

［20］吴强,涂履超,巩文花,等.蜡疗对骨关节炎疗效的Meta分析[J].中医临床研究,2018,10（13）:9-12.

［21］张凯. 三种介质和新癀片外用治疗膝关节滑膜炎临床观察 [J]. 亚太传统医药杂志,2016,12（11）:90–91.

［22］Qi–ling Yuan, Peng Wang, Liang Liu, et al. Acupuncture for musculoskeletal pain:A meta–analysis and meta–regression of sham–controllde randomized clinical trials[J]. Scientific Reports, 2016,6:30675.

［23］苏佳灿,曹烈虎,李卓乐,等. 艾灸治疗膝关节骨性关节炎临床疗效的病例对照试验 [J]. 中国骨伤杂志,2009,22（12）:914–916.

［24］李向军,王海东."辨位定点"针刀松解术治疗膝骨性关节炎临床疗效观察[J]. 西部中医药,2015,28（6）:181–183.

［25］Adam I Perlman, Ather Ali, Valentine Yanchou Njke, et al. Massage therapy for osteoarthritis of the knee:A randomized dose–finding trial[J]. Plos One, 2012,7（2）:e30248.

［26］Nelson A E, Allen K D, Golightly Y M, et al. A systematic review of recommendations and guidelines for the management of osteoarthritis:The chronic osteoarthritis management initiative of the U. S. bone and joint initiative[J]. Semin Arthritis Rheum, 2014,43（6）: 701–712.

［27］Thorstensson C A, Garellick G, Rystedt H, et al. Better management of patientswith osteoarthritis:Development and nationwide implementation of an evidence–based supported osteoarthritis self– management programme[J]. Musculoskeletal Care, 2015,13（2）:67–75.

［28］Brand E, Nyland J, Henzman C, et al. Arthritis self–efficacy scale scores in knee osteoarthritis:A systematic review meta–analysis comparing arthritis self–management education with or without exercise[J]. Musculoskeletal Care, 2015,13（2）:67–75.

［29］Fernandes L, Hagen K B, Bijlsma J W, et al. EULAR recommendations for the non–pharmacological core management of hip and knee osteoarthritis[J]. Ann Rheum Dis, 2013,72（7）:1125–1135.

[30] Christensen R, Bartels E M, Astrup A, et al. Effect of weight reduction in obese patients diagnosed with knee osteoarthritis:A systematic review and meta-analysis[J]. Ann Rheum Dis, 2007,66（4）:433-439.

[31] Kershaw E E, Flier J S. Adipose tissue as an endocrine organ[J]. J Clin Endocr Metab, 2004,89:2548.

[32] Gabay O, Berenbaum F. Adipokines in Arthritis:New kids on the block[J]. Curr Rheumatol Rev, 2009,5:226.

[33] 唐剑邦, 吴宇峰, 高大伟, 等. 透明质酸钠注射结合补肾祛痰方治疗肥胖患者膝骨关节炎的临床研究[J]. 广州中医药大学学报, 2016,33（4）:465-468.

[34] 孙芙蓉, 王丽. 肥胖与骨关节炎关系的探讨[J]. 中外医学研究, 2013,11（22）:147-148.

[35] Mattos Fde, Leite N, Pitta A, et al. Effects of aquatic exercise on muscle strength and functional performance of individuals with osteoarthritis:A systematic review[J]. Rev Bras Reumatol Engl Ed, 2016,56（6）:530-542.

[36] Waller B, Ogonowska-Slodownik A, Vitor M, et al. Effect of therapeutic aquatic exercise on symptoms and function associated with lower limb osteoarthritis:Systematic review with meta-analysis[J]. Phys Ther, 2014,94（10）:1383-1395.

[37] Lauche R, Langhorst J, Dobos G, et al. A systematic review and meta- analysis of Tai Chi for osteoarthritis of the knee[J]. Complement Ther Med, 2013,21（4）:396-406.

[38] Pao-Feng Tsai, Jason Y Chang, Cornelia Beck, et al. A supplemental report to a randomized cluster trial of a 20-week Sun-style Tai Chi for osteoarthritic knee pain in elders with cognitive impairment[J]. Complementary Therapies in Medicine, 2015,23（4）: 570-576.

[39] Wang C, Schmid C H, Iversen M D, et al. Comparative effectiveness of Tai Chi versus physical therapy for knee osteoarthritis: A randomized trial[J]. Ann Intern Med, 2016,165:77-86.

[40] 谢榆, 魏刚, 郭云柯, 等. 太极治疗膝骨关节炎系统评价及 Meta 分析[J]. 中国

康复医学杂志,2015,30（5）:483-389.

[41]中华医学会骨科学分会.骨关节炎诊治指南（2007年版）[J].中华骨科杂志,2007,27（10）:793-796.

[42]周谋望,岳寿伟,何成奇,等.骨关节炎的康复治疗专家共识[J].中华物理医学与康复杂志,2012,34（12）:951-953.

第二十六节 骨关节炎临床药物治疗专家共识（2021年版）

中华医学会运动医疗分会、中国医师协会骨科医师分会运动医学学组、中国医师协会骨科医师分会关节镜学组

发表于《中国医学前沿杂志（电子版）》2021年第13卷第7期

一、背景

骨关节炎（osteoarthritis，OA），是由多种因素引起的以关节软骨磨损、皲裂、溃疡、脱失，关节软骨下骨及周围骨反应、滑膜炎性反应、关节周围肌肉萎缩，关节疼痛、关节功能下降的退行性关节病，易发生于中老年人群，发病率高，65岁以上膝痛人群有超过50%为OA患者，75岁以上膝痛人群中的OA患病率80%[1,2]。OA病因尚不完全明确，其发生与年龄、肥胖、炎症、创伤及遗传因素等有关。

OA的病理特点为关节软骨变性破坏、软骨下骨硬化或囊性变、关节边缘骨质增生、滑膜病变、关节囊挛缩、韧带松弛或挛缩、肌肉萎缩无力等[3]。

OA的临床表现为以下几个方面。①关节疼痛：关节疼痛是OA最常见的临床表现，以膝、指间及髋关节最常见[4,5]。初期为轻度或中度间断性隐痛，休息后好转，活动后加重；晚期可出现持续性疼痛或夜间痛。②关节活动受限：常见于膝、髋关节，晨起时关节僵硬及发紧感（俗称晨僵），活动后可缓解，但晨僵持续时间极少超30 min[6]。③关节畸形：由软骨破坏、骨性增生、骨赘形成、滑膜炎所致[7]，以指间

关节 OA 最常见。④骨摩擦音（感）：常见于膝关节 OA[6]，因关节软骨破坏、关节面不平整所致。⑤肌肉萎缩：常见于膝关节 OA，因关节疼痛和活动减少及退化所致。

X 线检查已成为 OA 影像学诊断的重要依据，是首选的影像学检查。在 X 线片上 OA 的三大典型表现为：受累关节非对称性关节间隙变窄，软骨下骨硬化和 / 或囊性变，关节边缘骨赘形成。部分患者关节内可见游离体，甚至下肢力线改变。MRI 和 CT 对于临床诊断早期 OA 有一定价值，目前多用于 OA 的鉴别诊断或临床研究[8]。

OA 的诊断标准需根据患者病史、症状、体征、X 线表现及实验室检查作出临床诊断和鉴别诊断。关于膝关节、髋关节、指间关节 OA 诊断标准可参照 2018 年中华医学会骨科学分会关节外科学组制定的《骨关节炎诊疗指南（2018 年版）》[6]，OA X 线的 Kellgren & Lawrence 分级（K–L 分级）见表 1–36[6]。

表 1–36　骨关节炎 X 线的 Kellgren & Lawrence 分级

分级	描述
0 级	无改变（正常）
Ⅰ级	轻微骨赘
Ⅱ级	明显骨赘，但未累及关节间隙
Ⅲ级	关节间隙中度狭窄
Ⅳ级	关节间隙明显变窄，软骨下骨硬化

OA 需积极干预，治疗目的是缓解疼痛，延缓疾病进展，矫正畸形，改善或恢复关节功能，提高患者生活质量。

OA 的治疗遵循阶梯化、个体化系统治疗原则。①基础治疗：有 / 无症状的 OA 患者均需干预，接受健康教育，改变不良生活和工作方式，采用个体化运动处方方案，增加关节活动度和周围肌肉力量维护锻炼，保护性使用关节，物理治疗等，预防 OA 进行性加重；②症状较轻者适当休息，避免受凉，需对患者进行康复指导和运动处方指导；③症状明显者除康复指导外，还需药物治疗，急性期患者需注意休息；④对有外科手术适应证和重度 OA 患者（非手术治疗无效）可以采用手术治疗，包括关节下清理术、软骨修复术、截骨矫形术、关节融合术、关节重建术等。

OA 患者的健康教育：①自我调控，避免和减少不利因素，如控制好体重、劳逸结合；②避免创伤和不良姿势；③注意保暖，防止受凉受潮，使用护膝、护腰，穿软底鞋；④使用辅助装置，防止关节过度使用，与职业有关者应调换工种；⑤以运动处方指导合理锻炼等。

近3年关于OA的指南和专家共识有很多，包括2018年中华医学会骨科学分会关节外科学组制定的《骨关节炎诊疗指南（2018年版）》，2018年中华医学会骨科学分会关节外科学组联合吴阶平医学基金会骨科学专家委员会制定的《膝骨关节炎阶梯治疗专家共识（2018年版）》，2020年中华医学会骨科学分会关节外科学组制定的《中国骨关节炎疼痛管理临床实践指南（2020年版）》等，均提出了OA金字塔型的阶梯化分级治疗策略，即基础治疗、药物治疗、修复性治疗和重建治疗。其中，基础治疗和药物治疗贯穿OA治疗的全程。但是，不治疗、非甾体抗炎药（nonsteroidal anti-inflammatory drugs，NSAIDs）和糖皮质激素类药物等的不合理用药现象在OA的治疗中并不少见，同时存在过度治疗、药物滥用的现象。基于此，中华医学会运动医疗分会、中国医师协会骨科医师分会运动医学学组、中国医师协会骨科医师分会关节镜学组组织专家编写了《骨关节炎临床药物治疗专家共识》，旨在进一步指导临床安全、有效、经济和规范地使用OA治疗药物，为OA患者整体关节健康提供保障。

二、骨关节炎药物治疗的重要性

药物治疗在OA的整体治疗中占有重要地位，大多数患者都需要短期或长期药物治疗，贯穿于有症状患者的全治疗过程。药物治疗具有简便易行、疗效可靠及依从性好等优点。目前，OA的药物治疗已逐渐从较单一的抗炎、镇痛、缓解症状转向多方位的改善病情治疗。根据患者的病变部位和病变程度不同，采取早期、联合、长程、个体化的治疗策略是目前OA药物治疗的有效方式。医生必须充分了解药物的作用机制、适应证和不良反应，同时，考虑患者的关节症状和合并症，做到合理用药，避免不合理用药造成的不良反应，减少损害。如合并其他疾病，需要配合使用具有不同作用机制的药物，使各种药物相互兼容，协同发挥作用。然而在OA治疗过程中不正确和不合理用药的现象仍然存在，这不仅延误疾病治疗，浪费医药资源，还可能导致药源性疾病，甚至医疗不良事件的发生。迄今为止，并没有专门针对OA合理用药的相关共识。因此，指导OA患者合理用药，是临床亟待解决的问题之一。

三、骨关节炎治疗药物的种类与特性

OA 治疗药物有多种分类方法，为方便临床使用，根据用药方式分为以下 7 类：局部外用药、口服药、肛门栓剂、肌内注射药、静脉注射药、关节腔内注射药及其他（如生物制剂等）。

1. 局部外用药

由于外用药物作用于局部，经皮肤渗透发挥作用，因此具有局部浓度高、系统暴露量少、全身不良反应少等优势，成为药物治疗的优选。根据不同作用机制、剂型、不良反应进行合理选用非常重要。

1.1 适应证　轻度 OA 患者、高龄或合并基础疾病较多的患者或对口服药有胃肠道反应的患者，建议优先选择局部外用药。中、重度 OA 患者可联合口服 NSAIDs。

1.2 禁忌证　当皮肤有伤口、皮疹及局部有感染等不良状况时应禁用，出现过敏反应时及时停药。

1.3 分类

1.3.1 外用 NSAIDs　其作用机制见 3.2.1.1。在所有外用镇痛药中，外用 NSAIDs 的疗效最显著[9]。目前，已上市的药物包括双氯芬酸、洛索洛芬、酮洛芬、布洛芬等，剂型也有所不同，如贴剂、凝胶剂、乳剂 / 膏、溶液剂、喷雾剂等。常见治疗 OA 的外用 NSAIDs 包括双氯芬酸二乙胺乳胶剂、洛索洛芬钠贴剂、布洛芬凝胶、酮洛芬凝胶、氟比洛芬凝胶贴膏等。外用 NSAIDs 的凝胶制剂较易被局部组织吸收，疗效更佳。局部使用洛索洛芬钠贴剂治疗膝关节 OA 的效果不劣于洛索洛芬钠片剂[10]；凝胶制剂等较易被局部组织吸收，疗效更直接，研究显示酮洛芬凝胶较普通剂型疗效明显提升。治疗 OA 的常见外用 NSAIDs 用法和用量见附表 1。

1.3.2 非 NSAIDs 擦剂　主要通过影响神经肽 P 物质的释放和储存而发挥镇痛和止痒作用，用于缓解关节或肌肉疼痛，如外用辣椒碱等。

1.3.3 中药膏剂　将中药方剂制成贴膏、膏药和药膏。其功效以补益肝肾、活血通络、强筋健骨、改善骨代谢、缓解疼痛为主。

1.3.4 外用麻醉剂　常用药物如芬太尼透皮贴剂等。

（1）适应证：治疗中、重度慢性疼痛以及仅能依靠阿片样镇痛药治疗的难以消除的疼痛。

（2）禁忌证：对贴剂中黏附剂敏感的患者。

1.4 用药建议　正确选择和使用局部外用药，涂、擦、贴应时间充足，均匀，间隔和用药量到位。

1.5 不良反应　贴剂应避免张力过高而引起张力性水疱，对于发痒和已发生皮疹反应的患者应及时停用，并清理皮肤，行抗过敏治疗。

2. 口服药

根据药物作用机制和目的分为减轻症状、改善功能类，延缓病情进展类，抗骨质疏松症类，抗焦虑类，中成药等。

2.1 减轻症状、改善功能类

2.1.1 NSAIDs　口服 NSAIDs 是目前控制 OA 相关症状的首选药物。

（1）作用机制：抗炎、解热、镇痛、缓解局部骨赘刺激引起的炎症症状，减轻关节肿胀等。

（2）适应证：用于症状性 OA。口服药物由胃肠道吸收，可以达到较高的血药浓度，同时不良反应也相对较多。

（3）禁忌证：活动性消化道溃疡和近期胃肠道出血者，对阿司匹林或其他 NSAIDs 过敏者，肝功能不全者，肾功能不全者，严重高血压和充血性心力衰竭患者，血细胞减少者，妊娠期和哺乳期女性。

（4）分类：环氧合酶（cyclooxygenase，COX）是 NSAIDs 的主要作用靶点，根据对 COX 的选择性，分为非选择性 COX 抑制剂和选择性 COX-2 抑制剂。目前国内治疗 OA 的常用口服 NSAIDs 包括阿司匹林、布洛芬、洛索洛芬、双氯芬酸、舒林酸、阿西美辛、依托度酸、萘丁美酮、美洛昔康、尼美舒利、艾瑞昔布、塞来昔布、依托考昔等。治疗 OA 的常见口服 NSAIDs 剂量和用法见附表 2。

（5）用药建议：①宜选用对软骨基质蛋白聚糖合成有促进作用的 NSAIDs，如洛索洛芬、艾瑞昔布、塞来昔布、双氯芬酸、美洛昔康、醋氯芬酸等。②在一种 NSAIDs 足量使用 1~2 周无效后再更改为另一种；避免同时服用大于等于 2 种的 NSAIDs。③不要空腹服药，用药期间不建议饮酒；不宜与抗凝药（如华法林）联用，可能增加出血风险。④必要时可选择特殊剂型，如肠溶剂型可减少对胃黏膜的刺激，而缓释剂型能较好地控制血药浓度，提高患者对药物的依从性。

（6）不良反应：①胃肠道，恶心、呕吐、腹痛、腹泻、腹胀、食欲不佳，严重者有消化道溃疡、出血、穿孔等；推荐使用质子泵抑制剂（proton pump inhibitor，PPI），如奥美拉唑、兰索拉唑、泮托拉唑等。②肾脏，肾灌注量减少，出现水钠潴留、高血钾、血尿、蛋白尿、间质性肾炎，严重者发生肾坏死致肾功能不全。③血液系统，外周血细胞减少、凝血功能障碍、再生障碍性贫血。④少数患者发生过敏反应（皮疹、哮喘）、肝功能损害、耳鸣、听力下降和无菌性脑膜炎等。

2.1.2 对乙酰氨基酚

（1）作用机制：通过抑制前列腺素 E_1（prostaglandin E_1，PGE_1）、缓激肽和组胺等的合成和释放，提高痛阈而发挥镇痛作用，属于外周性镇痛药，作用弱于阿司匹林。

（2）适应证：仅对轻、中度 OA 所致疼痛有效，对胃肠黏膜、肝、肾较安全。

（3）禁忌证：对本品过敏和严重肝肾功能不全者禁用。

（4）用药建议：OA 伴轻、中度疼痛患者通常选用对乙酰氨基酚，每日最大剂量不超过 2 g，如有肝肾疾病、摄入危险剂量酒精、老年人，剂量应减半；对乙酰氨基酚治疗效果不佳的 OA 患者，可个体化使用 NSAIDs。

（5）不良反应：偶见皮疹、荨麻疹、药物热及粒细胞减少。长期大量用药会导致肝肾功能异常。

2.1.3 阿片类药物

（1）作用机制：阿片类药物的镇痛作用机制是多平面的，外周神经有阿片受体；阿片类药物可与位于脊髓背角胶状质（第二层）感觉神经元上的阿片受体结合，抑制 P 物质的释放，从而阻止疼痛传入脑内；阿片类药物也可作用于大脑和脑干的疼痛中枢，发挥下行疼痛抑制作用。

（2）适应证：适用于对 NSAIDs 有禁忌或无效者，但由于其不良反应和成瘾性发生率相对较高，2019 年国际骨关节炎研究协会发布的骨关节炎指南中强烈反对在 OA 疼痛管理中应用口服或外用阿片类药物[11]；《中国骨关节炎疼痛管理临床实践指南（2020 年版）》也不推荐将阿片类药物（含曲马多）作为缓解 OA 患者疼痛的一线药物[12]。

（3）禁忌证：支气管哮喘，上呼吸道梗阻，严重肝肾功能障碍，伴颅内高压的颅内占位性病变，未明确诊断的急腹症，妊娠期、待产期和哺乳期女性，1 岁以内婴儿。

（4）分类：常见阿片类药物如硫酸（盐酸）吗啡控释片、盐酸羟考酮控释片、可待因、氨酚待因、双氢可待因、盐酸布桂嗪、曲马多、氨酚羟考酮片等。强阿片类药物简表见附表 3，弱阿片类药物简表见附表 4。

（5）用药建议：用药前需进行风险评估，关注潜在内科疾病风险。根据患者个体情况，剂量个体化，且尽量使用最低有效剂量，避免过量用药、同类药物重复或叠加使用。用药 3 个月，根据病情选择检查血常规、大便常规、大便潜血及肝肾功能。

（6）不良反应：呼吸抑制、心悸、恶心、依赖性等。

2.2 延缓病情进展类

2.2.1 双醋瑞因　双醋瑞因是在桂皮属植物中发现的具有天然抗炎属性的蒽醌类衍生药物，具有抗炎、保护关节软骨的作用。

（1）作用机制：双醋瑞因是白介素 –1（interleukin–1，IL–1）抑制剂，通过抑制 IL–1 的产生和活性以及后续的作用，抑制软骨降解、促进软骨合成并抑制滑膜炎症，能有效改善 OA 的症状，减轻疼痛，改善关节功能，还可延缓 OA 病程进展。

（2）适应证：对于 OA 慢性疼痛的患者可用于镇痛[12]。

（3）禁忌证：对双醋瑞因过敏或有蒽醌衍生物过敏史的患者以及既往有肠道不适（尤其是过敏性结肠炎）的患者禁用。

（4）用药建议：由于双醋瑞因于治疗后 2~4 周显效，且具有良好的胃肠道耐受性，建议在给药的最初 2~4 周可与其他镇痛药或 NSAIDs 联用，总疗程不应短于 3 个月。

2.2.2 氨基葡萄糖

（1）作用机制：提供蛋白聚糖合成的物质，补充内源性软骨成分；刺激软骨细胞产生有正常多聚体结构的蛋白多糖，促进滑膜合成透明质酸；抑制损伤软骨的酶，如基质金属蛋白酶、胶原酶、磷脂酶 A2 等；抑制超氧化物自由基的产生。

（2）适应证：轻度 OA。对关节软骨严重磨损的终末期 OA 疗效不佳。有研究认为该类药物有缓解疼痛症状、改善关节功能、延缓病情进展的作用，但也有研究认为其并不能延缓疾病进展[13, 14]。目前，该类药物对 OA 的临床疗效尚存争议[15]，对有症状的 OA 患者可选择性使用。欧洲骨质疏松、骨关节炎及肌肉骨骼疾病临床与经济学会（the European Society for Clinical and Economic Aspects of Osteoporosis, Osteoarthritis and Musculoskeletal Diseases，ESCEO）推荐将结晶型硫酸氨基葡萄糖作为膝关节 OA 的长期基础治疗药物。

（3）禁忌证：对本品过敏者禁用。

（4）用药建议：分为硫酸氨基葡萄糖和盐酸氨基葡萄糖，相较而言，硫酸氨基葡萄糖胃肠道刺激更小，更易吸收。大多数研究结果提示持续应用 1500 mg 氨基葡萄糖 8 周以上才能显示一定的疗效。推荐餐时或餐后服用，可减轻胃肠道不适，特别是有胃溃疡的患者。

2.3 抗骨质疏松症类

已有研究表明，OA 与骨质疏松症具有明显的相关性，但同时也存在争议[16]。有些药物可同时治疗 OA 和骨质疏松症这两种疾病。

2.4 抗焦虑类　可应用于长期持续疼痛的 OA 患者，尤其是对 NSAIDs 不敏感的患者[17]，可改善患者的抑郁和焦虑等精神改变，还可增加中枢神经的下行性疼痛抑制系统功能。其不良反应包括胃肠道反应、口干等[18]。目前，其治疗 OA 的远期效果尚需随访，用药类型和剂量建议在专科医生指导下使用。

2.5 中成药　可通过多种途径发挥减轻疼痛、延缓 OA 疾病进程、改善关节功能的作用。

3. 肛门栓剂

具有吸收快、起效快的特点。

3.1 适应证　不便口服药物的患者。

3.2 禁忌证　有活动性消化道溃疡 / 出血或重度心力衰竭患者禁用，老年患者易发生不良反应，应慎用或调整使用剂量。

3.3 分类　常用的是 NSAIDs（如吲哚美辛栓）。

4. 肌内注射药

4.1 适应证　不宜或不能静脉注射及其他治疗无效的患者，要求较皮下注射更迅速产生疗效及注射刺激性较强或药量较大的药物时。

4.2 分类　常用的药物有阿片类药物（盐酸布桂嗪、曲马多）等。治疗 OA 的常见阿片类肌内注射药物用法和用量见附表 5。

5. 静脉注射药

需在医疗机构内使用。

5.1 适应证　不便口服药物及其他方式药物治疗无效的患者。

5.2 特点　具有起效快、调整剂量方便的优点，但作用强且难于逆转，可能会为患者带来较大风险，应遵循能口服就不要静脉输注的原则。

5.3 分类　常用的药物有 NSAIDs（如帕瑞昔布钠）、氟比洛芬酯、阿片类药物等。治疗 OA 的常见静脉注射 NSAIDs 用法和用量见附表6。

6. 关节腔内注射药

可有效缓解疼痛，改善关节功能。但该方法是侵入性治疗，可能会增加感染的风险，必须严格无菌操作和规范操作。

常用的药物有糖皮质激素、医用几丁糖、玻璃酸钠等。

共同禁忌证：①感染性关节炎；②注射部位附近或有全身感染者；③凝血功能异常者；④对相关药物过敏的患者；⑤其他不适宜关节腔注射的情况。

6.1 糖皮质激素　起效迅速，短期缓解疼痛效果显著[19]。

6.1.1 作用机制　可降低毛细血管的通透性，减轻炎性反应造成的充血、组织液渗出及炎性细胞浸润[20, 21]。可抑制 IL-1、白介素 -6（interleukin，IL-6）、干扰素（interferon，IFN）和肿瘤坏死因子（tumor necrosis factor，TNF）等炎性因子的释放，降低血管内皮细胞对白细胞的黏附性；可抑制磷脂酶 A2 的活性，继而减少前列腺素 E_2（prostaglandin E_2，PGE_2）、白三烯和血小板活化因子（platelet activating factor，PAF）的合成与释放，进而终止炎症进程[22]。

6.1.2 适应证　可改善轻度 OA 早期肿痛症状，但对重度 OA 的严重疼痛，其作用甚微[23]。

6.1.3 禁忌证　对激素过敏者，局部或全身细菌、病毒和真菌等各种感染，曾患或现患严重精神疾病，活动性消化性溃疡病，新近行胃肠吻合手术，严重高血压、糖尿病等。

6.1.4 用药建议　建议同一关节每年应用最多不超过 2~3 次，注射间隔时间不应短于 3~6 个月[26, 27]。

6.1.5 不良反应　反复多次应用激素会对关节软骨产生不良影响[24]，与其抑制软骨细胞的增殖和促进凋亡、影响软骨内基质的新陈代谢[25]、破坏软骨下骨的生理环境有关。

6.2 医用几丁糖

6.2.1 作用机制　体外实验显示，几丁糖或经修饰过的几丁糖可以促进软骨细胞外基质的合成，减轻炎性反应，调节软骨细胞代谢[28]。其具有的黏弹性特征类似于透明质酸，可以作为关节液的补充成分，减缓关节炎的进展[28, 29]。

6.2.2 适应证　适用于轻、中度 OA 患者。

6.2.3 禁忌证　严重的关节畸形，损伤严重的创伤性关节炎，急慢性出血性关节炎症。

6.2.4 用药建议　每个疗程注射 2~3 次，每年 1~2 个疗程。

6.2.5 不良反应　过敏反应，局部发热和红肿。

6.3 玻璃酸钠

6.3.1 作用机制　保护软骨细胞；促进蛋白聚糖和糖胺聚糖合成；抗炎；机械润滑；保护软骨下骨；镇痛；促进内源性玻璃酸钠分泌；保护半月板[30]。

6.3.2 适应证　可用于治疗膝、肩、踝、髋、肘、腕等关节的 OA，对轻、中度 OA 患者效果更显著[31, 32]。玻璃酸钠可减少 NSAIDs 等口服镇痛药的用量，特别适用于老年人、既往有消化道溃疡病史、出血史、心脑血管疾病病史的患者，可减少其他药物导致的胃肠道不良反应和心血管不良事件。

6.3.3 禁忌证　关节内或穿刺局部有感染者；对禽类或蛋类过敏者应慎用；其他原因引起的关节肿胀和积液。

6.3.4 用药建议　每次注射剂量为 1 支，每周注射 1 次；根据药物不同，3~5 周为 1 个疗程，每年 1~2 个疗程。

6.3.5 不良反应　注射局部轻或中度疼痛、肿胀或关节积液，多可自行缓解。

7. 生物制剂

7.1 富血小板血浆

7.1.1 作用机制　富血小板血浆（platelet rich plasma，PRP）富含多种生长因子和炎症调节因子，具有保护软骨细胞、促进软骨愈合和减轻关节内炎症的作用[33-35]。但目前其作用机制和长期疗效尚需进一步研究[36]。

7.1.2 适应证　对年轻[37]、X 线轻 / 中度或 MRI 有退行性表现的症状性 OA 患者更适用[38]。

7.1.3 禁忌证　注射区周围有皮肤病或皮肤破溃，不能除外其他疾病引起的关节明显肿胀、积液，凝血功能异常者，败血症。

7.1.4 用药建议 每次注射剂量以 3~5 mL 较多见。间隔时间一般为 1~3 周，2~3 次为 1 个疗程。

7.1.5 不良反应 关节内感染，注射区局部疼痛或红肿。

7.2 IL-1 受体拮抗剂 IL-1 是介导 OA 中关节软骨破坏最重要的细胞因子。目前已证实 IL-1 受体拮抗剂有逆转 OA 关节软骨结构和生化性能的潜力，但其对 OA 的预防、早期诊断及治疗仍处于探索阶段[39]。

7.3 抗炎性细胞因子 可减少 IL-1β 和 TNF-α 的生成。细胞因子信号通路的抑制剂等生物制剂的探索为未来靶向治疗 OA 提供了新的方向[40]。

7.4 间充质干细胞 间充质干细胞广泛存在于各类组织中，经诱导后可分化为成骨细胞或软骨细胞，可用于修复受损的骨或软骨，在 OA 的治疗中已有应用，但其临床疗效和安全性尚需大量随机对照试验验证[41]。

四、骨关节炎用药的合理性和基本原则

OA 药物治疗的目的是减轻或消除疼痛等症状，改善关节功能，延缓病情进展，提高患者生活质量，多以口服 NSAIDs 和延缓病情进展类药物为主要治疗方式。因此，根据 OA 患者病变部位、分期，尤其是疼痛程度，进行内外结合、个体化、阶梯化合理药物治疗十分必要。

1. 不同分期和不同病变选用药物的合理性

1.1 无症状或偶有轻微症状 患者偶发关节疼痛，可正常进行日常活动，无关节肿胀，无明显畸形。X 线片显示关节间隙可疑狭窄，轻微骨赘，K-L 分级 Ⅰ 级。对于此类患者，以基础治疗为主，主要包括健康教育、功能锻炼、物理治疗、行为支持治疗及运动治疗。对基础治疗不佳者，可局部外用 NSAIDs 类凝胶剂、贴剂或中药提取物乳膏，如双氯芬酸、酮洛芬、布洛芬、洛索洛芬、氟比洛芬、辣椒碱等。不建议采用全身镇痛药物治疗。局部用药镇痛效果不佳时，需经临床医生严格评估风险后，换用口服镇痛药或联合用药。

1.2 轻度 患者经常出现关节疼痛，基本不影响日常活动，浅表关节偶发肿胀，无明显畸形。X 线片显示关节间隙轻度狭窄，有小骨赘，K-L 分级 Ⅱ 级。对于此类患者，

应以药物治疗为主，结合基础治疗。口服 NSAIDs 存在不良反应发生风险，多用于对乙酰氨基酚治疗无效的患者[15, 42-45]。NSAIDs 用药原则包括使用最小有效剂量、尽可能缩短持续用药时间、尽量局部用药，严重疼痛时口服和局部联合用药[26, 46-48]。老年患者宜选用半衰期短的 NSAIDs，如双氯芬酸、吲哚美辛、洛索洛芬钠片等；既往有消化道溃疡病史的患者，宜服用选择性 COX-2 抑制剂；联合胃肠道黏膜保护剂，可减少胃肠道不良反应。需警惕心肌梗死等发生风险。联用延缓病情进展类药物和软骨保护剂，包括双醋瑞因、氨基葡萄糖、葡糖胺聚糖等。长期使用双醋瑞因治疗，每日 1~2 次，每次 1 粒，餐后服用，不短于 3 个月。轻度 OA 患者持续应用 1500 mg 氨基葡萄糖 8 周以上，而使用 1 年以上疗效更稳定。关节腔注射药物包括玻璃酸钠、医用几丁糖等，可有效缓解疼痛，改善关节功能。不建议口服阿片类药物以及关节腔内注射糖皮质激素。

1.3 中度　患者疼痛经常出现，日常活动受限，浅表关节经常肿胀，可出现畸形。X 线片提示关节间隙狭窄明确，有中等量骨赘形成，可出现关节畸形，K-L 分级 Ⅲ 级。口服 NSAIDs 是首选治疗方案，需要长期服药。优先考虑选择性 COX-2 抑制剂或同时服用 PPI 类药物以减轻胃肠道不良反应。建议联合延缓病情进展类药物和软骨保护剂。合并关节软骨破坏、半月板撕裂、机械交锁等，建议在关节软骨修复术或关节镜检清理术的基础上，于关节腔内注射玻璃酸钠或医用几丁糖。慢性持续疼痛影响情绪者，选用抗焦虑药物，改善抑郁、焦虑。中、重度疼痛患者慎用关节腔内注射糖皮质激素。中成药治疗 OA 的作用机制和长期疗效尚需高级别循证医学证据证实[49-51]。阿片类药物治疗 OA 并无明确权威性指南推荐，存在成瘾性、安全性等问题，不建议中度 OA 患者口服阿片类药物。

1.4 重度　患者疼痛严重，日常活动严重受限，经常出现关节肿胀，严重畸形。X 线片显示关节间隙狭窄严重，骨赘形成明显，软骨下骨硬化、囊性变，关节畸形明显，K-L 分级 Ⅳ 级。治疗方法包括关节置换，药物治疗以控制症状为目的。NSAIDs 是缓解疼痛的首选药物，根据患者症状适当调整剂量，需警惕不良反应。优先考虑选择性 COX-2 抑制剂或同时服用 PPI 类药物以减轻胃肠道不良反应。鉴于阿片类药物的成瘾性和安全性等问题，不建议长期使用；择期手术短期或围手术期酌情使用。重度 OA 患者软骨破坏严重，延缓病情进展类药物和软骨保护剂作用甚微，不建议使用。此外，糖皮质激素对重度 OA 患者的严重疼痛作用甚微，不推荐使用。

2. 不同个体用药的合理性

2.1 合并基础疾病

（1）心血管疾病：若存在严重心血管疾病和风险，需与心血管内科联合诊治，慎用对心血管疾病影响大的药物。选择心血管事件风险低的 NSAIDs，如艾瑞昔布、塞来昔布、依托考昔等，并且使用小剂量阿司匹林加强心血管保护。OA 合并高血压患者酌情使用艾瑞昔布、塞来昔布和依托考昔等，并规律服用降压药。同时监测血压，调整 NSAIDs 或降压药剂量。高血压患者服用 NSAIDs 后定期（每 7~10 天）复查肾功能。双醋瑞因可以抑制 IL-1 的促动脉粥样硬化作用，具有心血管保护作用且无明显心血管事件发生风险 [12]。

（2）糖尿病：2 型糖尿病（type 2 diabetes mellitus，T2DM）是老年患者常见疾病之一 [52,53]。对于轻、中度 OA 所致疼痛，对乙酰氨基酚仍是一线用药，但应慎重选择对乙酰氨基酚治疗合并 T2DM、晚期非酒精性脂肪性肝病、严重脂肪性肝炎等 OA 患者。同时建议糖尿病肾病高危患者慎重选择口服 NSAIDs。局部外用 NSAIDs 应作为首选。双醋瑞因、玻璃酸钠、医用几丁糖等不影响 T2DM 患者体内葡萄糖代谢 [54]。合理应用延缓病情进展类药物和软骨保护剂。

（3）消化道疾病：若存在严重消化道疾病和风险，需与消化内科联合诊治，慎用对消化道影响大的药物。NSAIDs 可引起胃肠道刺激症状，如腹胀、恶心、胃灼热等，建议患者餐后服药，并服用抗酸药或组胺受体拮抗剂缓解症状 [55]。相比于其他非选择性药物，选择性 NSAIDs 消化道溃疡发生率更低 [56]。推荐米索前列醇或 PPI（奥美拉唑等）用于预防高风险患者出现消化道溃疡等严重并发症 [56-58]。组胺受体拮抗剂不推荐使用 [58]。

2.2 肥胖　近年来，众多研究认为肥胖是 OA 重要的独立危险因素之一 [59-61]。OA 会增加肥胖、炎症及心血管疾病等发生风险 [59,62]。患者宣教、自我管理、适当运动以及控制好体重是核心措施，建议在营养师、康复治疗师指导下控制好体重。

2.3 年龄　老年人是 OA 主要累及群体，且多对手术治疗有一定恐惧感，多数患者希望通过非手术治疗得到缓解，器官功能衰退和基础疾病亦增加了手术风险。因此，药物治疗对于老年 OA 患者尤为重要。根据疾病程度，内外结合，进行个体化与阶梯化治疗。

老年 OA 患者选用药物需注意：①因其不良反应发生风险更高，用药时应尽量使用最小有效剂量、缩短用药时间、局部用药，密切观察不良反应；②合并症较多，合并用药情况复杂，注意药物之间的相互作用；③密切关注病情进展情况，及时调整治疗方案；④老年人肝肾功能下降、代谢能力差，部分患者体重较轻，需酌情减量。

对于年轻的 OA 患者，多数为运动创伤导致，治疗原则是尽量延缓关节软骨的破坏，维持关节功能。年轻 OA 患者，及时去除诱发因素如半月板撕裂、游离体、关节内骨折、下肢力线异常等，及早使用延缓病情进展类药物和软骨保护剂，延缓关节软骨的破坏，维持关节功能。

3. 疗程中的用药合理性

主要体现在安全性监测和有效性评估 2 个方面。

3.1 安全性监测　①患者每日自我评估。②医生用药随访评估。③餐后用药减少胃部不适。④避免超过每日最大剂量用药。⑤慎用非处方来源的对乙酰氨基酚药物。⑥长期用药存在肝毒性高风险者，应监测肝功能。⑦有肾脏疾病和使用影响肾功能药物（利尿剂、血管紧张素转换酶抑制剂、血管紧张素 II 受体拮抗剂等）的患者服用 NSAIDs 时，监测血肌酐和内生肌酐清除率，7~10 d 评估肾功能。⑧ NSAIDs 镇痛治疗时国际标准化比值（international normalized ratio，INR）增高，监测 INR，注意出血迹象，特别是既往有消化道溃疡或出血病史的患者。⑨合并高血压，在服用 NSAIDs 时测量基线血压，每 2~4 周监测 1 次，高血压未控制或服用降压药时，需要频繁监测血压（每 1~2 周）。⑩避免使用 2 种及以上 NSAIDs；服用低剂量阿司匹林进行心血管保护。

3.2 有效性评估　①疼痛与功能环节评估量表：视觉模拟评分法（visual analogue scale，VAS）量化和评估疼痛程度，美国特种外科医院（hospital for special surgery，HSS）评分、西安大略和麦克玛斯特大学骨关节炎指数（the Western Ontario and McMaster Universities osteoarthritis index，WOMAC）评分和膝关节学会评分（Knee Society Score，KSS）评价活动能力（步行、锻炼、做园艺等）；②患者每日自我评估；③医生用药随访评估；④如果疼痛控制满意，则继续当前用药方案，并找到最低有效剂量；⑤如果用药 14 d 后疼痛没有改善，改换备用药物；⑥如果对 2 种药物的治疗效果不佳，需要进一步评估；⑦如果疼痛正在改善但未达到最优，在确保最佳治疗（最大治疗剂量、定期给药等）情况下，考虑增加适当的辅助治疗（如局部镇痛剂等）。

4.合理用药的注意事项

①注意皮肤伤口、皮疹、感染等不良状况，慎用局部外用制剂；出现过敏反应，应及时停止使用。②对乙酰氨基酚过敏、严重肝肾功能不全者应禁用；摄入危险剂量酒精、老年人，剂量应减半；③个体化使用NSAIDs，使用最低有效剂量、缩短持续用药时间、尽量局部用药，必要时联合PPI；④消化道活动性溃疡和近期胃肠道出血、对阿司匹林或其他NSAIDs过敏、肝功能不全、肾功能不全、严重高血压和充血性心力衰竭、血细胞减少、妊娠期和哺乳期女性等患者，应禁用或慎用NSAIDs；⑤关节合并创伤、出血以及感染，禁用糖皮质激素，激素联用NSAIDs会增加消化道出血的发生风险；⑥关节内感染、穿刺部位皮肤破溃感染、注射部位附近或有全身感染、凝血功能异常、急/慢性出血性关节炎、损伤严重的创伤性关节炎、不能排除其他疾病引起的关节明显肿胀和积液，以及严重的关节变形或关节畸形者，禁止关节腔内注射玻璃酸钠或医用几丁糖；⑦双醋瑞因起效慢，治疗后2~4周显效，建议与其他镇痛药或NSAIDs联用；⑧慢性持续疼痛影响情绪者，选用抗焦虑药物，用药类型和剂量应在专科医生指导下选择；⑨作用机制类似的药物，不建议叠加使用，若效果不佳，则更换其他药物而非叠加，以避免增加不良反应。

五、骨关节炎临床药物治疗专家共识条目

（1）早期OA的非药物治疗非常关键，包括健康教育、控制好体重、合理锻炼、自我管理、物理治疗等。

（2）外用NSAIDs可作为OA早期药物治疗的首选，尤其适用于合并胃肠道疾病、心血管疾病或身体虚弱的患者，对小关节、肩锁关节、膝关节、肘关节等OA有效。

（3）口服NSAIDs适用于中、重度OA患者，推荐使用对胃肠道不良反应小的NSAIDs，但需警惕其心血管不良事件。

（4）由于阿片类镇痛剂的不良反应和成瘾性发生率相对较高，不推荐其作为OA镇痛的首选药物。

（5）糖皮质激素短期缓解OA肿痛效果显著，但不宜反复多次使用。

（6）关节腔内注射玻璃酸钠和医用几丁糖适用于轻、中度OA患者。

（7）关节腔内注射PRP适用于轻、中度OA患者。

（8）氨基葡萄糖对有症状的 OA 患者可选择性使用。

（9）在 OA 用药过程中，遵循能外用不口服、能口服不注射、能注射不手术的原则，依据 OA 不同程度，进行个体化、阶梯化的系统合理用药治疗。

六、结语

有症状的 OA 必须治疗，尤其是药物治疗，其目的是缓解或消除疼痛症状，改善关节功能，延缓病情进展，提高患者生活质量。应根据患者个体特性、骨关节的部位、病情分期和程度，进行内外结合、个体化、阶梯化的系统药物治疗。在药物选择、联合用药、用药剂量和周期、用药注意事项、不良反应、安全性、有效性等方面均应做到合理化、科学性用药治疗。

利益冲突声明

所有参与本共识制定的专家对本共识有关的任何利益关系进行了无利益冲突声明，并填写了利益冲突声明表。

共识编写专家组组长：

陈世益　复旦大学附属华山医院

王坤正　西安交通大学第二附属医院

执笔专家：（以姓氏汉语拼音为序）

陈世益　复旦大学附属华山医院

胡　宁　重庆医科大学附属第一医院

贾岩波　内蒙古医科大学第二附属医院

李　箭　四川大学华西医院

李　棋　四川大学华西医院

尚西亮　复旦大学附属华山医院

共识编写专家组名单：（以姓氏汉语拼音为序）

白伦浩　中国医科大学附属盛京医院

毕　擎　浙江省人民医院

陈世益　复旦大学附属华山医院

戴国锋　山东大学齐鲁医院

胡　宁　重庆医科大学附属第一医院

贾岩波　内蒙古医科大学第二附属医院

蒋　青　南京大学医学院附属鼓楼医院

靳英辉　武汉大学中南医院

李　箭　四川大学华西医院

李　棋　四川大学华西医院

李国平　国家体育总局运动医学研究所

林　朋　中日友好医院

刘　宁　郑州市骨科医院

刘玉杰　中国人民解放军总医院

吕　伟　黑龙江省医院

吕红斌　中南大学湘雅医院

尚西亮　复旦大学附属华山医院

孙　康　青岛大学附属医院

王　飞　河北医科大学第三医院

王洪华　中科技大学同济医学院附属协和医院

王　青　南京医科大学第一附属医院

王健全　北京大学第三医院

王坤正　西安交通大学第二附属医院

卫小春　山西医科大学第二医院

伍　骥　中国人民解放军空军特色医学中心

邢更彦　解放军总医院第三医学中心

薛庆云　北京医院

杨　柳　陆军军医大学西南医院

余家阔　北京大学第三医院

郑　江　西安市红会医院

aaeiit　aaaaeiiaaaaeii

附表 1　治疗 OA 的常见外用 NSAIDs 用法和用量

名称	用法和用量
双氯芬酸二乙胺乳胶剂	使用本品适量，轻轻揉搓，使本品渗透皮肤，每日 3~4 次
洛索洛芬钠贴剂	每日 1 次，贴于患处
布洛芬凝胶	依患处面积大小，使用本品适量，轻轻揉搓，每日 3~4 次
酮洛芬凝胶	按照痛处大小，使用本品适量，轻轻揉搓，每日 1~2 次或更多
氟比洛芬凝胶贴膏	每日 2 次，贴于患处

注：OA 为骨关节炎，NSAIDs 为非甾体抗炎药。

附表 2　治疗 OA 的常见口服 NSAIDs 剂量和用法

分类	药物名称	每次剂量	用法
水杨酸类	阿司匹林	300~600 mg	3 次 / 日
丙酸衍生物	布洛芬	200~400 mg	每 4~6 小时 1 次
	洛索洛芬	60 mg	3 次 / 日
苯酰酸衍生物	双氯芬酸	25 mg	3 次 / 日
吲哚酰酸类	舒林酸	200 mg	2 次 / 日
	阿西美辛	30 mg	3 次 / 日
吡喃羧酸类	依托度酸	200~400 mg	3 次 / 日
非酸性类	萘丁美酮	1000 mg	1 次 / 日
烯醇酸类	美洛昔康	7.5~15.0 mg	1 次 / 日
磺酰苯胺类	尼美舒利	50~100 mg	2 次 / 日
COX-2 抑制剂	艾瑞昔布	100 mg	2 次 / 日
	塞来昔布	200 mg	1 次 / 日
	依托考昔	30~60 mg	1 次 / 日

注：OA 为骨关节炎，NSAIDs 为非甾体抗炎药；COX-2 为环氧合酶 -2。

附表 3　强阿片类药物简表

药物	常用剂量	给药途径	作用持续时间
盐酸吗啡	5~30 mg/4~6 h	口服	4~5 h
硫酸（盐酸）吗啡控释片	10~30 mg/12 h	口服	8~12 h
美沙酮	10~20 mg/ 次	口服	8~12 h
盐酸羟考酮控释片	10 mg/12 h	口服	8~12 h

附表 4　弱阿片类药物简表

药物	常用剂量	给药途径	作用持续时间
可待因	30 mg/4~6 h	口服	4 h
氨酚待因	1~2 片	口服	4~5 h
氨酚待因 Ⅱ 号	1~2 片	口服	4~5 h
双氢可待因	30~60 mg/4~6 h	口服	4~5 h
双氢可待因复方片	1~2 片	口服	4~5 h
盐酸布桂嗪	30~60 mg/4~6 h	口服	8 h
曲马多	50~100 mg/4~6 h	口服	4~5 h
氨酚羟考酮片	1 片 h	口服	4~6 h

附表 5　治疗 OA 的常见阿片类肌内注射药物用法和用量

药物名称	规格	用法和用量
盐酸布桂嗪	2 mL：100 mg	成人每次 50~100 mg，每日 1~2 次
曲马多	2 mL：100 mg	成人每次 50~100 mg，日剂量不超过 400 mg

注：OA 为骨关节炎。

附表 6　治疗 OA 的常见静脉注射 NSAIDs 用法和用量

药物名称	规格	用法和用量
帕瑞昔布钠	40 mg	静脉注射，每天总剂量不超过 80 mg
氟比洛芬酯	5 mL：50 mg	静脉注射，尽可能缓慢给药（1 min 以上）
吗啡	1 mL：10 mg	静脉注射，5~10 mg
哌替啶	1 mL	静脉注射，按体重以 0.3 mg/kg
盐酸羟考酮	1 mL：10 mg	静脉注射，1~2 min 内缓慢推注给药 1~10 mg

注：OA 为骨关节炎，NSAIDs 为非甾体抗炎药。

参考文献

［1］TANG X, WANG S, ZHAN S, et al. The Prevalence of Symptomatic Knee Osteoarthritis in China: Results From the China Health and Retirement Longitudinal Study[J]. Arthritis Rheumatol, 2016, 68（3）:648–653.

［2］LESPASIO M J, PIUZZI N S, HUSNI M E, et al. Knee Osteoarthritis: A Primer[J]. Perm J, 2017, 21:16–183.

［3］李娟. 骨关节炎的病理与发病因素 [J]. 医药前沿，2017，7（24）：216–217.

［4］HUANG Z, CHEN J, MA J, et al. Effectiveness of low–level laser therapy in patients with knee osteoarthritis: a systematic review and meta–analysis[J]. Osteoarthritis Cartilage, 2015, 23（9）:1437–1444.

［5］HUANG Z, MA J, CHERT J, et al. The effectiveness of lowlevel laser therapy for nonspeeificchronic low back pain: a syste matic review and meta–analysis[J]. Arthritis Res Ther, 2015, 17:360.

［6］中华医学会骨科学分会关节外科学组. 骨关节炎诊疗指南（2018 年版）[J]. 中华骨科杂志，2018，38（12）：705–715.

［7］ZHANG W, DOHERTY M, LEEB B F, et al. EULAR evidence–based recommendations for the diagnosis of hand osteoarthritis: report of a task force of ESCISIT[J]. Ann

Rheum Dis, 2009, 68（1）:8–17.

［8］ZHANG W, DOHERTY M, PEAT G, et al. EULAR evidence–based recommendations for the diagnosis of knee osteoarthritis[J]. Ann Rheum Dis, 2010, 69（3）:483–489.

［9］中华医学会运动医疗分会，外用 NSAIDs 疼痛治疗中国专家委员会. 外用非甾体抗炎药治疗肌肉骨骼系统疼痛的中国专家共识 [J]. 中国医学前沿杂志（电子版），2016，8（7）：24–27.

［10］MU R, BAO C D, CHEN Z W, et al. Efficacy and safety of loxoprofen hydrogel patch versus loxoprofen tablet in patients with knee osteoarthritis: a randomized controlled noninferiority trial[J]. Clin Rheumatol, 2016, 35（1）:165–173.

［11］BANNURU R R, OSANI M C, VAYSBROT E E, et al. OARSI guidelines for the non–surgical management of knee, hip, and polyarticular osteoarthritis[J]. Osteoarthritis Cartilage, 2019, 27（11）:1578–1589.

［12］中华医学会骨科学分会关节外科学组. 中国骨关节炎疼痛管理临床实践指南（2020 年版）[J]. 中华骨科杂志，2020，40（8）：469–476.

［13］WANDEL S, JTINI P, TENDAL B, et al. Effects of glucosamine, chondroitin, or placebo in patients with osteoarthritis of hip or knee: network meta–analysis[J]. BMJ, 2010, 341:c4675.

［14］KONGTHARVONSKUL J, ANOTHAISINTAWEE T, MCEVOY M, et al. Efficacy and safety of glucosamine, diacerein, and NSAIDs in osteoarthritis knee: a systematic review and network meta–analysis[J]. Eur J Med Res, 2015, 20:24.

［15］MCALINDON T E, BANNURU R R, SULLIVAN M C, et al. OARSI guidelines for the non–surgical management of knee osteoarthritis[J]. Osteoarthritis Cartilage, 2014, 22（3）:363–388.

［16］李德龙，阮光峰，丁长海. 骨关节炎的骨质疏松亚型及治疗进展 [J]. 中华医学信息导报，2018，33（11）：13.

［17］RISSER R C, HOCHBERG M C, GAYNOR P J, et al. Responsiveness of the Intermittent and Constant Osteoarthritis Pain（ICOAP）scale in a trial of duloxetine for treatment of osteoarthritis knee pain[J]. Osteoarthfitis Cartilage, 2013, 21

（5）:691-694.

［18］HOCHBERG M C, WOHLREICH M, GAYNOR P, et al. Clinically relevant outcomes based on analysis of pooled data from 2 trials of duloxetine in patients with knee osteo a rthritis[J]. J Rheumatol, 2012, 39（2）:352-358.

［19］BANNURU R R, NATOV N S, OBADAN I E, et al. Therapeutic trajeetory of hyaluronic acid versus corticosteroids in the treatment of knee osteoarthritis: a systematic review and metaanalysis[J]. Arthritis Rheum, 2009, 61（12）:1704-1711.

［20］LEUSSINK V I, JUNG S, MERSCHDORF U, et al. High dose methylperdnislone therapy in multiple sclerosis induces apoptosis inperiphearal blood leukocytes[J]. Arch Neurol, 2001, 58（1）:91-97.

［21］梁瑀彤. 治疗骨关节炎的糖皮质激素类关节腔注射缓控释制剂研究进展 [J]. 世界最新医学信息文摘，2020，20（35）：30-31.

［22］张程，董国权，郝满良. 糖皮质激素抗炎作用研究进展 [J]. 青海畜牧兽医杂志，2017，47（2）：51-54.

［23］VAN M M, ARDEN N K, BIRRELL F, et al. The OA Trial Bank: meta-analysis of individual patient data from knee and hip osteoarthritis trials show that patients with severe pain exhibit greater benefit from intra-articular glucocorticoids[J]. Osteoarthritis Cartilage, 2016, 24（7）:1143-1152.

［24］VANDEWEERD J M, ZHAO Y, NISOLLE J F, et al. Effect of eorticosteroids on articular cartilage: have animal studies said everything?[J]. Fundam Clin Pharmacol, 2015, 29（5）:427-438.

［25］刘译汉，王立春，张宏颖，等. 动物脂肪干细胞联合双重转化生长因子释放支架修复关节软骨损伤的实验研究 [J]. 中国骨与关节损伤杂志，2012，27（12）：1098-1101.

［26］中华医学会骨科学分会. 骨关节炎诊治指南（2007 年版）[J]. 中华骨科杂志，2007，27（10）：793-796.

［27］NELSON A E, ALLEN K D, GOLIGHTLY Y M, et al. A systematic review ofrecommendations and guidelines for the management of osteoarthritis: The chronic osteoarthritis management initiative of the U.S. bone andjoint initiative[J]. Semin Arthritis Rheum, 2014, 43（6）:701-712.

［28］OPRENYESZK F, SANCHEZ C, DUBUC J E, et al. Chitosan enriched three-dimensional matrix reduces inflammatory and catabolic mediators production by human chondrocytes[J]. PLoS One, 2015, 10（5）:e0128362.

［29］OPRENYESZK F, CHAUSSON M, MAQUET V, et al. Protective effect of a new biomaterial against the development of experimental osteoarthritis lesions in rabbit: a pilot study evaluating the intra-articular injection of alginate-chitosan beads dispersed in anhydrogel[J]. Osteoarthritis Cartilage, 2013, 21（8）:1099-1107.

［30］中国医师协会骨科医师分会运动医学专业委员会. 玻璃酸钠在骨科和运动医学相关疾病中的应用专家共识（2017 年修订版）[J]. 中国医学前沿杂志（电子版），2017，9（11）: 1-8.

［31］BANNURU R R, VAYSBROT E E, SULLIVAN M C, et al. Relative efficacyof hyaluronie acid in comparison with NSAIDs for knee osteoarthritis: a systematic review and metaanalysis[J]. Semin Arthritis Rheum, 2014, 43（5）:593-599.

［32］ISHIJIMA M, NAKAMURA T, SHIMIZU K, et al. Intraarticular hyaluronic acid injection versus oral non-steroidal anti-inflammatory drug for the treatment of knee osteoarthritis: a multi-center, randomized, open-label, non-inferiority trial[J]. Arthritis Res Ther, 2014, 16（1）:R18.

［33］ZHU Y, YUAN M, MENG H Y, et al. Basic science and clinical application of platelet-rich plasma for cartilage defects and osteoarthritis: a review[J]. Osteoarthritis Cartilage, 2013, 21（11）:1627-1637.

［34］KHATAB S, VAN BUUL G M, KOPS N, et al. Intra-articular Injections of platelet-rich plasma releasate reduce pain and synovial inflammation in a mouse model of osteoarthritis[J]. Am J Sports Med, 2018, 46（4）:977-986.

［35］SMYTH N A, MURAWSKI C D, FORTIER L A, et al. Plateletrich plasma in the pathologic processes of cartilage: review of basic science evidence[J]. Arthroscopy, 2013, 29（8）:1399-1409.

［36］SHETH U, SIMUNOVIC N, KLEIN G, et al. Efficacy of autologous platelet-rich Plasma use for orthopaedic indications: a meta-analysis[J]. J Bone Joint Surg Am, 2012, 94（4）:298-307.

［37］中国医疗保健国际交流促进会骨科分会. 关节腔注射富血小板血浆治疗膝骨关节炎的临床实践指南（2018 年版）[J]. 中华关节外科杂志（电子版），2018，12（4）: 1-5.

［38］中国医疗保健国际交流促进会骨科分会. 富血小板血浆在骨关节外科临床应用专家共识（2018 年版）[J]. 中华关节外科杂志（电子版），2018，12（5）: 596-600.

［39］葛广勇，赵建宁. 白细胞介素-1受体拮抗剂与骨性关节炎的关系[J]. 医学研究生学报，2007，20（10）: 1084-1087.

［40］张洁，黄烽. 骨关节炎的靶向治疗：现状与未来[J]. 中国药物应用与监测，2005（3）: 45-48.

［41］吴江怡，陈昊，杨柳. 骨关节炎的关节腔内注射药物及生物制剂治疗现状[J]. 骨科临床与研究杂志，2019，4（2）: 113-119.

［42］HOCHBERG M C, ALTMAN R D, APRIL K T, et al. American College of Rheumatology 2012 recommendations for the use of nonpharmacologic and pharmacologic therapies in osteoarthritis of the hand, hip, and knee[J]. Arthritis Care Res（Hoboken）, 2012, 64（4）:465-474.

［43］National Clinical Guideline Centre（UK）. Osteoarthritis: care and management in adults[M]. London: National Institute for Healthand Care Excellence（UK）, 2014.

［44］ZHANG W, DOHERTY M, ARDEN N, et al. EULAR evidence based recommendations for the management of hip osteoarthritis: report of a task force of the EULAR Standing Committee for International Clinical Studies Including Terapeutics（ESCISIT）[J]. Ann Rheum Dis, 2005, 64（5）:669-681.

［45］JORDAN K M, ARDEN N K, DOHERTY M, et al. EULAR Recommendations 2003: an evidence based approach to the management of knee osteoarthritis: report of a Task Force of the Standing Committee for International Clinical Studies Including

Terapeutic Trials（ESCISIT）[J]. Ann Rheum Dis, 2003, 62（12）:1145-1155.

[46] COMBE B, LANDEWE R, LUKAS C, et al. EULAR recommendations for the management of early arthritis: report of a task force of the European Standing Committee for International Clinical Studies Including Therapeutics（ESCISIT）[J]. Ann Rheum Dis, 2007, 66（1）:34-45.

[47] ZHANG W, MOSKOWITZ R W, NUKI G, et al. OARSI recommendations for the management of hip and knee osteoarthritis, Part II : OARSI evidence-based, expert consensus guidelines[J]. Osteoarthritis Cartilage, 2008, 16（2）:137-162.

[48] ZHANG W, NUKI G, MOSKOWITZ R W, et al. OARSI recommendations for the management of hip and knee osteoarth ritis Part III : changes in evidence following systematic cumulative update of research published through January 2009[J]. Osteoarthritis Cartilage, 2010, 18（4）:476-499.

[49] CHEN B, ZHAN H, MARSZALEK J, et al. Traditional Chinese Medications for Knee Osteoarthritis Pain: A MetaAnalysis of Randomized Controlled Trials[J]. Am J Chin Med, 2016, 44（4）:677-703.

[50] LI L, LIU H, SHI W, et al. Insights into the Action Mechanisms of Traditional Chinese Medicine in Osteoarthritis[J]. Evid Based Complement Ahernat Med, 2017, 2017:5190986.

[51] WANG X, WEI S, LIU T, et al. Effectiveness, medication patterns, and adverse events of traditional chinese herbal patches for osteoarthritis: a systematic review[J]. Evid Based Complement Ahernat Med, 2014, 2014:343176.

[52] TEODORO J S, VARELA A T, ROLO A P, et al. High-fat and obesogenic diets: current and future strategies to fight obesity and diabetes[J]. Genes Nutr, 2014, 9（4）:406.

[53] SCHEEN A J, VAN GAAL L F. Combating the dual burden: therapeutic targeting of common pathways in obesity and type 2 diabetes[J]. Lancet Diabetes Endocrinol, 2014, 2（11）:911-922.

[54] MUNIYAPPA R, KARNE R J, HALL G, et al. Oral glucosamine for 6 weeks at

standard doses does not cause or worsen insulin resistance or endothelial dysfunction in lean or obese subjects[J]. Diabetes, 2006, 55（11）:3142-3150.

［55］OFMAN J J, MACLEAN C H, STRAUS W L, et al. Metaanalysis of dyspepsia and nonsteroidal antiinflammatory drugs[J]. Arthritis Rheum, 2003, 49（4）:508-518.

［56］TANNENBAUM H, BOMBARDIER C, DAVIS P, et al. An evidence-based approach to prescribing nonsteroidal antiinflammatory drugs. Third Canadian Consensus Conference[J]. J Rheumatol, 2006, 33（1）:140-157.

［57］WOLFE M M, LICHTENSTEIN D R, SINGH G. Gastrointestinal toxicity of nonsteroidal antiinflammatory drugs[J]. N Engl J Med, 1999, 340（24）:1888-1899.

［58］LANZA F L, CHAN F K, QUIGLEY E M, et al. Guidelines for prevention of NSAID-related ulcer complications[J]. Am J Gastroenterol, 2009, 104（3）:728-738.

［59］KULKARNI K, KARSSIENS T, KUMAR V, et al. Obesity and osteoarthritis[J]. Maturitas, 2016, 89:22-28.

［60］FRANCISCO V, PÉREZ T, PINO J, et al. Biomechanics, obesity, and osteoarthritis. The role of adipokines: When the levee breaks[J]. J Orthop Res, 2018, 36（2）:594-604.

［61］RIOS J L, BOMHOF M R, REIMER R A, et al. Protective effect of prebiotic and exercise intervention on knee health in a rat model of diet-induced obesity[J]. Sci Rep, 2019, 9（1）:3893.

［62］HUSSAIN S M, DAWSON C, WANG Y, et al. Vascular Pathology and Osteoarthritis: A Systematic Review[J]. J Rheumatol, 2020, 47（5）:748-760.

说明：本共识中不同厂家药物规格和剂量有所不同，使用前请详细阅读药品使用说明书或在药师指导下购买和使用。

第二十七节　尪痹片治疗类风湿关节炎/膝骨关节炎临床应用专家共识（2021年版）

陈卫衡[1*]，翁习生[2]，阎小萍[3]，刘维[4]，靳英辉[5]，林娜[6]，赵岩[7]

（1. 北京中医药大学第三附属医院，北京 100029；2. 北京协和医院，北京 100730；

3. 中日友好医院，北京 100029；4. 天津中医药大学第一附属医院，天津 300193；

5. 武汉大学循证与转化医学中心，湖北武汉 430071；6. 中国中医科学院中药研究所，

北京 100700；7. 中国中医科学院望京医院，北京 100102）

发表于《中国中药杂志》2021 年 9 月第 46 卷第 17 期

【摘要】尪痹片目前被广泛应用于类风湿关节炎、膝骨关节炎等疾病的治疗。长期的临床应用和研究表明，该药在减轻相关疾病疼痛、改善症状方面有较好的疗效。因其说明书指导性不足，且目前尚无相关规范指导尪痹片的临床应用，为进一步提高临床医生对该药的认识，充分挖掘该药的临床优势，中国中药协会骨伤科药物研究专业委员会组织中西医风湿领域、骨伤领域、药学领域以及方法学领域专家，遵照共识方法学的相关要求研制中成药专家共识。该共识在充分考虑临床研究证据和专家经验的基础上，针对临床一线调查总结的临床问题，对有证据支持的临床问题，运用国际公认的推荐意见分级评估、制定及评价方法 GRADE 进行证据评价，形成推荐意见；对于没有证据支持的临床问题，通过名义组法达成共识，形成共识建议。该共识采用简洁明了的体例格式，对尪痹片治疗类风湿关节炎和膝骨关节炎的用药方案、用药特点、介入时机、用法用量、使用疗程、安全性问题等方面形成推荐意见或达成共识建议，其应用将更好地提高尪痹片治疗类风湿关节炎和膝骨关节炎的疗效，同时，为临床医生规范、合理和安全地使用尪痹片提供参考。

【关键词】尪痹片；类风湿关节炎；膝骨关节炎；专家共识

Expert consensus on clinical application of Wangbi Tablets in treating Theumatoid arthritis and knee osteoarthritis

CHEN Wei-heng1*, WENG Xi-sheng2, YAN Xiao-ping3, LU Wei4, JIN Ying-hui5,

LIN Na6, ZHAO Yan7

(1. Third Afiliated Hospital, Beijing University of Chinese Medicine, Beijing 100029, China; 2. Peking Union Medical College Hospital, Beijing 100730, China; 3. China-Japan Friendship Hospital, Beijing 100029, China; 4. First Teaching Hospital of Tianjin University of Traditional Chinese Medicine, Tianjin 300193, China; 5. Center for Evidence-based and Translational Medicine of Wuhan University, Wthan 430071, China; 6. Institute of Chinese Materia Medica, China Academy of Chinese Medical Sciences, Bejing 100700, China; 7. Wanging Hospital, China Academy of Chinese Medical Sciences, Beijing 100102, China)

[Abstract] Wangbi Tablets are widely used in the treatment of rheumatoid arthritis, knee osteoarthritis and other diseases at present. Long-term clinical application and research have shown that this drug has a good effect in reducing the pain of related diseasesand improving symptoms. Due to the lack of guidance in the instructions and currently no relevant norms to guide the clinical application of Wangbi Tablets, in order to further improve clinicians'understanding of the drug and fully tap the clinical advantages of thedrug, the Professional Committee of Orthopedics and Traumatology Drug Research of China Association of Chinese Medicine organizedexperts in the fields of rheumatism, orthopedics, pharmacy and methodology in Chinese and western medicine to develop expert consensus on Chinese patent medicines in accordance with the relevant requirements of the consensus methodology. Based on full consideration of clinical research evidence and expert experience, the clinical issues were summarized in the consensus, and for those clinicalproblems supported by evidences, the internationally recognized recommendation evaluation and formulation method GRADE was usedto evaluate the evidence and form recommendations; for those clinical issues not supported by evidences, a consensus was reachedthrough the nominal group method to form consensus recommendations. The consensus adopted a concise and clear format to form recommendations or reach consensus suggestions on the medication regimen, medication characteristics, intervention timing, usage anddosage, course of use and safety issues for the treatment of rheumatoid arthritis and knee osteoarthritis with Wangbi Tablets. It is suggested that its application will better improve the efficacy of Wangbi Tablets in the treatment of rheumatoid arthritis and knee osteoarthritis, at the same time provide a reference for clinicians to use Wangbi Tablets in a standardized, reasonable and safe manner.

[Key words] Wangbi Tablets; rheumatoid arthritis; knee osteoarthritis; expert consensus

尪痹片是根据全国名老中医焦树德教授治疗"尪痹"的经验方整理总结而成[1-3]，经原国家食品药品监督管理总局批准上市（国药准字 Z20044066），为《国家基本药物目录》2009 年版、2012 年版、2018 年版入选品种，《国家基本医疗保险、工伤保险和生育保险药品目录》2009 年版、2017 年版、2019 年版甲类品种。主要由生地黄、熟地黄、续断、附片（黑顺片）、独活、骨碎补、桂枝、淫羊藿、防风、威灵仙、皂角刺、羊骨、白芍、狗脊（制）、知母、伸筋草、红花组成，具有补肝肾，强筋骨，祛风湿，通经络之功。类风湿关节炎（rheumatoid arthritis，RA）和膝骨关节炎（knee osteoarthritis，KOA）都是风湿科、骨伤科常见的关节疾病，临床表现为关节疼痛、肿胀、畸形、活动受限，严重影响患者生活质量[4-6]。尪痹片作为纯中药制剂，在相关临床报道中具有镇痛、抑制关节炎症、副作用小、修复和改善病变组织的作用[7-14]。对 RA 所导致的关节疼痛、局部肿大、屈伸不利和晨僵症状具有明显改善作用[15-18]，同时，能够缓解 KOA 患者的临床症状，减轻疼痛，改善关节活动能力[3, 19-23]，在《类风湿关节炎病证结合诊疗指南》中作为 RA 治疗药物推荐使用[24]。目前，虽然已有文献报道尪痹片治疗类风湿关节炎、膝骨关节炎有较好的临床疗效，但尚无相关规范指导尪痹片的临床应用。为了促进尪痹片的临床合理用药，中国中药协会骨伤科药物研究专业委员会组织中西医风湿领域、骨伤领域、药学领域，以及方法学领域专家，遵照共识方法学的相关要求研制中成药专家共识[25-27]。本共识充分考虑临床证据和专家临床经验，通过名义组法，对于有证据支持的临床问题形成推荐意见，对于没有证据支持的临床问题形成共识建议[28-33]。针对前期来自临床一线调查总结的临床问题，开展循证评价，采用国际公认的推荐意见分级评估、制定及 GRADE （grading of recommendations assessment evelopment and evaluation）方法对证据体和推荐意见进行分级[34-36]，根据不同结局按照升级和降级因素对证据进行质量分级，然后对证据总体进行评级。通过 GRADEpro 工具对评价结果形成证据概要，通过名义组法形成本共识的推荐意见或共识建议。专家共识意见的形成主要考虑 6 个方面的因素：证据质量、经济性、疗效、不良反应、患者可接受性以及其他。本共识采用简洁明了的体例格式，对该药的临床适应症、有效性、安全性证据以及相关前期资料进行了系统全面的梳理和总结，可为该药的临床使用提供有价值的参照。但仍需通过大量的高质量研究提供循证支持，并在未来根据实际应用中新的临床问题的出现及循证证据的更新予以修订。

一、共识框架结构

本共识共由 8 部分内容构成：推荐意见 / 共识建议概要、共识范围、药物基本信息、临床问题、临床应用建议（包括适应症、用法用量、疗程、应用建议）、安全性、利益冲突、附录[37]。共识的主要内容如下：

二、推荐意见 / 共识建议概要

本项目使用 GRADE 方法对证据体和推荐意见进行分级。证据质量评价结果分为高、中、低、极低 4 级，推荐意见强度分为强推荐、弱推荐 2 级。本共识达成 7 条共识推荐意见和 9 条共识建议，投票结果显示为本共识专家决策会议上各条共识建议所收到的实际有效票数，具体见表 1-37、1-38。

表 1-37 尪痹片达成共识的推荐意见概要

No	推荐意见	证据质量	投票结果
1	尪痹片单独用药治疗类风湿关节炎患者可以改善实验室指标［红细胞沉降率（ESR）、C 反应蛋白（CRP）、类风湿因子（RF）］	ESR. 低；CRP. 低；RF. 低	19/30B
2	尪痹片单独用药治疗类风湿关节炎患者可以改善临床表现［视觉模拟评分量表（VAS）、关节压痛数、关节肿胀数、晨僵时间］	VAS. 低；关节压痛 . 低；关节肿胀 . 低；晨僵时间 . 低	17/30A
3	尪痹片联合甲氨蝶呤治疗类风湿关节炎患者可以改善实验室指标（ESR、CRP、RF）	ESR. 低；CRP. 低；RF. 低	19/27A

（续表）

No	推荐意见	证据质量	投票结果
4	尪痹片联合甲氨蝶呤治疗类风湿关节炎患者可以改善临床表现（关节压痛数、关节肿胀数、晨僵时间、有效率）	关节压痛.低；关节肿胀.中；晨僵时间.低；有效率.低	22/28A
5	尪痹片单独用药治疗膝骨关节炎患者可以改善临床表现（VAS、关节压痛数、关节肿胀数、有效率）	VAS.低；关节压痛.低；关节肿胀.低；有效率.低	18/30A
6	尪痹片单独用药治疗膝骨关节炎患者可以改善关节功能（关节活动改善、晨僵计数、晨僵时间）	关节活动改善.低；晨僵计数.低；晨僵时间.低	16/29A
7	尪痹片联合非甾体类消炎药（ASAIDs）治疗膝骨关节炎患者可以改善临床表现和关节功能［VAS、膝关节骨性关节炎严重指数（ISOA）］	VAS.低；ISOA.低	23/29A

注：A.明显利大于弊，强推荐，一定做；B.可能利大于弊，弱推荐，可能做（表 2 同）。

表 1-38 尪痹片达成的共识建议概要

No	共识条目	投票结果
1	尪痹片可用于肝肾亏虚型、寒湿痹阻型类风湿关节炎患者，可用于活动期（DAS28 ≥ 2.6）类风湿关节炎的治疗	27/29A
2	如单独运用尪痹片治疗 1 个疗程后不能达标（DAS28 ≥ 2.6）时，建议联合甲氨蝶呤进行治疗	26/28A
3	尪痹片用于治疗类风湿关节炎的疗程为 8-24 周，临床医生可根据患者症状体征适当延长或缩短用药疗程，长时期用药患者应定期监测肝肾功能	23/27A
4	尪痹片用于肝肾亏虚型、寒湿痹阻型膝骨关节炎，适用于发作期、缓解期、康复期膝骨关节炎患者	19/26A
5	尪痹片单独用于膝骨关节炎缓解和康复期的治疗	19/27A
6	尪痹片联合 NSAIDs 用于膝骨关节炎发作期的治疗	26/29A
7	尪痹片用于治疗膝骨关节炎的疗程为 8-12 周，临床医生可根据患者症状体征适当延长或缩短用药疗程，长时期用药患者应定期监测肝肾功能	22/27A
8	尪痹片临床应用应关注的禁忌包括孕妇、儿童、肝肾功能异常及过敏患者	30/34A
9	尪痹片临床应用应关注的不良反应包括胃肠道不良反应、肝肾功能异常、皮疹、头晕	22/27A

注：共识条目均为专家共识形成；推荐强度均为建议使用。

三、共识范围

本共识明确了尪痹片的临床功能主治、优势环节、用法用量、合并用药、疗效和安全性等内容，适用于类风湿关节炎和膝骨关节炎相关的医疗领域临床人员使用。

四、药物基本信息

1. 处方来源尪

痹片处方根据全国名老中医焦树德教授治疗"尪痹"的经验方整理总结而成。

2. 药物组成

生地黄、熟地黄、续断、附片（黑顺片）、独活、骨碎补、桂枝、淫羊藿、防风、威灵仙、皂角刺、羊骨、白芍、狗脊（制）、知母、伸筋草、红花。

3. 药品性状

本品为薄膜衣片，除去包衣后显示棕褐色；味微苦。

4. 适应症 / 功能主治

补肝肾，强筋骨，祛风湿，通经络。用于肝肾不足、风湿阻络所致的尪痹，症见肌肉、关节疼痛，局部肿大，僵硬畸形，屈伸不利，腰膝酸软，畏寒乏力；类风湿关节炎见有上述证候者。

5. 药品规格

薄膜衣片，每片生药含量约 3.65 g，每片重 0.5 g。

6. 政策准入及推荐

尪痹片为《国家基本药物目录》2009 年版、2012 年版、2018 年版入选品种，《国家基本医疗保险、工伤保险和生育保险药品目录》2009 年版、2017 年版、2019 年版甲类品种。

尪痹片是《类风湿关节炎病证结合诊疗指南》《常见风湿病中西医结合诊疗指南（草案）》中治疗 RA 的推荐用药[38-39]，同时，也是《膝骨关节炎中医诊疗指南（2020 年版）》中治疗 KOA 的推荐用药。

五、临床问题

本共识主要关注的临床问题：尪痹片适用于 RA、KOA 的优势环节，尪痹片治疗

RA、KOA 可以改善的症状和实验室指标，尪痹片治疗 RA、KOA 的用药方案及疗程；尪痹片临床应用的安全性问题。

六、临床应用建议

1. 诊断标准

参考 GB/T15657—1995 中医病证分类与代码[40]，类风湿关节炎中医病名为尪痹病（BNV080），膝骨关节炎中医病名为骨痹病（BNV090）。

类风湿关节炎诊断标准：参考 ICD–11[41]，西医诊断为类风湿关节炎（FA20），疾病诊断参照 1987 年美国风湿病学会（ARA）[42]或 2010 年美国风湿病学会/欧洲抗风湿联盟（ACR/EULAR）分类标准[43]。

膝骨关节炎诊断标准：参照中华医学会骨科学分会关节外科学组 2018 年提出的诊断标准[44]和中华中医药学会组织编写的《中医骨伤科常见病诊疗指南》[45]等制定的标准。

2. 临床分期

2.1 类风湿关节炎[46] 根据类风湿关节炎患者病情评价（DAS28 评分）系统，类风湿关节炎患者病情可分为病情缓解（DAS28 <2.6）、低度疾病活动（2.6 ≤ DAS28 <3.2）、中度疾病活动（3.2 ≤ DAS28 ≤ 5.1）、重度疾病活动（DAS28 >5.1）；类风湿关节炎活动期为（DAS28 ≥ 2.6），缓解期为（DAS28 <2.6）；类风湿关节炎达标治疗为（DAS28 <2.6）。

2.2 膝骨关节炎[47] ①发作期，膝关节重度疼痛（VAS >7 分），或疼痛呈持续性，疼痛重者难以入眠；膝关节肿胀，功能障碍，跛行甚至不能行走；②缓解期，膝关节中度疼痛（VAS 4~7 分），劳累或天气变化时加重，伴酸胀、乏力，膝关节活动受限；③康复期，关节轻度疼痛或不适（VAS <4 分），腰膝酸软，倦怠乏力，甚或肌萎无力，不耐久行。

3. 辨证分型

3.1 类风湿关节炎[24] 寒湿痹阻证，主症：关节冷痛、触之不温、皮色不红，疼痛遇寒加重、得热痛减；次症：关节拘急、屈伸不利，肢冷或畏寒喜暖，口淡不渴；舌脉：包括舌体胖大、舌质淡、苔白或腻，脉弦或紧。肝肾亏虚证，主症：关节疼痛、肿大或僵硬变形,腰膝酸软或腰背酸痛;次症:足跟痛,眩晕耳鸣,潮热盗汗,尿频、夜尿多;舌脉:包括舌质红、苔白或少苔,脉细数。

3.2 膝骨关节炎[47] 寒湿痹阻证(多见于发作期、缓解期),主症:关节疼痛重着,遇冷加剧、得温则减,关节屈伸不利;次症:腰身重痛;舌脉:包括舌质淡,苔白腻,脉濡缓。肝肾亏虚证(多见于缓解期、康复期),主症:关节隐隐作痛;次症:腰膝无力,酸软不适,遇劳更甚;舌脉:包括舌质红、少苔,脉沉细无力。

4. 治疗类风湿关节炎临床建议

4.1 适应症 适用于肝肾亏虚型、寒湿痹阻型类风湿关节炎患者(共识建议)。

4.2 临床应用建议 尪痹片可用于活动期(DAS28 ≥ 2.6)类风湿关节炎的治疗(共识建议)。尪痹片单独应用可改善实验室指标(ESR、CRP、RF)(证据等级 C 级;推荐意见为弱推荐),改善关节疼痛、晨僵等临床表现(VAS、关节压痛数、关节肿胀数、晨僵时间)(证据等级 C 级;推荐意见为强推荐)[48]。如单独运用尪痹片治疗 1 个疗程后不能达标(DAS28 ≥ 2.6),建议联合甲氨蝶呤进行治疗(共识建议)。尪痹片联合甲氨蝶呤应用可改善实验室指标(ESR、CRP、RF)(证据等级 C 级;推荐意见为强推荐);尪痹片联合甲氨蝶呤可以改善类风湿关节炎患者的临床表现,提高治疗有效率(证据等级关节压痛数、晨僵时间 C 级;关节肿胀数、有效率 B 级;推荐意见为强推荐)[48-51]。

4.3 用法用量 口服,每次 4 片,每日 3 次。

4.4 用药疗程 建议尪痹片用于类风湿关节炎的治疗疗程为 8~24 周,临床医生可根据患者症状体征适当延长或缩短用药疗程,长时期用药患者应定期监测肝肾功能(共识建议)。

5. 治疗膝骨关节炎临床建议

5.1 适应症 适用于肝肾亏虚型、寒湿痹阻型膝骨关节炎患者(共识建议)。

5.2 临床应用建议 尪痹片可用于发作期、缓解期、康复期的膝骨关节炎患者(共识建议)。针对发作期的膝骨关节炎患者,尪痹片联合 NSAIDs 可改善膝骨关节炎患者的临床表现和关节功能(VAS、关节压痛数、关节肿胀数、关节活动改善、晨僵计数、晨僵时间),提高治疗有效率(证据等级 C 级;推荐意见为强推荐)[52-54]。针对缓解期和康复期的膝骨关节炎患者,单独使用尪痹片可改善膝骨关节炎患者的临床表现和关节功能（VAS、ISOA）（证据等级 C 级；推荐意见为强推荐）[52-53, 55-56]。

5.3 用法用量　口服，每次 4 片，每日 3 次。

5.4 用药疗程　建议尪痹片用于膝骨关节炎的治疗疗程为 8~12 周，临床医生可根据患者症状体征适当延长或缩短用药疗程，长时期用药患者应定期监测肝肾功能（共识建议）。

七、安全性

1. 不良反应

说明书记载的不良反应为尚不明确，根据临床研究报道和用药经验，部分患者会出现胃肠道不良反应、肝肾功能异常、皮疹、头晕，建议临床应用中应关注这些问题（共识建议）。尪痹片不论是单用还是联合用药，现有的临床数据及相关研究未报道有严重不良反应。相关研究显示尪痹片联合西药治疗类风湿关节炎、膝骨关节炎安全性均优于西药对照组[57]。

2. 禁忌症

说明书记载的禁忌症尚不明确，根据临床用药经验和专家建议，孕妇、儿童、肝肾功能异常患者以及对尪痹片过敏患者禁用（共识建议）。

3. 注意事项

说明书记载的注意事项为孕妇禁用和忌食生冷食物。

八、利益冲突

本共识在编制过程中，受到国家中医药管理局中成药治疗优势病种临床应用指南标准化项目的资金资助（SATCM-2015-BZ402）。所有参与制定的共识组成员均实名签署了"利益冲突声明书"，填好的所有声明表扫描件提交共识归口单位统一存档。在共识制定过程中，所有相关参与者均无利益冲突，无企业人员参与共识决策工作。

九、附录

共识附录主要包括药物基本信息和相关药理学研究。由于篇幅原因，附录的详细信息可在发布版的共识原文中获知。

本共识由北京中医药大学第三附属医院提出，由中国中药协会骨伤科药物研究专业委员会归口。

本共识参研单位：北京中医药大学第三附属医院、北京协和医院、中日友好医院、天津中医药大学第一附属医院、中国中医科学院中药研究所、《中医正骨》杂志、安徽中医药大学第一附属医院、北京大学人民医院、北京大学深圳医院、北京医院、北京中医药大学中医药研究院、北京中医药大学东方医院、成都医学院第一附属医院、陆军军医大学第一附属医院、福建省第二人民医院、福建中医药大学、复旦大学、广州中医药大学第一附属医院、广东省中医院、广东省第二中医院、河北省人民医院、河南省风湿病医院、河南省洛阳正骨医院（河南省骨科医院）、河南中医药大学第一附属医院、黑龙江中医药大学附属第一医院、湖北省洪湖市中医医院、湖南中医药大学第一附属医院、江苏省中西医结合医院、江苏省中医院、兰州大学循证医学中心、辽宁中医药大学附属医院、南京中医药大学、南京中医药大学第一临床医学院、南京中医药大学中医药研究院、南通良春中医医院、厦门市中医院、山东中医药大学附属医院、陕西中医药大学附属医院、上海中医药大学附属曙光医院、首都医科大学宣武医院、四川大学华西医院、四川省中医院、武汉大学循证与转化医学中心、武汉同济医院、武汉协和医院、西安红会医院、徐州市第三人民医院暨徐州市肿瘤医院、云南省中医医院、浙江大学医学院附属第一医院、浙江中医药大学第二附属医院、中国人民解放军白求恩国际和平医院、中国中医科学院广安门医院、中国中医科学院望京医院、中国中医科学院西苑医院。

本共识起草负责人：陈卫衡。

本共识主要起草人：陈卫衡、翁习生、阎小萍、刘维、林娜、靳英辉。

本共识指导委员会：王和鸣、高学敏、陈耀龙。

本共识专家组（按照姓氏笔画顺序排列）：马勇、马彬、王庆文、王庆甫、王和鸣、王莘智、王停、王智勇、方勇飞、方斌、尹纪光、卢敏、邢丹、朱跃兰、朱婉华、刘又文、刘文刚、刘宏潇、刘健、刘维、许鹏、孙伟、纪泉、严世贵、李小霞、李刚、李泽光、李振彬、李慧英、吴宽裕、汪悦、沈计荣、沈晓燕、沈霖、宋志勇、张风肖、张国强、张建新、张彦琼、陈卫衡、陈兆军、林娜、欧阳晓、金今、周学平、周宗科、周祖山、赵咏芳、娄玉钤、姚啸生、袁普卫、贾思明、翁习生、高明利、高学敏、郭珈宜、唐今扬、涂胜豪、陶庆文、黄清春、曹月龙、康德英、阎小萍、彭江云、彭慧明、童培建、谢林、靳英辉、詹红生、樊效鸿、潘显明、魏戌。

本共识学术秘书：赵岩。

参考文献

［1］焦树德.类风湿关节炎从尪痹论治［J］.江苏中医药，2008，40（1）:5.

［2］焦树德，王伟钢.尪痹病名及其证治规律的研究［J］.浙江中医药大学学报，2009，33（5）:681.

［3］陈璐，阎小萍，鄢泽然，等.尪痹片治疗膝骨性关节炎有效性及安全性的临床研究［J］.中华中医药杂志，2018，33（8）:3366-3369.

［4］姜林娣，梅振武.实用内科学［M］.北京：人民卫生出版社，2005.

［5］林娜，姜泉，刘维，等.雷公藤多苷/雷公藤片治疗类风湿关节炎用药指南［J］.中国中药杂志，2020，45（17）:4149-4153.

［6］陈卫衡，刘献祥，童培建，等.膝骨关节炎中医诊疗专家共识（2015年版）［J］.中医正骨，2015，27（7）:4-5.

［7］李磊.非甾体抗炎药治疗风湿性关节炎疗效及不良反应［J］.临床合理用药杂志，2019，12（4）:88-89.

［8］李忠民.抗类风湿疾病药物不良反应研究进展［J］.黑龙江医药，2018，31（5）:985.

［9］魏婷婷，付凌雨，辛芳冉，等.白细胞介素类生物制剂治疗类风湿关节炎安全性的Meta分析［J］.风湿病与关节炎，2018，7（8）:27.

［10］张建环，朱群娣，钟建明.我院非甾体抗炎药在治疗膝骨关节炎中的临床应用分析［J］.广东药学院学报，2014，30（4）:486.

［11］甘丽，吴启富，康信忠，等.尪痹片对大鼠实验性类风湿关节炎的防治作用［J］.中药材，2009，32（11）:1734.

［12］甘丽，吴启富，肖丹，等.尪痹片抗炎镇痛作用及对佐剂性关节炎大鼠细胞因子网络的调节［J］.中药药理与临床，2009，25（2）:85.

［13］贺蓉，杨依霏，徐启华，等.尪痹片对骨性关节炎模型动物膝关节组织形态

学的影响 [J]. 中国实验方剂学杂志，2018，24（5）:142.

[14] 李异龙，刘满仓，许小真. 尪痹片对膝骨关节炎临床症状及血清炎症因子水平的影响 [J]. 中外医学研究，2017，15（26）:22.

[15] 姜芊竹，张鸿婷. 观察"尪痹片"治疗类风湿关节炎的临床疗效 [J]. 世界最新医学信息文摘，2018，18（49）:162.

[16] 李绍华. 尪痹片联合甲氨喋呤治疗类风湿关节炎疗效观察 [J]. 辽宁中医杂志，2013，40（2）:297.

[17] 吴军伟，申涛. 尪痹片治疗类风湿关节炎临床研究 [J]. 辽宁中医杂志，2011，38（12）:2392.

[18] 裴冰. 益赛普联合尪痹片治疗类风湿关节炎疗效及安全性分析 [J]. 医学信息，2014（13）:480.

[19] 刘冬梅，杨丽丽，薛红霞. 尪痹片治疗膝骨关节炎的疗效 [J]. 实用药物与临床，2012，15（6）:380.

[20] 康信忠，吴启富，接红宇，等. 尪痹片治疗膝骨关节炎的临床研究 [J]. 中国中西医结合杂志，2011，31（9）:1205.

[21] 吴廷换，周辉，陈兴恺. 清宫正骨手法联合尪痹片治疗膝关节骨性关节炎疗效观察 [J]. 中国中医骨伤科杂志，2017，25（1）:38.

[22] 黄云台，冯福海，李松伟. 尪痹片治疗膝关节骨性关节炎临床观察 [J]. 中国中西医结合杂志，2010，30（7）:771.

[23] 冯福海，黄云台，李松伟. 尪痹片治疗骨性关节炎临床试验研究评价 [J]. 辽宁中医杂志，2009，36（3）:330.

[24] 中华中医药学会风湿病分会. 类风湿关节炎病证结合诊疗指南 [J]. 中医杂志，2018，59（20）:1794.

[25] 刘峘，高景华，谢雁鸣，等. 舒筋健腰丸临床应用专家共识 [J]. 中国中药杂志，2020，45（10）:2300.

[26] 黎元元，郭蓉娟，谢雁鸣，等. 注射用灯盏花素临床应用专家共识 [J]. 中国中药杂志，2020，45（10）:2296.

[27] 方赛男，孙塑伦，郭宇博，等. 中成药临床应用专家共识制订有关问题讨论

[J]. 中国中药杂志，2018，43（24）:4792.

［28］张颖，季聪华，李秋爽，等.中医临床实践指南制修订中德尔菲法的统计分析方法 [J]. 中华中医药杂志，2018，33（1）:249.

［29］方赛男，郭宇博，刘建平，等.中成药临床应用专家共识的制订流程 [J]. 中国中药杂志，2018，43（24）:4786.

［30］方赛男，魏宝君，唐传其，等.中成药专家共识研制过程中证据现状分析和质量评价——以消痛贴膏为例 [J]. 中国中药杂志，2019，44（20）:4360-4365.

［31］廖星，谢雁鸣，张俊华，等.中医临床实践指南制修订中专家共识技术规范 [J]. 中国中药杂志，2019，44（20）:4354.

［32］廖星，胡晶，谢雁鸣，等.中医药临床实践指南中"共识"形成的方法和流程 [J]. 中国中药杂志，2017，42（8）:1518.

［33］DALKEYN，HELMERO. An experimental application of the Delphi method to the use of experts[J]. Management Sci，1963，9（3）:458.

［34］ATKINSD，BESTD，BRISSP et al. Grading quality of evidence and strength of recommend ations[J]. Brit Med J，2004，328:1490.

［35］ATKINSD，ECCLESM，FLOTTORPS，et al. Systems for grading the quality of evidence and the strength of recommendations I: critical appraisal of existing approaches the GRADE working group[J]. BMC Health Serv Res，2004，4:38.

［36］刘建平.传统医学证据体的构成及证据分级的建议 [J]. 中国中西医结合杂志，2007，27（12）:1061.

［37］方赛男，白雪，杨思红，等.中医药临床应用专家共识的报告规范 [J]. 中国中药杂志，2018，43（24）:4796.

［38］姜泉，王海隆，巩勋，等.类风湿关节炎病证结合诊疗指南 [J]. 中医杂志，2018，59（20）:1794.

［39］吴启富，范永中，叶志中.常见风湿病中西医结合诊疗指南（草案）[J]. 中药药理与临床，2013，29（5）:135.

［40］国家中医药管理局.中医病证分类与代码 [S]. 北京:中国标准出版社，

1996:37. GB/ T15657—1995.

[41] 国家卫生健康委.国际疾病分类第十一次修订本（ICD-11）中文版［EB/ OL］.（2018-12-14）[2020-12-13] .http:/ / www.nhfpc. gov. cn/ yzygj/ s7659/20 1812/14caf755107c43d2881905a8d4f44ed2. shtml.

[42] AMETTFC, EDWORTHYSM, BLOCKDA, et al. The American Rheumatism Assotiation 1987 revised criteria for the classification of rheumatoid arthritis [J]. ArthritisRheum, 1988, 31（3）:315.

[43] ALETAHAD, NEOGIT, SILMANAJ, et al. 2010 Rheumatoid arthritis classification criteria: an American College of Rheumatology/ European League Against Rheumatism collaborative initiative[J]. Arthritis Rheum, 2010, 62 （9）:2569.

[44] 中华医学会骨科学分会关节外科学组.骨关节炎诊疗指南（2018 年版）[J]. 中华骨科杂志, 2018, 38（12）:705.

[45] 中华中医药学会.中医骨伤科常见病诊疗指南 [M].北京:中国中医药出版社, 2012.

[46] ANDERSONJ, CAPLANL, YAZDANYJ, et al. Rheumatoid arthritis disease activity measures: American College of Rheumatology Recommendations for use in clinical practice[J].Arthritis Care Res, 2012, 64（5）:640.

[47] 中国中医药研究促进会骨伤科分会.膝骨关节炎中医诊疗指南（2020 年版） [J].中医正骨, 2020, 32（10）:1.

[48] 杨敏, 吉海旺, 曹小菊, 等.尪痹片治疗类风湿性关节炎（肝肾阴虚、瘀血 痹阻证）临床研究 [J].现代中医药, 2009, 29（3）:21.

[49] 王春芳, 刘娟云.尪痹胶囊联合小剂量甲氨蝶呤治疗类风湿关节炎临床研究 [J].光明中医, 2019, 34（18）:2876.

[50] 傅艳芬, 罗仕, 陈锦荣, 等.尪痹胶囊联合甲氨蝶呤治疗类风湿关节炎临床 研究 [J].中国药业, 2019, 28（5）:55.

[51] 樊帆.尪痹片联合甲氨蝶呤治疗类风湿关节炎的临床观察 [J].中国民间疗法, 2019, 27（1）:64.

［52］康信忠，吴启富，接红宇，等. 尪痹片治疗膝骨关节炎的临床研究 [J]. 中国中西医结合杂志，2011，31（9）:1205.

［53］冯福海，黄云台，李松伟. 尪痹片治疗骨性关节炎临床试验研究评价 [J]. 辽宁中医杂志，2009，36（3）:330.

［54］李昇龙，刘满仓，许小真. 尪痹片对膝骨关节炎临床症状及血清炎症因子水平的影响 [J]. 中外医学研究，2017，15（26）:22.

［55］陈璐，阎小萍，鄢泽然，等. 尪痹片治疗膝骨性关节炎有效性及安全性的临床研究 [J]. 中华中医药杂志，2018，33（8）:3366.

［56］刘冬梅，杨丽丽，薛红霞. 尪痹片治疗膝骨关节炎的疗效 [J]. 实用药物与临床，2012，15（6）:380.

［57］吴潇潇. 尪痹片联合西药治疗风湿性疾病临床研究的 Meta 分析 [D]. 沈阳：辽宁中医药大学，2016.

第二十八节　膝骨关节炎（膝痹）中西医结合临床实践指南（2021 年版）

许学猛[1]　刘文刚[1]　许树柴[2]　李义凯[3]　张庆文[4]　黄宏兴[4]　关宏刚[5]　卢超[1]　姜涛[1]

1 广东省第二中医院骨科（广州 510095）；2 广东省中医院二沙岛分院骨科（广州 510105）；3 南方医科大学中医药学院（广州 510515）；4 广州中医药大学第三附属医院骨科（广州 510240）；5 佛山市中医院骨科（广东佛山 528000）

发表于《实用医学杂志》2021 年第 37 卷第 22 期

【摘要】膝骨关节炎（knee osteoarthritis，KOA）是当前常见的慢病之一，严重影响患者的身心健康和生存质量。中西医结合在 KOA 全病程管理中优势确切，基于循证医学制定的 KOA 中西医临床实践指南具有重要的意义，有助于规范中西医临床诊疗技术，取得更好的疗效。本指南按照临床实践指南的规范编写，从范围、术语和定义、流行病学特点、诊断、治疗、疗效评价等方面对 KOA 的中西医诊疗流程进行了规范。

在中医辨病和辨证方面，本指南强调了地域特色对KOA发生、发展及中医证型分布的影响。在治疗方面，强调了运动训练在KOA全病程管理中的重要作用，并对运动训练的方式、方法、动作细节、强度及疗程等做出了有关推荐；同时亦强调了中医特色技术如针灸、小针刀、穴位注射等在本病非手术治疗中的应用。本指南具有较好的临床适用性、安全性及有效性。

【关键词】膝骨关节炎；中西医结合；临床实践；指南

Clinical practice guidelines for knee osteoarthritis in integrated traditional chinese and western medicine

XU Xuemeng*, LIU Wen'gang, XU Shuchai, LI Yikai, ZHANG Qingwen, HUANG Hongxing, GUAN Honggang, LU Chao, JIANG Tao.*

Department of Orthopedics, Guangdong Second Traditional Chinese Medicine Hospital, Guangzhou 510095, China

[Abstract] Knee osteoarthritis (KOA) is one of the most commonfrequent chronic diseases today, and it has a significant impact on a patient's physical, mental, and social well-being. Treatment combining Traditional Chinese Medication (TCM) and western medicine has undeniably proven to be beneficial in the overall management of KOA. The KOA instruction in TCM and western medicine clinical practice is extremely important, as it was written on the basis of Evidence-based Medicine. It aids in the standardization and improvement of diagnostic and treatment practices in both Chinese and Western medicine. The instruction was created in accordance with the clinical practice guideline's standards.It excludes standards such as range, words, definitions, epidemic characteristics, diagnosis, treatment, effect evaluation, and other components of the KOA diagnostic and treatment process in TCM and western medicine. The instruction was created in accordance with the clinical practice guideline's standards. It excludes standards such as range, words, definitions, epidemic characteristics, diagnosis, treatment, effect evaluation, and other components of the KOA diagnostic and treatment process in TCM and western medicine. In terms of disease differentiation and syndrome differentiation of TCM, this instruction highlights the influence of territorial characteristic on KOA occurrence, development, and distribution of different syndrome types in TCM. With regards to the aspect of treatment, the instruction highlights the exercise and training's importance on the whole KOA treatment management. More than that, the instruction provides recommendation on the exercise/training way, method, movement detail, intensity and treatment course. Besides, some techniques applied in non-operative KOA treatment are underscored in this instruction, such as acupuncture, small needle-knife, acupoint injection, and so on. This training adapts well to clinical practice and is both safe and effective.

[Key words] knee osteoarthritis; integrated traditional chinese and western medicine; clinical practice; guidelines

本指南按 GB/T 1.1—2020 给出的规则起草。

本指南由广东省中医药局提出，由广东省中医标准化技术委员会归口。

膝骨关节炎（knee osteoarthritis，KOA）是岭南地区常见的一种关节疾患，属于中医学"膝痹"的范畴，核心病机为"本痿标痹"。岭南地区一年四季以湿为主，外邪致病亦多以湿邪为首，受这种地域、气候因素的影响，膝痹为病有其鲜明的地方特色。中西医结合在 KOA 全病程（早、中、晚期）的诊疗实践中优势确切并已经广泛获得国内同行的认可，但尚缺乏统一的规范和标准。本指南是在参考国内外相关指南及最新循证医学证据的基础上，结合西医临床经验及中医特色优势治疗技术，同时，充分考虑岭南地域特色，将中西医诊疗要点有机结合而形成的诊疗规范。本指南从中西医结合的角度规范了 KOA 的诊断、辨证及治疗，为临床实践提供了科学、可靠的诊疗依据，以期提高临床医生对本病的诊疗水平，为患者提供更优的诊疗服务。

一、范围

本指南规定了 KOA 的诊断、西医辨病分期、中医辨证分型、中医 / 中西医结合治则治法、调摄与预防、疗效评价等要求。本指南适用于指导广东省内膝骨关节炎（膝痹）的中西医结合治疗。

二、规范性引用文件

GB/T 20348—2006 中医基础理论术语。

三、术语和定义

下列术语和定义适用于本指南。

膝骨关节炎是一种以关节软骨退变、继发性骨赘形成、软骨下骨硬化、滑膜炎症等为主要特征的慢性退行性疾病[1]。

四、流行病学

本病总体发病率为 8.1%[2]，但存在地域差异：西北（10.8%）、西南地区（13.7%）的发病率高于华北（5.4%）及东部沿海地区（5.5%），农村的发病率高于城市[3]。

五、诊断

1.病史

膝关节过劳史（如超负荷运动），中老年人多发。

2.临床症状

（1）疼痛及压痛：发生率 36.8%~60.7%[2]。疼痛特点如下：①起步痛，久坐或刚下床起步行走时疼痛较明显，活动后稍缓解；②活动痛，行走一段时间后出现疼痛加剧；③负重痛，膝关节在负重状态下如上、下楼梯时疼痛加剧；④静息痛，膝关节在静息状态亦疼痛，以夜间为甚。除了疼痛，膝关节的局部可出现压痛，在关节肿胀时明显。

（2）活动受限：常见晨僵，但持续时间一般小于 30 min，可逐渐出现关节绞锁，到晚期，关节活动明显受限，最终致残。

（3）关节畸形、肿大：疾病中晚期可见明显的内、外翻或旋转畸形。

（4）骨擦感：关节屈伸时可闻及骨摩擦音（感）。

（5）肌肉萎缩：膝关节周围伸屈肌群萎缩[4]，以伸肌萎缩为显著[5-6]。

3.影像学检查

（1）X 线：膝关节正、侧、轴位 X 线片是首选的最有价值的影像学检查[7]，亦是明确诊断的常规方法[2]。典型改变为：①关节间隙非对称性狭窄；②软骨下骨硬化和（或）囊性变；③关节边缘骨赘形成，或可见游离体。X 线分级以 Kellgren–Lawrence 分级为标准（见表 1–39）。

（2）MRI：不作为常规检查，当 X 线表现与临床症状（如疼痛）明显不一致时，进行 MRI 检查，一般以 Recht 分级为标准（见表 1–40）。

（3）CT：较少使用，影像学改变类似于 X 线，一般用于 KOA 的鉴别诊断。

表 1–39　X 线的 Kellgren–Lawrence 分级

分级	描述
0 级	无改变（正常膝关节）
Ⅰ级	关节间隙可疑变窄，可能有骨赘
Ⅱ级	关节间隙轻度变窄，有明显小骨赘
Ⅲ级	关节间隙狭窄明确，有中等量骨赘，软骨下骨轻度硬化，可能出现关节畸形
Ⅳ级	关节间隙狭窄严重，可见大量骨赘，软骨下骨硬化明显，关节肿大，畸形明显

表 1–40　MRI 的 Recht 分级

分级	描述
0 级	正常软骨，软骨弥漫性均匀变薄但表面光滑
Ⅰ级	软骨分层结构消失，软骨内出现局灶性低信号区，软骨表面光滑
Ⅱ级	软骨表面轮廓轻至中度不规则，软骨缺损深度未及全层厚度 50%
Ⅲ级	软骨表面轮廓中至重度不规则，软骨缺损深度达全层厚度 50% 以上，但未完全脱落
Ⅳ级	软骨全层缺损、剥脱，软骨下骨质暴露，有或无软骨下骨骨质信号改变

4.实验室检查

多用于 KOA 的鉴别诊断。急性发作期血沉（ESR）和 C 反应蛋白（CRP）可增高，而血常规、免疫复合物及血清补体等可正常。

5.诊断要点及标准

根据患者的病史、临床症状体征、影像学资料及实验室检查结果做出判断，临床诊疗流程见图 1–17，诊断标准参照《骨关节炎诊疗指南（2018 年版）》（见表 1–41）[2]。

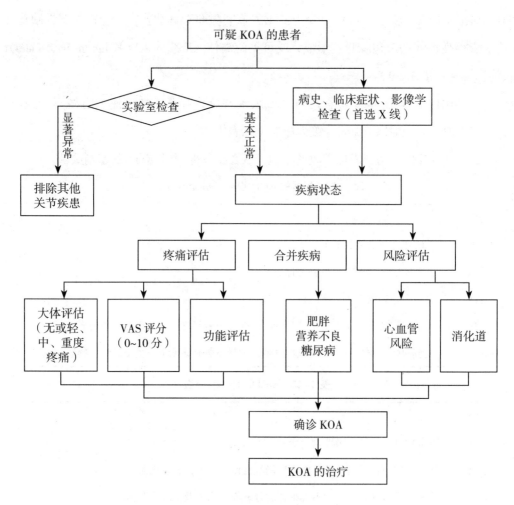

图 1-17   KOA 诊断与评估流程

表 1-41   KOA 的诊断标准

条目	症状 / 体征
①	膝关节近 1 个月内反复疼痛
②	膝关节负重位 X 片示关节间隙变窄、软骨下骨硬化和（或）囊性变、关节边缘骨赘形成
③	年龄 ≥ 50 岁
④	晨僵时间 ≤ 30 min
⑤	膝关节活动出现骨擦音

注：满足条目①以及（条目②、③、④、⑤中的任意两条）即可诊断为 KOA。

6. 西医辨病分期

参考《膝骨关节炎阶梯治疗专家共识（2018 年版）》[7] 及《中医康复临床实践指南·膝骨关节炎》(见图 1-18)[8]。

（1）初期：膝关节无明显畸形及肿胀，可正常进行日常活动，偶发疼痛，X 线检查提示关节间隙可疑变窄，可能出现骨赘，K–L 分级属于 I 级。

（2）早期：膝关节无明显畸形，可见肿胀，基本不影响日常活动，常于下蹲或上下楼梯时疼痛，活动轻微受限，X 线显示关节间隙轻度狭窄，有明显的小骨赘，K–L 分级属于 II 级。

（3）中期：膝关节可出现轻度内、外翻畸形伴复发性肿胀，经常出现严重的疼痛并影响日常活动，X 线提示关节间隙狭窄明确，有中等量的骨赘，软骨下骨轻度硬化，可出现关节畸形，K–L 分级属于 III 级。

（4）晚期：膝关节可出现严重的内外翻或屈曲挛缩畸形，反复关节肿胀，疼痛非常剧烈并严重影响日常活动，X 线显示关节间隙严重狭窄，可见大量骨赘，软骨下骨硬化改变明显，膝关节骨性畸形，K–L 分级属于 IV 级。

当临床症状与 X 线改变不符合时，推荐做 MRI 检查，以 Recht 分级为准。

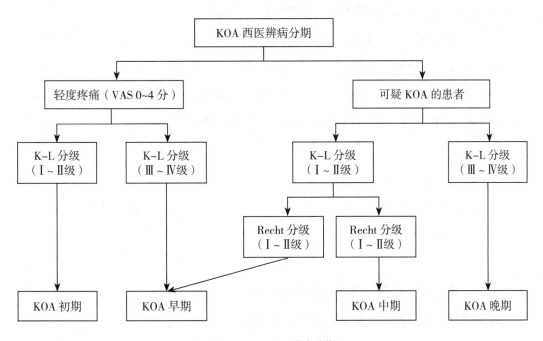

图 1-18 KOA 辨病分期

7. 中医辨病及辨证

7.1 中医辨病　本病核心病机为本痿标痹[9]，以肝肾亏虚、筋骨失养为本，腠理空虚易感风寒湿邪、瘀血阻滞为标，以痹痛为主要症状，同时，夹杂脾虚、痰湿、血瘀等病理特点[9]。

岭南地区常年多湿多热[10-11]，气候潮湿加之土气不足，人群长期居住于这种环境下，脾气易虚，脾失健运容易聚生痰湿，多表现为脾胃湿热[12]，其体质也多为湿热体质[13-14]。随着空调的普及，人们常年处于空调环境下，腠理常开，易致寒邪入侵，导致寒湿体质，这些因素均影响本病中医证型的分布。

7.2 辨证分型　参照现有指南文件[15-17]，同时结合专家讨论后分为湿热痹阻证、寒湿痹阻证、气滞血瘀证、肝肾亏虚证、气血虚弱证。

（1）湿热痹阻证。①主症：关节红肿热痛，屈伸不利，甚则痛不可触，得冷则舒。②次症：口干、小便赤、大便黏腻不爽。③舌、脉象：舌质红、苔黄腻，脉濡数或滑数。

（2）寒湿痹阻证。①主症：关节疼痛重着，屈伸不利，遇冷加剧，得温则减；②次症：腰身重痛；③舌、脉象：舌质淡、苔白腻，脉濡缓。

（3）气滞血瘀证。①主症：关节疼痛如刺，屈伸不利，休息后疼痛不减；②次症：面色黧黑；③舌、脉象：舌质紫暗、或有瘀斑，脉沉涩。

（4）肝肾亏虚证。①主症：关节隐隐作痛；②次症：腰膝酸软无力，酸困疼痛，遇劳更甚；③舌、脉象：舌质红、少苔，脉细数，或舌质淡胖、苔白，脉沉迟无力。

（5）气血虚弱证。①主症：关节酸痛不适；②次症：少寐多梦，自汗盗汗，头晕目眩，心悸气短，面色少华；③舌象与脉象：舌淡、苔薄白，脉细弱。

8. 鉴别诊断

8.1 类风湿性关节炎　多为小关节对称发病，常累及近端指间关节、掌指关节、腕关节等，逐渐出现关节僵硬、肿胀、畸形等，晨僵至少 1 h（病程≥6 周），3 个或 3 个以上关节肿，类风湿因子阳性等，X 线片以侵蚀性改变为主。

8.2 痛风性关节炎　第一跖趾关节多发，也可累及踝、膝、腕、肘等关节。多表现为红、肿、热、痛。实验室检查可见尿酸水平升高，关节穿刺液可见尿酸盐结晶，反复发作可致肾功能损害，在关节周围和耳廓等部位可见痛风石。

8.3 银屑病关节炎　起病缓慢，常见好发部位为远端指（趾）间关节、掌指关节、跖关节及膝关节等。关节病变常不对称，可有关节畸形，可出现银屑病的皮肤和指（趾）甲改变。

六、治疗

1. 治疗原则

针对 KOA 患病人群，进行正确的诊断分级分型，开展精准个性化治疗[15]，中西医相结合，分阶梯治疗，达到全病程管理。尤其要强调运动训练的重要性和必要性[4, 18]，综合运用中药穴位注射[19-21]、针刀[19, 22-24]、中药外敷[29-30]等中医特色疗法，辨证应用中药内服或使用专科制剂[20, 27-29]以达到标本兼治的作用。

2. 三阶梯治疗策略

推荐应用中医药对轻中度患者进行非手术治疗。对于中、重度患者，症状反复，伴有关节肿胀或卡压、绞锁等经非手术治疗无效可选择用关节镜手术。对于下肢力线异常导致疼痛的可根据情况使用膝关节周围截骨手术（胫骨高位截骨、股骨远端截骨等）改善力学平衡。病变局限于单间室者，可采取单髁置换手术（UKA）。终末期 KOA 存在明确手术指征者，采取全膝关节置换术（TKA）。

3. 非药物治疗

3.1 运动治疗　近年来，国内外各大权威学会均推荐将运动治疗列为 KOA 的一线治疗措施[2, 30-31]。

（1）肌力锻炼[32]。肌力训练应该个体化[33]，应综合考虑患者自身情况及病变程度。常用的肌力锻炼方法有：股四头肌训练（坐/卧位直腿抬高训练、坐位屈蹬腿训练、坐位抗阻直腿抬高训练等）；腘绳肌训练（俯卧位屈膝或抗阻屈膝训练、站立位勾腿或抗阻勾腿训练等）；髋外展肌训练（侧卧位抬腿训练等）[4]。

（2）关节活动度训练[18]。鼓励患者进行主动锻炼，不能进行主动锻炼的患者可在外力作用的辅助下进行被动的关节活动度训练。

（3）有氧运动[34-35]。主要包括步行[18]、慢跑、游泳、骑自行车、瑜伽[37]、普拉提[38-39]等。

（4）传统功法锻炼。在医生的指导下进行太极拳[40]、八段锦[41]、易筋经[42]等训练。运动治疗建议每周定期训练 2~3 次，3 次为佳，训练强度应循序渐进，持续运动超过 12 周。

3.2 中医特色外治法

（1）手法[43]。详细的操作规范及注意事项参照《膝骨关节炎中医推拿治疗技术规范专家共识》[44]。

（2）针灸[43]。常用毫针刺法、温针疗法、灸法、刺络拔罐法等，以局部取穴配合循经取穴。常取膝眼、委中、足三里、阳陵泉、阴陵泉等，配穴选用所属经脉的络穴及阿是穴。

（3）小针刀。常应用小针刀在局部软组织如内收肌结节、髂胫束、鹅足、髌下脂肪垫、胫侧副韧带等部位进行松解，亦可在局部压痛处行针刀疗法。

3.3 物理治疗　常用的方法包括：热疗、冷疗、磁疗、红外线照射、水疗、蜡疗、超声波及离子导入法等，临床医生应根据患者的具体情况择优选择。

3.4 行动辅助　在医生的指导下，借助合适的辅助器械如拐杖、助行器、支具等，但应慎用改变负重力线的辅助工具如矫形鞋垫等。

4. 药物治疗

4.1 中药治疗

4.1.1 中草药外用　用中草药熏洗、熏蒸、敷贴患处等。此外还有各种中成药剂型的贴膏及药膏等[19, 25-26, 45]，外用药的组分主要是祛风散寒除湿剔痹，如川乌、草乌、附子、细辛、桂枝等峻药、猛药[46]。

4.1.2 中药穴位注射辨证　将中药针剂直接注射到病位组织，发挥治疗作用[20-21]，关节积液明显者，先抽取关节液再配合中药穴位注射治疗。

4.1.3 中药内治

（1）湿热痹阻证。①治则：清利湿热。②推荐方剂：以四妙散为基础方加减（出自《成方便读》），内含苍术、黄柏、薏苡仁、川牛膝等。

（2）寒湿痹阻证。①治则：温经散寒，除湿剔痹。②推荐方剂：以蠲痹汤为基础方加减（出自《医学心悟》），内含羌活、独活、桂心、川芎、秦艽、海风藤、当归、桑枝、乳香、木香、炙甘草等。

（3）气滞血瘀证。①治则：活血祛瘀，通络止痛。②推荐方剂：以血府逐瘀汤为基础方加减（出自《医林改错》），内含桃仁、红花、生地黄、当归、川芎、牛膝、赤芍、桔梗、枳壳、柴胡、甘草等。

（4）肝肾亏虚证。①治则：补益肝肾，通络止痛。②推荐方剂：以左归丸（偏阴虚）或右归丸（偏阳虚）为基础方加减（出自《景岳全书》），内含熟地黄、山茱萸、山药、川牛膝、枸杞、菟丝子、鹿角胶、龟板胶等或熟地黄、附子（炮附片）、山茱萸（酒炙）、山药、肉桂、鹿角胶、菟丝子、杜仲（盐炒）、枸杞子、当归等。

（5）气血虚弱证。①治则：补气养血。②推荐方剂：以八珍汤为基础方加减（出自《丹溪心法》），内含人参、白术、川芎、茯苓、熟地黄、当归、白芍、炙甘草等。

4.2 西药治疗

（1）局部外用药物。常用 NSAIDs 类药物的凝胶贴膏[47]、乳胶剂、膏剂等，但需注意局部皮肤不良反应的发生，中、重度疼痛者不建议单独使用。

（2）关节注射药物。糖皮质激素，不超过 2～3 次/年，间隔时间窗不得小于 3～6 个月[2]；玻璃酸钠，2～3 次/疗程，1～2 个疗程/年。

（3）口服药物。NSAIDs：本类药物是 KOA 治疗中最常用的药物，但应根据患者胃肠道及心血管系统的具体情况评估风险、合理选药，避免同时服用两种 NSAIDs 类药物。镇痛药物：对 NSAIDs 类药物过敏、不能耐受或无效的患者可以考虑使用阿片类、对乙酰氨基酚类或两者的复合制剂的镇痛药，但需要注意谨防阿片类药物的成瘾性。缓解病情的慢作用药物：常用氨基葡萄糖和双醋瑞因等[48-49]。

5. 手术治疗

5.1 膝关节镜手术

（1）适应证：KOA 并有游离体、半月板撕裂移位、滑膜病变、软骨面损伤等情况；关节腔的清理或冲洗。

（2）禁忌证：膝关节局部或全身存在明显的感染灶，可能导致术后感染者；关节间隙严重狭窄甚至消失者；存在出血倾向或严重的出血性疾患等；KOA 晚期，关节镜手术不能清除侵入骨质内的病变。

5.2 截骨术

（1）适应证：KOA 相关的疼痛及功能障碍严重影响日常工作与生活；负重位 X 线检查提示单间室病变伴相应的内翻或外翻畸形；患者术后有拄拐的能力，并有完成康复训练所需的肌肉强度与活动度；有良好的血供，没有严重的动脉供血不足或大的静脉曲张。

（2）禁忌证：内侧或外侧间室软骨间隙消失；胫骨内侧或外侧半脱位大于1 cm；胫骨内侧或外侧骨丢失大于2~3 mm；屈曲挛缩畸形大于15°；膝关节屈曲度小于90°；需矫正的角度大于20°；炎性关节病；明显的外周血管疾病。

5.3 单髁置换术

（1）适应证：单间室的KOA；力线改变5°~10°、屈曲挛缩不超过15°；ACL、内侧副韧带完整（通过MRI、应力位片来判断）。

（2）禁忌证：类风湿性关节炎；肥胖患者；膝内外翻＞15°；二或三间室病损者。

5.4 全膝关节置换术

（1）适应证：终末期KOA，严重的关节疼痛、畸形，严重影响患者日常生活且经非手术治疗无效或效果不显著；截骨术失败后的KOA。

（2）禁忌证：膝关节化脓感染（近期/既往）、其他部位存在未愈感染病灶；伸膝装置不完整或严重功能不全（肌肉瘫痪或神经性关节病变、肌性膝反张等）；继发于肌无力的反屈畸形以及无痛、功能良好的融合膝。

6. 调摄与预防

维持正常体质量，必要时减肥以减轻膝关节负荷；避风寒湿，注意关节保暖，避免关节外伤；膝关节活动过程中勿过度牵拉韧带、肌腱及关节本身；避免长时间做同一动作或使关节保持同一姿势，不要做节奏过快或不可停止的动作，出现疼痛立即制动；不穿或少穿高跟鞋；KOA急性发作期少走多坐，避免功能锻炼，待炎症消退后方可做对关节冲击小的运动；在医生的指导下进行循序渐进的运动锻炼；注意服用维生素A、C、E及补充维生素D等。

七、疗效评价

1. 评价标准

（1）临床治愈：疼痛、肿胀完全消失，行走及上下楼梯无不适感。

（2）显效：静息无膝痛及肿胀，活动偶有疼痛，行走时无疼痛，不影响日常工作及生活。

（3）有效：疼痛时发时止，行走时有轻度疼痛，上下楼稍感不便，关节活动稍受限。

（4）无效：膝痛、肿胀及活动时疼痛无明显改善。

2.疗效评定方法

2.1 疼痛的评定　推荐采用视觉模拟量表（VAS）。

2.2 膝关节功能的评定　推荐采用 WOMAC 骨关节炎指数和 HSS 膝关节功能评分。

参考文献

［1］SHARMA L. Osteoarthritis of the Knee[J]. N Engl J Med, 2021, 384（1）: 51-59.

［2］中华医学会骨科学分会关节外科学组. 骨关节炎诊疗指南（2018 年版）[J]. 中华骨科杂志, 2018, 38（12）: 705-715.

［3］TANG X, WANG S, ZHAN S, et al. The Prevalence of Symptomatic Knee Osteoarthritis in China: Results From the China Health and Retirement Longitudinal Study[J]. Arthritis Rheumatol, 2016, 68（3）: 648-653.

［4］许学猛, 刘文刚, 詹红生, 等. 肌肉训练康复治疗膝痹（膝骨关节炎）专家共识[J]. 按摩与康复医学, 2020, 11（19）: 1-4.

［5］THOMAS A C, SOWERS M, KARVONEN-GUTIERREZ C, et al. Lack of quadriceps dysfunction in women with early knee osteoarthritis[J]. J Orthop Res, 2010, 28（5）: 595-599.

［6］CHUN S W, KIM K E, JANG S N, et al. Muscle strength is the main associated factor of physical performance in older adults with knee osteoarthritis regardless of radiographic severity [J]. Arch Gerontol Geriatr, 2013, 56（2）: 377-382.

［7］王波, 余楠生. 膝骨关节炎阶梯治疗专家共识（2018 年版）[J]. 中华关节外科杂志（电子版）, 2019, 13（1）: 124-130.

［8］王尚全, 朱立国, 展嘉文, 等. 中医康复临床实践指南·膝骨关节炎 [J]. 康复学报, 2020, 30（3）: 177-182.

［9］李西海, 刘献祥. 骨关节炎的核心病机——本痿标痹 [J]. 中医杂志, 2014, 55（14）: 1248-1249+1252.

［10］柴秀莲, 王立岩. 地域饮食改变与痛风性关节炎的关系探讨 [J]. 海南医学, 2011, 22（4）: 60-61.

［11］梁浩东，潘建科，洪坤豪，等．刘军运用岭南特色药物治疗膝骨关节炎经验探析 [J].辽宁中医杂志，2016，43（6）：1152-1154.

［12］周登威，徐志伟．岭南医学湿热病的形成与学术特色 [J].中国中医基础医学杂志，2017，23（8）：1052-1053+1098.

［13］曾令烽，杨伟毅，梁桂洪，等．岭南中医湿证与慢性病防治创新模式探讨 [J].中华中医药杂志，2019，34（6）：2345-2349.

［14］莫润田，曾勇，吴定苏，等．岭南地区居住人群中医体质调查 [J].江西中医学院学报，2010，22（2）：18-19.

［15］陈卫衡．膝骨关节炎中医诊疗指南（2020年版）[J].中医正骨，2020，32（10）：1-14.

［16］童培建．膝骨关节炎中西医结合诊疗指南 [J].中华医学杂志，2018，98（45）：3653-3658.

［17］中华中医药学会骨伤科分会膝痹病（膝骨关节炎）临床诊疗指南制定工作组．中医骨伤科临床诊疗指南·膝痹病（膝骨关节炎）[J].康复学报，2019，29（3）：1-7.

［18］膝骨关节炎运动治疗临床实践指南编写组．膝骨关节炎运动治疗临床实践指南 [J].中华医学杂志，2020，100（15）：1123-1129.

［19］吴祖贵，许学猛，刘文刚，等．"肌骨同治"学术思想指导治疗膝骨关节炎的临床观察 [J].时珍国医国药，2019，30（6）：1407-1409.

［20］鲁海，刘文刚，卢超，等．补肾强筋胶囊联合舒血宁治疗早中期膝关节炎的临床疗效分析 [J].中国医学创新，2018，15（22）：77-81.

［21］曾子全，赵传喜，刘文刚．中药穴位注射治疗早中期膝关节骨性关节炎的近期疗效观察及肌力分析 [J].现代医药卫生，2018，34（20）：3114-3118.

［22］吴祖贵，许学猛，刘文刚，等．等速肌力训练对膝骨关节炎患者膝关节本体感觉的改善作用观察 [J].山东医药，2019，59（8）：76-79.

［23］卢岩岩，许学猛，刘文刚，等．小针刀联合等速肌力训练对膝骨关节炎患者肌力、本体感觉的影响 [J].辽宁中医杂志，2019，46（10）：2165-2167.

［24］陈能，许学猛，刘文刚，等．基于关联规则挖掘的针刀治疗膝骨关节炎选点

规律分析 [J]. 辽宁中医杂志，2016，43（9）：1959–1961.

［25］吴伟梅，夏能能，杜建平，等. 许学猛"肌骨同治"理论及其六大特色疗法 [J]. 中国中医药图书情报杂志，2020，44（6）：54–56.

［26］曾得明，陈能，张宇，等. 痹痛巴布剂联合自发热贴治疗膝关节滑膜炎疗效观察 [J]. 按摩与康复医学，2015，6（21）：12–14.

［27］李慧，刘文刚，许学猛. 温阳通络胶囊治疗阳虚寒凝型膝骨关节炎 30 例临床观察 [J]. 风湿病与关节炎，2019，8（6）：24–26+37.

［28］鲁海，卢超，刘文刚，等. 跌打散瘀胶囊对人工全膝关节置换术后疼痛及功能的影响 [J]. 中医临床研究，2016，8（14）：84–86.

［29］赵传喜，刘欣，吴淮，等. 关节镜清理术配合补肾强筋胶囊治疗退行性膝关节炎远期疗效观察 [J]. 现代中西医结合杂志，2012，21（33）：3713–3714.

［30］COLLINS N J，HART H F，MILLS K A G. Osteoarthritis year in review 2018：rehabilitation and outcomes[J]. Osteoarthritis Cartilage，2019，27（3）：378–391.

［31］MCALINDON T E，BANNURU R R，SULLIVAN M C，et al. OARSI guidelines for the non–surgical management of knee osteoarthritis[J]. Osteoarthritis Cartilage，2014，22（3）：363–388.

［32］高嘉翔，陶可，陈坚，等. 运动治疗膝骨关节炎的研究进展 [J]. 中华骨与关节外科杂志，2019，12（12）：1014–1019.

［33］BEUMER L，WONG J，WARDEN S J，et al. Effects of exercise and manual therapy on pain associated with hip osteoarthritis：a systematic review and meta–analysis[J]. Br J Sports Med，2016，50（8）：458–463.

［34］YATES A J JR，MCGRORY B J，STARZ T W，et al. AAOS appropriate use criteria：optimizing the non–arthroplasty management of osteoarthritis of the knee[J]. J Am Acad Orthop Surg，2014，22（4）：261–267.

［35］HAUK L. Treatment of knee osteoarthritis：a clinical practice guideline from the AAOS[J]. Am Fam Physician，2014，89（11）：918–920.

［36］O'CONNOR S R，TULLY M A，RYAN B，et al. Walking exercise for chronic musculoskeletal pain：systematic review and meta–analysis[J]. Arch Phys Med

Rehabil，2015，96（4）：724–734.e723.

［37］YE X，CHEN Z，SHEN Z，et al. Yoga for Treating Rheumatoid Arthritis：A Systematic Review and Meta–Analysis[J]. Front Med（Lausanne），2020，7：586665.

［38］WANG Y，CHEN Z，WU Z，et al. Pilates for Overweight or Obesity：A Meta–Analysis [J]. Front Physiol，2021，12：643455.

［39］CHEN Z，YE X，SHEN Z，et al. Effect of Pilates on Sleep Quality：A Systematic Review and Meta–Analysis of Randomized Controlled Trials[J]. Front Neurol，2020，11：158.

［40］WANG C，SCHMID C H，IVERSEN M D，et al. Comparative Effectiveness of Tai Chi Versus Physical Therapy for Knee Osteoarthritis：A Randomized Trial[J]. Ann Intern Med，2016，165（2）：77–86.

［41］ZENG Z P，LIU Y B，FANG J，et al. Effects of Baduanjin exercise for knee osteoarthritis：A systematic review and meta–analysis[J]. Complement Ther Med，2020，48：102279.

［42］叶银燕，牛晓敏，邱志伟，等 . 易筋经功法训练对膝骨关节炎患者膝关节功能的影响 [J]. 风湿病与关节炎，2019，8（10）：19–23.

［43］ZHANG Z，HUANG C，JIANG Q，et al. Guidelines for the diagnosis and treatment of osteoarthritis in China（2019 edition）[J]. Ann Transl Med，2020，8（19）：1213.

［44］"中医推拿治疗膝骨关节炎技术规范研究"课题组，张政，谢利民，等 . 膝骨关节炎中医推拿治疗技术规范专家共识 [J]. 中医杂志，2020，61（16）：1469–1472.

［45］赵传喜，曾子全，曾明珠 . 许学猛"肌骨同治"理论治疗膝骨关节炎 [J]. 中医学报，2019，34（9）：1897–1900.

［46］邓晋丰，许学猛 . 中医骨伤证治 [M]. 广州：广东人民出版社，2000.

［47］叶华，左晓霞，古洁若，等 . 氟比洛芬巴布膏治疗膝骨关节炎疼痛的全国多中心随机开放阳性药对照临床研究 [J]. 中华风湿病学杂志，2012，16（9）：

606-610.

［48］KONGTHARVONSKUL J，ANOTHAISINTAWEE T，MCEVOY M，et al. Efficacy
and safety of glucosamine，diacerein，and NSAIDs in osteoarthritis knee：a
systematic review and network meta-analysis[J]. Eur J Med Res，2015，20（1）：24.

［49］WANDEL S，JÜNI P，TENDAL B，et al. Effects of glucosamine，chondroitin，
or placebo in patients with osteoarthritis of hip or knee：network meta-analysis[J].
BMJ，2010，341：c4675.

第二十九节　中国骨关节炎诊疗指南（2021年版）

中华医学会骨科学分会关节外科学组　中国医师协会骨科医师分会骨关节炎学组
国家老年疾病临床医学研究中心（湘雅医院）　中华骨科杂志编辑部
发表于《中华骨科杂志》2021年9月第41卷第18期

【摘要】骨关节炎（osteoarthritis，OA）是一种常见的关节退行性疾病，给患者、家庭和社会造成了沉重的负担。规范化的OA诊断及治疗对临床工作和社会发展均有重要意义。指南更新由中华医学会骨科学分会关节外科学组、中国医师协会骨科医师分会骨关节炎学组、国家老年疾病临床医学研究中心（湘雅医院）和中华骨科杂志编辑部牵头发起，采用推荐意见分级的评估、制定及评价（Grading of Recommendations Assessment，Development and Evaluation，GRADE）分级体系和国际实践指南报告标准（Reporting Items for Practice Guidelines in Healthcare，RIGHT）遴选出骨科医生最为关注的15个临床问题，最终形成30条循证医学推荐意见，旨在提高OA诊疗的科学性并最终提升以患者为中心的医疗服务质量。

【关键词】骨关节炎；诊断；治疗学；诊疗准则；循证医学

【基金项目】国家老年疾病临床医学研究中心（湘雅医院）临床研究基金（2020LNJJ03）

Chinese guideline for diagnosis and treatment of osteoarthritis （2021 edition）

The Joint Surgery Branch of the Chinese Orthopaedic Association; The Subspecialty Group of Osteoarthritis, Chinese Association of Orthopaedic Surgeons; The National Clinical Research Center for Geriatric Disorders (Xiangya Hospital); Editorial Office of Chinese Journal of Orthopaedics

[Abstract] Osteoarthritis (OA) is a highly prevalent degenerative joint disease representing a substantial burden for affected individuals, families, and the society. Thus, standardized diagnosis and treatment of OA are of great significance to clinical work and social development. This guideline update was initiated by the Joint Surgery Branch of the Chinese Orthopaedic Association, the Subspecialty Group of Osteoarthritis, Chinese Association of Orthopaedic Surgeons, the National Clinical Research Center for Geriatric Disorders (Xiangya Hospital) and the editorial department of the Chinese Journal of Orthopaedics. The Grading of Recommendations Assessment, Development and Evaluation (GRADE) approach and the Reporting Items for Practice Guidelines in Healthcare (RIGHT) checklist were adopted. Finally, 30 evidence-based recommendations were formulated based on 15 most concerned clinical problems among orthopaedic surgeons in China. This guideline is intended to improve the scientific nature of OA diagnosis and treatment and ultimately improve the quality of patient-centered medical services.

[Key words] Osteoarthritis; Diagnosis; Therapeutics; Practice guideline; Evidence-based medicine

[Fund program] The Project Program of National Clinical Research Center for Geriatric Disorders (Xiangya Hospital) (2020LNJJ03)

一、指南制定背景

骨关节炎（osteoarthritis，OA），是一种严重影响患者生活质量的关节退行性疾病，给患者、家庭和社会造成了沉重的负担。OA 不但可以导致关节疼痛、畸形与功能障碍[1-2]，还可显著升高心血管事件、下肢深静脉血栓栓塞、髋部骨折及全因死亡率的风险[3-9]。据文献报道，目前全球已有超过 3 亿 OA 患者[10]，而我国 40 岁以上人群原发性 OA 的总体患病率已高达 46.3%[11]。而且，随着我国人口老龄化程度的不断加剧，OA 的患病率有逐渐上升的趋势。因此，规范化的 OA 诊断及治疗对临床工作和社会发展具有重要意义。中华医学会骨科学分会关节外科学组和中华骨科杂志编辑部组织更新和发布的《骨关节炎诊治指南（2018 年版）》[12]对我国 OA 的规范化诊治起到了重要的指导和促进作用。

近 3 年来，OA 诊疗新理念和循证医学新证据不断出现，为了进一步优化 OA 诊疗策略、规范诊疗行为，自 2021 年 3 月开始，中华医学会骨科学分会关节外科学组、中国医师协会骨科医师分会骨关节炎学组、国家老年疾病临床医学研究中心（湘雅医院）和中华骨科杂志编辑部组织国内骨科领域相关专家，基于近年 OA 诊疗相关最新进展，参考国内外最新 OA 诊疗指南，遵循科学性、实用性和先进性原则，对《骨关节炎诊治指南（2018 年版）》进行全面更新。本次更新的《中国骨关节炎诊疗指南（2021 年版）》，以下简称本指南。

二、OA 诊断相关临床问题

临床问题 1：OA 的高危人群有哪些？

推荐 1　存在以下一项或多项危险因素者为 OA 高危人群：年龄在 40 岁及以上、女性、肥胖或超重、有创伤史（推荐强度：强推荐，证据等级：B）。

推荐 2　膝关节 OA 的高危人群还包括存在膝关节周围肌肉萎缩、长期从事负重劳动等特殊职业、家族中有 OA 患者、位于高风险地区或肠道菌群紊乱等危险因素者（推荐强度：弱推荐，证据等级：C）。

推荐 3　髋关节 OA 的高危人群还包括存在髋臼发育不良、股骨颈凸轮样畸形、长期从事负重劳动等特殊职业或家族中有 OA 患者等危险因素者（推荐强度：强推荐，证据等级：C）。

推荐 4　手部 OA 的高危人群还包括存在长期从事特殊手部劳动、处于围绝经期、家族中有 OA 患者或肠道菌群紊乱等危险因素者（推荐强度：弱推荐，证据等级：C）。

证据概述：OA 好发于膝、髋、手等关节。根据危险因素早期识别 OA 高危人群，针对可改变的危险因素进行早期干预有助于延缓 OA 发病和疾病进展。OA 多发生于中老年人群，其患病率随着年龄的增加而增加[13]。据报道，我国40岁及以上人群不同年龄段原发性OA患病率分别为：30.1%（40~49岁）、48.7%（50~59岁）、62.2%（60~69岁）和62.1%（70岁以上）[11]，其中，女性OA患病和发病风险明显高于男性[14-16]，而肥胖和超重亦可显著升高OA风险[14, 16-17]。此外，具有关节外伤史的人群也是OA的高危人群[18-22]；如膝关节前十字韧带或半月板损伤后，膝关节OA风险升高4~6倍[23]。

来自中国健康与养老追踪调查数据库（China Health and Retirement Longitudinal Study，CHARLS）的研究结果显示，我国膝关节症状性OA患病率存在显著地域差异，以西南地区（13.7%）和西北地区（10.8%）最高，华北地区（5.4%）和东部沿海地区（5.5%）较低[24]。从区域特征来看，农村地区膝关节症状性OA患病率高于城市地区[24-28]。此外，膝关节OA的高危人群还包括存在膝关节周围肌肉萎缩、需要长期跪、蹲、屈膝或长期负重等特殊职业、家族中有OA患者或肠道菌群紊乱等危险因素者[29-35]。髋关节OA的高危人群还包括存在髋臼发育不良、股骨颈凸轮样畸形、长期从事负重劳动等特殊职业或家族中有OA患者等危险因素者[16, 34, 36-40]。手部OA的高危人群还包括存在长期从事特殊手部劳动、处于围绝经期、家族中有OA患者或肠道菌群紊乱等危险因素者[13, 41-43]。

临床问题2：OA的主要临床表现有哪些？

推荐5 关节疼痛和关节活动受限是OA最常见的临床症状（推荐强度：强推荐，证据等级：C）。

推荐6 压痛和关节畸形是手部OA和膝关节OA最常见的体征，骨摩擦音（感）和肌肉萎缩常见于膝关节OA（推荐强度：强推荐，证据等级：C）。

证据概述：关节疼痛是OA最常见的临床表现，发生率为36.8%~60.7%；疼痛在各个关节OA中均可出现，其中以膝、髋和指间关节最为常见[12, 44]。初期为轻度或中度间断性隐痛，休息后好转，活动后加重。重度OA可以出现持续性疼痛或夜间痛。关节局部可有压痛，在伴有关节肿胀时尤其明显[12, 44-45]。关节活动受限常见于髋、膝关节。患者在疾病中期可出现关节绞锁，晚期关节活动受限加重[45]，最终导致残疾。此外，部分患者可出现关节僵硬的症状，多发生于晨起时或较长时间未活动后，表现为关节僵硬及发紧感，活动后可缓解。关节僵硬持续时间一般较短，常为几分钟至十几分钟，极少超过30 min[46]。

压痛和关节畸形是 OA 患者体格检查时常见的体征。关节肿大以指间关节 OA 最为常见且明显，可出现 Heberden 结节和 Bouchard 结节[44, 47]。膝关节可因骨赘形成或滑膜炎症积液出现关节肿大[48]。此外，OA 患者由于关节软骨破坏，关节面不平整，所以活动时可以出现骨摩擦音（感），该体征最常见于膝关节 OA 患者[45]。中到重度髋、膝关节 OA 患者也可能出现步态异常[49]。

临床问题 3：对于疑似 OA 患者，临床医生应选择哪些影像学检查？

推荐 7　疑似 OA 患者应首选 X 线检查，必要时可行 CT、MRI 及超声等检查进一步明确退变部位、退变程度以及进行鉴别诊断（推荐强度：强推荐，证据等级：B）。

证据概述：影像学检查在诊断 OA、评估 OA 严重程度和预后以及辅助进行鉴别诊断等方面发挥重要作用。X 线检查为 OA 患者首选的影像学检查。OA 受累关节在 X 线片上的三大典型表现为非对称性关节间隙变窄、关节边缘骨赘形成以及软骨下骨硬化和（或）囊性变[45-48]。尽管 X 线检查不能直接显示软骨或软组织的情况，但关节间隙可以用于推测软骨损伤严重程度[46]。膝关节 OA 患者标准 X 线检查包括站立前后位、侧位和髌骨轴位 X 线片，其中，正位片可用于评估胫股关节是否存在骨赘形成、关节间隙狭窄、骨质硬化或囊性变、关节畸形以及髌骨脱位或半脱位等情况。对于髌股关节 OA 患者，髌骨轴位 X 线片更有利于评估髌股关节骨赘形成、关节间隙狭窄、骨质硬化、是否存在髌骨倾斜、脱位或半脱位以及滑车发育不良等情况[50]。除上述典型表现外，部分患者 X 线片可显示不同程度的关节肿胀、关节内游离体甚至关节变形[45]。髋关节 OA 标准 X 线检查为双侧髋关节正位或骨盆正位 X 线片，可根据需要增加髋关节侧位及其他特殊体位 X 线片。髋关节间隙变窄是用于诊断髋关节 OA 的最佳影像学证据[37]，此外还可见髋臼边缘骨赘形成、软骨下骨硬化和（或）囊性变，部分严重髋关节 OA 患者也可以出现股骨头变形[37]。此外，合并髋臼发育不良者 X 线片可见髋臼较浅、股骨头向外上方半脱位或脱位等表现[48]；合并凸轮样畸形者 X 线片可见股骨头、颈交界处凸轮样畸形等表现[51-52]。对于髋、膝关节 OA 患者，双下肢全长 X 线片还可用于评估下肢力线是否异常。手部 OA 标准 X 线检查为双手正位 X 线片，主要在受累指间关节、掌指关节或第一腕掌关节处可见 OA 典型 X 线表现。因此，手部 X 线检查可用于临床长期随访，但不适用于观察手部关节的非骨性结构改变及手部关节软骨缺损等病理改变[41]。

MRI 可以观察到 OA 关节的软骨厚度变薄、缺损、骨髓水肿、关节积液以及膝关节半月板变性、损伤和腘窝囊肿等，对于临床诊断早期 OA 有一定价值，目前多用于 OA 的鉴别诊断和临床研究[12, 37, 46]。OA 在 CT 上常表现为受累关节间隙狭窄、软骨下骨硬化、囊性变和骨赘增生等，多用于 OA 的鉴别诊断和关节置换术前评估[12, 37, 46]。随着超声技术的发展以及肌肉骨骼超声的普及，彩超检查成为 OA 重要的辅助检查手段。超声可显示关节边缘骨赘、软骨退变、滑膜炎、关节积液、腘窝囊肿及半月板膨出等病理改变[53-57]。由于超声识别骨赘和滑膜炎具有高敏感性，所以超声检查对 OA 早期诊断、小关节评估及 OA 相关滑膜炎的评价具有重要参考价值。

临床问题 4：临床诊断 OA 时应与哪些疾病进行鉴别？

推荐 8 临床医生在诊断 OA 时，应与其他能引起关节疼痛和功能障碍的疾病相鉴别，包括自身免疫性疾病关节炎、感染性关节炎、痛风、假性痛风以及关节损伤等（GPS）。

证据概述：对于疑似 OA 患者，临床医生可根据患者病史、症状、体征、影像学表现及实验室检查做出综合判断，并且应注意与其他能引起关节疼痛和功能障碍的疾病相鉴别，常见的鉴别诊断包括类风湿关节炎、强直性脊柱炎、感染性关节炎、痛风、假性痛风以及关节损伤等[37, 44, 49]。类风湿关节炎的发病年龄多为 30~50 岁，多见于双手小关节，亦可累及髋、膝等大关节，特点为对称性多关节同时受累，晨僵通常超过 30 min，且患者多伴有关节外表现，实验室检查可发现红细胞沉降率和血清 C 反应蛋白升高、类风湿因子阳性等改变[58]。强直性脊柱炎好发于男性青年，腰部和臀部疼痛为主要症状，且常伴夜间疼痛加重，腰背部晨僵可持续 30 min 以上，活动后缓解，X 线片可见骶髂关节炎，疾病晚期可出现脊柱竹节样改变[59]。感染性关节炎通常急性起病，短时间内可出现受累关节红、肿、热、痛，并伴明显屈伸活动受限，病情进展发生败血症后可伴有全身症状，实验室检查可发现红细胞沉降率、血清 C 反应蛋白、关节液炎症指标和中性粒细胞明显升高[60]。痛风性关节炎多见于第一跖趾关节和膝关节，通常表现为非对称性、急性发作的关节剧烈疼痛，部分患者受累关节可见典型痛风石，关节超声、CT 等可发现关节内尿酸钠晶体沉积和（或）痛风性骨侵蚀，实验室检查可发现高尿酸血症[61-62]。焦磷酸钙沉积病又称假性痛风，急性发作时临床症状与急性痛风性关节炎类似，以膝关节和手腕多见，X线检查可见关节间隙内软骨钙化影，关节积液可检查出焦磷酸盐晶体[63]。

实验室检查不是诊断OA的必要依据，但如果患者临床表现不典型或不能排除其他诊断，可以考虑选择合适的实验室检查进行鉴别诊断[46, 64]。

三、OA治疗相关临床问题

临床问题5：OA的治疗目的和原则是什么？

推荐9 临床医生应依据患者年龄、性别、体质指数（body mass index，BMI）、病变部位及程度等采用阶梯化与个体化治疗方案，以达到减轻疼痛、改善或恢复关节功能、提高患者生活质量、延缓疾病进展和矫正畸形的目的（GPS）。

证据概述：开始治疗前，临床医生应对OA患者进行充分评估，并据此制定个体化治疗方案，以达到减轻疼痛、延缓疾病进展、改善或恢复关节功能、矫正畸形和提高患者生活质量的目的。临床医生在制定治疗方案前，应针对以下几个方面对OA患者进行评估：①病变部位及程度评估，需了解罹患OA的具体关节，并评估受累关节的疼痛和功能状况；②合并疾病评估，特别是有无合并肥胖、营养不良、糖尿病等疾病；③环境心理评估，包括患者的社交状态、心理预期、是否存在睡眠不良、抑郁或焦虑等情况；④治疗风险评估，特别是拟对患者进行药物镇痛治疗时，需要了解患者的心血管风险和胃肠道风险；⑤患者具体情况、主观意愿及预期评估。具体流程见图1-19。《骨关节炎诊治指南（2018年版）》[12]首次提出的OA阶梯化与个体化的治疗方案，目的在于改善症状、提高生活质量、延缓疾病进展，并避免过度治疗，使处于不同疾病阶段和程度的OA患者获得最适合自身病情的治疗方案。阶梯化治疗方案包括基础治疗、药物治疗、修复性手术治疗及重建手术治疗，具体见图1-20。

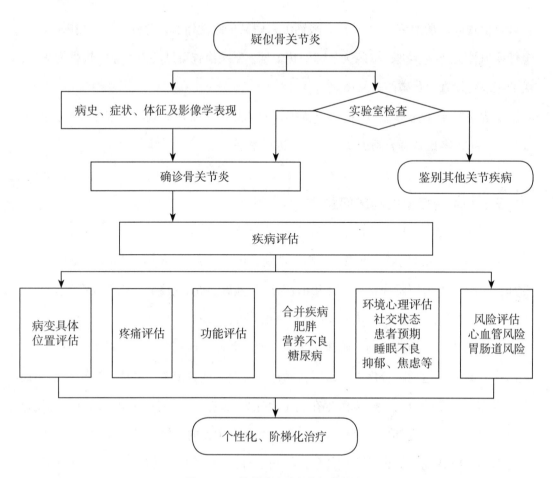

图 1-19 骨关节炎诊断与评估流程

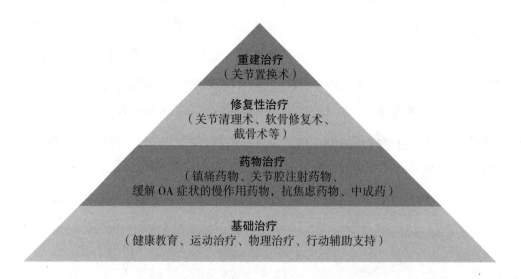

图 1-20 骨关节炎阶梯化治疗示意图

临床问题 6：OA 的基础治疗包括哪些？

推荐 10　推荐 OA 患者首选基础治疗，包括健康教育、运动治疗、物理治疗和行动辅助支持（推荐强度：强推荐，证据等级：B）。

证据概述：2019 年国际骨关节炎研究学会（Osteoarthritis Research Society International, OARSI）发布的非手术治疗 OA 指南[65]强推荐无论有无合并症，基础治疗是所有 OA 患者的首选治疗方式。基础治疗主要包括健康教育、运动治疗、物理治疗和行动辅助支持治疗[12, 50, 65-68]。我国基层卫生保健机构的医务人员和二、三级医疗机构的专科医务人员均应积极对 OA 患者开展健康教育，强调改变生活及工作方式的重要性，使患者树立正确的治疗目标，帮助患者减轻疼痛并改善和维持关节功能。医务人员通过口头或书面形式进行 OA 的知识宣教并帮助患者建立长期监测及评估机制，根据每日活动情况，建议患者改变不良的生活及工作习惯，如避免长时间跑、跳、蹲，同时减少或避免爬楼梯、爬山等[12, 45-47, 49, 65, 67-71]。减轻体重不但可以减轻关节疼痛，而且可改善关节功能[47, 69, 72]，特别是 BMI 大于 28 kg/m^2 的膝关节 OA 患者，其体重减轻与症状改善之间存在剂量反应关系[73]。正确合理的运动治疗和物理治疗可以促进局部血液循环、减轻炎症反应，达到减轻关节疼痛和改善关节功能的目的[12]。

对于髋、膝关节 OA 患者，推荐在日常生活中采用行动辅助支持治疗，通过减少受累关节负重来减轻疼痛和提高患者满意度，但不同患者的临床收益存在一定差异。患者必要时可在医生指导下选择合适的行动辅助器械，如手杖、拐杖、助行器、关节支具等[12, 69, 74-77]，也可选择平底、厚实、柔软、宽松的鞋具来辅助行走[12, 69, 74]。但外侧楔形鞋垫[78-79]等改变负重力线的辅助工具治疗 OA 的效果尚存争议，应谨慎选用。对于部分手部 OA，如第一腕掌关节或单个指间关节 OA，可以在临床医生进行详细评估后使用手部矫形器[68]。

临床问题 7：运动治疗 OA 的效果如何？

推荐 11　有氧运动和水上运动能改善膝关节和髋关节 OA 患者的疼痛和功能，推荐临床医生根据患者情况制定个体化运动治疗方案（推荐强度：强推荐，证据等级：B）。

推荐 12　手部运动锻炼能缓解手部 OA 患者的疼痛和关节僵硬，推荐手部 OA 患者进行手部运动锻炼（推荐强度：强推荐，证据等级：C）。

证据概述：在医生指导下选择正确的运动方式，制定个体化的运动方案，可减轻疼痛，改善关节功能，保持关节活动度，延缓疾病进程[12,80]。推荐患者每周定期锻炼2~3次，逐渐养成规律运动习惯[81]。

大多数研究关注运动疗法对于膝关节 OA 的疗效，其次是髋关节 OA 和多关节 OA。中等质量的证据表明，相比于常规护理，运动疗法可以有效改善膝关节和髋关节 OA 患者的疼痛和功能[82-84]。对于膝关节 OA 患者，推荐以有氧运动、肌肉力量锻炼和水上运动为主的运动锻炼[65,85-86]。对于髋关节或多关节 OA 患者，推荐以瑜伽、太极等身心运动和水上运动为主的运动锻炼[65,86]。中等质量的证据表明，有氧运动不但可以改善膝关节 OA 患者的心肺功能，还可以有效降低其全身炎症因子（如白介素 –6）水平[87]。低质量的证据表明，运动疗法对膝关节 OA 患者关节间隙狭窄、骨赘、软骨形态等结构改变无明显改善[88]。

手部运动疗法旨在提高肌肉力量、关节灵活性和（或）关节稳定性。有限的证据表明，手部运动疗法可有效缓解手部 OA 患者的疼痛和关节僵硬，改善关节功能[89]。但目前相关研究主要为低质量研究，仍需更多前瞻性、高质量、长期随访的研究来进一步明确手部运动疗法对于手部 OA 的治疗效果。

临床问题 8：物理治疗对 OA 的疗效如何？

推荐 13　对膝关节 OA 患者可以考虑采用干扰电流电刺激疗法、脉冲超声疗法缓解疼痛症状（推荐强度：弱推荐，证据等级：B）。

推荐 14　水疗、冷疗、热疗、泥浴疗法、射频消融术及其他经皮神经电刺激疗法等物理治疗方法治疗 OA 具有一定效果，但目前缺乏统一操作标准，临床医生可酌情使用（推荐强度：弱推荐，证据等级：C）。

证据概述：物理治疗主要是通过促进局部血液循环、减轻炎症反应，达到减轻关节疼痛的目的。常用方法包括：水疗、冷疗、热疗、泥浴疗法、经皮神经电刺激疗法、脉冲超声疗法、冷却射频消融术等[12,69,90-100]。不同治疗方法适用人群不同。研究发现[93-94]，与对照组（假刺激或空白对照）相比，多种经皮电刺激疗法中干扰电流电刺激疗法对缓解膝关节 OA 疼痛症状和改善关节功能的效果最佳，高频经皮神经电刺激对于缓解膝关节 OA 疼痛可能有效，但其他经皮神经电刺激疗法（如低频经皮神经电刺激、神经肌肉电刺激和脉冲电刺激等）治疗膝关节 OA 无显著效果。而另一项研究发现[95]，脉冲超声疗法可有效缓解膝关节 OA 患者疼痛症状，显著改善膝关节功能且无明显不良反应。对于膝关节 OA 患者，可以考虑采用干扰电流电刺激疗法、高频经皮神经电刺激疗法和脉冲超声疗法缓解疼痛症状，但是由于相关治疗缺乏统一技术参数标准，所以临床医生可以参考相关文献，根据患者 OA 严重程度和个人意愿酌情使用。

近年的临床研究提示，水疗、冷疗、热疗、泥浴疗法及冷却射频消融术等物理疗法具有一定效果[91-92, 96-100]，但鉴于相关研究证据等级较低，且部分研究中缺乏合适的对照组，故仍需更多长期随访的前瞻性、高质量研究验证各种物理治疗方法的有效性和安全性。此外，目前物理治疗对 OA 的疗效和安全性研究主要集中于膝关节 OA，因此，需要更多高质量临床研究明确相关疗法是否适用于治疗其他关节 OA。

临床问题 9：OA 的药物治疗应如何进行选择？

推荐 15　推荐使用局部外用非甾体抗炎药（non-steroidal anti-inflammatory drugs，NSAIDs）作为膝关节 OA 疼痛的一线治疗药物，尤其适用于合并胃肠疾病、心血管疾病或身体虚弱的患者（推荐强度：强推荐，证据等级：A）。

推荐 16　推荐疼痛症状持续存在或中重度疼痛的 OA 患者选择口服 NSAIDs，包括非选择性 NSAIDs 和选择性环氧合酶 2（cyclooxygenase-2，COX-2）抑制剂，但需警惕胃肠道和心血管不良事件（推荐强度：强推荐，证据等级：B）。

推荐 17　不推荐使用强阿片类药物行 OA 镇痛管理，谨慎使用曲马多等弱阿片类药物镇痛（推荐强度：强推荐，证据等级：C）。

推荐 18　对于长期、慢性、广泛性疼痛和（或）伴有抑郁的 OA 患者，可以使用度洛西汀等抗焦虑药物（推荐强度：强推荐，证据等级：B）。

证据概述：药物治疗是 OA 疼痛管理的重要手段之一，包括 NSAIDs 类药物、其他镇痛药物、缓解 OA 症状的慢作用药物、抗焦虑药物以及中药等。相较于口服 NSAIDs，外用 NSAIDs 治疗 OA 疼痛的有效性相近，并且胃肠道不良事件、心血管事件风险显著降低[101-103]。由于其可靠的有效性和较高的安全性，2019 年 OARSI 发布的非手术治疗 OA 指南强推荐膝关节 OA 患者首选外用 NSAIDs 治疗 OA 疼痛[65]，尤其适用于合并有胃肠道疾病和（或）心血管疾病以及年老虚弱的患者。2019 年美国风湿病学会（American College of Rheumatology，ACR）发布的指南强推荐膝关节 OA 患者首选外用 NSAIDs 进行镇痛治疗，有条件地推荐手 OA 患者使用外用 NSAIDs 镇痛[72]。2019 年

OARSI 发布的非手术治疗 OA 指南有条件地推荐无合并症的膝关节 OA 患者、无合并症且有广泛性疼痛和（或）抑郁的髋关节和多关节 OA 患者使用口服 NSAIDs 镇痛[65]。如果考虑患者出现上消化道不良反应的风险较高，可使用选择性 COX-2 抑制剂或非选择性 NSAIDs 类药物同时加用 H2 受体拮抗剂、质子泵抑制剂或米索前列醇等胃黏膜保护剂[90]。如果患者心血管疾病风险较高，应慎用 NSAIDs 类药物（包括非选择性和选择性 COX-2 抑制剂）。此外，临床医生可根据患者情况酌情使用关节腔注射药物、缓解 OA 症状的慢作用药物（包括双醋瑞因等）、中药或中成药等治疗 OA[12]。

阿片类药物（尤其是强阿片类）的不良反应和成瘾性发生率较高[104-105]。研究发现，弱阿片类药物曲马多可显著升高 OA 患者全因死亡率、心肌梗死发生率及髋部骨折发生率[106-108]，因此不推荐使用强阿片类药物缓解 OA 疼痛，建议谨慎采用曲马多等弱阿片类药物进行 OA 镇痛治疗。度洛西汀可用于长期、慢性、广泛性疼痛和（或）伴有抑郁的 OA 疼痛患者[65, 109-112]，在短期内达到缓解疼痛、改善关节功能的目的。但应用时需考虑安全性问题并注意药物不良反应，包括口干、胃肠道反应等[113]。

总之，OA 的药物治疗也应遵循阶梯化与个体化原则，临床医生应根据 OA 患者病变的部位及病变程度，内外结合，选择最合适的药物治疗方案。对于轻中度 OA 患者，治疗首选外用 NSAIDs 类药物，必要时使用口服 NSAIDs 类药物，同时，可选用透明质酸钠关节腔内注射或其他药物进行治疗。对上述治疗方案疗效不佳的患者，谨慎给予口服曲马多、关节腔内注射激素等治疗方案。

临床问题 10：关节腔注射药物治疗 OA 的疗效及安全性如何？

推荐 19 临床医生应谨慎应用关节腔注射糖皮质激素治疗 OA，尽管其可以较快缓解疼痛、改善关节功能，但长期多次使用有加速关节软骨量丢失的风险（推荐强度：强推荐，证据等级：B）。

推荐 20 临床医生可酌情使用关节腔注射玻璃酸钠治疗 OA，其可短期缓解疼痛、改善关节功能并减少镇痛药物用量，且安全性较高（推荐强度：弱推荐，证据等级：B）。

证据概述：糖皮质激素适用于膝关节疼痛的急性加重，尤其是伴有积液的膝关节 OA 患者[114]。其起效迅速，短期缓解疼痛效果显著[115]，但对疼痛和功能中长期改善不明显[116]，且反复多次应用激素存在加速关节软骨量丢失的风险[117-119]，建议谨慎应用关节腔内注射糖皮质激素治疗 OA，且每年最多不超过 2~3 次，注射间隔时间不应短于 3~6 个月[12，69]。此外，除指间关节存在严重疼痛的手部 OA 患者外，一般不考虑关节腔注射糖皮质激素治疗手部 OA[66，120]。对于糖尿病患者，尤其是血糖控制不佳者，应告知关节腔注射糖皮质激素有暂时升高血糖的风险，并建议该类患者在注射后的 3 d 内监测血糖水平[114，121]。

玻璃酸钠可改善关节功能、短期缓解疼痛并减少镇痛药物用量，且安全性较高，适用于轻中度患者或有胃肠道和（或）心血管危险因素的 OA 患者[12，69，122-127]，但其在软骨保护和延缓疾病进程中的作用尚存争议[69，128]，建议根据患者个体情况酌情应用。生长因子和富血小板血浆可改善局部炎症反应，但其作用机制、疗效以及安全性尚需更多长期随访、高质量随机对照试验（randomized controlled trial，RCT）提供更多证据支持[129]。此外，干细胞治疗 OA 的临床试验也已经在国内开展。

临床问题 11：中医中药治疗 OA 的疗效及安全性如何？

推荐 21　局部外用和口服中成药可缓解 OA 疼痛、改善关节功能，且安全性较高，临床医生可酌情使用，但外用时仍需预防皮肤过敏（推荐强度：弱推荐，证据等级：B）。

推荐 22　针灸可有效改善 OA 患者的关节疼痛和功能，且安全性较高，可酌情用于治疗 OA（推荐强度：弱推荐，证据等级：B）。

证据概述：局部外用中成药具有镇痛、抗炎、改善循环等作用，剂型有贴膏或药膏，消痛贴膏、复方南星止痛膏等具有较强证据[130]。一项荟萃分析研究表明消痛贴膏单独使用可有效缓解膝关节 OA 患者的疼痛和肿胀程度，改善关节功能[131]；且相比非甾体抗炎药物治疗有效率更高[132-135]，可降低膝关节 OA 患者的 Lequesne 评分[136]。两项 RCT 研究显示复方南星止痛膏能显著缓解膝关节 OA 患者的关节疼痛，降低西安大略和麦克马斯特大学骨关节炎指数（Western Ontario and McMaster Universities Arthritis Index，WOMAC）总分[137-138]。外用中成药治疗 OA 安全性较好，临床报道的不良反应主要为发红、瘙痒等皮肤过敏症状[139]。口服中成药具有剂型稳定、服用方便等优势，整体安全性较好，不良反应主要为胃肠道反应[140-142]。目前，中医中药种类较多，临床可根据中医相关指南，结合具体病情酌情选用[130，140-158]。

针灸治疗 OA 的近、远期临床疗效已得到有效验证。一篇纳入 16 项 RCT 的系统评价表明[159]，针灸在治疗后和 6 个月随访时均可显著改善 OA 患者疼痛和关节功能。另一篇系统评价提示[160]，针灸在降低 OA 患者的疼痛评分、改善活动功能评分和生存质量方面明显优于假针灸和常规治疗（运动、止痛药等）。此外，多项研究提示，电针疗法相比药物、假针灸组均可有效缓解膝关节 OA 患者的疼痛并改善关节功能，可提高膝关节 OA 患者短中期临床有效率[161-164]。对于髋关节 OA，针灸相比常规护理显著改善患者的疼痛和关节功能[165]。总体而言，针灸治疗可以有条件地应用于髋、膝关节 OA 患者，且安全性较高。

临床问题 12：关节镜手术治疗 OA 的适应证是什么？

推荐 23　关节镜手术治疗仅有疼痛症状的膝关节 OA 短期有效，中长期疗效与保守治疗无明显差异，临床可酌情考虑（推荐强度：强推荐，证据等级：A）。

推荐 24　推荐采用关节镜清理术治疗伴有绞锁症状的膝关节 OA（推荐强度：强推荐，证据等级：B）。

推荐 25　对于其他干预措施无效，且因年龄、活动量或个人意愿不适宜行肩关节置换术的肩关节 OA 患者，可酌情选择肩关节镜清理术改善症状（推荐强度：弱推荐，证据等级：D）。

证据概述：对伴有绞锁症状的膝关节 OA，如存在游离体、半月板撕裂移位者，通过关节镜下清除游离体、清理半月板碎片，大部分患者可在短期内改善疼痛症状和关节功能[166]。对合并半月板退变相关症状或仅有膝关节疼痛症状的 OA 患者，关节镜手术可短期内缓解疼痛症状，但中长期疗效可能并不理想[167-169]。研究显示，关节镜下膝关节清理术以及关节镜下膝关节灌洗术缓解膝关节 OA 疼痛以及改善功能的中长期效果与安慰手术组相比无显著差异[170]。一项发表于 2017 年的英国医学杂志临床实践指南不推荐使用关节镜手术治疗无绞锁症状的膝关节 OA，因为此类患者膝关节镜手术治疗效果仅短期有效，但中长期效果与运动治疗的效果无明显差异[171]。然而，研究报道关节镜手术可以显著降低关节滑液中炎症因子，改善关节症状及功能[172]。因此，对合并半月板退变相关症状或仅有膝关节疼痛症状的 OA 患者，可酌情考虑行关节镜清理术，但在决定实施前仍需权衡手术潜在的不良影响[64]。关节镜术后并发症包括膝关节软骨损伤[173-174]、深静脉血栓、关节积液和滑膜炎、肺栓塞以及血栓形成等[175-176]。

对于保守治疗无效以及因年龄较小、活动量大或不接受行肩关节置换术的重度肩关节 OA 患者，可考虑采用肩关节镜手术治疗[177-179]。肩关节镜手术具有住院时间较短、术后恢复快、可以保留骨骼和软组织并且可延缓人工关节置换术实施的特点[180-182]。然而，由于年轻患者肩关节 OA 的致病因素可能更为复杂（如创伤后骨关节炎、骨坏死、类风湿关节炎等），并且目前尚缺乏长期随访的高质量循证医学证据支持其有效性和安全性[183-187]，所以在临床工作中，需综合考虑肩关节 OA 患者的实际情况，制订个性化手术治疗方案。

临床问题 13：截骨术治疗 OA 的适应证是什么？

推荐 26　对于膝关节力线不佳的胫股关节单间室 OA，尤其是青中年且活动量较大的患者，可酌情选择胫骨高位截骨术、股骨髁上截骨术或腓骨近端截骨术以改善关节功能并缓解疼痛（推荐强度：弱推荐，证据等级：C）。

推荐 27　对于因髋臼发育不良而导致的轻度髋关节 OA，可酌情选择髋臼截骨术（推荐强度：弱推荐，证据等级：D）。

证据概述：胫骨高位截骨术（high tibial osteotomy，HTO）通过改善关节力线，使膝关节的负荷由损伤的内侧间室转移到较正常的外侧间室[188]。该方法能最大限度地保留关节，适合青中年且活动量较大、伴有一定程度胫股关节内翻畸形的膝关节内侧间室 OA 患者[189-190]。其禁忌证主要包括：类风湿关节炎、强直性脊柱炎等自身免疫性疾病引起膝关节破坏者、屈伸活动范围小于90° 或屈曲挛缩畸形大于15° 者、韧带损伤合并膝关节不稳者以及严重的内翻畸形者[191]。HTO 可改善术后主观和客观临床结果评分[188]，并且可使部分患者推迟实施人工关节置换术[192-194]。但因 HTO 术后并发症较多且手术风险较高，故在选择治疗方案时应综合考虑患者的年龄、BMI、OA 严重程度及关节活动度等[195]。股骨髁上截骨术适用于青中年且活动量较大、股胫外翻角大于12° 的膝关节外侧间室 OA 患者[196]。其禁忌证主要为：合并内侧间室或髌股关节OA 者、屈伸活动范围小于90° 或屈曲挛缩畸形大于10° 者、韧带损伤合并膝关节不稳者[197]。该术式可有效推迟或减少人工关节置换术的实施[198-199]，但仍需高质量、长期随访的 RCT 提供更多证据。此外，腓骨近端截骨术（proximal fibular osteotomy，PFO）通过截取腓骨近端的骨段，使内侧间室压力明显减少，可改善合并膝内翻的内侧间室OA 患者的膝关节功能并缓解疼痛[200-201]，但 PFO 的远期疗效仍有待高质量、长期随访的循证医学证据支持[202]。PFO 的术后常见并发症为腓总神经、腓浅神经或腓深神经麻痹，术中应注意保护血管、神经以免造成损伤[200-203]。

髋臼截骨术的主要适应证为：疼痛超过 6 个月、仍有充分的关节活动度、影像学证实存在髋臼发育不良、"Y"形软骨闭合[204]。髋臼发育不良是继发性髋关节 OA 的常见病因[205-206]。对于髋关节发育不良继发轻度髋关节 OA，髋臼截骨术（如髋臼周围截骨术或髋臼旋转截骨术）可有效纠正髋关节畸形、增加股骨头包容，在短中期内可有效缓解髋关节疼痛、改善关节功能[207]。其主要并发症为髋关节异位骨化、伤口血肿、神经麻痹、固定丢失和复位不良等[207]，需综合考虑患者实际情况，选择合适的治疗手段。

临床问题 14：人工关节置换术的适应证是什么？

推荐 28　对其他干预措施疗效均不明显的重度 OA 患者推荐行人工关节置换术，同时应考虑患者的具体情况、主观意愿及预期（推荐强度：强推荐，证据等级：B）。

证据概述：人工关节置换术是用于治疗重度 OA 的成熟且有效的治疗方法，应用日益广泛。髋关节置换术可有效缓解髋关节疼痛并改善关节活动度[208]；其适应证为其他干预措施无效、伴有关节疼痛和僵硬的重度髋关节 OA 患者[209]。髋关节置换术后假体的 10 年生存率为 95.6%，20 年生存率为 85%[210]。多种因素可能会影响髋关节假体寿命，如年龄、性别、体重、活动量及假体设计等[211]。关节假体松动[212-213]、关节假体脱位[214-215]、假体周围感染[216-217]、假体周围骨折[218]及植入物位置不佳是髋关节翻修的直接原因[209]。因此，在实施髋关节置换术时，应综合考虑患者的基本情况和特点，优化手术设计，针对性地制订髋关节置换的手术方案。

对于重度膝关节多间室 OA，全膝关节置换术的中远期疗效确切，尤其在缓解疼痛以及改善关节功能方面均有显著效果[208, 219]。相比保守治疗，膝关节置换术能够显著改善重度膝关节 OA 的疼痛和功能[220]，患者的生活质量、WOMAC 评分、美国膝关节学会评分（Knee Society Score，KSS）等在中长期随访时均有显著提升[219, 221]。膝关节置换术后假体的 10 年生存率为 96.1%，20 年生存率为 89.7%[210]。膝关节置换术主要的并发症包括：深静脉血栓及肺血栓栓塞[222]、感染[223]、伤口愈合不良[224]、假体松动[225]、腓总神经损伤[226]等。尽管膝关节置换术是一种疗效确切且技术成熟的治疗方案，但仍有部分患者治疗效果不佳。解决这一问题除不断优化植入物的设计外，更需要重点关注患者个性化治疗方案的制订以及围手术期管理的优化[227]。

肩关节置换术包括全肩关节置换术和反肩置换术。全肩关节置换术适用于关节盂退变严重、关节盂骨量足够、肩袖完整且功能良好的患者；术后 5 年临床满意率为 92%~95%[228-229]。反肩置换术适用于合并肩袖撕裂的肩关节退变患者[230]；术后长期的主观及客观评分均有显著升高，且 10 年假体生存率达 93%[231-232]。

踝关节置换术作为重度踝关节 OA 的一种治疗方法已被广泛接受，能有效解除疼痛、保留踝关节活动功能[233-234]，10 年假体生存率为 75%~90%[235]。相对于踝关节融合术，踝关节置换术后临床功能更优异[236]。术后美国足踝矫形协会评分（American Orthopaedic Foot and Ankle Society，AOFAS）、Kofoed 评分、视觉模拟评分（visual analogue scale，VAS）均较术前有较大幅度改善[237]。

肘关节置换术适用于严重的原发性或创伤性肘关节 OA 患者[238-239]，10 年假体生存率为 86%~96%[240-241]，但术后并发症发生率较高，包括假体松动、假体周围骨折、关节不稳及脱位、假体磨损等[239, 242-243]。因此，在假体选择、手术设计时，应充分考虑患者情况后再制订个性化手术方案。

临床问题 15：部分关节置换术的适应证是什么？

推荐 29　对于其他治疗效果不佳的单纯髌股关节 OA，推荐选择髌股关节置换术（推荐强度：强推荐，证据等级：C）。

推荐 30　对于胫股关节单间室 OA 且符合适应证的患者，推荐选择单髁置换术（推荐强度：强推荐，证据等级：C）。

证据概述：髌股关节置换术具有创伤较小、保存骨量更多以及术后恢复较快等优点，其适应证主要为严重影响日常生活且其他治疗效果不佳的原发性单纯髌股关节 OA[244-248]。此外，其适应证还包括创伤后髌股关节 OA 及滑车发育不良等[249-252]。髌股关节置换术的绝对禁忌证为：合并有胫股关节 OA、髌股关节对线不良、膝关节不稳［韧带和（或）半月板损伤］、下肢力线异常［外翻畸形大于8°和（或）内翻畸形大于5°］以及处于急性感染期的患者。髌股关节置换术的相对禁忌证为：股四头肌萎缩、低位髌骨以及 BMI ≥ 30 kg/m² 的患者[252-253]。值得注意的是，单纯髌股关节 OA 建议选择髌股关节置换，而髌股关节 OA 合并胫股关节 OA 时，则应考虑选择全膝关节置换[247, 254]。更多有关髌股关节置换术的手术要点，可参阅《髌股关节骨关节炎手术治疗专家共识》[254]。

单髁置换术适用于力线改变 5°~10°、韧带完整、屈曲挛缩不超过 15° 的膝关节单间室 OA 患者[255-256]。单髁置换术后牛津膝关节评分（Oxford knee score，OKS）、日常生活活动量表等随访结果与全膝关节置换术后结果相似[257-260]，且均较截骨术有更好的运动和生存率优势[261-262]。相较于全膝关节置换术，单髁置换术的并发症发生率（如住院时长、血栓栓塞、心肌梗死、中风等）和病死率显著降低[263]，并且具有更好的疗效 - 成本收益[258]。但需注意，如果适应证选择不正确或手术操作失误，可能会导致单髁假体植入失败率升高而增加后期翻修的概率[263]。

四、指南制定过程与方法

（一）指南的目标人群及适用人群

本指南的目标人群为疑似或已明确诊断为 OA 的患者。适用人群为我国二、三级医疗机构的专科医务人员，包括骨科医生、风湿科医生、疼痛科医生、老年病科医生、康复科医生及相应专科护士，以及基层卫生保健机构的医务人员。

（二）指南制定方法

本指南的制定符合美国医学科学院（Institution of Medicine，IOM）[264]、指南研究与评价工具（Appraisal of Guidelines Research and Evaluation，AGREE Ⅱ）[265]及世界卫生组织指南制订手册[266]对于临床实践指南构建的概念与过程框架。本指南的制定过程严格按照预先的计划书开展，指南的报告过程参考国际实践指南报告规范（reporting items for practice guidelines in healthcare，RIGHT）[267]。

（三）指南发起单位

本指南由中华医学会骨科学分会关节外科学组、中国医师协会骨科医师分会骨关节炎学组和国家老年疾病临床医学研究中心（湘雅医院）发起并负责制定，由中华骨科杂志编辑部组织骨科领域的方法学专家提供指南制订方法学和证据评价支持。启动时间为 2021 年 3 月 4 日，定稿时间为 2021 年 6 月 24 日。

（四）利益冲突声明与处理

所有参与指南制订的成员均对本指南有关的任何利益关系进行了声明，并填写了利益声明表。

（五）临床问题确定与遴选

临床问题的形成过程严格按照指南临床问题形成方法[268]进行。本指南工作组通过第一轮开放性问卷调查收集了 39 份问卷共计 196 个临床问题，调研的对象为全国多个省市、不同级别医院的各级别医生；而后对收集到的 196 个临床问题进行汇总与去重，最终得到 28 个临床问题。接下来进行第二轮调查，即对临床问题的重要性进行评估（每个临床问题的重要性分为 5 个等级，即非常重要、比较重要、一般重要、不太重要以及不确定），通过对每个重要性级别进行赋值和汇总，最终将 28 个临床问题进行了重要性排序。之后通过第三轮讨论，对重要临床问题再次解构、删减和综合，并最终确定了纳入本指南的 15 个临床问题。

（六）临床问题解构与证据检索

针对纳入的临床问题，按照循证医学文献检索格式（即 PICO 原则，包括人群、干预措施、对照、结局指标）对临床问题进行解构。根据解构的临床问题进行证据检索：①检索数据库，包括 Medline、Embase 以及 Cochrane Li-brary。②检索研究类型，优先检索 5 年内已发表的系统评价、荟萃分析及 RCT。当最新证据不足或证据等级较低时，增加检索 5 年以前发表的系统评价、荟萃分析、RCT 以及队列研究、病例对照研究等。③检索时间为建库至 2021 年 3 月 20 日。④草拟指南正文前对最近发表的证据开展进一步检索，更新检索的时间为 2021 年 6 月 4 日。

（七）证据评价

针对系统评价和荟萃分析使用系统评价的方法学质量评价工具（Assessing Methodological Quality of Systematic Reviews，AMSTAR）进行方法学质量评价[269]。针对 RCT 使用 Cochrane 风险偏倚评价工具进行评价[270]。针对观察性研究使用纽卡斯尔 – 渥太华量表（Newcastle-Ottawa Scale，NOS）对相应类型的研究进行方法学质量评价[271]。本指南采用推荐意见分级评估、制订及评价（Grading of Recommendations Assessment，Development and Evaluation，GRADE）方法（http：//www.grade-workinggroup.org/）对证据体的证据质量和推荐意见的推荐强度进行分级[254]（见表 1-42、表 1-43）。

表 1-42　本指南中涉及的推荐强度分级与定义

推荐强度分级	定义
强推荐（1）	明确显示干预措施利大于弊
弱推荐（2）	利弊不确定或干预措施可能利大于弊
专家建议（good practice statement,GPS）	基于非直接证据或专家意见、经验形成的推荐

表 1-43　本指南中涉及的证据质量分级与定义

证据质量分级	定义
高（A）	非常有把握观察值接近真实值
中（B）	对观察值有中等把握，观察值有可能接近真实值，但也有可能差别很大
低（C）	对观察值的把握有限，观察值可能与真实值有很大差别
极低（D）	对观察值几乎没有把握，观察值与真实值可能有极大差别

（八）推荐意见形成

指南制订小组按证据评价结果，初步形成 30 条推荐意见。使用基于网络的调查应用程序"问卷星"（www.wjx.com）对上述推荐意见进行匿名投票。先后经过一轮讨论会、一轮德尔菲法共识会以及一轮终审会，最终确定了 30 条推荐意见的强度和推荐方向（见表 1-44）。

表 1-44　骨关节炎诊疗指南（2021 年版）推荐意见汇总表

条目	推荐意见	推荐分级
推荐 1	存在以下一项或多项危险因素者为 OA 高危人群：年龄在 40 岁以上、女性、肥胖或超重、有创伤史	1B
推荐 2	膝关节 OA 的高危人群还包括存在膝关节周围肌肉萎缩、长期从事负重劳动等特殊职业、家族中有 OA 患者、位于高风险地区或肠道菌群紊乱等危险因素者	2C
推荐 3	髋关节 OA 的高危人群还包括存在髋臼发育不良、股骨颈凸轮样畸形、长期从事负重劳动等特殊职业或家族中有 OA 患者等危险因素者	1C
推荐 4	手部 OA 的高危人群还包括存在长期从事特殊手部劳动、处于围绝经期、家族中有 OA 患者或肠道菌群紊乱等危险因素者	2C
推荐 5	关节疼痛和关节活动受限是 OA 最常见的临床症状	1C

条目	推荐意见	推荐分级
推荐 6	压痛和关节畸形是手部 OA 和膝关节 OA 中最常见、骨摩擦音（感）和肌肉萎缩常见于膝关节 OA	1C
推荐 7	疑似 OA 患者应首选 X 线检查，必要时可进行 CT、MRI 以及超声等检查进一步明确退变部位和退变程度以及进行鉴别诊断	1B
推荐 8	临床医生在诊断 OA 时，应与其他能引起关节疼痛和功能障碍的疾病相鉴别，包括自身免疫性疾病关节炎、感染性关节炎、痛风、假性痛风以及关节损伤等	GPS
推荐 9	临床医生应依据患者年龄、性别、BMI、病变部位及程度等采用阶梯化与个体化治疗方案，以达到减轻疼痛、发善或恢复关节功能、提高患者生活质量、延缓疾病进展和矫正畸形的目的	GPS
推荐 10	推荐 OA 患者首选基础治疗，包括健康教育、运动治疗、物理治疗和行动辅助支持	1B
推荐 11	有氧运动和水上运动等可改善膝关节和髋关节 OA 患者的疼痛和功能，推荐临床医生根据患者情况制定个体化运动处方	1B
推荐 12	手部运动锻炼能缓解手部 OA 患者的疼痛和关节僵硬，推荐手部 OA 患者进行手部运动锻炼	1C
推荐 13	对膝关节 OA 患者可以考虑采用干扰电流电刺激疗法、脉冲超声疗法缓解疼痛症状	2B
推荐 14	水疗、冷疗、热疗、泥浴疗法、射频消融术及其他经皮神经电刺激疗法等其他物理治疗方法治疗 OA 具有一定效果，但目前缺乏统一操作标准，临床医生可酌情使用	2C
推荐 15	推荐使用局部外用 NSAIDs 作为膝关节 OA 疼痛的一线治疗药物，尤其适用于合并胃肠疾病、心血管疾病或身体虚弱的患者	1A
推荐 16	推荐疼痛症状持续存在或中重度 OA 疼痛患者可选择口服 NSAIDs，包括非选择性 NSAIDs 和选择性 COX-2 抑制剂，但需警惕胃肠道和心血管不良事件	1B
推荐 17	不推荐使用强阿片类药物进行 OA 镇痛管理，谨慎使用曲马多等弱阿片类药物镇痛	1C

条目	推荐意见	推荐分级
推荐 18	对于长期、慢性、广泛性疼痛和（或）伴有抑郁的 OA 疼痛患者，可以使用度洛西汀等抗焦虑药物	1B
推荐 19	临床医生应谨慎应用关节腔注射糖皮质激素治疗 OA，尽管其可以较快缓解疼痛、改善关节功能，但长期多次使用有加速关节软骨量丢失的风险	1B
推荐 20	临床医生可酌情使用关节腔注射玻璃酸钠治疗 OA，其可短期缓解疼痛、改善关节功能并减少镇痛药物用量，且安全性较高	2B
推荐 21	局部外用和口服中成药可缓解 OA 疼痛、改善关节功能，且安全性较高，临床医生可酌情使用，但外用时仍需预防皮肤过敏	2B
推荐 22	针灸可有效改善 OA 患者的关节疼痛和功能，且安全性较高，可酌情用于治疗 OA	2B
推荐 23	关节镜手术治疗仅有疼痛症状的膝关节 OA 短期有效，中长期疗效与保守治疗无明显差异，临床可酌情考虑	1A
推荐 24	对于伴有绞锁症状的膝关节 OA，可使用关节镜清理术改善膝关节绞锁症状	1B
推荐 25	对于其他干预措施无效，且因年龄、活动量或个人意愿不适宜行肩关节置换术的肩关节 OA 患者，可酌情选择肩关节镜清理术改善症状	2D
推荐 26	对于膝关节力线不佳胫股关节单间室 OA，尤其是青中年且活动量较大的患者，可酌情选择胫骨高位截骨术、股骨髁上截骨术或腓骨近端截骨术以改善关节功能并缓解疼痛	2C
推荐 27	对于因髋臼发育不良导致的轻度髋关节 OA，可酌情选择髋臼截骨术	2D
推荐 28	推荐其他干预措施疗效均不明显的重度 OA 患者行人工关节置换术，同时应考虑患者的具体情况、主观意愿及预期	1B
推荐 29	对于其他治疗效果不佳的单纯髌股关节 OA，推荐选择髌股关节置换术	1C
推荐 30	对于胫股关节单间室 OA 且符合适应证的患者，推荐选择单髁置换术	1C

（九）指南外审

本指南在发布前进行了同行评议，并对评审意见进行了回复和修改。

（十）指南发布和更新

指南的全文优先在《中华骨科杂志》发表。同时，指南制定小组计划每 2~3 年进行指南的更新。

（十一）指南传播、实施和评价

指南出版后，将通过学术会议或学习班等方式进行传播。具体的传播方式包括：①将在骨科会议或骨关节炎相关学习班上传播 2 年；②指南的正文将以报纸、期刊、单行本、手册等形式出版传播；③本指南将以中、英文方式传播，并出现在学会相关网站；④通过互联网、手机 App 方式进行传播。针对指南的实施和评价，拟通过发布本指南相关解读文章进一步促进指南的实施；通过 RIGHT 报告规范以及 AGREE Ⅱ 对该指南的报告质量以及制订质量进行评价。本指南已在国际实践指南注册平台注册（IP-GRP-2021CN105）。

指南制定人员（以姓名汉语拼音排序）

指导专家组

王坤正　西安交通大学第二附属医院骨科

雷光华　中南大学湘雅医院骨科，国家老年疾病临床医学研究中心（湘雅医院）

胡永成　天津医院骨与软组织肿瘤科

陈廖斌　武汉大学中南医院骨科

蒋　青　南京大学医学院附属鼓楼医院骨关节病科

沈　彬　四川大学华西医院骨科

编写专家组（以姓名汉语拼音排序）

白伦浩　中国医科大学附属盛京医院关节运动医学科

陈伯华　青岛大学附属医院骨科

陈继营　中国人民解放军总医院关节外科

陈卫衡　北京中医药大学第三附属医院微创关节科

陈志伟　南华大学附属第一医院骨科

戴　闽　南昌大学第一附属医院骨科

方向前　浙江大学医学院附属邵逸夫医院骨科

高曙光　中南大学湘雅医院骨科，国家老年疾病临床医学研究中心（湘雅医院）

郭全义　中国人民解放军总医院骨科

郭晓东　华中科技大学同济医学院附属协和医院骨科

胡懿郃　中南大学湘雅医院骨科，国家老年疾病临床医学研究中心（湘雅医院）

金群华　宁夏医科大学总医院骨科

李宇晟　中南大学湘雅医院骨科，国家老年疾病临床医学研究中心（湘雅医院）

刘　军　天津医院骨科

毛新展　中南大学湘雅二医院骨科

钱齐荣　上海长征医院关节外科

秦彦国　吉林大学第二医院关节外科

史占军　南方医科大学附属南方医院关节与骨病外科

田　华　北京大学第三医院骨科

童培建　浙江省中医院骨科

王　飞　河北医科大学第三医院骨科

王海彬　广州中医药大学第一附属医院骨伤科

王　友　上海交通大学医学院附属仁济医院骨关节外科

吴　松　中南大学湘雅三医院骨科

肖文峰　中南大学湘雅医院骨科，国家老年疾病临床医学研究中心（湘雅医院）

徐卫东　海军军医大学附属长海医院关节骨病外科

薛庆云　北京医院骨科

杨　柳　陆军军医大学西南医院关节外科

杨　佩　西安交通大学第二附属医院关节外科

姚振均　复旦大学附属中山医院骨科

尹战海　西安交通大学第一附属医院骨科

尹宗生　安徽医科大学附一院关节外科

游洪波　华中科技大学同济医学院附属同济医院骨外科

余家阔　北京大学第三医院运动医学科

曾　超　中南大学湘雅医院骨科，国家老年疾病临床医学研究中心（湘雅医院）

张殿英　北京大学人民医院创伤骨科

郑　稼　河南省人民医院骨科

周宗科　四川大学华西医院骨科

外审专家组（以姓名汉语拼音排序）

曹　力　新疆医科大学第一附属医院骨科

林剑浩　北京大学人民医院骨关节科

刘　强　山西白求恩医院骨科

马信龙　天津医科大学总医院骨科

曲铁兵　中国康复研究中心北京博爱医院骨科

翁习生　北京协和医院骨科

吴海山　上海嘉会国际医院骨科及运动健康管理

严世贵　浙江大学医学院附属第二医院骨科

张先龙　上海市第六人民医院骨科

赵德伟　大连大学附属中山医院骨科

朱振安　上海交通大学医学院附属第九人民医院骨科

系统评价与方法学专家

魏　捷　中南大学湘雅医院健康管理中心，国家老年疾病临床医学研究中心（湘雅医院）

王昊晨　中南大学湘雅医院骨科

吴紫莺　中南大学湘雅医院骨科

执笔

曾　超、肖文峰、高曙光、杨　佩

利益冲突

所有作者均声明不存在利益冲突

参考文献

［1］Bijlsma JW, Berenbaum F, Lafeber FP. Osteoarthritis: an update with relevance for clinical practice[J]. Lancet, 2011, 377（9783）: 2115-2126. DOI: 10.1016/S0140-6736（11）60243-2.

［2］Lin J, Fransen M, Kang X, et al. Marked disability and high use of nonsteroidal antiinflammatory drugs associated with knee ostearthritis in rural China: a cross-sectional population-based survey [J]. Arthritis Res Ther, 2010, 12（6）: R225. DOI: 10.1186/ar3212.

［3］Hawker GA, Croxford R, Bierman AS, et al. All-cause mortality and serious cardiovascular events in people with hip and knee oteoarthritis: a population based cohort study[J]. PLoS One, 2014, 9（3）: e91286. DOI: 10.1371/journal.pone.0091286.

［4］Turkiewicz A, Kiadaliri AA, Englund M. Cause-specific mortality in osteoarthritis of peripheral joints[J]. Osteoarthritis Cartilage, 2019, 27（6）: 848-854. DOI: 10.1016/j.joca.2019.02.793.

［5］Zeng C, Bennell K, Yang Z, et al. Risk of venous thromboemblism in knee, hip and hand osteoarthritis: a general populatiobased cohort study[J]. Ann Rheum Dis, 2020, 79（12）: 1616-1624. DOI: 10.1136/annrheumdis-2020-217782.

［6］郝聪, 李潇骁, 贺新宁, 等. 中国中老年人群症状性膝骨关节炎与髋部骨折的关系[J]. 中国现代医学杂志, 2020, 30（24）: 95- 100. DOI: 10.3969/j.issn.1005-8982.2020.24.019.

［7］Liu Q, Niu J, Li H, et al. Knee symptomatic osteoarthritis, waling disability, NSAIDs use and all–cause mortality: populatiobased Wuchuan osteoarthritis study[J]. Sci Rep, 2017, 7（1）: 3309. DOI: 10.1038/s41598–017–03110–3.

［8］Xing D, Xu Y, Liu Q, et al. Osteoarthritis and all–cause mortality in worldwide populations: grading the evidence from a meta–analsis[J]. Sci Rep, 2016, 6（1）: 24393. DOI: 10.1038/srep24393.

［9］Wang Y, Nguyen Uyen–Sa DT, Lane NE, et al. Knee osteoarthrtis, potential mediators, and risk of all–cause mortality: data from the osteoarthritis initiative[J]. Arthritis Care Res（Hoboken）, 2021, 73（4）: 566–573. DOI: 10.1002/acr.24151.

［10］Safiri S, Kolahi A, Smith E, et al. Global, regional and national burden of osteoarthritis 1990–2017: a systematic analysis of the Global Burden of Disease Study 2017[J]. Ann Rheum Dis, 2020, 79（6）: 2019–216515. DOI: 10.1136/annrheumdis–2019–216515.

［11］薛庆云, 王坤正, 裴福兴, 等. 中国40岁以上人群原发性骨关节炎患病状况调查[J]. 中华骨科杂志, 2015, 35（12）: 1206- 1212. DOI: 10.3760/cma.j.issn.0253–2352.2015.12.005.

［12］中华医学会骨科学分会关节外科学组. 骨关节炎诊疗指南（2018 年版）[J]. 中华骨科杂志, 2018, 38（12）: 705–715. DOI: 10.3760/cma.j.issn.0253–2352.2018.12.001.

［13］Prieto–Alhambra D, Judge A, Javaid MK, et al. Incidence and risk factors for clinically diagnosed knee, hip and hand osteoarthritis: influences of age, gender and osteoarthritis affecting other joints [J]. Ann Rheum Dis, 2014, 73（9）: 1659–1664. DOI: 10.1136/anrheumdis–2013–203355.

［14］Silverwood V, Blagojevic–Bucknall M, Jinks C, et al. Current evdence on risk factors for knee osteoarthritis in older adults: a sytematic review and meta–analysis[J]. Osteoarthritis Cartilage, 2015, 23（4）: 507–515. DOI: 10.1016/j.joca.2014.11.019.

［15］Srikanth VK, Fryer JL, Zhai G, et al. A meta–analysis of sex diffeences prevalence, incidence and severity of osteoarthritis[J]. Oteoarthritis Cartilage, 2005, 13（9）: 769-781. DOI: 10.1016/j.jca.2005.04.014.

［16］Iidaka T, Muraki S, Oka H, et al. Incidence rate and risk factors for radiographic hip osteoarthritis in Japanese men and women: a 10-year follow-up of the ROAD study[J]. Osteoarthritis Cartilage, 2020, 28（2）: 182-188. DOI: 10.1016/j.joca.2019.09.006.

［17］Yusuf E, Nelissen RG, Ioan-Facsinay A, et al. Association btween weight or body mass index and hand osteoarthritis: a sytematic review[J]. Ann Rheum Dis, 2010, 69（4）: 761-765. DOI: 10.1136/ard.2008.106930.

［18］司全明，侯筱魁. 胫骨平台骨折患者受损软骨细胞凋亡的临床研究 [J]. 中华创伤杂志, 2002, 18（5）: 295-297. DOI: 10.3760/j: issn:1001-8050.2002.05.011.

［19］宋文错，裴福兴，张贤良，等. 老人股骨颈骨折后髋关节软骨退变的病理学研究 [J]. 中华创伤杂志, 2002, 18（3）: 136-138. DOI: 10.3760/j:issn:1001-8050.2002.03.002.

［20］Lin J, Li R, Kang X, et al. Risk factors for radiographic tibiofemral knee osteoarthritis: the wuchuan osteoarthritis study[J]. Int J Rheumatol, 2010, 2010: 385826. DOI: 10.1155/2010/385826.

［21］Murphy L, Schwartz TA, Helmick CG, et al. Lifetime risk of symtomatic knee osteoarthritis[J]. Arthritis Rheum, 2008, 59（9）: 1207-1213. DOI: 10.1002/art.24021.

［22］Muthuri SG, Mcwilliams DF, Doherty M, et al. History of knee ijuries and knee osteoarthritis: a meta-analysis of observational studies[J]. Osteoarthritis Cartilage, 2011, 19（11）: 1286-1293. DOI: 10.1016/j.joca.2011.07.015.

［23］Poulsen E, Goncalves GH, Bricca A, et al. Knee osteoarthritis risk is increased 4-6 fold after knee injury-a systematic review and meta-analysis[J]. Br J Sports Med, 2019, 53（23）: 1454-1463. DOI: 10.1136/bjsports-2018-100022.

［24］Tang X, Wang S, Zhan S, et al. The prevalence of symptomatic knee osteoarthritis in China: results from the China health and rtirement longitudinal study[J]. Arthritis

Rheumatol, 2016, 68（3）: 648–653. DOI: 10.1002/art.39465.

［25］Zhang J, Song L, Wei J, et al. Prevalence of and risk factors for the occurrence of symptomatic osteoarthritis in rural regions of Shanxi Province, China[J]. Int J Rheum Dis, 2016, 19（8）: 781– 789. DOI: 10.1111/1756–185X.12470.

［26］Kang X, Fransen M, Zhang Y, et al. The high prevalence of knee osteoarthritis in a rural Chinese population: The Wuchuan osteoathritis study[J]. Arthritis Rheum, 2009, 61（5）: 641–647. DOI: 10.1002/art.24464.

［27］林剑浩，康晓征，李虎，等 . 武川县农村居民膝关节骨关节炎患病率调查 [J]. 中华骨科杂志 , 2009, 29（10）: 929–933. DOI: 10.3760/cma.j.issn.0253–2352. 2009.10.008.

［28］王欢，孙贺，张耀南，等 . 中国 40 岁以上人群原发性膝骨关节炎各间室患病状况调查 [J]. 中华骨与关节外科杂志 , 2019, 12（7）: 528–532. DOI: 10.3969/ j.issn.2095–9958.2019.07.08.

［29］øiestad BE, Juhl CB, Eitzen I, et al. Knee extensor muscle weaness is a risk factor for development of knee osteoarthritis. A sytematic review and meta–analysis[J]. Osteoarthritis Cartilage, 2015, 23（2）: 171–177. DOI: 10.1016/j.joca.2014.10.008.

［30］Hall M, Hinman RS, Wrigley TV, et al. Knee extensor strength gains mediate symptom improvement in knee osteoarthritis: seondary analysis of a randomised controlled trial[J]. Osteoarthritis Cartilage, 2018, 26（4）: 495–500. DOI:10.1016/ j.joca.2018.01.018.

［31］Neame RL. Genetic risk of knee osteoarthritis: a sibling study[J]. Ann Rheum Dis, 2004, 63（9）: 1022–1027. DOI: 10.1136/ ard.2003.014498.

［32］Magnusson K, Turkiewicz A, Englund M. Nature vs nurture in knee osteoarthritis– the importance of age, sex and body mass idex[J]. Osteoarthritis Cartilage, 2019, 27（4）: 586–592. DOI: 10.1016/j.joca.2018.12.018.

［33］Boer CG, Radjabzadeh D, Medina–Gomez C, et al. Intestinal mcrobiome composition and its relation to joint pain and inflammtion[J]. Nat Commun, 2019, 10（1）: 4881. DOI: 10.1038/s41467– 019–12873–4.

［34］Gignac MAM, Irvin E, Cullen K, et al. Men and women's occupational activities and the risk of developing osteoarthritis of the knee, hip, or hands: A systematic review and recommendations for future research[J]. Arthrit Care Res, 2020, 72（3）: 378–396. DOI: 10.1002/acr.23855.

［35］王欢, 魏飞龙, 马琼, 等. 膝骨关节炎危险因素的 Meta 分析 [J]. 医学信息, 2021, 34（6）: 106–110. DOI: 10.3969/j.issn.1006–1959.2021.06.027. Wang H, Wei FL, Ma Q, et al. Meta analysis of risk factors for knee osteoarthritis[J]. Journal of Medical Information, 2021, 34（6）: 106–110. DOI: 10.3969/j.issn.1006–1959.2021.06.027.

［36］Agricola R, Waarsing JH, Arden NK, et al. Cam impingement of the hip: a risk factor for hip osteoarthritis[J]. Nat Rev Rheumatol, 2013, 9（10）: 630–634. DOI: 10.1038/nrrheum.2013.114.

［37］Aresti N, Kassam J, Nicholas N, et al. Hip osteoarthritis[J]. BMJ, 2016: i3405. DOI: 10.1136/bmj.i3405.

［38］Saberi HF, Zuiderwijk ME, Versteeg M, et al. Cam deformity and acetabular dysplasia as risk factors for hip osteoarthritis[J]. Arthrtis Rheumatol, 2017, 69（1）: 86–93. DOI: 10.1002/art.39929.

［39］Beck M, Kalhor M, Leunig M, et al. Hip morphology influences the pattern of damage to the acetabular cartilage: femoroacetablar impingement as a cause of early osteoarthritis of the hip[J]. J Bone Joint Surg Br, 2005, 87（7）: 1012–1018. DOI: 10.1302/0301– 620X.87B7.15203.

［40］Ecker TM, Tannast M, Puls M, et al. Pathomorphologic alterations predict presence or absence of hip osteoarthrosis[J]. Clin Orthop Relat Res, 2007, 465: 46–52. DOI: 10.1097/BLO. 0b013e318159a998.

［41］Ishimori ML, Altman RD, Cohen MJ, et al. Heritability patterns in hand osteoarthritis: the role of osteophytes[J]. Arthritis Res Ther, 2010, 12（5）: R180. DOI: 10.1186/ar3144.

［42］Ryder JJ, Garrison K, Song F, et al. Genetic associations in pripheral joint osteoarthritis and spinal degenerative disease: a sytematic review[J]. Ann Rheum Dis,

2008, 67（5）: 584–591. DOI: 10.1136/ard.2007.073874.

［43］Wei J, Zhang C, Zhang Y, et al. Association between gut microbita and symptomatic hand osteoarthritis: data from the Xiangya Oteoarthritis Study[J]. Arthritis Rheumatol, 2021 Mar 24. DOI: 10.1002/art.41729. Epub ahead of print.

［44］Marshall M, Watt FE, Vincent TL, et al. Hand osteoarthritis: clincal phenotypes, molecular mechanisms and disease management [J]. Nat Rev Rheumatol, 2018, 14（11）: 641–656. DOI: 10.1038/ s41584–018–0095–4.

［45］Altman R, Alarcón G, Appelrouth D, et al. The American College of Rheumatology criteria for the classification and reporting of oteoarthritis of the hip[J]. Arthritis Rheum, 1991, 34（5）: 505–514. DOI: 10.1002/art.1780340502.

［46］Katz JN, Arant KR, Loeser RF. Diagnosis and treatment of hip and knee osteoarthritis: A review[J]. JAMA, 2021, 325（6）: 568– 578. DOI: 10.1001/jama.2020.22171.

［47］Zhang W, Doherty M, Leeb BF, et al. EULAR evidence–based reommendations for the diagnosis of hand osteoarthritis: report of a task force of ESCISIT[J]. Ann Rheum Dis, 2008, 68（1）: 8–17. DOI: 10.1136/ard.2007.084772.

［48］Zhang W, Doherty M, Peat G, et al. EULAR evidence–based reommendations for the diagnosis of knee osteoarthritis[J]. Ann Rheum Dis, 2010, 69（3）: 483–489. DOI: 10.1136/ard.2009. 113100.

［49］Sharma L. Osteoarthritis of the knee[J]. N Engl J Med, 2021, 384（1）: 51–59. DOI: 10.1056/NEJMcp1903768.

［50］Iwano T, Kurosawa H, Tokuyama H, et al. Roentgenographic and clinical findings of patellofemoral osteoarthrosis. With special reerence to its relationship to femorotibial osteoarthrosis and etioloic factors[J]. Clin Orthop Relat Res, 1990（252）: 190–197. DOI: 10.1177/036354659001800219.

［51］Ipach I, Mittag F, Walter C, et al. The prevalence of acetabular anomalies associated with pistol–grip–deformity in osteoarthritic hips[J]. Orthop Traumatol Surg Res, 2013, 99（1）: 37–45. DOI: 10.1016/j.otsr.2012.06.017.

［52］Wyles CC, Heidenreich MJ, Jeng J, et al. The John Charnley Award: redefining the natural history of osteoarthritis in patients with hip dysplasia and impingement[J]. Clin Orthop Relat Res, 2017, 475（2）: 336–350. DOI: 10.1007/s11999–016–4815–2.

［53］Bruyn GA, Naredo E, Damjanov N, et al. An OMERACT reliabilty exercise of inflammatory and structural abnormalities inptients with knee osteoarthritis using ultrasound assessment[J]. Ann Rheum Dis, 2016, 75（5）: 842–846. DOI: 10.1136/annrheudis–2014–206774.

［54］Jiang T, Yang T, Zhang W, et al. Prevalence of ultrasound–deteced knee synovial abnormalities in a middle–aged andolder general population–the Xiangya Osteoarthritis Study[J]. Arthritis Res Ther, 2021, 23（1）: 156. DOI: 10.1186/s13075–021–02539–2.

［55］Hammer HB, Iagnocco A, Mathiessen A, et al. Global ultrasound assessment of structural lesions in osteoarthritis: a reliabilitystudy by the OMERACT ultrasonography group on scoring cartilage and osteophytes infinger joints[J]. Ann Rheum Dis, 2016, 75（2）: 402– 407. DOI: 10.1136/annrheumdis–2014–206289.

［56］Qvistgaard E, Torp–Pedersen S, Christensen R, et al. Reproduibility and inter–reader agreement of a scoring system for ultrsoundevaluation of hip osteoarthritis[J]. Ann Rheum Dis, 2006, 65（12）: 1613–1619. DOI: 10.1136/ard.2005.050690.

［57］Zabotti A, Filippou G, Canzoni M, et al. OMERACT agreement and reliability study of ultrasonographic elementary lesions inoteoarthritis of the foot[J]. RMD Open, 2019, 5（1）: e795. DOI: 10.1136/rmdopen–2018–000795.

［58］Aletaha D, Smolen JS. Diagnosis and management of rheumatoid arthritis: A review[J]. JAMA, 2018, 320（13）: 1360–1372. DOI: 10.1001/jama.2018.13103.

［59］Taurog JD, Chhabra A, Colbert RA. Ankylosing spondylitis and axial spondyloarthritis[J]. N Engl J Med, 2016, 374（26）: 2563– 2574. DOI: 10.1056/NEJMra1406182.

［60］霍世雄，毕树雄，胡鹏，等 . 膝感染性关节炎的病因、诊断及治疗现状 [J]. 医学综述, 2021, 27（9）: 1780–1784.DOI: 10.3969/j. issn.1006–2084.2021.09.021.

［61］Dalbeth N, Choi HK, Joosten L, et al. Gout[J]. Nat Rev Dis Priers, 2019, 5（1）: 69. DOI: 10.1038/s41572-019-0115-y.

［62］中华医学会内分泌学分会. 中国高尿酸血症与痛风诊疗指南（2019）[J]. 中华内分泌代谢杂志, 2020, 36（1）: 1-13. DOI: 10.3760/cma.j.issn.1000-6699. 2020.01.001.

［63］Rosenthal AK, Ryan LM. Calcium pyrophosphate deposition diease[J]. N Engl J Med, 2016, 374（26）: 2575-2584. DOI: 10.1056/ NEJMra1511117.

［64］Hunter DJ, Bierma-Zeinstra S. Osteoarthritis[J]. Lancet, 2019, 393（10182）: 1745-1759. DOI: 10.1016/S0140-6736（19）30417-9.

［65］Bannuru RR, Osani MC, Vaysbrot EE, et al. OARSI guidelines for the non-surgical management of knee, hip, and polyarticularoteoarthritis[J]. Osteoarthritis Cartilage, 2019, 27（11）: 1578-1589. DOI: 10.1016/j.joca.2019.06.011.

［66］Kloppenburg M, Kroon FP, Blanco FJ, et al. 2018 update of the EULAR recommendations for the management of hand osteoarthrtis[J]. Ann Rheum Dis, 2019, 78（1）: 16-24. DOI: 10.1136/anrheumdis-2018-213826.

［67］Fernandes L, Hagen KB, Bijlsma JWJ, et al. EULAR recommedations for the non-pharmacological core management of hip and knee osteoarthritis[J]. Ann Rheum Dis, 2013, 72（7）: 1125-1135. DOI: 10.1136/annrheumdis-2012-202745.

［68］Kolasinski SL, Neogi T, Hochberg MC, et al. 2019 American colege of rheumatology/ arthritis foundation guideline for the managment of osteoarthritis of the hand, hip, and knee[J]. Arthritis Care Res（Hoboken）, 2020, 72（2）: 149-162. DOI: 10.1002/ acr.24131.

［69］Nelson AE, Allen KD, Golightly YM, et al. A systematic review of recommendations and guidelines for the management of osteoathritis: The Chronic Osteoarthritis Management Initiative of the U. S. Bone and Joint Initiative[J]. Semin Arthritis Rheum, 2014, 43（6）: 701-712. DOI: 10.1016/j.semarthrit.2013.11.012.

［70］Thorstensson CA, Garellick G, Rystedt H, et al. Better managment of patients with osteoarthritis: development and nationwide implementation of an evidence-based supported osteoarthritis selmanagement programme[J]. Musculoskeletal Care, 2015, 13（2）: 67-75. DOI: 10.1002/msc.1085.

[71] Brand E, Nyland J, Henzman C, et al. Arthritis self-efficacy scale scores in knee osteoarthritis: A systematic review and meta-analsis comparing arthritis self-management education with or without exercise[J]. J Orthop Sports Phys Ther, 2013, 43（12）: 895-910. DOI: 10.2519/jospt.2013.4471.

[72] Christensen R, Bartels EM, Astrup A, et al. Effect of weight redution in obese patients diagnosed with knee osteoarthritis: a systeatic review and meta-analysis[J]. Ann Rheum Dis, 2006, 66（4）: 433-439. DOI: 10.1136/ard.2006.065904.

[73] Atukorala I, Makovey J, Lawler L, et al. Is there a dose-response relationship between weight loss and symptom improvement in persons with knee osteoarthritis?[J]. Arthritis Care Res（Hobken）, 2016, 68（8）: 1106-1114. DOI: 10.1002/acr.22805.

[74] Zhang W, Moskowitz RW, Nuki G, et al. OARSI recommendtions for the management of hip and knee osteoarthritis, Part Ⅱ: OARSI evidence-based, expert consensus guidelines[J]. Osteoathritis Cartilage, 2008, 16（2）: 137-162. DOI: 10.1016/j.jca.2007.12.013.

[75] Miles C, Greene A. The effect of treatment with a non-invasive foot worn biomechanical device on subjective and objective mesures in patients with knee osteoarthritis- a retrospective analysis on a UK population[J]. BMC Musculoskelet Disord, 2020, 21（1）: 386. DOI: 10.1186/s12891-020-03382-3.

[76] 李德耕, 梁珊珊. 将执杖走用于膝关节炎患者康复的可行性分析 [J]. 继续医学教育, 2021, 35（4）: 163-164. DOI: 10.3969/j. issn.1004-6763.2021.04.090.

[77] Li DG, Liang SS. Feasibility studies of using walking sticks for rhabilitation of patients with knee osteoarthritis[J]. Continuing Medical Education, 2021, 35（4）: 163-164. DOI: 10.3969/j. issn.1004-6763.2021.04.090.

［78］龙雄武，任乐夫，彭伟，等 . 膝关节可调外翻矫形器在膝骨关节炎中的应用 [J]. 中国康复，2014，29（3）：238-239. DOI: 10.3870/ zgkf.2014.03.031.

［79］Parkes MJ, Maricar N, Lunt M, et al. Lateral wedge insoles as a conservative treatment for pain in patients with medial knee ostearthritis: a meta–analysis[J]. JAMA, 2013, 310（7）：722–730. DOI: 10.1001/jama.2013.243229.

［80］邱荣美，王德强 . 外侧楔形鞋垫对内侧膝骨关节炎下肢关节力学影响的研究进展 [J]. 中国医学工程，2019，27（3）：38-43. DOI: 10.19338/j.issn.1672–2019. 2019.03.010.

［81］周谋望，岳寿伟，何成奇，等 .《骨关节炎的康复治疗》专家共识 [J]. 中华物理医学与康复杂志，2012，34（12）：951–953. DOI: 10.3760/cma.j.issn.0254–1424. 2012.012.021.

［82］膝骨关节炎运动治疗临床实践指南编写组 . 膝骨关节炎运动治疗临床实践指南 [J]. 中华医学杂志，2020，100（15）：1123- 1129. DOI: 10.3760/cma. j.cn112137–20191219–02772.

［83］Goh SL, Persson M, Stocks J, et al. Relative efficacy of different exercises for pain, function, performance and quality of life in knee and hip osteoarthritis: systematic review and network metanalysis[J]. Sports Med, 2019, 49（5）：743–761. DOI: 10.1007/ s40279–019–01082–0.

［84］Goh SL, Persson M, Stocks J, et al. Efficacy and potential determnants of exercise therapy in knee and hip osteoarthritis: A systeatic review and meta–analysis[J]. Ann Phys Rehabil Med, 2019, 62（5）：356–365. DOI: 10.1016/j.rehab.2019.04.006.

［85］Whittaker JL, Truong LK, Dhiman K, et al. Osteoarthritis year in review 2020: rehabilitation and outcomes[J]. Osteoarthritis Cartlage, 2021, 29（2）：190–207. DOI: 10.1016/j.joca.2020.10.005.

［86］Bartels EM, Juhl CB, Christensen R, et al. Aquatic exercise for the treatment of knee and hip osteoarthritis[J]. Cochrane Database Syst Rev, 2016, 3: D5523. DOI: 10.1002/14651858.CD005523. pub3.

［87］Schulz JM, Birmingham TB, Atkinson HF, et al. Are we missing the target? Are we aiming too low? What are the aerobic exercise prescriptions and their effects on markers of cardiovascular health and systemicinflammation in patients with knee osteoarthritis? A systematic review and meta-analysis[J]. Br J Sports Med, 2020, 54（13）: 771-775. DOI: 10.1136/bjsports-2018-100231.

［88］Van Ginckel A, Hall M, Dobson F, et al. Effects of long-term execise therapy on knee joint structure in people with knee osteoathritis: A systematic review and meta-analysis[J]. Semin Arthritis Rheum, 2019, 48（6）: 941-949. DOI: 10.1016/j.semarthrit.2018. 10.014.

［89］Osteras N, Kjeken I, Smedslund G, et al. Exercise for hand ostearthritis[J]. Cochrane Database Syst Rev, 2017, 1: D10388. DOI: 10.1002/14651858.CD010388.pub2.

［90］Waller B, Ogonowska-Slodownik A, Vitor M, et al. Effect of therpeutic aquatic exercise on symptoms and function associated with lower limb osteoarthritis: systematic review with meta-analysis[J]. Phys Ther, 2014, 94（10）: 1383-1395. DOI: 10.2522/ptj.20130417.

［91］中华医学会骨科学分会关节外科学组. 中国骨关节炎疼痛管理临床实践指南（2020年版）[J]. 中华骨科杂志, 2020, 40（8）: 469-470. DOI:10.3760/cma.j.cn121113-20200403-00215.

［92］Forestier R, Erol Forestier FB, Francon A. Spa therapy and knee osteoarthritis: A systematic review[J]. Ann Phys Rehabil Med, 2016, 59（3）: 216-226. DOI: 10.1016/j.rehab.2016.01.010.

［93］邓桢翰, 杨拓, 李辉, 等. 泥浴疗法治疗膝骨关节炎疼痛的荟萃分析[J]. 中国组织工程研究, 2014, 18（15）: 2455-2460. DOI: 10.3969/j.issn.2095-4344.2014.15.026.

［94］Zeng C, Li H, Yang T, et al. Electrical stimulation for pain relief in knee osteoarthritis: systematic review and network meta-analsis[J]. Osteoarthritis Cartilage, 2015, 23（2）: 189-202. DOI: 10.1016/j.joca.2014.11.014.

［95］丁翔，张屹，邓桢翰，等．经皮神经电刺激治疗膝骨关节炎性疼痛的荟萃
分析[J]．中国组织工程研究，2015, 19（11）：1798- 1804. DOI: 10.3969/
j.issn.2095–4344.2015.11.029.

［96］Zeng C, Li H, Yang T, et al. Effectiveness of continuous and pulsed ultrasound for the
management of knee osteoarthritis: a systematic review and network meta–analysis[J].
Osteoarthritis Cartilage, 2014, 22（8）：1090–1099. DOI: 10.1016/j.joca.2014.
06.028.

［97］Hunter C, Davis T, Loudermilk E, et al. Cooled radiofrequency alation treatment of
the genicular nerves in the treatment of osteoathritic knee pain: 18– and 24–month
results[J]. Pain Pract, 2020, 20（3）：238–246. DOI: 10.1111/papr.12844.

［98］牛德刚，史成富，邹方亮．射频消融治疗膝骨性关节炎疼痛的临床研究[J]．中
国民康医学，2013, 25（14）：7, 76. DOI: 10.3969/ j.issn.1672–0369. 2013.14.004.

［99］袁义，吴立东，章海均，等．射频热凝术治疗中老年人膝骨性关节炎顽固性
疼痛的疗效观察[J]．中华老年医学杂志，2012, 31（12）：1097–1099. DOI:
10.3760/cma.j.issn.0254–9026.2012.12.019.

［100］Vaarbakken K, Elisabeth Ljunggren A. Superior effect of forceful compared with
standard traction mobilizations in hip disability? [J]. Adv Physiother, 2009, 9（3）：
117–128. DOI: 10.1080/ 14038190701395739.

［101］Brantingham JW, Parkin–Smith G, Cassa TK, et al. Full kinetic chain manual and
manipulative therapy plus exercise compared with targeted manual and manipulative
therapy plus exercise for symptomatic osteoarthritis of the hip: A randomized
controlled tral[J]. Arch Phys Med Rehabil, 2012, 93（2）：259–267. DOI: 10.1016/
j.apmr.2011.08.036.

［102］Zeng C, Wei J, Persson M, et al. Relative efficacy and safety of topical non–steroidal
anti–inflammatory drugs for osteoarthritis: a systematic review and network meta-
analysis of randomised cotrolled trials and observational studies[J]. Br J Sports Med,
2018, 52（10）：642–650. DOI: 10.1136/bjsports–2017–098043.

［103］Derry S, Conaghan P, Da SJ, et al. Topical NSAIDs for chronic musculoskeletal pain in adults[J]. Cochrane Database Syst Rev, 2016, 4: D7400. DOI: 10.1002/14651858. CD007400.pub3.

［104］Lin TC, Solomon DH, Tedeschi SK, et al. Comparative risk of cadiovascular outcomes between topical and oral nonselective NSAIDs in Taiwanese patients with rheumatoid arthritis[J]. J Am Heart Assoc, 2017, 6（11）: e006874. DOI: 10.1161/ JAHA.117. 006874.

［105］Hochberg MC, Altman RD, April KT, et al. American College of Rheumatology 2012 recommendations for the use of nonpharmaclogic and pharmacologic therapies in osteoarthritis of the hand, hip,and knee[J]. Arthritis Care Res（Hoboken）, 2012, 64（4）: 465– 474. DOI: 10.1002/acr.21596.

［106］Da CB, Nuesch E, Kasteler R, et al. Oral or transdermal opioids for osteoarthritis of the knee or hip[J]. Cochrane Database Syst Rev, 2014（9）: D3115. DOI: 10.1002/14651858.CD003115.pub4.

［107］Zeng C, Dubreuil M, Larochelle MR, et al. Association of tramaol with all–cause mortality among patients with osteoarthritis[J]. JAMA, 2019, 321（10）: 969–982. DOI: 10.1001/jama.2019.1347.

［108］Wei J, Wood MJ, Dubreuil M, et al. Association of tramadol with risk of myocardial infarction among patients with osteoarthritis[J]. Osteoarthritis Cartilage, 2020, 28（2）: 137–145. DOI: 10.1016/j.jca.2019.10.001.

［109］Wei J, Lane NE, Bolster MB, et al. Association of tramadol use with risk of hip fracture[J]. J Bone Miner Res, 2020, 35（4）: 631– 640. DOI: 10.1002/jbmr.3935.

［110］Risser RC, Hochberg MC, Gaynor PJ, et al. Responsiveness of the Intermittent and Constant Osteoarthritis Pain（ICOAP）scale in a trial of duloxetine for treatment of osteoarthritis knee pain[J]. Oteoarthritis Cartilage, 2013, 21（5）: 691–694. DOI: 10.1016/j.jca.2013.02.007.

［111］Uchio Y, Enomoto H, Alev L, et al. A randomized, double–blind, placebo–

controlled Phase Ⅲ trial of duloxetine in Japanese ptients with knee pain due to osteoarthritis[J]. J Pain Res, 2018, 11: 809–821. DOI: 10.2147/JPR.S164128.

［112］Wang G, Bi L, Li X, et al. Efficacy and safety of duloxetine in Chnese patients with chronic pain due to osteoarthritis: a randoized, double–blind, placebo–controlled study[J]. Osteoarthritis Catilage, 2017, 25（6）: 832–838. DOI: 10.1016/j.joca.2016.12.025.

［113］Wang ZY, Shi SY, Li SJ, et al. Efficacy and safety of duloxetine on osteoarthritis knee pain: A meta–analysis of randomized cotrolled trials[J]. Pain Med, 2015, 16（7）: 1373–1385. DOI: 10.1111/ pme.12800.

［114］Hochberg MC, Wohlreich M, Gaynor P, et al. Clinically relevant outcomes based on analysis of pooled data from 2 trials of duloetine in patients with knee osteoarthritis[J]. J Rheumatol, 2012, 39（2）: 352–358. DOI: 10.3899/jrheum.110307.

［115］Uson J, Rodriguez–Garcia SC, Castellanos–Moreira R, et al. ELAR recommendations for intra–articular therapies[J]. Ann Rheum Dis, 2021, annrheumdis–2021–220266. DOI:10.1136/anrheumdis–2021–220266.

［116］Bannuru RR, Natov NS, Obadan IE, et al. Therapeutic trajectory of hyaluronic acid versus corticosteroids in the treatment of knee osteoarthritis: a systematic review and meta–analysis[J]. Arthritis Rheum, 2009, 61（12）: 1704–1711. DOI: 10.1002/art.24925.

［117］Jones T, Kelsberg G, Safranek S. FPIN's clinical inquiries: Intrarticular corticosteroid injections for osteoarthritis of the knee[J]. Am Fam Physician, 2014, 90（2）: 115–116. DOI: 10.1186/1471– 2296–15–135.

［118］Vandeweerd JM, Zhao Y, Nisolle JF, et al. Effect of corticostroids on articular cartilage: have animal studies said everything? [J]. Fundam Clin Pharmacol, 2015, 29（5）: 427–438. DOI: 10.1111/ fcp.12137.

［119］Mcalindon TE, Lavalley MP, Harvey WF, et al. Effect of intra–aticular triamcinolone vs saline on knee cartilage volume and pain in patients with knee osteoarthritis: A randomized clinical trial[J]. JAMA, 2017, 317（19）：1967-1975. DOI:10.1001/jama.2017.5283.

［120］Zeng C, Lane NE, Hunter DJ, et al. Intra-articular corticosteroids and the risk of knee osteoarthritis progression:results from the Oteoarthritis Initiative[J]. Osteoarthritis Cartilage, 2019, 27（6）：855- 862. DOI: 10.1016/j.joca.2019.01.007.

［121］Zhang W, Doherty M, Leeb BF, et al. EULAR evidence based reommendations for the management of hand osteoarthritis: report of a Task Force of the EULAR Standing Committee for Interntional Clinical Studies Including Therapeutics （ESCISIT）[J]. Ann Rheum Dis, 2007, 66（3）：377-388. DOI: 10.1136/ard.2006.062091.

［122］Choudhry MN, Malik RA, Charalambous CP. Blood glucose levels following intra-articular steroid injections in patients with diabtes: A systematic review[J]. JBJS Rev, 2016, 4（3）：01874474-201603000-00002. DOI: 10.2106/JBJS.RVW.O.00029.

［123］Bannuru RR. Editorial commentary: intra-articular injections for painful knee osteoarthritis: what is the current treatment pardigm?[J]. Arthroscopy, 2021, 37（1）：307-308. DOI: 10.1016/j.athro.2020.09.031.

［124］Bannuru RR, Vaysbrot EE, Sullivan MC, et al. Relative efficacy of hyaluronic acid in comparison with NSAIDs for knee osteoathritis: a systematic review and meta-analysis[J]. Semin Arthritis Rheum, 2014, 43（5）：593-599. DOI: 10.1016/j.semarthrit.2013. 10.002.

［125］Ishijima M, Nakamura T, Shimizu K, et al. Intra-articular hyauronic acid injection versus oral non-steroidal anti-inflammatory drug for the treatment of knee osteoarthritis: a multi-center,radomized, open-label, non-inferiority trial[J]. Arthritis Res Ther, 2014, 16（1）：R18. DOI: 10.1186/ar4446.

［126］Altman RD, Devji T, Bhandari M, et al. Clinical benefit of intrarticular saline as a comparator in clinical trials of knee osteoathritis treatments: A systematic review and meta-analysis of radomized trials[J]. Semin Arthritis Rheum, 2016, 46（2）: 151-159. DOI: 10.1016/j.semarthrit.2016.04.003.

［127］Xing D, Wang B, Liu Q, et al. Intra-articular hyaluronic acid in treating knee osteoarthritis: a PRISMA-compliant systematic rview of overlapping meta-analysis[J]. Sci Rep, 2016, 6: 32790. DOI: 10.1038/srep32790.

［128］Zeng C, Gao SG, Lei GH. Viscosupplementation for osteoarthritis of the knee[J]. N Engl J Med, 2015, 372（26）: 2569-2570. DOI: 10.1056/NEJMc1505801.

［129］Jevsevar DS, Brown GA, Jones DL, et al. The American Academy of Orthopaedic Surgeons evidence-based guideline on: treatment of osteoarthritis of the knee, 2nd edition[J]. J Bone Joint Surg Am, 2013, 95（20）: 1885-1886. DOI: 10.2106/00004623-201310160- 00010.

［130］Sheth U, Simunovic N, Klein G, et al. Efficacy of autologous platlet-rich plasma use for orthopaedic indications: a meta-analysis [J]. J Bone Joint Surg Am, 2012, 94（4）: 298-307. DOI: 10.2106/ JBJS.K.00154.

［131］中成药治疗优势病种临床应用指南标准化项目组 . 中成药治疗膝骨关节炎临床应用指南（2020 年）[J]. 中国中西医结合杂志 , 2021, 41（5）: 522-533.

［132］白雪 , 温建民 , 杨思红 , 等 . 奇正消痛贴膏治疗膝骨关节炎临床疗效与安全性系统评价 [J]. 中国中医药信息杂志 , 2020, 27（12）: 102-107. DOI: 10.19879/j.cnki.1005-5304.201910200.

［133］吕陟 . 奇正消痛贴膏治疗膝关节骨性关节炎的疗效观察 [J]. 当代医学 , 2011, 17（16）: 106-107. DOI: 10.3969/j.issn.1009-4393.2011.16.074.

［134］Lyu Z. The efficacy of Qizheng Xiaotong Plaster on knee osteoathritis[J]. Contemporary Medicine, 2011, 17（16）: 106-107. DOI: 10.3969/ j.issn.1009-4393.2011.16.074.

［135］胡亚宁 . 消痛贴膏治疗膝关节骨性关节炎的临床疗效观察 [J]. 中国当代医

药，2011，18（2）：60–61. DOI: 10.3969/j.issn.1674– 4721.2011.02.035. Hu YN. Clinical efficacy of Xiatong Patch on knee osteoarthritis [J]. China Modern Medicine, 2011, 18（2）：60–61. DOI: 10.3969/j. issn.1674–4721.2011.02.035.

［136］郭佩垒，徐玉生，马玉斐 . 奇正消痛贴治疗骨关节炎的疗效观察 [J]. 中国医药导报，2011，8（12）：80–81. DOI: 10.3969/j. issn.1673–7210. 2011.12.033.

［137］陆涛，李文 . 奇正消痛贴治疗膝骨关节炎的疗效观察 [J]. 中国医 药导报，2011，8（33）：173–174. DOI: 10.3969/j.issn.1673–7210.2011.33.077.

［138］郭庆华，卢向东，李平，等 . 奇正消痛贴膏与透明质酸钠合用治疗膝骨关节炎116 例疗效观察 [J]. 中国药物与临床，2010，10（9）：1035–1037. DOI:10.3969/j.issn.1671–2560.2010.09.030.

［139］曹旭含，白子兴，孙承颐，等 . 复方南星止痛膏外敷对膝骨性关节炎患者关节功能、氧化应激指标的影响 [J]. 环球中医药，2020，13（11）：1898–1901. DOI: 10.3969/j.issn.1674–1749.2020. 11.014.

［140］何晓瑾，潘立群，姜伟华，等 . 散寒止痛外用贴膏治疗膝骨关节炎寒湿痹阻证的临床研究 [J]. 北京中医药大学学报（中医临床版），2013，20（2）：9–14. DOI: 10.3969/j.issn.1672–2205.2013. 02.003.

［141］杨思红，邱小明，温建民，等 . 奇正消痛贴膏安全性评价研究 [J]. 中国中西医结合杂志，2020，40（4）：431–438. DOI: 10.7661/j. cjim. 20191118.456.

［142］彭杰威，黄子奇，黄伟彦，等 . 金天格胶囊对膝骨关节炎患者关节软骨及膝关节功能的作用及机制 [J]. 中国老年学杂志，2018，38（2）：393–395. DOI: 10.3969/j.issn.1005–9202.2018.02.059.

［143］章轶立，廖星，刘福梅，等 . 仙灵骨葆胶囊上市后用药安全性系统评价 [J]. 中国中药杂志，2017，42（15）：2845–2856. DOI: 10.19540/j.cnki.cjcmm.20170705.006.

［144］杜倩，王哲，运乃茹，等 . 仙灵骨葆胶囊安全性系统评价 [J]. 中国药业，2017，26（19）：37–43. DOI: 10.3969/j.issn.1006–4931.2017.19.010.

［145］中国中药协会 . 藤黄健骨片治疗膝骨关节炎临床应用专家共识 [J]. 中医正骨，2021，33（4）：4–5，8. DOI: 10.3969/j.issn.1001– 6015.2021.04.002.

［146］陈卫衡，翁习生，阎小萍，等.尪痹片治疗类风湿关节炎 / 膝骨关节炎临床应用专家共识［J/OL］.中国中药杂志，2021，1-8［2021-05-27］.https://doi.org/10.19540/j.cnki.cjcmm.20210125.501.

［147］文静，杨兴华，尹美花，等.金乌骨通胶囊治疗关节骨性关节炎的 Meta 分析[J].中国新药杂志，2018，27（1）：119-125.DOI：CNKI:SUN：ZXYZ.0.2018-01-022.

［148］Zhang X L, Yang J, Yang L, et al. Efficacy and safety of Zhuangu Joint Capsules in combination with celecoxib in knee osteoathritis: A multi-center, randomized, double-blind, double-dummy, and parallel controlled trial[J]. Chin Med J（Engl）, 2016, 129（8）: 891-897. DOI: 10.4103/0366-6999.179789.

［149］张金龙，何延智.壮骨关节胶囊治疗老年性膝骨关节炎的疗效及安全性研究[J].中国老年保健医学，2019，17（4）：80-82.DOI：10.3969/j.issn. 1672-2671.2019.04.026.

［150］Teekachunhatean S, Kunanusorn P, Rojanasthien N, et al. Chnese herbal recipe versus diclofenac in symptomatic treatment of osteoarthritis of the knee: a randomized controlled trial［IRCTN70292892］[J]. BMC Complement Altern Med, 2004, 4: 19. DOI: 10.1186/1472-6882-4-19.

［151］李璘麟，周小莉，谢婷婷，等.独活寄生合剂治疗绝经后骨质疏松合并膝关节骨性关节炎对骨代谢的影响[J].实用中医药杂志，2020，36（2）：135-137.DOI：CNKI:SUN:ZYAO.0.2020-02-002.

［152］贾建云，黄传兵，杨秀丽，等.痹祺胶囊治疗类风湿关节炎、骨关节炎、强直性脊柱炎临床研究的 Meta 分析 [J].中医药临床杂志，2015，27（8）：1153-1156. DOI: 10.16448/j.cjtcm.2015.0436.

［153］刘维，薛斌.痹祺胶囊治疗膝骨关节炎临床观察[J].辽宁中医杂志，2011，38（7）：1254-1255. DOI: 10.3969/j.issn.1006-5687. 2004.06.015.

［154］钟超，叶华，涂豫建.盐酸氨基葡萄糖联合藤黄健骨片治疗膝骨关节炎的临床疗效评价[J].华西医学，2016，31（7）：1181- 1184. DOI: 10.7507/1002-

0179.201600322.

[155] 卢敏, 张波, 邹震, 等. 藤黄健骨片治疗膝关节骨性关节炎肾虚血瘀证的多中心临床观察 [J]. 中国中医骨伤科杂志, 2012, 20（7）: 14-16. DOI: CNKI:SUN:ZGZG.0.2012-07-008.

[156] 康信忠, 吴启富, 接红宇, 等. 尪痹片治疗膝骨关节炎的临床研究 [J]. 中国中西医结合杂志, 2011, 31（9）: 1205-1208. DOI: CNKI:SUN: ZZXJ.0.2011-09-021.

[157] 陈璐, 阎小萍, 鄢泽然, 等. 尪痹片治疗膝骨性关节炎有效性及安全性的临床研究 [J]. 中华中医药杂志, 2018, 33（8）: 3366-3369. DOI: CNKI:SUN: BXYY.0.2018-08-037.

[158] 李异龙, 刘满仓, 许小真. 尪痹片对膝骨关节炎临床症状及血清炎症因子水平的影响 [J]. 中外医学研究, 2017, 15（26）: 22-24. DOI: 10.14033/j.cnki. cfmr.2017.26.011.

[159] Wang F, Shi L, Zhang Y, et al. A Traditional herbal formula Xialinggubao for pain control and function improvement in patients with knee and hand osteoarthritis: A multicenter, randomized, open-label, controlled trial[J]. Evid Based Complement Alternat Med, 2018, 2018: 1827528. DOI: 10.1155/2018/1827528.

[160] 中国中医药研究促进会骨伤科分会. 膝骨关节炎中医诊疗指南（2020 年版）[J]. 中医正骨, 2020, 32（10）: 1-14.

[161] Manheimer E, Cheng K, Linde K, et al. Acupuncture for peripheal joint osteoarthritis[J]. Cochrane Database Syst Rev, 2010（1）: D1977. DOI: 10.1002/14651858.CD001977.pub2.

[162] Manyanga T, Froese M, Zarychanski R, et al. Pain management with acupuncture in osteoarthritis: a systematic review and metanalysis[J]. BMC Complement Altern Med, 2014, 14: 312. DOI: 10.1186/1472-6882-14-312.

[163] Chen N, Wang J, Mucelli A, et al. Electro-acupuncture is benefcial for knee osteoarthritis: The evidence from meta-analysis of randomized controlled trials[J].

Am J Chin Med, 2017, 45（5）: 965– 985. DOI: 10.1142/S0192415X17500513.

［164］冯鹏, 高仰来, 杨晶, 等. 针灸治疗膝骨性关节炎临床疗效的 Meta 分析 [J]. 甘肃科技纵横, 2019, 48（3）: 87–89. DOI: CNKI: SUN:LZKQ.0. 2019–03–026.

［165］Tu JF, Yang JW, Shi GX, et al. Efficacy of intensive acupuncture versus sham acupuncture in knee osteoarthritis: A randomized controlled trial[J]. Arthritis Rheumatol, 2021, 73（3）: 448–458. DOI: 10.1002/art.41584.

［166］Corbett MS, Rice SJ, Madurasinghe V, et al. Response to letter to the editor: comment on Corbett et al. entitled "Acupuncture and other physical treatments for the relief of pain due to osteoarthritis of the knee: network meta-analysis" [J]. Osteoarthritis Cartilage, 2014, 22（5）: 712–713. DOI: 10.1016/j.joca.2014.02.005.

［167］Manheimer E, Cheng K, Wieland LS, et al. Acupuncture for hip osteoarthritis[J]. Cochrane Database Syst Rev, 2018, 5: D13010. DOI: 10.1002/14651858. CD013010.

［168］Pedersen JR, Roos EM, Thorlund JB et al. Cutoff values to intepret short–term treatment outcomes after arthroscopic meniscal surgery, measured with the knee injury and osteoarthritis outcome score[J]. J Orthop Sports Phys Ther, 2021, 51（6）: 281–288. DOI: 10.2519/jospt.2021.10149.

［169］Sihvonen R, Englund M, Turkiewicz A, et al. Mechanical symtoms as an indication for knee arthroscopy in patients with degeerative meniscus tear: a prospective cohort study[J]. Osteoarthritis Cartilage, 2016, 24（8）: 1367–1375. DOI: 10.1016/j.joca.2016. 03.013.

［170］Thorlund JB, Juhl CB, Roos EM, et al. Arthroscopic surgery for degenerative knee: systematic review and meta–analysis of benefits and harms[J]. BMJ, 2015, 350: h2747. DOI: 10.1136/bmj.h2747.

［171］Brignardello–Petersen R, Guyatt GH, Buchbinder R, et al. Knee arthroscopy versus conservative management in patients with dgenerative knee disease:

a systematic review[J]. BMJ Open, 2017, 7（5）: e16114. DOI: 10.1136/ bmjopen-2017-016114.

［172］Moseley JB, O'Malley K, Petersen NJ, et al. A controlled trial of arthroscopic surgery for osteoarthritis of the knee[J]. N Engl J Med, 2002, 347（2）: 81-88. DOI: 10.1056/NEJMoa013259.

［173］Siemieniuk R, Harris IA, Agoritsas T, et al. Arthroscopic surgery for degenerative knee arthritis and meniscal tears: a clinical pratice guideline[J]. BMJ, 2017, 357: j1982. DOI:10.1136/bmj.j1982.

［174］Li ZM, Li M. Improvement in orthopedic outcome score and rduction in IL-1β, CXCL13, and TNF-α insynovial fluid of osteoathritis patients following arthroscopic knee surgery[J]. Genet Mol Res, 2017, 16（3）. DOI: 10.4238/gmr16039487.

［175］Englund M, Lohmander LS. Risk factors for symptomatic knee oteoarthritis fifteen to twenty-two years after meniscectomy[J]. Athritis Rheum, 2004, 50（9）: 2811-2819. DOI: 10.1002/art.20489.

［176］Roemer FW, Kwoh CK, Hannon MJ, et al. Partial meniscectomy is associated with increased risk of incident radiographic osteoarthritis and worsening cartilage damage in the following year[J]. Eur Radiol, 2017, 27（1）: 404-413. DOI: 10.1007/ s00330-016- 4361-z.

［177］Bohensky MA, Desteiger R, Kondogiannis C, et al. Adverse oucomes associated with elective knee arthroscopy: a populatiobased cohort study[J]. Arthroscopy, 2013, 29（4）: 716-725. DOI: 10.1016/j.arthro.2012.11.020.

［178］鲁楠, 朱丽, 刘倩. 关节镜手术患者静脉血栓评估及预防措施的应用现状 [J]. 中国运动医学杂志, 2020, 39（2）: 152-157. DOI: 10.3969/j.issn.1000-6710. 2020.02.011.

［179］Millett PJ, Horan MP, Pennock AT, et al. Comprehensive Athroscopic Management（CAM）procedure: clinical results of a joint-preserving arthroscopic treatment for young, active patients with advancedshoulder osteoarthritis[J]. Arthroscopy, 2013,

29（3）: 440-448. DOI: 10.1016/j.arthro.2012.10.028.

[180] George MS. Arthroscopic management of shoulder osteoarthritis [J]. Open Orthop J, 2008, 2: 23-26. DOI: 10.2174/187432500080 2010023.

[181] 盛旦丹, 陈疾忤, 蒋佳, 等. 关节镜治疗肩关节骨关节炎的应用进展 [J]. 中国运动医学杂志, 2017, 36（12）: 1117-1121. DOI: 10.3969/j.issn.1000-6710. 2017.12.016.

[182] Henry P, Razmjou H, Dwyer T, et al. Relationship between probbility of future shoulder arthroplasty and outcomes of arthroscopic debridement in patients with advanced osteoarthritis of glenohmeral joint[J]. BMC Musculoskelet Disord, 2015, 16: 280. DOI: 10.1186/s12891-015-0741-9.

[183] Bishop JY, Flatow EL. Management of glenohumeral arthritis: a role for arthroscopy?[J]. Orthop Clin North Am, 2003, 34（4）: 559- 566. DOI: 10.1016/s0030-5898（03）00092-0.

[184] Sperling JW, Steinmann SP, Cordasco FA, et al. Shoulder arthritis in the young adult: arthroscopy to arthroplasty[J]. Instr Course Lect, 2006, 55: 67-74.

[185] Takamura KM, Chen JB, Petrigliano FA. Nonarthroplasty options for the athlete or active individual with shoulder osteoarthritis[J]. Clin Sports Med, 2018, 37（4）: 517-526. DOI: 10.1016/j.csm. 2018.05.003.

[186] Weinstein DM, Bucchieri JS, Pollock RG, et al. Arthroscopic dbridement of the shoulder for osteoarthritis[J]. Arthroscopy, 2000, 16（5）: 471-476. DOI: 10.1053/jars.2000.5042.

[187] Richards DP, Burkhart SS. Arthroscopic debridement and capslar release for glenohumeral osteoarthritis[J]. Arthroscopy, 2007, 23（9）: 1019-1022. DOI: 10.1016/j.arthro.2006.11.016.

[188] Frank RM, Van Thiel GS, Slabaugh MA, et al. Clinical outcomes after microfracture of the glenohumeral joint[J]. Am J Sports Med, 2010, 38（4）: 772-781. DOI: 10.1177/0363546509350304.

［189］Mitchell JJ, Horan MP, Greenspoon JA, et al. Survivorship and ptient-reported outcomes after comprehensive arthroscopic managment of glenohumeral osteoarthritis: minimum 5-year follow-up[J]. Am J Sports Med, 2016, 44（12）: 3206-3213. DOI: 10.1177/ 0363546516656372.

［190］Brouwer RW, Huizinga MR, Duivenvoorden T, et al. Osteotomy for treating knee osteoarthritis[J]. Cochrane Database Syst Rev, 2014（12）: D4019. DOI: 10.1002/14651858.CD004019.pub4.

［191］Ferner F, Lutter C, Dickschas J, et al. Medial open wedge vs. laeral closed wedge high tibial osteotomy-Indications based on the findings of patellar height, leg length, torsional correction and clinical outcome in one hundred cases[J]. Int Orthop, 2019, 43（6）: 1379-1386. DOI: 10.1007/s00264-018-4155-9.

［192］郐松玮，罗斯敏，张还添，等. 胫骨高位截骨术治疗膝内侧间室骨关节炎的疗效分析 [J]. 中华关节外科杂志（电子版），2021, 15（1）: 33-38. DOI: 10.3877/cma.j.issn.1674-134X.2021.01.006.

［193］Lee DK, Kim KK, Ham CU, et al. The learning curve for biplane medial open wedge high tibial osteotomy in 100 consecutive cases assessed using the cumulative summation method[J]. Knee Surg Relat Res, 2018, 30（4）: 303-310. DOI: 10.5792/ksrr.17.064.

［194］Schuster P, Gesslein M, Schlumberger M, et al. Ten-year results of medial open-wedge high tibial osteotomy and chondral resurfaing in severe medial osteoarthritis and varus malalignment[J]. Am J Sports Med, 2018, 46（6）: 1362-1370. DOI: 10.1177/03635465 18758016.

［195］Kim JH, Kim HJ, Lee DH. Survival of opening versus closing wedge high tibial osteotomy: A meta-analysis[J]. Sci Rep, 2017, 7（1）: 7296. DOI: 10.1038/ s41598-017-07856-8.

［196］Hoorntje A, Witjes S, Kuijer P, et al. High rates of return to sports activities and work after osteotomies around the knee: A systemaic review and meta-analysis[J].

Sports Med, 2017, 47（11）: 2219- 2244. DOI: 10.1007/s40279-017-0726-y.

［197］Cao Z, Mai X, Wang J, et al. Unicompartmental knee arthroplasty vs high tibial osteotomy for knee osteoarthritis: A systematic rview and meta-analysis[J]. J Arthroplasty, 2018, 33（3）: 952-959. DOI: 10.1016/j.arth.2017.10.025.

［198］Chahla J, Mitchell JJ, Liechti DJ, et al. Opening- and closinwedge distal femoral osteotomy: A systematic review of outcomefor isolated lateral compartment osteoarthritis[J]. Orthop J Sports Med, 2016, 4（6）: 1807697325. DOI:10.1177/2325967116649901.

［199］Duethman NC, Bernard CD, Camp CL, et al. Medial closing wedge distal femoral osteotomy[J]. Clin Sports Med, 2019, 38（3）: 361-373. DOI: 10.1016/j.csm.2019.02.005.

［200］Shivji FS, Foster A, Risebury MJ, et al. Ten-year survival rate of 89% after distal femoral osteotomy surgery for lateralcompartment osteoarthritis of the knee[J]. Knee Surg Sports Traumatol Athrosc, 2021, 29（2）: 594-599. DOI: 10.1007/s00167-020-05988-5.

［201］Sternheim A, Garbedian S, Backstein D. Distal femoral varus ostotomy: unloading the lateral compartment: long-termfollow-up of 45 medial closing wedge osteotomies[J]. Orthopedics, 2011, 34（9）: e488-e490. DOI: 10.3928/01477447-20110714-37.

［202］Yang ZY, Chen W, Li CX, et al. Medial compartment decompresion by fibular osteotomy to treat medial compartment knee ostearthritis: A pilot study[J]. Orthopedics, 2015, 38（12）: e1110-e1114. DOI: 10.3928/01477447-20151120-08.

［203］李石伦, 尹英超, 张瑞鹏, 等. 张氏切口及张氏保膝手术规范化入路[J]. 河北医科大学学报, 2018, 39（9）: 1085-1086. DOI: 10.3969/j.issn.1007-3205.2018.09.022.

［204］Sugianto JA, Hadipranata T, Lazarus G, et al. Proximal fibular oteotomy for the management of medial compartment knee osteoathritis: A systematic review and meta-analysis[J]. Knee, 2021, 28: 169-185. DOI: 10.1016/j.knee.2020.11.020.

[205] Ashraf M, Purudappa PP, Sakthivelnathan V, et al. Proximal fiblar osteotomy: Systematic review on its outcomes[J]. World J Othop, 2020, 11（11）: 499-506. DOI: 10.5312/wjo.v11.i11.499.

[206] Yasunaga Y, Yamasaki T, Ochi M. Patient selection criteria for periacetabular osteotomy or rotational acetabularosteotomy[J]. Clin Orthop Relat Res, 2012, 470（12）: 3342-3354. DOI: 10.1007/ s11999-012-2516-z.

[207] Aronson J. Osteoarthritis of the young adult hip: etiology and treament[J]. Instr Course Lect, 1986, 35: 119-128.

[208] Harris WH. Etiology of osteoarthritis of the hip[J]. Clin Orthop Relat Res, 1986（213）: 20-33. DOI: 10.1007/s11999-007-0060-z.

[209] Clohisy JC, Schutz AL, St JL, et al. Periacetabular osteotomy: a systematic literature review[J]. Clin Orthop Relat Res, 2009, 467（8）: 2041-2052. DOI: 10.1007/ s11999-009-0842-6.

[210] Beswick AD, Wylde V, Gooberman-Hill R, et al. What proportion of patients report long-term pain after total hip or knee replacment for osteoarthritis? A systematic review of prospective studies in unselected patients[J]. BMJ Open, 2012, 2（1）: e435. DOI: 10.1136/bmjopen-2011-000435.

[211] Ferguson RJ, Palmer AJ, Taylor A, et al. Hip replacement[J]. Lacet, 2018, 392（10158）: 1662-1671. DOI: 10.1016/S0140-6736（18）31777-X.

[212] Bayliss LE, Culliford D, Monk AP, et al. The effect of patient age at intervention on risk of implant revision after total replacement of the hip or knee: a population-based cohort study[J]. Lancet, 2017, 389（10077）: 1424-1430. DOI: 10.1016/ S0140-6736（17）30059-4.

[213] Evans JT, Evans JP, Walker RW, et al. How long does a hip rplacement last? A systematic review and meta-analysis of case sries and national registry reports with

more than 15 years of follow–up [J]. Lancet, 2019, 393（10172）: 647–654. DOI: 10.1016/S0140– 6736（18）31665-9.

[214] Vadei L, Kieser DC, Frampton C, et al. Survivorship of total hip joint replacements following isolated liner exchange for wear[J]. J Arthroplasty, 2017, 32（11）: 3484–3487. DOI: 10.1016/j. arth.2017.05.055.

[215] Sundfeldt M, Carlsson LV, Johansson CB, et al. Aseptic looseing, not only a question of wear: a review of different theories[J]. Acta Orthop, 2006, 77（2）: 177–197. DOI: 10.1080/174536706 10045902.

[216] Dargel J, Oppermann J, Bruggemann GP, et al. Dislocation folloing total hip replacement[J]. Dtsch Arztebl Int, 2014, 111（51–52）: 884–890. DOI: 10.3238/arztebl.2014.0884.

[217] Katz JN, Losina E, Barrett J, et al. Association between hospital and surgeon procedure volume and outcomes of total hip replacment in the United States medicare population[J]. J Bone Joint Surg Am, 2001, 83（11）: 1622–1629. DOI: 10.2106/00004623–200111000–00002.

[218] Lindgren V, Gordon M, Wretenberg P, et al. Deep infection after total hip replacement: a method for national incidence surveilance[J]. Infect Control Hosp Epidemiol, 2014, 35（12）: 1491–1496. DOI: 10.1086/678600.

[219] Gbejuade HO, Lovering AM, Webb JC. The role of microbial bifilms in prosthetic joint infections[J]. Acta Orthop, 2015, 86（2）: 147–158. DOI: 10.3109/17453674.2014.966290.

[220] Masri BA, Meek RM, Duncan CP. Periprosthetic fractures evalution and treatment[J]. Clin Orthop Relat Res, 2004（420）: 80–95. DOI: 10.1097/00003086–200403000–00012.

[221] Shan L, Shan B, Suzuki A, et al. Intermediate and long–term qualty of life after total knee replacement: a systematic review and mta–analysis[J]. J Bone Joint Surg Am, 2015, 97（2）: 156–168. DOI: 10.2106/JBJS.M.00372.

［222］Skou ST, Roos EM, Laursen MB, et al. A randomized, controlled trial of total knee replacement[J]. N Engl J Med, 2015, 373（17）: 1597-1606. DOI: 10.1056/ NEJMoa1505467.

［223］Rat AC, Guillemin F, Osnowycz G, et al. Total hip or knee rplacement for osteoarthritis: mid-and long-term quality of life[J]. Arthritis Care Res（Hoboken）, 2010, 62（1）: 54-62. DOI: 10.1002/ acr.20014.

［224］Zoller B, Svensson PJ, Sundquist J, et al. Postoperative joint rplacement complications in Swedish patients with a family history of venous thromboembolism[J]. JAMA Netw Open, 2018, 1（5）: e181924. DOI: 10.1001/ jamanetworkopen.2018.1924.

［225］鲁强, 彭昊, 黄宇, 等. 全膝关节置换围手术期预防假体感染的研究进展[J]. 中华骨科杂志, 2016, 36（16）: 1050-1056. DOI: 10.3760/cma.j.issn.0253-2352. 2016.16.007.

［226］Vince KG, Abdeen A. Wound problems in total knee arthroplasty [J]. Clin Orthop Relat Res, 2006, 452: 88-90. DOI: 10.1097/01. blo.0000238821.71271.cc.

［227］Rouquette L, Erivan R, Pereira B, et al. Tibiofemoral dislocation after primary total knee arthroplasty: a systematic review[J]. Int Othop, 2019, 43（7）: 1599-1609. DOI: 10.1007/s00264-019-04287-0.

［228］Carender CN, Bedard NA, An Q, et al. Common peroneal nerve ijury and recovery after total knee arthroplasty: A systematic rview[J]. Arthroplast Today, 2020, 6（4）: 662-667. DOI: 10.1016/j. artd.2020.07.017.

［229］Price AJ, Alvand A, Troelsen A, et al. Knee replacement[J]. Lacet, 2018, 392（10158）: 1672-1682. DOI: 10.1016/S0140-6736（18）32344-4.

［230］Garcia GH, Liu JN, Sinatro A, et al. High satisfaction and return to sports after total shoulder arthroplasty in patients aged 55 years and younger[J]. Am J Sports Med, 2017, 45（7）: 1664-1669. DOI: 10.1177/0363546517695220.

［231］Roberson TA, Bentley JC, Griscom JT, et al. Outcomes of total shoulder arthroplasty in patients younger than 65 years: a systeatic review[J]. J Shoulder Elbow Surg, 2017, 26（7）: 1298–1306. DOI: 10.1016/j.jse.2016.12.069.

[232] Boileau P, Watkinson D, Hatzidakis AM, et al. Neer Award 2005: The Grammont reverse shoulder prosthesis: results in cuff tear athritis, fracture sequelae, and revision arthroplasty[J]. J Shoulder Elbow Surg, 2006, 15（5）: 527–540. DOI: 10.1016/j. jse.2006.01.003.

[233] Ernstbrunner L, Andronic O, Grubhofer F, et al. Long-term rsults of reverse total shoulder arthroplasty for rotator cuff dysfuntion: a systematic review of longitudinal outcomes[J]. J Shoulder Ebow Surg, 2019, 28（4）: 774–781. DOI: 10.1016/j.jse.2018. 10.005.

[234] Bacle G, Nove-Josserand L, Garaud P, et al. Long-term outcomes of reverse total shoulder arthroplasty: A follow-up of a previous study[J]. J Bone Joint Surg Am, 2017, 99（6）: 454–461. DOI: 10.2106/JBJS.16.00223.

[235] Cody EA, Scott DJ, Easley ME. Total ankle arthroplasty: A critcal analysis review[J]. JBJS Rev, 2018, 6（8）: e8. DOI: 10.2106/JJS.RVW.17.00182.

[236] 王冠, 惠正广, 刘诗荣, 等. 踝关节骨关节炎治疗方式回顾[J]. 光明中医, 2020, 35（2）: 297–299. DOI: 10.3969/j.issn.1003–8914.2020.02.059. Wang G, Hui ZG, Liu SR, et al. Review of treatment of ankle oteoarthritis[J]. Guangming Journal of Chinese Medicine, 2020, 35（2）: 297–299. DOI: 10.3969/j.issn.1003–8914. 2020.02.059.

[237] Morash J, Walton DM, Glazebrook M. Ankle arthrodesis versus ttal ankle arthroplasty[J]. Foot Ankle Clin, 2017, 22（2）: 251–266. DOI: 10.1016/j.fcl.2017.01.013.

[238] Benich MR, Ledoux WR, Orendurff MS, et al. Comparison of treatment outcomes of arthrodesis and two generations of ankle rplacement implants[J]. J Bone Joint Surg Am, 2017, 99（21）: 1792–1800. DOI: 10.2106/JBJS.16.01471.

[239] 武勇, 赖良鹏, 王岩, 等. 全踝关节置换治疗终末期踝关节炎疗效分析[J]. 中

华骨科杂志, 2015, 35（7）: 699–706. DOI: 10.3760/ cma.j.issn. 0253–2352. 2015.07.002.

［240］尹庆伟，张海彬，高玉贵，等. 全肘关节置换术的临床应用及疗效分析 [J]. 中华骨科杂志, 2015, 35（3）: 253–260. DOI: 10.3760/ cma.j.issn.0253–2352. 2015.03.008.

［241］Levin ES, Plotkin B. Elbow arthroplasty: From normal to failure [J]. Semin Musculoskelet Radiol, 2019, 23（2）: 141–150. DOI: 10.1055/s–0039–1677698.

［242］Toulemonde J, Ancelin D, Azoulay V, et al. Complications and rvisions after semi-constrained total elbow arthroplasty: a moncentre analysis of one hundred cases[J]. Int Orthop, 2016, 40（1）: 73–80. DOI: 10.1007/s00264–015–3008–z.

［243］Bigsby E, Kemp M, Siddiqui N, et al. The long–term outcome of the Gschwend–Scheier–Bahler Ⅲ elbow replacement[J]. J Shouder Elbow Surg, 2016, 25（3）: 362–368. DOI: 10.1016/j. jse.2015.10.013.

［244］Krenek L, Farng E, Zingmond D, et al. Complication and revision rates following total elbow arthroplasty[J]. J Hand Surg Am, 2011, 36（1）: 68–73. DOI: 10.1016/ j.jhsa.2010.09.036.

［245］Geurts EJ, Viveen J, van Riet RP, et al. Outcomes after revision total elbow arthroplasty: a systematic review[J]. J Shoulder Elbow Surg, 2019, 28（2）: 381–386. DOI: 10.1016/j.jse.2018.08.024.

［246］Fredborg C, Odgaard A, Sorensen J. Patellofemoral arthroplasty is cheaper and more effective in the short term thantotal knee arthrplasty for isolated patellofemoral osteoarthritis: cost–effectiveness analysis based on a randomized trial[J]. Bone Joint J, 2020, 102–B（4）: 449–457. DOI:10.1302/0301–620X.102B4.BJJ–2018–1580.R3.

［247］Chawla H, Nwachukwu BU, van der List JP, et al. Cost effectivness of patellofemoral versus total knee arthroplasty in younger patients[J]. Bone Joint J, 2017, 99–B（8）: 1028–1036. DOI: 10.1302/0301–620X.99B8.BJJ–2016–1032.R1.

［248］伍卫刚，何荣新，王祥华，等.髌股关节置换术治疗单纯髌股关节骨关节炎 [J].中华骨科杂志，2015, 35（4）: 407-413. DOI: 10.3760/cma.j.issn. 0253- 2352.2015.04.017.

［249］国家老年疾病临床医学研究中心（湘雅医院），中华医学会骨科学分会关节 外科学组.中国髌股关节骨关节炎诊疗指南（2020年版）[J].中华骨科杂志， 2020, 40（18）: 1227-1234. DOI: 10.3760/cma.j.cn121113-20200903-00545.

［250］Leadbetter WB, Seyler TM, Ragland PS, et al. Indications, contrindications, and pitfalls of patellofemoral arthroplasty[J]. J Bone Joint Surg Am, 2006, 88 Suppl 4: 122-137. DOI: 10.2106/JBJS.F.00856.

［251］Lonner JH. Patellofemoral Arthroplasty: An evolving science[J]. Instr Course Lect, 2017, 66: 211-221.

［252］Dejour DH. The patellofemoral joint and its historical roots: the Lyon School of Knee Surgery[J]. Knee Surg Sports Traumatol Athrosc, 2013, 21（7）: 1482-1494. DOI: 10.1007/s00167-012-2331-9.

［253］Oni JK, Hochfelder J, Dayan A. Isolated patellofemoral arthroplaty[J]. Bull Hosp Jt Dis（2013）, 2014, 72（1）: 97-103. DOI: 10.1007/ s00167-012-2331-9.

［254］Sabatini L, Schiro M, Atzori F, et al. Patellofemoral joint arthrplasty: our experience in isolated patellofemoral and bicomparmental arthritic knees[J]. Clin Med Insights Arthritis Musculoskeet Disord, 2016, 9: 189-193. DOI: 10.4137/CMAMD.S40498.

［255］Vasso M, Antoniadis A, Helmy N. Update on unicompartmental knee arthroplasty: Current indications and failure modes[J]. EFORT Open Rev, 2018, 3（8）: 442- 448. DOI: 10.1302/2058-5241.3.170060.

［256］国家老年疾病临床医学研究中心（湘雅医院），中华医学会骨科学分会关 节外科学组.髌股关节骨关节炎手术治疗专家共识[J].中国修复重建外科杂 志, 2021, 35（1）: 1-7. DOI: 10.7507/ 1002-1892.202012037.

［257］戴雪松，宓云峰，熊炎，等.活动与固定平台的单髁假体置换治疗膝关节内 侧间室骨关节炎[J].中华骨科杂志，2015, 35（7）: 691-698. DOI: 10.3760/

cma.j.issn.0253-2352.2015.07.001.

［258］郭万首 . 单髁置换在膝关节骨关节炎治疗中的应用和争议 [J]. 中华外科杂志 , 2020, 58（6）: 411-415. DOI: 10.3760/cma.j. cn112139-20200224-00124.

［259］Beard DJ, Davies LJ, Cook J A, et al. The clinical and cost-effetiveness of total versus partial knee replacement in patients with medial compartment osteoarthritis（TOPKAT）: 5-year outcomes of a randomised controlled trial[J]. Lancet, 2019, 394（10200）: 746- 756. DOI: 10.1016/S0140-6736（19）31281-4.

［260］Kulshrestha V, Datta B, Kumar S, et al. Outcome of unicondylar knee arthroplasty vs total knee arthroplasty for early medial copartment arthritis: A randomized study[J]. J Arthroplasty, 2017, 32（5）: 1460-1469. DOI: 10.1016/j.arth.2016.12.014.

［261］Krych AJ, Reardon P, Sousa P, et al. Unicompartmental knee athroplasty provides higher activity and durability than valgus-prducing proximal tibial osteotomy at 5 to 7 years[J]. J Bone Joint Surg Am, 2017, 99（2）: 113-122. DOI: 10.2106/JBJS.15.01031.

［262］Borus T, Thornhill T. Unicompartmental knee arthroplasty[J]. J Am Acad Orthop Surg, 2008, 16（1）: 9-18. DOI: 10.5435/ 00124635-200801000-00003.

［263］Pearle AD, van der List JP, Lee L, et al. Survivorship and patient satisfaction of robotic-assisted medial unicompartmental knee athroplasty at a minimum two-year follow-up[J]. Knee, 2017, 24（2）: 419-428. DOI: 10.1016/j.knee.2016.12.001.

［264］Liddle AD, Judge A, Pandit H, et al. Adverse outcomes after total and unicompartmental knee replacement in 101,330 matched ptients: a study of data from the National Joint Registry for England and Wales[J]. Lancet, 2014, 384（9952）: 1437-1445. DOI: 10.1016/S0140-6736（14）60419-0.

［265］Kung J, Miller RR, Mackowiak PA. Failure of clinical practice guidelines to meet institute of medicine standards:Two more dcades of little, if any, progress[J]. Arch Intern Med, 2012, 172（21）: 1628-1633. DOI: 10.1001/2013.jamainternmed.56.

［266］Brouwers MC, Kerkvliet K, Spithoff K. The AGREE Reporting Checklist: a tool to improve reporting of clinical practice guidlines[J]. BMJ, 2016, 352: i1152. DOI: 10.1136/bmj.i1152.

［267］Sinclair D, Isba R, Kredo T, et al. World Health Organization guideline development: an evaluation[J]. Plos One, 2013, 8（5）: e63715. DOI: 10.1371/journal.pone.0063715.

［268］Chen Y, Yang K, Marusic A, et al. A reporting tool for practice guidelines in health care: The RIGHT statement[J]. Ann Intern Med, 2017, 166（2）: 128–132. DOI: 10.7326/M16–1565.

［269］Xing D, Wang Q, Yang Z, et al. Evidence–based guidelines for itra–articular injection in knee osteoarthritis: Formulating and evauating research questions[J]. Int J Rheum Dis, 2018, 21（8）: 1533– 1542. DOI: 10.1111/1756–185X.13367.

［270］Shea BJ, Hamel C, Wells GA, et al. AMSTAR is a reliable and valid measurement tool to assess the methodological quality of sytematic reviews[J]. J Clin Epidemiol, 2009, 62（10）: 1013–1020. DOI: 10.1016/j.jclinepi.2008.10.009.

［271］Higgins JP, Altman DG, Gotzsche PC, et al. The Cochrane Collaoration's tool for assessing risk of bias in randomised trials[J]. BMJ, 2011, 343: d5928. DOI: 10.1136/bmj.d5928.

［272］Stang A. Critical evaluation of the Newcastle–Ottawa scale for the assessment of the quality of nonrandomized studies in meta–analses[J]. Eur J Epidemiol, 2010, 25（9）: 603–605. DOI: 10.1007/ s10654–010–9491–z.

［273］Atkins D, Eccles M, Flottorp S, et al. Systems for grading the quaity of evidence and the strength of recommendations I: critical apraisal of existing approaches The GRADE Working Group[J]. Bmc Health Serv Res, 2004, 4（1）: 38. DOI: 10.1186/1472–6963–4–38.

第三十节　中国膝关节周围截骨下肢力线矫正术治疗膝关节骨关节炎临床指南（2021年版）

中国医院协会临床新技术应用专业委员会

中华医学会骨科学分会关节外科学组

中国医师协会骨科医师分会骨关节炎学组

发表于《中华骨科杂志》2021年12月第41卷第23期

【摘要】单间室膝关节骨关节炎（Osteoarthritis，OA）是膝关节退变的早期阶段，表现为膝关节单一间室退变，多发生于内侧间室，主要症状为膝关节疼痛和活动受限，影响患者生活质量。对于伴有力线异常的单间室膝关节OA，膝关节周围截骨下肢力线矫正术是有效的治疗方式之一。通过调整下肢力线，将压力从患侧间室转移至正常间室或正常力线位置，从而缓解膝关节疼痛，改善膝关节功能。目前，尚无膝关节周围截骨下肢力线矫正术治疗单间室膝关节OA的临床指南。经中国医院协会临床新技术应用专业委员会、中华医学会骨科学分会关节外科学组和中国医师协会骨科医师分会骨关节炎学组的专家共同讨论，采用推荐意见分级的评估、制定及评价（Grading of Recommendations Assessment，Development and Evaluation，GRADE）分级体系和卫生实践指南报告标准（Reporting Items for Practice Guidelines in Healthcare，RIGHT），遴选出骨科医生最为关注的25个问题，先后通过证据检索、证据体质量评价以及确立推荐意见方向和强度等步骤，最终形成25条推荐意见。推荐条目1~5为膝关节周围截骨下肢力线矫正术的适应证与禁忌证，条目6~21为手术方法及术中处理原则，条目22为3D打印截骨矫形技术，条目23~25为围手术期及随访管理等内容。指南制定旨在提高膝关节周围截骨下肢力线矫正术治疗膝关节OA的规范化与标准化。

【关键词】骨关节炎，膝；截骨术；循证医学；指南

Chinese clinical guideline of periarticular knee osteotomy for lower extremity alignment correction in the treatment of knee osteoarthritis

The Chinese Hospital Association Clinical Medical Technology Application Committee；

The Joint Surgery Branch of the Chinese Othopaedic Association; The Subspecialty Group of

Osteoarthritis, Chinese Association of Orthopaedic Surgeons

Corresponding author: Ma Xinlong, Email: maxinlong8686@sina.com; Hu Yongcheng,

Email: yongchenghu@126.com; Wang Kuzheng, Email: wkzh1955@163.com

[Abstract] Unicompartmental knee osteoarthritis (OA) is the early stage of knee joint degeneration, characterized by the degeneration of a single compartment of the knee, which occurs in the medial compartment mainly. The manifestations are knee pain and limited range of motion, which affect the quality of life of patients. Periarticular knee osteotomy is an effective treatment for unicompartmental knee OA with abnormal alignment of the lower extremity. By regulating the alignment of lower limbs, the pressure transferred from the diseased lateral compartment to the healthy lateral compartment or normal location, so as to relieve the keen pain and improve knee function. At present, there is no clinical guideline of periarticular knee osteotomy for alignment correction of the lower extremity in the treatment of unicompartmental knee OA. Through the experts discussion from the Chinese Hospital Association Clinical Medical Technology Application Committee, the Joint Surgery Branch of the Chinese Orthopaedic Association and the Subspecialty Group of Osteoarthritis, Chinese Association of Orthopaedic Surgeons, the Grading of Recommendations Assessment, Development and Evaluation (GRADE) approach was used in this specific case to rate the quality of evidence and the strength of recommendations, and the Reporting Items for Practice Guidelines in Healthcare (RIGHT) checklist was strictly followed to report the guideline. Finally, 25 evidence-based recommendations were formulated based on 25 most concerned clinical problems among orthopaedic surgeons according to evidence retrieval, quality evaluation of body evidence, and establishment of direction and intensity of recommendations. Items 1-5 are indications and contraindications of periarticular knee osteotomy for lower extremity alignment correction; items 6-21 are surgical methods and principles of intraoperative management; item 22 is 3D printing osteotomy and orthopaedic technology; and items 23-25 are perioperative period and follow-up management. The purpose of this guideline is to improve the normalization and standardization of periarticular knee osteotomy for lower extremity alignment correction in knee OA.

[Key words] Osteoarthritis, knee; Osteotomy; Evidence-based medicine; Guideline

一、制定背景

骨关节炎（Osteoarthritis，OA）是一种以疼痛、关节活动受限为特征的关节退行性疾病。随着人口老龄化以及导致 OA 的风险因素（如肥胖、骨质疏松等）暴露增加，OA 的发病率呈逐渐上升趋势。截至目前，全球已有超过 3 亿的 OA 患者[1]。在 OA 的受累关节中，膝关节的患病率为 9.5%~38.4%[2]，高于髋关节（4.2%~10.0%）[3-5]和踝关节（1%）[6]。根据国内一项 2020 年的研究报告显示，我国膝关节 OA 的患者从 1990 年的 2 610 万增至 2017 年的 6 120 万[7]。膝关节 OA 的病理特征主要包括关节软骨变性、软骨下骨硬化或囊性变、关节骨质增生以及滑膜炎症、关节囊挛缩、韧带松弛或挛缩、肌肉萎缩等[8]。膝关节 OA 的卫生经济学研究也证实，膝关节 OA 的诊疗及相关费用逐年增加，给患者及社会造成了严重的经济负担[7]。

膝关节 OA 的诊断与治疗是骨科临床研究以及实践工作的热点之一。经初步统计目前具有影响力的膝关节 OA 诊疗指南有 21 部，包括英文指南 16 部、中文指南 5 部。其中被广泛应用的指南有 3 部：《2019 年美国风湿病学会和关节炎基金会——手、髋和膝骨关节炎治疗指南》[9]是一部 OA 综合治疗的循证指南，总结了教育、行为、社会、心理、物理、身心和药物疗法的利弊；2019 年《国际骨关节炎研究学会——膝、髋和多关节骨关节炎的非手术治疗指南》[10]详细阐述了不同作用机制的药物（非甾体抗炎药、皮质类固醇、透明质酸、软骨素、双醋瑞因、葡糖胺、度洛西汀及阿片类等）在膝关节 OA 治疗中的使用原则与疗效，是一部关于膝关节 OA 药物治疗的临床指南；2013

年《美国骨科医师学会临床实践指南：膝关节骨关节炎治疗的循证指南，第 2 版》[11] 将体质指数、糖尿病、慢性疼痛、抑郁和（或）焦虑、肝硬化和（或）丙肝作为危险因素进行评估，并对术前物理治疗、关节周围局部浸润麻醉、外周神经阻滞、中枢阻滞、止血带、氨甲环酸、抗生素骨水泥、聚乙烯组件等提出推荐意见，是一部侧重膝关节 OA 手术治疗的临床指南。

截骨术是治疗单间室膝关节 OA 的有效方法。单间室膝关节 OA 通常表现为膝关节单一间室明显退变，其他间室退变相对较轻。对于单间室膝关节 OA 合并下肢力线异常的患者，如何科学、有针对性地选择治疗方法值得关注。膝关节周围截骨下肢力线矫正术通过调整下肢力线，将压力从患侧间室转移至正常间室或正常力线位置，从而缓解膝关节疼痛，改善膝关节功能。1965 年 Coventry[12] 首次报告了胫骨高位截骨（high tibial osteotomy，HTO）治疗内翻型膝关节 OA，而后股骨远端截骨（distal femoral osteotomy，DFO）、腓骨近端截骨（proximal fibular osteotomy，PFO）先后应用于临床。随着手术技术、内固定装置的不断改进以及数字医学、加速康复外科（enhanced recovery after surgery，ERAS）理念的不断深入，膝关节周围截骨下肢力线矫正术已成为治疗单间室膝关节 OA 的主流手术方式。然而，目前对于膝关节周围截骨术治疗膝关节 OA 的一些问题尚存争议。

迄今为止，尚无膝关节周围截骨下肢力线矫正术治疗单间室膝关节 OA 的临床指南。为进一步规范膝关节周围截骨术治疗单间室膝关节 OA 的临床诊疗行为，中国医院协会临床新技术应用专业委员会、中华医学会骨科学分会关节外科学组、中国医师协会骨科医师分会骨关节炎学组自 2020 年 11 月开始先后于南京、天津等地组织骨科领域专家多次召开指南讨论会，遴选出我国骨科医生最为关注的 25 个问题，并通过证据检索、证据体质量评价，以及确立推荐意见方向和强度等步骤，最终形成了 25 条推荐意见。推荐条目 1~5 为膝关节周围截骨下肢力线矫正术的适应证与禁忌证，条目 6~21 为手术方法及术中处理原则，条目 22 为 3D 打印截骨矫形技术，条目 23~25 为围手术期及随访管理等内容。指南制定旨在提高膝关节周围截骨下肢力线矫正术治疗膝关节 OA 的规范化与标准化。

二、定义

（一）膝关节周围截骨下肢力线矫正术

通过股骨远端、胫骨近端和（或）腓骨近端截骨矫正下肢力线，将压力从患侧间室转移至正常间室或正常力线位置，从而缓解膝关节疼痛，改善关节功能。膝关节周围截骨术包括 HTO、DFO 和 PFO。

（二）HTO

基于患者术前影像学测量，通过胫骨结节近端楔形截骨，矫正下肢力线，使膝关节的压力重新分布，以延缓膝关节退变。HTO 包括闭合楔形截骨和开放楔形截骨，是治疗单间室膝关节 OA 的常用手术方法。

（三）DFO

基于患者术前影像学测量，通过股骨内侧或外侧髁上楔形截骨，矫正下肢力线，使膝关节的压力从患侧间室转移至正常间室或正常力线位置，从而缓解膝关节疼痛，改善膝关节功能。DFO 包括闭合楔形截骨和开放楔形截骨。

（四）PFO

经腓骨近端截骨，减少腓骨对胫骨外侧平台的支撑，使下肢力线从膝关节内侧向外侧间室转移，降低膝关节内侧压力进而延缓膝关节内侧间室退行性变。

（五）3D 打印截骨矫形导向器

基于患肢术前 CT 扫描的 DICOM 数据，应用计算机模拟截骨手术，确定术中恢复力线的位置和程度，经 3D 打印制作具有截骨、矫形和导向功能的导向器，以达到下肢力线的精准矫正。

三、临床问题

临床问题 1　膝关节周围截骨下肢力线矫正手术的年龄适应范围是多少？

推荐 1　膝关节周围截骨下肢力线矫正手术的患者年龄男性应小于65岁、女性应小于60岁（证据等级及推荐强度：1C）。

年龄是影响临床疗效和手术失效期的重要因素之一。高龄患者常患有多间室 OA，力线矫正后可能会增加对侧间室的关节内压，增加截骨失败的风险，故不建议行截骨术。

文献证据：为分析年龄因素对 HTO 术后疗效的影响，Trieb 等[13]纳入 94 例接受

HTO 的患者，按照年龄是否超过 65 岁分为两组。结果显示大于65 岁的患者 HTO 术后接受膝关节置换手术的比例更高且时间更早。Bonasia 等[14]回顾性分析 123 例接受内侧开放 HTO 手术的患者，通过单因素 Logistic 回归模型发现，年龄大于56 岁与 HTO 术后预后不良（接受膝关节置换）显著相关，且大于56 岁的患者预后不良的风险是小于56 岁患者的 5 倍。同样，Flecher 等[15]对 313 例接受 HTO 手术的患者（平均手术年龄42 岁）进行了平均 18 年的随访，将 HTO 术后翻修定义为手术失败，应用 Cox 回归模型分析指出年龄大于50 岁是 HTO 手术失败的危险因素。

但也有学者认为 HTO 对高龄人群同样有效。Goshima 等[16]将 57 例接受 HTO 的患者按年龄是否超过 65 岁分为两组，末次随访结果显示两组患者牛津大学膝关节评分（Oxford Knee Score，OKS）及术后股胫角的差异均无统计学意义，认为年龄不会影响HTO 术后功能及影像学指标。因此，高龄不应是 HTO 手术的绝对禁忌证，但考虑到高龄患者潜在的手术失败风险，推荐膝关节周围截骨下肢力线矫正手术的患者年龄男性应小于65 岁、女性应小于60 岁。

临床问题 2　膝关节周围截骨下肢力线矫正手术对患者的体质指数（body mass index，BMI）有何限制？

推荐 2　膝关节周围截骨下肢力线矫正手术的患者 BMI 小于27.5kg/m^2（证据等级及推荐强度：1D）。

BMI 越高，膝关节承受的压力越大，发生半月板损伤和软骨磨损的风险越高。因此 BMI 高的患者对侧间室对压力转移的耐受力弱，手术失败风险高。

文献证据：Akizuki 等[17]纳入 132 例接受 HTO 手术的患者，平均 BMI 为 25.8 kg/m^2（范围 19.4~37.9 kg/m^2）。HTO 术后失效定义为接受全膝关节置换（total knee arthroplasty，TKA）或特种外科医院（Hospital for Special Surgery，HSS）评分小于70 分。结果显示BMI 大于27.5 kg/m^2 与 HTO 术后失效相关，因此建议接受 HTO 手术的患者 BMI 不超过27.5 kg/m^2。Giagounidis 和 Sell[18]对 112 例 HTO 患者进行的一项为期 9 年的随访研究中，女性平均 BMI 为 27.1kg/m^2（范围 20.1~40.0kg/m^2）、男性为 26.8 kg/m^2（范围 18.2~37.6 kg/m^2），结果显示 BMI 较低的患者可以获得更长的关节无痛期。Yokoyama 等[19]将 47 例开放楔形 HTO 患者分为两组，即早期治愈组（9 个月内完全康复）和晚期治愈组（需 12 个月完全康复）。结果显示，早期治愈组平均 BMI 显著低于晚期治愈组，BMI 较高的患者术后康复时间更长。因此，本指南推荐膝关节周围截骨下肢力线矫正手术患者 BMI 小于27.5kg/m²。目前，尚无国人 BMI 与 HTO 预后的相关研究。

临床问题3　膝关节周围截骨下肢力线矫正手术对膝关节 OA 的分级有何要求？

推荐3　膝关节周围截骨下肢力线矫正手术的患者膝关节受累间室 Kellgren-Lawrence（K-L）分级为Ⅲ级以下，对侧间室关节间隙相对正常（证据等级及推荐强度：1D）。

膝关节周围截骨下肢力线矫正术的原理是通过矫正下肢力线，将压力从患侧间室转移至正常间室或正常力线位置，从而缓解膝关节疼痛，改善膝关节功能。截骨后患侧间室高压缓解，若对侧间室软骨磨损严重，随着术后力线的调整，对侧间室压力会进一步增加，降低截骨的生存率。因此，术前评估内外侧间室软骨退变程度对患者的预后至关重要。

文献证据：K-L 分级系统是评价膝关节 OA 严重程度的 X 线分级方法，从轻到重分为：0 级（正常膝关节）、Ⅰ级、Ⅱ级、Ⅲ级、Ⅳ级。Efe 等[20]为探究不同 K-L 分级的膝关节 OA 与 HTO 术后失败（接受 TKA）的相关性，回顾性纳入 199 例患者（Ⅰ级 98 例、Ⅱ级 96 例、Ⅲ级 5 例），末次随访时 36 例患者接受了 TKA 手术。将 HTO 术后失败作为结局指标行 Kaplan-Meier 法分析 HTO 术后生存率发现，K-L 分级Ⅲ级患者术后生存率最低。Sohn 等[21]纳入 140 例接受 HTO 手术的患者，其中 K-L 分级Ⅰ~Ⅲ级 114 例、Ⅳ级 26 例，通过膝关节协会评分（Knee Society Score，KSS）评估患者的满意度（评分小于20分认为对 HTO 术后效果不满意）。经多因素 Logistic 回归分析证实术前 K-L 分级Ⅳ级是导致患者对 HTO 手术不满意的危险因素。Kuwashima 等[22]回顾性纳入 144 例（K-L 分级Ⅱ级 16 例、Ⅲ级 81 例、Ⅳ级 47 例）HTO 手术患者，指出术前 OA 严重程度与 HTO 手术的临床疗效和手术失效期密切相关。

临床问题4　膝关节周围截骨下肢力线矫正手术适用于何种程度的关节畸形？

推荐4　膝关节周围截骨下肢力线矫正手术适用于内翻畸形大于5°或外翻畸形大于10°的患者（证据等级及推荐强度：1D）。

膝关节周围截骨下肢力线矫正手术既能缓解因单侧膝关节磨损造成的疼痛，又能矫正关节外畸形。多数膝内翻患者的骨性畸形来源于胫骨近端，适合采用 HTO，而内翻来自股骨则应行 DFO。但目前畸形程度的截骨适应证尚存争议。

文献证据：Rudan 和 Simurda[23]为分析术前膝关节畸形程度与 HTO 预后的关系，

纳入内翻程度小于15°的内翻型膝关节 OA 患者。将 HTO 术后预后不良定义为：①接受 TKA 手术；② HTO 二次翻修；③ HSS 评分小于64分。统计结果显示小于5°的胫骨内翻有较高的术后失败风险，因此，认为内翻畸形大于5°是 HTO 的手术适应证。但也有学者持不同观点。Na 等[24]回顾性纳入内翻型膝关节 OA 患者，根据内翻是否超过4°分为轻度内翻组（31例）和严重内翻组（40例），术后两组美国膝关节协会（American Knee Society，AKS）评分均有显著提高，因此认为对轻度内翻畸形（小于4°）患者行 HTO 也可获得满意的效果。综合上述研究结果，本指南推荐内翻畸形大于5°是 HTO 的适应证；外翻畸形大于10°可选择 DFO。

临床问题5　膝关节周围截骨下肢力线矫正手术对患者术前膝关节活动度的要求是什么？

推荐5　膝关节周围截骨下肢力线矫正手术患者术前膝关节运动范围应大于100°、屈曲挛缩小于15°（证据等级及推荐强度：1D）。

膝关节运动范围是截骨术前评估的一项重要指标。截骨术旨在矫正下肢力线，而对软组织挛缩或关节严重退变导致的关节活动受限治疗作用有限。若患者膝关节活动范围严重受限，则力线矫正术后关节活动度也难以达到满意的恢复。

文献证据：为分析 HTO 术后远期疗效的影响因素，Akizuki 等[25]前瞻性地对132例接受 HTO 的患者进行了平均16.4年的随访；通过 Kaplan-Meier 生存分析模型证实术前膝关节活动度小于100°、屈曲挛缩大于15°是导致早期手术失败的危险因素。Naudie 等[26]对85例接受 HTO 的患者进行了10年以上的随访，分析术前关节活动度与 HTO 预后的相关性；通过 Cox 回归指出，术前运动范围小于120°、屈曲挛缩大于5°与 HTO 早期失败相关。结合目前文献证据以及中国国情和社会因素，推荐膝关节运动范围大于100°、屈曲挛缩小于15°为膝关节周围截骨下肢力线矫正手术的相对适应证。

临床问题6　对内翻型膝关节 OA 选择外侧闭合楔形或内侧开放楔形 HTO 的原则？

推荐6　外侧闭合楔形 HTO 与内侧开放楔形 HTO 治疗内翻型膝关节 OA 具有相似的影像学矫正、术后关节功能与并发症风险。内侧开放楔形截骨可能减小髌骨高度及增加胫骨平台后倾，而外侧闭合楔形 HTO 手术耗时较长及减小胫骨平台后倾，因此应按照实际需要选择截骨方式，同时根据双下肢长度综合判断（证据等级及推荐强度：1D）。

无论内侧入路还是外侧入路，HTO 均可达到截骨矫形的目的。二者在影像学矫正、术后关节功能与并发症风险方面无差异。但内侧开放楔形 HTO 截骨端愈合时间较长，术中可能需要植骨；而外侧闭合 HTO 需行腓骨截骨，因此有潜在腓总神经损伤的风险。

文献证据：Smith 等[27]为比较两种术式的安全性，系统性回顾了 324 例内侧开放楔形 HTO 与 318 例外侧闭合楔形 HTO 手术患者；结果显示两组术后感染率、翻修率、深静脉血栓形成、腓神经麻痹及骨不连风险的差异均无统计学意义，因此认为两种术式均为治疗内翻型膝关节 OA 安全有效的干预措施。Sun 等[28]纳入了 8 篇随机对照试验及 15 篇观察性研究进行荟萃分析，结果证实两种术式的术后影像学指标（胫骨后倾角、力线矫正）、Lysholm 膝关节功能评分、膝关节活动度及视觉模拟评分（visual analogue scale，VAS）的差异无统计学意义，但外侧闭合楔形 HTO 手术耗时较长。综合文献结果，可认为外侧闭合楔形与内侧开放楔形截骨技术治疗内翻型膝关节 OA 都能获得满意的临床疗效。内侧开放截骨可能减小髌骨高度，因此，对术前存在髌骨低位的患者应避免采用；或在冠状面截骨时截骨方向斜向前下方，将胫骨结节保留在近端截骨块，以避免进一步加重髌骨低位而影响术后关节活动。外侧闭合楔形截骨可能减小胫骨平台后倾而内侧开放楔形截骨可能增加后倾，因此，应按照实际需要个性化选择截骨方式，同时，根据双侧肢体的长度进行综合判断。

临床问题 7　对外翻型膝关节 OA 选择内侧闭合楔形或外侧开放楔形 DFO 的原则是什么？

推荐 7　治疗外翻型膝关节 OA 时采用内侧闭合楔形或外侧开放楔形 DFO 的疗效相近，内侧闭合楔形 DFO 的断端愈合时间优于外侧开放楔形 DFO（证据等级及推荐强度：2D）。

无论从内侧入路还是外侧入路，DFO 均能达到截骨矫形的目的，因此可减轻膝关节疼痛、改善术后关节功能，两种术式治疗外翻型膝关节 OA 的有效性均已得到证实。外侧开放楔形截骨愈合时间较长，术中可能需要植骨。

文献证据：Chahla 等[29]纳入内侧闭合楔形 DFO 与外侧开放楔形 DFO 治疗外侧单间室膝关节 OA 的相关研究进行系统评价指出，两种截骨术后十年的平均生存率为

80%，且并发症的发生率低，因此，DFO 可以有效延缓接受 TKA 手术的进程。张丰经等[30]回顾性分析 50 例 DFO 手术患者，分别采用股骨远端外侧开放楔形截骨和内侧闭合楔形截骨，观察术后膝关节损伤和骨关节炎评分（Knee Injury and Osteoarthritis Outcome Score，KOOS）、主观满意度指数、股胫角、膝关节活动度、骨折愈合时间、手术并发症等指标；结果显示股骨远端外侧开放楔形截骨的骨折愈合时间较长，其他指标的差异无统计学意义，因此，认为两种术式均可获得较理想的治疗效果。Wylie 等[31]为评估两种截骨方案的疗效与并发症进行的系统评价指出，两种术式治疗外翻型膝关节 OA 的术后生活质量评分、并发症和翻修风险无差异。

临床问题 8　对合并来源于股骨和胫骨的双部位畸形的单间室膝关节 OA 采用双部位截骨是否有效？

推荐 8　膝关节周围双部位截骨是治疗合并股骨和胫骨畸形的单间室膝关节 OA 安全有效的方法（证据等级及推荐强度：1D）。

部分膝关节 OA 患者的下肢力线异常并非单纯由一处畸形引起，常见两处甚至三处畸形。临床最常见的畸形组合为股骨远端畸形 + 胫骨近端畸形。如果术前仅发现并矫正了一侧骨端畸形，虽然最终也可能获得预定的目标力线，但常会残留异常倾斜的关节线或原来正常的关节线在术后出现过度倾斜，进而导致关节面软骨间的水平剪切应力增加，继发关节慢性不稳定甚至半脱位，最终影响截骨术的远期疗效。

文献证据：姬振伟等[32]回顾性分析了采用股骨远端和胫骨近端双部位截骨治疗合并双部位畸形的 15 例膝关节 OA 患者的临床疗效，未出现围术期感染、神经血管损伤、术后关节僵硬及下肢深静脉血栓形成等并发症，HSS 评分、VAS 评分、股胫角、关节线倾斜度及下肢机械轴线与胫骨平台相交点的位置得到改善。因此，他们认为膝关节周围双部位截骨是治疗合并股骨和胫骨畸形的单间室膝关节 OA 安全有效的方法。Schröter 等[33]回顾性分析了 33 例接受双部位截骨的严重膝内翻患者（胫骨近端内侧角小于87°且股骨远端外侧角大于90°），平均随访时间 18 个月。末次随访时胫骨近端内侧角由术前 84°±3°增加至 89°±2°，股骨远端外侧角由 92°±2°降低至 87°±2°，Lysholm 评分、国际膝关节文献委员会（International Knee Documentation Committee，IKDC）评分均有显著提高。因此，认为双部位截骨可以有效矫正严重膝内翻患者的下肢力线，改善膝关节功能。Nakayama 等[34]回顾性分析了 33 例接受双部位截骨的患者，通过关节镜探查证实 90% 以上的股骨内髁和胫骨内侧平台、12.8% 的髌股关节均有一定程度的软骨修复，KOOS 评分和 IKDC 评分较术前明显改善，这一结果说明双部位截骨可改善患侧间室的软骨修复。目前，关于双部位截骨还存在术前计划（力线矫正和关节线的平衡难以达到协调统一）、术中操作较困难等问题。今后应进一步开展术前规划的相关研究，使双部位截骨术操作简单化、畸形矫正精准化。

临床问题 9　PFO 治疗内翻型单间室膝关节 OA 的效果如何？

推荐 9　PFO 治疗内翻型单间室膝关节 OA 近期疗效肯定，远期疗效有待验证（证据等级及推荐强度：1D）。

近年来，随着"保膝理念"的提出，膝关节周围截骨下肢力线矫正手术在膝关节 OA 治疗中的应用越来越广泛。HTO 操作较便捷，且疗效肯定，已通过国内外临床研究的验证。PFO 是我国学者提出的手术方法，通过腓骨近端截骨降低内侧间室压力从而延缓 OA 的进展，其理论受到众多学者认可，但临床应用时间短，疗效和不良反应尚未得到广泛的临床验证。

文献证据：为研究 PFO 治疗内侧间室膝关节 OA 的机制和影响临床疗效的相关因素，Qin 等[35] 回顾性分析了 45 例接受 PFO 治疗的内侧间室膝关节 OA 伴内翻畸形患者，均行 PFO 治疗。结果显示术后 6 周，3、6、12、18、24、36 个月的 HSS 评分、VAS 评分及膝关节活动度较术前明显改善；采用多元线性回归筛选与 PFO 术后临床疗效相关的因素，结果显示，五个因素（腓骨头与胫骨平台的垂直距离改变、胫腓关节炎 K-L 分级、BMI、胫腓关节倾斜度、术前 HSS 评分）与 PFO 术后 HSS 评分相关。为比较 PFO 与 HTO 治疗膝关节内侧间室 OA 的临床疗效，郭浩山等[36] 回顾性分析了 52 例内侧间室膝关节 OA 患者，其中，23 例采用内侧开放楔形 HTO、29 例采用 PFO。结果显示 HTO 组术后 12 个月 HSS 评分更高、VAS 评分更低，因此认为 HTO 的术后疗效较 PFO 更好。邱华耀等[37] 为比较两种手术方式治疗单间室膝关节 OA 的临床效果，回顾性分析了 63 例截骨患者的资料，其中，37 例行 HTO、26 例行 PFO。结果提示 HTO 术后 12 个月的 Lysholm 评分、西安大略和麦克马斯特大学（Western Ontario and McMaster Universities Arthritis Index，WOMAC）骨关节炎指数均显著优于 PFO，因此认为 HTO 能获得更好的膝关节功能。

虽然 PFO 创伤较小，但术后患者负重时膝关节主要负重区外移程度相对 HTO 更小，重心仍偏向内侧间室；如合并内侧半月板及软骨损伤，则术后仍然会存在相应症状。鉴于内翻型膝关节 OA 患者接受 HTO 术后可获得更好的膝关节功能，因此建议无严重内科禁忌证的内翻型膝关节 OA 患者均应首选 HTO。

临床问题 10　计算机导航辅助是否能提高膝关节周围截骨下肢力线矫正手术的疗效？

推荐 10　计算机导航辅助下膝关节周围截骨的力线精准度优于传统截骨手术（证据等级及推荐强度：1C）。

膝关节周围截骨下肢力线矫正手术截骨线的确定主要依赖术前计划，并根据术中网格线、力线杆等辅助透视调整矫正的角度和撑开或闭合的尺寸，但这些方法受到患者体位、透视角度、测量误差等因素的影响，存在较大的不稳定性。计算机导航辅助下截骨可提高矫正角度、撑开或闭合尺寸的精准性。

文献证据：为比较传统截骨与导航辅助下截骨的精确性与疗效，Kim 等[38] 的一项纳入 7 篇计算机导航辅助对比传统内侧开放 HTO 的临床研究的荟萃分析证实，导航组与传统组影像学上的力线矫正满意率分别为 83.7% 和 62.1%；KSS 评分、Lysholm 评分及并发症风险的差异无统计学意义。史俊恒等[39] 的 Meta 分析显示，与传统组比较，导航组术后下肢力线更接近 Fujisawa 点、术后胫骨后倾角增加程度更小、术后机械股胫角更准确，差异有统计学意义；但术后 Lysholm 评分、膝关节活动度、术后胫骨截骨处延迟愈合发生率和手术部位感染发生率的两组差异无统计学意义。

因此，目前证据显示计算机辅助截骨可提高截骨的精准性，但两者的长期疗效和影像学结果仍需大样本长期随访的随机对照研究进一步明确。

临床问题 11　氨甲环酸能否降低围手术期失血量？

推荐 11　多途径联合使用氨甲环酸可以显著降低膝关节周围截骨下肢力线矫正手术围手术期失血量（证据等级及推荐强度：1D）。

膝关节 OA 多发生于老年患者，骨髓造血功能较差，术中及术后出血往往影响患者的术后恢复。因此，安全有效的止血药物应用显得尤为重要。氨甲环酸因在骨科手术中具有良好的止血效果而得到广泛应用，其作用机制是通过抑制纤溶系统起到止血的效果。

文献证据：为评价氨甲环酸在 HTO 术中的止血作用，Chen 等[40] 回顾性分析了

100 例接受开放楔形 HTO 的患者，术中静脉滴注氨甲环酸 1 g + 术毕前局部应用氨甲环酸 1 g 组的住院天数、血红蛋白水平及输血率均优于术中未用氨甲环酸组。因此认为氨甲环酸在 HTO 术中的止血作用确切。为证实 HTO 围手术期使用氨甲环酸的安全性，Ma 等[41]进行了系统评价和 Meta 分析，结果显示，使用氨甲环酸后的术后深静脉血栓形成、肺栓塞等血栓性并发症及感染性并发症的风险与对照组相同。但考虑到术后制动的因素，仍建议将氨甲环酸与低分子肝素钠合用以降低氨甲环酸对血栓形成造成的影响。目前，氨甲环酸的给药途径及给药剂量尚存争议，仍需大样本、多中心、高质量的随机对照试验进一步证实其有效性及安全性。临床上可参照 TKA 术中氨甲环酸的使用方案：即术中静脉给予一次氨甲环酸，或与局部应用联合使用；术后至少给予一次静脉氨甲环酸。

临床问题 12　同种异体结构植骨与自体髂骨植骨截骨处的愈合能力是否不同？

推荐 12　内侧开放楔形 HTO 术中同种异体结构植骨与自体髂骨植骨的愈合情况相近（证据等级及推荐强度：2D）。

内侧开放性楔形 HTO 一般情况下不需要植骨，但当内侧撑开高度过大（大于 12 mm）、伴有外侧"合页"处骨折或患者本身具有骨折不愈合的高危因素（如肥胖、吸烟等）时，应在坚强内固定的同时进行植骨以确保骨折愈合，减少矫形角度的丢失，促进术后早期功能康复。由于内侧截骨撑开后存在楔形骨缺损，撑开角度越大骨缺损容积越大，潜在不愈合的可能性越高。文献报道 HTO 手术截骨处不愈合率为 0~35%[42]，而植骨是 HTO 术中填补骨缺损从而降低骨不愈合率的有效方法。

文献证据：为比较自体植骨及同种异体植骨的差异，Kuremsky 等[43]比较了 19 例异体结构植骨与 51 例自体髂骨植骨的 HTO 患者，分析了术后断端愈合率及术后并发症的风险；结果显示两组上述指标均无差异，达到了相同的愈合效果，但异体植骨患者的住院天数明显低于自体植骨患者。Ren 等[44]为比较两种植骨方式的疗效，纳入了 3 篇随机对照试验及 7 篇观察性研究进行荟萃分析；结果显示，HTO 术中异体植骨患者手术耗时更短，而在术后并发症的风险、截骨矫正角度及愈合率方面无组间差异，两种植骨方式均安全、可靠。Cho 等[45]对 29 例自体植骨和 23 例异体植骨的患者进行了 2 年的随访研究，发现两种植骨方式下的术后影像学指标和临床结果差异无统计学意义，但同种异体植骨可避免取髂骨所造成的创伤。目前，针对多样化的人工植骨材料在截骨术中的效果尚无高质量文献报道，相关基础与临床研究仍需进一步探讨。

临床问题 13　膝关节周围截骨下肢力线矫正术应选择何种类型的钢板固定？

推荐 13　膝关节周围截骨下肢力线矫正术中使用解剖锁定钢板的临床效果优于加压钢板（证据等级及推荐强度：1D）。

加压钢板的螺钉控制力有限，用于膝关节周围截骨下肢力线矫正术难以实现稳定的固定。解剖锁定钢板的角稳定性取决于锁定螺钉特殊的锁定机制，大大简化了内固定操作，与胫骨近端外侧的形态更匹配，术中无须对钢板进行折弯，且具有强度高、稳定性好的优势，能最大限度地维持截骨后的矫正效果。

文献证据：为比较解剖锁定钢板和加压钢板的生物力学特性，Raja 等[46]利用患者术后 CT 扫描的 DICOM 数据通过计算处理模拟截骨模型和固定模型进行有限元分析，采集微动、位移和植入物应力产生的模拟数据。结果显示，在特定载荷下加压钢板最大位移高于解剖锁定钢板、平均应力明显低于解剖锁定钢板，因此，认为加压钢板的稳定性较解剖锁定钢板差。为比较解剖锁定钢板与加压钢板用于开放楔形 HTO 中的疗效，Han 等[47]的荟萃分析结果显示两种钢板固定的截骨愈合率相似，但加压钢板矫正保持率较低且矫正丢失角度更大，解剖锁定钢板固定的膝关节功能改善更明显。因此，解剖锁定钢板的生物力学性能优于加压钢板，且能获得更好的临床结果，远期矫正角度丢失更小。

临床问题 14　膝关节周围截骨下肢力线矫正术后是否应常规放置负压引流？

推荐 14　膝关节周围截骨下肢力线矫正术后放置负压引流对术后失血量及早期并发症发生无明显影响（证据等级及推荐强度：2D）。

截骨术后失血及早期并发症发生在临床中较为普遍，而术中是否放置引流管一般凭借术者经验决定。既往研究表明术区放置引流虽可引流血肿，但也失去了血肿的填塞作用，可增加术后失血的风险。虽然无引流病例的显性失血量减少，但术后必须正确估计隐性失血量，及时补充血容量，预防贫血的发生。

文献证据：为分析放置负压引流对术后失血量的影响，徐奎帅等[48]纳入内侧间室膝关节 OA 行 HTO 的患者，针对是否放置引流行回顾性研究。结果显示，放置与未放置负压引流组术后血红蛋白、红细胞压积和总失血量的差异无统计学意义，膝关节功能、疼痛改善亦无差异。Li 等[49]针对内侧开放 HTO 的患者是否放置负压引流进行随机对照试验，结果显示，放置与未放置负压引流组术后总失血量和血红蛋白的差异无统计学意义，但放置引流后膝关节活动度较高，切口并发症发生率更低。

随着手术技术的改进、围手术期止血药物及 ERAS 的应用，力线矫正术后不放置引流逐渐得到广泛认可。但引流对术后关节功能的影响尚存争议，仍需高质量、多中心的随机对照试验进一步提供证据。

临床问题 15　膝关节周围截骨下肢力线矫正术后是否需要镇痛治疗？

推荐 15　膝关节周围截骨下肢力线矫正术后早期采用多模式联合镇痛可以显著缓解疼痛、降低围手术期阿片类药物的使用（证据等级及推荐强度：1D）。

虽然力线矫正可明显缓解膝关节 OA 患者的疼痛、恢复膝关节功能和提高生活质量，但患者术后早期可能经历截骨手术带来的疼痛。多模式镇痛是指联合作用机制不同的镇痛方法和镇痛药物，使镇痛作用协同或相加，同时，减少每种药物剂量，相应降低不良反应，以达到最佳的镇痛效果。围手术期镇痛治疗可以减少术后并发症、减轻痛苦、有利于尽早功能锻炼，这对骨科患者的康复尤为重要。

文献证据：为研究多模式联合镇痛在膝关节周围截骨下肢力线矫正术中的疗效，Jung 等[50]对多模式联合镇痛（关节周围鸡尾酒注射疗法：布比卡因 200 mg，盐酸吗啡 10 mg，肾上腺素 200 mg，0.9% 氯化钠 19.8 mL）进行了随机对照试验，结果显示，应用该镇痛疗法能明显缓解患者围手术期疼痛，降低吗啡使用量；且具有操作简便的特点，临床医生稍加培训即可掌握，为术后超前镇痛工作带来了全新的思路。但对"鸡尾酒"的最佳配方尚存争议，最佳药物种类、浓度及配比有待进一步验证。为评价股神经阻滞在多模式联合镇痛中的应用价值，Ren 等[51]在硬膜外镇痛的基础上针对股神经阻滞开展了随机对照试验，结果显示，采用股神经阻滞能明显缓解患者围手术期疼痛。Sim 等[52]观察了 HTO 患者在术后吗啡镇痛的条件下超声引导收肌管阻滞的镇痛效果，结果显示用于开放楔形 HTO 术后镇痛的效果良好，可减少围手术期吗啡的使用量。因此可以认为，"鸡尾酒"疗法以及以阻滞疗法为主的多模式镇痛在 HTO 术后疼痛管理中疗效显著。多模式镇痛未来的研究趋势在于多模式与多模式之间的横向对比，何种方法是膝关节周围截骨下肢力线矫正术最佳的镇痛方案，仍需进行更大规模的研究及多维度的综合评估。

临床问题 16　膝关节周围截骨下肢力线矫正术对后期 TKA 手术会产生哪些

不良影响？

推荐 16 膝关节周围截骨下肢力线矫正术后再接受 TKA 手术会明显增加手术难度及翻修风险，降低膝关节功能（证据等级及推荐强度：1C）。

虽然 HTO 能够恢复正常下肢力线、缓解膝关节疼痛、改善膝关节功能[53]，但术后 10~15 年约 60% 的患者仍需 TKA 手术。同时，HTO 失效的患者由于髌骨低位、髌韧带短缩、Q 角改变、胫骨结节内外旋、胫骨后倾角减小、软组织挛缩或松弛等问题，使后期 TKA 手术操作难度加大[54]。

文献证据：为评价 HTO 手术失效后采用 TKA 手术的效果，Sun 等[55]进行了荟萃分析，结果显示 HTO 术后 TKA 较初次 TKA 需要更长的手术时间，术后感染率更高，且术后膝关节屈曲角度下降。Chen 等[56]的文献荟萃分析结果显示，HTO 术后 TKA 手术的复杂性和再翻修率较高，术后胫骨假体松动和撞击率更高。因此，虽然 HTO 为高活动需求患者提供了满意的疼痛缓解和功能改善，但 HTO 失效后的 TKA 具有更高的技术要求，且较初次 TKA 手术的风险明显提高。

临床问题 17 膝关节周围截骨下肢力线矫正术后何时可以部分负重？

推荐 17 膝关节周围截骨下肢力线矫正术后早期部分负重不会影响术后恢复及增加并发症的风险（证据等级及推荐强度：2C）。

术后早负重是截骨术后康复的重要内容，但骨科医生对负重最佳时机仍存在很大争议。术后早负重可以促进下肢活动及肌力恢复，减少血栓事件的风险。但截骨处薄弱区可能会出现骨折及下肢矫正角度的丢失。坚强内固定材料的不断改进及围手术期管理质量的不断提高，使术后负重时机有可能进一步提前。

文献证据：为探究不同负重时间对 HTO 术后疗效的影响，Lansdaal 等[57]将 48 例 HTO 术后患者随机分为两组，即早期部分负重组（术后当天）和延迟负重组（术后 2 个月）。随访 2 个月时，两组 IKDC 评分、影像学参数及疼痛程度的差异无统计学意义，因此，认为术后尽早部分负重不会影响功能恢复；同时，将两组术后并发症进行比较，证实截骨术后尽早部分负重不会增加术后并发症的风险。为评价双侧 HTO 术后早期负重的安全性，Takeuchi 等[58]纳入了 10 例同期接受双侧 HTO 手术的患者，术后第 2 天开始进行下肢肌力的主动和被动训练，术后 1 周可站立活动和部分负重行走练习，术后 3 周开始完全负重。结果发现术后无一例出现骨折延迟愈合、感染及假体松动等并发症，因此，认为术后早期负重可促进术后康复且不增加不良事件的风险。Lee 等[59]纳入 6 篇有关 HTO 术后早期完全负重（术后 2 周）与延迟完全负重（术后 6~8 周）的临床对照试验进行荟萃分析指出，两组术后 Lysholm 评分、股胫角及术后并发症发生率无差异。

因此，对植骨可靠、内固定牢靠、无合页骨折的患者，可考虑早期部分负重。术后麻醉恢复后即指导患肢踝关节背伸跖屈运动，术后第 2 天允许患肢膝关节屈伸及床旁协助下患肢非负重站立。通常患者术后第 3 天即可扶双拐部分负重，术后 4 周开始逐渐增加负重，术后 6~8 周后依据 X 线片酌情去拐负重行走。多种因素可能会影响术后负重时间，如年龄、内科合并疾病及内固定种类。因此，术后早期部分负重的广泛推广尚待进一步研究。

临床问题 18　膝关节周围截骨下肢力线矫正术后感染有哪些危险因素？

推荐 18　男性、高龄（大于65岁）、吸烟、糖尿病、较长的麻醉时间（3.5 h 以上）、皮肤切口为斜切口、使用人工植骨材料可能是膝关节周围截骨下肢力线矫正术后感染的危险因素（证据等级及推荐强度：1C）。

膝关节周围截骨下肢力线矫正术后感染是常见且严重的并发症，文献报道中 HTO 术后浅表感染的发生率为 1%~9.6%、深层感染为 0.5%~4.7%，部分患者需要进行多次手术干预。治疗术后感染的方法包括伤口换药、清创、取出内固定等，不仅影响术后疗效，而且增加住院天数及费用。因此，确定导致感染的高危因素对感染预防及治疗有重要的指导意义。

文献证据：为评估 HTO 术后手术部位感染的危险因素，Kawata 等[60]对日本国家数据库中 2010 至 2017 年 HTO 的 12 853 例患者的数据进行回顾性分析发现，195 例患者出现手术部位感染、50 例深部感染；男性、高龄（大于50岁）、较长的麻醉时间（3.5 h 以上）和使用人工植骨材料是导致 HTO 术后感染的独立危险因素。Anagnostakos 等[61]系统回顾了 26 篇临床研究文献，得出皮肤切口类型为斜切口与术后感染显著相关的结论。Liu 等[62]对 59 例内侧开放 HTO 的患者进行了为期 4 年的随访，发现年龄大于65岁、既往糖尿病病史是 HTO 术后手术部位感染的危险因素。虽然高 BMI 被认为是各种骨科手术术后感染的危险因素，但目前尚无相关文献支持其是 HTO 术后手术部位感染的危险因素。由于多数研究样本量较小、研究质量较低，因此，目前膝关节周围截骨下肢力线矫正术后感染的危险因素证据尚不充分。但多数学者仍建议在 HTO 围手术期常规应用抗生素预防术后感染[63]。

临床问题 19　HTO 术中哪些措施有利于膝关节软骨再生？

推荐 19　力线适度外移、关节线倾斜小于4° 有利于 HTO 术后膝关节软骨再生（证据等级及推荐强度：2D）。

随着保膝理念的普及，膝关节周围截骨下肢力线矫正术已广泛应用于临床。很长时间以来，人们都认为关节软骨缺乏再生能力，但近期研究发现，截骨手术不仅能推迟 TKA 手术的时间，而且可使已发生磨损的间室出现一定程度的软骨再生。因此明确与术后软骨再生相关的因素对临床治疗有重要意义。

文献证据：Kim 等[64]分析了 104 例 HTO 术后下肢力线由术前内翻 6.0° ±2.2° 矫正至外翻 1.8° ±3.2° 的患者，通过术后膝关节镜检查软骨状态结合国际软骨修复协会软骨损伤分级系统（四度法）进行分级。结果显示 51.9% 的股骨内侧髁和 34.6% 的胫骨内侧平台软骨损伤得到改善，因此，适度的外翻矫正有利于软骨再生。Koshino 等[65]对 115 例 146 膝行 HTO 治疗，术后 2 年关节镜检查证实，术后外翻角度大于等于5° 的 132 膝中 46 膝显示软骨完全再生，而术后外翻角度小于等于4° 的 14 膝中，仅 1 膝显示软骨完全再生。因此，作者推测 HTO 术后矫正至外翻大于5° 对术后软骨再生有重要意义。为研究单侧截骨可能引起的关节线倾斜从而增加关节面剪切应力是否会影响 HTO 术后软骨的再生，Kim 等[66]回顾性分析了 61 例（62膝）接受HTO 的患者资料，术后平均随访 22 个月时测量关节线倾斜角为 3.2° ±3.0°，膝关节镜检查发现关节线倾斜角小于5° 的膝关节显示出更好的软骨再生。关于年龄与性别是否会影响 HTO 术后软骨再生目前尚不明确。

临床问题 20　膝关节周围截骨下肢力线矫正术对关节内的炎症因子有何影响？

推荐 20　膝关节周围截骨下肢力线矫正术可降低关节内炎症因子水平，为软骨再生提供良好的内环境（证据等级及推荐强度：2D）。

OA 的发病机制被认为是由遗传、机械和环境因素引起的复杂的、多因素的过程，在 OA 的发病机制中炎症因子与分子水平的紊乱受到越来越广泛的关注。

文献证据：炎症因子可以破坏软骨细胞合成与分解平衡。白细胞介素（interleukin，IL）–1β、IL–6 及 IL–17 都对关节软骨有损害作用，在膝关节 OA 患者血浆及膝关节滑液中的水平明显高于健康人群。白玉明等[67]对 26 例患者行 HTO 治疗，检测术前与术后 6 个月时血浆与患膝关节滑液内 IL-1β、IL-6 及 IL-17 的水平，并与正常人群进行对比。结果发现，患者术前炎症因子水平明显高于正常人群，术后 6 个月时明显下降但仍未降至正常人群的水平。此外，HTO 术后膝关节内蛋白聚糖表位、成纤维细胞生长因子 -2 及前胶原肽均增加，而这些因子均有利于软骨再生[68]。在分子水平上，微小核糖核酸（micro RNAs）是一种非编码核糖核酸，在转录后可调节基因表达，与软骨退变存在相关性。Kwak 等[69]的研究发现，HTO 术后患者的关节液中有两种 microRNAs（microR-30c-5p 和 microR-23a-3p）的表达与术前存在差异，而这两种 microRNAs 均与 OA 的进展有关。因此，HTO 术后关节内环境的改变可能对软骨再生起到积极作用。

临床问题 21　膝关节周围截骨下肢力线矫正术中联合膝关节镜探查清理的适应证是什么？

推荐 21　膝关节周围截骨下肢力线矫正术前若明确诊断有症状性半月板损伤（撕裂）、关节游离体或髁间窝狭窄则推荐联合膝关节镜手术（证据等级及推荐强度：1D）。

关节镜技术在膝关节 OA 的诊治过程中具有重要的应用价值。通过关节镜可对受损的半月板进行修整，去除不稳定软骨及游离体；对软骨下硬化骨进行钻孔，可有效缓解骨内压。在关节镜下将各种杂质、致痛因子从关节内清除，将有明显炎症反应或存在增厚的滑膜清除，可有效缓解患者的关节疼痛。因此，建议对术前明确诊断为症状性半月板损伤（撕裂）、关节游离体或髁间窝狭窄者应常规行关节镜探查[70-71]。

文献证据：为分析膝关节镜联合 HTO 手术治疗内侧间室膝关节 OA 的疗效，Yoo 和 Shin[72]回顾性分析了内翻型膝关节 OA 患者手术前后的资料。结果显示，术后髋 - 膝 - 踝角、股胫角及胫骨近端内侧角较术前明显改善，且 Lysholm 评分、AKS 评分及膝关节活动度显著提高。因此，认为膝关节镜联合 HTO 手术是治疗内侧间室膝关节 OA 的有效方法。Kim 等[73]回顾性分析了 88 例内翻型膝关节 OA 患者，根据术式不同分为单独治疗组（HTO）和联合治疗组（膝关节镜 +HTO）。

结果显示，两组术后影像学结果及疼痛评分的差异均无统计学意义。因此，两种手术方案均可在短期内改善患者症状和体征；但 HTO 联合关节镜手术可同期处理关节内病变，术后疼痛缓解及关节功能优于单独 HTO。

临床问题 22　应用 3D 打印截骨矫形导向器是否能提高膝关节周围截骨下

肢力线矫正手术的精准性？

推荐 22 3D 打印截骨矫形导向器具有导向、截骨及矫形三重功能，可实现下肢力线矫正的精确化（证据等级及推荐强度：1D）。

膝关节周围截骨下肢力线矫正手术中常需借助术者的操作经验、"C"型臂 X 线机多次透视反复调整，以求得理想的截骨位置，因此，可能造成骨量丢失较多、手术时间延长、术中出血量增加及术后并发症风险增高。此外，术中透视受到体位、透视角度、测量误差的影响而存在不稳定性，降低了力线矫正的精准度，而精准控制目标力线是截骨手术成功的关键。术前计划失误或术中操作误差均可能导致最终下肢力线不良。3D 打印个体化截骨矫形可以利用术前 CT 扫描的 DICOM 数据创建膝关节模型，模拟术中截骨后撑开、矫正力线、准确定位 Fujisawa 点；并利用 3D 打印技术打印个性化截骨矫形导板，辅助术中截骨及矫形，预期矫形结果，减少术中透视，有利于缩减手术时间及减少并发症的发生。

马信龙等回顾性分析了 241 例行 3D 打印个体化截骨矫形导向器下完成的内侧开放 HTO 和 100 例传统内侧开放 HTO 的患者。前者术中平均透视 2.8 次，较后者减少了 75%；平均手术时间为 24.0 min，较后者减少了 63%；应用 3D 打印个体化截骨矫形导向器术后截骨相关骨折、植入物相关感染的风险更低。因此，与传统截骨手术相比，3D 打印个体化截骨矫形导向器的应用明显减少了"C"型臂 X 线机透视次数、缩短了手术时间、减少了术中出血，且力线控制的准确度及手术安全性得到提高。

临床问题 23 围手术期促进患者术后康复的措施有哪些？

推荐 23 应用 ERAS 可促进膝关节周围截骨下肢力线矫正术患者的康复。术后康复治疗措施包括物理因子治疗、冷敷、淋巴回流手法、肌力训练、关节松动手法、持续被动功能训练等（证据等级及推荐强度：1C）。

ERAS 理念始于 20 世纪 90 年代末期，是一种基于循证医学证据的围手术期多模式、多系统的干预措施，可减轻患者围手术期生理、心理应激反应，实现术后快速康复、减轻痛苦、早期恢复正常生活的目标。目前，ERAS 广泛应用于骨科各亚专业，膝关节周围截骨下肢力线矫正联合 ERAS 不仅可在保膝的前提下缓解疼痛症状，还可大大缩短平均住院日，提高患者满意度。

文献证据：王欢等[74]采用的早期康复治疗包括物理因子治疗、冷敷、淋巴回流手法、肌力训练、关节松动手法、持续被动功能训练等。结果证实基于 ERAS 理念的早期康复治疗可有效改善 HTO 术后关节活动范围、减轻疼痛，并促进膝关节整体功能的恢复。于瑞霞等[75]选取伴内翻畸形的膝关节 OA 合并前十字韧带损伤行关节镜下前十字韧带重建联合 HTO 的患者，分别给予常规护理和基于 ERAS 的护理干预。结果显示，常规护理组术后各时间点的 VAS 评分均较 ERAS 组高，主动屈伸至 30°、45°、60°、90°、120° 所需的时间较 ERAS 组长，且患者满意度更差。因此，基于 ERAS 理念的护理干预能够缓解关节镜下前十字韧带重建联合 HTO 术后的疼痛程度，缩短术后主动屈膝达到相同角度的所需时间，加快康复进程。

临床问题 24　膝关节周围截骨下肢力线矫正术围手术期的管理要点有哪些?

推荐 24　膝关节周围截骨下肢力线矫正术围手术期推荐加强营养支持、贫血管理、术后血糖监测及血栓管理（证据等级及推荐强度：1D）。

膝关节周围截骨下肢力线矫正术多应用于中老年患者，常伴有心脑血管疾病、糖尿病等基础疾病。且高龄患者对手术的耐受性较差，骨髓造血储备能力下降，术后容易出现营养不良、贫血及伤口愈合不良等并发症。良好的围手术期管理对提高手术疗效、降低并发症的风险至关重要。

文献证据：术前以高蛋白、高维生素饮食为主，必要时配高营养要素饮食，快速提升患者血浆白蛋白水平至 35 g/L 以上。对术后贫血患者在充分营养支持的基础上使用促红细胞生成素联合铁剂纠正贫血，具体方法：血红蛋白小于 95 g/L 者，皮下注射 1 万单位促红细胞生成素联合静脉输注蔗糖铁 100~200 mg，每日或隔日一次；血红蛋白大于 95 g/L 者，可仅给予口服铁剂 300 mg/d[76]。糖尿病患者在术前血糖控制方案基础上，手术当日每 2~4 h 监测血糖一次，术后第 1 天监测空腹及三餐后 2 h 血糖，根据血糖水平调整降糖方案，控制血糖在 6.0~11.1 mmol/L 水平。术后血栓管理应遵循《中国骨科大手术静脉血栓栓塞症预防指南》的基本原则，采用物理预防措施（如足底静脉泵、间歇充气加压装置），降低术后下肢深静脉血栓的发生率；若无禁忌证则推荐与药物预防联合应用[77]。

临床问题 25　膝关节周围截骨下肢力线矫正术的随访内容有哪些?

推荐 25　定期评估截骨处愈合情况、下肢力线、关节功能及软骨再生，并结合随访结果指导后续治疗与康复（证据等级及推荐强度：1D）。

随访是膝关节周围截骨下肢力线矫正术的术后环节之一。术后随访内容包括对手术效果的评价，针对出现的问题进行必要的干预措施，同时，指导患者进行康复训练。截骨术患者的术后恢复具有阶段性，因此定期术后随访，进行详细的病史采集、体格检查及影像学检查十分必要。①随访时间：坚强内固定建议随访时间为术后 6 周、3 个月和 6 个月；普通内固定建议随访时间为术后 2 周、6 周、3 个月、9 个月；②影像检查：除术后 2 周外，所有随访时间点均应行局部和下肢全长 X 线检查，明确骨折愈合情况，测量下肢力线并判断是否有截骨角度丢失，是否出现关节畸形，如有必要可进一步行 CT 扫描及三维重建评估内外侧间室的关节间隙从而间接判断软骨再生情况及 OA 进展，必要时可行 MRI 检查；③功能评估：目前，膝关节力线矫正截骨术后可采用 HSS、KSS、KOOS 和 WOMAC 骨关节炎指数等量化评估方法对膝关节功能进行评价[78-80]；④指导康复锻炼：术后康复重点为锻炼下肢肌力，训练正常行走，增加膝关节活动度；⑤若患者要求取出内固定物，应在术后 12~18 个月摄局部和双下肢全长 X 线片，如下肢力线矫正良好、骨折完全愈合可择期取出内固定物[81-82]。

四、指南制定方法

（一）方法学

本指南的制定符合美国医学科学院（Institution of Medicine，IOM）、指南研究与评价工具（Appraisal of Guidelines Research and Evaluation，AGREE Ⅱ）及世界卫生组织指南制定手册对于临床实践指南构建的概念与过程框架。本指南的制定过程严格按照预先的计划书开展，指南的报告过程参考卫生实践指南报告标准（Reporting Items for Practice Guidelines in Healthcare，RIGHT）。

（二）指南的适用人群

本指南适用于伴力线不良的单间室膝关节 OA 患者，不适用于多间室终末期膝关节 OA、力线正常的膝关节 OA 及炎症性关节炎患者。

（三）指南的使用者

我国二、三级医疗机构的专科医务人员，包括骨科医生、疼痛科医生、康复科医生及专科护士。

（四）指南的发起单位

本指南由中国医院协会临床新技术应用专业委员会、中华医学会骨科学分会关节外科学组、中国医师协会骨科医师分会骨关节炎学组发起并负责制定，由中华骨科杂志编辑部组织骨科领域的方法学专家提供指南制定方法学和证据评价支持。启动时间为 2020 年 11 月 27 日，定稿时间为 2021 年 11 月 10 日。

（五）计划书与指南注册

本指南已在国际实践指南注册平台（www.guidelines-registry.cn；IPGRP-2021CN309）注册。在开展指南制定工作前完成计划书的撰写工作。

（六）利益冲突声明与处理

所有参与指南制定的成员均对本指南有关的任何利益关系进行了声明，并填写了利益声明表。

（七）临床问题的产生与重要性评价

临床问题的形成过程严格按照指南临床问题形成方法进行并结合 Delphi 法的循证思维。主要步骤包括：拟定咨询条目及提纲、确定专家组成员、多次函询及条目修订、调查结果的统计分析及反馈。

本指南工作组通过第一轮开放性问卷调查收集 25 份问卷共计 78 个临床问题，调研对象为全国多个省市、不同级别医院的各级医生；而后对收集到的临床问题进行汇总，最终得到 36 个临床问题。接下来进行第二轮调查，即对临床问题的重要性进行评估（每个临床问题的重要性分为五个等级，即非常重要、比较重要、一般重要、不太重要及不确定），通过对每个重要性级别进行赋值和汇总，最终将 30 个临床问题进行了重要性排序。之后通过第三轮讨论，对重要临床问题再次解构、删减和综合，并最终确定了纳入本指南的 25 个临床问题。

（八）临床问题遴选与证据检索

针对纳入的临床问题，按照循证医学文献检索格式（即 PICO 原则，包括人群、干预措施、对照、结局指标）对临床问题进行解构。根据解构的临床问题进行证据检索：①检索数据库及平台包括：PubMed、Embase、Cochrane Library、中国知网及万方数据库；②检索研究类型：优先检索 5 年内已发表的系统评价、荟萃分析及随机对照试验，当最新证据不足或证据等级较低时，增加检索 5 年以前发表的相关研究；③检索时间为建库至 2020 年 12 月 25 日；④草拟指南正文前对最近发表的证据开展进一步检索，更新检索的时间为 2021 年 7 月 31 日。

（九）证据质量评价及推荐意见形成

针对系统评价和荟萃分析使用系统评价的方法学质量评价工具进行方法学质量评价[83]；针对随机对照试验使用 Cochrane 风险偏倚评价工具评价[84]；针对观察性研究使用纽卡斯尔 – 渥太华量表对相应类型的研究进行方法学质量评价[85]。本指南采用的文献等级评定标准参照推荐意见分级的评估、制订及评价（Grading of Recommendations Assessment，Development and Evaluation，GRADE）分级体系[86-87]工作组和其他工作组的相关方法评估研究证据体的质量。结合研究设计和其他证据特征综合判定研究的证据级别（见表 1–45）和推荐强度（见表 1–46）。通过三轮 Delphi 法确立推荐意见方向和强度。本指南共有 25 个问题，一共形成 25 条推荐意见，推荐意见汇总见表 1–47。

表 1–45 本指南中的证据质量分级与定义

证据质量分级	定义
高（A）	非常有把握观察值接近真实值
中（B）	对观察值有中等把握，观察值有可能接近真实值，但也有可能差别很大
低（C）	对观察值的把握有限，观察值可能与真实值有很大差别
极低（D）	对观察值几乎没有把握，观察值与真实值可能有极大差别

表 1–46 本指南中的推荐强度分级与定义

推荐强度分级	定义
强推荐（1）	明确显示干预措施利大于弊
弱推荐（2）	利弊不确定或干预措施可能利大于弊
专家建议（good practice statement,GPS）	基于非直接证据或专家意见、经验形成的推荐

表 1-47　中国膝关节周围截骨下肢力线矫正术治疗膝关节骨关节炎临床指南推荐条目一览表

条目	推荐意见	证据等级及推荐强度
推荐 1	膝关节周围截骨下肢力线矫正手术的男性患者年龄应 <65 岁，女性应 <60 岁	1C
推荐 2	膝关节周围截骨下肢力线矫正手术的患者 BMI<27.5kg/m2	1D
推荐 3	膝关节周围截骨下肢力线矫正手术的患者膝关节受累间室 K-L Ⅲ级以下，对侧间室关节间隙相对正常	1D
推荐 4	膝关节周围截骨下肢力线矫正手术适用于内翻畸形 >50 或外翻畸形 >100 的患者	1D
推荐 5	膝关节周围截骨下肢力线矫正手术患者术前膝关节运动范围应 >1000、屈曲挛缩 <150	1D
推荐 6	外侧闭合楔形 HTO 与内侧开放楔形 HTO 治疗内翻型膝关节 OA 具有相似的影像学矫正、术后关节功能与并发症风险。内侧开放楔形截骨可能减小髌骨高度及增加胫骨平台后倾，而外侧闭合楔形 HTO 手术耗时较长及减小胫骨平台后倾，因此应按照实际需要选择截骨方式，同时根据双下肢长度综合判断	1D
推荐 7	治疗外翻型膝关节 OA 时采用内侧闭合楔形或外侧开放楔形 DFO 的疗效相近，内侧闭合楔形 DFO 的断端愈合时间优于外侧开放楔形 DFO	2D
推荐 8	膝关节周围双部位截骨是治疗合并股骨和胫骨畸形的单间室膝关节 OA 安全有效的方法	1D
推荐 9	PFO 治疗内翻型单间室膝关节 OA 近期疗效肯定，远期疗效有待验证	1D
推荐 10	计算机导航辅助下膝关节周围截骨的力线精准度优于传统截骨手术	1C
推荐 11	多途径联合使用氨甲环酸可以显著降低膝关节周围截骨下肢力线矫正手术围手术期失血量	1D
推荐 12	内侧开放楔形 HTO 术中同种异体结构植骨与自体髂骨的愈合情况相近	2D
推荐 13	膝关节周围截骨下肢力线矫正术中使用解剖锁定钢板的临床效果优于加压钢板	1D
推荐 14	膝关节周围截骨下肢力线矫正术后放置负压引流对术后失血量及早期并发症发生无明显影响	2D

续表

条目	推荐意见	证据等级及推荐强度
推荐 15	膝关节周围截骨下肢力线矫正术后早期采用多模式联合镇痛可以显著缓解疼痛、降低围手术期阿片类药物的使用	1D
推荐 16	膝关节周围截骨下肢力线矫正术后再接受 TKA 手术会明显增加手术难度及翻修风险，降低膝关节功能	1C
推荐 17	膝关节周围截骨下肢力线矫正术后早期部分负重不会影响术后恢复及增加并发症的风险	2C
推荐 18	男性、高龄（>65 岁）、吸烟、糖尿病、较长的麻醉时间（3.5h 以上）、皮肤切口为斜切口、使用人工植骨材料可能是膝关节周围截骨下肢力线矫正术后感染的危险因素	1C
推荐 19	力线适度外移、关节线倾斜 <40 有利于 HTO 术后膝关节软骨再生	2D
推荐 20	膝关节周围截骨下肢力线矫正术可降低关节内炎症因子水平，为软骨再生提供良好的内环境	2D
推荐 21	膝关节周围截骨下肢力线矫正术前若明确诊断有症状性半月板损伤（撕裂）、关节游离体或髁间窝狭窄则推荐联合膝关节镜手术	1D
推荐 22	3D 打印截骨矫形导向器具有导向、截骨及矫形三重功能，可实现下肢力线矫正的精确化	1D
推荐 23	膝关节周围截骨下肢力线矫正术应用 ERAS 可促进患者术后康复。术后康复治疗措施包括：物理因子治疗、冷敷、淋巴回流手法、肌力训练、关节松动、持续被动功能训练等	1C
推荐 24	膝关节周围截骨下肢力线矫正术围手术期推荐加强营养支持、贫血管理、术后血糖监测及血栓管理	1D
推荐 25	定期评估截骨处愈合情况、下肢力线、关节功能及软骨再生，并结合随访结果指导后续治疗与康复	1D

（十）指南外审

本指南在发布前进行了同行评议，并对评审意见进行了回复和修改。

（十一）指南发布和更新

指南的全文优先在《中华骨科杂志》发表。同时，指南制定小组计划每2~3年进行指南的更新。

（十二）指南的实施与传播

指南出版后，将通过学术会议或学习班等方式进行传播。具体的传播方式包括：①在骨科会议和保膝培训班上传播1~2年；②指南的正文将以报纸、期刊、单行本、手册等形式出版传播；③本指南将以中、英文方式宣传，并在骨科在线、唯医骨科等网站传播；④针对指南的实施和评价，拟通过发布本指南相关解读文章进一步促进指南的实施。

指南制定人员

指导专家组

马信龙　天津市天津医院

胡永成　天津市天津医院

王坤正　西安交通大学第二附属医院

编写专家组（以姓名汉语拼音排序）

白伦浩　中国医科大学附属盛京医院

曹　力　新疆医科大学第一附属医院

陈德生　天津市天津医院

范卫民　江苏省人民医院

黄竞敏　天津市天津医院

黄　伟　重庆医科大学附属第一医院

金群华　宁夏医科大学总医院

廖　琦　南昌大学第三附属医院

刘爱峰　天津中医药大学第一附属医院

刘光耀　吉林大学中日联谊医院

刘　军　天津市天津医院

刘　巍　南通市第一人民医院

吕松岑　哈尔滨医科大学附属第二医院

曲铁兵　中国康复研究中心（北京博爱医院）

沈　彬　四川大学华西医院

史占军　南方医科大学南方医院

孙　杰　天津市天津医院

孙　水　山东第一医科大学附属山东省立医院

田晓滨　贵州医科大学

许建中　郑州大学第一附属医院

张金利　天津市天津医院

郑秋坚　广东省人民医院

周宗科　四川大学华西医院

外审专家组（以姓名汉语拼音排序）

白希壮　辽宁省人民医院

戴　闽　南昌大学第一附属医院

郭全义　中国人民解放军总医院

郭晓东　华中科技大学同济医学院附属协和医院

胡懿郃　浙江大学医学院附属第一医院

蒋　青　南京大学医学院附属鼓楼医院

孔　荣　安徽省立医院

雷光华　中南大学湘雅医院

李国平　国家体育总局运动医学研究所

李晓明　河北省沧州中西医结合医院

林剑浩　北京大学人民医院

陆　声　云南省第一人民医院

钱齐荣　上海长征医院

乔　锋　西安市红会医院

童培建　浙江省中医院

王　飞　河北医科大学第三医院

王　跃　四川省人民医院

翁习生　北京协和医院

吴　兵　石河子市人民医院

吴海山　上海嘉会国际医院

夏　春　厦门大学附属中山医院

夏亚一　兰州大学第二医院

邢　丹　北京大学人民医院

严世贵　浙江大学医学院附属第二医院

杨　柳　陆军军医大学第一附属医院

杨　佩　西安交通大学第二附属医院

姚振均　复旦大学附属中山医院

尹宗生　安徽医科大学第一附属医院

于腾波　青岛大学附属医院

张　辉　北京积水潭医院

张先龙　上海交通大学附属第六人民医院

赵德伟　大连大学附属中山医院

赵劲民　广西医科大学第一附属医院

朱振安　上海交通大学医学院附属第九人民医院

系统评价与方法学专家

柏建岭　南京医科大学公共卫生学院

王景华　天津市神经病学研究所

执笔

王辰　骆巍　李冰　吴伟

利益冲突

所有作者均声明不存在利益冲突

参考文献

[1] Safiri S, Kolahi AA, Smith E, et al. Global, regional and national burden of osteoarthritis 1990–2017: a systematic analysis of the global burden of disease study 2017[J]. Ann Rheum Dis, 2020, 79（6）: 819–828. DOI: 10.1136/annrheumdis–2019–216515.

[2] Sun X, Zhen X, Hu X, et al. Osteoarthritis in the middle–aged and elderly in China: Prevalence and influencing factors[J]. Int J Envron Res Public Health, 2019, 16（23）: 4701. DOI: 10.3390/ijerph1 6234701.

[3] Hunter DJ, Bierma–Zeinstra S. Osteoarthritis[J]. Lancet, 2019, 393（10182）: 1745–1759. DOI:10.1016/S0140–6736（19）30417–9.

[4] Kim C, Linsenmeyer KD, Vlad SC, et al. Prevalence of radigraphic and symptomatic hip osteoarthritis in an urban United States community: the framingham osteoarthritis study[J]. Arthrtis Rheumatol, 2014, 66（11）: 3013–3017. DOI: 10.1002/art.38795.

[5] Jordan JM, Helmick CG, Renner JB, et al. Prevalence of hip symptoms and radiographic and symptomatic hip osteoarthritis in African Americans and Caucasians: the Johnston county osteoathritis project[J]. J Rheumatol, 2009, 36（4）: 809–815. DOI: 10.38 99/jrheum.080677.

[6] Barg A, Pagenstert GI, Hugle T, et al. Ankle osteoarthritis: etiolgy, diagnostics, and classification[J]. Foot Ankle Clin, 2013, 18（3）: 411–426. DOI: 10.1016/j.fcl.2013.06.001.

[7] Long H, Zeng X, Liu Q, et al. Burden of osteoarthritis in China, 1990–2017: Findings

from the global burden of disease study 2017 [J]. The Lancet Rheumatology, 2020, 2（3）: e164-e172. DOI: 10.1016/S2665-9913（19）30145-6.

［8］Prieto-Alhambra D, Judge A, Javaid MK, et al. Incidence and risk factors for clinically diagnosed knee, hip and hand osteoarthritis: influences of age, gender and osteoarthritis affecting other joints [J]. Ann Rheum Dis, 2014, 73（9）: 1659-1664. DOI: 10.1136/anrheumdis-2013-203355.

［9］Kolasinski SL, Neogi T, Hochberg MC, et al. 2019 American Colege of Rheumatology/ Arthritis Foundation guideline for the maagement of osteoarthritis of the hand, hip, and knee[J]. Arthritis Rheumatol, 2020, 72（2）: 220-233. DOI: 10.1002/art.41142.

［10］Bannuru RR, Osani MC, Vaysbrot EE, et al. OARSI guidelines for the non-surgical management of knee, hip, and polyarticular osteoarthritis[J]. Osteoarthritis Cartilage, 2019, 27（11）: 1578-1589. DOI: 10.1016/j.joca.2019.06.011.

［11］Brown GA. AAOS clinical practice guideline: treatment of osteoathritis of the knee: evidence-based guideline, 2nd edition[J]. J Am Acad Orthop Surg, 2013, 21（9）: 577-579. DOI: 10.5435/JAAO21-09-577.

［12］Coventry MB. Osteotomy of the upper portion of the tibia for dgenerative arthritis of the knee. A preliminary report[J]. J Bone Joint Surg Am, 1965, 47: 984-990.

［13］Trieb K, Grohs J, Hanslik-Schnabel B, et al. Age predicts oucome of high-tibial osteotomy[J]. Knee Surg Sports Traumatol Athrosc, 2006, 14（2）: 149-152. DOI: 10.1007/s00167-005-0638-5.

［14］Bonasia DE, Dettoni F, Sito G, et al. Medial opening wedge high tibial osteotomy for medial compartment overload/arthritis in the varus knee: prognostic factors[J]. Am J Sports Med, 2014, 42（3）: 690-698. DOI: 10.1177/0363546513516577.

［15］Flecher X, Parratte S, Aubaniac JM, et al. A 12-28-year followup study of closing wedge high tibial osteotomy[J]. Clin Orthop Relat Res, 2006, 452: 91-96. DOI: 10.1097/01.blo.0000229362.12244. f6.

［16］Goshima K, Sawaguchi T, Sakagoshi D, et al. Age does not affect the clinical and radiological outcomes after open-wedge high tibal osteotomy[J]. Knee Surg Sports Traumatol Arthrosc, 2017, 25（3）: 918-923. DOI: 10.1007/s00167-015-3847-6.

[17] Akizuki S, Shibakawa A, Takizawa T, et al. The long-term oucome of high tibial osteotomy: a ten- to 20-year follow-up[J]. J Bone Joint Surg Br, 2008, 90（5）: 592-596. DOI: 10.1302/0301- 620X.90B5.20386.

[18] Giagounidis EM, Sell S. High tibial osteotomy: Factors influening the duration of satisfactory function[J]. Arch Orthop Trauma Surg, 1999, 119（7-8）: 445-449. DOI: 10.1007/s004020050018.

[19] Yokoyama M, Nakamura Y, Onishi T, et al. Healing period after open high tibial osteotomy and related factors: can we really say that it is long?[J]. Springerplus, 2016, 5: 123. DOI: 10.1186/ s40064-016-1745-0.

[20] Efe T, Ahmed G, Heyse TJ, et al. Closing-wedge high tibial osteoomy: survival and risk factor analysis at long-term follow up[J]. BMC Musculoskelet Disord, 2011, 12: 46. DOI: 10.1186/1471- 2474-12-46.

[21] Sohn S, Koh IJ, Kim MS, et al. What factors predict patient dissaisfaction after contemporary medial opening-wedge high tibial oteotomy?[J]. J Arthroplasty, 2020, 35（2）: 318-324. DOI: 10.1016/j. arth.2019.09.026.

[22] Kuwashima U, Iwasaki K, Kurakazu I, et al. Effect of osteoarthrtis severity on survival and clinical outcomes after high tibial ostotomy[J]. Knee, 2021, 29: 441-447. DOI: 10.1016/j.knee.2021. 02.031.

[23] Rudan JF, Simurda MA. High tibial osteotomy. A prospective cliical and roentgenographic review[J]. Clin Orthop Relat Res, 1990（255）: 251-256.

[24] Na YG, Lee BK, Hwang DH, et al. Can osteoarthritic patients with mild varus deformity be indicated for high tibial osteotomy?[J]. Knee, 2018, 25（5）: 856-865. DOI: 10.1016/j.knee.2018.05.001.

[25] Akizuki S, Shibakawa A, Takizawa T, et al. The long-term oucome of high tibial osteotomy: a ten-to 20-year follow-up[J]. J Bone Joint Surg Br, 2008, 90（5）:

592–596. DOI: 10.1302/0301– 620X.90B5.20386.

［26］Naudie D, Bourne RB, Rorabeck CH, et al. The install award. Suvivorship of the high tibial valgus osteotomy. A 10–to–22–year folowup study[J]. Clin Orthop Relat Res, 1999（367）: 18–27.

［27］Smith TO, Sexton D, Mitchell P, et al. Opening–or closing–wedged high tibial osteotomy: a meta–analysis of clinical and radiological outcomes[J]. Knee, 2011, 18（6）: 361–368. DOI: 10.1016/j.knee.2010.10.001.

［28］Sun H, Zhou L, Li F, et al. Comparison between closing–wedge and opening– wedge high tibial osteotomy in patients with medial knee osteoarthritis: a systematic review and meta–analysis[J]. J Knee Surg, 2017, 30（2）: 158–165. DOI: 10.1055/ s–0036–1584189.

［29］Chahla J, Mitchell JJ, Liechti DJ, et al. Opening– and closinwedge distal femoral osteotomy: a systematic review of outcomes for isolated lateral compartment osteoarthritis[J]. Orthop J Sports Med,2016,4（6）:1807697325. DOI:10.1177/2325967116649901.

［30］张丰经, 刘晨宏, 方礼明, 等. 股骨远端外侧开放楔形截骨与内侧闭合楔形截骨治疗膝外翻的疗效比较 [J]. 中国骨与关节损伤杂志, 2016, 31（2）: 149– 152. DOI: 10.7531/j.issn.1672–9935. 2016.02.012

［31］Wylie JD, Jones DL, Hartley MK, et al. Distal femoral osteotomy for the valgus knee: medial closing wedge versus lateral opening wedge: a systematic review[J]. Arthroscopy, 2016, 32（10）: 2141– 2147. DOI: 10.1016/j.arthro.2016.04.010.

［32］姬振伟, 徐奎, 吴鹏, 等. 双水平截骨在膝关节炎并复杂畸形中的临床研究 [J]. 实用骨科杂志, 2020, 26（12）: 1087–1092.

［33］Schröter S, Nakayama H, Yoshiya S, et al. Development of the double level osteotomy in severe varus osteoarthritis showed good outcome by preventing oblique joint line[J]. Arch Orthop Trauma Surg, 2019, 139（4）: 519–527. DOI: 10.1007/ s00402–018–3068–9.

[34] Nakayama H, Kanto R, Onishi S, et al. Cartilage repair examined by second-look arthroscopy following double-level osteotomy peformed for osteoarthritic knees with severe varus deformity[J]. Knee, 2021, 29: 411–417. DOI: 10.1016/j.knee.2021.02.024.

[35] Qin D, Chen W, Wang J, et al. Mechanism and influencing factors of proximal fibular osteotomy for treatment of medial compartment knee osteoarthritis: a prospective study[J]. J Int Med Res, 2018, 46（8）: 3114–3123. Doi: 10.1177/0300060518772715.

[36] 郭浩山, 田义军, 安龙, 等. 关节镜联合腓骨近端截骨术与胫骨高位截骨术治疗膝内侧间室骨性关节炎的疗效比较 [J]. 中国骨与关节损伤杂志, 2020, 35（10）: 1076–1078. DOI: 10.7531/j. issn.1672–9935.2020.10.023.

[37] 邱华耀, 冯宗权, 王卫刚. 胫骨高位截骨术与腓骨截骨术治疗膝骨关节炎临床疗效比较 [J]. 中华关节外科杂志（电子版）, 2018, 12（5）: 676–680. DOI: CNKI:SUN:ZHGJ.0.2018–05–014.

[38] Kim HJ, Yoon JR, Choi GW, et al. Imageless navigation versus conventional open wedge high tibial osteotomy: a meta-analysis of comparative studies[J]. Knee Surg Relat Res, 2016, 28（1）: 16–26. DOI: 10.5792/ksrr.2016.28.1.16.

[39] 史俊恒, 钟的桂, 洪伟武, 等. 计算机导航辅助与传统开放胫骨高位截骨后临床效果比较的 Meta 分析 [J]. 中国组织工程研究, 2018, 22（31）: 5077–5084. DOI: 10.3969/j.issn.2095–4344.0549.

[40] Chen DS, Zhu JW, Wang TF, et al. Tranexamic acid is beneficial to patients undergoing open-wedge high tibial osteotomy[J]. Biomed Res Int, 2020, 2020: 2514207. DOI: 10.1155/2020/2514 207.

[41] Ma J, Lu H, Chen X, et al. The efficacy and safety of tranexamic acid in high tibial osteotomy: a systematic review and meta-analsis[J]. J Orthop Surg Res, 2021, 16（1）:373.DOI:10.1186/s13018– 021–02512–4.

[42] van den Bekerom MP, Patt TW, Kleinhout MY, et al. Early complcations after high

tibial osteotomy: a comparison of two techniques [J]. J Knee Surg, 2008, 21（1）: 68–74. DOI: 10.1055/s–0030–1247797.

[43] Kuremsky MA, Schaller TM, Hall CC, et al. Comparison of autgraft vs allograft in opening–wedge high tibial osteotomy[J]. J Athroplasty,2010,25（6）:951–957. DOI:10.1016/j.arth.2009.07.026.

[44] Ren YM, Duan YH, Sun YB, et al. Opening–wedge high tibial osteoomy using autograft versus allograft: a systematic review and metanalysis[J]. J Knee Surg, 2020, 33（6）: 565–575. DOI: 10.1055/0039–1681065.

[45] Cho SW, Kim DH, Lee GC, et al. Comparison between autogenous bone graft and allogenous cancellous bone graft in medial open wedge high tibial osteotomy with 2–year follow–up[J]. Knee Surg RelatRes,2013,25（3）:117–125.DOI:10.5792/ ksrr.2013.25.3.117.

[46] Raja IR, Abdul KM, Abdul RA, et al. Finite element analysis of Puddu and Tomofix plate fixation for open wedge high tibial ostotomy[J]. Injury, 2012, 43（6）: 898– 902. DOI: 10.1016/j.injry.2011.12.006.

[47] Han JH, Kim HJ, Song JG, et al. Locking plate versus non–locking plate in open– wedge high tibial osteotomy: a meta–analysis[J]. Knee Surg Sports Traumatol Arthrosc, 2017, 25（3）: 808–816. DOI: 10.1007/s00167–015–3850–y.

[48] 徐奎帅, 张益, 申友亮, 等. 胫骨高位截骨术放置引流管与否对术后失血量及 早期并发症发生的影响 [J]. 中国骨与关节损伤杂志, 2020, 35（6）: 581–584. DOI: 10.7531/j.issn.1672–9935.202 0.06.007.

[49] Li S, Yang J, Watson C, et al. Drainage relieves pain without icreasing post–operative blood loss in high tibial osteotomy: a prspective randomized controlled study[J]. Int Orthop, 2020, 44（6）: 1037–1043. DOI: 10.1007/s00264–020–04530–z.

[50] Jung WH, Takeuchi R, Chun CW, et al. Efficacy of periarticular multimodal drug injection after medial opening–wedge high tibial osteotomy: a randomized, controlled study[J]. Arthroscopy, 2014, 30（10）: 1261–1268. DOI: 10.1016/

j.arthro.2014.04.104.

［51］Ren YM, Tian MQ, Duan YH, et al. Was femoral nerve block efective for pain control of medial opening-wedge high tibial osteoomy? A single blinded randomized controlled study[J]. Medicine（Baltimore）, 2021, 100（3）: e23978. DOI: 10.1097/MD.000000000 0023978.

［52］Sim JA, Lee MG, Jung WS, et al. Clinical efficacy of adductor cnal block in medial open wedge high tibial osteotomy[J]. Knee, 2021, 29: 9-14. DOI:10.1016/j.knee.2020.12.017.

［53］Lee DC, Byun SJ. High tibial osteotomy[J]. Knee Surg Relat Res, 2012, 24（2）: 61-69. DOI: 10.5792/ksrr.2012.24.2.61.

［54］Coventry MB, Ilstrup DM, Wallrichs SL. Proximal tibial osteotmy. A critical long-term study of eighty-seven cases[J]. J Bone Joint Surg Am, 1993, 75（2）: 196-201. DOI: 10.2106/00004623-199302000-00006.

［55］Sun X, Wang J, Su Z. A meta-analysis of total knee arthroplasty following high tibial osteotomy versus primary total knee arthrplasty[J]. Arch Orthop Trauma Surg, 2020, 140（4）: 527-535. DOI: 10.1007/s00402-020-03333-6.

［56］Chen X, Yang Z, Li H, et al. Higher risk of revision in total knee arthroplasty after high tibial osteotomy: a systematic review and updated meta-analysis[J]. BMC Musculoskelet Disord, 2020, 21（1）: 153. DOI: 10.1186/s12891-020-3177-9.

［57］Lansdaal JR, Mouton T, Wascher DC, et al. Early weight bearing versus delayed weight bearing in medial opening wedge high tibal osteotomy: a randomized controlled trial[J]. Knee Surg Sports Traumatol Arthrosc, 2017, 25（12）: 3670-3678. DOI: 10.1007/s00 167-016-4225-8.

［58］Takeuchi R, Aratake M, Bito H, et al. Simultaneous bilateral opeing-wedge high tibial osteotomy with early full weight-bearing eercise[J]. Knee Surg Sports Traumatol Arthrosc, 2008, 16（11）: 1030-1037. DOI: 10.1007/s00167-008-0609-8.

［59］Lee OS, Ahn S, Lee YS. Effect and safety of early weight-bearing on the outcome after open-wedge high tibial osteotomy: a systeatic review and meta-analysis[J]. Arch Orthop Trauma Surg, 2017, 137（7）: 903-911. DOI: 10.1007/s00402-017-2703-1.

［60］Kawata M, Jo T, Taketomi S, et al. Type of bone graft and primary diagnosis were associated with nosocomial surgical site infection after high tibial osteotomy: analysis of a national database[J]. Knee Surg Sports Traumatol Arthrosc, 2021, 29（2）: 429-436. DOI: 10.1007/s00167-020-05943-4.

［61］Anagnostakos K, Mosser P, Kohn D. Infections after high tibial oteotomy[J]. Knee Surg Sports Traumatol Arthrosc, 2013, 21（1）: 161-169. DOI: 10.1007/s00167-012-2084-5.

［62］Liu TW, Chiu CH, Chen AC, et al. Risk factor analysis for infetion after medial open wedge high tibial osteotomy[J]. J Clin Med, 2021, 10（8）: 1727. DOI: 10.3390/jcm10081727.

［63］Niemeyer P, Stöhr A, Köhne M, et al. Medial opening wedge high tibial osteotomy[J]. Oper Orthop Traumatol, 2017, 29（4）: 294-305. DOI: 10.1007/s00064-017-0509-5.

［64］Kim KI, Seo MC, Song SJ, et al. Change of chondral lesions and predictive factors after medial open-wedge high tibial osteotomy with a locked plate system[J]. Am J Sports Med,2017,45（7）:1615-1621. DOI: 10.1177/0363546517694864.

［65］Koshino T, Wada S, Ara Y, et al. Regeneration of degenerated aticular cartilage after high tibial valgus osteotomy for medial copartmental osteoarthritis of the knee[J]. Knee, 2003, 10（3）:229-236. DOI: 10.1016/s0968-0160（03）00005-x.

［66］Kim CW, Seo SS, Lee CR, et al. Factors affecting articular cartlage repair after open-wedge high tibial osteotomy[J]. Knee, 2017, 24（5）: 1099-1107. DOI: 10.1016/j.knee.2017.06.001.

［67］白玉明，张海森，刘畅，等. 胫骨高位截骨术治疗单纯内侧间室膝骨关节炎术后炎性细胞因子水平变化研究 [J]. 中国修复重建外科杂志，2017, 31（4）:

422–426. DOI: 10.7507/1002–1892. 201609123.

［68］Rutgers M, Saris DB, Yang KG, et al. Joint injury and osteoarthrtis: soluble mediators in the course and treatment of cartilagc pthology[J]. Immunotherapy, 2009, 1（3）: 435–445. DOI: 10.2217/ imt.09.14.

［69］Kwak YH, Kwak DK, Kim NY, et al. Significant changes in synvial fluid microRNAs after high tibial osteotomy in medial copartmental knee osteoarthritis: identification of potential prognotic biomarkers[J]. PLoS One, 2020, 15（1）: e227596. DOI: 10.137 1/journal.pone.0227596.

［70］黄竞敏, 杨吉勇, 吴疆, 等. 胫骨高位截骨联合内侧半月板后根部修复术的早期疗效及二次关节镜下探查结果 [J]. 中华骨科杂志, 2019, 39（11）: 675–682. DOI: 10.3760/cma.j.issn.0253–2352.2019.11.004.

［71］黄竞敏, 张政, 胡文晋, 等. 胫骨截骨联合关节镜下髁间窝成形术治疗屈曲型膝内翻骨关节炎 [J]. 中华骨科杂志, 2017, 37（14）: 848–855. DOI: 10.3760/cma.j.issn.0253–2352.2017.14.003.

［72］Yoo MJ, Shin YE. Open wedge high tibial osteotomy and cobined arthroscopic surgery in severe medial osteoarthritis and vaus malalignment: minimum 5–year results[J]. Knee Surg Relat Res, 2016, 28（4）: 270–276. DOI: 10.5792/ksrr.15.075.

［73］Kim CW, Lee CR, Seo SS, et al. Clinical efficacy of an arthroscoic surgery in open wedge high tibial osteotomy[J]. J Knee Surg, 2017, 30（4）: 352–358. DOI: 10.1055/s–0036–1592146.

［74］王欢, 王丛笑, 汪杰, 等. 基于 ERAS 理念早期康复对内侧间室膝骨关节炎胫骨高位截骨术后的早期疗效 [J]. 中国临床研究, 2021, 34（7）: 937–941. DOI: 10.13429/j.cnki.cjcr.2021.07.017.

［75］于瑞霞, 陆皓, 汉瑞娟, 等. 基于快速康复外科的护理干预对韧带重建联合胫骨高位截骨术后疼痛和功能康复的影响 [J]. 中西医结合护理（中英文）, 2019, 5（10）: 21–25. DOI: 10.11997/nitwm.201910005.

[76] 中国康复技术转化及发展促进会肌肉骨骼运动康复技术转化专业委员会，中国医疗保健国际交流促进会骨科分会关节学组，中国研究型医院学会关节外科学专业委员会. 中国骨科手术围手术期贫血诊疗指南 [J]. 中华骨与关节外科杂志, 2019, 12（11）: 833–840. DOI: 10.3969/j.issn.2095–9958.2019.11.01.

[77] 中华医学会骨科学分会. 中国骨科大手术静脉血栓栓塞症预防指南 [J]. 中华骨科杂志, 2016, 36（2）: 65–71. DOI: 10.3760/ cma.j.issn. 0253–2352.2016.02.001.

[78] Goshima K, Sawaguchi T, Shigemoto K, et al. Factors associated with patient satisfaction after opening–wedge high tibial osteotomy [J]. Orthop J Sports Med, 2020, 8（11）: 2325967120967964. DOI: 10.1177/2325967120967964.

[79] Lee OS, Lee SH, Mok SJ, et al. Comparison of the regeneration of cartilage and the clinical outcomes after the open wedge high tibal osteotomy with or without microfracture: a retrospective case control study[J]. BMC Musculoskelet Disord, 2019, 20（1）: 267. DOI: 10.1186/s12891–019–2607–z.

[80] He M, Zhong X, Li Z, et al. Progress in the treatment of knee oteoarthritis with high tibial osteotomy: a systematic review[J]. Syst Rev, 2021, 10（1）: 56. DOI: 10.1186/s13643–021–01601–z.

[81] Diermeier T, Imhoff AB, Beitzel K. Flexion and extension osteotmy of the knee[J]. Oper Orthop Traumatol, 2017, 29（4）: 330–338. DOI: 10.1007/s00064–017–0499–3.

[82] Wade R, Shah S, Sujith BS, et al. High tibial osteotomy in a lax knee: a review of current concepts[J]. J Orthop, 2019, 19: 67–71. DOI: 10.1016/j.jor.2019.10.023.

[83] Shea BJ, Hamel C, Wells GA, et al. AMSTAR is a reliable and vaid measurement tool to assess the methodological quality of sytematic reviews[J]. J Clin Epidemiol, 2009, 62（10）: 1013–1020. DOI: 10.1016/j.jclinepi.2008.10.009.

[84] Higgins JP, Altman DG, Gøtzsche PC, et al. The Cochrane Collaoration's tool for assessing risk of bias in randomised trials[J]. BMJ, 2011, 343: d5928. DOI: 10.1136/bmj.d5928.

［85］Stang A. Critical evaluation of the Newcastle-Ottawa scale for the assessment of the quality of nonrandomized studies in meta-analses[J]. Eur J Epidemiol, 2010, 25（9）: 603-605. DOI: 10.1007/ s10654-010-9491-z.

［86］Atkins D, Best D, Briss PA, et al. Grading quality of evidence and strength of recommendations[J]. BMJ, 2004, 328（7454）: 1490. DOI: 10.1136/ bmj.328.7454.1490.

［87］Atkins D, Eccles M, Flottorp S, et al. Systems for grading the quaity of evidence and the strength of recommendations I: critical apraisal of existing approaches The GRADE Working Group[J]. BMC Health Serv Res, 2004, 4（1）: 38. DOI: 10.1186/1472-6963- 4-38.

第二章
中医古籍中膝痹病相关内容整理

中医古籍尚无膝痹病之说，故在搜寻中医古籍时主要是以痹的论述内容及骨痹、筋痹、行痹、痛痹等为主，主要内容采用中华医典进行搜索摘录，以供读者参考。

第一节 《黄帝内经》中膝痹病相关内容

一、《黄帝内经·素问》痹论篇第四十三

黄帝问曰：痹之安生？岐伯对曰：风寒湿三气杂至，合而为痹也。其风气胜者为行痹，寒气胜者为痛痹，湿气胜者为着痹也。

帝曰：其有五者，何也？岐伯曰：以冬遇此者为骨痹，以春遇此者为筋痹，以夏遇此者为脉痹，以至阴遇此者为肌痹，以秋遇此者为皮痹。

帝曰：内舍五脏六腑，何气使然？岐伯曰：五脏皆有合，病久而不去者，内舍于其合也。故骨痹不已，复感于邪，内舍于肾。筋痹不已，复感于邪，内舍于肝。脉痹不已，复感于邪，内舍于心。肌痹不已，复感于邪，内舍于脾。皮痹不已，复感于邪，内舍于肺。所谓痹者，各以其时，重感于风、寒、湿之气也。

凡痹之客五脏者：肺痹者，烦满、喘而呕。心痹者，脉不通，烦则心下鼓，暴上气而喘，嗌干善噫，厥气上则恐。肝痹者，夜卧则惊，多饮，数小便，上为引如怀。肾痹者，善胀，尻以代踵，脊以代头。脾痹者，四肢解惰，发咳呕汁，上为大塞。肠痹者，数饮而出不得，中气喘争，时发飧泄。胞痹者，少腹膀胱，按之内痛，若沃以

汤，涩于小便，上为清涕。

阴气者，静则神藏，躁则消亡，饮食自倍，肠胃乃伤。淫气喘息，痹聚在肺；淫气忧思，痹聚在心；淫气遗溺，痹聚在肾；淫气乏竭，痹聚在肝；淫气肌绝，痹聚在脾。诸痹不已，亦益内也。其风气胜者，其人易已也。

帝曰：痹，其时有死者，或疼久者，或易已者，其故何也？岐伯曰：其入脏者死，其留连筋骨间者疼久，其留皮肤间者易已。

帝曰：其客于六腑者，何也？岐伯曰：此亦其食饮居处，为其病本也。六腑亦各有俞，风、寒、湿气中其俞，而食饮应之，循俞而入，各舍其腑也。

帝曰：以针治之，奈何？岐伯曰：五脏有俞，六腑有合，循脉之分，各有所发，各随其过，则病瘳也。

帝曰：荣卫之气，亦令人痹乎？岐伯曰：荣者，水谷之精气也，和调于五脏，洒陈于六腑，乃能入于脉也，故循脉上下，贯五脏，络六腑也。卫者，水谷之悍气也，其气慓疾滑利，不能入于脉也，故循皮肤之中，分肉之间，熏于肓膜，散于胸腹，逆其气则病，从其气则愈，不与风、寒、湿气合，故不为痹。

帝曰：善。痹或痛，或不痛，或不仁，或寒，或热，或燥，或湿，其故何也？岐伯曰：痛者，寒气多也，有寒，故痛也。其不痛不仁者，病久入深，荣卫之行涩，经络时疏，故不通，皮肤不营，故为不仁。其寒者，阳气少，阴气多，与病相益，故寒也。其热者，阳气多，阴气少，病气胜，阳遭阴，故为痹热。其多汗而濡者，此其逢湿甚也，阳气少，阴气盛，两气相感，故汗出而濡也。

帝曰：夫痹之为病，不痛何也？岐伯曰：痹在于骨则重，在于脉则血凝而不流，在于筋则屈不伸，在于肉则不仁，在于皮则寒，故具此五者，则不痛也。凡痹之类，逢寒则急，逢热则纵。

帝曰：善。

第二节　《医灯续焰》中膝痹病相关内容

一、《医灯续焰》痹病脉证第六十八

风寒湿气，合而为痹。浮涩而紧，三脉乃备。

痹之一证，无如《素问》痹论之精且详矣。其言邪客之多少，传变之浅深，证状之虚实，腑脏之死生，荣卫形体之异，寒热阴阳之分，皆辞义显明，不可增损一字，兹录全文于下。

黄帝问曰：痹之安生？岐伯对曰：风、寒、湿三气杂至，合而为痹也。其风气胜者为行痹，寒气胜者为痛痹，湿气胜者为着痹也。

帝曰：其有五者，何也？岐伯曰：以冬遇此者为骨痹，以春遇此者为筋痹，以夏遇此者为脉痹，以至阴遇此者为肌痹，以秋遇此者为皮痹。

帝曰：内舍五脏六腑，何气使然？岐伯曰：五脏皆有合。病久而不去者，内舍于其合也。故骨痹不已，复感于邪，内合于肾。筋痹不已，复感于邪，内舍于肝。脉痹不已，复感于邪，内舍于心。肌痹不已，复感于邪，内舍于脾。皮痹不已，复感于邪，内舍于肺。所谓痹者，各以其时，重感于风、寒、湿之气也。

凡痹之客五脏者：肺痹者，烦满、喘而呕。（宜当归汤、紫苏子汤之类）心痹者，脉不通，烦则心下鼓，暴上气而喘，嗌干善噫，厥气上则恐。（宜茯神汤之类）肝痹者，夜卧则惊，多饮，数小便，上为引如怀。（宜萆薢丸、奇效人参散之类）肾痹者，善胀，尻以代踵，脊以代头。（宜加味五痹汤、奇效人参散之类）脾痹者，四肢解堕，发咳呕汁，上为大塞。（宜温中法曲丸、黄芪丸之类）肠痹者，数饮而出不得，中气喘争，时发飧泄。（宜茯苓川芎汤之类）胞痹者，少腹膀胱，按之内痛，若沃以汤，涩于小便，上为清涕。（宜肾沥汤之类）

阴气者，静则神藏，躁则消亡。饮食自倍，肠胃乃伤。淫气喘息，痹聚于肺；淫气忧思，痹聚于心；淫气遗溺，痹聚于肾；淫气乏竭，痹聚于肝；淫气肌绝，痹聚在脾。诸痹不已，亦益内也。其风气胜者，其人易已也。

帝曰：痹其时有死者，或疼久者，或易已者，其故何也？岐伯曰：其入脏者死。其留连筋骨间者疼久，其留皮肤间者易已。

帝曰：其客于六腑者，何也？岐伯曰：此亦其食饮居处，为其病本也。六腑亦各有俞，风、寒、湿气中其俞，而食饮应之，循俞而入，各舍其腑也。

帝曰：以针治之，奈何？岐伯曰：五脏有俞，六腑有合。循脉之分，各有所发，各随其过，则病瘳也。

帝曰：荣卫之气，亦令人痹乎？岐伯曰：荣者，水谷之精气也，和调于五脏，洒陈于六腑，乃能入于脉也。故循脉上下，贯五脏，络六腑也。卫者，水谷之悍气也，其气慓疾滑利，不能入于脉也，故循皮肤之中，分肉之间，熏于肓膜，散于胸腹，逆其气则病，从其气则愈，不与风、寒、湿气合，故不为痹。

帝曰：善。痹或痛，或不痛，或不仁，或寒，或热，或燥，或湿，其故何也？岐伯曰：痛者，寒气多也，有寒，故痛也。其不痛不仁者，病久入深，荣卫之行涩，经络时疏，故不通，皮肤不营，故为不仁。其寒者，阳气少，阴气多，与病相益，故寒也。其热者，阳气多，阴气少，病气胜，阳遭（《甲乙经》作乘）阴，故为痹热。其多汗而濡者，此其逢湿甚也，阳气少，阴气盛，两气相感，故汗出而濡也。

帝曰：夫痹之为病，不痛何也？岐伯曰：痹在于骨则重，在于脉则血凝而不流，在于筋则屈不伸，在于肉则不仁，在于皮则寒，故具此五者，则不痛也。凡痹之类，逢寒则虫（《甲乙经》作急），逢热则纵。

帝曰：善。

其脉浮涩而紧者，浮为风，涩为湿，紧为寒。乃一脉中见此三种，始为三邪杂合。若杂合中，邪有偏胜，则又当审脉之浮多、涩多、紧多，以别之也。主方十一首，固与本论腑脏证对，殊不知三邪之变见于形体者，不可胜纪。论中虽分行、痛、着三种，而三种之证未经列出。如痛痿走注、麻木不仁、拳挛重着等证，似与前方漠不相关。若概治之，恐迂缓无裨。故又选对证名方于后，以便采用焉。（行痹宜淫羊藿散、三因控涎丹。痛痹宜乌药顺气散、丹溪二妙散。着痹宜东垣神效黄芪汤、温经除湿汤、史国公浸酒之类）

第三节　《三指禅》中膝痹病相关内容

一、《三指禅》风痹脉论

病有明医能治，草医能治，而大医不能治者，风痹也。痹者，闭也，谓兼寒湿闭塞经络而痛也。《内经》所以有风胜、寒胜、湿胜之分，而有行痹、痛痹、着痹之语。诊其脉浮紧而弦，要归于风，病发肝经，殃及肢体。中于骨则伸而不屈，中于筋则屈而不伸，中于血则凝涩而不流通。治之之法，羌活、防风疏其风；紫苏、青皮行其滞；加皮、黄柏坚其骨；苡米、木瓜舒其筋；苍术、防己燥其湿；松节、茄根散其寒；人参、白术补其气；生地、秦归活其血。有杂合之症，斯有杂合之方（经验方：羌活、防风、石膏、侧柏叶、黄松节、苡米、木瓜、秦归、炙草、生地黄）。倘郁而为热，脉数无论，又当大泄其热；闭而积寒，脉迟不来，又当重温其经。所谓明医者，黑籍除名，丹经注字，儒、释、道心归一贯，天、地、人理统三才，名山考道，面壁九年，胜地栖身，足濯万里。其于是症，外有以烛照五运六气之淫邪，内有以洞鉴五脏六腑之亢害。用风药为君，有用至数斤而愈者；用大黄泄热，有用至数斤而愈者；用附子温经，有用至数斤而愈者。大医见之而咋舌，草医见之而倾心也。草医何以敢与明医抗衡哉？是症经验之方，有用之一世者，有用之二世者，有用之三世者，奇货可居，匪伊朝夕矣。采药于深山虎穴（《汉书》班超曰："不入虎穴，焉得虎子？"）、蚕丛（《成都记》："蚕丛氏，蜀君也。"李白诗："见说蚕丛路，崎岖不易行"），不辞登陟；教子于密室雅涂（卢仝诗："忽来案上翻墨汁，涂抹满书如老雅"）、蚓迹（唐太宗《王羲之传》论肖子云，擅名江表，然无丈夫气，行行若洁春蚓，字字如绾秋蛇），大费踌躇。购米市盐，信是传家之宝；枕流漱石（晋孙楚欲隐居，误云"枕流漱石"，王济曰："流可枕，石可漱乎？"楚曰："枕流欲洗其耳，漱石欲砺其齿"），希图待聘之珍。想其附耳低言，吾祖如是，而屡效焉；吾父如是，而屡效焉；吾身如是，而屡效焉。一卷之书，不从理解得之，不从药性得之，而从经验得之。乃知岩谷生苗，必非无故；举凡玉女（《尔雅注》似葛，蔓生有节，江东呼用龙尾，亦谓之虎葛，细叶赤茎）睽姑（《尔雅注》钩也，一名王瓜，实如狗瓜，正赤味苦），鸡头鸭脚（洛阳《伽兰记》：生筋狗骨之木，鸡头鸭脚之草，亦悉备焉）。无非逐风燥湿祛寒之品，妙手所得，适与是症相当，而与明医吻合，所以大医见草医而惊讶，明医见草医而肃然起敬也。世之所称大医者，我知之矣，非医大也，补大之也，补何以大？药大而医亦大耳。其出门也，衣轻策肥，扬鞭周道，意气可谓都矣；其诊脉也，凝神闭目，兀坐终朝，经营可谓苦矣；其开方也，咀笔濡毫，沉吟半晌，心思可谓专矣。及阅其所撰之单，黄芪、白术、附子、干姜，讵知热得补而益烈，寒湿得补而益凝，辗转纠缠，酿成不用，可胜悼叹。盖尝微窥底蕴，其素所挟持者然也。咄咄逼人，独会医门之捷径；扬扬得意，别开海上之奇方。原未梦见何者为脾胃？何者为命门？开口不曰脾胃土败，便曰命门火衰。

　　本草千百味，约之不满十味；古籍千百方，算来止用两方。何分内外之伤，概归一补；不论阴阳之症，总是一温。《灵枢》《素问》，一笔可勾；《汤液》（本草名，伊尹著)、《难经》，百年难学。汉、唐、宋、元之书，许多阐发；张、朱、刘、李之论，徒事铺张。从来医书万言，记得仅有三言；人心七窍，剖开全无一窍。彼冬虫语冰（《庄子》夏虫不可以语于冰者，笃于时也），徒知有寒，不知有热；方诸春蛙坐井（《庄子》"井蛙不可以语于海者，拘于墟也："）韩愈《原道篇》："坐井而观天，曰天小者，非天小也"），不知有石（与实同音），止知有墟（与虚同音）。可惜英雄将相，枉罹非辜；剧怜才子佳人，空伤不禄。午夜鸡鸣，不作回头之想；半生马迹，悉是挠舌之方（结挠其舌而不能饮食，不能言语）。大医所以见明医，引身而避；草医见大医，而羞与之为伍也。噫！明医不世有，草医不敢用，大医之流毒，宜乎众矣！

第四节 《华佗神方》中膝痹病相关内容

一、《华佗神方》论痹

痹者，风寒暑湿之气，中于脏腑之谓也。入腑则病浅易治，入脏则病深难治。有风、寒、湿、热、气及筋、骨、血、肉、气之别。大凡风寒暑湿之邪，入于心者，名曰血痹；入脾者名肉痹；入肝者名筋痹；入肺者名气痹；入肾者名骨痹，感病则一，其治乃异。痹者闭也，五脏六腑，感于邪气，乱于真气，闭而不仁也。又痹病或痛痒，或淋或急，或缓而不能收持，或拳而不能舒张，或行立艰难，或言语謇涩，或半身不遂，或四肢拳缩，或口眼偏斜，或手足软侧，或行步而不言语，或不能行步，或左偏枯，或右壅滞，或上不通于下，或下不通于上，或左右手疼痛，或即疾而即死，或感邪而未亡，或喘满而不寐，或昏昧而不醒。种种诸证，出于痹也。

二、《华佗神方》论筋痹

筋痹者，由怒叫无时，行步奔急，淫邪伤肝，肝失其气，因而寒热所客，久而不去，流入筋会，则使人筋急而不能舒缓也，故名曰筋痹。宜活血以补肝，温气以养肾。然后服饵汤圆，治得其理，合自瘳矣。不然则害人，其脉左关中弦急而数，浮沉而有力也。

三、《华佗神方》论骨痹

骨痹者，乃嗜欲不节伤于肾也。气内消则不能关禁，中上俱乱，三焦之气，痞而不通，饮食糟粕，精气日衰，邪气妄入，上冲心舌，其候为不语；中犯脾胃，其证为不充；下流腰膝，其象为不遂；旁攻四肢，则为不仁。寒在中则脉迟，热在中则脉数，风在中则脉浮，湿在中则脉濡，虚在中则脉滑，其证不一，要在详明耳。

第五节　《太平圣惠方》中膝痹病相关内容

一、《太平圣惠方》治风痹诸方

夫痹者，为风寒湿三气，共合而成痹也，其状，肌肉顽厚，或则疼痛。此由人体虚，腠理开，则受于风邪也。病在阳曰风，在阴曰痹，阴阳俱病曰风痹。其以春遇痹者为筋痹。筋痹不已，又遇邪者，则移入于肝也。其状，夜卧则惊，饮食多，小便数。夏遇痹者为脉痹，则血脉不流，令人萎黄。脉痹不已，又遇邪者，则移入于心。其状心下鼓气，卒然逆喘不通，咽干喜噫。仲夏遇痹为肌痹。肌痹不已，复遇邪者，则入于脾。其状四肢懈惰，发咳呕吐。秋遇痹者为皮痹，则皮肤无所知觉。皮痹不已，则入于肺。其状气奔喘痛。冬遇痹者为骨痹。骨重不可举，不遂而痛。骨痹不已，又遇邪者，则移入于肾。其状喜胀。诊其脉大涩者为痹，脉来急者为痹，脉涩而紧者为痹也。

治中风痹，头目昏闷，肢节疼痛。宜服细辛散方。

细辛（一两），赤茯苓（一两），白术（一两），芎䓖（一两），柴胡（一两去苗），当归（一两锉微炒），麻黄（二两去根节），干姜（一两半炮裂锉），附子（一两炮裂去皮脐），防风（一两半去芦头），独活（一两半），石膏（二两），甘草（一两炙微赤锉），桂心（一两），杏仁（一两汤浸去皮尖双仁麸炒微黄）。

上件药，捣粗罗为散。每服四钱，以水一中盏，入生姜半分，煎至六分，去滓。不计时候，温服。

治风痹，四肢懈惰，不能自举。宜服麻黄散方。

麻黄（一两去根节），防风（一两去芦头），附子（一两炮裂去皮脐），芎䓖（一两），桂心（一两）黄芩（一两），赤芍药（一两），人参（一两去芦头），秦艽（一两去苗），茵芋（一两），甘草（一两炙微赤锉）。

上件药，捣粗罗为散。每服四钱，以水一中盏，入生姜半分，煎至六分，去滓。

不计时候，温服。

治风痹。关节不利，手足顽麻，宜服白花蛇散方。

白花蛇（二两酒浸炙微黄去皮骨），白附子（一两炮裂），磁石（一两烧酒淬七遍细研），天麻（半两），狗脊（半两去毛），侧子（半两炮裂去皮脐），萆薢（半两锉），白僵蚕（半两微炒），细辛（半两），防风（半两去芦头），白术（芷）（半两），芎䓖（半两），白藓皮（半两），羌活（半两），蔓荆子（半两）。

上件药，捣细罗为散，入磁石同研令匀，每服一钱，不计时候，以温酒调下。

治风痹，手脚不仁。宜服羌活散方。

羌活（一两），汉防己（一两），荆芥（一握），薏苡仁（二两），防风（一两去芦头），麻黄（一两半去根节），酸枣仁（一两），黄松节〔一（二）两〕，附子（一两半炮裂去皮脐），芎䓖（一两），天麻（一两半），道人头（一两）。

上件药，捣细罗为散。每服二钱，不计时候，以温酒调下。

治风痹，身体不举，常多无力。宜服独活散方。

独活（三分），萆薢（一两），防风（一两去芦头），细辛（一两），人参（一两去芦头），干姜（一两炮裂锉），天雄（一两炮裂去皮脐），丹参〔一两（三分）〕，牛膝（一两去苗）。

上件药，捣细罗为散。每服二钱，不计时候，以温酒调下。

治虚损伤风，手足无力，肢体干燥，风痹不仁。宜服天麻丸方。

天麻（一两），木香（半两），人参（半两去芦头），赤茯苓（半两），羌活（半两），白芷（半两），天蓼木（半两），芎䓖（半两），当归（半两锉微炒），麻黄（一两去根节），乌蛇（二两酒浸炙微黄去皮骨），白附子（半两炮裂），龙脑（骨）〔一两（分）〕，鹿角胶（半两捣碎炒令黄燥），甘菊花（半两），生干地黄（半两），细辛（半两），牛黄（一分细研），麝香（一分细研）。

上件药，捣罗为末。炼蜜和捣五百杵，丸如梧桐子大，每服十丸，不计时候，以温酒下。

治风寒入于肌肉，气血不宣，肢体不仁，牵引腰背，风痹疼痛。宜服蚺（虫祁）丸方。

蚺（虫祁）（一两炒去足），虎胫骨（三分酒浸炙黄），川乌头（三分炮裂去皮脐），白蒺藜（一两微炒去刺），安息香（三分），槟榔（三分），芎藭（三分），狗脊（三分），赤茯苓（三分），白花蛇（二两酒浸炙令黄去皮骨），肉桂（三分去皱皮），赤箭（三分），枳实（三分麸炒微黄），防风（三分去芦头）。

上件药，捣罗为末。炼蜜和捣三二百杵，丸如梧桐子大，每服十丸，不计时候，以薄荷汤（酒）下。

治风痹，手足缓弱，不能伸举。宜服乌蛇丸方。

乌蛇（三两酒浸炙微黄去皮骨），天南星（一两炮裂），干蝎（一两微炒），白附子（一两炮裂），羌活〔一（二）两〕，白僵蚕（一两微炒），麻黄（二两去根节），防风（三分去芦头），桂心（一两）。

上件药，捣细罗为末。炼蜜和捣三二百杵，丸如梧桐子大，每服十丸，不计时候，以热豆淋酒下。

治风痹，营卫不行，四肢疼痛。宜服羌活丸方。

羌活（一两），天麻（一两），附子（一两半炮裂去皮脐），麻黄（一两去根节），蜼（虫祁）（三分微炒），桂心（一两），乌蛇（二两酒浸炙令黄去皮骨）。

上件药，捣罗为末。炼蜜和捣三二百杵，丸如梧桐子大，每服十丸，不计时候，以温酒下。

又方。

麻黄（五两，去根节了，秤），桂心（二两）。

上件药，捣细罗为散。以酒二升，慢火煎如饧，每服一茶匙，不计时候，以热酒调下。频服，以汗出为度。

又方。

川乌头（二两去皮切碎以大豆同炒候豆汁出即住），干蝎（半两微炒）。

上件药，捣细罗为末。以酽醋一中盏，熬成膏。可丸，即丸如绿豆大，每服七丸，不计时候，以温酒下。

二、《太平圣惠方》治风湿痹不仁诸方

夫风湿痹病之状，或皮肤顽厚，或肌肉酸痛。风寒湿三气杂至，聚合而成痹。其风湿气多而寒气少者，为风湿痹也。由血气虚受于风湿，而成此病也。

治风湿痹，面如针刺，身体不仁，汗出短气，不能饮食。宜服麻黄散方。

麻黄（三两去根节），芎䓖（一两），莽草（一两微炒），当归（一两锉微炒），天雄（一两炮裂去皮脐），桂心（一两），五加皮（一两），白术（一两），杏仁（一两汤浸去皮尖双仁麸炒微黄）。

上件药，捣粗罗为散。每服四钱。以水一中盏，入生姜半分，煎至六分，去滓。不计时候，温服。

治风湿痹，皮肤不仁，手足无力。宜服侧子散方。

侧子（一两炮裂去皮脐），五加皮（一两），磁石（二两烧醋淬七遍细研），甘菊花（半两），汉防己（半两），葛根（半两锉），羚羊角屑（一两），防风（一两去芦头），杏仁（一两汤浸去皮尖双仁麸炒微黄），薏苡仁（一两），赤芍药（半两），芎䓖（半两），秦艽（半两去苗），麻黄（一两去根节），甘草（半两炙微赤锉）。

上件药，捣粗罗为散。每服四钱。以水一中盏，煎至六分，去滓。不计时候，温服。

治风湿痹，四肢不仁，肌肉瞤动，举体无力。宜服狗脊散方。

狗脊（半两去毛），附子（三分炮裂去皮脐），薯蓣（三分），熟干地黄（三分），天雄（三分炮裂去皮脐），王孙（三分），桂心（三分），山茱萸（三分），秦艽（三分去苗），白蔹（三分）。

上件药，捣粗罗为散。每服四钱，以水酒各一中盏，煎至一盏，去滓，不计时候，分温二服。

治风湿痹，肌肤不仁。宜服麻黄散方。

麻黄（二两去根节），天门冬（三两去心焙），汉防己（一两），海桐皮（一两锉），丹参（一两），桂心（一两），侧子（半两炮裂去皮脐），甘草（二两炙微赤锉）。

上件药，捣粗罗为散。每服四钱。以水一大盏，入生姜半分，煎至七分，去滓。不计时候，分温二服。

治风湿痹，脚弱拘挛，疼痛不能行，跌肿上膝。小腹坚，不能食。宜服石斛散方。

石斛（二两锉去根节），附子（三分炮裂去皮脐），独活（三分），天门冬（一两半去心焙），桂心（半两），桔梗（半两去芦头），川椒（半两去目及闭口者微炒去汗），细辛（半两），麻黄（三分去根节），山茱萸（半两），五味子（半两），前胡（三分去芦头），白芷（半两），秦艽（三分去苗），川乌头（半两炮裂去皮脐），人参（半两去芦头），天雄（半两炮裂去皮脐），当归（三分锉微炒），防风（三分去芦头），莽草（三分微炙），白术（半两），杜仲（三分去粗皮炙令微黄锉），干姜（半两炮裂锉）。

上件药，捣细罗为散。每服一钱，不计时候，以温酒调下。未效时，稍加之。

治气血虚，风邪湿痹，皮肤不仁。宜服侧子散方。

侧子（一两以酒浸过炮裂去皮脐），牛膝（一两去苗），白僵蚕（一两生用），天南星（一两生用），海桐皮（一两锉），狼毒（半两以醋煮半日细切曝干），麝香（一分细研）。

上件药，捣细罗为散。入麝香，都研令匀。每服二钱，不计时候，以热豆淋酒调下。

治风湿痹，身体四肢不仁。宜服蚏（虫祁）散方。

蚏（虫祁）（一两微炒），侧子（一两炮裂去皮脐），独活（一两），桑螵蛸（一两微炒），踯躅花（半两醋拌炒令干），天南星（半两炮裂），草薢（一两锉），天麻（一两），桂心（一两）。

上件药，捣细罗为散。每服一钱，不计时候，以温酒调下。

治风湿痹，皮肤不仁，肢节疼痛。宜服白花蛇丸方。

白花蛇（一两酒浸炙微黄去皮骨），干蝎（一两微炒），淫羊藿（一两），茵芋（半两），川乌头（半两炮裂去皮脐），天南星（半两炮裂），天雄（一两炮裂去皮脐），天麻（一两），桂心（一两），麻黄（一两去根节），鹿角胶（一两捣碎炒令黄燥），草薢（一两锉），桑螵蛸（半两微炒），雄黄（一分细研），麝香（一分研入）。

上件药，捣罗为散。都研令匀。用天麻三两，捣罗为末。以无灰酒一大盏，慢火熬成膏。用和药末，更捣五七百杵，丸如梧桐子大。每服二十丸，不计时候，用薄荷酒下。

治风湿痹，手足挛急，皮肤不仁。宜服天雄丸方。

天雄（一两炮裂去皮脐），麻黄（一两去根节），天麻（一两），桂心（一两），天南星（三分炮裂）羌活（一两），雄黄（半两细研水飞过），腻粉（半两），干蝎（一两微炒），麝香（一分细研），朱砂（一两细研水飞过），牛黄〔一两（分）细研〕，乌蛇（二两酒浸炙令黄去皮骨）。

上件药，捣罗为末。入研了药令匀。炼蜜和捣三二百杵，丸如梧桐子大。每服十丸，不计时候，以豆淋酒下。

治风湿痹，精神昏沉，四肢缓弱，皮肤不仁。宜服附子丸方。

附子（一两炮裂去皮脐），莽草〔半两微炒（炙）〕，白花蛇（二两酒浸炙令黄去皮骨），天南星（三分炮裂），川乌头（半两炮裂去皮脐），天麻（三分），干蝎（半两微炒），桂心（三分），防风（半两去芦头），薏苡仁（一两），枫香（一两），芎䓖（三分），萆薢（一两），羌活（三分），淫羊藿（一两）。

上件药，捣罗为末。以糯米粥和捣三二百杵，丸如绿豆大。每服十丸，不计时候，以荆芥汤下，暖酒下亦得。

治风湿痹，脚膝缓弱。宜服天蓼木丸方。

天蓼木（一两），天麻（半两），芎䓖（半两），独活（半两），细辛（半两），防风（半两去芦头），藁本（半两），白附子（半两炮裂），乌蛇〔一（二）两酒浸炙令黄去皮骨〕，巴戟（半两），石斛（半两去根），附子（半两炮裂去皮脐），蛇床仁（半两），麝香（一分细研），晚蚕蛾（半两微炒）。

上件药，捣罗为末。炼蜜和捣三二百杵，丸如梧桐子大。每服二十丸，不计时候，以温酒下。

治风冷湿痹，五缓六急。宜服坚骨益筋，养血固发之萆薢丸方。

萆薢（八两锉），牛膝（三两去苗），丹参（二两），附子（二两炮裂去皮脐），白术（二两），枳壳（二两麸炒微黄去瓤）。

上件药，捣罗为末。炼蜜和捣五七百杵，丸如梧桐子大。每服三十丸，不计时候，以温酒下。

三、《太平圣惠方》治腰脚冷痹诸方

夫腰脚冷痹者，由风寒湿三毒之气，共伤于人，合而成痹也。此皆肾弱髓虚，为风冷所搏故。肾居下焦，而主腰脚，其气荣润骨髓。今肾虚受于风寒，湿气留滞于经络，故令腰脚冷痹疼痛也。

治腰脚冷痹，或时疼痛不可忍。宜服牛膝散方。

牛膝（一两去苗），独活（一两），防风（一两去芦头），当归（一两锉微炒），白茯苓（一两），羚羊角屑（一两），桂心（一两），酸枣仁（一两微炒），附子（二两炮

裂去皮脐）。

上件药，捣粗罗为散。每服四钱。以水一中盏，入生姜半分，煎至六分，去滓。每于食前温服。

治腰脚冷痹，及风麻不仁，骨髓疼痛，不欲饮食，渐加瘦。宜服羌活散方。

羌活（三分），防风（半两去芦头），茵芋〔二（三）分〕，五加皮（三分），牛膝（一两去苗），丹参（半两），酸枣仁（三分微炒），桂心（三分），附子（一两炮裂去皮脐），赤芍药（半两），当归（半两锉微炒），漏芦（一两）。

上件药，捣粗罗为散。每服三钱。以水一中盏，入生姜半分，煎至六分，去滓。每于食前温服。

治腰脚冷痹。宜服拘急疼痛方。

茵芋（一两），防风（三分去芦头），牛膝（一两去苗），五加皮（三分），桂心（三分），赤芍药（一两），羚羊角屑〔二（三）分〕，附子（一两炮裂去皮脐），当归（三分锉微炒），薏苡仁（一两），芎䓖（半两），羌活（一两）。

上件药，捣粗罗为散。每服四钱。以水一中盏，入生姜半分，煎至六分，去滓。每于食前温服。

治腰脚冷痹风麻，肢节疼痛，不思饮食。宜服此方。

牛膝（二两去苗），白茯苓（一两），桂心（三分），芎䓖（半两），防风（三分去芦头），人参（三分去芦头），附子（一两炮裂去皮脐），当归（半两锉微炒），川乌头（一两炮裂去皮脐），羌活（三分），甘草（一分炙微赤锉），白术（半两）。

上件药，捣筛为散。每服三钱。以水一中盏，入生姜半分，枣二枚，煎至六分，去滓。不计时候，温服。

治腰脚冷痹缓弱，行立不得。宜服此方。

萆薢（二两），桂心（三分），杜仲（一两去粗皮炙微黄锉）。

上件药，捣细罗为散。每于食前以温酒调下三（二）钱。

治腰脚冷痹，筋脉挛急，时有疼痛，行立不得。宜服淫羊藿散方。

淫羊藿（一两），牛膝（一两去苗），羌活（半两），虎胫骨（一两涂酥炙微黄），独活（半两），羚羊角屑（半两），防风（半两去芦头），桂心（一两），酸枣仁（半两微炒），当归（半两锉微炒），薏苡仁（半两），侧子（一两炮裂去皮脐）。

上件药，捣细罗为散。每于食前，以温酒调下二钱。

治肾气虚衰，腰脚冷痹，风麻不仁。宜服独活散方。

独活（三分），附子（一两炮裂去皮脐），杜仲（一两去粗皮炙微黄锉），细辛（半两），熟干地黄（三分），当归（半两锉微炒），白茯苓（半两），桂心（一两），牛膝（一两去苗），侧子（一两炮裂去皮脐），防风（半两去芦头），白芍药（半两）。

上件药，捣粗罗为散。每服三钱。以水一中盏，入生姜半分，煎至六分，去滓。每于食前温服。

治虚损，腰脚冷痹不仁。宜服桂心丸方。

桂心（三分），干姜（半两炮裂锉），丹参（一两），杜仲（一两去粗皮炙微黄锉），牛膝（一两去苗），附子（三分炮裂去皮脐），续断〔二（一）两〕。

上件药，捣罗为末。炼蜜和捣三二百杵，丸如梧桐子大。每于食前以温酒下三十丸。

治腰脚冷痹，沉重无力。宜服萆薢丸方。

萆薢（一两锉），熟干地黄（三分），牛膝（二两去苗），桂心（半两），五加皮（半两），酸枣仁（半两微炒），羌活（半两），附子（一两炮裂去皮脐），石斛（三分去根锉），白芍药（三分）。

上件药，捣罗为末。炼蜜和捣三二百杵，丸如梧桐子大。每于食前以温酒下三十丸。

第六节　《圣济总录》中膝痹病相关内容

一、《圣济总录》痛痹

论曰：《内经》谓寒气胜者为痛痹。夫宜通，而塞则为痛。痹之有痛，以寒气入经而稽迟，泣而不行也。痛本于寒气偏胜，寒气偏胜，则阳气少阴气多，与病相益。治宜通引营卫，温润经络。血气得温则宣流，自无壅阏也。

治风湿痹，四肢疼痹，拘挛浮肿。茯苓汤方。

赤茯苓（去黑皮），桑根白皮（各二两），防己，桂枝（去粗皮），芎䓖，芍药，麻黄（去根节各一两半）。

上七味，粗捣筛。每服五钱匕，水一盏半，枣一枚去核，煎取一盏，去滓温服。连三服后，以热姜粥投之，汗出为度。

治风湿痹，皮肉不仁，骨髓疼痛不可忍者。天雄丸方。

天雄（炮裂，去皮脐），附子（炮裂，去皮脐各一两），桂枝（去粗皮一两半），干姜（炮三两），防风（去叉三两）。

上五味，为细末，炼蜜丸如梧桐子大。每服二十丸，温酒下，日三夜一。

治风湿痹，腰脚疼痛不可忍，久不瘥者。去毒丸方。

天雄（炮裂，去皮脐），附子（炮裂，去皮脐），桂枝（去粗皮各一两），白僵蚕（直者，炒三两），防风（去叉三分）。

上五味，为细末，炼蜜丸如梧桐子大。每服二十丸，温酒下，日三夜一。

治诸风寒湿骨肉痹痛。当归摩膏方。

当归（切，焙），细辛（去苗叶各一两半）桂枝（去粗皮一两），生地黄（一斤切，研，绞取汁），天雄（十枚去皮脐，生用），白芷（三分留一块不锉，全用），芎䓖（半两），丹砂（研一两），干姜（炮三分），乌头（去皮脐，生用一两三分），松脂（四两），猪脂（五斤别炼，去滓）。

上一十二味，先将八味锉如大豆粒，以地黄汁浸一宿，与猪脂、松脂同慢火煎，候至留者一块白芷黄色，以厚绵滤去滓，瓷合盛，入丹砂末，不住搅，至凝即止。每用药用火炙手，摩病处千遍。

治风寒湿痹，皮肉不仁，骨髓疼痛不可忍。茵芋浸酒方。

茵芋（去粗茎），萆薢，蜀椒（去目并闭口，炒出汗），狗脊（去毛），桂枝（去粗皮），附子（炮裂，去皮脐各一两），牛膝（去苗，酒浸，切，焙），石斛（去根），生姜（各一两半）。

上九味，㕮咀，以生绢袋贮，以酒一斗，浸经三两宿。每服一盏或二盏，温服。服尽酒一半，更可添新酒浸之。觉药味淡，即再合。

二、《圣济总录》着痹

论曰：《内经》谓湿气胜者为着痹。地之湿气感则害人皮肉筋脉。盖湿土也，土性缓，营卫之气，与湿俱留，所以湿胜则着而不移也。其证多汗而濡者，以阴气盛也。

治宜除寒湿，通行经络则瘥。

治寒湿痹，着而不散，四肢不仁，脚弱拘挛，或疼痛不能行，跌肿上膝，少腹坚不欲食。石斛散方。

石斛（去根二两），天门冬（去心一两半焙，锉），附子（炮裂，去皮脐三分），独活（去芦头三分），桂枝（去粗皮半两），桔梗（炒），蜀椒（去目及闭口，炒出汗），细辛（去苗叶各半两），麻黄（去根节三分），山茱萸，五味子，白芷（各半两），前胡（去芦头），秦艽（去土各三分），乌头（炮裂，去皮脐），人参，天雄（炮裂，去皮脐各半两），当归（切，焙），防风（去叉），莽草（微炙各三分），白术（半两），杜仲（去粗皮，炙，锉三分），干姜（炮半两）。

上二十三味，捣罗为散。每服二钱匕，温酒调下，未知稍稍加之，不拘时。

治寒湿痹留着不去，皮肤不仁，手足无力。侧子汤方。

侧子（炮裂，去皮脐），五加皮（各一两），磁石（煅，醋淬七遍），羚羊角（镑），防风（去叉），薏苡仁，麻黄（去根节），杏仁（汤浸，去皮尖、双仁，麸炒各一两），甘菊花，防己，葛根，赤芍药，芎䓖，秦艽（去苗土），甘草（炙各半两）。

上一十五味，锉如麻豆。每服三钱匕，水一盏，煎七分，去滓温服，不拘时。

治寒湿痹留着不去，四肢缓弱，皮肤不仁，精神昏塞。附子丸方。

附子（炮裂，去皮脐一两），莽草（微炙半两），白花蛇（酒浸，去皮、骨，炙二两），天南星（炮三分），乌头（炮裂，去皮脐半两），天麻（三分），干蝎（炒半两），桂枝（去粗皮三分），防风（去叉半两），薏苡仁，枫香脂（各一两），芎䓖（三分），草薢（一两），羌活（去芦头三分），淫羊藿（一两）。

上一十五味，捣罗为末，以糯米粥和捣数百杵，丸绿豆大。每服十丸，荆芥汤或温酒吞下，不拘时。

治寒湿着痹，皮肉不仁，甚至骨髓疼痛者。天雄浸酒方。

天雄（炮裂，去皮脐），附子（炮裂，去皮脐各一两），防风（去叉），独活（去芦头），当归（切，焙），白术（各二两），五加皮，芎䓖，桂枝（去粗皮），干姜（炮各一两半）。

上一十味，锉如麻豆，以夹绢囊盛，用无灰清酒一斗浸，春夏五日，秋冬七日。每温饮一盏，任性加减，以知为度。

治寒湿着痹，皮肤不仁，或肢节疼痛。白花蛇丸方。

白花蛇（酒浸，去皮、骨，炙），淫羊藿，干蝎（炒各一两），茵芋，乌头（炮裂，去皮脐），天南星（炮各半两），天雄（炮裂，去皮脐），天麻，桂枝（去粗皮），麻黄（去根节），鹿角（镑），草薢（各一两），桑螵蛸（炒半两），雄黄（研），麝香（研各一分）。

上一十五味，捣研为末，拌和令匀，别用天麻末三两，以无灰酒一大碗，慢火熬成膏，和前药末，更捣五七百杵，丸梧桐子大。每服薄荷酒下二十丸，不拘时。

治风湿痹留着不去，四肢痹麻，拘挛浮肿。茯苓汤方。

赤茯苓（去黑皮），桑根，白皮（各二两），防己，桂枝（去粗皮），芎䓖（一两半），甘草（炙三两），芍药，当归（切，焙），麻黄（去根节，先煮，掠去沫，焙干各一两半）。

上九味，粗捣筛。每服六钱匕，以水二盏，枣三枚劈破，同煎去滓，取一盏温服，空心临卧时。如欲出汗，服药了以生姜热粥投之，汗出慎外风。

治寒湿痹留着不去，四肢不仁。干蝎散方。

干蝎（炒），侧子（炮裂，去皮脐），独活（去芦头），桑螵蛸（炒各一两），踯躅花（醋拌，炒），天南星（炮各半两），草薢（锉），天麻，桂枝（去粗皮一两）。

上九味，捣罗为散。每服一钱匕，温酒调下，不拘时。

治寒湿着痹，四肢皮肤不仁，以至脚弱不能行。侧子浸酒方。

侧子（炮裂，去皮脐），牛膝（去苗），丹参（去苗土），山茱萸，杜仲（去粗皮），石斛（去根），蒴藋根（各二两），防风（去叉），蜀椒（去合口并目，炒出汗），细辛（去苗叶），独活（去芦头），秦艽（去苗土），桂枝（去粗皮），芎䓖，当归（切，焙），白术，茵芋（去粗茎各一两半），干姜（炮一两），五加皮（二两半），薏苡仁（炒半升）。

上二十味，细锉如麻豆，以夹生绢囊盛贮，清酒二斗，春夏浸三日，秋冬五日。初服温半盏，日再。未知稍加服。

治风湿着痹，服药虽多，肌肉犹痹。摩风膏摩之方。

防风（去叉），羌活（去芦头），芎䓖，细辛（去苗叶），蜀椒（去目并闭口者，炒出汗），当归，踯躅花（各半两），白蔹，白芷，丹参，苦参，黑参，桂枝（去粗皮），附子（去皮脐），乌头（去皮脐），皂荚（去皮），莽草（各一分），杏仁（去皮尖并双仁半两）。

上一十八味，细锉如麻豆，以米醋二升拌匀，浸三宿，熬干，同腊月猪脂二斤，以文武火煎一日，绵滤去滓，瓷瓶贮，每用少许，点摩痹处。兼治一切风毒。其膏年岁深久者尤佳。

治风湿着痹，肌肉（瘰）厚，不知痛痒。龙虎膏方。

龙骨（二两），虎骨（三两酥涂，焙），当归（切，焙），桂枝（去粗皮各一两），皂荚（半斤肥者去子）。

上五味，捣罗为末，先别用好肥皂荚十挺，以苦酒三升，接取汁，去滓入铛中，煎减半，即入前药同煎如稀饧，入瓷合盛。每用少许，揩摩痹处。

三、《圣济总录》行痹

论曰：《内经》谓风寒湿三气杂至，合而为痹，其风气胜者为行痹。夫气之在人，本自流通，所以痹者，风寒湿三气合而为病也。然三气之中，各有阴阳，风为阳气，善行数变，故风气胜则为行痹。其证上下左右，无所留止，随其所至，气血不通是也。治法虽通行血气，宜多以治风之剂。

治行痹行走无定。防风汤方。

防风（去叉），甘草（炙，锉各一两），黄芩（去黑心三分），当归（切，焙），赤茯苓（去黑皮各一两），秦艽（去苗土），葛根（锉各三分），桂枝（去粗皮），杏仁（汤去皮尖、双仁，炒各一两），麻黄（去根节，煎，掠去沫，焙半两）。

上一十味，粗捣筛。每服五钱匕，酒一盏，水一盏，枣三枚（劈破），生姜五片，同煎至一盏，去滓温服，日二夜一。

治行痹头面四肢袭着，筋脉挛急，手足不随，痰涎胶黏，语涩昏浊，口眼偏㖞。羚羊角丸方。

羚羊角（镑一两），木香，青橘皮（汤浸，去白，焙），半夏（汤洗，同生姜捣曲，焙干），羌活（去芦头），独活（去芦头），芎䓖，藿香叶，干蝎（去土，炒），白花蛇（酒炙，去皮、骨），白附子（炮），天麻（酒浸，切，焙各半两），槟榔（锉），丹砂（研各一两），麝香（研），牛黄（研），龙脑（研各一两）。

上一十七味，除研药外，为细末，再和匀，用皂荚薄荷鹅梨汁各一碗，同熬成膏，和丸如绿豆大。每服七丸，温酒或薄荷汤下，不计时候。

治风痹行走无定处，亦治血痹。萆薢丸方。

萆薢，山芋，牛膝（去苗，酒浸，焙干），泽泻（各一两），生干地黄（焙二两半），白术（半两），茵芋，蛴螬（微炒），干漆（炒烟出），狗脊（去毛），车前子，天雄（炮裂，去皮脐）（各一分）。

上一十二味，为细末，炼蜜丸如梧桐子大。每服温酒下二十丸，加至三十丸，日三。

治风痹游走无常处，亦治血痹。山茱萸丸方。

山茱萸（炒一两一分），生干地黄（焙二两半），山芋，牛膝（去苗，酒浸，焙），泽泻，萆薢（各一两），天雄（炮裂，去皮脐），蛴螬（微炒），车前子，干漆（炒烟出），狗脊（去毛），白术，地肤子（各三分），茵芋（去粗茎半两）。

上一十四味，为细末，炼蜜丸如梧桐子大。每服温酒下二十丸，加至三十丸，日三。

治诸风痹，走移无定。干地黄丸方。

生干地黄（焙），泽泻，山茱萸（炒各一两），山芋，牛膝（去苗，酒浸，切，焙），白术（锉各一两），天雄（炮裂，去皮脐一分），蛴螬（微炒），干漆（炒烟出），狗脊（去毛），车前子，茵芋（各三钱），萆薢（炒半两）。

上一十三味，为细末，炼蜜丸如梧桐子大。每空腹用温酒下二十丸，日二夜一。

治诸风痹。附子酒方。

附子三枚（重二两者，炮裂，去皮脐）。

上一味，锉如麻豆大，以醇酒五升，浸三五日。每温服一合，去滓，以唇口麻痹为度，日再。

四、《圣济总录》筋痹

论曰：《内经》曰，风寒湿三气杂至，合而为痹。又曰：以春遇此者为筋痹。其状拘急，屈而不伸是也。筋痹不已，复感于邪，内舍于肝，是为肝痹。其状夜卧则惊，饮多数小便，上为引如怀。盖淫气乏竭，痹聚在肝。治法以筋痹为先，筋痹既平，则邪弗入于肝矣。

治筋风，四肢挛痹。天麻丸方。

天麻（二两），苦参（三两），细辛（去苗叶二两），菖蒲（二两），牛膝（去苗，酒浸，焙二两），赤箭（二两），附子（炮裂，去皮脐一两），地榆（二两），人参（二两），芎䓖（一两），桂枝（去粗皮一两半），木香（一两），陈橘皮（汤浸，去白，焙干一两半），当归（切，焙），赤芍药，酸枣仁（微炒），威灵仙（去土），藁本（去苗土），防风（去叉，锉），独活（去芦头）各二两。

上二十味，捣罗为细末，炼蜜和杵为丸，如梧桐子大。每服温酒下二十丸，日二服，加至三十丸。

治筋痹，以筋虚为风所伤，故筋挛缩，腰背不伸，强直时痛。牛膝汤方。

牛膝（去苗，酒浸，锉，焙），防风（去叉），丹参，前胡（去芦头各二两），石斛（去根二两半），杜仲（去粗皮，涂酥炙，锉），秦艽（去苗土），续断（各一两半），陈橘皮（汤去白各一两），大麻仁（研一合）。

上一十味，除大麻仁外，粗捣筛。每服五钱匕，水一盏半，煎五七沸，别下麻仁末一钱匕，煎至一盏，去滓，空腹服，日二。

治筋痹肢体拘急，不得伸展。独活散方。

独活（去芦头三两），附子（炮裂，去皮脐），薏苡仁，苍耳，防风（去叉），蔓荆实，芎䓖，细辛（去苗叶），秦艽（去苗土），菖蒲（各二两）。

上一十味，捣罗为细散。每服一钱匕，空腹以温酒调下，日二。

治肝痹多惊悸，神思不安。茯神散方。

茯神（去木），酸枣仁（微炒），黄芪（锉），人参各一两，熟干地黄（焙），远志（去心），五味子（各半两），白茯苓（去黑皮一两），丹砂（别研半两）。

上九味，除丹砂外，捣罗为散，入丹砂末，再研匀。每服一钱匕，以温酒调下，不计时候。

治肝痹两胁下满，筋急不得太息，疝瘕四逆，抢心腹痛，目不明。补肝汤方。

白茯苓（去黑皮一两二钱），乌头（四枚炮裂，去皮脐），蕤仁（研），柏子仁（研），防风（去叉），细辛（去苗叶各二两），山茱萸，桂枝（去粗皮三分），甘草（炙，锉半两）。

上九味，锉如麻豆，入研药拌匀。每服五钱匕，水一盏半，入大枣二枚（劈开），同煎数沸，去滓，取一盏服，不计时。

治肝虚气痹，两胁胀满，筋脉拘急，不得喘息，四肢少力，眼目不明。细辛汤方。

细辛（去苗叶），防风（去叉），白茯苓（去黑皮），柏子仁（研），桃仁（汤浸去皮尖、双仁，麸炒微黄），山茱萸，甘草（炙，锉各三分），蔓荆实，枳壳（去瓤，麸炒各半两）。

上九味，粗捣筛。每服三钱匕，水一盏，大枣三枚（劈破），同煎数沸，去滓，取七分温服，不计时候。

治肝痹头目昏塞，四肢不利，胸膈虚烦。防风汤方。

防风（去叉）一两，芎䓖，黄芪（锉），五味子，人参，茯神（去木），独活（去芦头），羚羊角（镑屑），前胡（去芦头）各三分，细辛（去苗叶），酸枣仁（微炒），甘草（炙）各半两。

上一十二味，粗捣筛。每服三钱匕，水一盏，大枣三枚（劈破），同煎，取七分，去滓温服，不计时候。

治筋痹多悲思，颜色苍白，四肢不荣，诸筋拘挛，伸动缩急，腹中转痛。五加皮酒方。

五加皮，枳刺（炒），猪椒根皮（各八两），丹参（八两），桂枝（去粗皮三两），当归（切，焙三两），甘草（炙），天雄（炮裂，去皮脐），秦椒（去闭口及目，炒出汗），白薜皮，木通（锉各四两），芎䓖，干姜（炮各五两），薏苡仁（半升），大麻仁（三升）。

上一十五味，锉如麻豆大，以夹绢囊盛贮，清酒三斗渍之，春夏三四宿，秋冬六七宿。初服二三合，稍加，以知为度。

五、《圣济总录》骨痹

论曰：《内经》谓人有身寒，汤火不能热，厚衣不能温，然不冻栗。是人者，素肾气胜，以水为事，太阳气衰，肾脂枯不长，一水不能胜两火。肾者水也，而生于骨，肾不荣则髓不能满，故寒甚至骨也。所以不能冻栗者，肝，一阳也；心，二阳也；肾，孤脏也，一水不能胜二火，故不能冻栗。病名曰骨痹，是人当挛节也。夫骨者肾之余，髓者精之所充也。肾水流行，则髓满而骨强。迨夫天癸亏而凝涩，则肾脂不长；肾脂不长，则髓涸而气不行，骨乃痹而其证内寒也。虽寒不为冻栗，则以肝心二气为阳火，一水不能胜之，特为骨寒而已，外证当挛节，则以髓少而筋燥，故挛缩而急也。

补骨髓，治寒湿。肉苁蓉丸方。

肉苁蓉（酒浸，切，焙一两），獭肝（一具，涂酥炙，切），柴胡（去苗），秦艽（去苗土各三分），巴戟天（去心），黄芪（锉各一两），人参（半两），白茯苓（去黑皮三分），熟干地黄（切，焙半两），泽泻，附子（炮裂，去皮脐各三分），远志（去心一两），山芋，蒺藜子（炒去角各半两），石斛（去根三分），厚朴（去粗皮，姜汁炙），五味子，桂枝（去粗皮），桃仁（汤浸去皮尖、双仁，炒，别研），丁香，木香（各半两），当归（切，焙三分），芍药，陈橘皮（汤浸去白，焙），赤石脂，槟榔，白术，干姜（炮），郁李仁（汤浸去皮尖，炒，研），甘草（炙，锉），牡丹皮，蜀椒（去目并闭口者，炒出汗），山茱萸，芎䓖，牡蛎（炒各半两）。

上三十五味，捣研为末，再和匀炼蜜，和杵数百下，丸如梧桐子大。每服温酒下三十丸，不拘时，日三服。

治肾虚骨痹，肌体羸瘦，腰脚酸痛，饮食无味，小便滑数。石斛丸方。

石斛（去根），牛膝（酒浸，切，焙），续断（各三分），菟丝子（酒浸，别捣），石龙芮（炒），桂枝（去粗皮各一两），肉苁蓉（酒浸，切，焙三分），鹿茸（去毛，酥炙一两），杜仲（去粗皮，炙，锉），白茯苓（去黑皮），熟干地黄（切，焙各三分），附子（炮裂，去皮脐一两），巴戟天（去心半两），防风（去叉三分），桑螵蛸（炙），芎䓖（各半两），山茱萸（三分），覆盆子（半两），补骨脂（微炒），荜澄茄（各三分），五味子（半两），泽泻（一两），沉香，蘹香子（微炒各三分），薏苡仁（炒一两）。

上二十五味，捣罗为末，炼蜜和杵数百下，丸如梧桐子大。每服空心以温酒下三十丸，日二服。

治肾虚骨痹，面色萎黑，足冷耳鸣，四肢羸瘦，脚膝缓弱，小便滑数。补肾熟干地黄丸方。

熟干地黄（切，焙），肉苁蓉（酒浸，切，焙），磁石（煅，醋淬各二两），山茱萸（三分），桂枝（去粗皮），附子（炮裂，去皮脐各一两），山芋（三分），牛膝（酒浸，切，焙一两），石南，白茯苓（去黑皮），泽泻，黄芪（锉各三分），鹿茸（去毛，酥炙二两），五味子（三分），石斛（去根，锉一两），覆盆子，远志（去心各三分），补骨脂（微炒一两），草薢（锉），巴戟天（去心各三分），杜仲（去粗皮，炙，锉一两），菟丝子（二两酒浸，别捣），白龙骨（一两）。

上二十三味，捣罗为末，炼蜜和杵数百下，丸如梧桐子大。每服空心以温酒下三十丸，日三服。

治肾脏中风寒湿成骨痹，腰脊疼痛，不得俯仰，两脚冷㑊，缓弱不遂，头昏耳聋，语音浑浊，四肢沉重。附子独活汤方。

附子（炮裂，去皮脐），独活（去芦头各一两），防风（去叉），芎藭，丹参，萆薢，菖蒲（各半两），天麻，桂枝（去粗皮各一两），黄芪（半两），当归（切，焙一两），细辛（去苗叶），山茱萸，白术，甘菊花，牛膝（酒浸，切，焙），枳壳（去瓤，麸炒），甘草（炙，锉各半两）。

上一十八味，锉如麻豆。每服三钱匕，以水一盏，生姜三片，煎至七分，去滓，不计时候温服。

治肾脏气虚，骨痹缓弱，腰脊酸痛，脐腹虚冷，颜色不泽，志意昏愦。鹿茸天麻丸方。

鹿茸（去毛，酥炙二两），天麻（一两半），附子（炮裂，去皮脐），巴戟天（去心），菖蒲（各一两），石斛（去根，锉一两半），干蝎（去土，炒），萆薢（锉），桂枝（去粗皮），牛膝（酒浸，切，焙），天雄（炮裂，去皮脐），独活（去芦头），丹参，当归（切，焙），杜仲（去粗皮，炙，锉）（各一两），肉苁蓉（酒浸，切，焙一两半），磁石（煅，醋淬，细研，水飞过一两）。

上一十七味，捣罗为末，炼蜜和匀，捣三五百下，丸如梧桐子大。每服二十丸，加至三十丸，空心及晚食前以温酒下。

治肾脏久虚，骨疼腰痛足冷，少食无力。肾沥汤方。

磁石（煅，醋淬二两），肉苁蓉（酒浸，切，焙），黄芪，人参，白茯苓（去黑皮），芎藭，桂枝（去粗皮），菖蒲，当归（切，焙），熟干地黄（切，焙），石斛（去根），覆盆子，干姜（炮），附子（炮裂，去皮脐），五味子（各一两）。

上一十五味，锉如麻豆。每服三钱匕，用羊肾一只，去脂膜，先用水二盏，煮肾取汁一盏，去肾入药末，煎至七分，去滓温服，空心、日午、夜卧共三服。

六、《圣济总录》风湿痹

论曰：风湿痹者，以风湿之气，伤人经络而为痹也。其状皮肤㑊厚，肌肉酸痛，盖由真气虚弱，为风湿所袭。久不瘥，入于经络，搏于阳经，致机关纵缓，不能维持，故令身体手足不随也。

治风湿痹，肌肤不仁，体常汗出恶风。防己汤方。

防己（二两），白术（一两半），桂枝（去粗皮），茵芋，丹参，五加皮（锉各一两），牛膝（酒浸，切，焙），细辛（去苗叶），甘草（炙各半两）。

上九味，粗捣筛。每服五钱匕，水一盏半，入生姜五片，煎至八分，去滓温服，不拘时候，日二。

治风湿痹不仁，肢体疼痛。海桐皮汤方。

海桐皮，丹参，桂枝（去粗皮），防己（各一两），甘草（炙），麻黄（去根节），天门冬（去心，焙各二两），侧子（炮裂，去皮脐半两）。

上八味，锉如麻豆。每服四钱匕，水一盏，入生姜五片，煎至七分，去滓温服，不拘时。

治风湿痹，四肢缓弱，皮肤不仁，精神昏愦。白花蛇丸方。

白花蛇（酒浸，去皮、骨，炙二两），薏苡仁，附子（炮裂，去皮脐），萆薢，淫羊藿（各一两），羌活（去芦头），天南星（炮），天麻，桂枝（去粗皮），芎藭（各三分），莽草（微炙），干蝎（去土，炒），乌头（炮裂，去皮脐），防风（去叉），枫香脂（各半两）。

上一十五味，为细末，糯米粥和捣三百杵，丸如小豆大。每服十丸，荆芥汤或温酒下。

治风湿痹，肢体疼痛，不能行步。萆薢丸方。

萆薢（四两），牛膝（酒浸，切，焙三两），丹参，附子（炮裂，去皮脐），白术，枳壳（去瓤，麸炒各二两）。

上六味，为细末，炼蜜丸如梧桐子大。每服三十丸，温酒下，不拘时。

治风湿痹，脉浮身重，汗出恶风。防己汤方。

防己（二两），甘草（炙），黄芪（薄切），麻黄（去根节，先煎，掠去沫，焙各一两），白术（一两半）。

上五味，粗捣筛。每服五钱匕，水一盏半，入枣二枚（劈破），生姜三片，煎至一盏，去滓温服，空心一服，夜卧并二服。服讫用椒葱汤小浴，继以生姜酒粥没之。汗出慎外风，皮肤中当如虫行。

治风寒湿痹，四肢拘挛。苍耳饮方。

苍耳（微炒三两）。

上一味，为末。每服二钱匕，水一盏，煎至七分。去滓温服。

治男女恶风湿痹，周身不仁；小腹拘急，绕脐㽲痛；头目昏眩，时吐涎沫；咳嗽背强，难以俯仰；心下懊憹，而目脱色；喉咽不利，耳聋恶寒；饮食失味，膀胱忽满，大小便不利；两胫酸痛，手足厥逆；吸吸短气，时复失精，白汗自出；梦寐不安，心神恍惚；肌肤瘾疹。大黄丸方。

五味子（炒），䗪虫（熬），芎䓖，肉苁蓉（酒浸，切，焙），白薇，黄连（去须），牡丹皮（各三分），阿胶（炒燥），麦门冬（去心，焙），续断，石斛（去根），甘草（炙，锉），吴茱萸（汤洗，焙，炒），商陆根（切），芒硝，细辛（去苗叶），厚朴（去粗皮，生姜汁炙，锉），黄芩（去黑心各半两），桂枝（去粗皮），蜀椒（去目并闭口，炒出汗），干姜（炮裂），当归（切，焙各一两），乌头（炮裂，去皮脐），生干地黄（焙各一两一分），大黄（二两半），附子（炮裂，去皮脐一分）。

上二十六味，捣罗为末，炼蜜和丸，如梧桐子大。每服五丸，日三夜再，温水下，渐加至十丸，以知为度。

治风寒湿气留于血脉，㾬痹不仁。乳香丸方。

乳香（研），没药（研），五灵脂（研各一分），乌头（炮裂，去皮脐），草乌头（炮），白僵蚕（炒），附子（炮裂，去皮脐），自然铜（醋炒各半两），黑牵牛（瓦上炒），天麻（酒浸，切，焙各一两）。

上一十味，捣罗为末，酒煮面糊和丸，如梧桐子大。每服十丸至十五丸，薄荷酒下。

治风冷湿痹，腰脚不利。楮实丸方。

楮实（六两），桂枝（去粗皮），干姜（炮），枳壳（去瓤，麸炒各一两半），牛膝（酒浸，切，焙三两），槟榔（锉二两半）。

上六味，捣罗为末，炼蜜和丸，如梧桐子大。每服三十丸，食前温下，日三。

治风湿冷痹，身体俱痛。菖蒲散方。

菖蒲，生地黄，枸杞根，商陆根（生者各四两），乌头（炮裂，去皮脐二两），生姜（半斤）。

上六味，细锉，以清酒二斗，渍一宿曝干，复纳酒中如此，以酒尽为度，曝干，捣罗为散。每空腹暖酒调一钱匕，日二服。

治风湿痹，身体疼痛，恶风微肿。芍药饮方。

赤芍药，麻黄（去根节，先煮，掠去沫，焙），天门冬（去心，焙各三两），杏仁（去皮尖、双仁，炒各五十枚）。

上四味，粗捣筛。每服五钱匕，水一盏半，入生姜一枣大（切），煎至八分，去滓，温服。

治风寒湿痹，四肢挛急，或身体浮肿。防己饮方。

防己，桑根白皮（锉），桂枝（去粗皮），麻黄（去根节各三两），白茯苓（去黑皮四两）。

上五味，粗捣筛。每服五钱匕，水一盏半，煎至八分，去滓，温服，不拘时。

治风湿痹，皮肤㿠厚，肌肉酸痛，不可屈伸。芍药饮方。

赤芍药，芎䓖（各四两），附子（炮裂，去皮脐二两），甘草（炙三两）。

上四味，锉如麻豆。每服五钱匕，水一盏半，煎至八分。去滓，温服。

治风湿痹不仁，脚弱不能行。侧子浸酒方。

侧子（炮裂，去皮脐），牛膝（酒浸，切，焙），丹砂，山茱萸（并子用），杜仲（去粗皮，炙，锉），石斛（去根），蒴藋根（各二两），防风（去叉），蜀椒（去目并闭口，炒汗出），细辛（去苗叶），独活（去芦头），秦艽（去苗土），桂枝（去粗皮），芎䓖，当归，白术，茵芋（去粗茎各一两半），五加皮（二两半），薏苡仁（炒半斤），干姜（炮一两）。

上二十味，锉如麻豆大，以生绢囊贮，用清酒三斗浸，春夏三四宿，秋冬六七宿。初服三合，日再，稍加之，以知为度。

治风湿痹，脚膝无力，筋挛急痛。巨胜浸酒方。

巨胜（炒一升半），薏苡仁（炒半升），生干地黄（二两）。

上三味，锉令匀细，生绢囊贮，以酒二斗浸，春夏三五日，秋冬六七日。每服五合，空心临卧温服。

治久患风湿痹，筋挛膝痛。兼理胃气结聚，止毒热，去黑痣面皯，润皮毛。牛膝大豆浸酒方。

牛膝（酒浸，切，焙一斤），大豆（紧小者，炒熟一斤），生地黄（洗，切一斤）。

上三味，拌匀，同蒸一馈倾出，生绢囊贮，以酒三斗浸经宿。每服三合至五合，空心、日午、夜卧温服。

治风湿痹，脚膝痹厥，腰脚不随。兼治一切风脚膝之疾方。

麦曲末（一升），盐（三升）。

上二味，蒸令气溜，毡袋盛之。以足踏践袋上，冷则易之。

治风湿痹。陈元膏方。

当归（生），附子（生，去皮脐），天雄（生，去皮脐），乌头（生，去皮脐各一两半），生地黄（一斤捣取汁），细辛（去苗叶），干姜（生），芎䓖（各一两），桂枝（去粗皮），白芷（生用，留一块不锉），丹砂（别研各半两），雄黄（别研一两一分），醋（一斤半），松脂（四两），猪肪（不中水者，去筋膜，别炼五斤）。

上一十五味，除二味研者并地黄汁、猪肪、松脂、醋等相次入外，余锉切如豆粒，先将地黄汁与醋拌匀，浸一宿，取猪肪、松脂同于净器中煎，常令小沸，候白芷色黄，停温，用厚绵滤去滓，瓷合盛，入雄黄、丹砂末，熟搅至凝止。每用涂摩病处。凡修合无令小儿、妇人及鸡犬见。

治风湿痹、肌肉休痹，四肢挛急、疼痛，日久不瘥，令机关纵缓，不能维持身体，手足不随。涂摩膏方。

牛膝（去苗），芍药，芎䓖，当归，白术，白芷，蜀椒（去目并合口），厚朴（去粗皮），雷丸，半夏（汤浸七遍去滑），桔梗（炒），细辛（去苗叶），吴茱萸，桂枝（去粗皮），附子（炮裂，去皮脐），木香，大腹，槟榔（各一两），酥（二两），驼脂（三两），腊月猪脂（三斤）。

上二十一味，除后三味外，并细切，量药多少，以酒渍一宿，先炼猪脂成膏去滓，后尽入众药，以慢火从旦煎至晚，其膏成，以绵裹滤去滓，再入铛中，投酥并驼脂，候稍搅匀，以瓷器盛。每不拘多少，以药摩之，摩经七日，即歇三两日再摩之。

第七节 《全生指迷方》中膝痹病相关内容

一、《全生指迷方》痹证

论曰：若始觉肌肉不仁，久而变生他证，病名曰痹。此由风寒湿三气客于经络，舍于血脉，搏于荣卫，故令皮肤痹而不仁。有热则肌肉骨节烦疼，有寒则冷。以春得之在筋，夏得之在脉，秋得之在皮，冬得之在骨，四季得之在肌肉。又久而不去，各传其脏，筋痹不已，舍之于肝，夜卧则惊，饮食多，小便数，上为引如怀妊。脉痹不已，舍之于心，其脉不通，烦满，心下鼓，暴上气。肌痹不已，舍之于脾，其状四肢懈惰，发咳，呕汁，上为大塞。皮痹不已，舍之于肺，其状烦满而喘呕。骨痹不已，舍之于肾，其状善胀，尻以代踵，脊以代头。上证虽多，必先肌肉不仁。其始，治当以增损小续命汤，证状小不同者，当依本法。病久入深，鲁公酒主之。

增损小续命汤（方缺）

鲁公酒

茵芋，川乌头（炮，去皮脐），踯躅花，天雄（炮，去皮脐），防己，石斛（去根，各一两）细辛（去苗），柏子仁，牛膝（去苗），甘草（炙），通草，桂枝（去皮取心），山茱萸，秦艽（去苗土），黄芩，茵陈蒿，瞿麦，附子（炮，去皮），杜仲（去皮），泽泻，王不留行，石楠叶，防风，生干地黄（各半两），远志（去心）。

右咀，酒四斗，渍十日。每服一合，常令酒气相续。

若胃干而渴，肌肉不仁，由居处卑湿，以水为事，肌肉濡渍，痹而不仁，是谓肉痿，罂粟汤主之。

罂粟汤

罂粟（不计多少）

上研细末，煮稀粥，入蜜饮之，大解金石毒。

若一边足膝无力，渐渐瘦细，肌肉不泽，上牵胁肋，下连筋急，不能行步，此由大病之后，数亡津液，血少不荣，气弱不运，肝气亏损，无血以养筋，筋不荣则干急而痛，亦不能举，活血丹主之。

活血丹

干地黄（二两），当归（洗），芍药，续断，白术（各一两）。

上为细末，酒糊为丸，如梧桐子大。温酒下三十丸，食前服，加至五十丸。如痛甚，足痿不能行，去白术，加杜仲一两，乳香、葳灵仙、木鳖子仁、草乌头、白芥子各半两。

鹿茸丸

鹿茸（去毛，切作片子，酥炙，五两），干地黄（二两），菟丝子（拣净，酒浸透，乘润捣烂，焙，二两），杜仲（去粗皮，捣烂，酒拌，炒干，二两），牛膝（二两），萆薢（二两），附子（炮，去皮脐，半两），干漆（半两，炒烟尽为度）。

上为细末，酒糊为丸，如梧桐子大。饮下三十丸，食前服。

若时觉脚弱，速灸风市、三里二穴各一二百壮。若觉热闷，慎不可灸，大忌酒面房劳。风市穴，使患者平立垂两手，合手著腿，中指尖头即是穴。三里穴在足膝盖下三寸外廉，按之陷中是。又法以指深按之，则足跗阳脉不见为准。

第八节 《世医得效方》中膝痹病相关内容

一、《世医得效方》风寒湿合痹

附子汤

治合痹，骨节疼痛，皮肤不仁，肌肉重着，四肢缓纵，腰脚酸疼。

生附子（一两），白芍药，官桂，甘草，白茯苓，人参（半两），白术（三钱）。

上锉散。每服四钱，水二盏，生姜七片，煎至六分，去滓食前服。恶甜者，减甘草一半。兼治瘦极筋脉，气虚倦怠，遍体酸疼。

乌头汤

治寒冷湿痹，流于经络，挛缩不得转侧。

大乌头，细辛，川椒，甘草，秦艽，附子，官桂，白芍药（各七分），川独活（一两三钱半）。

上锉散。每服三钱，水一盏半，枣二枚。同煎至八分，去滓，空心食前服。

理中汤

治寒湿痹，加附子、天麻四分之一。（方见霍乱类）

黄芪酒

治风湿痹，身体顽麻，皮肤瘙痒，筋脉挛急，言语謇涩，手足不遂，时觉不仁。

黄芪（去芦），防风（去芦），官桂（不见火），天麻，萆薢，白芍药，当归（去芦），云母粉，白术，茵芋叶，木香（不见火），淫羊藿，甘草，川续断（各一两）。

上锉散，以生绢袋盛，以酒一斗浸之，春五日，夏三日，秋七日，冬十日。每服一盏，温暖服之，不拘时候。常令酒气相续为佳。

苍耳散

治一切风湿痹，四肢拘挛。苍耳子三两，为散，水一升半煎，去滓，分作三服。或细末，水糊丸如梧桐子大。每服五十丸，温酒吞下。

薏苡粥

治久风湿痹，补正气，除胸中邪气，利肠胃，消水肿，久服轻身益气。薏苡仁一升为末，以水作粥，空心服。

第九节　《古今医统大全》中膝痹病相关内容

一、《古今医统大全》五痹病机内经叙论

黄帝问曰：痹之安生？岐伯对曰：风、寒、湿三气杂至，合而为痹也。其风胜者为行痹，寒气胜者为痛痹，湿气胜者为着痹。帝曰：其有五者，何也？岐伯曰：以冬遇此者为骨痹，以春遇此者为筋痹，以夏遇此者为脉痹，以至阴（六月也）遇此者为肌痹，以秋遇此者为皮痹。又曰：血凝于肤者为痹。

《灵枢·周痹篇》曰：周痹之在身，上下移徙随脉，左右相应，间不容空，愿闻此痛，在血脉之中邪？在分肉之间乎？何以致是？其痛之移也，间不及下针，其痛之时，不及定治，而痛已止。何道使然？岐伯曰：此众痹也，非周痹也。凡众痹各在其处，更发更止，更居更起，以右应左，以左应右，非能周也，更发更休也。周痹者，在于血脉之中，随脉上下，不能左右，各当其所。风寒湿气客于外分肉之间，迫切而为沫，沫得寒则聚，聚则排分肉而分裂也、分裂则痛。此内不在脏，而外未发于皮，独居分肉之间，真气不能周，命曰周痹。

二、《古今医统大全》痹证不出风寒湿三气所因

帝曰：痹证或痛或不痛，或不仁，或寒或热，或燥或湿，其故何也？岐伯曰：痛者，寒气多也，有寒故痛也。其不痛不仁者，病久入深，荣卫之行涩，经络时疏，故不痛。皮肤不营，故不仁。其寒者，阳气少，阴气多，与病相益，故寒也。热者，阳气多，阴气少，病气胜，阳遭阴，为痹热。多汗濡者，此逢湿甚也。阳气少，阴气胜，

两气相感，故汗出而濡也。痹之为病，寒多则痛，风多则行，湿多则著。在骨则重而不举，在筋则屈而不伸，在肉则不仁，在脉则血凝而不流，在皮则寒。此五者则不痛也。凡痹逢寒则急，逢热则纵。

三、《古今医统大全》风痿痹三证相类治法不同

痹之为证，有筋挛不伸、肌肉不仁，与风证相似。故世俗多类于风痿痹之证混同通治，此千古之弊也。大抵固当分其所因。风则阳受之。痹为风寒湿所感，则阴受之，为病多重著沉痛。痿因血少气虚，火盛克金，肺叶燥枯，宗筋不润，肝木乘胜，脾土受伤，饮食少，四肢倦，为精血虚耗，故筋骨痿而不用。治宜润燥、养血、滋阴，非若痹之气血凝滞，留而不行，或痛而手足为之麻木不仁，治以行气胜湿为主。三证虽大略相似，而所以施治迥然不同。执事者其辨诸。

第十节 《医门补要》中膝痹病相关内容

一、《医门补要》痹症

痹者，闭也。风寒湿外受，则经络闭塞，四末失其滋养，手足麻木缓纵，周身酸痛。有因劳伤筋骨而成者，有因坐卧湿地者，有因浸入凉水者，有因冲犯雨雪者，皆宜针灸多次，内常服祛风湿活血脉药酒，痛处常贴膏药。迁连之病，亦有治之不应成废疾者。痹脉沉缓或涩，先宜辨明。

第十一节 《医学心悟》中膝痹病相关内容

一、《医学心悟》痹（鹤膝风）

痹者，痛也。风寒湿三气杂至，合而为痹也。其风气胜者为行痹，游走不定也。寒气胜者为痛痹，筋骨挛痛也。湿气胜者为着痹，浮肿重坠也。然即曰胜，则受病有偏重矣。治行痹者，散风为主，而以除寒祛湿佐之，大抵参以补血之剂，所谓治风先治血，血行风自灭也。治痛痹者，散寒为主，而以疏风燥湿佐之，大抵参以补火之剂，所谓热则流通，寒则凝塞，通则不痛，痛则不通也。治着痹者，燥湿为主，而以祛风

散寒佐之，大抵参以补脾之剂，盖土旺则能胜湿，而气足自无顽麻也。通用蠲痹汤加减主之，痛甚者，佐以松枝酒。复有患痹日久，腿足枯细，膝头瘤大，名曰鹤膝风。此三阴本亏，寒邪袭于经络，遂成斯症，宜服虎骨胶丸，外贴普救万全膏，则渐次可愈。失此不治，则成痼疾，而为废人矣。

第十二节　《医学实在易》中膝痹病相关内容

一、《医学实在易》痹诗

闭（痹者，闭也）而为痛痹斯名，五积（散）温通（通则不痛）古法程，二术二陈祛湿外，黄芪五物汤妙而精。

鹤膝风者，胫细而膝肿是也。为风、寒、湿三气合痹于膝而成。宜借用痹症，历节风方法。如初起用白芥子研末，以姜、葱汁调涂，一伏时患处起泡，泡干起皮自愈。虚弱者，宜十全大补汤，加附子、防风、牛膝、杜仲、独活主之。此证属于三阴，三阳虽曰主内，而风、寒、湿皆自外来，故列于表症。

第十三节　《三因极一病证方论》中膝痹病相关内容

一、《三因极一病证方论》叙痹论

夫风湿寒三气杂至，合而为痹。虽曰合痹，其用自殊。风胜则为行痹，寒胜则为痛痹，湿胜则为着痹。三气袭人经络，入于筋脉、皮肉、肌肤，久而不已，则入五脏。凡使人烦满，喘而吐者，是痹客于肺；烦心上气，嗌干恐噎，厥胀满者，是痹客于心；多饮，数小便，小腹痛如怀妊，夜卧则惊者，是痹客于肝；善胀，尻以代踵，脊以代头者，是痹客于肾；四肢解惰，发咳呕沫，上为大塞者，是痹客于脾。又有肠痹者，数饮而小便不利，中气喘急，时发飧泄。又胞痹者，小腹按之内痛，若沃以汤，涩于小便，上为清涕。又六腑各有俞，风寒湿中其俞，而食饮应之，故循俞而入，各舍其腑。治之，随其腑俞，以施针灸之法，仍服逐风湿寒发散等药，则病自愈。大抵痹之为病，寒多则痛，风多则行，湿多则着；在骨则重而不举，在脉则血凝不流，在筋则屈而不伸，在肉则不仁，在皮则寒，逢寒则急，逢热则纵。又有血痹，以类相从，附于此门。外有支饮作痹，见痰饮门。

第十四节 《简明医彀》中膝痹病相关内容

一、《简明医彀》痹证

经曰：风寒湿三气杂至，合而为痹也。其风气胜者为行痹；寒气胜者为痛痹；湿气胜者为着痹。五痹者，冬为骨痹；春筋痹；夏脉痹；季夏肌痹；秋皮痹。又曰：血凝于肤者为痹。又周痹者，在身上下移徙，随脉左右相应，间不容空也。众痹者，各有其处，更发更止也。按风寒湿气，客于分肉之间，迫切而为沫，沫得寒则聚，聚则排分肉作痛，此内不在脏，外不在皮，独居分肉之间。如痹不已，在骨则重而不举；在筋则屈而不伸；在肉则不仁；在脉则血凝；在皮则寒慄，皆不痛也。凡痹逢寒则急，逢热则纵。治宜先攻风湿，定痛；次养血润燥滋阴。脉涩而紧为痹。

主方，羌活，苍术，白术，酒芩，防己，当归，片姜黄（温州），防风（各一钱），甘草（七分），生姜五片，水煎，食前服。

寒胜痛甚，倍羌活加麻黄、桂枝；风胜加独活、藁本、白芷；湿胜倍苍、白术，加猪苓、泽泻、茵陈。当归拈痛汤效（方见身重）。

定痛丸，治诸痹风湿流注，骨节疼痛麻痹。

乳香（两半，另研），没药（并出汗），羌活，归尾（各一两），两头尖（去皮生用，五钱）。

上各为末，酒糊丸如桐子大，每服三十丸，煮酒送下。

苍术薏苡汤，治手足流注作痛，麻木不仁，难以屈伸。

苍术（制，二钱），薏苡仁（炒），当归，芍药，桂心，麻黄（各一钱），甘草（五分）。

上加生姜五片，水煎服。有汗去麻，热去桂。

芎附汤，寒湿痹痛甚，五痹从腿臂间发。

抚芎，附子（炮，去皮脐），黄芪，防风，白术，当归，熟地，桂心，柴胡，炙草（等分）。

加姜、枣，水煎服。

三邪饮，风寒湿邪成痹，痛甚，四肢麻木不举。

麻黄，苍术，浮萍（七月半采），白芷，苦参，桑皮，川芎，甘松（各一钱）。

水酒煎服，暖室出汗，三日再服。

秘传药酒方，男、妇风湿相搏，腰膝及遍身骨节痛甚。

麻黄，白芷，当归，芍药，肉桂，桔梗，半夏，防己，甘草（各一两），杜仲，牛膝，乌药，枳壳，厚朴，陈皮（各二两），苍术，木瓜，羌活，槟榔（各两半），无灰酒三坛，药盛三袋，悬坛心、重汤煮二时；或煨过三日取饮，日三次。渣为末，酒糊丸桐子大，每百丸早酒下。

痛宁酒，治风寒湿火相乘，遍身筋骨走痛，白虎历节诸风痛。

当归，秦艽（各二两），川芎，白芍药，生地黄，苍术，羌活，黄芩（各一两），猪苓，泽泻，防风，茵陈（铃儿），苦参，虎骨（打细，酒煮）。

上身痛，灵仙、升麻；下身痛，牛膝、黄柏；臂痛，桂枝，冬加麻黄；痛甚，乳香研末调。

将药绢袋盛内，封固十四日，取酒饮。渣晒为末，米糊丸桐子大，每服八十丸，空心酒下。忌发风、动火物。

乌头粥，风寒湿痹，麻木不仁。如四肢肿痛，加苡仁末煮啜。

乌头（生，研为末，每四钱），入白米（二合），砂锅煮稀粥，入姜汁一匙，白蜜三匙。

熨汗法，治风寒湿痹，遍身大痛，不可忍者。

醇酒（二十斤），川椒，干姜，桂心（各一斤）。

为粗末，同棉絮一斤，白布四丈，并入酒中。用马粪或砻糠煨三日夜，取布絮晒干，复渍酒尽为度。椒药为末，布缝如夹复，药絮填入复内，复用炭火炙热，裹痛处，冷再炙。熨数十遍，汗出复拭干，勿见风。（病轻者，制半料）。

熏蒸法，风寒湿停于腿膝痛甚者。

川椒（一把），葱（一握，俱打细），盐（一把），小麦麸（约四五升）。

酒、醋各碗许拌润，铜器内炒极热，熏蒸痛处，上厚盖，卧一时，要汗出，冷再炒。避风。

简便方，痹痛。布絮包紧，烘极热痛减。又治一切痹痛痒。

五加皮（五两）、南木香（二两），好酒一坛，绢袋盛浸，箸包煮一时，过七日开饮。

第十五节 《杂病源流犀烛》中膝痹病相关内容

一、《杂病源流犀烛》诸痹源流（白虎历节风）

诸痹，风、寒、湿三气，犯其经络之阴而成病也。故经曰：病在阳曰风，病在阴曰痹。痹者，闭也。三气杂至，壅蔽经络，血气不行，不能随时祛散，故久而为痹，或遍身或四肢挛急而痛，或有不痛者，病久入深也。入于骨，则重而不举为骨痹；入于血，则凝而不流为脉痹；入于筋，则屈而不伸为筋痹；入于肉，则肌肉不仁为肉痹；入于皮，则寒在皮毛为皮痹。盖筋骨皮脉肉间，得邪则气缓，故虽痹而不痛。然痹之为病，每各以时遇。如冬气在骨，遇三气故成骨痹；春气在筋，遇三气故成筋痹；夏气在脉，遇三气故成脉痹；季夏气在肉，遇三气的成肉痹；秋气在皮，遇三气故成皮痹。皆各以主时受之也。而筋骨皮肉脉又各有五脏之合，苟五者受而不去，则必内舍于合，而五脏之痹起。何言之？骨痹久，复感三气内舍于肾，则善胀，尻以代踵，脊以代头。盖胃气下行，而肾为胃关，肾既痹，则肾气不行，是阳明逆也，故善胀。肾为作强之官，痹则足挛而不能伸，故尻代踵，身偻而不能直，故脊代头也。筋痹久，复感三气内舍于肝，则多饮溲数，夜卧易惊，上为引如怀。盖肝内热，脾不淫精于肝，故渴而多饮。肝热下乘膀胱，故溲数。肝藏魂，肝痹则气血两衰，故魂不归而易惊。经络有气无血，故上下相引而血不得赴，若结于中而如怀也。脉痹久，复感三气内舍于心，则脉不通，烦则心下鼓暴，上气，咽干善噫，厥气上而恐。盖心合脉而痹入之，故脉不通，不通则心气郁，故鼓暴。鼓暴则气逆而喘，故上气。心脉起心中，上挟胃挟咽，故咽干善噫。厥为阴气，心火衰而邪乘之，故神怯而恐也。肉痹久，复感三气内舍于脾，则四肢怠惰，发咳呕汁，上为大塞。盖肢惰者肉痹之验，脾痹则本脏不足，不能散精，反上壅肺，故发咳。上焦不通，故呕汁。甚则否塞也。皮痹久，复感三气内舍于肺，则烦满喘而呕。盖痹既入肺，则脏气闭而不通，本气不能升举。肺职行治节，痹则上焦不通，而胃气逆，故烦满喘而呕也。此五脏之痹，各以其症显者，脏症显，便不易治（宜五痹汤各加本经药）。以复感云者，既已成痹，又各以其主时，重受风、寒、湿之邪气，为病而深也。经又曰：淫气喘息痹聚肺，淫气忧思痹聚心，淫气溺涩痹聚肾，淫气乏竭痹聚肝，淫气饥饱痹聚脾，则不特三气入舍于其合而后成痹，即七情过用，亦能伤脏气而为病，以气淫，则燥能消阴故也。由五脏而推六腑，亦以饮食居处为病本，而后邪中其腧而内应之，是以循其腧，各舍于其腑也。即如肠痹，经言数饮而出不得，中气喘争，时发喘息者，以肠兼大小而言。二肠患痹，则下焦之气热郁不行，故饮虽多而水不得出。水不出则本末俱病，故与中气喘争，且清浊不分而飧泄也。又如胞痹，经言少腹膀胱，按之内痛，若沃以汤，涩于小便，上为清涕者，以胞者膀胱也，气闭故按之痛。水闭不行，故蓄热若沃汤，且溲涩。太阳之脉，从巅络脑，故上为清涕也（肠痹宜五苓散加木通、桑皮、麦冬，胞痹宜肾沥汤）。即经言二痹，凡六腑可推矣。经又言十二经筋之病，支转筋痛，皆曰痹，何也？以其经筋在外，其病不及经隧之荣气，故于脏腑无涉，惟三气得以病之，故按四季之痹，以见其所感之由。然手足三阴之筋，皆内结胸腹肓膜间，其为病自有异。如足以少阴筋主痫瘛及痉，足厥阴筋主阴器不用与不起不收，手少阴筋主舌卷，手太阴筋主息贲胁急吐血，手少阴筋主伏梁唾脓血，虽筋痹而动脏腑气矣（总宜蠲痹汤）。

　　总之，诸痹不已，益入内而伤脏气，然有六经应之而为有余不足者。经曰：厥阴有余病阴痹，不足病热痹，滑则病狐风疝，涩则病少腹积气（滑与涩者，其脉之见于其部而知其有余不足也）。盖厥阴位下焦，总诸筋，有余则木壅不升，邪郁阴分，故病阴痹。不足则虚而生热，故病热痹。若其脉见滑，是邪有余。狐风疝者，其疝如狐，而数变如风也。疝在前阴少腹间，当肝部，肝郁于此，即阴痹也。脉见涩，是气血虚滞，邪留则为积，即热痹也。经又曰：少阴有余病皮痹、瘾疹，不足病肺痹，滑则病肺风疝，涩则病积，溲血。盖少阴君火之气，有余则克金，肺合皮，故瘾疹。不足则不能温金，故肺痹。若脉见滑，心火不胜水邪，便郁而实于肺，风则肺动，疝则肺聚也。脉见涩，仍为心血不足，火收于内而入小肠包络，故积与溲血也。经又曰：太阴有余病肉痹，寒中。不足病脾痹。滑病脾风疝。涩病积，心腹时痛。盖脾主肉，邪有余则湿郁而不运，故为肉痹。中气湿，则阳明之火不能扬，故寒中。不足则脾自受而成痹，本气不行也。若脉见滑，水湿壅土，亦病在湿。脉见涩，积而不流，故中州满也。经又曰：阳明有余病脉痹，身时热，不足病心痹，滑病心风疝，涩病积，时善惊。盖阳明燥金之气，应脉燥，有余则伤血脉，故脉痹。燥侮阴，故肉痹。脉为心行血脉者也，肺不足心脉反窒，故心痹。若脉见滑，则风燥合邪，伤肺伤血，将心气抽掣而不得散，故成心风疝。脉见涩，则金敛不舒，脉为不行而积，善惊，木侮金也。经又曰：太阳有余病骨痹，身重。不足病肾痹。滑病肾风疝。涩病积，癫疾。盖肾气应太阳，太阳时气有余，则浸淫及骨而痹。水邪盛而作强之官弛，故身重。不足则本脏先受而痹，将足缓脉酸，精不坚固。若脉见滑，太阳之风寒合邪，而为肾风疝。涩则邪痹。太阳经脉，而有积癫疾者，阳气不通巅顶，故常风痛也。经又曰：少阳有余病筋痹、胁满，不足病肝痹。滑病肝风疝。涩病积，时筋急目痛。盖相火之气犯阴，则肝受之，若邪有余则火伤筋而痹。胁满，肝部在胁也。不足是肝木虚而痹，肝痹者，邪郁而血不荣筋之症也。若脉见滑，风热合邪，淫气聚筋，而寒热往来，抽掣相引，而为肝风疝。脉见涩，则血滞而积，筋急目痛，皆肝病也。以上皆六气犯阴、犯阳之痹症也。人身阴阳，天地之六气应，故六气亦有时而内淫。且因脏腑阴阳之有余不足，而外邪得以留之，此于气运之外，又有所留，为阴阳之痹也。脉滑为邪有余，故留滞为风疝，风谓其动，疝谓其聚也。涩为本气不足，故不能胜邪而成积，疝与积，概指其聚而积者，非特前阴少腹之病也。

虽然，《内经》之言痹，固可阐而明之矣，而仲景书又有所谓血痹者，曰尊荣人骨弱，肌肤盛重，因劳疲汗出，卧不时动摇，加被微风，遂得之，大抵此症原于质虚劳倦之故。盖以尊荣者，素安闲，故骨弱。素膏粱，故肌肤盛。一旦疲劳汗出，则气竭表虚，因而卧则神不敛，或时动摇而微风乘之。此时本气弱疲，劳又耗气，汗则阳气泄，卧则阳气伏，则外之阳气不能固闭，荣气又复动摇，风虽微而易入，故风与血相搏而成痹也。然风搏于中上二焦，寸口关上，脉必微涩。而邪之前锋，早及下焦，尺中必见小紧，得如此脉，而又身体不仁，如风痹状，故知为血痹症也（宜黄芪桂枝五物汤）。仲景书又有所谓胸痹者，其为症状不一，曰胸痹之病，喘息咳唾，胸背痛短气，寸口脉沉而迟，关上小紧数，此则胸痹实症之脉，凡患胸痹者皆然（宜瓜蒌薤白白酒汤）。至其症状，又有杂出者，曰胸痹（以下凡言胸痹，皆具有喘息、咳唾、胸背痛、短气等状，而又及有他症），不得卧，胸背彻痛，则症兼支饮矣。盖不得卧，由于有饮，饮原不痛，饮由胸痹，故心痛彻背也（宜瓜蒌薤白半夏汤）。曰胸痹心中痞，留气结在胸，胸满，胁下逆抢心，乃上焦阳微，而客气动膈，故有心痞胸满之象。其言留气，即客气，至胁下逆抢心，则不特上焦虚，而中焦亦虚，阴邪得以据之也（宜枳实薤白桂枝汤、人参汤）。曰胸痹胸中气塞，短气，夫胸既痹，而又言气塞、短气，是较喘息等，更觉幽闭不通，邪气之有余，实甚也（宜茯苓杏仁甘草汤、橘枳生姜汤）。曰胸痹缓急者，乃胸痹之邪，淫及于筋，故肢节之筋，有缓有急也（宜薏苡附子散）。曰心中痞，诸逆心悬痛，曰心痛彻背，背痛彻心，二节俱不贯胸痹字，是不必具有胸痹实症，而各自成病耳。盖阴邪凝结，心中乃痞，心中之痞，因初时气逆，迫至心痛如悬，则前因逆而邪痞心中者，后乃邪结心中而下反如空也（宜桂枝生姜枳实汤）。心与背本两处，中有空窍，乃正气所贮，以通上下者。今痛则相彻，是正气之虚，寒邪乘虚而相搏结也（宜乌头赤石脂丸）。然则仲景言血痹、胸痹二症，固均属阳虚之疾，不与他痹症相同，故于血痹谓宜针引阳气，于胸痹谓当全责阳虚也。此又于《内经》脏腑阴阳诸痹之外，所可详及者。

　　然而风、寒、湿三气之相胜，其为病亦在可枚举者。风胜为行痹，游行上下，随其虚处，风邪与正气相搏，聚于关节，筋弛脉缓，痛无定处，古名走注，今名流火，俗有鬼箭风之说，亦此类（宜防风汤）。而其所统之病，有湿伤肾，肾不生肝，肝风挟湿，走注四肢肩髃者（宜苡仁散）。有肢节肿痛，日夜无已时者（宜没药散、虎骨丸，控涎丹亦可）。寒胜为痛痹，四肢挛痛，关节浮肿，痛有定处，是名痛风，又名白虎历节风（宜加减五积散）。而其所统之病，有兼风者（宜加减乌药顺气散）。有兼湿而天阴即发，身体沉重者（宜除湿捐痹汤，在上加桂枝、桔梗、威灵仙，在下加防己、木通、牛膝）。有兼痰者（宜豁痰汤），有兼火者（宜四物汤多加酒柏、竹沥、姜汁），有兼湿热者（宜二妙散），有兼血瘀者（宜桃红饮子），有昼静夜发痛如虎咬，此正名白虎历节风。大约掣因多寒，肿因多湿，汗因多风，特以其原由症状之繁，另详条款于后。湿胜为着痹，病而不移，汗多，四肢缓弱，精神昏塞，皮肤不仁（宜茯苓川芎汤）。而其所统之症，不外麻木，另详麻木条中。大约风胜之脉必浮，寒胜之脉必涩，湿胜之脉必缓，三痹各有所胜，治药则以胜者为主，然亦不可举一废二，以三气本杂合成病也。三痹之外，更有热痹，由脏腑移热，复遇外邪，故身热，唇口反裂，皮肤色变也（宜升麻汤）。更有周痹，由犯三气遍及于身，故周身俱痛也（宜蠲痹汤）。更有支饮，夫支饮本痰饮中症，此则兼有痹病，故复详于此，仍列其名为支饮，其原由受三气兼挟痰涎宿饮，故手足麻痹，臂痛不举，多睡眩冒，忍尿不便，膝冷成痹也（宜茯苓汤）。以上三症皆痹之属，而痹症多兼麻木，盖麻犹痹也，虽不知痛痒，尚觉气微流行，非若木之痛痒不知，即气亦不流行者，而麻木原委，另详本篇。痹又与风与痿相类，《灵枢》曰：病在阳曰风，病在阴曰痹，阴阳俱病曰风痹。阳者，表与上。阴者，里与下也。总之，痹本气闭不通，或痛或痒，或顽麻，或手足缓弱，与痿病相似。但痿因血虚火盛，肺焦而成。痹因风、寒、湿气侵入而成也。痹又为中风之一，然虽一例，而受病各异，痹兼三气，因阴受之。中风则阳受之也。学医者能神而明之，类而推之，切而治之，可以司人之命矣。

【脉法】《脉经》曰：脉涩而紧为痹痛。《脉诀》曰：风寒湿气合而为痹，浮涩而紧，三脉乃备。《玉机》曰：脉大而涩为痹，脉来急亦为痹也。

【诸痹原由症治】《内经》曰：汗出而风吹之，血凝于肤者则为痹。又曰：风之为病，当半身不遂，或但臂不遂者，此为痹。又曰：虚邪中人，留而不去，则为痹。卫气不行，则为不仁。又曰：痹病痛者寒气多，有寒故痛也。不痛不仁者，病久入深，荣卫之行涩，经络时疏，故不痛。皮肤不荣，故不仁。其或寒者，阳气少，阴气多，与病相益，故寒也。其或热者，阴气少，阳气多，病气胜阳乘阴，故为痹热，其多汗而濡者，此其逢湿盛也。阳气少，阴气多，两气相感，故汗出而濡也。《类聚》曰：不仁者何以明之？仁者，柔也。不仁，谓不柔和也。痛痒不知，寒热不知，灸刺不知，是谓不仁也。《入门》曰：痹之初起，骤用参芪归地，则气郁滞而邪不散，只以行湿流气药主之。《玉机》曰：三气袭入经络，久而不已，则入五脏，或入六腑，随其脏腑之俞、合，以施针灸，仍服逐三气发散等药，自愈。又曰：痹症因虚而感，三邪既着体不去，则须制对症之药，日夜饮之，虽留连不去，能守病禁，不令入脏，亦可扶持也。《入门》曰：痹病虽守禁忌，凡味酸伤筋则缓，味咸伤骨则痿，令人发热，变为痛痹、麻木等证，慎疾者，须戒鱼腥面酱酒醋。肉属阳大能助火，亦宜量吃，痛风诸痹皆然。（鳌按：痹症有手足缓弱者，有筋挛不伸者，有偏枯不遂者，有肌肉不仁者，其形症往往与风痿相似，而后世医治之法，亦往往与风痿相混，此千古之大误也。）总之，风则阳受，痹则阴受，此二语实为风痹病之炯鉴，益可见治法不当混施。且痹病多重痛沉着，一时未易得去，其不可轻视也明矣。

白虎历节风，痛痹之一症也。以其痛循历遍身百节，故曰历节。以其痛甚如虎咬，故曰白虎历节。其原皆由风、寒、湿入于经络，致气血凝滞，津液稽留，久而怫郁、坚牢，荣卫之气阻碍难行，正邪交战，故作痛不止也。而所以致三气作患之故，则或饮酒当风，或汗出入水，或坐卧湿地，或行立寒冰，或体虚肤空，掩护不谨，而此三气，乃与血气相搏，遍历关节，遂成此症。日久不治令人骨节蹉跌，固未可轻视也。试言其症状，必短气，自汗，头眩欲吐，手指挛曲，身瘰瘰其肿如脱，渐至摧落，其痛如掣，不得屈伸，须当大作汤丸，不可拘以寻常之剂。然其方药又必各因病之原由轻重。如由血虚、血热、血瘀，则必调血行血（宜趁痛散）。或由风湿相搏，肢节肿痛，不可屈伸，则必疏风理湿（宜大羌活汤）。或由风湿麻痹，走注疼痛，为偏枯，为暴暗，则必散郁开结（宜防风天麻丸）。或由风湿与痰与死血，致走注刺痛，其痛处或肿或红，则必宣邪通气（宜疏风活血汤）。或由血虚阴火而痛，及腰以下湿热注痛，则必养阴清热（宜潜行散）。或由风冷侵入气血，气滞血凝，周身麻痛，则必祛寒散邪（宜五灵丸）。或由风毒攻注皮肤骨髓之间，痛无定所，午静夜剧，筋脉拘挛，屈伸不得，则必解结疏坚（宜定痛散）。或由痰注百节，痛无一定，久乃变成风毒，沦骨入髓，反致不移其处，则必搜邪去毒（宜虎骨散、加减虎骨散）。或由风气游行，痛无常处，如虫行遍体，日静夜剧，则必宣风利气（宜麝香元）。或由火甚而肢节痛，湿甚而肌肉肿，并受风寒而发动于经络之中，湿热流注于节膝之际，则必排解内外（宜灵仙除痛饮）。或由湿痰流注，痛及肩背，则必豁痰开结（宜半夏苓术汤）。其余三气所伤，或犹轻浅，总必以疏风、驱寒、除湿为主（宜龙虎丹、活络丹、捉虎丹、乳香定痛丸）。盖以其痛如掣者为寒多，其肿如脱者为湿多，其肢节间或黄汗出者为风多，而三气之为患，固变幻若斯之甚也。

【历节风原由症治】丹溪曰：此症大率因血受热，已自沸腾，其后或涉水，或坐湿，或当风，热血得寒，淤浊凝涩，所以作痛，夜则痛甚，行于阴也，治宜辛温疏散，开发腠理，血行气和，其病自安。又曰：治痛风大法，苍术、南星、川芎、白芷、当归、酒芩，在上加羌活、威灵仙、桂枝、桔梗，在下加牛膝、防己、黄柏、木通。又曰：薄桂能横行手臂，领南星、苍术等至痛处。《医鉴》曰：白虎历节，亦是风、寒、湿三气乘之也。东垣曰：痛风多属血虚，血虚然后寒热得以侵之，多用芎、归，佐以桃仁、红花、薄桂、威灵仙，或用趁痛散。《纲目》曰：丹溪治法，主血热、血虚、血瘀，或挟痰，皆不离四物汤、潜行散、黄柏、牛膝、生甘草、桃仁、陈皮、苍术、姜汁，随症加减，可谓发前人所未发也。

第十六节 《医学纲目》中膝痹病相关内容

一、《医学纲目》诸痹

〔《素》〕黄帝曰：痹之安生？岐伯对曰：风寒湿三气杂至，合而为痹也。其风胜者为行痹（行痹者，行而不定也，称为走注疼痛及历节之类是也），寒气胜者为痛痹（痛痹者，疼痛苦楚，世称为痛风及白虎飞尸之类是也），湿气胜者为着痹（着痹者，着而不移，世称为麻木不仁之类是也。凡麻木不仁必着而不移，河间所谓气之道路着而麻者得矣。或痛着一处，始终不移者是也）。帝曰：其有五者，何也？岐伯曰：以冬遇此者为骨痹，以春遇此者为筋痹，以夏遇此者为脉痹，以至阴遇此者为肌痹，以秋遇此者为皮痹。（凡风寒湿所为行痹、痛痹、着痹之病，冬遇此者为骨痹，春遇此者为筋痹，夏遇此者为脉痹，长夏遇此者为肌痹，秋遇此者为皮痹，皆以所遇之时，所客之处命名。非此行痹、痛痹、着痹之外，又别有骨痹、筋痹、脉痹、肌痹、皮痹也）。帝曰：内舍五脏六腑，何气使然？岐伯曰：五脏皆有合，病久而不去者，内舍于其合也。故骨痹不已，复感于邪，内舍于肾。筋痹不已，复感于邪，内舍于肝。脉痹不已，复感于邪，内舍于心。肌痹不已，复感于邪，内舍于脾。皮痹不已，复感于邪，内舍于肺。所谓痹者，各以其时，重感于风寒湿之气也。凡痹之客五脏者，肺痹者，烦满，喘而呕。心痹者，脉不通，烦则心下鼓，暴上气而喘，嗌干善噫，厥气上则恐。肝痹者，夜卧则惊，多饮，数小便，上为引如怀。肾痹者，善胀，尻以代踵，脊以代头。脾痹者，四肢解堕，发咳呕汁，上为大塞。肠痹者，数饮而出不得，中气喘争，时发飧泄（治见飧泄门）。胞痹者，少腹膀胱，按之内痛，若沃以汤，涩于小便，上为清涕（治见淋门）。淫气喘息，痹聚在肺。淫气忧思，痹聚在心。淫气遗溺，痹聚在肾。淫气乏竭，痹聚在肝。淫气肌绝，痹聚在脾（王注云：淫气谓气之妄行者，各随脏之所主而入为痹也）。诸痹不已，亦益内也，其风气胜者，其人易已也。帝曰：痹，其时有死者，或疼久者，或易已者，其故何也？岐伯曰：其入脏者死，其留连筋骨间者疼久，其留皮肤间者易已。帝曰：其客于六腑者何也？岐伯曰：此亦其食饮居处，为其病本也。六腑亦各有俞，风寒湿气中其俞，而食饮应之，循俞而入，各舍其腑也。帝曰：以针治之奈何？岐伯曰：五脏有俞，六腑有合，循脉之分，各有所发，各随其过，则

病瘳也。（见痹论篇）

冬感风寒湿者，为骨痹。久不已，则内入于肾，病肾胀，足挛，尻以代踵，身蜷，脊以代头。取太溪、委中。

春感风寒湿者，为筋痹。久而不已，则内入于肝，病卧则惊，多饮，数小便。取太冲、阳陵泉。

夏感风寒湿者，为脉痹。久而不已，则内入于心，病心下满，暴喘嗌干，善噫恐惧。取大陵、小海。

长夏感风寒湿者，为肉痹。久而不已，则内入于脾，病四肢解堕，发咳呕汁。取太白、三里。

秋感风寒湿者，为皮痹。久而不已，则内入于肺，病烦满喘呕。取太渊、合谷。

帝曰：荣卫之气，亦令人痹乎？岐伯曰：荣者水谷之精气也，和调于五脏，洒陈于六腑，乃能入于脉也，故循脉上下，贯五脏，络六腑也。卫者水谷之悍气也，其气慓疾滑利，不能入于脉也，故循皮肤之中，分肉之间，熏于肓膜，散于胸腹，逆其气则疾，从其气则愈，不与风寒湿气合，故不为痹。帝曰：善。痹或痛，或不痛，或不仁，或寒，或热，或燥，或湿，其故何也？岐伯曰：痛者寒气多也，有寒故痛也（治见痛痹）。其不痛不仁者，病久入深，荣卫之行涩，经络时疏，故不通，皮肤不营，故为不仁（治见着痹）。其寒者，阳气少，阴气多，与病相益，故寒也（治见痛风条酒渍巾熨）。其热多，阳气多，阴气少，病气胜，阳乘阴，故为痹热。其多汗而濡者，此为逢湿甚也，阳气少，阴气盛，两气相感，故汗出而濡也。帝曰：夫痹之为病，不痛何也？岐伯曰：痹在骨则重，在于脉则血凝而不流，在于筋则屈而不伸，在于肉则不仁，在皮则寒，故具此五者，则不痛也。凡痹之类，逢寒则急，逢热则纵。帝曰：善。（俱痹论）

〔河〕升麻汤　治热痹，肌肉热极，体上如鼠走，唇口反纵，皮色变，诸风皆治。

升麻（三两），茯神（去皮），人参，防风，犀角（镑），羚羊角（镑），羌活（各一两），官桂（半两）

上为末。每服四钱，水二盏，生姜二块，碎，竹沥少许，同煎至一盏，温服，不计时候。

〔《素》〕少阴有余，病皮痹瘾疹；不足，病肺痹。太阴有余，病肉痹寒中；不足，病脾痹。阳明有余，病脉痹，身时热；不足，病心痹。太阳有余，病骨痹身重；不足，病肾痹，少阳有余，病筋痹胁满；不足，病肝痹（四时刺逆从论）。肺脉微大为肺痹，引胸背，起恶日光。心脉微为心痹，引背，善泪出。（全文见诊）

〔《灵》〕黄帝曰：何以候人之善病痹者？少俞答曰：粗理而肉不坚者，善病痹。黄帝曰：痹之高下有处乎？少俞答曰：欲知高下者，各视其部。（五变论）

阙中，薄泽为风，冲浊为痹（五色篇）。浮络多青则痛，黑则痹（全文见皮）。络脉暴黑者，留久痹也。（全文见阴阳）

〔《素》〕脉涩曰痹。（平人气象论）

第十七节 《医学心悟杂症要义》中膝痹病相关内容

一、《医学心悟杂症要义》痹（鹤膝风）

痹者，痛也。风寒湿三气杂至，合而为痹也。其风气胜者为行痹，游走不定也；寒气胜者为痛痹；筋骨挛痛也，湿气胜者为着痹，浮肿重坠也。然既日胜，则受病有偏重矣。治行痹者，散风为主，而以除寒祛湿佐之，大抵参以补血之剂，所谓治风先治血，血行风自灭也。治痛痹者，散寒为主，而以疏风燥湿佐之，大抵参以补火之剂；所谓热则流通，寒则凝塞，通则不痛，痛则不通也。治着痹者，燥湿为主，而以祛风散寒佐之。大抵参以补脾之剂。盖土旺则能胜湿，而气足自无顽麻也。通用蠲痹汤加减主之。痛甚者，佐以松枝酒。

痹症历考各书，皆以风、寒、湿为主病。后列之方照病加减，已得要领；但痹为久病，气血必虚，《临症指南》及《景岳全书》皆以补法参佐，详载各书，不能备录，大约营气虚者，身热心烦，宜佐人参、桂枝、归身、大枣；卫气虚者，佐人参、黄芪、小茴香、故纸；胃虚便溏者，佐白术、肉豆蔻、茯苓、泽泻；腰疼者，佐熟地、鹿茸、杜仲；宜补兼施，方能奏效，不可专用消散，致成身寒多汗败症也。

复有患痹日久，腿足枯细，膝头肿大，名曰鹤膝风。此三阴本亏，寒邪袭于经络，遂成斯症，宜服虎骨胶丸，外贴普救万全膏，则渐次可愈。失此不治，则成痼疾，而为废人矣。

鹤膝风之已成者，风裹败血，聚于膝骨；盖骨之下，药力难到，有善针者。以艾火𤋱火针刺之；无善针者，照膝上两穴以艾灸之；瘀血溃脓，用补剂调理方愈。徒恃药力，奏功者少。

蠲痹汤　通治风寒湿三气合而成痹。

羌活（行上力大），独活（行下力专，各一钱），桂心（五分），秦艽（一钱），当归（三钱），川芎（治风先活血，七分），甘草（炙，五分），桑枝（三钱），海风藤（二钱），乳香（透明者），木香（止痛须理气，各八分）

水煎服。风气胜者，更加秦艽防风；寒气胜者，加附子；湿气胜者，加防己、草薢、苡仁。痛在上者，去独活加荆芥；痛在下者，加牛膝；间有湿热者，其人舌干喜冷、口渴溺赤、肿处热辣，此寒久变热也，去肉桂，加黄柏三分。

风气胜者可增虎骨，痛在下者宜去羌活。

虎骨膏丸　治鹤膝风，并治瘫痪诸症。

虎骨（二斤，锉碎洗净、用嫩桑枝、金毛狗脊、去毛、白菊花去蒂各十两、秦艽二两煎水、熬虎骨成胶、收起如蜜样和药为丸、如不足量加炼蜜），大熟地（四两），当归（三两），牛膝，山药，茯苓，杜仲，枸杞，续断，桑寄生（各二两），熟附子（七钱），厚肉桂（去皮、不见火，五钱），丹皮，泽泻（八钱），人参（二两、贫者以黄芪四两代之）

上为末，以虎骨胶为丸，每早开水下三钱。

如无全虎骨，可加虎胫骨一对。此方以追风和血为主，不在温补，可去熟地、附子，加松节、苏木、独活。

第三章
膝关节解剖结构现代研究认识

膝关节是人体最大、最复杂、功能要求最高的关节，由股骨远端、胫骨近端、髌骨以及附着其上的韧带、关节囊和半月板等结构组成，如图3-1所示。膝关节的主要功能是伸屈活动，在其伸侧及屈侧都有强大的肌肉。骨性膝关节由股骨远端、胫骨近端和髌骨共同组成。其中，股骨内外髁与胫骨内、外侧平台分别组成内、外侧胫股关节。髌骨与股骨滑车组成髌股关节。关节周围的骨性结构表面不光滑，存在很多突起，是韧带、关节囊和肌腱起止点。膝关节周围的表面皮肤薄而松弛，因而其皮肤下方的组织结构在体表的表现比较清楚，在膝关节的前面中部隆起者为髌骨，界限明显，其表面仅覆以薄而松弛的皮肤。髌骨上延股四头肌腱，下连髌韧带，直达胫骨粗隆。髌韧带本身不能伸缩，因此，当屈膝或伸膝时，髌骨的位置虽然发生改变，但髌骨下缘与胫骨粗隆却永远保持一定的距离。在股四头肌腱中央，可扪及股直肌腱，当股四头肌收缩时，位于股直肌两侧的隆起分别为股内侧肌和股外侧肌。

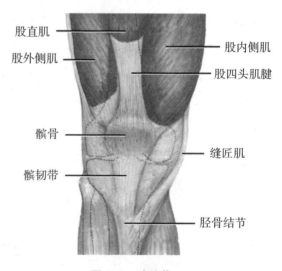

图3-1　膝关节

第一节 膝关节骨性解剖结构

构成膝部的骨性结构有股骨远端、胫骨近端及髌骨，由于腓骨小头位于关节囊外，因此不直接参与膝关节的组成。

一、股骨远端（Distal Femur）

股骨远端向两侧及后方扩大形成内侧髁及外侧髁，两髁在股骨前方相汇形成一光滑的凹沟——滑车关节面，与髌骨一起组成髌股关节，凹沟的外侧部比内侧部稍高，有防止髌骨向外脱位的作用。

两髁的远端关节面为光滑凸面，但形状不同，外侧髁的关节面狭长，前方较为突出；内侧髁的关节面较为宽广，当股骨体垂直时，内侧髁位置较外侧髁低约 0.5 cm。但因在正常情况下股骨体向内倾斜，故从外观上看两髁平面大致相等。内侧髁关节面较外侧髁长且窄。外侧髁长轴基本上沿矢状轴走行，内侧髁通常与矢状面成约 22° 夹角。膝关节的关节面并不匹配，在内侧部分，股骨和胫骨关节面如车轮置于平面；而在外侧部分，如车轮行于圆丘。只有依赖韧带和其他软组织结构的协调配合，才能使膝关节获得必要的稳定。膝关节各面如图 3-2~ 图 3-5 所示。

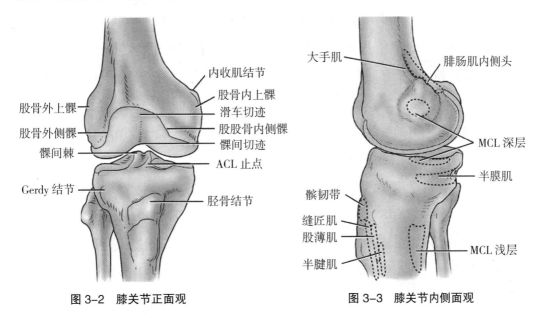

图 3-2　膝关节正面观　　　　　　　图 3-3　膝关节内侧面观

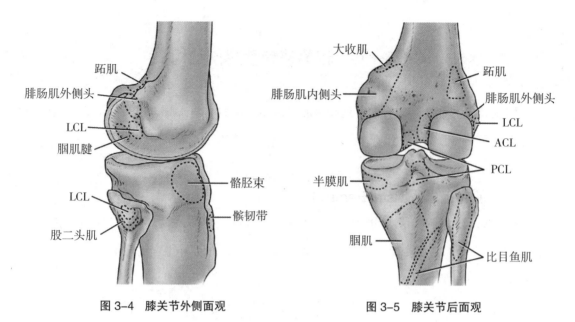

图 3-4　膝关节外侧面观　　　　　图 3-5　膝关节后面观

内侧髁的内侧面凸隆粗糙，易于扪及，最上部有一隆起，称收肌结节，为大收肌肌腱抵止处。结节后方有一个三角形小面，为腓肠肌内侧头附着处；结节前下方最隆起点为内上髁，为内侧副韧带附着处。内侧髁的外侧面构成髁间窝内侧壁，粗糙略凹陷，上后部有一扁平压迹，为后交叉韧带上端附着处。

外侧髁较内侧髁肥厚强壮，其位置方向与股骨干位于同一轴线上，因此，在传递重力上可能起重大作用。其外侧面扁平，最隆起点为外上髁，有外侧副韧带附着，外上髁后上方的压迹，为腓肠肌外侧头起始部；前下方的压迹为腘肌起始部；外上髁下方有一深沟，名腘肌腱沟，屈膝时腘肌腱经过此处。外侧髁的位置及其向前突出的特点是阻止髌骨向外脱位最好的屏障，如股骨外侧髁太短，则膝将外翻，髌骨不易保持于原位。

股骨内、外侧髁的解剖特点决定了其特有的生理特性，股骨外侧髁的形状便于屈伸，而内侧髁的形状则便于旋转。

股骨髁间窝居于两髁之间，前为滑车关节面，向后形成一深窝，即髁间窝又称之为髁间切迹，该深窝后方又作为腘窝之底。此处的骨皮质厚而粗糙，于髁间窝的内、外侧壁上分别有两个压迹，为膝后、前交叉韧带的附着点处。前交叉韧带则附着于股骨髁间切迹外侧壁的前部，而后交叉韧带附着于股骨髁间切迹内侧壁的最后部。髁间窝后部与腘平面之间有一髁间线，有腘斜韧带与关节囊附着。

二、胫骨近端（Proximal Tibia）

胫骨近端宽厚，因其关节面平坦状如平台又称胫骨平台（tibial plateau），其横切面为三角形。平台关节面中间的隆起称为髁间隆起，在关节面前方稍下有一骨性隆起为胫骨粗隆或称胫骨结节。胫骨内、外侧髁主要由松质骨构成，仅有薄层皮质罩于其上，远不如股骨髁坚强，所以胫骨平台成为膝关节内骨折的易发处。

外侧髁后下方由小关节面与腓骨小头形成胫腓关节。两髁关节面的前方及后方，各以髁间窝相隔。前髁间窝稍平斜，向前下方与胫骨粗隆相连续；后髁间窝较深，有后交叉韧带附着。前后髁间窝的中间有两个隆起，称为内、外髁间隆突，以限制膝关节向外移动，还可使股骨在胫骨上旋转时升高，使韧带紧张，从而限制其过度旋转，在隆起的前后形成粗面，供半月板及前交叉韧带附着。

胫骨上端宽厚，胫骨内侧髁关节面呈卵圆形并微凹，外侧髁关节面呈三角形并微凸。胫骨髁与股骨下端的内外侧髁相接形成关节。但是，胫骨两髁的关节面与股骨两髁的关节面不完全相称，两者的连接借助于半月板进行匹配。

胫骨上端的关节面与胫骨干并不垂直，而向后倾。在膝关节侧位像分别沿胫骨上关节面及胫骨前缘做切线，再自胫骨上关节面切线与胫骨前缘线做垂线，其相交角即胫骨平台后倾角，正常为 14°±3.6°（7°~22°），表示胫骨平台向后下倾斜。

胫骨内侧髁后内侧面在关节囊下方有一个水平的粗沟，此沟为半膜肌抵止处。沟的上唇有关节囊及内侧副韧带附着。内侧髁内前面分布有许多血管孔，此处为髌内侧支持带附着处。

胫骨上端与体部相接处前面有一个三角粗隆，为胫骨粗隆（tuberositas tibiae），粗隆被一嵴分成上下两部，此嵴为骺线所在部位。粗隆上半凸隆面光滑，有髌韧带附着，髌韧带纤维可延伸到嵴，下半粗糙，位于皮下，有髌下滑囊和纤维脂肪组织充填其间，胫骨粗隆可视作胫骨前缘的最高点。

三、髌骨（Patella）

髌骨是全身最大的籽骨，被包围在股四头肌肌腱中，股四头肌的各方拉力，通过髌骨集中到髌韧带后再传到胫骨。髌骨厚度 20~30 mm，其中，关节软骨最厚处可达 5 mm。髌骨前面粗糙，供股四头肌腱及髌韧带表层附着；后面光滑，其上 3/4 为关节面，由纵向的中央嵴、内侧嵴分为外侧关节面、内侧关节面和第 3 关节面；内、外侧关节面又被两条横嵴划分为上、中、下三部分，共计有七个关节面。髌骨后表面的下 1/4 位于关节外，是髌韧带的附着点。

髌骨前方表面凸隆粗糙，有许多血管孔，此面完全被股四头肌肌腱所覆盖。髌骨后面又称关节面，表面光滑，完全为透明软骨所覆盖。髌骨在股骨髁前起滑车作用，同时压股骨向后，防止股骨前移，在逐渐伸膝过程中，髌骨逐渐前移，以加大力臂，有助于稳定膝关节。在膝关节前方有连于髌尖至胫骨结节的髌韧带，其为股四头肌腱的延续部，是全身最强大的韧带之一，长约 8 cm，髌韧带的中部即为关节平面。髌韧带两侧有自股内侧肌和股外侧肌延续来的内、外侧支持带以加强关节囊并防止髌骨向侧方滑脱。当膝关节完全伸直时，髌骨静卧于脂肪垫上，髌、股关节面之间无直接接触，髌股关节之间压力为 0。当膝屈曲 30° 时，髌骨下区与股骨相接触。屈膝约 60° 时与髌骨中区接触，屈膝约 90° 时与髌骨上区接触。膝关节屈曲至 120° 时髌股关节接触面积达到最大值，约占整个髌骨关节面的 32%（约 5 cm^2）。如继续屈曲膝关节，则髌骨内外侧关节面与股骨内外髁、股四头肌腱与股骨关节面开始接触。髌骨内缘的小关节面，仅在屈曲达到 140° 时才与股骨髁相接触。在不同位置髌骨与股骨髁接触面之间变异既可减少摩擦，又有利于运动。髌骨的存在不但可以保护膝关节，特别是保护股骨滑车关节面（或髌面）和股骨髁，而且还可使髌韧带远离轴线，增加股四头肌的作用力矩，以加强股四头肌的力量，能使髌骨对股骨滑车起推挤作用，并保护膝关节在半屈位的稳定性，以防止膝关节的异常内收、外展及屈伸活动。

四、腓骨近端（Proximal Fibulae）

腓骨近端即腓骨小头（caput fibulae），呈锥形膨大，向前、外、后方向突出。腓骨小头关节面近似于环状，转向上前内方与胫骨腓关节面相关节。头外侧面有一粗隆，并呈钝形突出，为腓骨尖，粗隆和尖部为股二头肌腱及外侧副韧带附着处。

腓骨小头下方的细部为腓骨颈（collum fibulae），颈的最小周径平均 3.4 cm，有腓总神经绕过。当腓骨小头发生头、骺分离或骨折时，往往会引起腓总神经损伤。腓骨小头位于胫骨外侧髁后外方，基本上与胫骨粗隆处于同一平面。在腓骨小头上方可摸到附着于腓骨头的股二头肌腱，其上方约 2 cm 处，为膝关节线（或膝关节间隙）所在。腓总神经初行于股二头肌腱内侧，后经其表面外侧绕腓骨颈至小腿前面，因此，在行下肢石膏固定时要特别注意行经此处的腓总神经，不能压迫或包扎过紧，否则可能导致腓总神经受压、缺血而发生神经损伤，长时间压迫还可能导致永久性神经损害。用手指触压腓骨颈时，有时可感觉到条索状的腓总神经在手指下滑动。

第二节　膝关节软骨的结构及功能

一、关节软骨的组织结构

关节软骨为透明软骨（源于希腊语玻璃"Hyalo"），表面光滑，呈淡蓝色，有光泽，它是由一种特殊的叫作致密结缔组织的胶原纤维构成的基本框架，这种框架呈半环形，类似拱形球门，其底端紧紧附着在下面的骨质上，上端朝向关节面，这种结构使关节软骨紧紧与骨结合而不会掉下来，同时当受到压力时，还可以有少许的变形，起到缓冲压力的作用。在这些纤维之间，散在分布着软骨细胞，软骨细胞由浅层向深层逐渐由扁平样至椭圆或圆形的细胞组成，这些软骨细胞维持关节软骨的正常代谢。关节软骨没有神经支配，也没有血管，其营养成分必须从关节液中取得，其代谢废物也必须排至关节液中，关节软骨的这种营养代谢必须通过关节运动，使关节软骨不断的受到压力刺激才行，所以关节运动对于维持关节软骨的正常结构起着重要作用。一般股骨下端的软骨厚度约为 3.0 mm，胫骨上端软骨厚度约为 4.0 mm，平均厚度 2.0~4.0 mm，髌骨中央的软骨最厚，约 7.0 mm。

关节软骨是由细胞外基质和软骨细胞构成的。细胞外基质大部分是水，水占了软骨容量的 65%~80%。关节软骨水分的 1/3 在细胞内，其余的水分与细胞外基质结合。细胞外基质的其他部分主要由胶原和蛋白聚糖构成，使关节面具有刚性和抗变形能力。细胞外基质里，可发现较少量的其他几种蛋白：润滑蛋白、核心蛋白聚糖、锚蛋白、纤调蛋白聚糖、软骨钙结合蛋白。组成关节软骨组织的细胞少，基质多，软骨细胞所占软骨体积和重量均小于 10%；软骨基质包括：①胶原纤维（占 15%~20%）；②蛋白黏多糖（占 2%~10%）；③水分（占 70%~75%）。

二、关节软骨的生物化学及物理特性

（一）关节软骨的生物化学特性

关节软骨组织中，不同区域的软骨细胞虽然在大小、形态和代谢活动上存在差异，但都能合成软骨基质。软骨细胞的功能是产生软骨基质内的胶原纤维和蛋白多糖，还产生一些蛋白酶以控制软骨的生长并使之塑形。软骨细胞浆内常含有细丝，并有短纤毛自胞体伸入基质，这种结构可能在感受周围环境的力学变化方面起到一定的作用。软骨细胞的代谢非常活跃，以维护周围基质的内环境稳定。软骨细胞从滑液中所摄取的营养成分要通过两层弥散屏障，首先是滑膜组织和滑液，然后是软骨基质。关节软骨的基质由胶原蛋白聚糖和水分组成。

1. 胶原：胶原是关节软骨的主要成分和张力的决定性因素；关节软骨含有几种遗传学上不同类型的胶原。Ⅱ型胶原是构成关节软骨的主要结构成分。关节软骨的30%是胶原，胶原中约90%是Ⅱ型胶原。Ⅱ型A胶原的分子量约为3 000。Ⅱ型胶原由两个亚型组成。Ⅱ型胶原有软骨细胞的先祖细胞的特点，Ⅱ型B胶原见于软骨膜。

Ⅵ型胶原围绕于空腔周边区的软骨细胞。Ⅸ型胶原也是一种蛋白聚糖，通过羟基吡啶与Ⅱ型胶原交错，增加关节软骨的稳定性。Ⅸ型胶原由3个胶原区隔开的4个非胶原域构成，可促进Ⅱ型胶原纤维的增长。ⅪI型胶原纤维构成关节软骨胶原的3%，位于Ⅱ型胶原区域内，它调节Ⅱ型胶原的稠密度。在同样的胶原纤维里，Ⅵ、Ⅰ和ⅪI型胶原全可以看到。于软骨钙化的潮线内可发现Ⅴ型胶原，在该区域里伴有关节软骨钙化。胶原合成具有一系列复杂的过程。最初的工序发生在软骨里，胶原纤维最后的组成在软骨细胞外基质里进行。一旦骨骼生长停止，胶原合成率就达最低值。成人胶原的半衰期，约为数月到数年。在患关节炎或损伤后，胶原纤维的半衰期可能有改变。

2. 蛋白聚糖：蛋白聚糖是一种构成胶原以外其余大部分成分的异种分子基因团。它们由蛋白与糖胺聚糖键链构成，约占关节软骨干重的一半，按一定方式分布于整个关节软骨。在整个关节软骨中，蛋白聚糖浓度与胶原稠密度成反比。在关节软骨表层，胶原含量最高，蛋白聚糖含量最低。蛋白聚糖的组织结构反映出它的功能作用，使关节软骨具有抵抗压力和分散负荷的能力。

3. 水分：软骨中的含水量因年龄而异，出生时最多，随着年龄的增长而减少，制动或非负重活动后使含水量增加。

（二）关节软骨的物理特性

关节软骨诸多成分的结合，使关节软骨具有独特的生物力学和电化学特性，使之能在高压环境中不致碎裂，而完成缓冲作用。当关节受到压力时，关节软骨内70%~80%水分外溢，能抵消95%的压力负载，剩余5%的负载由胶原纤维和蛋白黏多糖支持。不受力时，水分在关节腔中被关节软骨重新吸收，关节软骨又恢复原形态。关节软骨还是代谢活跃组织，如负重时剩余的5%负载，还可由细胞外液中的离子传导，转变为电生理信号，调节软骨细胞功能，使之合成和分泌胶原纤维。由此可见，关节软骨不断地接受力的变化是其代谢和生存必不可少的。有人曾将关节软骨植入自体肌肉中，发现关节软骨很快发生了退变纤维化。

三、关节软骨的营养

（一）弥散作用

骨骼成熟的成人，关节软骨没有血管、神经、淋巴。关节软骨由于没有血管直接供给必需的营养物质，所以软骨细胞的营养依靠滑液弥散来获取。血清溶质和营养物质可通过滑膜的毛细血管壁的小孔。在进入滑液后，它们弥散穿过关节软骨基质供给软骨细胞。关节运动的挤压作用可促进溶质通过滑膜和关节软骨细胞外基质。

未成熟骨骼中，关节软骨由两个来源接受营养，穿过软骨下血管的直接营养物质供应和通过滑液弥散的间接营养物质供应。在骨骺未闭合前，小血管穿过骨骺板进入关节软骨下骨板，供给关节软骨最下层营养。在接近骨骺闭合和钙化软骨层形成时，关节软骨不再由这些软骨下血管得到营养。成人皮质骨的软骨下骨特别致密，看不到哈佛系统。

（二）常见影响软骨营养代谢的几个因素

1.反复的关节内出血会干扰滑液中营养物质弥散进入软骨细胞中。另外，含铁血黄素对软骨细胞可能存在一定的毒性作用，在这两个因素的作用下软骨细胞逐渐出现凋亡或消失。

2.反复关节内注射或周期性应用激素，会快速抑制软骨基质成分的合成，进而产生软骨软化，虽然在关节非负重状态下，这些病理变化对关节的危害较小，但在负重时则会产生惊人的快速退行性病变。

3. 对关节软骨施加持续异常的压力（如过度肥胖的人或运动员），使软骨中的水分被挤压出来，影响软骨的营养，导致软骨组织中水分的丧失，使软骨细胞在失水的环境中逐渐发生固缩、碎裂和坏死。

4. 长期关节固定使关节软骨丧失了负重与关节活动时产生的泵压作用，这种情况下也将导致软骨基质的减少和丢失。

5. 正常老化对关节软骨有几种作用。随年龄增长，软骨细胞数量减少。大约在30岁时，关节软骨细胞数趋于稳定。此后软骨细胞整体密度将保持不变。软骨细胞竭力保护细胞外基质，因此软骨细胞仍处于代谢的高度活性状态，并增加胶原和蛋白的合成率。从而，软骨细胞表现肥大，细胞器变得更粗大，以满足更高的代谢需要。随着老化，关节软骨细胞外基质也会发生几种改变。未成熟关节软骨的Ⅱ型胶原密集度最高。当关节软骨老化时，胶原与蛋白聚糖比例减小。这样就会降低关节软骨的弹性，从而使关节软骨变得更脆弱易损。

四、关节软骨的润滑作用（Lubrication of the articular cartilage）

人类在完成各种生理活动时离不开关节之间的自由滑动。有几种因素形成了可动关节摩擦和磨损的特性。滑液的黏度与润滑的性质、关节的形态和关节运动的形式，都影响关节软骨的磨损性质。滑液是一种非牛顿流体的高黏性物质。它能够在关节运动过程中，抗剪力和吸收能量。滑液黏度随剪力频度增加而减小，通常称之为摇溶性。滑液的黏度，也可因pH值和温度的变化而改变。滑液黏度不因加入蛋白酶或胰蛋白酶而改变，因此滑液的蛋白含量不增强黏度。此外，滑液的润滑性质与其黏度无关。在可动关节面之间，有几种形式可起减小摩擦的作用。当关节负荷下关节面被挤压时，由于滑液在关节面之间形成一个液体层，成为一种流体动力学润滑剂。因为较高剪力频度对滑液黏度有减小的作用，所以以于较高剪力频度时流体动力学润滑是最为有效的。由于在负荷下关节面之间会形成一层胶合物，所以薄层滑液在关节面间可起到边界润滑剂的作用。滑液内的透明质酸盐分子，与关节软骨黏附在一起。这样就使关节面免于相互接触。滑液呈现黏弹性质。在关节持久施加负荷时，滑液的透明质酸盐分子形成的网格结构由于变松散而被削弱。正常情况下，滑液里没有透明质酸酶。但是，滑液加入透明质酸酶不会降低其起润滑剂作用的性质，或影响诸相连关节面间的摩擦系数。渗出性润滑是另外一种润滑作用机制。因此滑液使摩擦和磨损减小。由关节软骨到关节面的流体静力学流出液，形成关节面间的液膜。在负荷情况下，液膜吸收负荷和减小关节面间的接触，这对关节软骨可能是最重要的保护机制。

第三节　膝关节滑膜组织

一、滑膜分布

与其他关节相比，膝关节是滑膜分布面积最广的关节。由于膝关节在生理活动中负重大，其运动所产生的热量亦较大，滑膜是其主要的散热组织。膝关节外周由关节囊包裹，内衬滑膜组织。膝关节滑膜起于关节软骨边缘，然后反折于关节囊纤维层的内面做其衬里。膝关节的滑膜上端在前面超过近端的关节面，在股四头肌腱下形成囊状隐窝，其上端与髌上囊相通，两侧超过股骨髁关节面约 1.6 cm，外侧向下降至股骨外上髁腘肌腱及腓侧副韧带附着点以下，围绕腘肌腱形成滑膜突起。膝关节有时与胫腓关节的关节腔相通，后部达于腓肠肌的起点，常与半膜肌腱及腓肠肌内侧头之间的滑膜囊相通，后部髁间窝则在滑膜之外。在关节后部，膝交叉韧带亦包绕于滑膜所形成的双层皱襞内，作为关节内滑膜外结构。膝关节滑膜是一层血管相当丰富的结缔组织膜，滑膜由内膜和滑膜下组织组成。滑膜内膜是由 1~4 层连接松散的细胞构成的滑膜衬里。滑膜细胞由 A 细胞（巨噬细胞样细胞）和 B 细胞（成纤维细胞样细胞）构成。A 细胞的主要功能是吞噬进入关节的内源性或外源性异物，是各种膝关节疾病出现滑膜反应的主要原因。B 细胞则与关节内透明质酸蛋白质的合成分泌有关，透明质酸参与滑液的构成，具有润滑关节的作用。滑膜下组织的结构随部位不同而变化，可由纤维性的、网状的、纤维网状的、脂肪网状的组织或脂肪组织构成，内含大量血管、淋巴管。正常关节滑膜组织外观光滑平整，并可以清晰地观察到平行的小动脉、小静脉。滑膜色泽淡红，有少数滑膜绒毛细长、半透明，可以见到内部的血管走行。

成年人的滑膜腔可分为 3 部分，即内、外髁部和髌部。内、外髁部以髁间隔为界。内、外髁部因有半月板介于其间，每部又分为上、下两部分。上下部只能借半月板凹游离缘相交通。髌部除髌上囊外，还包括前上内侧隐窝、前上外侧隐窝、前下内侧隐窝和前下外侧隐窝等髌股关节的 4 个隐窝。

滑膜分泌滑液，以保持关节面的润滑，并供应软骨以适当营养。正常膝关节的滑液量仅 1.5~3.0 mL，pH 8.2~8.4，比重 1.040，黏度 10.7~20.0 CP，固体成分占 4%~4.4%。在病理条件下，如关节炎症、积血、积脓或关节出血，液体可蓄积于髌上囊及各隐窝中。液体在关节腔内的分布随膝关节位置而变化，伸膝时，液体蓄积于髌上囊和膝前隐窝中；屈膝时，由于股四头肌的压迫，髌上囊的液体被推入膝后隐窝中；膝半屈位时，膝关节腔容积最大，此时关节腔内液体处于最低张力下。因此，有积液的膝关节炎患者常采取膝半屈位，以缓解膝关节腔内的高张力，此时患者感觉疼痛较轻。

二、滑膜的功能

滑膜既是膝关节的重要组成部分，也是膝关节功能的主要参与者。除了具有散热功能，构成滑膜的细胞主要还有以下三种功能：营养作用、润滑作用和吞噬作用，这些功能的完成是通过关节滑液来实现的。关节内的滑液是血浆的渗透液，其内含有与血浆基本相同的电解质与抗体。

（一）营养作用

由于关节软骨缺乏血供，其营养来源主要是依靠来自关节腔内的滑液通过营养物质运输和转换完成的。例如葡萄糖就是由滑液转运而来的并为软骨细胞所必需的、最重要的营养物质，它通过异化扩散的方式从血浆进入滑液。当关节正常活动时，在关节软骨未承受生理性压应力处，滑液被吸收入软骨内；经过新陈代谢后的废物从承受压力处软骨中排出至关节腔内。因此，这种生理性关节活动对关节软骨的营养和代谢是有益的和必要的。滑液的营养能力也可以因为滑液的质和量的下降，或者关节内的出血和其他转运障碍而被损害。

（二）润滑作用

关节组织及滑液的透明质酸（HA）主要由滑膜 A 细胞及单核吞噬细胞的细胞膜合成。HA 首先进入并充填于滑膜细胞基质，然后受关节运动挤压进入滑液，分布于软骨和韧带表面，部分渗入软骨表层。HA 属酸性黏多糖，具有高度黏性、弹性，充当着关节内的主要润滑剂，它将关节软骨的摩擦系数减至 0.001，较任何人造机械所承受的摩擦都低。正常情况下，滑液黏度随着剪应力增大而降低，而在受压情况下升高。因而，膝关节启动时滑液黏度降低，使关节活动更容易，摩擦力更小；而在关节负荷加重时，黏度却再次升高，以防止关节活动过快。这两种现象在滑液润滑时相互作用，以达到促进和保护关节软骨功能。然而，滑液的润滑作用可因黏蛋白与透明质酸的减少、分泌功能障碍、关节内渗出所致的稀释、化学因素导致的蛋白变性或者关节内酶的有害作用而降低。

（三）吞噬作用

关节内破损的微小颗粒，如骨性关节炎关节软骨破损后脱落的微小碎片，可以被关节腔周围的滑膜所吞噬。在吞噬过程中，这些微小颗粒先黏附于滑膜上，然后逐渐被滑膜所包裹，在此阶段，滑膜肉眼观呈炎性反应，充血水肿。以后滑膜逐渐侵入颗粒，可能通过溶酶体的作用使颗粒分裂、溶解，最后，小颗粒再经由巨噬细胞转运入淋巴系统。

三、滑膜先天异常

膝关节滑膜通常含有皱折或皱襞（synovial folds），它们是胎儿膝关节内的滑膜分隔的残迹，这些皱折或皱襞中的一部分，在成年后可能会产生一些临床症状。一般认为，胎儿早期膝关节腔被分隔为 3 个间室，分别为胫股内侧间室、胫股外侧间室和髌上囊。在膝关节发育过程中，隔膜逐渐退化，如果隔膜没完全退化，就会在膝关节腔内形成滑膜皱襞。

实际上，滑膜皱襞为关节内退化不全的残留结构，是向膝关节腔内突出的滑膜折叠。正常的滑膜皱襞薄而柔软，随膝关节的屈伸运动而伸展或皱缩，并无临床症状。但是，滑膜皱襞发育异常，或因外伤、炎症等因素造成滑膜皱襞过度增生、肥厚，在关节活动时会产生撞击、夹挤而导致弹响、疼痛等一系列症状和体征，即所谓滑膜皱襞综合征。

根据滑膜皱襞的位置不同，可分为髌上滑膜皱襞、髌内侧滑膜皱襞、髌下滑膜皱襞和髌外侧滑膜皱襞。

（一）髌上滑膜皱襞

髌上滑膜皱襞位于髌上囊与膝关节腔邻接处，起于股骨干骺端前方的滑膜，斜向下走行到股四头肌腱后方，止于髌骨上缘。完整的髌上滑膜皱襞可完全封闭髌上囊，有孔的髌上滑膜皱襞更为多见，关节液可通过空隙流动于髌上囊与膝关节腔之间。根据其形态和位置，将髌上滑膜皱襞分为 5 种类型。

A 型：完全隔膜型。滑膜皱襞连接上下左右界，形成封闭的隔膜，分隔髌上囊和膝关节腔。

B 型：双囊型。髌上囊上部中央的关节囊向下突出，分隔形成内、外侧两个囊。同时滑膜皱襞形成隔膜，封闭内、外侧髌上囊。

C 型：中央孔型。滑膜皱襞形成隔膜，封闭髌上囊，在隔膜中央或侧方可见边缘完整的孔道，连接髌上囊和关节腔。

D 型：双襞型。滑膜皱襞在髌骨上缘至髌骨上窝关节囊的内外两侧形成。

E 型：单襞型。滑膜皱襞在髌骨上缘至髌骨上窝关节囊的上方、内上方、外上方或内外上方形成连续的弧形隔膜。

（二）髌内侧滑膜皱襞

髌内侧滑膜皱襞起于髌上囊，经膝关节内侧壁下行，止于髌骨脂肪垫。宽大的髌内侧皱襞可覆盖股骨内侧髁软骨面，甚至可进入髌股关节之间。髌内侧滑膜皱襞容易出现病损，引起临床症状。髌内侧滑膜皱襞的大小形状各异，一般分为 4 型。

A 型：为一条髌内侧滑膜小的索状隆起。

B 型：髌内侧棚架形结构，但不完全覆盖股骨内侧髁的前面。

C 型：与 B 型相似，但完全覆盖股骨内侧髁的前面。

D 型：与 C 型大小形状类似，只是在其一侧的中央部分有 1 个裂孔，内侧游离部分类似桶柄。

（三）髌下滑膜皱襞

髌下滑膜皱襞为韧带样残余结构，其一端起源于股骨髁间窝跨过关节间隙前部，附着于髌下脂肪垫远端，然后逐渐下行变宽。整个皱襞呈扁带形，或称膜状型。皱襞大部分为脂肪环绕者，称为脂肪型。也有的上端为带状，下端环绕较多的脂肪，称为带状型。

（四）髌外侧滑膜皱襞

髌外侧滑膜皱襞起于髌上囊，经膝关节外侧壁下行，止于髌外侧脂肪垫，各滑膜皱襞的发生率文献报道不一。国外文献报道，髌上滑膜皱襞 86%、髌内侧滑膜皱襞 72%、髌下滑膜皱襞 86%、髌外侧滑膜皱襞 1.3%。国内文献报道，髌上滑膜皱襞 94%、髌内侧滑膜皱襞 39%、髌下滑膜皱襞 100%。尽管髌上、髌下滑膜皱襞出现率较高，但由于有脂肪垫、滑膜或韧带等软组织的保护，不易产生症状。髌内滑膜皱襞位置表浅，易受损伤，出现滑膜皱襞综合征。

第四节　半月板

一、半月板的解剖特点

半月板为半月形的纤维软骨盘，是膝关节内唯一没有被滑膜覆盖的组织。分别位于组成膝关节的股骨与胫骨之间的内侧和外侧，因此称之为内侧半月板和外侧半月板。半月板外周缘厚，内缘锐薄，呈半环形，上凹下平，介于股骨和胫骨两软骨面间，主要附着于胫骨，但可随股骨做一定范围的移动，成为可移动的关节臼，以补偿胫骨髁面与股骨髁面的不适，并起着限制和制动作用，防止关节的移位和脱臼，这些作用需与有关韧带和肌肉共同协作完成。半月板具有一定的弹性，能缓冲两骨面的撞击、吸收震荡，保护关节。内侧半月板周径较大，呈"C"形，前端窄而后端宽。前端以细腱附着于胫骨髁部的前内侧，居前交叉韧带起点之前，后端附着于髁间后窝，在胫骨髁间隆突后方及后交叉韧带起点的前内方。内侧半月板与内侧副韧带后部紧密相连，因而限制了内侧半月板的活动度。外侧半月板较内侧半月板周径小而面积广，略呈"O"形，中部宽而后端略窄，前端附着于髁间前窝，前交叉韧带附着点的外侧，后端附着于髁间隆突之间。半月板的外缘有沟以容纳自此经过的腘肌腱并与之相贴，但与外侧副韧带不相连。

半月板为膝关节的缓冲装置。每一半月板约覆盖胫骨平台的 2/3 区，以弥补股胫关节面的不相适应。半月板实际上仅表层覆以纤维软骨，其内部混有大量的弹性纤维和胶原纤维。

（一）内侧半月板

内侧半月板形如"C"形或半圆形，长约 3.5 cm，比外侧半月板大而厚，开口很大，后部宽阔，前部狭窄，有前、后两角，前角附着于髁间前窝，在前交叉韧带附着部前方。后角附着于髁间后窝，恰在后交叉韧带附着点前方，内侧半月板的周围边缘与内侧关节囊紧密附着，与任何肌肉结构均无直接相连。

（二）外侧半月板

外侧半月板近似"O"形或圆形，有前、后两角，两角之间有一较小的开口，中部宽阔，前、后部较窄，前角附着于外侧股间结节前方，恰在前交叉韧带附着部后外侧，并有一部分与前交叉韧带融合（占 65%），后角紧附于外侧髁间结节后方，内侧半月板附着处之前。外侧半月板与外侧关节囊的附着不如内侧紧密，其后半部分为腘肌腱所打断，并在后关节囊上形成腘肌裂孔，因此，外侧半月板的活动性较内侧半月板大得多。

外侧半月板后端发出一坚强的斜行纤维束，附着于股骨外侧髁，与后交叉韧带紧紧相贴，此韧带如在后交叉韧带之后，则称板股后韧带（posterior meniscofemoral ligament 或 Wrisberg ligament）；如在后交叉韧带之前，则称板股前韧带（anterior meniscofemoral ligament 或 Humphery ligament），如图 3-6 所示。但通常二者仅具其一，文献报告出现率约 70%，约有 30% 的人两韧带缺如。

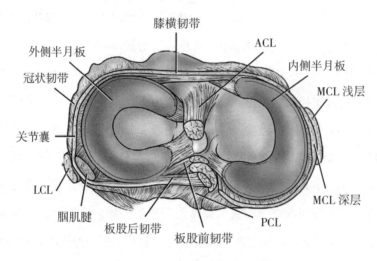

图 3-6　板股后韧带和板股前韧带

（三）盘状半月板

膝关节盘状软骨又称盘状半月板，是半月板常见的一种畸形，可呈圆形、卵圆形、方形或逗点形等。多发生于膝关节的外侧，内侧少见。外侧盘状半月板常伴有小腿腓侧各种畸形，如腓骨头过高、腓骨肌腱滑脱、腓侧肌肉缺损等。内侧盘状半月板除胫骨内侧髁稍扁平外，很少有其他胫侧异常。盘状半月板形成的原因目前尚存在分歧，一般认为与半月板的胚胎发育障碍有关。Smillie 将盘状半月板分为三型。①原始型：呈完全盘状，中央游离缘最厚，也最短，股骨髁与胫骨髁的相对关节面完全被分开，不仅不直接接触，而且其间存在的纤维软骨盘可厚达 8 mm。②幼儿型：其结构与正常者最为接近，仅其中部宽度特别增大。③中间型：较原始型为小，近乎盘状，但不完全，中央部较薄，而且其间存在二切迹，二切迹之间有一凸面，朝向关节中部，其中央游离缘薄而透明。盘状半月板覆盖于胫骨平台关节面，其内缘较扁平，有时盘状半月板上面呈两个小面，中有一横崎，当膝屈伸活动时股骨髁越过横崎使横崎向前、向后移位引起声响，即所谓"弹响"。弹响的大小与发生弹拨的角度，盘状软骨的大小、厚薄，横崎的高低、位置，周围附着韧带松弛的程度等因素有关。

二、半月板的血管、神经支配

（一）半月板的血供

半月板的营养血管主要来自膝内、外侧动脉及膝中动脉，这些血管在滑膜及关节囊组织中形成半月板周围毛细血管丛供养半月板。

半月板的血供范围与年龄有关，妊娠 8~10 周时形成半月板，有丰富的血液供应；出生时全部有血管分布和血液供应；到 10 岁左右，半月板的血管只存在其外围约 30% 的区域；成年以后，半月板仅外侧 10%~30% 有血液供应。

Arniczky 也将半月板组织按照血运情况划分为三区，即红白区分类法（如图 3-7 所示）：距半月板滑膜结合部 1~3 mm 以内者为绝对有血管区，称为红区；相距 3~5 mm 者为相对有血管区，称为红白区；相距 5 mm 以上者为绝对无血管区，称为白区。

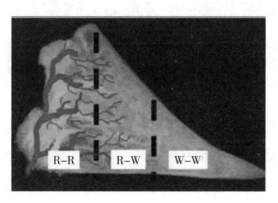

图 3-7　红白分区法

（二）半月板的神经

半月板的神经支配区多位于其前、后角附近，而其中间 1/3 的体部则完全缺少神经支配。目前研究尚未发现半月板组织内有司痛觉、温觉的传入神经纤维分布。

三、半月板的功能

近年来，随着对膝关节生物力学的不断研究发现，膝关节半月板在膝关节功能上占有十分重要的地位，因此，对于半月板损伤的治疗原则应尽量最大限度地保留半月板的结构及功能而不是将其彻底切除。半月板的主要功能如下。

（一）使股骨髁与胫骨髁的关节面更加匹配

半月板犹如一活动的楔状体，当膝关节屈伸活动时，关节面易位后的不相对称可以得到补偿。同时防止关节囊及滑膜突入或嵌顿于关节面中间。胫骨端的加深使膝关节更为稳定，并可减少来自关节侧方的打击。

（二）润滑关节，减少摩擦

半月板及关节软骨可通过其表面均匀分布的一层滑液，为关节提供润滑作用，这种润滑作用能减少股骨髁与胫骨平台之间的摩擦，犹如一排滚珠，有助于膝关节的屈伸和旋转；又像车轮下的垫木，起急刹车作用，可防止股骨在胫骨上向前滑动。Macconaill 在 1950 年报道了半月板切除后关节内摩擦系数增加 20% 的结果。

（三）关节过度伸、屈活动的限制

在膝关节伸直的最后 15°~30° 范围内，胫骨可以相对于股骨产生轻微外旋，并最终为膝关节完全伸直提供稳定性，这被称为"扣锁机制（screw-home mechanism）"。与内侧胫骨关节接触面积大于外侧有关。在扣锁活动的过程中，当膝关节即将完全伸直时，半月板前角通过向前活动并与股骨髁发生撞击阻挡，阻止膝关节的过伸。当膝关节完全屈曲时，后角被挤压向后方，只要关节囊和韧带结构完整，后角会阻止关节的进一步屈曲。

（四）吸收震荡，减少应力

半月板可被视为膝关节内部的缓冲装置，可吸收由上向下传递来的震荡。特别是当人从高处落下来膝关节承担较大的压力时更为显著，半月板的厚度可由原 5 mm 压缩至 2.5 mm，这种厚度的变化表明来自关节的压力已被半月板部分吸收，并将压力分散到较大平面，但半月板依然能保持其弹性。当运动朝相反方向进行时，能量又被半月板的弹回力量所释放。这种压力的分解和释放经实验证明与半月板内部胶原纤维的类型及分布有关。同时半月板尚可保护关节边缘，当膝关节被压缩时，半月板较厚的周围部对关节边缘起重要的弹性保护作用，并能更好地支持滑膜囊，使其免遭压迫。当膝关节屈曲时，半月板向后滑动，可保护好膝关节的后缘。

（五）提高关节的稳定性

半月板与交叉韧带、关节囊结构之间的紧密附着提示了半月板在稳定关节方面起着重要作用。首先，半月板上凹下平的特征性结构填补了股骨髁球状关节面与胫骨平台相对平坦关节面之间的缺损，使股骨与胫骨关节面之间有了良好的嵌合，提高了关节面的接触面积，增加了关节的稳定；其次，内侧半月板在增强关节稳定性方面的作用大于外侧半月板，这是由内侧半月板前窄后宽、前薄后厚的特征性结构所决定的，主要体现在限制胫骨过度前移和过度旋转，这种稳定作用在膝关节屈曲 90° 时表现尤为明显；再次，内侧半月板在防止胫骨过度前移方面与前交叉韧带的功能状态有关，当前交叉韧带松弛时，内侧半月板在防止胫骨过度前移方面起着十分重要的作用；最后，半月板还可以在一定程度上调节膝关节的动力稳定性，由于半月板前方借助特殊的纤维结构与伸肌装置相连，在后方及外后方与腘肌、弓状韧带以及半膜肌相连，这种结构的变化将有助于在膝关节的运动过程中通过调节半月板的位置对膝关节的动力稳定性提供动态调节。

第五节　膝关节的运动

一个物体沿一个固定横轴进行运动，称转动。当物体转动时，运动轴亦向前移动，称滚动。如一物体转动时，其表面许多点与相对静止物体的某一点相接触，则为滑动。膝关节是一个屈戌关节，股骨髁在胫骨上的运动有滚动和滑动两种形式，这是由膝关节面的形状大小和韧带结构特点所决定的。一般认为，膝关节由伸到屈的过程中，在 0~20° 范围内，股骨髁在胫骨平台上滚动，没有滑动。更准确地说，股骨外髁在屈曲前 20° 内发生滚动，而股骨内髁在屈曲前 15° 内发生滚动。在 20° 以后，滚动逐步被滑动所代替。

一、扣锁机制

当膝关节伸直至最后 10°~15° 时，股骨内侧髁发生内旋，胫骨相对外旋，每伸直 1°，股骨约有 0.5° 的内旋，膝完全伸直时，这一旋转活动也停止，共内旋 5°~10°，这一过程犹如拧紧螺丝钉的动作，称为"扣锁机制"，如图 3-8 所示。扣锁机制完成后，膝关节非常稳定，一切收展、旋转活动都不可能发生。此时，股骨髁与胫骨髁的负重面最大，承受压力也最大。

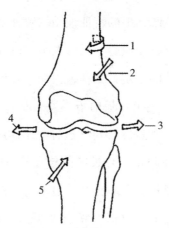

（1.旋转；2.伸直；3.外展；4.内收；5.屈曲。）

图 3-8　扣锁机制

二、膝关节的伸直运动

膝关节由屈曲位伸直时，在股四头肌各部位产生的合力作用下，通过髌韧带将小腿伸直。在此过程中，股骨髁向前转动并向后滑动，由于内侧股骨髁大且弧度较长，故其转动及后滑较外侧快，外侧及内侧副韧带变紧张，交叉韧带紧张，以阻止股骨前移和膝过伸，在接近完全伸直的最后 10°~15° 时，股骨外侧髁的转动及后滑已完成，而内侧髁连同内侧半月板加速进行其后滑，使股骨在胫骨面上做一内旋，致使外侧副韧带进一步紧张，前、后交叉韧带由相贴而分开，内侧副韧带前部前移，后部与腘斜韧带皆拉紧，使整个关节绞锁稳定，股骨、半月板及胫骨间亦嵌紧稳定。

三、膝关节的屈曲运动

当膝关节由伸直位开始屈曲时，先由腘肌牵拉胫骨内旋或股骨外旋，此时，股骨内髁连同内侧半月板前移，使膝关节先纠正在最后伸直过程中的外旋，然后在腘绳肌的牵拉以及部分腓肠肌的作用下，使膝关节屈曲，同时髌韧带及髌骨逐渐陷入股骨髁间，控制股骨的运动。

膝关节在矢状面上做屈伸运动的同时，股骨髁和胫骨平台之间还伴有滑动和滚动。

股骨髁在矢状面上的弧线长度是胫骨平台的 2 倍，屈膝中股骨髁在胫骨平台上先以滚动为主，后转为以滑动为主。一般认为，膝关节从伸直位到屈膝 20° 的运动方式主要是滚动，而从屈膝 20° 到完全屈曲则主要是滑动，当然在滑动中还兼有少量的滚动。

四、膝关节的旋转运动

膝关节在屈曲状态下，小腿可绕其长轴进行回旋，即所谓轴性旋转。人坐在床边，膝屈曲成直角，小腿下垂，此时，足尖向内转动为内旋，范围约 30°；足尖向外转动为外旋，范围约 40°。

五、膝关节的侧方活动

除屈伸、旋转运动外，膝关节还有轻度的侧方活动。随着膝关节屈曲，其外展、内收活动也有所增加。伸膝位，关节内外翻活动范围约为 2°，屈膝时则可增加至 8° 左右。整个膝关节的前后活动幅度较小，屈膝 45° 时大约只有 3 mm，屈膝 90° 时有所减少。

六、髌骨的运动

髌骨的运动与其和胫骨结节的对应位置、Q 角、股四头肌肌力、下肢力线以及膝关节的骨性解剖等因素有关。髌骨运动方式与胫股关节矢状面的弧线运动和轴向旋转紧密相连，最终达到髌股关节压力与接触面垂直，如图 3-9 所示。在整个屈曲过程中，髌骨与股骨髁之间滑动的范围为 7~8 cm。

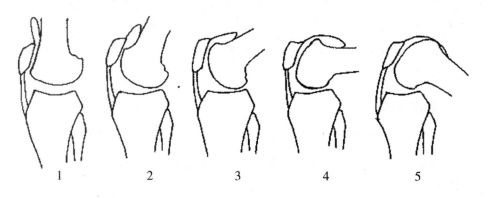

（1. 180°；2. 150°；3. 120°；4. 90°；5. 60°。）

图 3-9　髌股关节运动、髌骨滑动范围

581

第四章
膝关节基本检查方法

第一节　临床病史采集

对因关节炎或关节痛或关节不适而就诊的患者的病史采集和对其他疾病一样，应包括主诉、现病史、既往史、个人史和家族史。而且，为了帮助弄清诊断在所涉及的范围内不仅要收集与关节疾病直接相关的病史，还要收集与关节疾病可能间接相关的一般病史，如对关节病变特别要了解是局部的或全身的，对称的或非对称的，外周的或中轴的；是急性、亚急性或慢性；是否不断加重或加重与缓解交替出现；症状提示炎症性质或关节结构损伤；是否伴发关节外病变；有无功能丧失或残疾。

按疾病发生和发展过程需要了解的主要病史包括患者发病前的健康状况、发病诱因、发病年龄、发病方式、前驱表现、首发部位、关节症状、演变过程、病变范围、伴随现象、加重或缓解因素、接受过的检查和治疗及对治疗的反应、家族发病情况等。

一、发病诱因

例如，对于一向体健者，外伤后出现局部关节肿痛，尤其表现为单关节，多提示创伤性关节炎；不洁的性接触史，或肠炎、痢疾后出现结膜炎、尿道炎和关节炎可考虑赖特综合征。

二、发病年龄

患者的年龄或发病年龄都不具有确诊某个关节炎的诊断价值，但年龄既可与发生某种关节炎的倾向性联系，也可帮助了解病程。

下列是膝关节骨性关节炎常见的、主要应询问的项目，仅供参考。

1. 患者的年龄、职业、生活习惯、遗传病史。

2. 最早关节疼痛的时间，有无外伤、着凉或过度劳累等诱因。

3. 关节疼痛的特点是持续性或阵发性，是钝痛还是剧痛，是活动时痛还是休息时痛，是否与劳累或活动有关，是否与天气变化相关，有无"胶着现象"。

4. 关节有无肿胀、僵硬和关节活动度下降、关节表面的皮温有无增高。

5. 关节有无晨僵现象，持续时间多长。

6. 关节有无绞锁史、有无异常响声、关节有无变形。

7. 上下楼梯有无酸痛、下蹲是否困难。

8. 其他关节是否受累。

9. 是否影响日常生活和工作。

10. 曾经做过何种治疗，效果如何。

第二节 膝关节基本检查方法

在进行膝关节体格检查之前，应嘱患者充分暴露双侧膝关节，按望、触、动、量四诊法和特殊检查顺序进行。由于某些髋关节疾患往往影响到膝关节，因此，在膝关节检查之前，对髋关节应做一些相关的体格检查，以除外髋关节的疾患。

一、膝关节望诊检查

望诊是医生通过视觉观察患者表现的一种诊断方法。当患者步入诊室时，应首先观察患者的姿势、体态和步态。患者的发育、营养和意识状态等也不能忽视。

（一）皮肤

检查皮肤有无发红、色素沉着、静脉怒张以及窦道等。皮肤红肿常见于膝关节炎症性疾病；色素沉着常见于局部长期热敷或中药熏洗；静脉怒张常见于骨肉瘤；窦道则常见于关节结核或慢性骨髓炎等。

（二）形态

膝关节周围肌肉有无萎缩，特别是股内侧肌萎缩，在膝关节慢性疾患或损伤中均能见到。这是因为股内侧肌的止点在髌骨内缘周围具有丰富的感觉神经纤维，当膝关节发生病变时，这些感觉神经末梢极易受损。因此，股内侧肌萎缩可以认为是膝关节器质性病变的标志。

（三）肿胀

重点观察是全膝关节肿胀还是关节的局部肿胀、是关节的软组织肿胀还是关节内积液性肿胀。如髌韧带两侧俗称"膝眼"处凹陷消失，则表明关节内肿胀或滑膜肥厚。

（四）畸形

膝关节常见的畸形为膝内翻、膝外翻（如图4-1所示）、屈膝畸形和膝过伸畸形（如图4-2所示）。膝内翻、膝外翻常见于佝偻病，也可以由炎症、创伤以及关节退行性变等原因造成；屈膝畸形常见于创伤、股四头肌萎缩、关节绞锁、半月板破裂、关节囊挛缩等；膝过伸畸形常见于骨骼发育畸形、关节韧带松弛或韧带断裂等。

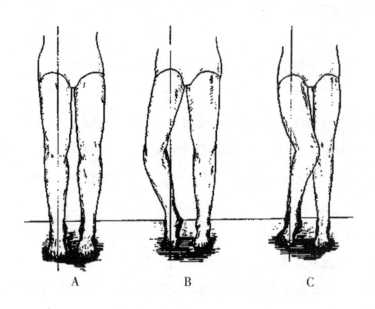

（A正常；B膝内翻；C膝外翻。）

图4-1　望诊（膝关节前面观）

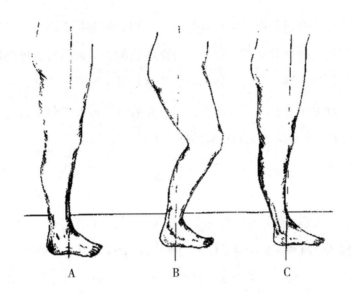

（A 正常；B 膝关节屈曲挛缩；C 膝关节过伸。）

图 4-2　望诊（膝关节侧面观）

（五）包块

膝关节周围出现的包块可分为囊性和实质性。常见的囊性肿物有腘窝囊肿、半腱肌囊肿或股二头肌腱囊肿；常见的良性骨肿瘤为骨软骨瘤（外生骨疣）；常见的恶性骨肿瘤为骨肉瘤。在儿童或青少年胫骨结节处看到的明显隆起，多为胫骨结节骨骺炎的体征。

二、膝关节触诊检查

触诊是医生通过手的感觉对疾病进行判断的诊断方法。触诊时，患者要采取适当的体位，医生要关心患者的疾苦，对患部要轻拿、轻放，动作轻柔，避免粗暴过力。

（一）皮肤触诊

用手指背测量皮温时要双侧对照比较，如患侧皮温升高，常见于炎症或恶性骨肿瘤。若触摸一侧皮肤较对侧增厚，则常为膝关节结核的一个重要体征，称为"亚历山德洛夫征"。

（二）压痛点检查

检查压痛点时，应先让患者指出疼痛的部位和范围，然后检查者用手由疼痛的周围部分逐渐向疼痛的中心移动和按压，由轻及重，并随时注意患者的反应。通过检查要明确疼痛的部位、范围、深浅、程度和性质，并注意有无放射痛。当膝关节周围软组织、骨及软骨组织遭遇创伤、炎症或肿瘤时，相应的部位会出现明显压痛。髌骨边缘压痛常见于创伤及髌骨软化症；膝关节表面在肌腱、韧带附着点处的压痛常见于外伤及慢性疲劳性损伤；膝关节内、外侧间隙压痛常见于半月板损伤；儿童或者青少年胫骨结节处压痛常见于胫骨结节骨骺炎；发生在股骨下段及胫骨上段的恶性骨肿瘤触压时会出现非常剧烈的疼痛，而良性骨肿瘤则少有压痛。

（三）肿物

触诊时如发现肿物，应注意其大小、硬度、边缘及表面状况，有无波动、搏动或震颤，是固定还是活动等。常见的肿物一般可分为两大类，即关节外肿物和关节内肿物。

关节外肿物又分两种。第一种是质硬的骨或软骨组织肿物，常见的是骨软骨瘤。如果有多发的硬性肿物，则多见于骨软骨瘤病。第二种是囊性肿物，质地软且有明显波动感的多为滑液囊肿。质地较韧、波动感不明显的多为腱鞘囊肿。如果在关节间隙前、后方出现的囊肿则多为半月板囊肿。

关节内肿物：患者常自诉在膝关节活动时，常可发现有一肿物在关节内四处游动，有时固定在一定的位置出现关节绞锁现象。检查时在关节内可扪及一个或数个大小不等的硬性肿物，此种关节内的游动肿物称为游离体，俗称"关节鼠"。常见原因为创伤、半月板损伤、关节软骨剥脱及滑膜软骨瘤病等。膝关节色素沉着绒毛结节性滑膜炎的结节，有时在关节内也可扪及。

（四）关节积液

当膝关节内积液达到 10~40 mL 以上时，关节扪之有波动感，此时，令患者平卧，膝关节伸直，下肢肌肉放松，检查者一手从膝部髌上滑囊处将液体挤压集中到髌骨后方，然后用手指将髌骨从前方向股骨髁处下压，当髌骨撞击股骨后向上浮起，有髌骨浮动感，称之为浮髌征阳性，常见于创伤、急慢性关节炎症、滑膜炎等。浮患者征检查法如图 4-3 所示。

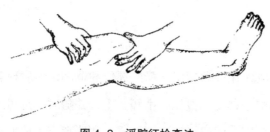

图 4-3　浮髌征检查法

（五）关节摩擦感或摩擦音

当关节和肌腱出现病理改变时，活动关节多可触及弹响或摩擦感。例如，髌腱腱鞘炎在活动膝关节时，可出现沙砾感。骨性关节炎时，触及髌骨和股骨髁有摩擦感，有时可听到摩擦音。

（六）关节弹跳感

在检查膝关节做屈伸活动时，有时膝关节会出现弹跳或滑落感，一般常见于关节内游离体或盘状半月板破裂。

三、关节运动检查

关节运动检查的目的是了解关节结构和功能是否异常。每个关节由中立位到关节运动所达到的最大角度称关节活动度。关节活动度常因疾病的影响而增加或减少，或因疼痛的影响表现自主活动和被动活动范围不同。

测量关节活动角度时应从中立位开始，以中立位为0°，然后将量角器的中心对准关节中心，其两边放在肢体的轴线上，记录下关节活动角度，并分析影响活动功能的原因。一般主动活动小于被动活动，可能与关节疼痛、肌肉痉挛和肌肉麻痹有关。关节活动的记录方法，应包括以下几个项目：①关节的名称和左、右；②关节挛缩、僵硬或强直的位置；③主动运动和被动运动的范围；④运动的方向，如伸屈、内收外展、内旋外旋、内翻外翻。

正常人膝关节外形的个体差异很大，检查时应强调采用双侧对比法。

膝关节正常活动范围：屈曲120°~150°，伸直0°，过度伸直5°~10°，屈膝时内旋约10°，外旋约20°。

膝关节功能位置：下肢正常力线为伸直位时，髂前上棘与第1、第2趾间的连线，通过髌骨的中点，此为膝关节中立位。屈曲功能位为5°~15°，儿童可取伸直位，妇女可屈曲至30°。

常见的与关节功能相关的体征有以下几个：

1.关节运动受限：是关节疾病最常见的表现，根据其程度的差别、病理性质的不同，可归纳成三类。①关节强直：关节呈骨性连接，即骨性强直，无丝毫活动，常见于化脓性关节炎和晚期类风湿性关节炎。②关节僵硬：绝大多数强直关节是由于关节周围大量疤痕组织的形成或关节内疤痕的粘连所致，故亦称纤维性强直。强直关节可有微小运动。③关节挛缩：指因关节周围软组织挛缩而导致关节运动功能的不同程度受限。

2. 关节畸形：是指关节失去正常形态或排列不齐，如关节骨性增生肥大、关节半脱位等。

3. 关节脱位：一般分为关节半脱位、关节完全脱位。

4. 关节不稳：是指关节在任一平面做正常活动时出现过大的活动度。

四、测量检查

下肢的测量主要包括两个方面：一是下肢的力线，二是下肢的周径。测量原则是双下肢要充分暴露，同时比较对照。

测量大腿的周径可取髌骨上缘 10~15 cm 处为定点（如图 4-4 所示）。测量小腿周径可取胫骨粗隆下 10 cm 处为定点。膝关节周径取髌骨中点处测量。

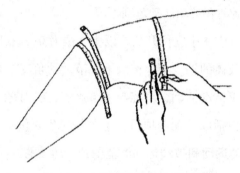

图 4-4　大腿及膝关节周径测量

正常下肢力线是指从髂前上棘至第 1、第 2 趾间作一连线，这一连线通过髌骨中点。膝关节胫骨的长轴和股骨的长轴之间存在一夹角，称为外翻角，外翻角度女性为 10° 左右，男性此角稍小。

当髌骨先天性脱位或髌骨习惯性脱位时，髌骨多在下肢力线以外。

第三节　特殊检查方法

一、膝关节力线（站立位）

脱鞋平地站立，尽可能使踝关节和膝关节并拢，了解膝关节轴线。正常膝关节的解剖轴线（FTA）有 5°~7° 的外翻角，机械轴线为 0°，即股骨头中心、膝关节中心和踝关节中心呈一直线。在一般体检中，主要大致了解膝关节的机械轴线。膝关节力线的测定对于关节疼痛的诊断、手术方案的选择都具有重要意义。膝内翻伴有膝关节内侧疼痛，膝外翻伴有膝关节外侧疼痛，提示内侧或外侧胫股关节的骨关节炎。膝内翻出现膝关节外侧疼痛则常提示膝关节外侧半月板的损伤，相反膝外翻出现膝关节内侧疼痛常意味着膝关节内侧半月板的损伤。中国人膝内翻出现机会较多，因而内侧半月板的切除要慎重，否则会加剧内侧关节间室的退变。切除外侧盘状半月板可以使内翻力线有轻度矫正，有利于应力在关节内外间隙的重新分布，因而切除外侧半月板后，有时能获得良好的效果。相反，西方人膝外翻较多。对于伴有严重膝关节力线异常的骨关节炎，关节镜下清创及软骨治疗虽然能够缓解膝关节疼痛，但其主要治疗手段是高位胫骨截骨。

二、髌股关节检查

首先要观察髌骨的位置、大小和形态是否正常，如果有变化多为先天性异常。

（一）髌后撞击痛

屈膝 30°~45°，用拇指向后挤压髌骨，引起疼痛则为阳性。髌后撞击痛检查的目的是了解髌股关节软骨损伤或者退变情况。但是，该方法检查的阳性率不高，对于髌骨软骨软化症远不及伸膝抗阻试验和半蹲试验敏感性高。从理论上讲，髌骨半脱位引起髌股关节外侧关节软骨的高压和退变，可导致外侧的髌后撞击痛，但是大多数患者往往同时有内侧髌后撞击痛，这是因为软骨的营养是在正常的应力刺激所造成的挤压和膨胀过程中完成的，髌骨半脱位时因为内侧髌股关节面缺少正常应力刺激而产生营养障碍而退变。

（二）髌骨活动度

完全伸膝位，以两手拇指置于髌骨外侧缘，向内推移髌骨。一般将髌骨的 1/4 宽度定为 1 度。正常情况下髌骨的内移程度为 1~2 度，超过 2 度说明髌骨活动度太大，小于 1 度说明髌骨外侧支持带紧张，即髌骨内移受限检查阳性。对于习惯性髌骨脱位或者半脱位者，如果髌骨内移活动度正常，外侧支持带的松解并不能降低髌骨脱位的趋势，应当以胫骨结节内移等骨性手术为主。

（三）内侧滑膜皱襞嵌夹症

伸膝位，向内侧持续推移髌骨，而后逐渐屈曲膝关节，在屈膝接近 45° 时产生髌骨内侧的明显疼痛，进一步屈曲膝关节则产生弹响感，而后疼痛缓解，此为内侧滑膜皱襞嵌夹症阳性。内侧滑膜皱襞可分为三型：Ⅰ型为发育不全型，靠近内侧滑膜壁处仅有一条滑膜皱襞的残迹；Ⅱ型为正常发育型，内侧滑膜皱襞如一层货架由上到下纵行置于前内侧关节囊壁，但是在膝关节伸屈活动中与股骨内髁无接触；Ⅲ型为异常增生型，指滑膜皱襞增生肥厚呈条索样，在膝关节伸屈活动中与股骨内髁摩擦。当内侧滑膜皱襞呈Ⅲ型时在伸膝位向内推移髌骨即将该皱襞挤压于髌骨与股骨内髁之间，随着屈膝程度的增加，髌骨与股骨内髁之间的压力增加，因而疼痛症状加重，而当进一步屈膝，滑膜皱襞从髌股间隙脱出滑向股骨髁内侧时，则症状缓解。内侧滑膜皱襞嵌夹症具有关节镜下滑膜皱襞切除的强手术指征。

（四）恐惧试验

完全伸膝位，向外侧持续推移髌骨，而后逐渐屈膝关节。在屈膝接近45°时患者产生髌骨脱位的恐惧感而拒绝该检查继续进行，此为恐惧试验阳性。恐惧试验检查是检查习惯性髌骨脱位的一个最敏感的检查方法。

（五）股四头肌角

仰卧，伸膝位。自髂前上棘向髌骨中心点作连线并向远侧延伸，自髌骨中心点向胫骨结节作连线，这两条线之间的锐性夹角就是股四头肌角（Q角）。正常股四头肌角为男性小于10°，女性小于15°。一般情况下，对于习惯性髌骨脱位，如果股四头肌角大于15°，单纯行软组织手术将不能治愈，应当结合骨性手术。

三、膝关节活动度检查（仰卧位）

膝关节活动度受限不是膝关节疾病诊断的特异性体征，但是可以作为病情发展和治疗结果的检测指标。膝关节活动受限有真性交锁、假性交锁和活动终末受限三种形式。

（一）真性交锁

真性交锁指关节间隙内物质嵌夹所引起的关节伸屈不能。断裂的交叉韧带残端、破裂的半月板、关节内游离体、异常增生的滑膜、破裂的滑膜皱襞都可以引起关节真性交锁。

（二）假性交锁

假性交锁指关节内大量积液而引起的伸屈功能障碍，因为在膝关节屈曲30°时关节腔容量最大而痛感最轻，因而患膝总是保持在屈膝 30° 位，类似交锁。

（三）活动终末受限

活动终末受限指伸屈中间过程正常，但是至完全伸膝或者完全屈膝时因为疼痛而不能完成，常见于膝关节慢性滑膜炎。膝关节活动度的记录按中立位 0° 标记。如正常膝关节过伸 10°，屈膝 130°，则记录为 10°~0°~130°；如果膝关节有 10° 伸膝受限，屈膝为 90°，则记录为 0°~10°~90°。

四、半月板检查

半月板损伤的检查方法很多，常见的方法有如下几种：

（一）回旋挤压试验（McMurray sign）

检查时，患者仰卧位，检查者站立在患者伤侧，紧握足部，尽量将髋、膝关节屈曲直至足跟接近或碰到臀部（如图 4-5 所示），做大幅度环转运动，内旋环转试验检查外侧半月板，外旋环转试验检查内侧半月板，在维持旋转位置下将膝关节逐渐伸到 90°。此时要注意发生响声时的关节角度。若在关节完全屈曲位下发生响声，表示半月板后角损伤；若关节伸到 90° 左右时才发生响声，则表示半月板体部损伤。再在维持旋转位置下逐渐伸直膝关节，若此时发生响声，则表示可能有半月板前角损伤。

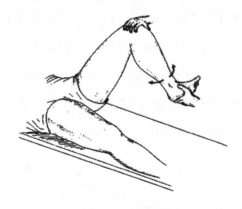

图 4-5　回旋挤压试验

（二）研磨试验（Grinding test）

患者俯卧位，膝关节屈曲 90°（如图 4-6 所示），检查者将小腿用力下压，并且做内旋和外旋运动，使股骨与胫骨关节面之间发生摩擦，若外旋产生疼痛，则提示内侧半月板损伤。然后将小腿上提，并做内旋和外旋运动，若外旋时引起疼痛，则提示内侧副韧带损伤。

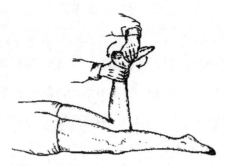

图 4-6　研磨试验

（三）蹲走试验（Walking with squatting test）

本试验仅适用于青少年患者，主要用来检查半月板后角有无损伤。具体做法如下：嘱患者蹲下走鸭步，并不时变换方向，若因为疼痛不能充分屈曲膝关节，蹲走时出现响声及膝部疼痛不适，则为阳性结果。

（四）伸过屈试验

膝关节完全伸直并轻度过伸时，半月板破裂处受牵拉或挤压而使关节间隙产生剧痛，提示半月板前角损伤可能。当腘斜韧带损伤时，膝关节后方亦可出现疼痛。将膝关节极度屈曲，半月板破裂的后角被卡住而产生剧痛，提示半月板后角损伤可能。

（五）半月板外展重力试验（ABD and Gravity of mniscus test）

本试验适用于检查盘状半月板（如图 4-7 所示）。具体做法如下：患者侧卧位，患膝在上，检查者用手轻托小腿，然后嘱患者自己做膝关节的屈伸活动，这时由于重力作用，内侧关节间隙开大，外侧关节间隙受挤压，如果为盘状半月板，则出现响声或疼痛。然后，再做反方向的侧卧，同样做膝关节的屈伸活动，此时，由于外侧间隙在下，没有受到挤压，所以没有疼痛和响声。

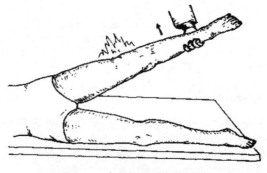

图 4-7　半月板外展重力试验

（六）Helfet 试验

患者坐位，屈髋屈膝 90°，分别标记髌骨左右中线及胫骨结节中线，此时胫骨结节中线应位于髌骨中线内侧。让患膝逐渐伸直，其过程中胫骨结节线多移位至髌骨中线外侧，这是由于膝关节在最后的伸直过程中胫骨的外旋所致。

若患肢胫骨结节中线未移动或移动幅度明显小于健侧肢体，则应考虑外侧半月板损伤乃至交锁的可能。

五、侧副韧带检查

（一）侧方应力试验（Latusseress test）

内、外侧副韧带是防止膝关节侧向活动的稳定装置，使得膝关节在伸直位时无侧向运动。若这个稳定结构受到破坏，则可出现关节侧方异常运动。如图 4-8 所示，检查时，嘱患者仰卧，在膝关节完全伸直位与屈曲 20°~30° 位置下做被动膝内翻和膝外翻动作，并与对侧作比较。如有疼痛或发现内翻、外翻角度超出正常范围并有弹跳感时，提示有侧副韧带扭伤或断裂。

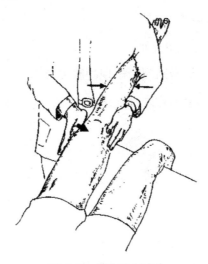

图 4-8　侧方应力试验

（二）应力位 X 线片检查（Stress position of X-ray）

即在膝内翻和膝外翻位置下摄膝关节正位片，比较内外间隙张开情况。一般认为两侧间隙相差 4 mm 以下为轻度扭伤，4~12 mm 为部分断裂，12 mm 以上为完全断裂。同时，还可能合并前交叉韧带损伤。

六、交叉韧带检查（Cruciate ligament examination）

（一）抽屉试验（Drawer test）

可分为前抽屉试验（anterior draw test）和后抽屉试验（posterior draw test），分别用于检查前交叉韧带和后交叉韧带损伤。检查时患者取仰卧位，在膝关节屈曲90°，屈髋45°下进行（如图4-9、图4-10所示）。检查者用双手握住胫骨上段做前、后推拉动作，同时要注意胫骨结节前、后移动的幅度。如胫骨结节前移增加表示前交叉韧带断裂，即前抽屉试验阳性。如胫骨结节后移增加表示后交叉韧带断裂，即后抽屉试验阳性。还需要膝关节在屈曲90°时将健侧和患侧做对比。

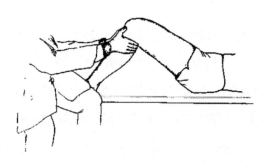 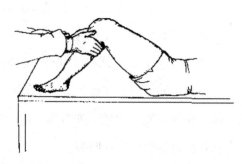

图 4-9　前抽屉试验　　　　　图 4-10　后抽屉试验

（二）轴移试验（Pivot shift test）

本试验用来检查前交叉韧带断裂后出现的膝关节不稳（如图4-11所示）。患者仰卧位，检查者站在一侧，一手握住踝部使小腿内旋，另一手在膝外侧用力，使膝关节

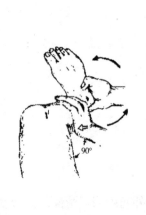 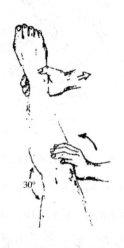 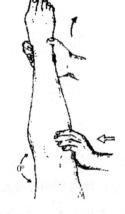

图 4-11　轴移试验

翻位置，然后缓慢屈曲膝关节，感觉到膝关节滑动或者弹跳感时，为阳性结果。这主要是在屈膝外翻姿势下，胫骨外侧平台向前错位，股骨外髁滑向胫骨平台的后方，出现滑动或弹跳感。轴移试验可分为三度，分别代表关节的不稳定程度。

（三）Lachman 试验（Lachman test）

对前抽屉试验检查结果可疑时，可以继续进行 Lachman 试验检查（如图 4-12 所示）。检查时，屈膝 30° 左右，一手在胫骨结节平面紧握胫骨，另一只手在髌骨上极上方紧握股骨，固定股骨，在胫骨上施加前后移的力量。该试验应分别在无旋转和内、外旋状态下进行，前者用于估计直向前移，称限制性试验，后者陈非限制性试验。在进行非限制性试验时应注意观察足的旋转和关节间室的运动以明确是否伴有内、外侧副韧带损伤。

前交叉韧带的前内侧纤维在膝关节屈曲 90° 时紧张，而后外侧纤维在膝伸直时紧张。所以，前抽屉试验阳性提示前交叉韧带前内侧纤维损伤，而 Lachman 试验阳性则提示后外侧纤维损伤；若前抽屉试验与 Lachman 试验均阳性则提示前交叉韧带完全断裂。

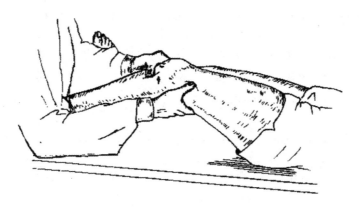

图 4-12 Lachman 试验

七、膝关节穿刺与关节积液检查

在膝关节急、慢性疾患中，关节积液是最常见的体征之一，在膝关节慢性疾患的关节积液诊断未明确时，常需做膝关节穿刺与关节液检查。而对于膝关节急性化脓性炎症，也需做关节穿刺抽液，关节内注射抗生素。关节液检查应观察关节液的物理形态和关节液的细胞学检查。

（一）膝关节穿刺

患者仰卧位，膝关节略屈曲，膝部用 4% 碘酊及 75% 酒精消毒，无菌铺巾后，用 2%
普鲁卡因或 1% 利多卡因局部麻醉，用 12 号针头在膝关节外上方平髌骨上极外侧 2 cm，
相当于髌上滑囊处穿刺，穿刺针成 45° 角，针尖指向髌骨中心刺入，或用穿刺针从髌骨下
极髌韧带两侧垂直刺入，缓慢进行抽吸，速度不能过快，以免发生针尖阻塞。若需同时
做活体组织穿刺检查，则需用特殊的活检穿刺针摄取活体组织。

（二）膝关节液检查

穿刺抽取的关节液，应该包括观察其物理形态、常规的光学显微镜检查和生物化
学等的检查。关节液的检查对诊断和鉴别诊断关节疾患的性质更为重要。各种关节炎
的关节液鉴别，见表 4-1。

表 4-1　各种关节炎的关节液鉴别

疾病	外观	黏蛋白凝块	白细胞（个）	中性（%）	糖（mg%）	白蛋白（mg%）	其他
正常	草黄，清	坚实	<200	<20	90	1.7	—
创伤性关节炎	血性，黄色或清	坚实	<1 000	<25	90	4.0	有红细胞或皱缩红细胞
骨性关节炎	黄，清	坚实	7 000	<25	90	3.0	软骨碎屑、胶原小片
风湿热	黄，稍混浊	稍易碎	10 000	50	90	3.7	—
系统性红斑狼疮	黄，稍混浊	坚实	3 000	10	—	—	狼疮细胞阳性
类风湿性关节炎	柠檬色，混浊	易碎	5 000~25 000	75	78	4.7	中性细胞中有包涵体
急性痛风	黄色，乳样混浊	易碎	10 000	60~70	86	4.0	尿酸钠晶体
急性假痛风	黄色，乳样混浊	坚实至易碎	<5 000	25~50	—	—	冰焦磷酸钙结晶
关节结核	黄色，混浊	易碎	25 000	40	27	5.3	低糖，培养阳性
化脓性关节炎	灰青色，混浊	易碎	8~20 万	90	21	4.8	低糖，培养阳性

八、膝关节镜检查（Examination of Knee Arthroscopy）

这虽然是一种微创性直观的检查手段，但却具有其他影像学所不能替代的优点，
通过髌前小切口，术者可以在关节镜下直观地对关节腔内各个间室内的骨、软骨、半

月板、滑膜、韧带进行动态检查，特别是对髌股关节运动轨迹的动态观察是其他影像学检查方法所达不到的。由于骨性关节炎的病理变化比较复杂，特别是关节软骨早期病变、半月板的早期病变、滑膜炎症、脂肪垫嵌顿等一些微小病变，在 X 线影像上是无法看到的，即使行 MRI 检查，这些微小病变有时也是无法确定的。但通过膝关节镜检查却可以清晰地观察到这些病情的微小变化。

由于膝关节骨性关节炎的诊断并不十分困难。因此，随着膝关节镜诊疗技术的不断提高，目前已不把膝关节镜这一微创技术作为单一的检查手段，多在行膝关节镜检查的同时，进行关节镜下的手术治疗。

目前，膝关节镜技术在临床上应用越来越广，它不仅在常规的诊疗技术上占有明显的优势，而且其手术的范围和难度也在不断地扩大和提高，这一微创技术在未来的骨科领域中必将得到进一步发展。

第四节　膝关节的影像测量

膝关节损伤是常见的骨关节损伤之一，其发生率在下肢损伤中居第二位，仅次于髋关节。膝关节损伤包括关节扭伤、韧带断裂、骨折和脱位等，多属复合损伤。膝关节损伤后，因局部肿胀严重，疼痛剧烈，物理检查只能了解受伤的大概部位，很难判定损伤类型和程度。患者多为突然发生的意外情况致伤，很难叙述清楚受伤时下肢和膝关节所处的位置和外力的方向，给准确诊断造成困难。因此，对每一例膝关节损伤的患者，在物理检查的基础上，必须进行 X 线检查。有时因骨折或脱位在搬运中可自行复位，特别是膝关节韧带损伤，X 线片仅能显示软组织和膝部肿胀，这时需要加摄特殊位 X 线片，或做应力摄片，与损伤病史、临床检查相结合，有助于做出正确的诊断。

一、膝关节的 X 线测量

随着医学影像诊断技术的发展，膝关节 X 线测量的定位方法逐步被应用于临床。它对提高影像诊断的准确性有一定的意义，但在应用时应结合其他 X 线征象和临床表现进行综合分析，以便对发生的异常情况及其程度作出正确判断，为临床诊断和治疗提供依据，并可借以判断疾病的发展和疗效。

（一）股骨角与胫骨角的测量

测量方法：摄取膝关节正位片，分别在股骨两髁最下缘画出股骨关节面的切线，在胫骨两髁最上缘画出胫骨关节面的切线；两切线正常时应相互平行，此时内外侧关节间隙相等。

股骨角：是指股骨纵（中）轴线与股骨关节面切线相交形成的外侧夹角。男女正常值均为 75°~85°，平均 81°（如图 4-13A 所示）。

胫骨角：是指胫骨纵（中）轴线与胫骨上关节面切线相交所成的外侧夹角。正常值为男 85°~100°，女 87°~98°，平均 93°（如图 4-13B 所示）。

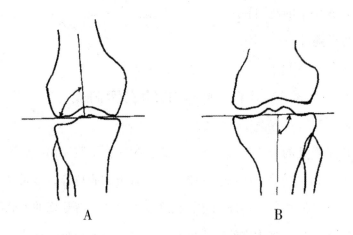

A 股骨角（75°~85°），B 胫骨角（85°~100°）

图 4-13　股骨角与胫骨角的测量

（二）临床意义

当发生膝内翻或膝外翻、股骨下端或胫骨上端骨折、侧副韧带损伤、半月板病变时，股骨与胫骨关节面切线的平行关系可出现异常。如膝外翻或膝内翻时股骨角或胫骨角可发生异常。在骨折复位或矫正膝内翻或膝外翻时，应将股骨角与胫骨角矫正至正常范围内。

二、股（骨）髁（干）角与膝过伸的测量

（一）测量方法

摄膝关节侧位片，分别画出股骨、胫骨纵轴线，股骨髁纵轴线及胫骨关节面切线，股骨纵轴线与股骨髁纵轴线的后方夹角即为股骨髁干角（股髁角），正常值为90°~110°，胫骨纵轴线与胫骨关节面后方的夹角为胫后角，正常值应小于90°。膝过伸时上述两角度加大（如图4-14所示）。

（二）临床意义

膝过伸时股骨髁干角大于110°，胫后角大于90°。

三、胫股角的测量

（一）测量方法

膝关节伸直位摄正位片，股骨中轴线与胫骨中轴线向外所成的夹角即为胫股角，正常值为165°~170°（如图4-15所示）。

（二）临床意义

此角反映股骨、胫骨及膝关节的变形及其程度。胫股角大于170°为膝内翻；胫股角小于165°为膝外翻。

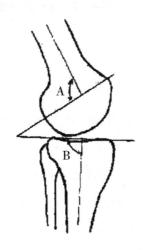

A 股髁角，B 胫后角

图4-14 股（骨）髁（干）角测量

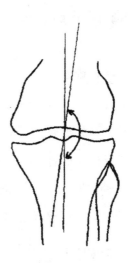

图4-15 胫股角测量

四、Q 角测量

（一）测量方法

膝关节伸直摄正位 X 线片，由髂前上棘至髌骨中点连线的延长线（代表股四头肌牵拉力线），与由髌骨中点至胫骨结节连线所成的夹角（如图 4-16 所示），又称股四头肌牵拉角，实际上是一种体表测量（如 4-17 所示），正常为 15°~20°。

（二）临床意义

Q 角增大，说明髌骨有半脱位倾向。Q 角越大，使髌骨外移的分力就越大。

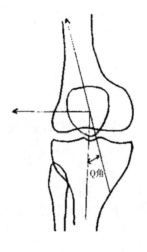 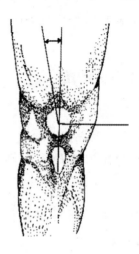

图 4-16　Q 角的测量　　　　　图 4-17　体表 Q 角测量

五、髌骨位置的测量

（一）测量方法

摄膝关节侧位片，根据膝关节活动时髌骨、股骨和胫骨三骨的关系，确定 A、B、C 三点。由于髌韧带长度是固定的，因此髌骨关节面的中点 A 不向上、下方活动，仅向前、后方移动。伸膝时向前，屈膝时向后。股骨髁间窝上方的骨疏松区的中点 B，类似膝关节屈曲的轴心，仅有轻度移动。胫骨上端后缘和腓骨相交点 C，它在膝关节屈伸活动时，与上述两点 A、B 的关系不大，故可利用此三点相交之角来测量髌骨的位置（如图 4-18 所示）。连接 AB、BC，并通过 B 作 BC 的垂线 BD，测量∠ABD，正常值为 10°~20°，此角大于 20° 为髌骨高位，此角小于 10° 或负角为髌骨低位。

（二）临床意义

根据髌骨位置的高低，可以判断韧带断裂后髌骨上移的位置，还可用来研究髌骨软化症的发生率与髌骨位置的关系。

六、股骨髁间沟角测量

（一）测量方法

仰卧或坐位屈膝30°，摄髌股关节轴位片，自股骨髁间沟最低点分别向内、外髁最高点画两条直线，其夹角称股骨髁间沟角（如图4-19所示）。正常值：男122°~155°，女130°~152°，平均139°。

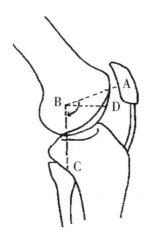

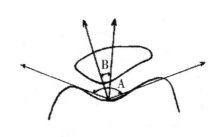

A 股骨髁间沟角，B 髌股适合角

图 4-18　髌骨位置测量法　　　图 4-19　股骨髁间沟角及髌股适合角的测量

（二）临床意义

该角大小代表股骨髁间沟的深浅及滑车发育的情况，此角增大说明股骨下端发育不良或髌骨半脱位，而髌骨软化症时可正常。

七、髌股适合角的测量

（一）测量方法

仰卧位屈膝30°，摄髌股关节轴位片，股骨髁间沟角的角平分线和沟角顶与髌骨关节面顶点连线的夹角为即为髌股适合角，该角位于角平分线内侧，为负角（如图4-4-7所示）。正常值：男平均 –6°，女平均 –10°。

（二）临床意义

该角代表髌骨与股骨的相对位置关系，用于评价髌股关节的适合程度，通常髌骨关节面顶点位于角平分线内侧，即适合角正常为负值。如为正值则容易发生髌骨脱位。

八、外侧髌股角测量

（一）测量方法

仰卧位屈膝30°，摄髌股关节轴位片，股骨内、外髁最高点连线与髌骨外侧关节面切线的夹角为外侧髌股角（如图4-20所示）。正常外侧髌股角开口向外，平均7.8°±3.1°。

（二）临床意义

开口向内或两线平行表示髌骨向外侧倾斜。

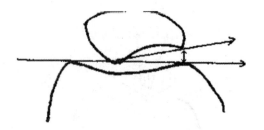

图 4-20　外侧髌骨角

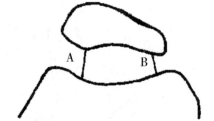

A 内侧关节间隙，B 外侧关节间隙

图 4-21　髌股关节指数

九、髌股关节指数

（一）测量方法

仰卧位屈膝30°，摄髌股关节轴位片，股骨内、外侧间隙宽度之比为髌股关节指数。内侧关节间隙（如图4-21A所示）为髌骨内侧关节面的外侧缘与股骨内侧关节面之间的最短距离，外侧间隙（如图4-21B所示）为髌骨外侧关节面与股骨外侧关节面之间的最短距离。正常比值为1.0~1.6，平均1.2±0.2。

（二）临床意义

在用于评价髌骨半脱位程度时，其比值大于1.6多见于髌骨半脱位及髌骨软化症。

第五章
膝骨关节炎现代研究认识

第一节　骨性关节炎分类

1986 年美国风湿病学会（The American College of Rheumatology，ACR）将骨性关节炎定义为：关节症状和体征与关节软骨完整性受损、软骨下骨改变（包括微骨折和囊性变），以及关节边缘骨赘形成有关的一组异质性疾病。

病因学分类：通常将本病分为原发性和继发性两大类，但有时两者很难截然区分。

（一）原发性骨关节炎

原发性骨关节炎是指人体关节常年应力不均而发生退行性变的骨关节病，随着年龄的增长，结缔组织易发生退行性变化。软骨的变化最为显著，基质的基本成分——软骨素逐渐减少，这样就将胶原纤维暴露于外在压力之下而变得脆弱。软骨可因承受不均应力而出现破坏，有的可以提前或加快，有的则发生较迟，发展缓慢。过多的关节活动，特别是超过疲劳的活动，容易提前出现局部的骨关节炎。身体过重可使已存在的退行性变加速发展。病变以下肢关节及脊柱最常见。

（二）继发性骨关节炎

创伤、畸形和疾病都能造成软骨的损害。导致骨关节炎的原因有：①关节的先天性异常，如先天性髋关节脱位；②创伤，如关节内骨折、膝关节炎；③关节面的后天性不平整，如骨的缺血性坏死、股骨头软骨溶解等；④关节外畸形引起的关节对合不良，如膝内翻、膝外翻等；⑤关节不稳定，如韧带、关节囊松弛等；⑥医源性因素，如长期不恰当地使用皮质激素，可引起关节软骨炎变等。因此，骨关节炎不一定只发生于老年人，其可发生于任何年龄，导致继发性骨关节、关节半月板软骨破裂等。

第二节　骨性关节炎的病因及发病机制

一、关于骨性关节炎病因的一些学说

近年来，对骨性关节炎的关节软骨退行性改变的原因从不同角度进行了大量的调查研究，提出了许多学说。

1. 软骨下骨内高压学说：由于骨血流动力学的改变，在骨髓腔容积不变的前提下增加内容物引起压力增高，即表现为骨内压力增高。在骨内高压持续存在下，关节滑液的 pH 下降，成分改变，干扰并破坏了软骨细胞的正常代谢，导致细胞变性坏死、胶原纤维解聚、蛋白多糖分解、软骨下骨破坏、修复，最终产生骨性关节炎。

2. 自由基学说：该认为自由基对软骨细胞 DNA 和前列腺素（PG）的合成具有抑制作用。自由基作用于软骨细胞后，引发膜脂质过氧化，使脂质过氧化代谢产物丙二醛增多，丙二醛可与 DNA 发生交联，自由基也可直接攻击软骨细胞 DNA 及合成 DNA 所需的酶，使 DNA 链断裂、碱基损伤从而影响 DNA 的合成，也可造成前列腺素合成障碍。骨性关节炎时，滑膜、滑液、血管翳内常有中性白细胞、巨嗜细胞浸润，其表面受免疫复合物、补体等作用能释放大量自由基。

3. 细胞因子学说：细胞因子对骨关节炎的发生、发展起了重要作用，如白细胞介素 –1（IL–1）、白细胞介素 –6（IL–6），肿瘤坏死因子（TNF）等在骨性关节炎中水平明显增高。IL–1 具有刺激软骨细胞分泌一氧化氮、前列腺素 E 和 IL–6 的作用，引起滑膜炎症和疼痛。

4. 软骨酶降解学说：不同部位关节的软骨细胞对于刺激的反应不同，膝关节对软骨细胞间质的破坏反应强烈，酶活性增高，导致细胞间质不能修复，而在踝关节则反应弱，可以修复。

但到目前为止，骨性关节炎真正的发病原因和发病机制还不十分明确。一般认为本病是由多种病因引起的关节解剖异常、关节囊病变和关节软骨破坏所致，由机械性和生物性因素相互作用共同形成。其中年龄增长被认为是最强的危险因素，其他因素包括外伤、体力劳动、运动、过度使用、肥胖、遗传、炎症、激素水平以及骨矿物质含量等。

二、骨性关节炎的常见病因

（一）年龄

本病多发于中老年人群，Gordon 估计尽管 40 岁以前骨性关节炎很少发生，但 60 岁以上人群中占 80% 以上，几乎普遍存在。随着年龄增长，关节软骨发生退行性变，软骨基质丧失大量的硫酸软骨素，剩下无支架的胶原纤维，从而导致关节软骨进一步受损。

（二）性别

男、女都可受累，但原发性多见于女性。

（三）遗传

不同种族和不同人群骨性关节炎发病率不同，其差异与职业和生活方式有关，但是遗传易感因素也与本病的发生有一定关系。OA 患者的 HLE-A1B8、HLE-B8 检出率和单合子抗胰蛋白酶表型频率增加，对软骨主要成分胶原蛋白与遗传因素关系的研究也支持骨性关节炎与遗传因素有关的发病学说。

（四）关节内直接创伤

如髌骨骨折、股骨髁骨折或胫骨髁间骨折、骨折复位不良、复发性髌骨脱位或半脱位等，导致关节面不光滑，经常摩擦使关节面软骨损伤。此外，职业性劳损及不适当的体育锻炼和娱乐也可造成关节内软骨损伤。

（五）下肢力线不正

如膝内、外翻畸形，股骨髁上或胫骨髁下骨折向内、外成角畸形愈合，应力传达不正，可导致关节软骨受力不均，部分软骨由于负担过重，逐渐磨损。

（六）关节面对合不良或不平整

如膝关节半脱位，膝屈曲挛缩或过伸畸形，类风湿性关节炎软骨破坏，剥脱性骨软骨炎，关节面骨缺损等。

（七）关节紊乱

如半月板破裂、关节内游离体等可磨损关节面；关节不稳定，如膝关节交叉韧带损伤，内、外侧副韧带损伤，关节囊松弛等。

（八）过度肥胖

肥胖对本病也有一定影响，体重过重会加重关节软骨的压迫，加速软骨磨损和破坏。临床研究证实：37 岁时超过标准体重 70% 的男性患本病的危险性为标准体重者的 1.5 倍，在女性为 2.1 倍。65 岁以上 60% 的超重者易发生骨性关节炎。

（九）气候因素

寒冷、潮湿等季节变化均可引起或加重该病症。

（十）饮食因素

大骨节病所致的骨关节炎，即可能由于食用带有镰刀菌素的谷类而致病。

（十一）累积性微小创伤

过度的正常活动，如长时间站立、长跑等，可由于反复的微创而引起关节软骨的退行性病变。正常情况下，关节软骨通过负重活动的泵吸功能从滑液中获得营养，关节软骨的持续挤压妨碍了软骨细胞营养的供给。这样可使关节软骨基质丢失，关节功能降低。

（十二）软骨营养代谢异常

软骨营养主要依靠滑液渗透提供，因为基质具有渗透性。随着年龄的增长，滑液的黏滞度及关节软骨的渗透力均可发生改变，滑液变浓，渗透进入基质非常困难，基质的渗透力显著降低，这些改变使软骨细胞失去营养，导致关节软骨碎裂。

（十三）生物力学方面的应力平衡失调

关节成角畸形、韧带损伤引起的关节不稳或半月板切除等原因均可造成关节的生物力线平衡失调，反复的微创，超过软骨自身修复的极限而导致关节软骨的退行性病变。

三、骨性关节炎的发病机制

骨性关节炎的病变过程是一个渐进性、比较漫长的过程，其发病机制也是十分复杂的。以往人们把骨性关节炎的发病看成是关节软骨的退变或老化，但随着医学科学的发展，特别是近年来，分子生物学、遗传学、免疫学等基础学科的发展，骨性关节炎动物模型的建立，人们对骨性关节炎的病因有了更加深入的研究，在基础实验研究方面取得了重大进展，发现了一些与骨性关节炎发病机制相关的因素，如遗传因素、细胞因子、金属蛋白酶、性激素等。这些重大发现将对骨性关节炎今后的治疗起着十分重要的指导意义。

（一）遗传因素

虽然 OA 病因不明，但有关双胎和家族性的多方面研究结果已表明遗传因素起到了相当重要的作用，可能参与其中的基因包括：Ⅱ型胶原基因、维生素 D 受体（VDR）基因、雌激素受体基因、胰岛素样生长因子基因和多种细胞因子。有研究认为 OA 的发病机制更倾向于复杂的多基因调控的作用，任何一种基因对疾病的作用都不是单一的，在多种基因的联合作用中，每一种基因的作用可能是微弱的，但各个基因间的相互作用联合足以产生决定性的影响。基因环境因子的作用也不能忽视，如体重、职业、外伤等。如果存在一定基因变异的患者发生了环境因子的变化，或环境因子对基因产生了调整作用，也许是 OA 患者发病的另一个重要机制。

（二）免疫细胞的改变

在原发性 OA 患者的滑膜中，可见少数单核细胞、淋巴细胞和浆细胞浸润，并见大量具有细胞因子分泌功能的滑膜细胞增生。对 OA 患者外周血及滑液中淋巴细胞亚群的研究显示：患者外周血中 CD8+T 细胞明显下降，致 CD4$^+$/CD8$^+$T 细胞比值升高，还可测得少量 HLA-DR$^+$ 及 IL-2R1$^+$T 细胞。滑膜中 CD3、CD8、HLA-DR$^+$T 细胞明显增加，CD4$^+$/CD8$^+$T 细胞比值及 CD19$^+$ 细胞均下降。

（三）其他免疫学改变

由黏附分子介导的白细胞 - 内皮细胞相互作用在炎性细胞进入滑膜组织过程中可能起一定作用。研究显示，CD66 癌胚抗原黏附分子（CD66a 和 CD66b）表达于骨性关节炎患者滑膜组织髓样细胞中，而不表达于正常组织中。

（四）细胞因子

1.白细胞介素（IL）：IL 由巨噬细胞、软骨细胞、滑膜细胞等多细胞产生，是常见的炎症调节剂，在促进软骨降解、软骨细胞分泌金属蛋白酶等方面起主要作用。

2.肿瘤坏死因子（TNF）：TNF 在骨性关节炎中的作用机制已有较多研究，其对软骨基质所起的降解作用比较明确，可激活多形核细胞，促进滑膜细胞的 PG 产生，同时还能诱导其他细胞因子，包括 IL-1、单粒细胞刺激因子。而 IL-1 能提高 TNFa 的活性。体外实验证明 TNFa 与 IL-10 有协同作用，能介导对关节软骨的破坏。

3.胰岛素样生长因子（IGF）：IGF 是软骨生长发育的重要调解因子，由两种相关多肽组成，在软骨基质中含量丰富。

（五）基质金属蛋白酶（MMP）及其抑制物（TIMP）

MMP 是软骨基质降解最主要的酶，分三种：胶原酶、间质溶素和明胶酶。这三种酶在软骨基质中被激活后发挥降解作用，但这些蛋白酶可被组织金属蛋白酶抑制剂所抑制。在骨性关节炎时，MMP 的增加大于 TIMP 的增加，使软骨降解超过软骨合成，出现关节炎的软骨蛋白分解，导致软骨层改变。

（六）骨性关节炎不同时期关节软骨基质蛋白多糖

在应用家兔制作骨性关节炎动物模型的实验研究中，获取病变的早、中、晚期关节软骨，提取葡糖氨基聚糖（GAG），采用生化和放射免疫技术测定其中不同种类的 GAG 及其功能基因的含量。结果显示：在病变的不同时期里 GAG 的总量、透明质酸的含量和其中所含的硫酸基因的含量均减少，而硫酸软骨素与硫酸胶质素的比例增高。这些改变均随病变的进展而逐渐明显，表现在关节的机械保护作用降低，促进了胶原酶的合成和激活，从而加剧了软骨的破坏，解除了对炎性细胞的抑制作用，削弱了对痛觉感受器膜的稳定和抑制作用。软骨基质蛋白多糖各组成部分和功能基因在病变进程中发生的这些变化，有助于阐明骨性关节炎的发病机制。

（七）滑膜中纤溶酶原 / 纤溶酶原激活酶、蛋白酶及前列腺素等物质对软骨降解起重要作用

研究证实肌肉注射纤溶酶原激活物抑制剂后关节软骨退变明显减缓。

（八）超氧化物歧化酶（SOD）、丙二醛（MDA）

SOD 是机体内清除氧自由基的重要酶，MDA 是脂质过氧化反应的主要产物，两者的含量变化能够反映体内脂质过氧化反应的情况。氧自由基的外层轨道有不配对电子，性质极活跃。正常生理情况下，机体具有强大的自由基防御系统，可将机体代谢所产生的自由基及时清除。但在病理情况下，自由基的生成增加、清除率下降而导致自由基堆积，诱发脂质过氧化增加，通过多种途径对局部组织产生破坏。OA 患者关节的滑膜、滑液中常有中性粒细胞聚集，当其表面受到免疫复合物、补体成分等作用，可释放大量的自由基，如超氧阴离子自由基，很容易形成活泼的羟自由基引起关节软骨退变和关节滑液改变。

总之，骨性关节炎的发病是多因素的，就目前研究发现的分子方面的因素还包括：原胶原基因、软骨非胶原基质蛋白基因以及一些未精确定位的染色体区的某些变化。另外，原癌基因和免疫系统的有关抗原基因的表达和翻译的变化，也可能与骨性关节炎有关。对这些方面的进一步深入研究，将有助于骨性关节炎的诊断和治疗，尤其对有明显遗传倾向的骨性关节炎的早期诊断和防治。

第三节　骨性关节炎的病理学现代假说

最新的概念来自这样一种思想，骨关节炎是由于一系列作用而导致的关节异常性塑形重建产生的。在这种意义上的塑形重建，逐渐引起一些部位"衰老骨"的清除，和另外一些部位"新生骨"的同时产生。正常时，这种过程随年龄增加而进行，如果这种情况是发生在骨关节炎时，则这种过程的数量和性质都与正常状态不同。

软骨体内平衡的维持与骨相似。实验模型显示，关节软骨基质的丧失包括关节软骨减压区域的软骨钙化和增压区域的软骨细胞坏死。关节软骨基质丧失，同样产生关节软骨变薄，见于痉挛性脑瘫患者的髋关节。已有报告，人骨关节炎时软骨细胞和骨细胞都有凋亡，可能是预后严重的先兆。而且认为，应怀疑关节软骨的纤维化和剥脱超过塑形重建。仅在关节面不同部位的基底钙化软骨上才有纤维化和塑形重建同时存在；塑形重建主要在非负重区，而纤维化在负重区特别明显。钙化软骨发生显微骨折，由于可使形成血管的骨髓成分进入关节软骨，加快软骨的破坏，因此关节软骨迅速溶解或骨化。有人认为，软骨下骨的塑形重建，由于本身增进了关节软骨下骨的刚度，从而加速了软骨的破坏。根据这一观点，微骨折的修复致使关节软骨要吸收冲击关节能量的绝大部分。虽然情况是复杂的，但有一点是明确的，疾病的塑形重建是形成进行性骨关节炎病理过程的重要原因。

一、骨关节炎时的关节软骨变化

任何骨关节炎病理过程的研究都必须从关节软骨变化开始。由于关节软骨是非血管形成组织，所以关节软骨对损伤的反应不十分典型。关节软骨纤维化的特点是细胞外基质有垂直方向的浅裂，检查早期骨关节炎的大多数病例都表现明显。纤维化是关节软骨具有稠密的天鹅绒表现，而不是正常关节软骨那种闪闪发亮的光滑感。虽然关节软骨纤维化的许多患者没有发展成临床上明显的骨关节炎，但常常发现关节软骨纤维化伴有骨关节炎，即使与前面所谈到的骨关节炎形式不同。用显微镜检查发现，骨关节炎纤维化通常伴有较深裂口，软骨基质明显溶解，软骨细胞随损伤而增殖。关节软骨损伤的更明显阶段，通常称为关节软骨裂缝，比纤维化少见。这时，关节软骨有较深的裂开，往往延及关节软骨的钙化软骨层，可伴有关节软骨的水平裂分支。在退变的半月板纤维软骨里曾报告有相同的改变。用肉眼观察关节软骨的这种典型裂缝，由于负荷的或负重的区域软骨侵蚀糜烂，因此有进行性骨关节炎的特点。

伴有关节软骨纤维化的关节软骨软化或变软，被称为进行性骨关节炎的早期改变。这种表现，在一些较年幼个体的未成熟性髌股关节骨关节炎特别突出（髌骨软化）。然而，在年轻人的关节软骨软化和进行性骨关节炎之间，存在有组织学表现上的差异。另外，无畸形或对线改变的髌骨软化，往往不发展成临床上明显的骨关节炎。关节软骨软化、与软骨基质某些类型蛋白聚糖的丢失和一些蛋白聚糖类型的改变有关。这预示关节软骨遭受侵蚀，严重者可有软骨下骨的外露。关节软骨基质的丧失也使胶原纤维减少。关节软骨基质和胶原遭到分解与进行降解。为原发性作用或者继发性作用所致。

过去曾有报告发现，邻近关节软骨软化区域的软骨细胞数目增多，软骨细胞陷窝周围软骨基质对苏木精的亲和力增高。最近研究进一步证实，在这些区域里软骨细胞合成活性上升，包括胶原和降解酶的合成。甚至更显著的是，在关节软骨纤维化和软骨软化区附近，以每个软骨细胞陷窝多细胞为特点的软骨细胞数目明显增多。虽然有的人发现骨关节炎时，组织转化性软骨细胞可能迁移游走从而产生这种现象。但是主要证据更支持软骨细胞以"克隆"为基础进行局灶性有丝分裂。

二、骨关节炎的软骨下骨

正如此前所讨论的那样，骨关节炎的早期，关节软骨的骨－软骨交界面发生的塑形重建，往往见于覆盖原纤维关节软骨的一些区域。这构成了潮线的重复起伏。在软骨下骨也发生几种塑形重建的形式，或者是直接在负重面下，或者在关节的边缘，后者形成了原发性骨关节炎非常特殊的骨赘。关节软骨下骨区域骨的增生，导致骨－钙化软骨交界面，有血管进到关节软骨里。最后，纤维肉芽组织的突起伸出到关节面所引起的软骨内骨化，以及纤维血管组织穿入软骨面的膜内骨化，造成关节软骨变薄，最后露出关节面的光滑密质骨，这种现象通常称之为骨质象牙化。骨质象牙化不仅以关节面的密质骨硬化为特点，而且也表现有软骨下松质骨的明显硬化。这种改变，当关节面仍有一些关节软骨时能够看到，但在关节面上关节软骨已全部没有时最明显。有时，所产生的致密骨显示出无存活能力软骨细胞空隙的失活骨小区，具有继发性骨坏死的特点。虽然通常仅用显微镜进行检查评价，但有时用肉眼就足以看到这些坏死区。这种骨坏死的表现与原发性骨坏死（缺血性骨坏死）明显不同。在原发性骨坏死软骨下骨的死骨是在存活关节软骨的下面，而进行性骨关节炎的这种继发性骨坏死导致关节面塌陷的作用，曾经是多年来讨论的课题。骨关节炎继发性骨坏死的发病机理，已被证明与髓内微动脉的栓塞有关。用组织化学的方法已经证实，骨关节炎关节骨小梁的存活能力比骨细胞的确常见。在骨关节炎的一些骨坏死病例中可看到合并凝固性过高的静脉闭塞性疾病，这种现象的潜在性作用目前还不清楚。此外，有些骨关节炎患者，软骨下发生无菌性炎性微脓肿聚集。这些区域的致病原因尚未明确，但它们可促进同时出现的骨塌陷，使骨关节炎的类型迅速发生改变。

有激惹或加重骨关节炎潜在性作用的关节软骨下骨的其他改变，是关节软骨下骨骨小梁的微骨折。这种微骨折，必须与关节软骨的钙化软骨和骨板的一些微骨折相鉴别。钙化软骨微骨折可有血管形成，而骨板微骨折当微骨折与关节相通时可引起骨内假囊肿形成。微骨折也常见于非关节炎人的关节软骨下骨的负荷区。事实已被证明，骨小梁微骨折在骨关节炎时是减少的。这时骨塑形重建，使骨增生变得很厚，骨小梁形态很少改变，这可能是骨小梁自身无微骨折的主要原因。骨形态测量学研究，包括形态定量分析进一步证实，骨关节炎时软骨下塑形重建程度与骨容量和骨矿化相一致。

进行性骨关节炎的另一个特点是软骨下假性囊肿的形成，在髋关节的髋臼和股骨头骨质这种改变尤其明显。在这些假囊肿的间隙里，通常含有液体和纤维黏液样物质，偶有骨或软骨碎片。当假囊肿形成时，假囊肿由一薄层反应性骨缘包绕。在这些假囊肿的顶部，通常可见穿过软骨板和关节软骨的微骨裂，特别是假囊肿标本进行连续切片检查更易发现。关于这些假囊肿，最引人注意的理论是产生局限性骨坏死，导致一些骨质疏松区的出现（假囊肿）。这种关于假囊肿的理论被观察所支持。当骨关节炎进展到进行期时，关节面被一层硬的象牙化骨或修复性纤维软骨取代，则假囊肿有消失的倾向。软骨内骨形成，是进行性骨关节炎的特点。软骨内骨形成，在关节软骨基底可呈软骨内骨形成方式，或在关节边缘呈软骨内骨形成方式。当软骨内全部骨形成时，软骨内骨形成的后一种方式可导致骨赘形成。这些骨赘的特点是，多出现于一些离开主要持重区的地方。如果骨关节炎不出现巨大骨赘的话，则认为骨关节炎是由以前关节软骨的炎性溶解引起的继发性骨关节炎。另一个特有的表现是有骨软骨游离体，称为关节鼠。这些碎片由包绕着失活骨的增生性软骨构成。由它们与关节面上撕脱留下的相一致的缺损面即可证明，它们起于疾病状态的关节面。不管它们发生的主要原因是潜在性关节软骨下坏死关节疾病状态下的软骨内骨化，还是关节面的机械性撕脱，都无法进行明确的验证。虽然在引发骨关节炎过程中，软骨与骨改变相比哪个占首要位置的重大争论仍在进行，但毋庸置疑的是，软骨下和边缘骨的明显增生以及退变性改变，是骨关节炎晚期的特殊表现。

三、骨关节炎的周围软组织

科学研究和临床资料所支持的骨关节炎通用定义，焦点集中于骨关节炎为一种由关节软骨和软骨下骨对全身和局部产生细胞因子异常反应引起的疾患。骨关节炎炎症表现，若不包括继发性骨关节炎炎症后明显的病因学方面的那些表现，不会引起人们多大的注意。不应回避的事实是，骨关节炎常伴有某种程度纤维化的滑膜绒毛增生。

在骨关节炎时，除滑膜之外的关节周围软组织也被累及，或者直接或者间接。通常可有肉眼可见或显微镜下的关节囊组织撕裂，与关节软骨的损害相同。临床实际表现与半月板切除术以及继发的骨关节炎有关，但是与这些病例的手术和膝的骨关节炎有明显关系。这可能提示，在遗传上有骨关节炎发病倾向的人群，半月板切除术即可增加骨关节炎的发病概率。关节囊组织，也是骨关节炎另外一些退变表现的部位。关节周围纤维化也常见，尤其在进行性骨关节炎的滑膜下支持带明显。与前面所谈到的情况相反，许多结缔组织疾患，包括成骨不全 I 型、III 型、Larsen 综合征（骨软骨发育不良关节松弛症），与关节活动过度的未成年人继发性骨关节炎也有关联。

第四节　膝骨关节炎常见的临床症状和体征

一、疼痛

（一）疼痛的程度

几乎所有的膝骨关节炎患者都有疼痛经历，根据疼痛的程度分为五度。

1. 不痛：由于膝部其他症状求医，日常活动不痛，偶有疲劳感、沉重感，不适感。

2. 轻度疼痛：各种动作刚一开始时稍有疼痛，完全能够忍受，不妨碍生活与工作，劳累后或远行后有疼痛感。

3. 中度疼痛：步行时疼痛，短时间休息后可以减轻或消失。疼痛已引起患者注意，或干扰其情绪，但尚能完成各种活动，生活尚可，疼痛尚能忍受，不需服用或需偶尔服用止痛药。

4. 重度疼痛：负重和做各种动作时疼痛强烈，以致妨碍活动，影响生活，常需服用止痛药，休息后虽然可能减轻，但仍然疼痛，或有自发痛。

5. 剧烈疼痛：无论休息还是做何种动作都强烈疼痛，以致不能活动，生活不能自理，不得不服止痛药，甚至服药仍然疼痛，干扰休息和睡眠。

（二）疼痛的特点

1. 始动痛：膝关节处于某一静止体位较长时间，刚一开始变换体位时疼痛，也有人称之为胶滞现象。活动后减轻，负重和活动过多时又加重，具有痛—轻—重的规律。

2. 负重痛：患者常诉说游泳、骑自行车时膝不痛，而上下楼、上下坡时膝痛，或由坐位或蹲位站起时膝痛，或是提担重物时膝痛，这是由于加重了膝关节负荷而引起的膝痛。

3. 主动活动痛：因主动活动时肌肉收缩加重了关节负荷，所以重于被动活动痛。

4. 休息痛：膝关节长时间处于某一体位静止不动或夜间睡觉时疼痛，又称为静止痛，与静脉血液回流不畅，造成髓腔及关节内压力增高有关，常需经常变换体位，才能缓解疼痛。多与气温、气压、环境、情绪有关，秋冬季可加重，天气变换时加重，故有老寒腿、气象台之称。疼痛多位于髌股之间或髌骨周围和膝关节内侧、外侧或后侧，较少两处或两处以上疼痛，或疼痛部位不定，也有疼痛部位经常变换者。

二、肿胀

肿胀既可由关节积液所致，也可由软组织变性增生，如滑膜肥厚、脂肪垫增大等，甚至是骨质增生、骨赘引起，较多见的是上述两种或三种原因并存。以髌上囊及髌下脂肪垫肿胀较多见，也可以是全膝肿胀。将肿胀分为三度。略比健侧肿胀为轻度，肿胀达到与髌骨相平为中度，高出髌骨为重度。膝骨关节以轻度和中度肿胀多见。也有表现为局限性肿胀者，多见于髌上内外侧，与关节内压力增加、髌上囊向内或向外疝出有关，还常见于内外膝眼及腘窝处。

三、畸形

膝骨关节炎以膝内翻畸形最为常见，这与股骨内髁圆而凸起，胫骨内侧平台又较凹陷，而且骨质相对疏松，又兼内侧半月板较薄弱有关，甚者伴有小腿内旋畸形使膝关节负荷更加不均匀，越发加重畸形。另一个常见畸形是髌骨力线不正，或髌骨增大。由于股内侧肌萎缩，使髌骨内外侧牵拉力量不均衡，受外侧强大的支持带牵拉髌骨外移，由于骨质增生而髌骨显得增大。

四、功能障碍

膝关节是下肢运动的中枢，其功能在于活动和支撑负重。由于骨关节炎所引起的功能障碍可分为两类，即运动节律与运动能力的改变。绝大多数属于功能受限，很少见到关节功能永久性完全丧失者，有个别病例关节交锁，关节活动可能完全受限，不能支撑负重，但当关节交锁解除后，症状都能有所缓解。

五、膝关节异常响声

膝关节在屈伸活动时发出一种细碎的、类似于握雪球或碾碎米的摩擦声音，这种异常响声的出现主要由关节面粗糙不平所致。多见于髌 – 股关节的骨性关节炎。膝关节在伸屈活动过程中突然出现短促的响声，称之为"关节弹响"，分为关节内弹响和关节外弹响。关节内弹响多因关节面有较大的软骨缺损、凹凸不平，或者是游离体、破裂的半月板卡在关节面之间所致；关节外弹响多由肌腱、韧带滑过骨突处摩擦所致。

六、关节绞锁

当关节在活动过程中突然被卡住，使关节固定在某一位置，这一现象称之为关节"绞锁"。患者自己或在他人帮助下经过旋转、摇摆、活动关节后可使关节活动又恢复正常，在此过程中有时可听到弹响声或有弹跳感，这一现象称之为关节"解锁"。绞锁现象主要由破裂的半月板、盘状软骨、关节内游离体、骨赘或增厚的滑膜皱襞组织嵌夹于关节面之间所致。不同原因引起绞锁的临床表现也不一样，如半月板损伤引起的关节绞锁常发生于关节某一固定的角度，而关节内游离体引起的绞锁可发生在关节各个不同的角度。

七、膝软

膝软即所谓"打软腿"，是指膝关节突然无力，有要跪倒的感觉。这种现象往往出现在上、下楼梯或行走的过程中，有时会伴有明显的疼痛或酸软感。其原因主要是由于膝关节不稳定，损坏的关节软骨面受压，以及股四头肌肌力较弱，无力控制膝关节所致。常见于膝骨性关节炎、髌骨软化、半月板损伤、韧带损伤、关节内游离体、盘状软骨、滑膜皱襞综合征等。

八、膝关节后方发紧

膝关节骨性关节炎的患者总是感觉膝关节后方发紧，严重的甚至膝关节不能完全伸直。这一现象的主要原因是由于腘绳肌在膝关节长期疼痛的刺激下紧张、挛缩所致。预防的方法是平时应注意将膝关节置于伸直位，经常牵拉腘绳肌使之不发生挛缩，而不要为了缓解疼痛总是将膝关节置于半屈膝位，否则，腘绳肌会越来越紧张、挛缩，最终导致屈曲挛缩畸形。

第六章
膝痹病（膝骨性关节炎）中医辨证分型及
名家诊治经验

第一节　膝痹病中医辨证分型

一、参照"国家中医药管理局'十一五'重点专科协作组膝痹病（膝关节骨性关节炎）诊疗方案"，膝痹病（膝关节骨性关节炎）临床常见证候及代表方剂如下。

（一）风寒湿痹证

即骨关节痹证实证未见热象者。症见骨节疼痛、重着或肿胀，屈伸不利，局部不红不热，或有凉感，舌淡苔白，脉紧或迟。

治法：祛风散寒，除湿止痛。九味羌活汤（《医方类聚》）加减。

处方：羌活9g，防风9g，苍术9g，细辛3g，川芎6g，白芷6g，生地6g，黄芩6g，甘草6g。

加减法：酸痛以上肢关节为主者，加白芷10g，威灵仙10g，川芎10g；以下肢关节为主者，加独活10g，牛膝10g；以腰背关节为主者，加杜仲12g，桑寄生15g，续断10g。

（二）风湿热痹证

即骨关节痹证实证见热象者。症见骨节疼痛、重着或肿胀，屈伸不利，局部皮色红、有热感甚则灼手，身热口渴，舌红苔黄，脉数。

治法：清热疏风，除湿止痛。四妙丸（《成方便读》），加减。

处方：黄柏 12 g，苍术 12 g，牛膝 12 g，薏苡仁 12 g。

（三）瘀血闭阻证

症见局部有外伤史，或骨关节痹证日久不愈，骨节刺痛或肿胀固定不移，屈伸不利，局部或有硬结、瘀斑，皮色暗、干燥、无光泽，口干不欲饮，月经不调，舌紫黯或有瘀斑，苔白或黄，脉涩。

治法：活血化瘀，舒筋止痛。身痛逐瘀汤（《医林改错》）加减。

处方：秦艽 3 g，川芎 6 g，桃仁 9 g，红花 9 g，甘草 6 g，羌活 3 g，没药 6 g，当归 9 g，灵脂 6 g（炒），香附 3 g，牛膝 9 g，地龙 6 g。

（四）肝肾亏虚证

症见骨关节痹证日久不愈，骨节疼痛，筋脉拘急，屈伸不利，不耐疲劳，甚则骨节畸形，伴烦躁，盗汗，头晕耳鸣，面部时有烘热，或持续低热，五心烦热，关节热痛，喜凉不耐凉，腰膝酸软，骨重不举，舌红少苔，脉弦细数。

治法：滋补肝肾，强壮筋骨。独活寄生汤（《备急千金要方》）加减。

处方：独活 10 g，秦艽 10 g，当归 10 g，桂枝 10 g，桑寄生 20 g，川芎 15 g，熟地黄 15 g，白芍 15 g，茯苓 15 g，续断 15 g，党参 15 g，牛膝 15 g，狗脊 15 g，杜仲 15 g，炙甘草 10 g。

二、参照《中药新药临床研究指导原则》，膝痹病的证候分型及主要表现如下：

（一）肝肾不足、筋脉瘀滞证

主症：关节疼痛，胫软膝酸。

次症：活动不利，运作牵强，舌质偏红，苔薄白，脉滑或弦。

（二）脾肾两虚、湿注骨节证

主症：关节疼痛，肿胀积液。

次症：活动受限，舌质偏红，或舌胖质淡，苔薄或薄腻，脉滑或弦。

（三）肝肾亏虚、痰瘀交阻证

主症：关节疼痛，肿胀肥厚感，痿弱少力。

次症：骨节肥大，活动受限，舌质偏红，或舌胖质淡，苔薄或薄腻，脉滑或弦细。

三、参照国家中医药管理局发布的中华人民共和国中医药行业标准——《中医病证诊断疗效标准》，膝痹病的证候表现如下：

（一）肾虚髓亏

关节隐隐作痛，腰膝酸软，腰腿不利，俯仰转侧不利。伴有头晕，耳鸣，耳聋，目眩。舌淡红、苔薄白，脉细。

（二）阳虚寒凝

肢体关节疼痛，重着，屈伸不利，天气变化加重，昼轻夜重，遇寒痛增，得热稍减。舌淡，苔白，脉沉细缓。

（三）瘀血阻滞

关节刺痛，痛处固定，关节畸形，活动不利，或腰弯背驼，面色晦暗。唇舌紫暗，脉沉或细涩。

四、《KOA 中医诊疗专家共识》（2015 年版）的中医辨证分型主要是参照《中医骨伤科常见病诊疗指南》，具体如下：

（一）气滞血瘀证

主症：关节疼痛如刺，休息后痛反甚。

次症：面色黧黑。

舌象与脉象：舌质紫暗，或有瘀斑；脉沉涩。

采用活血化瘀、通络止痛法，选用血府逐瘀汤（《医林改错》）等加减治疗。

（二）寒湿痹阻证

主症：关节疼痛重着，遇冷加剧，得温则减。

次症：腰身重痛。

舌象与脉象：舌质淡，苔白腻；脉沉。

采用温经散寒、养血通脉法，选用蠲痹汤（《医宗金鉴》）等加减治疗。

（三）肝肾亏虚证

主症：关节隐隐作痛。

次症：腰膝酸软无力，酸困疼痛，遇劳更甚。

舌象与脉象：舌质红，少苔；脉沉细无力。

采用滋补肝肾法，选用左归丸（《景岳全书》）等加减治疗。

（四）气血虚弱证

主症：关节酸痛不适。

次症：少寐多梦，自汗盗汗，头晕目眩，心悸气短，面上少华。

舌象与脉象：舌淡，苔薄白；脉细弱。

采用补气养血法，选用八珍汤（《丹溪心法》）等加减治疗。

第二节　膝痹病名家诊治经验

一、黄夏雨名老中医温通思想诊治膝痹病经验

温通法的主要作用就是温补阳气，畅通气血，通过以温促通，产生人体气血运行通畅的效应和作用。温法是指祛除寒邪、补益阳气的一种治法，主要是通过温里去寒的作用达到阳复寒去的目的。通具有通畅、通达、通调等含义。主张在使用活血化瘀药物时加用温阳通脉的药物，以此可以达到事半功倍的效果。附子补火助阳，散寒止痛，逐风寒湿邪。"为回阳救逆第一品药"，"入手少阳三焦、命门之剂，浮中沉，无所不至，味辛大热，为阳中之阳，故行而不止"。肉桂补火助阳，引火归源，散寒止痛，活血通经，"味纯阳，故能散风寒；自内充外，故能实表；辛以散之，热以行之，甘以和之，故能入血行血"。

二、许鸿照治膝痹病经验

（一）风寒湿痹

症见身重困痛，膝部拘紧，严重者手足麻木、走注疼痛，舌淡、苔白、脉浮紧等。日久则使瘀血痰浊阻痹经脉，出现皮下瘀斑、骨节肿胀变形、活动不利等症。治则上应以辛温化湿为法，由于湿为阴邪，所以大部分祛湿药物皆为温性，以取其阴阳之用。治疗予以苍羌化湿汤，主要组方：苍术、羌活、细辛、独活、肿节风、寻骨风、威灵仙、延胡索、丹参、甘草。若寒盛痹痛明显，则加入附子、干姜；若风邪偏甚，则加入大血藤、络石藤；若夹表证，则加入麻黄、白芥子。

（二）湿热痹

症见关节游走性疼痛，局部出现红、肿、热、痛，蒸液腾蛟之表象，全身发热，舌质红，苔黄腻，脉滑数等。治则上应以苦寒燥湿为法，治疗上予以苍柏燥湿方，主要组方：苍术、盐关黄柏、肿节风、防己、虎杖、厚朴、甘草。若脾胃气虚，则加薏

苡仁、山药；若血瘀阻络而疼痛较甚，则加乌药、延胡索。

（三）体虚湿痹

症见脘痞腹胀，食欲减退，小腹胀满、小便淋涩不畅，膝踝部肿胀，面暗萎黄，舌淡，苔白，脉缓弱。对于脾虚湿滞为主患者，治疗上予以防己黄芪汤，主要组方：防己、黄芪、白术、赤芍、牛膝、甘草；对于肾阳虚衰为主证的患者，治疗上予以阳和汤加减，主要组方：炮姜、肉桂、鹿角胶、白芥子、麻黄、熟地；若肺气虚，则予以党参。

参考文献

［1］杨文龙，刘敏，李芳.许鸿照治膝痹病临证思路［J].江西中医药大学学报，2021，33（1）：15-16.

三、杨功旭六经辨证治疗膝骨关节炎的经验

（一）少阴、少阳合病

症见（兼有其他）肢节疼痛，疼痛时起时伏，或兼有其他部位游走性疼痛等，恶寒，兼有胸胁疼痛、心烦喜呕、口苦、咽干、目眩等症状，舌苔淡黄明亮，可辨为少阴、少阳合病。

柴胡桂枝汤中桂枝汤发汗解表治疗表虚证，小柴胡汤和解少阳，二方合用，共治少阴、少阳合病。

（二）少阴、太阴合病

症见肢节重着疼痛、恶寒，兼有腹满、腹胀、纳差、便溏或溏结不调，舌淡、苔白厚兼有齿痕者，辨为少阴、太阴合病。治当发汗解表，温中利湿；方以桂枝加术附汤，其中以少阴阳虚症状为主者，配伍细辛、补骨脂；以太阴脾胃虚寒症状为主者，配伍肉豆蔻、干姜；痰湿较重者配伍茯苓、半夏、厚朴。

（三）少阴、厥阴合病

症见关节疼痛、四肢厥冷、口干或口苦、下利等寒热错杂之证，舌苔深黄暗淡，兼见下焦湿热症状者，辨为少阴、厥阴合病。治当解表祛湿，温肾潜阳，方以桂枝汤加封髓丹（黄柏、砂仁）化裁论治。

（四）少阴、阳明合病

症见关节疼痛、疼痛较剧，伴大便秘结、口苦、口干、口臭等症状，辨为少阴、阳明合病。治当解表宣痹，通腹泻实，方以桂枝加大黄汤化裁论治。

参考文献

[1] 谢钰，杨功旭.杨功旭六经辨证治疗膝骨关节炎的经验 [J].中国中医骨伤科杂志，2021，29（12）：79-81.

四、赵和平治疗膝关节骨关节病经验

（一）中药内服

河车骨痹汤具有补益肝肾、强筋健骨的作用，兼具化痰祛瘀、除痹止痛之功。对辨属肝肾精血亏虚、痰湿瘀血痹阻经络的顽痹、久痹有独特疗效。药物组成包括补益肝肾的紫河车、狗脊、杜仲、骨碎补、炙龟甲、山茱萸；活血行气止痛之金钗、延胡索、鸡血藤；活血化瘀之全蝎、炮山甲、僵蚕（因痹症日久，邪气深入骨髓，故配用虫蚁搜剔之品，这是草木之品在穿透筋骨、通达经络、破瘀消坚方面不能比拟的）；化痰除湿之白芥子、砂仁、豆蔻、焦白术。膝关节增生可加牛膝、独活；疼痛重者加川乌、附子之属以及活血行气止痛之乳香、没药；湿热明显者，可合用四妙散，将补肾之药减量，具体根据临床灵活加减。

（二）中药外用

1.追风定痛膏外贴法：马钱子 100 g，鸡血藤 60 g，生川乌、生草乌、威灵仙、川芎、赤芍、秦艽、徐长卿、骨碎补、狗脊、续断、川牛膝各 50 g，延胡索、生乳香、生没药各 45 g，羌活、独活各 40 g，香附、细辛、丁香、附子、白芥子、三七、当归、葛根、苍术、防风、防己、络石藤、全蝎、炮山甲、冰片、木瓜各 30 g，香油 4 000 g，黄丹 2 000 g。制成膏药外贴，贴痛处，3 天换药 1 次，1 个月为 1 个疗程。方中马钱子、生川乌、生草乌通络止痛，香附、丁香、延胡索行气，附子、白芥子温经散寒通络，当归、川芎、赤芍活血行气，葛根、羌活、独活、鸡血藤、络石藤通络，骨碎补、狗脊、续断补肾通络，生乳香、生没药止痛，全蝎、炮山甲化痰祛瘀通络。诸方共奏祛风行气、通络止痛之功。

2.塌渍方：桂枝、海风藤、青风藤各50g，乳香、没药各40g，羌活、独活、威灵仙、当归、川芎、地龙各30g，秦艽、制川乌、制草乌、赤芍、桃仁、红花各20g，细辛10g，上药粉碎成粗面，装入布袋中，每袋重250g，蒸热外敷患处外用，或用药渣外敷，或用川乌、草乌、伸筋草、透骨草、威灵仙、海桐皮、木瓜等散寒通络止痛药煎汤后加白酒及米醋外洗。

（三）针刀治疗

针刀治疗分两次进行。第一次采用五指定位法，松解髌韧带、髌内外侧支持带、内外侧副韧带、髌上囊、鹅足滑囊的粘连和瘢痕；第二次松解髌骨韧带、腓肠肌内外侧头、前后交叉韧带及膝关节后侧关节囊的粘连和瘢痕。

（四）针灸治疗

选取关节局部穴位为主：足三里、内外膝眼、梁丘、血海、阳陵泉、阴陵泉。疼痛甚者，辨证属寒邪为主，加肾俞、关元温补阳气，驱寒外出；肝肾亏虚，加太溪、三阴交，或选背俞穴肝俞、肾俞补益肝肾。方中以局部选穴为主，足三里、阴陵泉取健脾胃祛湿之义；内外膝眼、梁丘近治作用，疏通膝部经络气血；血海有活血化瘀之功；阳陵泉为筋会，调理宗筋。肾俞为肾的背俞穴，与关元合用，培补阳气；太溪为肾经原穴，三阴交为肝脾肾三经交会穴，两穴合用，填精益髓；肝俞、肾俞分别为肝、肾的背俞穴，共同起到补益肝肾的作用。

参考文献

［1］张平，裴久国，赵和平.赵和平治疗膝关节骨关节病经验撷菁[J].湖北中医药大学学报，2021，23（6）：117-119.

五、阎小萍教授以寒热为纲辨治膝骨关节炎经验

（一）活血通络药

治疗膝骨关节炎，活血化瘀通络贯穿始终，常用活血通络药物如当归、桃仁、红花、丹参、益母草、鸡血藤、泽兰、乳香、没药等。针对病程长，经络不通、脏腑失和等瘀血证候常用土鳖虫、穿山甲等破血之品。常用药对如当归和丹参，当归甘辛温，补血活血止痛，丹参苦微寒，活血凉血，专走血分，两药相合共奏补血、活血、行血、

生血、止痛之效；乳香和没药，乳香辛苦温，活血理气，没药苦平，活血止痛，两药相须使用可达活血通络、行气止痛之效；土鳖虫与穿山甲性味咸寒，均入肝经，活血行散效强，两药合用，增强活血破瘀止痛的功效，对于膝骨关节炎关节变形、肿胀、疼痛较重、活动困难的患者，疗效更佳。

（二）善用藤类引经药

阎小萍认为，循经辨证在辨治中具有重要意义，在治疗中，善用藤类的引经药，以引导药物直达病所，正中要害。常用入肝肾经的青风藤、海风藤、络石藤、鸡血藤、桑枝、忍冬藤等药以走经络、引经达节，同时可祛风除湿，增强疗效。常用药对如鸡血藤与络石藤，鸡血藤苦甘温，归肝经，活血补血舒筋通络，络石藤苦微寒，归心肝经，祛风通络凉血消肿，两药相合，活血舒经通络之效大为增加。

（三）兼以顾护脾胃

阎小萍认为，痹证的发生虽以肾虚为前提，但肾为人体先天之本，脾乃后天之本，肾虚日久，必殃及至脾，脾胃失调水湿内生，与外湿相合，则病程缠绵难愈。在膝骨关节炎的治疗中，加用适量健脾益胃补气之药，既能顾护脾胃不被寒凉药物所伤，又能健运脾胃从而水湿得化，疗效更佳。常用药如砂仁、焦三仙、焦白术、茯苓、苍术、山药、陈皮、千年健等。药对如焦白术配砂仁，焦白术苦甘温，健脾补气、燥湿利水，砂仁辛温，温脾开胃、化湿止泻，两药皆归脾胃二经，白术得砂仁，补脾不足而化湿浊，砂仁配白术，泻湿有余而益脾，燥湿与健脾之效同增，中气得顾，湿邪得除。

参考文献

［1］孙颂歌，邱新萍，张艳珍.阎小萍教授以寒热为纲辨治膝骨关节炎经验［J］.环球中医药，2020，13（11）：1976-1978.

六、张玉柱治疗早期膝骨性关节炎（膝痹病）的用药经验

早期膝痹病的起始因素是由外感风寒湿邪，表现为膝关节红肿热痛伴活动受限的一种实证，类似于膝关节滑膜炎表现。结合数据挖掘的用药规律可以发现，治疗早期膝痹病分三期，早期清热解毒、中期活血化瘀及晚期补益肝肾。膝痹病早期风寒湿痹日久，痹阻经脉而致气血运行不畅，临床上主要表现为膝关节疼痛，压痛明确而拒按，

活动不利。而久病久瘀导致患者腰膝酸软，活动后疼痛明显，休息后好转。

早期膝痹病虽然病程较长，但是发病机制和外感风寒湿邪相关，所以治疗上以清热解毒贯穿三期治疗。早期膝痹病主要为风寒湿痹和气滞血瘀实证表现，两者彼此消长，但治疗核心以活血化瘀、清热解毒为主。药物分别以当归、川牛膝、泽兰合用共取活血化瘀之效，黄柏、土茯苓、猫人参合用共收清热解毒之功。若临床表现以红肿热痛的外感实证表现，则配伍蒲公英、苍术、虎杖、绵萆薢、赤小豆等药物，加大清热解毒、利水消肿的功效。若临床表现为疼痛明显，压痛固定瘀血阻滞证候，则加重水蛭、红花、制川乌、防己、络石藤等药物达到活血止痛、舒筋活络的治疗效果。若同时伴有肝肾亏虚的虚实夹杂的表现，则加用狗脊、木瓜、牛膝、杜仲、威灵仙等药物补益肝肾、强筋壮骨。

参考文献

［1］孙奇，郎永，胡柏松.基于数据挖掘技术的张玉柱治疗早期膝骨性关节炎（膝痹病）的用药规律研究［J］.中国中医骨伤科杂志，2019，27（11）：51-54.

七、郭会卿教授治疗膝骨关节炎经验

（一）风寒湿阻型

膝痹初期或发作期时，部分患者会出现膝痛难忍，四肢不温，受风遇凉疼痛加重，或伴膝腿酸软无力，舌质紫黯或淡，苔白滑，脉沉紧或沉迟。此证属寒湿阻络，理当温阳祛邪，拟温经蠲痹汤，药物组成：制川乌（先煎）10 g、附子（先煎）9 g，熟地黄15 g，桂枝15 g，淫羊藿15 g，鹿衔草30 g，黄芪30 g，干姜20 g，苍术10 g，白术10 g，生薏苡仁50 g，炒薏苡仁50 g，当归12 g，全蝎2 g，蜈蚣2条，徐长卿15 g，甘草5 g。

（二）湿热蕴阻型

湿热蕴阻型当清热利湿、通筋利痹。膝痹日久，湿邪化热，或患者素体湿热较重，症见膝关节疼痛，行走困难，屈伸不利，局部漫肿，皮肤颜色正常或微红，舌质红或淡红，苔薄黄或黄腻，脉濡数。此属湿热蕴阻，须清利湿热。湿邪重浊黏腻易袭下位，最为难去；热邪耗伤机体，湿热相搏，百病丛生，须运用大剂量化湿利湿之品，方可奏效。遂将四妙丸化裁加减为汤剂：苍术20 g，生白术20 g，生薏苡仁50 g，炒薏苡仁

50 g，黄柏 12 g，川牛膝 15 g，木瓜 15 g，泽兰 15 g，泽泻 15 g，茯苓 15 g，猪苓 15 g，忍冬藤 30 g，土茯苓 30 g，萆薢 15 g，车前子（包煎）30 g，防己 12 g，姜半夏 10 g，制南星 10 g，炒僵蚕 15 g，白芥子 10 g，陈皮 6 g，甘草 3 g。

（三）痰瘀痹阻型

痰瘀痹阻型当祛痰通痹、活血化瘀。膝痹中期，患者出现膝痛如刺，痛有定处，痛处拒按，活动受限，膝部皮肤可见青紫或紫暗斑，舌质紫黯或有瘀斑，苔薄白或白滑，脉涩或涩滑。此时病机复杂，因病程长久，病情趋于平稳，痰瘀二邪相结，喜静恶动，留滞膝处，故而患者疼痛时间长久，痛有定处，难以祛除，须散瘀化痰，当用活血之品，配合利湿化痰之药，方可奏效。遂拟膝痹病合剂，药物组成：苍术 20 g，生白术 20 g，生薏苡仁 50 g，炒薏苡仁 50 g，黄柏 10 g，川牛膝 15 g，木瓜 15 g，徐长卿 15 g，延胡索 30 g，威灵仙 15 g，独活 15 g，桑寄生 18 g，香附 18 g，丹参 30 g，当归 15 g，鸡血藤 30 g，车前子（包煎）30 g，防己 15 g，松节 30 g，甘草 6 g。

（四）肝肾亏虚型

肝肾亏虚型当补肝益肾、通络止痛。膝痹日久，久治不愈，患者可见行走不便，膝部隐隐作痛，动则加重，或兼头晕耳鸣，腰膝酸软，目昏易干。本病病程长久，累及肝肾，阴阳俱损，故精亏髓减、络虚骨弱而见上述诸症。老年人肝肾易于亏虚，常患此疾，对此应补益肝肾、温阳活血，以独活寄生汤加减，药物组成：独活 12 g，桑寄生 30 g，盐杜仲 15 g，补骨脂 10 g，当归 10 g，白芍 15 g，生地黄 15 g，川牛膝 12 g，川续断 15 g，巴戟天 12 g，淫羊藿 10 g，制附子（先煎）9 g，狗脊 12 g，乌梢蛇 15 g，蜈蚣 2 条。

参考文献

［1］王云飞，李明. 郭会卿教授治疗膝骨关节炎经验 [J]. 风湿病与关节炎，2017，6（1）：42-43.

八、孙呈祥教授治疗膝关节骨性关节炎经验

（一）气滞血瘀、肝肾不足、风寒湿痹证

患者有膝关节慢性劳损史，主要表现为膝痛较重，膝关节活动受限，遇风寒湿加重，腰酸膝软，苔白，脉弦细。治以活血行气、通络止痛，兼以补气益肾、祛风湿，以

自拟三虫鸡血藤汤（全蝎、蜈蚣、穿山甲、鸡血藤）和桃红四物汤加减为主。处方如下：全蝎6g，蜈蚣3g，穿山甲6g，鸡血藤20g，桃仁10g，红花10g，赤芍15g，延胡索10g，川牛膝10g，生黄芪30g，淫羊藿10g，仙茅10g，威灵仙10g，茯苓15g。

（二）脾肾两虚、气滞血瘀、风寒湿痹证

患者病程日久，主要表现为膝痛隐隐，时轻时重，活动轻度受限，腰酸膝软，遇风寒湿加重，舌胖，有齿痕，苔白，脉沉细。治以补益脾肾为主，兼以活血化瘀、祛风除湿止痛，方用黄芪三仙汤（生黄芪、仙茅、淫羊藿、威灵仙）合四君子汤加味。处方如下：生黄芪30g，淫羊藿10g，仙茅10g，威灵仙10g，狗脊20g，续断20g，熟地黄10g，菟丝子15g，骨碎补15g，党参15g，茯苓15g，炒白术10g，全蝎6g，川牛膝10g，延胡索10g，生甘草6g。

（三）气滞血瘀、湿邪流注证

患者多有膝部创伤史，主要表现为膝痛，膝关节肿胀，局部灼热感，舌暗，苔白，脉弦。治以活血化瘀、利水消肿，方用红萆甘草汤加味。处方如下：红花10g，萆薢20g，桃仁10g，赤芍15g，白芍15g，川牛膝10g，延胡索10g，三七3g（冲服），益母草10g，泽兰10g，土茯苓20g，拳参20g，连翘20g，泽泻10g，车前子15g，生甘草6g。

参考文献

[1]李建军.孙呈祥教授治疗膝关节骨性关节炎经验介绍[J].现代中医临床，2017，24（5）：40-43.

九、马在山名老中医治疗膝骨性关节炎经验

膝骨性关节炎用药精当，味少力专，无论在外用或内服药上马在山均主张温补，慎用寒凉，注重健运脾胃、温补肝肾、祛湿化痰通络。扶正调脾芪术参（黄芪、白术、党参、太子参）；温阳散寒附桂辛（附子、肉桂、桂枝、干姜、细辛）；祛湿消肿泽苍兰（薏苡仁、蔻仁、泽兰、泽泻、苍术、佩兰、藿香）；活血逐瘀乳没虫（乳没、灵脂与虫类药）；豁痰通络芥夏蚕（半夏、僵蚕、南星、芥子）；缓痛解挛瓜芍草（木瓜、芍药、甘草）；补肝益肾重有情（鹿角胶、龟板、鳖甲等血肉有情之品）；药物心理协同治疗。

参考文献

［1］朱蜀云.全国名老中医马在山主任医师治疗膝骨性关节炎的经验总结[J].内蒙古中医药，2017,36（16）：46.

十、王素芝治疗骨关节炎临床经验

王素芝把 OA 分为三个常见证型进行辨证论治，即寒湿痹阻证、湿热阻络证、肾虚血瘀证，具体治法及方药如下。

（一）寒湿痹阻证

证候：肢体、关节酸痛，或关节局部肿胀，屈伸不利，局部畏寒，皮色不红，触之不热，遇寒痛增，得热痛减，阴雨天加重。舌淡，苔白，脉弦紧或沉迟。

治法：温经散寒，祛湿通络。

方药：痹证 2 号方加减。淡附片（先煎）10 g，桂枝 10 g，苍术 15 g，独活 10 g，生黄芪 15 g，当归 10 g，白芍 10 g，威灵仙 15 g，细辛 3 g，木瓜 20 g，全蝎 6 g，炙甘草 5 g。

（二）湿热阻络证

证候：关节红肿热痛，活动不利，拒按，局部触之灼热，四肢乏力，大便干结，小便黄。舌质红，苔黄腻，脉濡数或滑数。

治法：清热除湿，活血通络

方药：痹证 1 号方加减。苍术 10 g，炒黄柏 10 g，川牛膝 10 g，生薏米 20 g，防风 10 g，防己 10 g，地龙 10 g，威灵仙 15 g，忍冬藤 30 g，连翘 10 g，桑枝 10 g，豨莶草 10 g，鸡血藤 10 g，秦艽 10 g，生黄芪 10 g，红花 10 g。

（三）肾虚血瘀证

证候：关节疼痛，痛有定处，痛处拒按，昼轻夜重，屈伸不利，腰膝酸软，或伴肢体麻木，或头晕耳鸣，舌质暗，或舌下瘀点，脉沉细或细涩。

治法：补肾壮骨，活血通络。

方药：补肾通络方加减。熟地 20 g，淫羊藿 10 g，狗脊 10 g，续断 15 g，骨碎补 15 g，怀牛膝 15 g，杜仲 15 g，鸡血藤 20 g，白芥子 10 g，地龙 20 g，水蛭 10 g，威灵仙 15 g，独活 10 g。

参考文献

［1］徐鹏刚.王素芝学术思想及补肾通络方治疗膝骨关节炎临床研究 [D].北京：中国中医科学院，2017.

十一、杨生民治疗膝骨性关节病经验

（一）温阳法

温阳法是采用具有温热性质的方药，达到祛除寒湿外邪和温补阳气目的的治疗大法。临床常有阳和汤、四乌汤、独活寄生汤加减等。

（二）通络法

"通"为常，"不通"则病，通法有广义和狭义之分。狭义通法是指宣通郁滞、通利二便，广义通法是指疏通脏腑经络气机，消除体内壅滞，畅行气血津液。常用方药有桃红四物汤、血府逐瘀汤、温胆汤等。

（三）补肝肾法

膝骨性关节病病情变换多端，疾病早期多为实证，多见不通则痛，随着病程发展达到中后期，中后期患者的疼痛多是在早期症状的基础上，久病失治，气血不通，久而久之，气血不足，肝肾亏虚，肝主筋，肾主骨，筋骨失去濡养，逐渐发展为不通不荣，不荣则痛，可见中后期疼痛多为虚实夹杂。在应用温补通络法的基础上，应用补肝肾、益气血的方法，达到培土护膝。

（四）调和法

"调和法"是中医独有的治疗方法，在临床上经常应用，此法出自张仲景的《伤寒论》，是指通过调和法，使脏腑气血阴阳达到平衡的方法，从而达到祛除疾病的目的。当病症出现营卫气血不和、肝脾不调、寒热不调等症时，都可采用调和法来治疗，可取得较佳疗效。杨生民认为调和法在膝骨性关节病诊治中起基础作用，在膝骨性关节病防治中贯穿始终，早期应用温阳、通络法，中晚期应用补肝肾法，都需要和调和法协同发挥作用。主要应用手法是调和营卫、调理脾胃之法，调和营卫是纠正营卫失和、解除风邪的方法，调和脾胃是治疗寒热互结于中焦，气机结滞，脾胃升降失常的方法。

（五）手法治疗

手法治疗是治疗膝骨性关节病的外治法中的主要手段，通过手法治疗可迅速减轻局部疼痛，缓解肌肉及关节紧张，增加关节活动度，使关节间隙增宽，减少了关节粘连和滑膜炎的发生。手法治疗主要是按压疼痛局部，缓解膝关节周围软组织拘挛，通过运用手法对关节拉伸，主要采用提、捏、揉、撑等手法治疗。对于早期膝骨性关节病患者，可单纯使用手法治疗，患者痛苦小，无毒副作用，患者主观意愿易于接受，依从性好，有利于疾病康复，在临床上具有很高的推广价值。

（六）中药外用

中药外用包括中药熏洗治疗、中药塌渍治疗、中药封包治疗，通过温经通络，活血化瘀中药外用，借助温热之力，促进病患局部血液循环，减轻疼痛。结合膝骨性关节病的病因病机特点，把辨病和辨证相结合，结合多年临床经验，总结出行之有效的中药外用经验方。川乌、草乌祛风湿，温经止痛；细辛、艾叶理气血，逐寒湿；络石藤、夜交藤、川牛膝、川芎通经活络；桃仁、红花活血化瘀。诸药合用，达到通络止痛之效。

（七）小针刀治疗

小针刀治疗是一种微创疗法，膝骨性关节病中晚期疼痛明显，此期可选小针刀治疗，直接作用于疼痛部位，松解局部挛缩，粘连，纠正膝关节力平衡失调，使膝关节恢复正常平衡负载。小针刀治疗属微创治疗，周围组织损伤小，起效快，安全性高，便于临床操作。

参考文献

［1］胡滨.杨生民主任医师治疗膝骨性关节病学术思想及临床经验研究［D］.郑州：河南中医药大学，2016.

十二、李同生名老中医治疗膝骨性关节炎经验

（一）中药内服

健骨汤系在祖传治疗骨痹验方的基础上，结合自己数十年的临床经验，辨证与辨病互参，据证增损与专病专药相结合的原则组建而成，由补骨脂、猴骨、鹿角片、骨碎补、当归、黄芪、丹参、三七、松节、玄胡、鸡内金、炮山甲等药物组成。功效：补肾健骨、化瘀止痛、通络活血。

（二）中药外敷

祖传外用秘方——弃杖膏（当归尾、细辛、姜黄、紫荆皮、伸筋草、丁香、白芷、红花、肉桂、皂角、生川乌、大黄等）气味芳香，价格低廉，功效显著。具体用法：取适量弃杖膏均匀涂抹于纱块之上贴于患膝，普通绷带固定，每 3 天更换 1 次。3 次为 1 个疗程。使用范围：骨性关节炎急性期关节肿胀者，浮髌试验阳性效果更佳。

（三）中药熏蒸

经验方熏洗汤（当归、川椒、透骨草、海桐皮、寻骨风、伸筋草、川断等）。用法：将上述药物装入一合适布包之内，置入容器中加水 3 000 mL，浸泡 30 h，煎沸 20 min 后离火倒入盆内备用。裸露患膝关节，将患肢置于盆之上，盖一大浴巾，趁热用蒸汽熏蒸患部，注意防止烫伤。待药液冷却到 45℃左右（患肢耐受为度），用毛巾蘸取药液敷于患膝，直至药液完全冷却。每天 1 次，每次直至水温变凉。

参考文献

[1] 李博宁，杨志新，欧阳建军. 名老中医李同生治疗膝骨性关节炎经验 [J]. 湖北中医药大学学报，2016，18（4）：100-103.

十三、陈渭良教授治疗膝痹经验

（一）肝肾不足型

症见膝部隐痛，以关节间隙为主，关节屈伸不利，下蹲受限，诱发疼痛。偏于肝肾阴虚者，可见口燥咽干，小便短赤，舌红苔少，脉细弱而数；偏于肝肾阳虚者，可见面色无华，腰膝酸软，小便频多，舌淡苔薄，脉沉细而弱。

治宜补益肝肾，通络止痛。

偏于阳虚者用养血固肾汤加减（处方：菟丝子、桑寄生狗脊各 30 g，怀牛膝、独活、山茱肉、熟地黄、杜仲各 15 g，当归、淫羊藿、巴戟天各 10 g），方中重用桑寄生、狗脊补肝肾，强筋骨；配以菟丝子、杜仲、巴戟天、淫羊藿补肾益精，当归、熟地黄补血柔筋；牛膝补肾壮骨健筋，引血下行。诸药共奏补肝肾、强筋骨、益气血之效。

偏于阴虚者用加味二仙汤（处方：仙茅、淫羊藿、知母、黄柏、山茱肉各 12 g，熟地黄 20 g，巴戟天 15 g，当归 6 g，炙甘草 6 g），方中仙茅、淫羊藿、巴戟天补肝肾，强筋骨；山萸肉补益肝肾；当归、熟地黄补精血；黄柏、知母泻肾火、滋肾阴；甘草调和诸药。诸药伍用，阴阳平调，补而不腻，温而不燥。

（二）气血两虚型

症见双膝酸软无力，上下楼梯乏力，喜温喜按，面色淡白或萎黄，或伴有头晕目眩、心悸失眠，舌淡而嫩，脉细弱。

治宜益气补血。

方用养血柔肝汤加味（处方：何首乌、生地黄、白芍各30 g，枳壳、盐女贞子、枸杞子各15 g，当归、甘草各10 g），方中何首乌补血养肝；当归补血活血，既能补血，又能补中有行；白芍补血敛阴，使已补之血有所藏；盐女贞子、枸杞子共用养肝柔肝；枳壳理气宽中，使肝气条达舒畅；甘草调和诸药。依"气为血之母"，常加大益气补虚之力，如加党参50 g、五指毛桃50 g。

（三）脾虚湿困型

症见膝部疼痛重着，肿胀，屈伸不利，劳累后明显，肢体困倦，舌淡胖边有齿印，苔薄白或白腻，脉濡细。

治宜健脾祛湿。

方用参苓白术散加味（处方：党参、云苓、淮山、薏苡仁、炒扁豆、葛根、大枣各30 g，白术、苍术各15 g，桔梗10 g，砂仁10 g，炙甘草6 g）。膝痹患者关节肿胀，重着，皆可从湿论治，日久不愈可发展为O型腿。治疗上补脾可用党参、淮山、茯苓之类药，配合行气醒脾药；祛湿可用白术、苍术、薏苡仁等；脾虚常兼有食积，可合用保和丸或大安丸。此外，临床主张治疗本病应实脾胃，补益脾胃始终渗透在治疗本病过程中，符合"治伤当重脾胃"的学术思想。

（四）湿热阻络型

症见膝关节疼痛，重着而热，四肢困重，暑湿阴雨天气症状加重，小便短赤，苔黄腻，脉弦数。

治宜清热利湿，通络止痛。

方用行湿汤加味（处方：茵陈25 g，川木通15 g，忍冬藤30 g，薏苡仁30 g，黄柏10 g，牛膝20 g，苍术15 g，黄芪30 g，白术20 g，甘草5 g），方中苍术健脾祛湿，白术补脾祛湿，两药同用，有补有运，共为君药；配以黄柏清热燥湿，擅清下焦湿热；

佐以木通、茵陈、薏苡仁清热利湿，导湿热从小便而去；牛膝引火下行，引药直达病所；忍冬藤清热通络；黄芪补气扶正，防止大队寒凉药伤及正气，兼能利水消肿；甘草调和诸药。诸药合用，攻补兼施，标本同治。临证当辨湿重、热重或湿热并重，处方用药略有侧重，湿重者加绵萆薢、赤小豆等，热重者加黄芩、竹叶等。

（五）气滞血瘀型

症见膝关节肿胀，刺痛，痛有定处，拒按，或可见瘀斑，关节屈伸不利，舌紫暗或见瘀斑，脉涩。

治宜行气活血，化瘀止痛。

方用骨一方加减（处方：桃仁 15 g，红花 10 g，牛膝 15 g，灵脂 10 g，归尾 10 g，丹参 30 g，独活 15 g，木香 10 g，田七 10 g，赤芍 15 g），方中桃仁破血行滞，红花活血祛瘀，共为君药；赤芍、川芎助君药活血祛瘀，丹参、田七、灵脂活血化瘀止痛，共为臣药；归尾养血活血，使祛瘀而不伤阴血；木香理气行滞，使气行则血行；独活主入肾经，性善下行，引诸药直达病所。合而用之，使血活瘀祛气行。有瘀热者，可加牡丹皮、赤芍等清热凉血，局部硬实者，可加皂角刺、土鳖虫等软坚散结。

参考文献

［1］黎清斌，徐念军 . 陈渭良教授治疗膝痹经验 [J]. 时珍国医国药，2016，27（11）：2758–2760.

十四、李兴云名老中医治疗膝关节骨性关节炎经验

（一）肝肾亏虚型

辨证要点为膝关节无明显肿胀，隐痛，受力时明显，每逢阴雨、寒冷天气则加重。舌淡、苔白、脉沉细。处方独活寄生汤加减。方药如下：独活 10 g，桑寄生 15 g，杜仲 6 g，牛膝 6 g，秦艽 6 g，茯苓 6 g，桂枝 6 g，防风 6 g，川芎 6 g，党参 6 g，甘草 6 g，当归 6 g，白芍 6 g，熟地黄 6 g，细辛 3 g。

（二）湿邪偏胜型

辨证要点为膝关节胀痛感，关节肿胀明显，无冷无热，舌淡，苔腻，脉滑。处方萆薢归膝汤加减。方药如下：萆薢 30 g，当归 25 g，牛膝 20 g，五加皮 20 g，千年健

20 g，木瓜 20 g，赤芍 20 g，香附 15 g，甘草 10 g。

（三）寒热错杂型

辨证要点为膝关节隐痛，膝部怕冷，口干喜饮，舌红，苔黄，脉数。处方桂枝芍药知母汤加减。方药如下：桂枝 12 g，芍药 10 g，知母 12 g，甘草 6 g，麻黄 10 g，生姜 15 g，白术 10 g，防风 10 g，炮附子 10 g。

（四）阴虚夹瘀型

辨证要点为关节肿胀，刺痛，局部皮肤色暗，烦热，舌暗红，苔少，脉沉涩。处方五虎地黄汤加减。方药如下：黄芪 15 g，地龙 10 g，茜草 10 g，丹参 15 g，降香 10 g，熟地黄 24 g，山萸肉 12 g，山药 12 g，泽泻 9 g，茯苓 9 g，牡丹皮 9 g。

参考文献

［1］王懋成.李兴云名老中医治疗膝关节骨性关节炎 147 例 [J]. 光明中医，2016，31（21）：3094-3095.

十五、李士懋发汗法治疗寒凝证型膝骨关节炎经验

就寒凝证型膝骨关节炎而言，膝为筋之府，寒邪客于膝关节而发为膝痹，导致筋脉拘急，骨络不通，症见疼痛、畏寒、屈伸不利。

针对寒凝证，遣制了专用方剂"寒痉汤"及其他发汗法的系列方剂。"寒痉汤"由《金匮要略》桂甘姜枣麻辛附汤加蜈蚣、全蝎组成，其中桂甘姜枣辛附汤发汗散寒解凝，蜈蚣、全蝎乃止痉散，通络、缓急、止痛，解筋肉之痉挛。

参考文献

［1］胡志勇.李士懋发汗法治疗寒凝证型膝骨关节炎的临床研究 [D]. 石家庄：河北医科大学，2015.

十六、邵敏教授治疗膝骨性关节炎经验

（一）瘀血闭阻型

膝部痛如锥刺，痛处固定不移，夜间痛甚，局部压痛明显而拒按，俯仰转侧困难，面色晦暗，舌质淡紫或有瘀斑、苔薄白，脉沉细或弦涩。

（二）风寒湿阻型

膝部疼痛，游走不定，或冷痛，遇寒痛增，或重着屈伸不利，遇天气变化疼痛明显，活动受限，关节肿胀或积液，面色晦暗，舌淡、苔白腻或润，脉浮缓或濡细。

（三）肝肾亏虚型

膝部酸痛或隐隐作痛，时作时止，不能久立远行，久则痛不已，关节变形，活动不利，腰膝酸软，神疲乏力，头晕目眩，耳鸣健忘，舌淡，苔薄白，脉沉细无力。

参考文献

［1］徐邵俊，姜涛.邵敏教授治疗膝骨性关节炎经验介绍 [J].新中医，2015，47（10）：6-8.

十七、戴勤瑶治疗膝骨性关节炎临床经验

KOA 的基本病机是气滞血瘀为标，肝肾脾亏虚为本。本病本虚标实，治当活血化瘀，益气健脾，补益肝肾，从而改善膝关节的疼痛、肿胀症状，延缓膝关节软骨及周围软组织退变和继发性骨质增生的发生，达到治疗 KOA 的目的。在临床中常运用内服自拟的抗骨质增生方、外用熏洗一号方，治疗辨证为肝肾亏虚证的膝骨性关节炎。其中，抗骨质增生方主要由丹参、川断、淮牛膝、葛根、淫羊藿、秦艽、内苁蓉、延胡索、杜仲等组成，以达到活血化瘀、补益肝肾的功效。熏洗一号方由艾叶、三棱、莪术、红花、牛膝、鸡血藤、伸筋草、威灵仙、路路通、寻骨风等散寒通络、活血止痛药物组成，煎汤熏洗患膝，使药物作用直达病所，事半功倍。

参考文献

［1］黄平，戴勤瑶，陈先进.戴勤瑶治疗膝骨性关节炎临床经验 [J].中医药临床杂志，2015，27（5）：630-631.

十八、丁锷教授论治膝骨关节炎的经验

丁锷将膝骨关节炎大体上分为寒痹、热痹和湿痹三证。

（一）寒痹证

寒痹证的临床特点是膝关节疼痛明显，部位固定，屈伸不利，局部有寒冷感，遇寒、阴雨冷天加重，得温则减，畏寒怕冷，面色白，四肢欠温，口淡不渴，舌质淡，苔白或白腻，脉弦紧或缓、细或沉。寒痹者，治则为活血通络、温经散寒、除痹止痛，以中药熏洗，组方为桂枝 10 g，川花椒 10 g，白芷 10 g，公丁香 10 g，小茴香 10 g，石菖蒲 10 g，透骨草 10 g，红花 10 g，五加皮 10 g。煎水约 2 000 mL，置于深木桶，上面覆盖干毛巾，患膝置于毛巾下，先熏患膝，待水温适宜后洗泡患膝，每天 1 次，每次 30 min，28 天为 1 个疗程。睡前再以中药消瘀接骨散外敷，药以花椒、荜茇、五加皮、白芷、南星、肉桂、丁香、乳香、没药、血竭、姜黄、冰片等适量，共研细末。熏洗后局部外敷，每次取药 15 g，用适量蜂蜜调成糊状，敷于关节周围，上下约 4 cm，敷药后用纱布外敷并固定，每天 1~2 次，每次 6~8 h。

（二）热痹证

热痹证多因骨性关节炎并发急性滑膜炎，其临床表现是患膝局部肿痛，发热微红，触痛明显，遇热痛增，得冷痛舒，甚伴有发热、汗出、口渴、心烦。舌质红，舌苔黄或黄腻，脉象滑数或弦数；热痹者，治则为清热通络、祛风除湿。方以加味三妙散，药用黄柏 10g，苍术 10 g，川、怀牛膝各 10 g，土茯苓 10 g，连翘 10 g，蒲公英 20 g，泽泻 10 g，生地 10 g，赤芍 10 g，制乳香、制没药各 10 g，车前子 10 g。如积液明显，加茯苓皮 10 g，大腹皮 10 g，三棱 10 g，莪术 10 g。每天 1 剂，水煎服。睡前再以中药骨疽拔毒散外敷，组药有白矾、芒硝、生南星、冰片等适量，共研细末，饴糖或蜂蜜调膏，外敷患处，每天 1~2 次，每次 6~8 h。

（三）湿痹证

湿痹证多因骨性关节炎伴发慢性滑膜炎，关节内积液，其临床特点是患膝酸楚、重着、疼痛，肿胀明显，活动不利，肌肤麻木不仁，纳呆，痞满，小便不利，舌质淡、苔腻，脉濡。湿痹者，治则为除湿祛风、活血通络、健脾消肿。方以利湿消肿汤，药用黄芪 10 g，萆薢 10 g，三棱 10 g，莪术 10 g，大腹皮 10 g，茯苓皮 10 g，土茯苓 10 g，川牛膝 10 g，车前子 10 g，黄柏 10 g。每天 1 剂，水煎服。睡前再以中药骨疽拔毒散外敷。待积液消退后方用六味地黄汤加味，药以生地 10 g，丹皮 10 g，茯苓 10 g，泽泻

10 g，淮山药 10 g，五味子 10 g，山萸肉 10 g，淫羊藿 10 g，车前子 10 g，杭白芍 10 g，威灵仙 10 g，三七 3 g（研末冲服）。每天 1 剂，水煎服。

参考文献

[1] 唐昆，谌曦，刘健. 丁锷教授论治膝骨关节炎的学术特点 [J]. 中医药临床杂志，2015，27（5）：628-629.

十九、黄宪章名老中医治疗膝骨关节炎经验

结合岭南气候特点及临床经验将膝骨性关节炎常分为脾虚湿邪偏胜型，脾虚湿瘀阻络型，风邪阻络型，脾肾两虚、湿瘀阻络型。

方 1：苍术，粉萆薢，关黄柏，黄芪，芥子，砂仁，茯苓，薏苡仁，豨莶草。该方中苍术、砂仁、茯苓、薏苡仁可化湿和中；粉萆薢、豨莶草可利湿祛浊，祛风除痹；黄柏可清热燥湿，用于湿邪郁而化热，黄柏又作用于下焦，即可引诸药下行；黄芪益气健脾，利水退肿。该方可用于脾虚湿邪偏胜的着痹之膝关节及双下肢重浊酸痛、屈伸不利等症。

方 2：白术，苍术，陈皮，醋没药，关黄柏，黄芪，牛膝，乳香，山药，丝瓜络，威灵仙。白术健脾益气、燥湿利水；苍术燥湿健脾，祛风湿；山药补脾养胃、生津益肺、补肾涩精；黄芪补气益卫、利水退肿；醋没药、乳香活血行气止痛；牛膝活血祛瘀，补肝肾强筋骨，具有引药下行的作用；丝瓜络、威灵仙祛风湿通络止痛；关黄柏可清下焦湿热。该方用于脾虚湿瘀阻络型膝痹，症见膝关节刺痛或酸痛，伴关节肿胀，局部瘀络等。

方 3：陈皮，狗脊，钩藤，宽筋藤，络石藤，牛膝，忍冬藤，首乌藤，丝瓜络，威灵仙，续断，延胡索。威灵仙、宽筋藤、络石藤、忍冬藤、首乌藤、钩藤皆为藤类药物，通入肝经，《本草便读》云："凡藤类之属，皆可通经入络。"几种藤类药合用舒筋通络、驱风止痛之效更强。该方主要用于膝痹症风邪较盛，络脉不和，气血运行不畅，周身关节游走性疼痛，麻木等症。

方 4：白芷，陈皮，赤芍，醋没药，丹参，党参，杜仲，防风，关黄柏，荆芥穗，

宽筋藤，牛膝，忍冬藤，桑寄生，郁金。杜仲、桑寄生、牛膝补肝肾、强筋骨、壮腰膝、通利血脉；党参益气养血，健脾生津；赤芍、醋没药、乳香、郁金、丹参合用活血化瘀、消肿止痛；忍冬藤、宽筋藤、防风祛风湿止痹痛。该方可用于脾肾两虚，湿瘀阻络，症见膝关节疼痛，以刺痛或酸痛为主，下肢困重酸楚，关节肿胀散漫、屈伸不利，伴腰膝酸软，胸胁满闷，纳呆倦怠等。

参考文献

［1］李俊．基于数据挖掘的黄宪章名老中医治疗膝骨性关节炎用药规律的研究［D］. 广州：广州中医药大学，2015.

二十、王光鼎教授按六经辨证治疗膝骨性关节炎经验

按患者疼痛的部位定出经络，分经论治，大概取穴规律如下。

疼痛的部位在膝关节后侧，取足太阳经穴：殷门（上）、委中、合阳（下）；

疼痛的部位在膝关节外侧中间，取足少阳经穴：风市（上）、膝阳关、阳陵泉（下）；

疼痛的部位在膝关节外侧前缘，取足阳明经穴：梁丘（上）、犊鼻、足三里（下）；

疼痛的部位在膝关节内侧前缘，取足太阴经穴：血海（上）、阿是穴、阴陵泉（下）；

疼痛的部位在膝关节内侧中间，取足少阴经穴：阿是穴（上）、阴谷、筑宾（下）；

疼痛的部位在膝关节内侧后缘，取足厥阴肝经穴：中都（上）、膝关、曲泉（下）。

根据痛点可取两条及以上经穴。

本病急性发作期以"瘀"为病机，认为"经络之瘀，犹河道之塞，以通为要，上以行为主，中以疏为主，下以泻为主"。因此膝关节局部取穴用温针，以"运行气血，温通止痛"；膝部上端取穴，要求针感达到或者通过膝部，以"催气行经"；膝以下取穴针尖朝下，用轻泻法，以"下行经气"。在治疗"膝痹"时，注重针药结合，常用针灸疏通膝部经络，内服中药调和脏腑，特强调在辨证论治的基础上，按疼痛部位分经，使用"引经药"以达病所。应用"引经药"的经验如下：羌活、藁本入

太阳经穴治疗膝关节后侧疼痛；柴胡、青皮入少阳经治疗膝关节外侧中间的疼痛；升麻、葛根、白芷入阳明经治疗膝关节外侧前缘疼痛；芍药、苍术、白术入太阴经治疗膝关节内侧前缘疼痛；独活、知母、细辛入少阴经治疗膝关节内侧中间的疼痛；柴胡、吴茱萸、白芍入厥阴经治疗膝关节内侧后缘疼痛。根据痛点可取两组及以上"引经药"。

参考文献

[1] 李帆冰，吴向农，王光鼎. 王光鼎教授按六经辨证治疗膝骨性关节炎学术经验 [J]. 云南中医中药杂志，2015，36（12）：9-10.

二十一、魏福良针灸治疗膝骨性关节炎经验

（一）取穴

病选穴（主穴）：内膝眼、犊鼻、鹤顶。

经配穴：根据膝关节病症的分布特点，选取足阳明胃经穴梁丘、足三里、伏兔；足少阳胆经穴阳陵泉、阳关、外丘、绝骨；足太阳膀胱经穴委中、委阳、昆仑；足太阴脾经穴血海、阴陵泉、太白；足厥阴肝经穴曲泉、膝关、太冲；足少阴肾经穴阴谷、太溪。

辨证配穴：瘀血阻滞型配血海、太冲、膈俞；肾气不足型配肾俞、太溪。

（二）补泻手法

补法：术者与患者对面位置捻针，大指向前食指向后，刺激力度较轻，捻转角度较小，得气后，连续捻补35分钟，留针时间为40分钟，留针期间，每隔10分钟捻补一次，每次捻补约0.5~1分钟。

泻法：术者与患者对面位置捻针，大指向后食指向前，刺激力度较重，捻转角度较大，得气后，连续捻泻35分钟，留针时间为40分钟，留针期间，每隔10分钟捻泻一次，每次捻泻约0.5~1分钟。

（三）注意事项

患部取穴捻补、捻泻均宜少；循经取捻补、捻泻均宜多；辨证取穴捻补、捻泻应

更多。补法捻补时间宜长，量宜轻；泻法捻补时间宜短，量宜重。

（四）疗程

每天一次，每周连续治疗 5 次、休息 2 天，共治疗 4 周。

参考文献

［1］孙奎 . 魏福良学术思想与临床经验总结及魏氏针灸治疗膝骨关节炎临床研究
　　　［D］. 南京：南京中医药大学，2015.

二十二、宫廷理筋术九步八分法治疗膝骨性关节炎

九步八分法的传承特点如下：

（一）按拿法

按拿法作为九步八分法治疗套路的起始手法，主要起到放松患肢肌肉、使患者适
应治疗手法刺激的作用，本步骤手法需要沉稳，尤其突出"柔、透"的特点。治疗刚
开始时手法刺激不宜过强，以酸胀为得气，按需按实，拿需拿稳，避免肌肉在按拿过
程中出现滑动。按拿自髂前上棘至脚踝，按拿部位应连续完整，手法移动过程中避免
手掌完全离开患者腿部，宫廷理筋术认为如此操作更有利于引导、疏通气血。同样，
此处也体现出宫廷理筋术治筋喜柔不喜刚的理论特点。本步操作着重放松下肢肌肉，
现代研究也证明下肢肌肉的状态对于膝关节的生理病理有重要影响。

（二）五指五穴法

髀关穴、伏兔穴、鹤顶穴与内、外膝眼。五穴同时点按，根据患者直腿平卧时的
体位特点，选取以上五穴便于操作，且省时省力，这也是宫廷理筋术捷效特点的体现。
上述五穴在古今文献中对下肢疾病的治疗作用效果肯定，起到点穴开筋、通经活络、
消肿止痛、补益气血的效果。本手法旨在激发、条畅下肢经气，舒筋通络、缓急止痛
的同时，为接下来的治疗做好铺垫，也体现出宫廷理筋术手法间联系紧密、注重整体
治疗套路的特点。

（三）点按足三里、三阴交法

足三里、三阴交两穴相配，在针对膝关节疾病的同时更注重对下肢整体气血的疏

通作用。三阴交作为足太阴、厥阴、少阴之会，可以调理三经气血，是下肢疾患的常用穴。足三里为足阳明胃经合穴，亦为调理气血主穴。两穴相配使对全身气血，尤其是下肢的气血补养充沛，使筋骨得到荣养，从而强筋壮骨。两穴作用相得益彰，体现了宫廷理筋术整体观和辨证施治的治疗理念。

（四）拿捏法治疗小腿

注重刺激足阳明胃经和足太阴脾经。本手法谨承上步点按足三里、三阴交，目的是在上步激发补养下肢经气的基础上，对脾、胃两经进行刺激，疏通经络、巩固疗效。另外，脾胃位于人体中焦，对全身气血疏布起着重要作用，两经又走行于下肢，可见其对下肢气血亦有着举足轻重的影响。本步骤在九步八分法中起到承上启下的作用，体现了整体观和注重治疗套路的特点。

（五）膝关节周围滚法

本步骤亦起到承上启下的作用，在对下肢整体放松、气血充沛的基础上，起到缓解痉挛、滑利关节的作用，同时为膝关节的针对性治疗做铺垫，之后的手法如六指六穴、推髌屈伸膝关节两法刺激量相对较大，所以本手法也作为接下来治疗的准备手法。此步骤着重体现"巧"的手法特点，膝关节部分主要是肌肉与关节囊，本处的滚法操作难度较大，不容易吸定，对术者技术要求较高。如要达到舒适的治疗效果，要求术者在技术熟练的基础上手法灵动巧妙。

（六）捻法、分法、抖法舒理站立筋

本法目的在于放松小腿部肌肉。膝骨关节病的患者步行、负重等行动中患肢疼痛、活动受限，而人体为减轻疼痛，在步行时患肢的腿部肌肉往往受自主意识控制，长时间处于紧张的状态，尤其以小腿部肌肉为主。在本步骤的临床应用过程中，我们发现患肢小腿部肌肉往往可触诊见僵硬或条索状手感，且伴随明显压痛。当使用本手法后患者多会有下肢轻松的感觉。本手法刺激量较前略有增大，手法力度强调"透"达病所，术必得气。

（七）六指六穴法

血海、梁丘、内外膝缝、内外膝眼，以上六穴是治疗膝骨关节病的常用穴，穴位分布于膝关节部，对膝骨关节病治疗作用直接。本法旨在点穴开筋，缓解膝关节周围组织痉挛，且与九步八分法中第三、第四步骤相呼应，主要疏通调和膝关节气血。九步八分法治疗膝骨关节病在整体观的基础上亦十分强调抓主要矛盾，本步骤就是在整体调理下肢气血后针对膝关节局部应用点穴开筋，进一步加强局部疗效。本法操作要领同前，手法要求稳实、深透。

（八）推髌屈伸膝关节法

本步骤亦是针对膝关节的治疗，向上推挤髌骨的同时屈伸膝关节，从而增加髌骨活动范围，进一步松解髌骨、膝关节周围软组织粘连，帮助恢复膝关节生理活动度。本法操作过程秉承以上各个步骤，因常常伴随患者膝关节疼痛，故前法对本步骤有很强的铺垫作用，当下肢气血通畅、筋肉痉挛减轻时，本步骤的疼痛会减轻，从而更好地加大膝关节活动度，且患者舒适，不忍痛。本步骤着重突出宫廷理筋术"轻、巧"的特点。

（九）膝部归合顺散法

结束整理手法，一方面，六指六穴法与推髌屈伸膝关节法的刺激量相对较强，本手法可以缓解上述点按过程中产生的疼痛，放松肌肉。另一方面，本手法有较强的温热效应，温阳散寒的同时起到筋得温可缓的作用。本手法作为整套手法的结束动作，使膝关节周围韧带进一步放松，且有安抚、收尾之意，使整套动作完整结束。本手法重点体现宫廷理筋术的整体观，重点强调"柔、透"的手法特点，手法轻柔，以关节透热为度。

参考文献

［1］孙文博.宫廷理筋术经验总结及九步八分法治疗膝骨性关节炎临床疗效观察 [D].北京：北京中医药大学，2013.

二十三、朱长庚教授治疗膝骨性关节炎临床辨证经验

（一）寒湿痹阻型

证候：双膝肿胀，疼痛较剧，膝部扪之发凉，难以行走，形寒肢冷，面色白中略带青，舌质紫暗，苔白滑，脉沉紧或沉迟。

治法：宜补益肝肾，祛寒除湿，温通脉络。

方药：骨舒汤加减。独活 20 g，骨碎补 15 g，淫羊藿 12 g，桑寄生 15 g，杜仲 10 g，牛膝 15 g，元胡 15 g，秦艽 15 g，防风 12 g，当归 15 g，生地 10 g，细辛 3 g，威灵仙 15 g，川芎 9 g，制川乌 6 g，茯苓 10 g，炙甘草 6 g。

（二）湿热蕴结型

证候：双膝肿胀明显、疼痛难动，局部扪之有热感或皮温高，皮色微红或发红，面色黄并浮有油垢，小便色黄或短赤，大便干结，舌质红，苔薄黄或偏干，脉滑数。

治法：宜利水消肿，祛湿清热，补益肝肾。

方药：骨舒汤Ⅱ号加减。独活 12 g，牛膝 15 g，黄芪 15 g，桂枝 10 g，防风 12 g，当归 10 g，黄柏 6 g，苍术 6 g，生薏仁 15 g，防己 10 g，桑寄生 10 g，生甘草 6 g。

（三）气虚血瘀型

证候：双膝部肿胀、疼痛，按之疼痛加重，或有针刺样痛，四肢酸软无力，面色萎黄，头晕，心悸，唇色黯，舌质淡或有瘀斑，苔薄白，脉沉细。

治法：宜补益气血，温通脉络，补益肝肾。

方药：大防风汤加减，人参 10 g，白术 10 g，当归 15 g，川芎 10 g，赤芍 15 g，熟地 15 g，甘草 10 g，黄芪 15 g，防风 10 g，制附子 10 g，杜仲 10 g，羌活 10 g，牛膝 15 g，生姜 10 g，大枣 15 g。

（四）肝肾亏虚型

证候：双膝关节肿大、疼痛，腰酸痛，肢体麻木不仁，屈伸不利，关节变形，胫膝酸软，下肢肌肉消瘦，步履艰难，头晕目眩、健忘、耳鸣，舌体瘦或胖大，舌质淡或黯，苔薄白，脉沉细无力。

治法：补益肝肾，散寒祛湿，温通脉络。

方药：三痹汤加减独活 15 g，黄芪 15 g，续断 15 g，秦艽 10 g，防风 10 g，细辛 3 g，当归 10 g，白芍 15 g，川芎 10 g，熟地 15 g，杜仲 10 g，牛膝 15 g，人参 10 g，茯苓 10 g，肉桂 6 g，炙甘草 6 g。

参考文献

［1］李孟，袁普卫，朱长庚.朱长庚教授治疗膝骨性关节炎临床辨证观 [J]. 陕西中
医学院学报，2012，35（1）：20-22.

二十四、施杞名老中医治疗膝骨关节炎经验

结合膝骨关节炎的发病特点，辨治时既重化瘀通络，又重调理气机，利水化瘀。临床常用六法，简述如下：

（一）活血化瘀，宣痹通络

膝骨关节炎反复发作时，多见膝关节肿胀，疼痛较甚，不能行步屈伸，局部肤色略显暗紫不均匀；或久治未已，膝关节瘀肿畸形，苔薄黄质紫或舌下静脉呈蚓状，脉弦带涩。此乃气滞血瘀，痹阻经络。拟用活血化瘀、宣痹通络之法，方以身痛逐瘀汤加减。

（二）清热化湿，凉血通络

膝肿初期，来势汹汹，肿势弥漫，患膝疼痛难忍呈红肿热痛之征象，膝伸屈及诸活动均不能，站立步履皆显艰难，往往坐推车直入诊室，或便秘尿赤，或烦热口渴，苔黄腻质红，脉滑数。此乃湿热内壅，留连关节。拟用清热化湿、凉血通络之法，方以五味消毒饮合三妙丸加减。

（三）祛湿化痰，疏风通络

膝关节肿痛，久治不愈，或因遭风寒湿邪膝痛而起，且迁延缠绵，部分患者诸关节及脊柱也常有疼痛走窜，或兼有其他肢体关节肿胀畸形，苔白腻或黄腻，脉滑或弦滑。此乃痰湿阻遏、风寒入络。拟用祛湿化痰、疏风通络之法。方以牛蒡子汤（牛蒡子、僵蚕、白蒺藜、独活、秦艽、白芷、半夏、桑枝）加减。

（四）散寒止痛，温经通络

感受风寒而膝痛复作，遇寒肿痛加重，得热则缓，膝肿肤色白亮、屈伸不利，或尿清便稀，或形寒肢冷，苔薄白腻，脉弦紧或弦滑。此乃寒邪闭阻经脉。拟用散寒止痛、温经通络之法。方以麻桂温经汤加减。

（五）健脾补肾，壮筋通络

膝关节酸痛久治未愈，或经治痛缓而酸楚未已。两膝微肿，伸屈时往往有摩擦音

或有"格格"声响，神疲形寒，腰膝酸软。发作时酸楚难忍，不耐久行。苔薄白或薄腻，质淡，脉细或沉细。此乃脾肾亏虚，经脉失养。拟用健脾补肾、壮筋通络之法。方以补中益气汤合金匮肾气丸调治。

（六）益气化瘀，利水通络

膝关节肿痛病程较长，反复发作，或久治诸恙略缓而未已，多兼有骨松症，颈腰椎病等。上下楼梯困难，关节伸屈不利，或有摩擦音，或有弹跳感，或有内翻畸形，或有股四头肌萎缩等，此部分患者影像学检查，多有关节软骨及软骨下骨的损伤吸收及髓内水肿，韧带、半月板劳损，骨赘形成及间质水肿明显等典型骨关节炎放射学改变征象，苔薄或腻，质紫或淡紫，脉细弦带滑。此乃气虚血瘀，湿阻经络。拟用益气化瘀、利水通络之法。方以益气化瘀利水方（生黄芪、汉防己、地鳖虫、制苍术、川牛膝、全当归、淫羊藿）加减调治。

参考文献

［1］高翔，吴弢，莫文．施杞治疗膝骨关节炎经验［J］.中华中医药杂志（原中国医药学报），2011，26（10）：2294–2296.

二十五、张鸣鹤教授益肾消痹方治疗膝骨关节炎经验

益肾消痹方水煎服，日一剂，每服6天，停1天，连服3个月。

方药组成及剂量：双花20 g，黄柏12 g，独活30 g，川牛膝20 g，骨碎补15 g，杜仲15 g，桃仁12 g，红花10 g，猫爪草20 g，荜澄茄12 g，吴茱萸5 g，甘草6 g。

临证加减：若肾精亏虚，腰膝酸软明显者，加续断、狗脊、黄精等，以加强补肾填精之功；偏于肾阳虚，怕风冷明显者，加淫羊藿、细辛、制川乌、熟附子等以增强温阳通经络作用；偏于肾阴亏，五心烦热，颧赤盗汗明显者，加熟地、女贞子、旱莲草、山萸肉、何首乌等，以滋补肝肾；若两膝肿痛明显或有积液者，以湿邪为主，可加猪苓、茯苓、泽泻、薏苡仁等，以利湿消肿止痛；若病程已久，关节疼痛僵紧，缠绵难愈，甚或关节变形者，可加用虫类药，以搜风剔络止痛，常用药有土元、水蛭、全蝎、蜂房等；若关节灼热触痛，以热邪较明显者，可加用田基黄、虎杖、鬼箭羽、

红藤等，以增强清热解毒之功；若伴颈肩僵紧疼痛者，可加用葛根、桂枝、羌活等，以祛风解肌止痛。

参考文献

［1］杨秀秀.张鸣鹤教授益肾消痹方治疗膝骨关节炎的临床研究［D］.济南：山东中医药大学，2008.

二十六、李国衡名老中医治疗退行性膝骨关节炎的用药特色经验

（一）内治重在益气活血利湿

退行性膝关节炎属于中医"痿证""痹证"范畴。本病病机以肝肾渐衰、气血不足而致风寒湿邪侵淫留滞、瘀血阻滞最为常见。临床多见虚实夹杂之证，故其内治用药重在益气活血、化瘀利湿，同时结合临床辨证灵活选择方药。

1.常用方的药物组成：常用方主要由生黄芪、生白术、白芍、川芎、当归、川牛膝、王不留行、炙地鳖虫、徐长卿、延胡索、平地木、茯苓、生甘草等组成。全方有益气活血、化瘀止痛之功，主要用于膝关节退变病程较长，劳累或创伤后致肿加重、行走不利，临床辨证为气虚瘀血阻滞、兼有湿邪者。若膝关节变形肿胀，伸屈困难，小腿浮肿，苔腻，临床辨证为瘀血凝滞、湿浊蕴阻者，则应加强活血化瘀、通络消肿之功，在上方基础上加用积雪草、木瓜、虎杖根、汉防己、苏木等。

2.加减用药：对膝关节骨关节病的内治疗法虽重在益气活血利湿，但临证又多依据辨证加减用药。如气虚、肾阳不足者，加用黄芪、党参、肉苁蓉、鹿角片、巴戟天等，以益气温肾、坚强筋骨；血虚、肝肾阴虚者，需养血育阴，酌选生地、熟地、枸杞子、山萸肉、阿胶珠、女贞子、何首乌等；风寒侵淫者，加用独活、桂枝、防风、鹿衔草、寻骨风、络石藤等，以祛风散寒、温经通络；若膝关节肿胀灼热，苔黄腻者，则重用清热利水消肿之药，加用黄柏、薏苡仁、苍术、土茯苓、赤芍、银翘、牡丹皮等。

（二）外治善用洗剂温通化瘀

临证尤善应用中药煎汤局部熏洗给药。伤科最常用于治疗膝关节退行性骨关节病

的洗方类验方为四肢洗方及下肢洗方。四肢洗方由桑枝、桂枝、当归、红花、积雪草、川牛膝、木瓜、萆薢、补骨脂、独活、羌活组成，具有滑利关节、温经通络、活血祛风之功，主治膝关节筋络损伤、活动不利、肿胀疼痛。若关节活动受限明显，步履无力，则需疏通经络、滑润筋膜、祛风散寒、活血通络止痛，临证常选用下肢洗方，全方由川牛膝、伸筋草、五加皮、老鹳草、海桐皮、桑寄生、木瓜、羌活、当归、生川乌、生草乌、泽兰叶组成。上述药物水煎煮沸，1剂分4次熏洗膝部，每天2次。

参考文献

[1] 李飞跃,奚小冰,罗仕华.名老中医李国衡教授治疗退行性膝骨关节炎的用药特色[J].医案医话，2003，1（4）：295-318.

第七章
膝痹病（膝骨性关节炎）的基础治疗

第一节　膝骨性关节炎的健康教育

对于膝骨性关节炎群体，我们应先从健康教育开始，教育他们首先要顺四时，适寒温，预防外邪侵袭，温通保暖，以护膝。其次要节饮食，调脾胃，畅通气血，荣筋养膝。再次要适劳作，练功能，滑利关节，以动护膝。最后要食补与药疗结合，补气血，益肝肾，调理气血阴阳，培本护膝，以恢复膝关节的动态平衡[1]。医务工作者要向他们提供关于膝骨性关节炎的资料并给予正确的锻炼姿势及减肥建议，对膝骨性关节炎患者关心的疼痛和活动障碍等问题要着重阐述，让患者保持乐观情绪，缓解抑郁状态，避免不良姿势。通过心理健康教育、培训健康的生活方式，使患者保持乐观心境，以延缓病情进展[2]。

第二节　膝骨性关节炎的体重管理

随着年龄的增加，膝关节等负重关节的抗损伤能力逐渐降低，而体重的明显增加，导致负重关节的负荷明显增加，加速了骨关节面与软骨的破坏速度。同时，一些生物因素也随之发生改变，比如软骨细胞对促进修复的生长因子反应性明显降低，关节囊的松弛度随着年龄增大而增加，从而造成关节的相对不稳，使得关节软骨更容易受到损伤，关节吸收震荡及保护功能因年龄的增大而明显减退。包括关节及关节肌力逐渐减弱和周围神经反应减慢，这就表明适当减轻体重，有助于降低负重关节的骨关节软骨单位面积所承受的负荷，增加骨关节肌肉肌力，增快周围神经反应速度，从而延缓关节面与软骨的破坏进程。由于骨关节炎患者大多数体重超重，且患病关节疼痛、僵硬，这就限制了患者患病关节活动，从而引起患者相关活动量减少，这又可能导致患者体重进一步增加，从而在体重超重与骨关节炎之间形成恶性循环。为此，通过减轻体重来阻止这种恶性循环，有助于减轻因体重超标而导致的膝关节炎的临床症状，改善和提高患者的生活质量[3]。

第三节　传统练功疗法

我国传统功法对膝骨性关节炎的治疗也有独到之处，形式也是多种多样。

一、易筋经

易筋经为我国古代沿用至今的传统功法，由达摩老祖所创，旨在通过锻炼达到强筋健骨之效。易筋经功法通过科学的锻炼方式可以达到疏通经络，调节人体阴阳平衡，补益肝肾，最终达到改善机体免疫力的效果。易筋经功法通过对肝脏的筋膜伸展锻炼达到按摩脏腑之效，长期坚持锻炼可以达到行气活血、疏肝通络、舒展筋脉的效果。其功法中三盘落地式通过对下肢的屈伸活动来增强腰腹部、下肢的力量，起到强腰固肾之效；卧虎扑食则可以通过身体后仰，胸腹部伸展来达到调养任脉、强腰健骨之效；打躬式则通过头颈胸腰等牵引屈伸锻炼背部督脉，起到升肾阳、强健腰腿之效。

易筋经具有调和全身气血之效，易筋经功法通过锻炼舒展挛缩的筋肉，使全身气血运行顺畅，输布气血于肢体、脏腑，使膝关节得充足气血濡养，缓解疼痛、肿胀、关节障碍等症状。此外，还具有调节平衡力和本体感觉功能的作用。易筋经是以中医学基本理论为依据，在持续的锻炼中增加肌肉力量，强化髋膝踝关节的本体感受功能，改善和提升平衡协调能力，因此易筋经对核心稳定性的提升作用更强。易筋经锻炼中以双下肢支撑为主，如出爪亮翅式动作中有双脚脚尖站立，强化踝关节平衡机制，并激活膝关节和髋关节等下肢生物力线；而在摘星换斗式中，人体脊柱以特有的节奏性对称运动实现全身运动系统及神经肌肉系统的整体协调运动，可以牵伸人体脊柱区域各关节的韧带和肌肉，激活脊柱周围小肌肉，以带动下肢同时又可以改善伸屈肌肉控制能力，肌肉耐力及协调性，从而起到加强脊柱核心稳定性，改善平衡和协调能力的作用；青龙探爪式通过眼部视觉信息的引导，从手眼协调功能方面强化了本体感觉功能，特别是在多任务平衡反应中有很好的训练作用。

易筋经功法是全身性运动，正如《易筋经·总论》所言："……俾筋挛者易之以舒，筋弱者易之以强，筋弛者易之以和，筋缩者易之以长，筋靡者易之以壮……"总之，易筋经功法在骨性关节炎治疗中疗效确切，不失为一种治疗方法[4]。

二、太极拳

太极拳可以改善膝骨性关节炎患者的本体感觉敏感性、膝屈伸肌力、平衡能力，步态等感觉运动功能，从而被推荐为治疗膝骨性关节炎的重要治疗方式。太极拳作为我国传统锻炼方式，其动作柔和缓慢、连贯协调，架势平稳舒展、高低可调，能显著改善中老年人的感觉运动功能，安全有效的治疗膝骨性关节炎。太极拳动作前后连贯、绵绵不断，有起有落，动静结合，步伐在松腰、落胯、屈膝的姿势下完成。太极拳在锻炼期间重心转移比较频繁，主动肌和拮抗肌共同兴奋时程延长。此外，太极拳锻炼时心静体松，呼吸匀称，全身处于一种自然放松状态。还可以有效地刺激膝关节周围关节囊、肌腱、韧带及肌肉本体感受器，从而改善老年人膝关节的本体感觉。太极拳锻炼可以增强中老年人膝屈伸肌的肌力和耐力，同时，可以有效减少中老年人遭遇突发踝关节内翻干扰下股直肌和胫前肌的肌肉反应时间，从而可以及时调整姿势，减少意外损伤的发生。通过改善步态、减少单腿站立时的身体摆动幅度，增强日常生活中平衡的信心，提高对平衡的控制能力。改善平衡功能和活动能力的同时，可有效降低跌倒危险系数及对跌倒发生的恐惧心理。因此，太极拳锻炼可以减轻疼痛，增加肌肉力量和关节活动度，改善活动功能，作为一种中等强度的有氧活动，可以短期内缓解膝骨性关节炎患者的疼痛不适感[5]。

三、五禽戏

五禽戏是我国汉代名医华佗根据五种动物形态创作的。五禽戏锻炼对感觉运动功能作用较大，可以改善膝骨性关节炎患者的本体感觉及平衡功能，以此预防跌倒。五禽戏锻炼相比八段锦而言，在提高单脚平衡功能方面更具有优势。五禽戏锻炼对感觉运动功能有诸多益处，可以显著提高膝骨性关节炎患者的本体感觉，主要是提高其关节的位置觉，其中很多动作均含有均匀缓慢的膝关节屈伸活动，以及在膝关节屈曲状态下的停顿过程。这些膝关节的动作跟其提高膝关节的本体感觉有着密不可分的关系，如虎戏中的虎扑就有膝关节屈伸及虚步支撑动作；鹿戏中的鹿奔也有重心的转移，主要也是双膝关节的屈伸交替实现；猿戏中的猿提和鸟戏中鸟飞及鸟伸，有双脚并拢脚尖站立以及单脚支撑站立，这些支撑面积的减少可以提高骨性关节炎患者的平衡能力，提踵和支撑站立还会改变关节的负重，改变感觉的输入，进而提高其关节的本体感觉。五禽戏不仅能增加下肢肌肉力量，还能增加膝骨性关节炎患者的核心肌力和下肢反应能力。五禽戏对感觉运动功能改善的另一面是反应时的改变，反应时间的短缩可以间接的反应感觉运动整合能力的提高，研究指出，五禽戏锻炼可能对提高膝骨性关节炎患者的反应时间有积极的作用[6]。

四、膝骨性关节炎的有氧运动

有氧运动也是全身耐力训练，是运动疗法中提高机体代谢运动能力的方法，能减少关节负荷和保护关节。常见的有氧训练有跑步、游泳、骑自行车、水中运动、瑜伽等以及一些传统健身方法。有研究表明[7]，跑步及游泳运动对骨性关节炎患者均有明显疗效，且联合有氧运动训练对骨性关节炎患者的疗效明显优于单一有氧运动训练。也有研究[8]发现，功率自行车运动不仅可以减轻体重对膝关节的负荷，还可以通过调节座椅高度来减轻膝关节压力负荷，对慢性骨性关节炎患者具有显著疗效。水中运动对骨性关节炎患者也起到一定治疗作用，水中运动是指在温水中进行步行等训练，兼有运动疗法及温热治疗的作用，能减少关节负荷，增加关节活动范围，恢复控制、平衡及协调能力，增强心肺功能，减轻疼痛，加快康复[10]。水中步行训练可更好地提高膝关节的稳定性及本体感觉，改善患者临床症状及日常生活能力。水中运动训练可有效改善患者的膝关节伸展、髋关节外展、肌肉力量和膝关节功能。Kunduracilar 等[11]的研究表明，水中运动训练对骨性关节炎患者的治疗有益处，且在水中运动训练上下肢和躯干运动比单纯下肢运动改善下肢功能更有效。本体感觉训练可以增加机体的平衡性、关节的稳定性、动作的协调性及神经肌肉控制能力。膝关节损伤时会降低股四头肌运动神经元兴奋性，并降低本体感受的敏锐度[12]。本体感觉水平出现下降，可能是造成膝关节稳定性、平衡性和协调性下降的原因。本体感觉训练是针对患者感受和辨别身体运动、位置和状态能力的训练，帮助患者维持身体协调和稳定。

五、膝骨性关节炎的功能锻炼

功能锻炼在膝骨性关节炎治疗中具有不可替代的作用。一般认为轻中度的膝骨性关节炎可以通过低强度的运动改善关节力量，加强稳定性，达到缓解症状的目的。但此前必须对膝关节的结构功能做全面的评估，制定合理的锻炼方式及运动量，最好能够在医生或护士的指导下进行。原则上以不负重主动活动为主，先行增强肌力，循序渐进，逐渐增加关节的活动，包括等长（即定位收缩运动 muscle-setting exercise，肌肉收缩但不产生关节运动）、等张（通过关节运动）的锻炼方式。有研究认为[13]，适当、适度的自主活动锻炼可有利于关节滑液的分泌和润滑，改善关节软骨营养的吸收，松解关节囊、韧带的粘连和挛缩，加强局部血液循环，增加肌力，利于软骨的修复[14]。

六、膝骨性关节炎的肌力训练

膝关节周围肌肉力量下降是造成膝关节稳定性下降、功能障碍的最直接和最初的因素，因此，进行肌力训练非常重要。有研究[15]显示，骨性关节炎患者患侧膝关节的股四头肌及腘绳肌收缩速度减慢，收缩力量减少，抗疲劳性增加，同时，患肢的伸肌及屈肌峰力矩均值、平均功率、单位最佳做功及总功都较健侧下降[16]。目前的肌力训练根据肌肉收缩方式分为等长肌力训练、等张肌力训练和等速肌力训练。

（一）等长肌力训练

等长肌力训练是肌纤维长度不产生明显变化而肌张力改变的静态抗阻训练，因没有关节活动，所以适合肌肉力量弱、关节活动受限和积液多的患者，如直腿抬高练习、股四头肌等长收缩练习等。但是此法缺乏关节活动，对改善肌肉伸缩控制作用不良[17]。研究表明[18]，等长肌力训练可在短期内明显缓解骨性关节炎患者的疼痛症状、改善关节功能，其短期疗效优于理疗联合口服非甾体消炎药治疗。

等长收缩训练方法包括：卧位患肢直腿抬高训练、侧卧外展训练、坐位伸膝训练及坐位屈膝内收训练。具体训练方法如下。

1. 卧位患肢直腿抬高训练：仰卧位，膝关节伸直，踝关节背伸，让患侧下肢抬离床面（20 cm 左右）做等长收缩，空中保持该体位 6 s 后放下，休息 6 s 后；再按以上要求做 10 次，10 次 / 组，做两组，每组间隔休息 1 min。随着疼痛的减轻及下肢肌力的改善，可以逐步施加负荷（在踝关节处挂 0.5~2 kg 的沙袋）。

2. 侧卧外展训练：嘱患者侧卧位，健侧在下，膝关节伸直位，患侧髋关节外展 30° 做等长收缩，在空中保持 6 s，然后放下休息 6 s；重复上述动作 10 次，10 次 / 组，做两组，每组间隔休息 1 分钟。随着疼痛的减轻及下肢肌力的改善，可以逐步施加负荷（在踝关节处挂 0.5~2 kg 的沙袋）。

3. 坐位伸膝训练：患者端坐位，靠椅背，躯干与下肢呈 90°，嘱患者踝背伸，最大程度伸膝做等长收缩，维持此体位 6 s，然后放下休息 6 s；重复上述动作 10 次，10 次 / 组，做两组，每组间隔休息 1 min。随着疼痛的减轻及下肢肌力的改善，可以逐步施加负荷（在踝关节处挂 0.5~2 kg 的沙袋）。

4. 坐位屈膝内收训练：患者端坐位，膝关节屈曲 95° ~100°，两膝关节内侧夹一个皮球（足球大小），用力夹皮球做等长收缩保持 6 s，然后放松休息 6 s；重复上述动作 10 次，10 次 / 组，做两组，每组间隔休息 1 min。

（二）等张肌力训练

等张肌力训练是在阻力负荷恒定下产生的关节运动，渐进抗阻练习是最常用的方法。等张肌力训练是一种动力性肌力训练，可增强运动神经对肌肉的控制，使得肌纤维增粗、萎缩的肌肉逐渐增大，有利于增强肌力和肌耐力，提高关节稳定性，适用于急性期之后。

股四头肌等张训练方法：坐在靠背椅上，患肢膝关节快速伸直、踝关节背屈 5 s，然后放松膝关节，慢收回，膝关节充分休息，然后再按上述要求反复练习。伸直、收回算 1 次，15 次为 1 组，每天练 3 组。

（三）等速肌力训练

等速肌力训练需要专门的等速训练仪器，利用仪器提供一种可变顺应性阻力，使肌肉收缩时关节运动的速度恒定，让肌肉在整个关节活动范围内始终承受最大阻力，保证了肌力训练的高效性和安全性。肌力训练针对性强，可以用不同的训练姿势锻炼相对应肌肉，短期肌力训练对疼痛的疗效优于有氧训练，而有氧训练锻炼全身大肌群，增强心肺功能，易于消耗患者体内脂肪，减轻体重指数，进而减少关节载荷。

等速训练方法：分等速向心训练和等速离心训练。

1.运动速度：等速向心训练时，常选用逐渐递增后再逐渐递减的运动速度谱形式，如：60°/s、90°/s、120°/s、150°/s、180°/s、180°/s、150°/s、120°/s、90°/s、60°/s。

2.训练次数：每种运动速度收缩 10 次，每一运动速度谱共收缩 100 次为 1 个训练单位。根据肌肉功能适应情况，逐渐增加收缩次数到 2 个或 3 个训练单位。

3.间歇时间：可在训练前预先设置每种运动速度之间和每个训练单位之间的休息时间。每种运动速度之间通常间歇 15 s，以使肌肉有短暂休息。每个训练单位之间的休息时间需要间歇 3~5 min 以上。

4.训练频度：每天 1 次，每周训练 3~4 次，根据患者情况，持续数周。

参考文献

［1］郝阳泉.刘德玉主任医师治疗膝骨性关节炎（膝痹病）学术思想及临床经验研究[D].中国中医科学院,2012.

［2］叶铄,甄平,贾小云.膝骨性关节炎临床治疗进展[J].中国中医骨伤科杂志,2015,23(2):76-80.

［3］王磊.体重指数与膝骨性关节炎发病的相关性临床研究[D].山东中医药大

学,2008.

［4］李天骄,李翔,仲卫红,等.易筋经功法改善老年退行性膝骨性关节炎肝肾亏虚证的作用机制研究 [J]. 光明中医,2018,33（23）:3456-3459.

［5］崔乔义,徐冬青,谭思洁.太极拳对膝骨性关节炎患者感觉运动功能影响的研究进展 [J]. 中国康复医学杂志,2010,25（11）:1116-1119.

［6］王丹.12周五禽戏锻炼对膝骨性关节炎患者的康复效果及其影响因素的研究 [D]. 天津体育学院,2019.

［7］李军.有氧运动训练对大鼠膝骨关节炎的影响 [D]. 西南医科大学,2017.

［8］郑丽娣,叶羽狮,蔡霞英,等.功率自行车运动对慢性期膝骨性关节炎的疗效 [J]. 当代医学,2019,25（20）:32-34.

［9］张旻,陈博,元唯安,等.太极倒卷肱对膝关节内侧间室应力的调节作用 [J]. 中国中医骨伤科杂志,2015,23（10）:15-18.

［10］左自强,叶小明,刘丹宁.水中康复运动的作用原理及其运用 [J]. 辽宁体育科技,2008（03）:40-43.

［11］Kunduracilar Z, Guvenir Sahin H, Sonmezer E, et al. The effects of two different water exercise trainings on pain, functional status and balance in patients with knee osteoarthritis[J]. Complementary therapies in clinical practice, England: 2018, 31: 374-378.

［12］Hurley M V,ScoHurley M V, Scott D L, Rees J, et al. Sensorimotor changes and functional performance in patients with knee osteoarthritis[J]. Annals of the rheumatic diseases, England: 1997, 56(11): 641-8.

［13］陈广祯,李心沁,梁安民,等.从瘀血痰湿论治膝关节骨性关节炎 [J]. 中医正骨,1998（04）:32.

［14］王兴征.膝关节骨性关节炎的研究进展 [D]. 南京中医药大学,2004.

［15］师东良,王宁华,谢斌.膝骨关节炎患者与正常人股内侧肌、股直肌和股外侧肌收缩特征的对照研究 [J]. 中国康复理论与实践,2009,15（06）:508-513+601.

［16］王剑雄,周谋望,宫萍,等.膝骨关节炎患者膝屈伸肌群等速肌力及其与功能的相关性[J].中国康复理论与实践,2014,20（12）:1105-1108.

［17］吴昊,杨琪,庞坚,等.运动疗法在治疗膝骨性关节炎中的应用进展[J].中国当代医药,2021,28（06）:21-25.

［18］Huang L, Guo B, Xu F, et al. Effects of quadriceps functional exercise with isometric contraction in the treatment of knee osteoarthritis[J]. International journal of rheumatic diseases, England: 2018, 21(5): 952-959.

第八章
膝痹病（膝骨性关节炎）的非药物治疗

膝骨性关节炎（knee osteoarthritis，KOA）是骨科常见病，中老年人较多发，具有发病率高、病程长、难治愈等特点，严重影响患者生活质量[1]。目前，临床上对于膝骨关节炎治疗手段很多。西医临床治疗方法可分为多种，比如手术治疗、关节内注射治疗、局部封闭术治疗以及药物治疗等[2]。截至目前，仍然缺乏可长期用药的药物治疗方法，若长时间用药，则可能导致多种不良反应，比如，出血、穿孔、溃疡等。同时，由于手术治疗相关措施不成熟，也会导致风险加剧，费用增加，继而导致患者的家庭经济负担增加[3]。中医治疗本病历史悠久，经验丰富。目前，中医主要是采用中药贴敷法、熏洗法、推拿法、针灸法、耳穴压豆法、针刀法等外治法治疗膝痹病[4]。《黄帝内经》最早提出针刺治疗本病，如《灵枢·杂病》曰："膝中痛，取犊鼻，以员利针，发而间之针大如牦，刺膝无疑。"[5]说明很久之前便有关于膝痹的针灸治疗方案，且取得了较好的效果。现代研究证实，针灸疗法在抑制炎症反应、缓解疼痛的同时，还可减轻骨内压、松解粘连、舒缓痉挛，使病变组织重新修复，临床症状有效改善[6]。康复治疗则能增强膝关节周围肌力，提高关节稳定性，最终恢复筋骨平衡的状态。查汇萃分析显示，本病的最佳治疗方案是药物与非药物相结合的疗法[7]。多个指南认为[8-12]，治疗本病应以非药物治疗为主，如运动、健康教育等，必要时可予药物治疗，但药物仅有短效性，且因其副作用，对患有胃肠道疾病患者、老年患者等要慎用。

参考文献

［1］王弘德, 李升, 陈伟, 等 .《骨关节炎诊疗指南（2018 年版）》膝关节骨关节炎部分的更新与解读 [J]. 河北医科大学学报 ,2019,40（09）:993-995+1000.

［2］席立成, 李宏宇 . 膝关节骨性关节炎治疗方法的研究进展 [J]. 中国临床新医学 , 2015, 8（09）: 884-887.

［3］徐丽华, 符文彬 . 精灸配合针刺治疗膝关节骨性关节炎的疗效 [J]. 中国老年学杂志 ,2015(11):3057-3059.

［4］区丽敏, 李立基, 邓云, 等 . 柔筋松骨行气补肾推拿手法配合电针治疗肝肾亏虚型膝痹病的临床疗效分析 [J]. 按摩与康复医学 ,2018,9(13):34-36.

［5］何桂秀, 李清海 . 腹针治疗寒湿阻滞型膝痹的临床效果 [J]. 临床医学研究与实践 ,2019,4(11):107-109.

［6］元永金, 赵耀东, 张国晓, 等 . 基于经筋理论探讨毫针刺法治疗膝骨性关节炎 [J]. 中华中医药杂志 ,2018,33(3):979-982.

［7］Alshami A M. Knee osteoarthritis related pain: a narrative review of diagnosis and treatment[J]. International journal of health sciences, Saudi Arabia: 2014, 8(1): 85-104.

［8］Jevsevar D S. Treatment of osteoarthritis of the knee: evidence-based guideline, 2nd edition[J]. The Journal of the American Academy of Orthopaedic Surgeons, United States: 2013, 21(9): 571-576.

［9］Hochberg M C, Altman R D, April K T, et al. American College of Rheumatology 2012 recommendations for the use of nonpharmacologic and pharmacologic therapies in osteoarthritis of the hand, hip, and knee[J]. Arthritis care & research, United States: 2012, 64(4): 465-474.

［10］McAlindon T E, Bannuru R R. OARSI recommendations for the management of hip and knee osteoarthritis: the semantics of differences and changes[J]. Osteoarthritis and cartilage, England: 2010, 18(4): 473-475.

［11］National Collaborating Centre for Chronic Conditions (UK). Osteoarthritis: National Clinical Guideline for Care and Management in Adults[M]. London: Royal College of

Physicians (UK), 2008.

［12］Jordan K M, Arden N K, Doherty M, et al. EULAR Recommendations 2003: an evidence based approach to the management of knee osteoarthritis: Report of a Task Force of the Standing Committee for International Clinical Studies Including Therapeutic Trials (ESCISIT)[J]. Annals of the rheumatic diseases, England: 2003, 62(12): 1145–1155.

第一节　针刺疗法

一、针灸

近年来保膝的非药物治疗受到广泛关注，在《中医骨伤科临床诊疗指南·膝痹病》中针灸作为非药物治疗的首选治疗方式，对于缓解疼痛症状，改善关节功能具有很好的疗效[1, 2]。针灸作为常用的中医保守治疗方式，在 KOA 的治疗上积累了丰富的临床经验，且疗法众多，因其操作简便、成本低廉、疗效显著、安全可靠而成为 KOA 不可缺少的治疗方法之一。《针灸大成》言："盖针砭所以通经脉，行气血，祛邪扶正，故曰捷法，最奇者哉。"选用针灸治疗 KOA，既可通达经脉、调畅气血、通络止痛，还能祛除寒热之邪，兼补益肝肾、强筋壮骨，促进关节功能恢复[3]。针灸作为一种传统的绿色疗法被广泛应用于现代针灸临床当中，而现代针灸临床研究治疗本病的方法除单纯针刺[4, 5]外，更扩展为长圆针疗法、小针刀疗法、火针（毫火针）疗法等[6-9]，为膝痹病的治疗提供了更多简、便、廉、验的中医特色疗法。

二、毫针刺法

毫针刺法以局部取穴和循经取穴相结合，对患者各方面症状的改善有很好的作用[10]，针对早中期患者疗效显著。一项数据分析显示，膝关节周围腧穴的使用频次高达 75.7%，其中膝眼、阳陵泉、血海、梁丘、阴陵泉、足三里、鹤顶等腧穴的使用频次占总穴位使用频次的 75%，使用频率高、疗效较确切，具备优选价值[11]。另有研究提示，针刺治疗 KOA 常用围绕膝部所过足阳明、足太阴、足少阳、足太阳经，循经取穴，体现了"经脉所过，主治所及"的规律[12, 13]。

三、选穴大杼

穴位大杼，首见于《灵枢·刺节真邪》《灵枢·海论》《灵枢·背俞》等篇中，《难经》首次提出"骨会大杼"，《难经本义·四十五难》曰："骨者髓所养，髓自脑下注于大杼，大杼渗入脊心，下贯尾骶，渗注骨节。故骨之气，皆会于此。"大杼穴位于第 1 胸椎与第 2 胸椎之间，背部正中线旁开 1.5 寸，属足太阳膀胱经第 1 侧线，为足太阳经背俞穴中部位置最高者，八会穴之骨会，为督脉别络，手、足太阳经交会穴。《气穴论》言："督脉别经、手足太阳三脉之会，故为经脉之大机杼也。"《经穴释义汇解》曰："穴为背中大腧，因在背腧穴之中，它的部位高居于五脏六腑各穴之上，又在杼骨之端，故名大杼。"

旷秋和[14]在其医案中，治膝痹取双侧大杼穴，配阳陵泉穴，用火针点刺法。依法治疗 4 次后，膝关节疼痛明显减轻，治疗 10 次后，静息痛和下肢放射痛消失，膝关节僵硬明显改善，随访 6 个月，膝关节疼痛未见复发。

《素问·骨痛论》曰："膝痛不可屈伸，治其背内，大杼穴在其背内。"《针灸大成·卷六》记载大杼"主膝痛不可屈伸……"贺普仁《一针一得治百病》记载："膝痛不可屈伸，针大杼。"高树中独取大杼穴治疗膝关节疼痛伴活动受限。

中医认为[15]，膝痹之痛，在实为寒凝经脉，营卫不和；在虚为寒滞脏腑，气血不养。大杼穴能通调督脉，督脉为"阳脉之海"，督统一身之阳气。传统火针疗法具有借火助阳，温通经络；开门祛邪，散寒除湿等多种作用[16]。火针大杼穴能激发全身阳气，有通阳散寒、调和营卫之功。阳陵泉为八会穴之筋会，大杼穴配阳陵泉穴，取筋骨同治之义。

四、单纯针刺疗法

单纯针刺治疗膝关节骨性关节炎的远期疗效较好，国内外研究结果显示一致[17-19]。单纯针刺疗法：针刺治疗膝痹病临床应用广泛，疗效显著，取穴配伍方面虽存在差异，但大都以疏筋活络、通利关节、通络止痛为主要原则。按照刘敏等[4]观点，认为膝部周围压痛点及经筋"结""聚"之处是膝关节的应力点，也是膝部长期劳损而形成"横络"的关键点，亦是薛立功教授所总结的结筋病灶点，因此膝痹病的致痛源，归因于膝部周围的经筋劳损。针刺结筋病灶点结合了"以痛为腧"的取穴原则，能够针至病所，调节膝部经筋失衡状态，以达到疏筋通络，滑利关节，活络止痛的功效[5-9]。

五、平腕立指针刺手法

平腕立指针刺手法由高昆[20]在继承传统针法的基础上，总结近30年从事刺法灸法学教学及针灸临床医疗的经验所创立，在长期的临床实践中，用于治疗膝痹病具有较好的疗效，为本病治疗提供一种可靠方法。

应用平腕立指针刺手法针刺操作方法如下：术者站立姿势，体态放松，聚精会神，呼吸均匀，沉肩垂肘，贯气于指，刺手（右手）如毛笔状持针，拇食指指腹呈直立75°~90°执针柄，中指抵住针身上段，无名指和小指自然弯曲呈半握拳状，前臂和手腕与地面水平。进针时，右上臂和前臂放松，手腕自然顺势向下发力，同时拇食指微捻针柄迅速将毫针刺入穴位。行针时，中指、无名指和小指自然弯曲呈半握拳状，拇食指指腹与针柄仍呈75°~90°直立执针柄，腕部仍与地面水平，借助腕力自然上下均匀运动提插针体（幅度、快慢一致、频率每分钟60次），同时均匀捻转针柄，左右来回捻转针柄（幅度、快慢一致、频率每分钟60次）。平腕立指针刺手法将进针和提插捻转针法有机衔接，腕指力并用，使提插捻转融为一体，协同作用于毫针，发挥组合针刺效应。其补法将提插补法和捻转补法融为一体，复合运针，指力均匀一致，具体操作在针刺得气的基础上，重插轻提3~5 min，频率每分钟60次，同时，以拇食指捻转针柄，拇指向前食指向后（左）捻针用力重，拇指向后食指向前（右）捻针用力轻，频率每分钟60次，捻转角度180°~360°，出针时按压针孔。其泻法将提插泻法和捻转泻法相互衔接，组合运针，指力均匀一致，具体操作在针刺得气的基础上，轻插重提3~5 min，频率每分钟60次，同时，以拇食指捻转针柄，拇指向后食指向前（右）捻针用力重，拇指向前食指向后（左）捻针用力轻，频率每分钟60次，捻转角度180°~360°，出针时不按压针孔。其平补平泻法则在提插、捻转同时进行的过程中，保持力度、幅度和频率的一致。

平腕立指针刺手法重在强调提插捻转针刺手法的组合操作，突破了单一提插、捻转手法的局限，使运针流畅，动作优美，控针自如，更将针法与效应相结合，较好地解决了进针、针下得气、针端调气、单式及复式补泻针刺手法操作，促使气至病所，补虚泻实，获得良好的针刺效应[21]。另外，用"平腕立指"针刺手法在对健康成人痛阈的影响的研究[22]中，发现该手法能够激活镇痛物质、阻断痛觉，从而减轻疼痛并提高痛阈，具有显著的镇痛效应，因此，对治疗痛证具有优势。

六、青龙摆尾针法

青龙摆尾针法作为针刺手法的一种，最早出自明代的《针灸大全·金针赋》，为"飞经走气"四法之一[23]。《金针赋》中对该针法的描述细致而形象："青龙摆尾，如扶船舵，不进不退，一左一右，慢慢拨动。"[24]历代医家在其基础上提出各自的见解，从行针的深度与方向、补泻手法等方面进行了创新，以增强其治疗效果。湖北名老中医李家康教授通过长期临床实践总结，对传统青龙摆尾针法进行了改进，形成了改良青龙摆尾针法，经过多年的临床实践与研究[25, 26]，发现改良青龙摆尾针法不仅具有良好得气、导气、行气的作用，而且在增强针感、疏通经络、调畅气机等方面均有一定程度的治疗效果。

邓杰[23]采用改良青龙摆尾针法治疗的情况如下。①取穴：主穴取犊鼻、内膝眼；配穴足三里、阳陵泉、血海、悬钟、阿是穴。②针刺操作：常规消毒，安定患者情绪，嘱患者调整好呼吸，取 0.3 mm×40 mm 毫针施以手法针刺。用爪切式进针，随咳下针，当进针达到一定深度，患者有酸胀麻感时，再提针到皮下，按倒针身，针尖指向病所，手执针柄，不进不退，向前后、左右慢慢拨动针柄。分层进针：进针时按天三（浅）、人九（中）、地六（深），退针时按地九、人三、天六行针。每层行针 3 遍，共 54 次。患者配合鼻吸口呼，呼气时进针，得气后在吸气时将针柄左右上下拨动，如船之舵，左右拨之，此为补法；若口吸鼻呼，在吸气时进针，得气后在呼气时将针柄左右拨动，此为泻法。足三里、悬钟采用补法；犊鼻、内膝眼采用泻法。每日针刺 1 次，每次留针 30 min。6 次为 1 个疗程，共治疗 4 个疗程。

七、子午捣臼刺法

子午捣臼刺法始见于《针灸大全·金针赋》，明代医家均承袭之，并认为其有"导引阴阳之气"的作用，可治疗"蛊膈膨胀之疾"，具有扶正祛邪的功效。研究[27]显示，子午捣臼手法能导引脏腑阴阳之气，补泻兼施，改善关节功能，可以明显改善膝痹症状。

黄蕾[28]运用膝痛七穴子午捣臼刺法治疗，选穴：足三里、曲泉、阳陵泉、委中、风市、昆仑、解溪。操作：穴位常规消毒，选用 0.25 mm × 40 mm 一次性毫针，直刺 15~20 mm，均采用子午捣臼刺法（下针得气后，将针上下提插，三进二退，如此三度，计为九入六出。在进针时分三部，每部紧按慢提；退针时分二部，每部紧提慢按。同时，在紧按慢提时，结合左转针；在紧提慢按时，结合右转针），留针 20 min。治疗 12 周。

八、无痛旋冲针法

中医学认为，人体的脏腑、官窍、内外、四肢及诸关节等通过经络联络为一个有机整体。针刺经络腧穴，可以调节脏腑功能、通达气血、平衡阴阳[29]。河南省中医院张建富教授在"宛陈除之"[30]的基础上创立了无痛旋冲针法，该针法的作用机理，一是通过刺激经络，强化经气的传导，从而促进血液循环，尤其是病变局部的血液循环，达到推陈出新、"宛陈除之"的目的[31-33]；二是通过针刺或穴位按压等物理刺激，使机体的神经网络出现神经电生理传导的现象，进而改善局部的血液循环、新陈代谢，缓解痉挛的软组织。此外，旋冲针疗法强调，进针速度要快，并结合特殊的操作手法，在减少对患者造成疼痛的同时，使病变部位的病理状态得到有效改善，提高临床疗效。

夏光群[34]运用无痛旋冲针法结合电针疗法治疗，操作如下：医者立于患者右侧，触压法在患膝周围找出激痛点（阿是穴），并用美兰标记。在距标记点约 5 cm 处进行 3 次常规消毒，术者用左手拇指、食指、中指捏起进针部位的皮肤组织，右手拇指、食指、中指紧捏一次性无菌注射器针头（规格：0.5 × 38 RW），快速平斜刺入皮肤，根据皮下条索、结节的方向，刺入 2~3 cm（以膝关节中心方向为中心）。手持针柄，按照顺时针方向进行旋转冲刺、松解，针刺 60~90 s。隔 2 日 1 次，共治疗 3 周。

九、白虎摇头法

白虎摇头法源于徐凤《金针赋》"飞经走气"四法之一，属复式补泻手法，以摇法、捻转法配合提插、呼吸法而成，其精髓在于"退方进圆"和"摇振"，目的在于催运气，以飞经走气过关过节。针具宜粗宜硬，利于摇振手法的操作和催气行气。取穴以足阳明经为主，足太阴、足少阳经为辅，配经外奇穴、阿是穴。犊鼻、内膝眼、阳陵泉疏经通络，消肿止痛；血海、阴陵泉运化脾血，治膝痛；鹤顶通利关节，祛风止痛；

梁丘疏调胃经水液，治急性膝痛。白虎摇头法施于以上诸穴，古法新用，增强了推行经气、疏通经络、调利关节的作用。现代医学研究发现，白虎摇头法的作用机制是镇痛、消炎、松解关节组织粘连、改善关节活动度。

殷志雄[35]采用白虎摇头法针刺治疗，操作如下。用安尔碘对针刺穴位局部进行严格消毒，针具选用 0.4 mm×40 mm 无菌针灸针。主穴行白虎摇头法针刺，刺入穴位得气后，调呼吸与患者同步，行针时进针沿圆弧左转一呼一摇，导气下行，提针时沿方形右转一吸一摇，催气上行，有如手摇铃般摇振行针，同时用押手循经按压导气流通，每穴行针 3 个呼吸周期。配穴行常规针刺及手法，单侧膝痹选患侧治疗，双侧膝痹选双侧治疗，每日 1 次，每次留针 30 min，10 次为 1 个疗程，治疗 1~2 个疗程。

十、傍针刺法

傍针刺法为《灵枢·官针》"十二刺"之一，是一种局部多针刺法，临床常用于治疗深而久居之痹，具有调和气血、激发阳气、除湿蠲痹、舒筋止痛等功效。善用针者，从阴引阳，从阳引阴。病在左者取之右，病在右者取之左。

针灸治疗膝骨性关节炎具有副作用小、疗效佳、经济等优势，近年来，临床上得到广泛运用。其中傍针刺为古代"十二刺"之一，《灵枢·官针》云："傍针刺者，直刺傍刺各一，以治留痹，久居者也。"对于深而久居之痹，傍针刺运用两针相合，可增强针感及刺激量，阳在外，用斜刺，阴在内，用直刺，可调和机体阴阳之气，阴平阳秘，精神乃治，从而提高止痛祛痹之功。

岳艳芳[36]在其案例中运用傍针刺法，操作如下。患者仰卧位，取左侧曲池、手三里、外关、合谷、中渚穴，穴位处常规消毒，采用规格为 0.3 mm×40 mm 的毫针，先直刺 1 针，得气后，再在其旁 0.5~1 寸处斜刺 1 针，针尖朝向直刺的针，均施以平补平泻法，得气后勿再深入，留针 30 min，留针期间，可嘱患者做膝关节屈伸运动。每日 1 次，7 次为 1 疗程。患者在针刺第 1 天，明显可见右膝关节屈伸幅度较入院时增大。患者针刺治疗 1 个疗程后，患侧膝关节冷痛症状明显减轻，跛行缓解，右膝关节外侧压痛（＋）。经 3 个疗程的巩固治疗后，患者右膝关节无明显疼痛，屈伸可，行走正常，右膝关节外侧压痛（－），关节摩擦音（－），患者康复出院。出院后随访 3 月余，患者自诉疗效满意,状态良好,未见明显不适。本案例采用远道取穴结合傍针刺法,从气血入手,治血以滋肝肾,取穴多从阳经入手,补阳以达温阳散寒、祛湿除痹之意,标本兼治,气血同调,且操作简单,疗效满意,值得在临床推广应用。

十一、长圆针疗法

长圆针是薛立功教授在《黄帝内经》中"九针"基础之上发掘整理所制,长圆针疗法主要用以治疗经筋痹病,当代学者认为膝部经筋病变在膝痹病的发展过程中属"筋痹"和"骨痹"阶段,薛立功教授运用经筋理论,从经筋辨证着手治疗膝痹病,采用长圆针疗法以"关刺法""恢刺法""短刺法"解决了"横络"卡压的病理改变,对于中医特色适宜技术的推广具有深远的影响[37]。

临床研究发现,长圆针治疗膝痹病能够解决膝关节周围组织粘连、筋膜卡压及关节失衡等病理特点,能够明显减轻疼痛、僵硬、功能受限等临床症状。田有良等[38]运用长圆针以"松筋解结法"治疗膝关节骨性关节炎,先查体确定结筋病灶点,然后局部消毒,再用长圆针锐锋端直刺至结筋病灶点上,先行关刺法松解表层粘连,再行恢刺法深刺肌腱旁粘连组织,松解结筋病灶点卡压、粘连病变。治疗3个疗程后观察疗效,结果显示,治疗后患者症状体征评分有所降低,疼痛明显减轻,临床症状明显改善,收到较好的临床疗效。

十二、同源点针刺疗法

同源点针刺疗法是彭锐教授以养元通络理论为指导总结出来的针灸治疗方法。把源于同一疾病的异常反应点称为疾病同源点,与疾病相关的夹脊穴称为中枢同源点,疾病相关经络上的异常反应点称为外周同源点。通过针刺中枢同源点调养脏腑元气,兼以疏通经络,针刺外周同源点疏通经络,协助调脏养元,二者相互配合,达到"养元通络"的治疗目的。

老龄化社会的到来,我国每年接受膝关节置换手术的患者数呈快速增长趋势,使患者的家庭与国家的卫生经济背负了沉重负担[39]。针刺疗法是《膝骨关节炎中医诊疗指南(2020年版)》唯一推荐的膝痹病患者全病程辨证施治的1B等级非药物治疗方法[40,41]。彭锐教授在武当道家养元思想的指导下,结合多年的临床经验,提出养元通络的理论思想。认为夹脊穴位于膀胱经和督脉之间，具有一穴通两经的功效，而且夹脊穴从解剖位置上看更接近于背根神经节的体表定位，对改善膝痹病患者的疼痛症状疗效显著。因此相对于传统的养元采用膀胱经上的腧穴，采用其对应的夹脊穴进行补养元气、通络止痛的治疗，临床诊疗中往往能获得良效。

十三、腹针疗法

腹针疗法是由薄智云教授继承发扬祖国传统医学并结合现代医学对经络的研究成果，经过 20 多年的反复临床实践，整理出来的通过针刺腹部穴位治疗全身慢性病、疑难病为主的一种新的针灸方法[42, 43]。

腹针疗法以阴阳五行学说、经络学说、脏腑学说为理论基础，创立神阙布气学说，以中医整体观念和辨证论治思想为指导确立治疗思路。腹部分布着许多重要的器官，维持着人类正常的生理功能和活动；同时腹部也有大量经脉分布，可以输布气血，沟通内外。以脐为中心形成的先天给养系统，被薄智云教授称之为"先天经络"，神阙输布气血系统先天已经存在，并且先天之精气更完善。神阙调控系统又由两个子系统组成：一个是位于腹壁的浅层调节全身功能的系统，也被称作外周系统；另一个是位于腹壁的深层调节脏腑功能的系统，也被称作内脏系统[44]。这两个系统协同作用来实现对全身的有效调控。除神阙调控系统外，腹针疗法的创始人发现了存在于大腹部的人体全息图，近似于一只小神龟，其头部在中脘穴部位，颈背腰在人体腹白线上，上下肢位于侧腹部的上下，神龟图与人体的每一部位都有精确的对应关系。

何桂秀[45]等在其研究中治疗膝骨性关节炎采用了腹针疗法，选穴处方：中脘、关元、气旁（健侧）、气穴（双侧）、滑肉门（患侧）、外陵（患侧）、上下风湿点（双侧）、下风湿内点（患侧）、大横穴（双侧）。加减：伴关节积液者加水分，伴腘窝疼痛者加外陵下 5 分，伴小腿肚疼痛者加大巨。穴位定位标准依据 2012 年《腹针疗法》。中脘：脐中上 4 寸；气旁：气海穴旁开 5 分；气穴：关元穴旁开 5 分；滑肉门：水分穴旁开 2 寸；外陵：阴交穴旁开 2 寸；上风湿点：滑肉门外 5 分上 5 分；下风湿点：气海穴旁开 2.5 寸；下风湿内点：气海穴旁开 1.5 寸；下风湿下点：石门穴旁开 3 寸。操作方法：患者仰卧于床，充分暴露腹部，用尺子严格测量取穴并用龙胆紫标记。常规皮肤消毒，使用薄氏腹针（型号根据患者体形胖瘦选择），套管进针，调整进针深浅。中脘、关元、外陵下点均深刺，健侧气旁，双侧气外，患侧滑肉门、外陵，双侧上下风湿点，双侧大横均中刺。该研究采用腹针结合体针疗法治疗膝痹病，腹针选穴处方参照薄智云教授的《腹针疗法》中"膝关节痛"篇，再结合肝肾亏虚证加减，主要体现其"治本"之功。关元和中脘二穴的组合是腹针中常用处方，称之为天地针，有补肝肾、强筋骨、益气血、调先天之本与后天之本的功效。双侧的外陵和滑肉门是腹针中的另一个常用处方，此四穴组合被称为腹四关，具有通调气血、疏理经气之功，使气血、经气上输下达到肢体末端，引脏腑之气布散至全身。针刺腹四关有助于推动气血运行，将其与天地针合用，还兼具通腑之妙，以达到"补虚"的目的。大横穴属于足太阴脾经上的穴位，文献记载[46-48]主治大风逆气、四肢不举、多寒以及善悲，薄教授多年的临床经验认为大横有调脾脏、理肝、补肾的功能，起到健脾祛湿、滑利关节的作用，缓解关节僵硬、屈伸不利的症状，故常与风湿点并用来治疗关节炎。下风湿点和气旁穴是薄教授的经验穴，是腹针微针系统创立的新穴位，下风湿点、下风湿内点与下风湿下点组成下风湿点三角，是腹针刺法中的三角针法，主治膝关节疼痛。具有祛风化湿、通络止痛的功用。下风湿内点和下风湿下点分别与膝关节内侧、外侧有较明确的应答关系，引气血下行到膝，直达病灶，促进膝周血液循环。薄教授认为气旁有调理下焦，改善下肢血液循环的作用，并且认为选用对侧的效果较好，所以选用健侧气旁。下风湿点与气旁穴合用，使膝关节内侧、外侧、关节腔内、腔外的疼痛都得到缓解[49]。局部取穴的体针优势是直接作用于病变部位，激发局部经气，加强局部的引导疏通，"通则不痛"，从而调畅气血，通络止痛。体针选穴以膝关节局部选穴为主[50-52]，结合《针灸治疗学》膝关节炎取穴，选取犊鼻、内膝眼、血海、梁丘、阳陵泉、阴陵泉、鹤顶、阿是穴。根据"经脉所过，主治所及"的理论取穴，通过针刺刺激膝关节周围腧穴来治疗膝痹，主要体现其"治标"之功，标本兼治故可取得长久之效。本研究采用腹针结合传统体针疗法治疗膝痹，最大优点在于可对膝痹（肝肾亏虚证）标本兼治，不仅能迅速缓解症状，而且患者病情不易复发，契合临床实际，易于推广应用，具有很强的实用性。

十四、浮针疗法

浮针疗法是在传统针灸的基础上发明的新式疗法，可应用于治疗膝关节炎。文希[53]

等在其观察组给予浮针疗法，操作如下，患者取平卧位，膝关节下垫入软枕使膝关节成30°，暴露患侧膝关节，按压及推动髌骨确定疼痛点，并选择2~3个压痛点，选择在距离疼痛点3~5 cm处作为进针点，浮针与皮肤呈15°~25°快速进针刺入皮肤进入皮下，针尖向疼痛点方向，在皮下平行运针，并做扫散动作，扫散1 min后，嘱患者行膝关节屈曲后伸直抗阻10 s。重复扫散及抗阻2次后，令患者适当屈伸膝关节再次检查疼痛点，调整针尖位置进行再次扫散，待疼痛基本消失后抽出针芯，保留并固定针座及软套管，于6~8 h后撤出软套管。全部疗程共5周。

十五、电针

电针是一种结合传统针灸和电刺激的非药物干预疗法，通过针灸针将适宜的电流传导到腧穴上，可有效改善KOA患者的功能障碍，减轻疼痛。已有研究证明，电针治疗在缓解KOA患者的慢性疼痛、改善骨骼肌功能障碍方面优于口服西药，且能起到一定的抗炎作用[54, 55]。

黄蕾等[56]的研究中，治疗组35例患者采用电针联合功能锻炼的治疗方法，总有效率为91.43%，对照1组35例患者采用单纯功能锻炼疗法，总有效率为71.43%，对照2组35例患者采用口服盐酸氨基葡萄糖治疗，总有效率也为71.43%，研究结果显示，电针联合功能锻炼可减轻膝关节疼痛，提高关节功能。此外，电针电流的强度也影响着临床疗效。

十六、平衡针

平衡针是我国著名针灸医学专家王文远教授创立的针灸方法，平衡针以人类机体的神经、经络及体液系统并结合针刺的反馈效应理论，通过针刺外周神经的38个平衡穴位，经传导神经的高速通路传递到大脑组织中枢系统的靶区位置，在脑中枢系统的调解下，调动患者的自身修复与防控系统，有效治疗疾病[57]。平衡针灸方法能够通过平衡穴位的针刺治疗，刺激人体抵抗病痛的能力，以阴阳调和、气血平和的方式完成脏腑功能的调节，实现自身修复、治疗疾病、平衡自身的目标[58, 59]。

膝痛穴位于肘关节，在手心向下、手臂伸直的状态下，腕关节与肩关节连线的中心位置[60]。膝痛穴符合交叉取穴的原理，通过左右以及上下的互相取穴，左侧为患肢则选择相对右侧的肘部膝痛穴，右侧为患肢则选择相对左侧的肘部膝痛穴。膝痛穴的解剖位置为桡反动脉分支与前壁的背侧皮神经，内侧则为深层的桡神经干。针刺膝痛穴下的桡神经以及前壁背侧皮神经，可以激活神经系统的传导通路，在脑神经中枢获得信息后，可以调节高级中枢系统的应激性调节，将反馈的指令向神经系统传导，启动机体内的神经递质[61]，完成对病变膝关节以及失去平衡的系统的调节。通过调节反馈系统释放能量物质，完成镇痛、机体代谢功能的强化，达到缓解疼痛、消除炎症、减轻水肿、提高关节活动能力以及恢复机体免疫系统功能的目的[62]。

周凤[63]在其观察组常规针刺基础上加用平衡针治疗，单侧膝关节疼痛者选择健康肢体的膝痛穴，双侧膝关节疼痛者选择两侧的膝痛穴，针刺开始前让患者保持心理放松，体位选择仰卧位，同时叮嘱患者保持肌肉松弛，平稳均匀呼吸。在膝痛穴的位置进行常规消毒，选择直径为 0.3 mm 的 40 mm 毫针快速进针，进针深度 35 mm，运用提插手法，之后以顺时针的方向捻针，在感觉滞涩感后停止，加强针感需要在患者可以耐受的范围内，留针 30 min。所有患者均每天治疗 1 次，每周治疗 5 天，休息 2 天后再开始，持续治疗 4 周为 1 个疗程。

平衡针是针灸中的一种操作方式，可以通过对选定穴位进行针刺治疗，促进局部血液循环，缓解疼痛，改善症状。熊湘平[64]研究中对膝关节骨性关节炎患者采取中药复方联合平衡针治疗，相比于单纯中药复方治疗，联合治疗组总体治疗有效率 92.5%，高于单一疗法组的 77.5%，证明平衡针的应用可促进中药复方治疗膝关节骨性关节炎的症状改善，提高疗效。

十七、银质针

银质针是浙江宁波陆氏家传针刺治疗痛症民间针技，其由 80% 金属银合金制成，针身直径 1.1 mm，针尖虽尖但不锐，易刺入皮肤，而不易伤及病灶的血管和神经，银质针也有针刺"得气"的效应，还能对病灶组织粘连起到松解分离的作用，金属银的传导热效应比其他金属好，经宣蛰人教授将其改进为密集进针方法后，燃烧艾球后宣蛰人教授通过科学检测发现在体内的针身到针尖的温度可达 40~55℃，通过密集施针使热效应在病区分布更广更深，从而使热效应作用更持久，达到增加和加速病灶周围的血液循环，带走病灶的炎症因子，使痉挛的肌肉松弛、清除炎症因子的目的。

十八、内热针

内热针由"银质针"发展演变而成，是一种新型解除软组织疼痛的治疗方法[65]。对膝关节骨性关节炎的内热针治疗，所选穴位分别是髌骨外缘、痛点以及阿是穴，能够舒筋活络、止痛化瘀，阿是穴可以缓疼痛，诸穴合用，可共奏止痛祛湿、舒筋活络的效果，具有显著的抗炎和镇痛作用[66]。内热针是集针刺、针灸、温针和火针的优势于一体的一种治疗方法，可在患者的一个病区中运用多针密集型深刺，直达患者的筋骨处，进而改善患者软组织的血液循环，加速无菌性炎症的吸收，达到治疗的目的[67]。

梅求安[68]等在其研究中运用内热针治疗 KOA，操作如下：患者取仰卧位，膝下窝垫一薄枕，消毒并使用 1% 利多卡因局部麻醉，膝眼处进针，呈扇面状向髌骨围刺，每行 2~3 枚，每行侧成横向 2 行，针尖抵住髌骨深部粗面，进针深度为 3.3 cm，针尖距为 1 cm。布针完成后，接上内热针治疗仪加热，温度设为 42 ℃，根据患者适宜程度进行实际温度调节，加热时间为 25 min。

十九、圆利针

圆利针是我国古代九针的一种，其针身长且粗，同普通针刺相比，其针刺后可产生强烈的针感，具有较强的通经活络、促进经气循环的作用，可发挥长效止痛效应[69]。现代研究显示[70-72]：圆利针针刺可抑制膝骨关节周围骨骼肌细胞凋亡、促进局部血液循环及炎症物质吸收，消肿镇痛。另外，KOA 患者膝关节软骨的慢性损伤，日久会造成局部组织的粘连，影响膝关节原有的力学平衡，圆利针作为中医学治疗痹症最常用的方法之一，其针身粗大，通过针刺可松解局部粘连的组织，恢复关节原有的力学平衡，疏筋通络，缓解疼痛，改善关节功能[73]。

刘来明等[70]在其治疗组给予圆利针针刺治疗，操作如下。选用不锈钢圆利针（规格 0.5 mm × 60 mm），于患侧膝关节内、外副韧带及髌韧带的中点前缘进针，采用恢刺，先直刺进针，同时捻转提插针体，多方向针刺肌腱，同时嘱患者活动肢体，扩大针感[74]。针刺的同时配合手法操作，上下左右不同方向弹压膝关节，以上操作每周 1 次。两组均连续治疗 6 周后判定疗效。

二十、刃针

刃针是在中医针灸理论基础上，融合外科学、力学、解剖学等现代医学理论，发展形成的新的治疗方法。刃针是中医针灸与现代医学技术结合的产物，通过针法祛风除寒、通络止痛，通过刀法松解膝关节粘连组织，进而缓解膝关节周围肌肉痉挛疼痛，刺激病变位置血液循环，加速炎症物质吸收等[75]。研究表明，刃针疗法具有清除组织粘连和纤维化，解除血管压迫和牵拉，消除疼痛诱因，恢复软组织功能等作用[76]。

杨满湖[77]等采用刃针方法治疗膝痹病。选穴同对照组，并在患者膝关节周围选取 3~5 个压痛点。操作方法：穴位处使用 0.5mm×40mm 刃针，保持刀锋与穴位处皮肤纵轴线平行，进针 2cm 产生胀痛感后，以十字切割出针；压痛点用龙胆紫溶液标记，患者取仰卧位，膝部屈曲 30°，进针方法同上，进针后纵向切割 3~5 次，横摆后出针；以棉球按压止血，覆盖创可贴。每 3~5d 治疗 1 次，4 次为 1 个疗程，治疗 1 个疗程。

二十一、眼针

眼针疗法为彭静山教授于 20 世纪 70 年代所发明。《灵枢·邪气脏腑病形》篇记载："十二经脉，三百六十五络，其血气皆上于面而走空窍，其经阳气上走于目而为睛"。《灵枢·口问》篇记载："目者，宗脉之所聚也。"《灵枢·五脏生成》曰："诸脉者，皆属于目，目得血而能视。"《兰室秘藏》曰："夫五脏六腑之精气，皆禀受于脾土而上贯于目。"上述文献记载揭示了眼睛与脏腑经络有着紧密的联系。明代著名医家王肯堂所作的《证治准绳·目门》中记载："华元化（即华佗）云：目形类丸，瞳神居中而前，如日月之丽东南而晚西北也。内有大络六，谓心、肺、脾、肝、肾，命门各主其一；中络八，谓胆、胃、大小肠、三焦、膀胱各主其一；外有旁支细络莫知其数，皆悬贯于脑，下连脏腑，通畅血气往来以滋于目。故凡病发，则有形色丝络显现，而可验内之何脏腑受病也……"此文明确说明了通过观察眼睛的脉络变化，可以判断内在脏腑的病变情况，为"观眼识病"提供了重要的理论依据。在中医眼病的诊治中，由于眼与脏腑的相互联系，并结合五行与八卦，中医古代医家创立了五轮八廓学说。

彭老根据华佗的"观眼识病"学术思想以及中医五轮八廓学说，并通过临床长期的经验总结，规范八廓的分区与所属脏腑，据此创立眼针疗法，并以针刺眼部经区来治疗相关疾病[78, 79]。由于 KOA 后期常伴有股四头肌萎缩、无力，《灵枢·五变》载："麤（粗）理而肉不坚者，善病痹"，脾主肌肉，为气血生化之源，足太阴脾经"上循膝股内前廉"，故膝部与脾经亦密切相关，因此取眼针"脾区"健脾益气以强壮肌肉。本病发病部位在膝部，属下焦，根据眼针取穴规律，故取下焦区。诸穴相配可达补益肝肾、健脾益气、舒筋通络、活血止痛之效，与体针结合，可达标本兼治的治疗目的。

徐文嵩[80]采用眼针治疗膝骨性关节炎，操作如下。眼针取穴依据《中华眼针》，取双侧肝区、肾区、脾区、下焦区，用 0.30 mm×13 mm 不锈钢毫针在眼眶外沿皮横刺，刺入深度为 5~10 mm，即达真皮皮下组织中即可。针刺时嘱患者闭目，术者一手轻按患者眼睑以固定眼球，另一手持针迅速准确刺入相应穴区。刺入后不行提插捻转手法，以酸胀得气为度，如无酸胀感，可刮针柄或更换针刺方向，直至得气。注意不可深刺，不可跨区。得气后留针 1~2 h。眼针带针运动疗法体针留针 20 min 出针后，眼针继续留针，同时指导患者眼针带针运动。先进行股四头肌等长收缩锻炼：让患者背伸踝关节同时用最大的力度绷紧大腿肌肉保持 5s，然后放松，反复进行。再进行膝关节主动伸屈功能锻炼：患者取坐位或仰卧位，先伸直膝关节最大角度（以出现疼痛为度），再屈曲膝关节至最大角度（以出现疼痛为度），反复进行。上述两种运动疗法交替进行，每组做 15~20 min，中间休息 5~10 min。每天 1 次，7 次为 1 个疗程，共 2 个疗程。

二十二、头皮针飞针

张荆柳等[80]应用方氏头皮针飞针治疗膝痹病。参照《头皮针》关于"痹证"的治疗取穴。主穴：选取方氏头皮针"脏象"穴区膝关节病症部位、伏象"膏肓俞"、运平、呼循；配穴随症加减：行痹加伏象膈俞，痛痹加伏象肾俞，着痹加伏象足三里。患者取仰靠坐位，在所选穴位上用酒精常规消毒后，拇指、食指和中指夹紧针柄（毫针），保持针体与穴位垂直，然后迅速呈挥鞭样快速飞针刺入，针体与皮肤呈 90°，针尖刺破皮肤至骨膜，以听到声响"啪"为准，进针及留针时患者无疼痛。留针期间不行任何手法；留针 30 min 后起针，用无菌干棉球按压片刻，局部无出血即可。均隔日针刺 1 次，

5次为一个疗程。休息2天，继续行下一个疗程，治疗2疗程（共10次）后进行疗效统计。患者接受治疗期间应注意清淡饮食、尽量休息、避免膝关节过度劳累负重。

二十三、巨刺法及膝痹八针

蒋学余教授在针刺治疗膝骨性关节炎方面有所创新，其以中医整体观思想为指导，将阴阳学说与经络学说相结合，创立巨刺法结合"膝痹八针"的针刺方法，此法对于治疗膝骨性关节炎颇有疗效。

巨刺法首先在《内经》中被提及[81]，是"九刺法"中的一种。《灵枢·官针篇》记载："凡刺有九，以应九变……八曰巨刺，巨刺者，左取右，右取左。"巨刺法是一种左右交错互取的针刺方法，结合临床实际情况进行取穴，左侧病变刺右，右侧病变则刺左[82]。《素问·缪刺论》言："邪客于经，盛则右病，盛则左病。亦有移易者，痛未已，右脉先病。如此者，必巨刺之，必中其经，非络脉也。"是指当有外邪入侵人体，且病位在经脉上，同时有向健侧蔓延的趋势，此时就需用巨刺法治疗[83]。巨刺法的理论源自《素问·阴阳应象大论》："故善用针者，从阴引阳，从阳引阴，以左治右，以右治左……"因此，人体经络、脏腑、左右、上下阴阳失衡，气血不调，皆可通过巨刺法来治疗。巨刺法的运用可使患处经气与针刺穴位处经气互引，调畅气机，从而改善人体左右、上下气血的偏盛偏衰状况，达到阴阳平衡[84]，以此来治疗疾病。

"膝痹八针"中的穴位涉及足阳明、足太阴、足少阳三经，还包括局部的经外奇穴，体现出"循经所过，主治所及""以痛为腧"思想。阳陵泉属胆经之穴位，是合穴亦是筋会，其功效为疏经调气、通利关节，特别适用治疗下肢筋病。犊鼻，为胃经腧穴，具有通络祛风散寒、消肿理气止痛的作用，再结合其独特的生理结构，针刺可直达膝部病所。血海，属足太阴脾经，既有活血逐瘀、引血归经之效，又可养血补血，祛瘀不伤正。内膝眼，乃是经外奇穴，也是膝部病变在体表的反应点，其有散寒祛风、宣痹止痛之效，常与犊鼻联用来治疗膝关节炎。梁丘，乃胃经郄穴，气血多汇集于此，针刺梁丘可使气血调达，经气疏通。阴陵泉，是脾经之合穴，有健脾祛湿之功，脾主四肢肌肉，与局部取穴原则结合，故可治疗膝关节炎。足三里是胃经之合穴，与梁丘、阴陵泉相配伍补后天之本，濡养筋肉，通利关节，亦是治疗下肢痹病要穴。鹤顶为经外奇穴之一，与阳陵泉、犊鼻配伍加强通利关节的作用。

关于膝痹八针的论述，高昆[20]等以"膝八针"为治疗膝痹病的验方，膝八针中内膝眼、外膝眼、鹤顶为经外奇穴，其中，内膝眼祛湿活络，通利关节；外膝眼清热消肿，疏通经络，《圣惠方》"治膝冷，疼痛不已"；《胜玉歌》"两膝无端肿如斗，膝眼三里艾当施"；鹤顶清热化湿，通利关节，主治膝关节酸痛，腿足无力。梁丘、足三里为足阳明胃经腧穴。梁丘为胃经郄穴，具有宁神定痛的作用，主治膝关节肿痛，屈伸不利，《针灸大成》"主膝脚腰痛，冷痹不仁，跪难屈伸，足寒……"；足三里为胃经合穴，主治膝痛，下肢痿痹，脚气，水肿，《通玄指要赋》指出，"三里却五劳之羸瘦"；"冷痹肾败，取足阳明之上。血海、阴陵泉为足太阴脾经之腧穴。血海具有祛风除湿，疏经活血之功效，主治膝痛及血病等；阴陵泉具有健脾渗湿，益肾固精作用，主治膝痛、水肿等。阳陵泉为足少阳胆经合穴，又为筋会穴，具有疏肝利胆，输经活络之功效，主治下肢痿痹，膝髌肿痛，脚气……，《铜人》云，"治膝伸不得屈，冷痹脚不仁，偏风半身不遂，脚冷无血色"。以上诸穴配伍共奏疏经活络止痛，达通则不痛之效。配合艾灸，则助以温经通络、活血行瘀以止痛。大部分膝痹病患者病久体虚，而邪气仍潴，总属虚中夹实，故在针刺操作时补阴陵泉、阳陵泉及足三里，而泻其余局部穴，在祛邪的同时顾护肝脾肾之正气。经本临床观察证实，运用平腕立指针刺手法，取穴"膝八针"，补足三里及阳陵泉、阴陵泉，其余局部穴采用泻法，治疗膝痹病疗效肯定，作用迅速，值得推广。

二十四、膝痹八穴

熊继柏教授认为，为医者一定要懂经络，中医临床除了八纲辨证，经络辨证亦至关重要，膝关节的内外侧主要是足太阴脾经和足阳明胃经循行通过。据此，针灸推拿治疗应该以此二经为主治疗膝痹。因此总结了膝痹八穴治疗膝痹，其理论基础来源于脾胃与膝痹之间的密切相关性，"脾主四肢肌肉""四肢皆禀气于胃，而不得至经，必因于脾，乃得禀也"。表明脾胃运化水谷精微，可输注于四肢，四肢肌肉骨骼受水谷之气滋养而得以生长；"足阳明多气多血之经"，"阳明者，五脏六腑之海，主润宗筋"，表明胃经气血充足，可滋润宗筋；"宗筋主束骨而利机关"，可约束保护膝关节。膝痹八穴为膝关节局部穴位，循行于足阳明胃经和足太阴脾经上。足阳明胃经具有多气多血、主润宗筋、宗筋者主束骨而利关节的特点。阴市、梁丘为足阳明胃经穴，具有温下焦、散寒除湿、通经络、强腰膝、利关节的作用。外膝眼为足阳明胃经穴，具有健脾和胃、祛风除湿的作用。《灵枢·四时气》："着痹……卒取其三里。"取足三里可以健脾和胃、扶正培元、祛风温经止痛，同时，也是治疗下肢痿痹要穴。血海、血海上、阴陵泉为足太阴脾经之合穴，其太阴之气旺盛，具有补血荣筋之功。《针灸甲乙经》："若血闭……血海主之。"取血海、梁丘可以活血化瘀、通利关节。脾胃相表里，共主行气、补血，活血、荣筋之效。

二十五、火针疗法及毫火针

中医古代文献早有火针疗法的记载。《灵枢·寿夭刚柔》："刺寒痹……刺布衣者，以火焠之"。《灵枢·官针》云："刺燔针则取痹也"。《灵枢·经筋》中指出"焠刺者，刺寒急也，热则筋纵不收，无用燔针"。操作上，《灵枢·经筋》："治在燔针劫刺，以知为数，以痛为腧"，文中"火焠之""焠刺""燔针"均是对火针的描述。吴宏梓等[85]通过检索国内外文献八大数据库中关于火针治疗膝关节骨性关节炎的随机对照实验，利用系统评价方法评价火针为主治疗膝关节骨性关节炎的疗效与安全性，结果显示，火针治疗 KOA 的显效率和治愈率均较好，并且针对疼痛症状火针组优势明显，且安全性方面均未出现不良反应。

研究表明，"毫火针"在治疗膝痹病的临床应用中也有良好疗效。"毫火针"是刘恩明教授对古代火针针具发掘与创新后所制的一种现代火针[86]，是将针刺的机械刺激作用和火的温热作用相结合的针灸特色疗法。研究[87, 88]发现，毫火针能够改善膝关节骨性关节炎患者的关节活动功能，减轻疼痛症状，能够降低关节滑液炎性因子的含量。毫火针治疗是针刺与灸热共同刺激腧穴的一种中医保守疗法。通过将毫火针的热量直接集中在腧穴局部，并使热量迅速沿腧穴周围扩散，因此，毫火针具有促进钙化、改善血液循环、消除血瘀的作用。毫火针擅长治疗寒痹，取患侧犊鼻、内膝眼、足三里等穴位，能温阳散寒除湿、活血通络止痛，且能快速减轻关节水肿[89]。何采辉等[90]研究发现与单纯口服美洛昔康片相比，应用毫火针治疗早中期 KOA 有很好的疗效，在连续治疗 2 周后，观察组总有效率达 93.33%，高于对照组的 80%，差异有统计学意义（$P<0.05$），且能迅速缓解关节疼痛，改善关节运动障碍。宁克东[92]等运用火针疗法，选择患者的血海、悬钟、内膝眼、阳陵泉、阴陵泉等作为针刺的穴位。对其上述穴位所在部位的皮肤进行消毒，将 0.3 mm×30 mm 的无菌火针放置在酒精灯火焰的外焰上，对火针针身的前中段进行加热。待针身烧红后，快速刺入患者的上述穴位内，然后立即出针，在出针后，用力按压针孔。嘱患者在 12 h 内勿使针刺部位沾水。每 3 天治疗 1 次，连续治疗 5 次为 1 个疗程，共治疗 2 个疗程。

二十六、贺氏三通法

国医大师贺普仁教授对传统的毫针、火针、灸法、拔罐、放血等疗法传承创新，创立"贺氏三通法"的学术体系[93]。"贺氏三通法"包括以毫针刺法为主的"微通法"、以火针疗法为主的"温通法"及以三棱针放血法为主的"强通法"，其理论精髓为"病多气滞，法用三通"。膝痹无论实证还是虚证，皆有气血运行不畅、经脉痹阻的共同病理变化，可用"贺氏三通法"治疗。其中微通法重在手法之精微，温通法重在温经和泻实的双重作用，强通法重在以血行气；选穴以内膝眼、犊鼻、鹤顶、阳陵泉、阿是穴为主。以上三法常两两并用或三者合用，以期达到更好的效果。作为"贺氏三通法"的发源地与传承地，在大量临床实践与临床试验中发现该法治疗膝骨关节炎效果显著[94, 95]。"病多气滞"指"气滞"是发病的共有阶段，此处"气滞"为广义"气滞"，包括气虚、气滞、气逆等所有气的异常状态。贺老强调气机的调达是维持人体正常生命活动的基础，疾病的发生皆与脏腑经脉气机失调有关。张介宾《类经·疾病类》有云"气之在人，和则为正气，不和则为邪气。凡表里虚实、逆顺缓急，无不因气而生，故百病皆生于气"。无论外感病因还是内伤病因，皆可影响气的运行，而气为血之帅，进而影响血的运行，致使气血不畅、经脉阻滞，或脏腑功能失调，产生疾病。

"贺氏三通法"包括微通法、温通法、强通法。对于实证，可用微通法之毫针泻法，或借温通法温热发散之性激发经气、运行气血、驱邪外出，亦可用强通法使邪气随血而出。对于虚证，可用微通法之毫针补法，或借温通法温阳扶正，亦可用强通法激发气血来复。无论寒、热、虚、实，外感或内伤，治疗原则都是疏通经络、调理气血，只有经络通，气血才能通达于全身发挥其推动、温煦、营养、固摄、保护的作用[96]。

微通法是指用毫针针刺的治疗方法，重在手法之精微。《灵枢·九针十二原》云："毫针者，尖如蚊虻喙，静以徐往，微以久留之而养，以取痛痹。"毫针疗法作用广泛，可调和一身之阴阳、气血、脏腑、经络，故可用于膝骨关节炎各证型。"微通"的精髓在于手法之精微，即任何一个病症都要在四诊合参、辨证论治的基础上，选择适当针具，取穴少而精，刺法适宜，施针者凝神静气、心手相合，具体包括针具的长短、粗细、进针方向、深浅，行针手法等，每个细节都会对最终疗效产生影响。马妮[97]分析国内文献发现，治疗膝骨关节炎的针灸处方中，应用频次最多的经脉依次为胃经、经外奇穴、脾经、胆经和膀胱经。治疗膝骨关节炎的常用穴为内膝眼、犊鼻、鹤顶、阳陵泉、风府、阿是穴。鹤顶与内膝眼、犊鼻为治疗膝部疾病的经验配穴，三穴合用可增加疗效。阳陵泉为八会穴之筋会，主治下肢痿痹，与内膝眼、犊鼻、鹤顶相配治疗膝部疾病。远部取穴选风府，风府为督脉、阳维之会，为祛风要穴。贺老秘藏的《一针一得》原稿中记录"膝痛：风府"，外感风寒是从风府穴开始的，故常选用风府穴祛除风邪，治疗膝骨关节炎。配穴行痹可加血海、膈俞，取"治风先治血，血行风自灭"之意；痛痹日久可致阳气虚衰，加关元、肾俞以益火之源，振奋阳气，驱散寒邪；着痹加足三里、阴陵泉，此二穴为足阳明胃经、足太阴脾经合穴，两穴合用可健运脾胃而化湿；热痹加大椎、曲池以泻热；痰瘀互结可加丰隆、血海化痰祛瘀；肝肾亏虚加悬钟、大杼以强筋骨。选穴宜少而精，能少则少，以减少患者痛苦。在基础行针手法上可加用齐刺、扬刺等多针刺法，以及恢刺、飞经走气等多向刺法。

温通法具有温经和泻实的双重作用，温通法包括火针、艾灸、太乙神针等具有温热特点的疗法，其中贺氏火针最具代表性。贺老自20世纪60年代开始研究倡导火针疗法，研制火针针具，规范操作方法，扩大适用范围，突破古代的火针禁忌症[98]，形成了独特的"温通法"理论。《针灸聚英》云"若风寒湿三者在于经络不出者，宜用火针，以外发邪，针假火力，故效胜气针也"。火针结合针与灸，具有疏通经络、温经散寒的双重作用，既能激发人体阳气以补虚，又能"开门驱邪"以泻实。热证一直被认为是火针的禁忌证，而贺老根据古人"以热引热""火郁发之"理论，提出火针疗法可发散火热毒邪，治疗热证，在临床上应用中粗火针点刺治疗鹤膝风之热痹，效果较好[99]。火针疗法讲究"红、准、快"，同时应根据具体情况调整火针的温度、深度、速度等。如有学者发现，许多骨性关节炎患者因骨内静脉瘀滞而出现骨内高压，骨组织缺氧导致关节退变、静息痛等症状[100]。贺老突破传统观念，根据临床需要将火针操作分为速刺法、慢刺法、留针法、热针法、温针法等[101]，供不同人群、不同病症、不同体质进行选择。针具除粗细不一的钨锰合金火针外，还出现了电加热火针、激光火针、弹簧火针等[102]。临床应用火针应根据火针疗法"破"和"立"的作用理论[103]，基于病证及患者本身拟定"破"和"立"的权重，以此决定是否实施火针，选择针具的粗细，施行不同温度、速度、深度、频次的操作，从而调整机体失衡的状态，实现阴阳平衡。其中"破"指通过散、消、排、引、攻等途径破除旧的病理状态，"立"指通过助、壮、补、温等途径创立新的稳态。

"贺氏三通法"理论丰富，刺法多样，因人因病制宜。"贺氏三通法"以调理气血、疏通经络为核心，可治疗膝痹各证型，其重点在于：①辨证准确；②因人施治，因证施治，选择适当的治疗方法、针具、穴位及针刺手法；③取穴量少而精。

二十七、温针灸

温针灸是中医学传统的外治疗法之一，系指将针刺与艾灸相结合，针刺的同时佐以艾灸，艾灸的温热效应透过针体渗入穴位之中，实现温经散寒、祛风除湿、活血行气的功用。方中足三里燥化脾湿，生发胃气，正如《灵枢·四时气》中有"着痹不去，久寒不已，卒取其三里"；血海穴可补益精血；阳陵泉穴具有活血通络、温阳行气止痛的功效；《针灸甲乙经》言"膝阳关在阳陵泉上三寸，犊鼻外陷中"，具有利膝、舒筋、降逆之功，主治膝外廉痛、鹤膝风毒、胫痹不仁，不可屈伸等病症；针刺犊鼻可起到祛风湿、通经络、散风寒、理气血的疗效，利于关节镇痛，改善患者临床症状。

使用温针灸治疗，一方面，它是针刺和艾灸相结合使用的一种治疗方法，通过用针刺直达病所，艾灸温通经络，达到益气温阳、散寒祛瘀、通络止痛的作用。另一方面，它是一种通过临床实践证实简单有效的实用方法，早已得到医患认可。适用于既需要留针也需要施灸的疾病。在内外膝眼施以温针灸，其热力可通达针体传入膝关节内，能使局部毛细血管扩展促进循环，使炎症吸收，达到治疗目的。在针刺手法上采用改进傍刺疗法。《灵枢·官针》云"凡刺有十二节，以应十二经"，即十二刺，又叫十二节刺，傍针刺是其中的一种，这种刺法多用于压痛明显，痛处固定，久久不愈的痹症。《灵枢·官针》云："傍针刺者，直刺，傍刺各一，以治留痹久居者也。"也有报道改进的傍刺法，先用双针一起直刺一处，再在其近旁斜向针尖加刺一针，即致直刺针傍刺针。这种改进刺法，加强了局部刺激，在其主针上导艾柱温针，一方面增加针的稳定性，防止倾俯烫伤，另一方面增加红外治疗更明显。艾柱温针最早见于伤寒论，到明代为盛。如杨继洲《针灸大成》有"其法，针穴上，以香白芷作圆饼，套针上，以艾灸之，多以取效……此法行于山野贫贱之人，经络受风寒者，或有效"。近代已不用药饼承艾，在方法也有一定改进。其适应证也不局限于以风湿疾患，偏于寒性的一类疾病为主，如骨关节病、肌肤冷痛及腹胀、便溏等，而扩大到多种病证的治疗。

温针可同调内外，疏通膝关节经络，直达病位，达到止痛之效；铜砭刮痧能够贯通全身，起到调节阴阳、气血、机体功能之效，提高患者的免疫力，提高疗效。温针还能够改善膝关节温度，改善髌骨内微循环，对膝关节恢复起到显著作用。除此之外，其能有效缓解膝关节疼痛，抑制炎症发生，对血液循环具有显著的促进效果。

参考文献

［1］Singh S, Murad M H, Chandar A K, et al. Comparative Effectiveness of Pharmacological Interventions for Severe Alcoholic Hepatitis: A Systematic Review and Network Meta-analysis[J] Gastroenterology, United States: 2015, 149(4): 958-970.e12.

［2］中华中医药学会骨伤科分会膝痹病（膝骨关节炎）临床诊疗指南制定工作组. 中医骨伤科临床诊疗指南·膝痹病（膝骨关节炎)[J]. 康复学报, 2019, 29(3):1-7.

［3］董宝强, 富昱, 杨智捷, 等. 经筋毫针刺法治疗足三阳经筋型膝骨性关节炎临床研究[J]. 辽宁中医药大学学报, 2019,21(4):18-21.

［4］刘敏，陆鹏，胡幼平.针刺结筋病灶点治疗膝关节骨性关节炎的临床随机对照试验［J］.针灸临床杂志,2015,31(10):23–27.

［5］丁明晖，张宏，李燕.温针灸治疗膝关节骨性关节炎：随机对照研究［J］.中国针灸,2009,29(8):603–607.

［6］薛立功，张海荣，刘春山，等.经筋辨治膝退行性变合并膝痛364例分析［J］.中医药学刊,2003,21(8):1377–1378.

［7］张志强，白伟杰，郑利群.刘氏毫火针治疗膝关节骨性关节炎的临床研究［J］.针灸临床杂志,2017,33(5):52–54.

［8］孟锋，殷源，王天赋，等.小针刀治疗膝关节骨性关节炎疗效观察及对关节滑液 TNF–α、MMPs 表达的影响［J］.河北医药,2017,39(2):168–172.

［9］管宏钟，陈春海，王萃苓.长圆针治疗中老年膝骨关节炎52例［J］.中国针灸,2010,30(2):140–140.

［10］常达，王胜.针刺治疗膝骨性关节炎30例临床观察［J］.湖南中医杂志,2016,32(11):92–93.

［11］胡英华，李瑞华，王喜臣.针刺治疗膝骨性关节炎的腧穴优选规律探析［J］.吉林中医药,2016,36(12):1279–1282.

［12］杨和亮，谌松霖，李金波.基于数据挖掘的针灸治疗膝关节骨性关节炎取穴规律研究［J］.中国中医药信息杂志,2017,24(1):95–98.

［13］高玉，董宝强，宋杰.近五年国内外文献有关针刺治疗膝骨性关节炎选点规律的对比研究［J］.辽宁中医药大学学报,2015,17(12):91–93.

［14］旷秋和.大杼穴临床运用举隅［J］.中医临床研究,2019,011(17):124–125.

［15］邢航，彭万年.大杼穴"主膝痛不可屈伸"之理论新议［J］.中国针灸,2017,37(9):997–999.

［16］贺普仁.火针的机理及临床应用［J］.中国中医药现代远程教育,2004,2(10):20–24.

［17］Witt C M, Jena S, Brinkhaus B, et al. Acupuncture in patients with osteoarthritis of the knee or hip: a randomized, controlled trial with an additional nonrandomized arm[J]. Arthritis and rheumatism, United States: 2006, 54(11): 3485–3493.

［18］Lansdown H, Howard K, Brealey S, et al. Acupuncture for pain and osteoarthritis of the knee: a pilot study for an open parallel-arm randomised controlled trial[J]. BMC musculoskeletal disorders, England: 2009, 10: 130.

［19］戴中, 柳洪胜, 王少杰, 等. 接受不同针刺频次的膝关节骨性关节炎患者疗效分析 [J]. 辽宁中医杂志 ,2014,41(7):1496-1498.

［20］高昆, 周立华, 闫士平, 等. 平腕立指针法治疗膝痹病 60 例疗效观察 [J]. 云南中医中药杂志 ,2017,38(10):59-60.

［21］高昆, 廖映烨, 张运, 等. 平腕立指针刺手法探讨 [J]. 云南中医中药杂志 ,2014,35(3):11-12.

［22］高昆, 廖映烨 ."平腕立指针刺手法"对健康成人痛阈的影响 [J]. 云南中医学院学报 ,2015,38(2):50-52.

［23］邓杰, 黄伟, 费兰波, 等. 改良青龙摆尾针法对膝关节骨性关节炎 SDF-1 含量改善的研究 [J]. 湖北中医杂志 ,2018,040(002):3-5.

［24］刘磊, 王富春. 古今医家青龙摆尾针法技术对比分析 ,2008.

［25］刘磊, 王富春. 古今医家青龙摆尾针法技术对比分析 [J]. 辽宁中医药大学学报 ,2007,9(6):19-20.

［26］费兰波, 李家康. 青龙摆尾针法治疗腰椎间盘突出症疗效观察 [J]. 中国中医骨伤科杂志 ,2005,13(1):47-48.

［27］张平. 子午捣臼针法在腰椎退行性骨关节病中的应用 [J]. 中国针灸 ,2001,21(2):97-98.

［28］黄蕾, 许治国. 膝痛七穴子午捣臼刺法治疗轻中度膝关节骨性关节炎的临床观察 [J]. 广州中医药大学学报 ,2019,36(11):1758-1762.

［29］吕建兰, 傅瑞阳. 针灸结合刺络放血治疗腰背肌筋膜炎 39 例疗效观察 [J]. 浙江中医杂志 ,2016,51(02):135.

［30］李晓艳, 于世超. 无痛旋冲针法治疗颈肌筋膜炎临床研究 [J]. 实用中医药杂志 ,2018,34(08):992-993.

［31］蔡成, 何光亮. 中医手法结合功能锻炼治疗膝骨关节炎疗效及对步态功能和血 NO、TGF-β_1 水平的影响 [J]. 国医论坛 ,2018,33(03):32-33.

［32］于世超，苏艺，张建福 . 无痛旋冲针法结合手法治疗颈肌筋膜炎临床疗效观察 [J]. 世界最新医学信息文摘 ,2016,16(94):172–173.

［33］李建萍，赵英侠，陈坚 . 针刺与应激免疫关系的实验研究 [J]. 针刺研究 ,2000,25(2):104–105.

［34］夏光群 . 无痛旋冲针法结合电针治疗老年膝关节骨性关节炎 35 例临床观察 [J]. 国医论坛 ,2020,35(3):36–38.

［35］殷志雄 . 白虎摇头法治疗膝痹 30 例临床观察 [J]. 中国民间疗法 ,2018,26(14):28–29.

［36］岳艳芳，柴一峰 . 远道取穴结合傍针刺法治疗膝痹 [J]. 湖北中医杂志 ,2019,41(05):49–50.

［37］管宏钟，刘东，张茗 . 长圆针治疗膝痹病经筋辨证标准化的体会 [C].// 第四届中医药现代化国际科技大会论文集 . 2013:1–10.

［38］TIAN YOU-LIANG, 田有粮，MA YAN-HONG, 等 . 长圆针松筋解结治疗膝关节骨性关节炎的再研究 [C].// 中国针灸学会经筋诊治专业委员会第三届学术年会暨广东省针灸学会经筋诊治专业委员会成立筹备会议论文集 . 2011:120–124.

［39］李宁华 . 中老年人群骨关节炎的流行病学特征 [J]. 中国临床康复 ,2005,9(38):133–135.

［40］陈卫衡 . 膝骨关节炎中医诊疗指南 (2020 年版)[J]. 中医正骨 ,2020,32(10):1–14.

［41］林贵香，庄垂加 . 膝关节骨性关节炎的针灸治疗浅论 [J]. 中国医药导刊 ,2020,22(06):385–388.

［42］金凤羽 . 原发性膝骨性关节炎的非手术治疗 [J]. 中国组织工程研究 ,2013,17(30):5531–5538.

［43］薄智云 . 腹针无痛治百病 [M]. 科学普及出版社 ,2006.

［44］魏建雄 . 腹针调任 冲益脾肾补元气的应用及发挥 [J]. 辽宁中医杂志 ,2010(S1):276–277.

［45］何桂秀，李清海 . 腹针治疗寒湿阻滞型膝痹的临床效果 [J]. 临床医学研究与

实践,2019,4(11):107-109.

[46] 于亚玉.针刺中脘、大横穴治疗呃逆[J].第一军医大学学报,1983,(04):528.

[47] 王宪利.深刺大横穴临床应用体会[J].中国针灸,1994,(05):42.

[48] 龚小琦.推拿大横穴治疗内科腹痛的临床观察[J].南方护理学报,2003,(02):53-54.

[49] 李雪,刘云霞,张红林,等.薄氏腹针在退行性膝骨关节炎中的应用[J].首都食品与医药,2016,23(04):47-48.

[50] 元永金,赵耀东,薛研,等.针灸治疗膝骨性关节炎临床最新研究进展[J].中医药临床杂志,2016,28(08):1055-1057.

[51] 钟宜真(Chung I Chen).针灸治疗退行性膝关节炎取穴规律的文献研究[D].广州中医药大学,2016.

[52] 王红斌,赵建安.针刺局部取穴为主治疗膝骨性关节炎126例[J].陕西中医,2009,30(09):1211-1212.

[53] 文希,刘通,王小寅.浮针疗法辅助治疗膝关节骨性关节炎疼痛的疗效[J].内蒙古中医药,2019,38(06):82-84.

[54] Li J, Li Y-X, Luo L-J, et al. The effectiveness and safety of acupuncture for knee osteoarthritis: An overview of systematic reviews[J]. Medicine, United States: 2019, 98(28): e16301.

[55] Guang-wen W ,Jun C ,Yun-mei H, et al.Electroacupuncture Delays Cartilage Degeneration by Modulating Nuclear Factor-κB Signaling Pathway[J].Chinese Journal of Integrative Medicine,2019,25(09):677-683.

[56] 黄蕾,许治国.电针联合功能锻炼治疗膝关节骨性关节炎的疗效观察[J].广州中医药大学学报,2020,37(01):78-82.

[57] 焦琳,迟振海.阴阳平衡针法治疗肝肾不足型膝关节骨性关节炎60例[J].江西医药,2016,51(03):253-254+265.

[58] 陈新华.平衡针配合多针浅刺治疗膝关节骨性关节炎疗效观察[J].长春中医药大学学报,2012,28(06):1078.

[59] 张敏,徐立光,赵立杰,等.平衡针加温针治疗40例膝骨性关节炎的临床对

照研究 [J]. 内蒙古中医药 ,2012,31(21):66–67.

［60］黄捷佳 , 苏长河 , 方剑锋 , 等 . 膝痛十宁穴电温针治疗湿痹型膝骨关节炎的临床研究 [J]. 中医临床研究 ,2016,8(19):43–45+48.

［61］杨迪和 , 潘青春 , 王文远 , 等 . 平衡针灸治疗腰椎间盘突出腰腿痛 468 例 [C]// 中华中医药学会 , 中华中医药学会民间传统诊疗技术与验方整理分会 . 中华中医药学会第七次民间医药学术交流会暨安徽省民间医药专业委员会成立大会论文汇编 . 湖南省长沙市岳麓区迪和综合门诊部 , 2014:2.

［62］何恒 . 平衡针膝痛穴配合常规针刺治疗膝关节骨性关节炎的临床观察 [D]. 广西中医药大学 ,2016.

［63］周凤 , 郭怡 . 平衡针膝痛穴配合常规针刺治疗膝关节骨性关节炎疗效观察 [J]. 现代中西医结合杂志 ,2018,27(16):1760–1762.

［64］熊湘平 , 周辉霞 , 张锦洪 . 平衡针联合中药复方治疗膝关节骨性关节炎的研究 [J]. 中国现代药物应用 ,2016,10(09):249–250.

［65］秦维强 , 王乐 . 银质针导热疗法治疗膝关节骨性关节炎的临床疗效 [J]. 临床医学研究与实践 ,2017,2(06):139–140.

［66］程艳萍 , 刘会全 , 陈煜华 . 龟鹿二仙胶联合内热针治疗膝关节骨性关节炎的效果观察 [J]. 临床医学研究与实践 ,2016,1(17):111+115.

［67］李哲 , 高谦 , 别凡 , 等 . 内热针治疗慢性非特异性颈痛患者的疗效及磁共振成像观察 [J]. 河北医药 ,2019,41(18):2730–2734.

［68］梅求安 , 王刚 , 周仲瑜 , 等 . 内热针联合活血膝痹饮治疗膝关节骨性关节炎临床研究 [J]. 针灸临床杂志 ,2021,37(12):6–10.

［69］冀来喜 , 田建刚 , 郝重耀 . 新九针圆利针疗法 [J]. 上海针灸杂志 ,2009,28(10):620.

［70］刘来明 , 孙芳芳 , 杨晓婉 . 圆利针针刺治疗老年膝关节骨性关节炎 50 例 [J]. 中医研究 ,2020,33(02):54–56.

［71］黄怡然 , 金英利 , 李娜 , 等 . 针刀、电针和圆利针对膝骨关节炎模型兔股直肌 Bcl–2、Bax、Caspase–3 蛋白表达的影响 [J]. 针刺研究 ,2014, 39(02):100–105+123.

［72］朱镜 , 陈华 , 彭雷 , 等 . 针刀结合圆利针治疗膝骨性关节炎 120 例疗效观察

[J]. 上海医药 ,2013,34(12):32–34.

[73] 谢定邦 . 圆利针结合刺血拔罐治疗腰椎间盘突出症 60 例 [J]. 中国针灸 ,2013, 33(10):956.

[74] 罗开民 , 戚天臣 , 杨琳 , 等 . 恢刺法配合运动疗法治疗骨折术后膝关节功能障碍临床研究 [J]. 中国针灸 ,2015,35(09):897–900.

[75] 石磊 , 于静红 .MRI 在评估斜圆刃针治疗膝关节骨性关节炎疗效中的应用前景 [J]. 世界最新医学信息文摘 ,2017,17(99):109–110+112.

[76] 董亚威 , 李石良 , 王海龙 , 等 . 针刀治疗膝关节骨性关节炎研究进展 [J]. 中华中医药杂志 ,2016,31(11):4663–4665.

[77] 杨满湖 , 李舒琳 . 刃针治疗膝关节骨性关节炎的临床观察 [J]. 中国民间疗法 ,2020,28(13):19–20.

[78] 孙秀业 . 眼针对急性期脑梗死患者神经功能缺损影响的临床研究 [J]. 针灸临床杂志 ,2017,33(12):34–37.

[79] 邵妍 , 王健 . 探讨彭氏眼针的理论渊源 [J]. 中华中医药学刊 ,2008,26(12):2584–2588.

[80] 徐文嵩 , 董宝强 , 柳婷 . 眼针带针运动结合体针治疗膝关节骨性关节炎临床研究 [J]. 针灸临床杂志 ,2020,36(6):23–27.

[81] 黄子娟 , 田萍 , 吴松 . 巨刺、缪刺的异同 [J]. 针灸临床杂志 ,2018, 34(11):67–69.

[82] 王雪峰 . 巨刺法治疗急性膝关节痛临床对照观察 [J]. 世界最新医学信息文摘（连续型电子期刊）,2019,19(71):290–291.

[83] 陈希源 , 李雪青 . 巨刺丘墟透照海、昆仑透太溪结合康复训练治疗脑卒中后足下垂的随机对照研究 [J]. 针灸临床杂志 ,2017,33(7):41–44.

[84] 周梦林 . 巨刺法治疗膝关节骨性关节炎急性期的临床疗效观察 [D]. 福建 : 福建中医药大学 ,2018.

[85] 吴宏梓 , 史平平 , 王建民 . 火针治疗膝关节骨性关节炎疗效 Meta 分析 [J]. 中国中医药信息杂志 ,2014(5):10–14.

[86] 刘恩明 . 一种针灸火针针具 :CN201120307733.1[P]. 2012–04–25.

［87］何采辉，梁蔚莉．毫火针配合康复训练对早中期膝关节骨性关节炎患者 WOMAC 评分及 VAS 评分的影响［J］．中国中医急症，2015,24(12):2228-2230.

［88］洪昆达，万甜．毫火针治疗膝骨性关节炎 30 例临床观察［J］．福建中医药，2013,44(6):34-35.

［89］郭玮，张彩，亚妮，等．基于肌骨超声评价的毫火针治疗寒湿痹阻型膝骨关节炎并发滑膜炎的临床研究［J］．上海中医药杂志，2019,53(2):47-50,55.

［90］何采辉，梁蔚莉．毫火针治疗早中期膝骨关节炎的临床疗效观察［J］．针灸临床杂志，2017,33(4):26-28.

［91］张志强，白伟杰，郑利群．刘氏毫火针治疗膝关节骨性关节炎的临床研究［J］．针灸临床杂志，2017,33(5):52-54.

［92］宁克东，王雅．火针联合隔姜灸疗法治疗膝关节骨性关节炎的效果探讨［J］．当代医药论丛，2019,17(10):99-101.

［93］梁林燕，张正，杨益．"贺氏针灸三通法"学术特色探微［J］．四川中医，2019,37(5):6-9.

［94］仇圣棠．为膝关节骨性关节炎患者应用贺氏针灸三通法进行治疗的效果分析［J］．当代医药论丛，2016,14(19):5-5,6.

［95］毛雪文，王世广，王桂玲，等．贺氏火针刺骨法治疗膝骨性关节炎 80 例疗效观察［J］．中医临床研究，2016,8(35):20-23.

［96］王迷娜，赵洛鹏，刘璐，等．浅谈"病多气滞，法用三通"［J］．中医杂志，2020,61(06):546-549.

［97］马妮．针灸治疗膝骨关节炎近十年研究进展及贺氏火针治疗的初步疗效观察［D］．北京中医药大学，2014.

［98］李岩，徐家淳，程素利，等．国医大师贺普仁教授对火针疗法的突破与创新［J］．中华针灸电子杂志，2016,5(01):1-4.

［99］谢新才，王桂玲．国医大师贺普仁［M］．中国医药科技出版社，2011.

［100］Mapp P I, Sagar D R, Ashraf S, et al. Differences in structural and pain phenotypes in the sodium monoiodoacetate and meniscal transection models of osteoarthritis[J]. Osteoarthritis and cartilage, England: 2013, 21(9): 1336－1345.

［101］王麟鹏,王京喜,徐春阳,等.国医大师贺普仁针灸三通法概述[J].上海针灸杂志,2010,29(4):205-206.

［102］张庆茹,胡秋生,任永红.火针针具的发展和应用方法的改良[J].中国针灸,2011,31(5):459-461.

［103］赵洛鹏,刘璐,王一战,等.火针疗法的"破"和"立"用及临床应用初探[J].中医杂志,2019,60(14):1255-1257.

［104］元永金,赵耀东,张国晓,等.经筋毫针刺法治疗膝骨性关节炎的随机对照研究[J].中国中医基础医学杂志,2018,24(5):662-665.

［105］陈宇,吴煊,李正.经筋整体辨证治疗膝关节骨性关节炎的效果[J].中国当代医药,2019,26(16):118-121.

［106］乐梦巧,包烨华,楚佳梅,等.基于经筋理论的长针排刺治疗膝骨关节炎疗效观察[J].上海针灸杂志,2019,38(6):665-669.

［107 Nguyen C, Lefèvre-Colau M-M, Poiraudeau S, et al. Rehabilitation (exercise and strength training) and osteoarthritis: A critical narrative review[J]. Annals of physical and rehabilitation medicine, Netherlands: 2016, 59(3): 190－195.

［108］许辉,康冰心,孙松涛,等.膝关节骨性关节炎的中医临床研究进展[J].中医学报,2019,34(10):2124-2129.

［109］刘建梁,景福权,那尔布力·巴合提别克,等.经外奇穴温针灸与经穴温针灸治疗膝骨关节炎疗效及对关节功能、关节液 MMP-3、TIMP-1、SOD 和 HA 水平的影响[J].四川中医,2019,37(10):199-201.

［110］武永彪,石晓兵.膝骨性关节炎中医治疗现状研究[J].陕西中医,2019,40(4):543-545.

［111］刘爱娟,张李漫,任亚平.温针灸治疗膝关节炎疗效及对患者膝关节微循环、关节功能的影响[J].陕西中医,2019,40(4):522-524.

第二节　灸法治疗

一、灸法

灸法是传统的中医护理技术，《回回药方·针灸门》记载："是凡一体内，多有恶润凝聚以致本体，并其禀性作坏……必以火灸之，则本体病根尽去。[1]"古人云，药之不及，针之不到，必须灸之；艾灸具有"火"性，虚者灸之，使火气以助元阳也；实者灸之，使实邪随火气而发散也；寒者灸之，使其气之复温也，热者灸之，引郁热之气外发。利用艾叶具有良好的温通经脉、祛风散寒、舒筋活络功效[2]。艾灸疗法因经济廉价、易操作、疗效佳已广泛运用于膝骨性关节炎中，有研究指出，艾灸能促进膝周围组织细胞代谢，促进炎性物质吸收或清除，缓解疼痛、改善功能障碍，并能减轻关节内压力，有利于关节软骨基质的合成、促进修复[3]。还有报道艾灸可使压痛阈值升高，有显著的镇痛作用[4]。艾灸的温热效应不但可加速局部血液和淋巴液的循环，还可温通经脉，畅通气血，使关节和筋骨得以滋养，从而促进疾病的恢复。

二、热敏灸

热敏灸是近年来陈日新教授提出的新灸法，其以经络理论为依据，采用艾条悬灸，激发体表腧穴热敏化，再施以饱和消敏灸量，以达到提高传统灸法疗效的目的[5]。在灸疗过程中依靠艾灸激发经脉传感，尤其注重"灸之要，气至而有效"的"得气"感[6]。有研究发现热敏灸42种适应症中，膝关节骨性关节炎属于高频病种[7]。

热敏灸与传统艾灸相比，热敏灸更强调灸感，取穴不完全拘泥于既定的体表定位，认为穴位是动态的、敏化的，应"欲得而验之"以探感定位[8]。《灵枢·九针十二原》曰："刺之要，气至而有效。"[9]陈日新在此基础上提出"灸之要，气至而有效"，认为艾灸能够像针刺一样激发经脉感传，使气至病所，大幅提高灸疗的疗效。同时陈日新等[10]提出腧穴热敏化的现象，人体在病理状态下，体表腧穴可发生敏化的特点，出现"小刺激大反应"，而热敏化腧穴为艾灸热刺激的最佳治疗点，极易激发感传，产生"灸感"，提高临床疗效。

热敏灸疗法：已有大量资料显示，传统灸作为中医传统疗法，能有效缓解膝骨关节炎患者病证。膝关节骨性关节炎在中医学中属于"骨痹""膝痹"的范畴。《济生方·厄痹》中描述"痹"的发生曰:"风寒湿三气杂至,合而为痹,皆因体虚,腠理空疏,受风寒湿气而痹也"。而《本草从新》提到艾叶为"纯阳之物",作用为"通十二经,走三阴,理气血,逐寒湿",从侧面印证了传统灸法治疗 KOA 患者有良好效果的可能原因。陈日新教授以《内经》理论为指导,强调固护阳气的重要性,本病病理因素涉及寒、湿、瘀、虚,但阳气不足贯穿始终,治疗当以"温通祛邪,温阳柔筋"为原则,以热敏灸为基础疗法,针对各期膝痹的不同病机特点制定不同的临床治疗方案。陈日新教授针对膝痹病从病因病机、发病规律及特点、治疗三个方面形成了新的诊疗思路体系,为临床诊治膝痹病提供了新的思路和方法,充实了膝痹病的诊疗内容。

三、温针灸

温针灸是一种结合针刺和艾灸的治疗方式,针刺可以有效地激活血液循环,而艾灸有助于增强阳气和温通经络。通过将温热由针体传导入经络,以促进经络气血流动,常被用于改善因寒湿之邪阻滞经络所致的一系列临床症状。也有研究表明,温针灸可以显著减轻 KOA 患者的临床症状及关节腔积液和滑膜厚度,其疗效优于单纯口服西药[11,12]。采用温针灸治疗 KOA 能显著减轻患者肌肉疼痛和痉挛、缓解肌肉紧张、恢复正常下肢力线及膝关节屈伸肌力平衡[13]。同时,温针灸治疗 KOA 的疗效与灸量和皮肤表面温度紧密相关,研究发现皮肤温度稳定在 43~45℃时能有效缓解关节疼痛[14]。叶国平等[15]选用不同灸量的温针灸治疗阳虚寒凝型 KOA,结果证明在缓解关节疼痛、肿胀方面以 2 壮温针灸最为理想。

四、瘢痕灸与无瘢痕灸

瘢痕灸又称化脓灸,是将大小适宜的艾炷,直接置于穴位,致灸后局部化脓,愈后留有疤痕的一种灸法。因其灸时灼痛,灸后有瘢痕,因此临床上不易被患者接受,故临床运用较少。

无瘢痕灸是相对于瘢痕灸的另一种灸法,灸后不化脓、不留瘢痕。袁训林[16]将艾绒做成 0.5 cm×0.5 cm 艾炷,在腧穴表面涂少量红花油后,把艾炷放于穴位上直接灸,每日 1 次,每次 5 壮。艾炷灸组愈显率 77.0%,说明艾炷直接灸治疗膝关节骨性关节炎效果显著。将艾炷直接作用于体表艾灸，会使艾灸的作用面更大、热力更深透。

五、隔物灸

隔物灸又称间接灸，是指在燃烧的艾绒与皮肤表面没有直接接触的情况下给予热刺激，其机制结合了艾绒的热辐射和所使用材料的药理作用，共同作用于经络系统。在治疗 KOA 时以具有温补肾阳、散寒止痛、舒筋通络的隔附子饼灸和四逆汤饼灸应用较多。有研究发现，四逆汤饼灸能明显改善患者畏寒肢冷、关节重着、僵直等临床症状，是治疗寒湿型 KOA 的有效疗法，且中远期疗效更优[17]。应用具有温肾扶阳、壮骨填髓的隔附子饼灸，辨证治疗肾虚髓亏型 KOA 的临床效果优于单纯针刺和艾灸，差异有统计学意义（$P < 0.05$），且能够明显改善患者的关节活动范围、疼痛、肿胀等临床症状[18]。

六、隔盐灸

传统的隔盐灸疗法多广泛用于神阙穴，认为艾灸神阙穴能提高机体免疫功能，调节失调的植物神经功能，增强抗病能力[19]。同时由于艾灸燃烧的温熨作用，可使食盐中的钠离子深入机体，达到消炎、镇痛的作用[20]。邓镜明[21]认为，隔盐灸的功效不仅仅只是艾灸神阙，对于膝关节骨性关节炎的治疗，在改善关节疼痛、僵硬及临床疗效上皆具有独特疗效。唐华峰[22]将 122 例膝关节骨性关节炎的患者分为隔盐灸联合西药组（52 例）、常规针刺组（46 例）、西药组（24 例）进行疗效比较，结果隔盐灸联合西药组膝关节功能活动改善最为显著，认为隔盐灸治疗膝关节骨性关节炎疗效确切，有助于关节功能的恢复。

七、隔药饼灸法

吴荣蕾[23]等采用隔药饼灸法治疗膝骨关节炎。药饼制作：将生草乌、威灵仙、土鳖虫、透骨草、乳香、没药、公丁香、川芎、防风等药物使用粉碎机打碎成粉末状，并加入白醋将其调匀至糊状，将其制作成厚度约 0.4 cm、直径约 2.5 cm 的圆形药饼。艾柱制作：使用模具将艾绒制作成底径约 2 cm、高约 2.5 cm 的圆锥形药饼，质量须控制在 2 g 以内。取穴：犊鼻、内膝眼、梁丘、鹤顶、足三里、阿是穴，上述穴位选取均为患侧。操作：每次选取 3 个穴位进行隔药饼灸，将药饼放置于患者应灸穴位处，再放入自制艾柱进行隔药饼灸，直至患者觉烫时更换艾柱，以患者皮肤红润未起泡为度。每个穴位每次灸 3 壮，除周末外每天 1 次，10 次为 1 个疗程，连续治疗 2 个疗程。

八、悬灸或温和灸

悬灸亦称温和灸，用艾条悬于施术穴位上方进行，临床操作简便，是患者接受程度最高的灸法。在临床疗效观察中，选取膝关节局部穴位进行悬灸治疗 KOA，其总有效率为 86.7%[24]。温和灸法易于激发人体阳气，在治疗阳虚寒凝型 KOA 上优势明显，治疗时多选取关元、血海、梁丘等穴位，施以温和灸法治疗[25]。悬灸临床使用广泛，但在操作上要求医者严格把握艾灸时间和灸距，临床上以艾灸 45 min 为理想时间，灸距控制在 2~3 cm 为宜，避免烫伤。悬灸又称为悬空艾灸，其特点是不需使用针、不与机体接触、无伤害和副作用，通过艾条燃烧产生的近红外线促使穴位内的生物分子氢键被激活，产生受激共振效应，同时激发人的经络感传现象，促进经气运行，将活化能输送到正常细胞、免疫活细胞、缺乏能量的细胞，以纠正病理状态下的紊乱，提高免疫力，祛寒湿，疏通经络，调节气血和阴阳，扶正固本，调节患者的健康状况[27, 28]。

九、扶阳灸

扶阳灸是利用扶正人体的脾肾之阳的大穴进行隔姜灸[29]。隔姜灸是针灸中灸法的一类，可以治疗虚寒性腹泻，利用姜的温阳作用、艾灸的温经散寒作用以及穴位的治疗作用来达到温阳散寒、祛风湿的作用。大多取血海、梁丘、膝眼、犊鼻、阳陵泉、阴陵泉、肾俞七穴施以扶阳灸。膝眼、犊鼻位于髌韧带内、外侧凹陷处，艾灸两穴皆可透达膝关节腔内，对疏通关节经气的作用强烈，同时又有较强的利水消肿功效，充分体现了穴位的治疗功效。梁丘、血海作为对穴，其作用相辅相成，且可互补。梁丘穴属足阳明胃经，血海穴属足太阴脾经，脏腑上互为表里；阴阳属性上，脏为阴、腑为阳，一阴一阳、一脏一腑，调气理血相互配合，起到互补的作用。肾俞温补肾阳，合血海以补益气血。阳陵泉、阴陵泉皆于膝下，同为合穴，两穴经气相通，有舒筋活络、通利关节的作用。所选穴位阴阳相配，表里互补，脏腑相合，泻实补虚，刚柔并济，体现了中医学的整体观念、辨证论治思想。

十、督脉灸

李素春[30]等运用督脉灸的方法如下。材料准备：取 3 kg 小黄姜打成泥状，并尽量挤至九成干，随后加热至 37℃ 左右备用；将艾绒放入底径为 3 cm 的锥形容器内，并挤压呈锥形艾炷，约 35 个，备用；制作 50~100 g 督脉粉备用，主要由当归、山药、茯苓、乳香、人工麝香等组成。治疗方法：患者取俯卧位，充分裸露背部，督脉灸根据背部督脉经进行，取用督脉正中线由大椎穴至腰俞穴，先用浓度为 75% 的的酒精对背部进行消毒，随后将棉布单卷成 4 个圆柱体沿督脉正中线外缘做宽约 8 cm 的施灸槽，并在针灸部位蘸上姜汁，并于正中线处撒督脉粉，并覆盖薄棉布，再将姜泥撒在施灸槽内，高度约 4~5 cm，将艾绒柱放于督脉背线上，间距约 3 cm，随后点燃艾柱，烧尽后移除灰渣，在间隔处再次施灸。施灸结束后，将艾灰、督脉粉、姜泥、施灸槽均移除。每周 1 次，3 次为一个疗程，共 2 个疗程。

十一、蜡泥灸

蜡泥灸是中医常用的一种特色疗法，蜡泥加热并静置至适当温度后外敷于患处，能够发挥灸疗的温热传导作用，有效促进血液循环、毛细血管扩张，增加细胞膜通透性，使上皮细胞生长速度加快，利于血肿吸收及损伤组织再生与修复。石蜡还具有良好的黏滞性和可塑性，通过机械作用能与皮肤密切接触，促进温热向深部组织传递，发挥镇痛、解痉作用。而且石蜡冷却过程中体积会逐渐缩小，可机械性压迫局部组织，避免组织血液、淋巴液渗出[31, 32]。此外，将中药研磨后融入蜡泥，加热软化后外敷患处，还能够发挥中药透皮吸收的作用，在中药的作用下进一步提高治疗效果[33]。本研究采用由麻黄、附子、细辛等中药组成的麻黄附子细辛汤方剂，该方具有助阳解表、温阳散寒的功效，同时，方中又加入了诸多祛风除湿、补益肝肾的中药，使之更符合骨痹的中医治则。治疗效果显著，说明联合蜡泥灸有助于改善患者疼痛、晨僵等症状，促进关节功能恢复，减轻炎症反应。究其原因，在于石蜡温热作用持久而深入，可达皮下 0.1~1.0 cm，局部温度可升高 9~18 ℃，不仅可发挥扩张血管、促进局部血液循环、增强细胞膜通透性的作用，还利于组织内渗出液、淋巴液的吸收，减轻水肿。蜡疗对关节腔的压力还可促进关节液的产生与重吸收，维持两者动态平衡，增加关节腔润滑，促进活动改善。再结合中药可有效将致痛因子、炎症因子消除，减少粘连，促进愈合，使患者炎症进一步减轻，疼痛、晨僵等症状进一步缓解，关节功能改善效果提高，利于进一步提高其生活质量。

蜡泥灸治疗：取桑寄生 30 g，独活 15 g，牛膝 15 g，附子 15 g，麻黄 15 g，秦艽 12 g，川乌 10 g，细辛 6 g，研磨成粉后搅拌均匀，融入蜡泥，取 250 g 制成后的蜡泥置入陶瓷容器中，通过微波炉高火加热 3 min 左右，使之成糊状，静置至 40~50℃ 形成膏状后于患肢患处均匀涂抹，保留 30 min，然后将药泥揭除，取保鲜膜将患处覆盖 1~2 h，每天 1 次，每周治疗 5 天。以 4 周为 1 个疗程，共治疗 1 个疗程。

十二、大盒灸

外用大盒灸以散寒除痹，《本草从新》云："艾叶苦辛，生温，纯阳之性……以之灸火，能透诸经而除百病。"可见艾叶性温，可舒筋活络。《医学入门》曰："凡病药之不及，针之不到，必须灸之。"可见灸法在中医治疗中的重要地位。其中大盒灸是艾灸法的创新与拓展，具有温经散寒、温阳化湿、消瘀散结、行气止痛之功，可缓解膝关节疼痛；艾属温性，其味芳香，善通十二经脉，具有温经通络、行气活血、祛湿逐寒、温补中气之功；艾草性质温和，通过热力作用亦可温通气血[34]。具体操作方法为：患者仰卧，将 200 g 艾绒点燃后置入灸大盒（32 cm×44 cm×5 cm）内，后将灸盒置于患侧膝关节，单次艾灸时间 30 min，每天 1 次，10 次为一个疗程，1 个疗程后需休息两天。

大盒灸治疗膝骨关节炎的现代机制在于：一方面，艾叶中含有的焦油在燃烧时可对穴位产生轻微刺激，另一方面，艾灸燃烧时会产生相应的热量，二者的共同作用可以促进局部的血液循环，起到止痛和改善局部新陈代谢的作用，能有效降低膝关节腔内压，排出代谢产物，促进关节软骨再生[35, 36]。

十三、竹圈姜灸

竹圈姜灸属于间接灸的一种，是由隔姜灸改良后所得[37]，利用竹圈透热均匀，可以多穴位、多范围、自助式治疗，方便简单不易烫伤，是一种不良反应小，性价比高，安全有效的中医外治法。再配合生姜的温中散寒作用，直接作用在患处。徐丽[38]也有研究，灸内外膝眼、承山、鹤顶等穴，可补肾助阳、温经散寒、强壮腰膝、舒筋活络、消肿止痛。竹圈姜灸治疗穴位涵盖面大，内膝眼、外膝眼、鹤顶、承山、犊鼻、膝眼、阴陵泉、阳陵泉等均可灸至。

黎余余[39]等运用竹圈姜灸治疗膝痹病：患者取仰卧位，膝下垫软枕，生姜洗净碎成末，姜汁挤干，制成厚约 2.5 cm、直径约 7 cm 大小的姜饼，平铺于竹圈底部，艾绒平铺于姜饼上方，点燃艾绒预热，将温度探感器放置在膝盖上，预热后的竹圈姜饼置于温度探测器上，铺治疗巾，治疗开始。治疗期间随时询问患者有无不适，并及时添加新艾绒，以防止艾火熄灭。以患者感受到温热但无灼伤感为宜，施灸部位持续灸 15 min，直至皮肤出现局部红晕，每天 2 次，15 天为 1 个疗程。

十四、雷火灸

雷火灸是基于中医经络学说原理，用中药粉末与艾绒制成艾条，点燃艾条并通过悬灸的方式对患者的穴位进行灸治的一种中医外治法[40]。用雷火灸疗法治疗此病时施灸的面积更大，且温度更高（进行雷火灸时的最高温度可达 200℃，进行温针灸时的最高温度只有 90℃左右），能使药物成分更容易渗透到皮下组织，可更好地刺激穴位，激发经气，进而可达到疏经活络、温经散寒、活血利窍的目的[41, 42]。

十五、岭南传统天灸

岭南传统天灸是根据岭南地区的地理、疾病特点，采用对皮肤有刺激的道地药材制作的药物涂抹或敷贴于穴位、患处，通过局部皮肤自然充血、潮红甚则起泡如同灸疗，从而达到刺激穴位、激发经络、调整气血来防治疾病的目的。

岭南传统天灸使用的天灸散药物主要有黄芥子、细辛、甘遂、延胡索、威灵仙等，按岭南传统天灸的药物制作流程，制作出可通过 80 目筛的药粉，进行治疗时，先用姜汁为调和介质。取穴：考虑天灸治疗存在刺激皮肤的特点，以下 2 组交替使用。①双侧厥阴俞、双侧脾俞、双侧膀胱俞、双侧足三里、双侧膝眼；②双侧心俞、双侧胆俞、双侧肾俞、双侧膝阳关、双侧阴陵泉、双侧鹤顶。操作方法：取药剂约 15 g，以姜汁（生姜去皮绞汁过滤）约 20 mL 调和成约 1 cm³ 大小的药饼，以胶布（约 5 cm 直径圆形

或方形胶布）贴敷于穴位上。时间及疗程：每次治疗时间以 1 h 为上限，治疗疗程共
50 天，每 5 天进行一次治疗，共需完成 10 次治疗。

岭南传统天灸疗法是膝痹的良好治疗手段[44]。《理瀹骈文》指出："外治之理，即
内治之理，外治之药，亦即内治之药。""膏中用药味，必得通经走络，开窍透骨，拔病
外出之品为引。""须知外治者，气血流通即是补，不药补亦可"。相关研究显示，采用
天灸治疗膝痹的常用药有白芥子、细辛、麝香、生姜、元胡等，多属温阳开窍、活血
通经、散寒止痛之品[45]，外用对痹证有良好的作用。

参考文献

［1］黄贵华,黄瑾明整理.中国壮医针灸学特定穴位图解应用手册：壮文、汉文
[M].广西民族出版社,2011.

［2］陈建勇.加减三痹汤结合竹圈盐灸治疗膝关节骨性关节炎 43 例疗效观察[J].
湖南中医杂志,2016,32(12):80–81.

［3］董宝强,张书剑,韩煜.艾灸循经筋阿是穴治疗膝骨性关节炎的临床研究[J].
中华中医药学刊,2013,31(09):1839–1840.

［4］甘朋朋,梁忠.试论艾灸的要素与作用[J].湖北中医志,2015(12):67–69.

［5］王超兰,潘虹,代宇,等.应用热敏灸治疗周围性面瘫的研究进展[J].社区医
学杂志,2016,14(13):80–84.

［6］宋云娥,徐放明,陈日新.热敏灸的研究概况[J].江苏中医药,2010,42(12):
80–81.

［7］迟振海,焦琳,张波,等.基于现代文献的热敏灸研究状况分析与评价[J].江
西中医药,2011,42(01):71–73.

［8］陈日新,康明非.灸之要,气至而有效[J].中国针灸,2008,28(1):44–46.

［9］陈日新,康明非.腧穴热敏化及其临床意义[J].中医杂志,2006,47(12):905–906.

［10］陈日新,陈明人,康明非,等.重视热敏灸感是提高灸疗疗效的关键[J].针刺
研究,2010,35(4):311–314.

［11］郭凯云,陈东林.温针灸治疗膝骨关节炎的系统评价[J].中医正骨,2018,
30(07):17–20.

［12］杨冬梅，林诗彬，梁振波，等．温针灸治疗膝关节骨性关节炎疗效的超声监测 [J]. 重庆医学 ,2016,45(27):3860–3862.

［13］王晓玲，干艻斌，侯美金，等．温针灸治疗膝骨关节炎：随机对照研究 [J]. 中国针灸 ,2017,37(5):457–462.

［14］梁超，崔家铭，徐斌．温针灸配合新型膝关节艾灸箱治疗膝骨关节炎的临床研究 [J]. 中华中医药杂志 ,2016,31(8):3344–3347.

［15］叶国平，苏美玲，吴明霞，等．不同壮数温针灸对膝骨性关节炎疗效及关节腔积液的影响 [J]. 中华中医药杂志 ,2017,32(9):4312–4316.

［16］袁训林．艾炷灸治疗膝关节退行性骨关节炎的疗效观察 [J]. 针灸临床杂志 ,2011,27(5):41–42.

［17］刘娣，马若峰，李春，等．四逆汤饼灸治疗膝骨性关节炎的中远期临床疗效 [J]. 宁夏医科大学学报 ,2018,40(12):1460–1462.

［18］陈美仁，胡蓉，林健，等．隔附子饼灸治疗肾虚髓亏型膝关节骨性关节炎疗效观察 [J]. 中国针灸 ,2018,38(1):45–49.

［19］霍霞．隔盐灸神阙穴治疗宫缩乏力性产后大出血 96 例 [J]. 中国民间疗法 ,2010, 18(08): 13.

［20］许凯声，黄漫为，王琼梅．竹圈盐灸的临床应用 [J]. 中国针灸 , 2004, 24(S1): 41–42.

［21］邓镜明．膝关节隔盐灸治疗膝关节骨关节炎的随机对照研究 [D]. 广东：南方医科大学 ,2014.

［22］唐华峰．隔盐灸、常规针灸及西药治疗膝骨关节炎的临床观察 [J]. 深圳中西医结合杂志 ,2015,25(13):17–18.

［23］吴荣蕾，何洁，王晓琼，等．隔药饼灸治疗膝关节骨性关节炎临床观察 [J]. 中国中医骨伤科杂志 ,2021,29(4):32–34,38.

［24］李亚楠．艾灸结合安慰双氯芬酸钠凝胶治疗膝骨关节炎的临床观察 [D]. 南京中医药大学 ,2018.

［25］于锦珊．温和灸治疗阳虚寒凝型膝骨性关节炎的临床研究 [D]. 广州中医药大学 ,2016.

［26］方向军,陈栋.悬灸配合超短波治疗膝骨性关节炎 60 例临床观察［J］.中医杂志,2015,56(22):1939-1941.

［27］乔隆,关雪峰.中医药治疗膝关节骨性关节炎简况［J］.实用中医内科杂志,2014,28(11):173-175.

［28］MARX RG, JONES EC, ALLEN AA, et al. Reliability, validity, and responsiveness of four knee outcome scales for athletic patients[J]. The Journal of Bone and Joint Surgery. American Volume,2001,83/A(10):1459-1469.

［29］张亚菊,李佳明.伏阳灸穴贴法治疗中老年脾肾阳虚证泄泻［J］.长春中医药大学学报,2013,29(5):882-883.

［30］李素春.冬病夏治穴位贴敷配合督脉灸对寒湿痹阻型膝痹病患者生活质量的影响［J］.包头医学,2019,43(1):53-55.

［31］李妍.中药蜡疗止痛技术治疗风寒湿痹型骨痹及对血清 IL-37、IFN-γ、CD-62p、CD-41 表达的影响［J］.长春中医药大学学报,2018,34(3):534-537.

［32］张培璐,王俊杰.蜡疗联合中医外治法治疗膝关节骨性关节炎的研究进展［J］.中国中西医结合外科杂志,2016, 22(02): 207-208.

［33］李宏玉,朱路文,吴孝军,等.针刺结合蜡疗治疗膝骨关节的随机对照研究［J］.上海针灸杂志,2016,35(8):1001-1002.

［34］肖淑红,赵炜.温盒灸联合中药熏洗治疗脾胃虚寒型胃脘痛的中医护理及对患者生活质量的影响［J］.四川中医, 2019, 37(03): 204-207.

［35］杨筱秋,邓建敏,曹正.不同温灸法对阳虚寒凝型膝骨关节炎的镇痛效果比较及其部分机制研究［J］.世界中医药, 2015, 10(09): 1402-1405.

［36］LORNA MASON, R ANDREW MOORE, SHEENA DERRY, et al. Systematic review of topical capsaicin for the treatment of chronic pain[J]. BMJ: British medical journal,2004,328(7446):991-994.

［37］黄志华,许凯声,郑锦清,等.竹圈盐灸治疗颞下颌关节炎临床随机对照研究［J］.上海针灸杂志,2017,36(2):180-183.

［38］徐丽.艾灸联合常规疗法治疗寒湿痹阻型缓解期膝骨性关节炎临床研究［J］.新中医,2019,51(10):286-288.

［39］黎余余，王乐，周雯颖．竹圈姜灸联合耳穴埋豆治疗风寒湿痹证膝痹病临床研究 [J]．中国中医药现代远程教育，2022,20(7):110-112.

［40］董宪传，方振伟，关雪峰．雷火灸联合超短波治疗膝关节骨关节炎临床疗效观察 [J]．辽宁中医药大学学报，2017,19(10):8-10.

［41］陈盼碧，邹君，王士嘉，等．雷火灸对膝骨性关节炎模型大鼠抗炎作用的实验研究 [J]．光明中医，2017,32(5):647-649.

［42］张华军，徐海东，刘婷婷，等．电针合雷火灸治疗寒湿痹阻型退行性膝关节炎临床研究 [J]．中国针灸，2016,36(12):1266-1270.

［43］冉茜．天灸治疗膝骨关节炎的研究进展 [J]．云南中医中药杂志，2013,34(4):70-71.

［44］陈静，刘雄，邓桂珠，等．三伏灸与安慰剂对变应性鼻炎患者临床表现的比较研究 [J]．上海针灸杂志，2012,31(6):375-377.

［45］武仲遵．岭南传统天灸 3 号方治疗膝骨关节炎的临床研究 [D]．广东：广州中医药大学，2015.

第三节　针刀治疗

一、小针刀

小针刀是将针灸技术和外科手术技术结合后产生的新型手术方式，其在传统的穴位刺激理论基础上，引入点式手术方法，即针对穴位所在或痛点所在位置进行小范围局部手术[1]。利用小针刀可以针对膝关节骨性关节炎局部软组织粘连症状进行松解，从而更直接地恢复关节的正常解剖结构，使关节间的力学平衡逐渐好转。同时，小针刀又具备传统针灸效果，可有效疏通气血运行，调整局部微循环状态，使膝关节软组织得到松解的同时不产生过多疼痛感。实际应用小针刀治疗时还可控制局部炎性病变程度，达到双重抑制疼痛的效果[2]。

目前，诸多学者[3-6]主张，针对膝关节骨性关节炎，从筋论治，筋伤为始，骨伤为本，病在关节，痛在筋上，以筋调骨，达到强筋健骨、缓解疼痛的目的。《黄帝内经·灵枢·刺节真邪第七十五》[7]曰："坚紧者，破而散之，气下乃止，此所谓以解结者也。"说明所结之处，即是肌肉多有条索状或结节状之处，需要解结以散之。针刀治疗不仅具有针刺的活血化瘀、疏通经络作用，还可以发挥剥离、切割、松解局部肌肉及筋膜的作用，促进炎性因子的吸收，减轻关节腔压力，恢复膝关节力线平衡，起到消肿、止痛的目的，改善膝关节的功能障碍[8]。有学者研究表明[9]，针刀治疗可以延缓膝关节软骨的退变。

方晗等[10]采取小针刀治疗的步骤：指导患者采取仰卧位，保持患膝屈曲70°~80°，将足部平放，对进刀部位进行确定（在患侧膝关节或者髌周寻找阳性反应点或者压痛点），标记好确定的进刀部位，采取3~4个反应较为明显的部位设置为进刀点，给予一般消毒处理后，保持针刀体与髌前皮面120°刺入，达到髌骨周围骨面后，对针刀进入髌骨内侧面进行调整，保持刀口线和髌周切线处于平行状态，将髌周筋膜切开1~3刀，之后给予纵横剥离处理。然后将刀口线调整90°，进行切开剥离。对于伴有骨刺的患者应进行骨刺横轴切开剥离并往周围进行铲剥，以彻底松解患者的脂肪垫与髌骨下极的粘连，每隔2周针刀治疗1次，2次为1个疗程。采取小针刀治疗既可对人体穴位进行有效刺激，还可将变形、粘连的膝关节周围软组织进行剥离疏通处理，将其挛缩状态及时解除，便于达到正常的舒展、收缩、屈伸等功能。

姚新苗[11]运用针刀结合捋筋拔络手法治疗膝痹的方法为：患者取仰卧位，自然屈膝约30°，以拇指端在内外膝眼、髌韧带支持带、内外侧副韧带起止点、膝关节滑液囊、腘窝等处寻找压痛点，并做好标记。戴好橡胶手套，局部消毒，施术部浸润麻醉。按四步进刀法进刀，进刀时平行于局部神经和血管，或以拇指端推挤局部重要解剖结构，刀下横剥纵疏，切开松解至刀下松动即可。根据不同关节间室病变的特点予以周围软组织松解，如病患常多见于膝内侧间室（内侧胫股关节）的病变，往往伴膝内翻，就需以松解髌韧带外侧支持带、膝内侧副韧带起止点、内侧关节囊挛缩部等部位。出针时要迅速，并按压2 min，以纱布加压包扎，减少出血。患者稍微休息后，一指禅按揉膝关节周围肌肉及膝眼、鹤顶等穴位，协助患者屈伸膝关节数次。针刀操作2天后可结合热敷，一般1周治疗1次，3次可恢复膝关节正常功能，详细嘱托行股四头肌、腘绳肌等等长收缩练习。

二、水针刀

（一）水针刀的起源

水针刀微创技术作为传统九针与现代水针疗法有机结合的中医微创针法，介于针灸与手术之间的注射性松解术，理论基础为中医经筋学说、软组织立体三角平衡原理学说，是吴汉卿[12]教授在"刀针"的基础上，结合自身临床实践与现代水针及针刀理论，通过针具的改进，理论的升华而形成的一门新诊疗技术。最早的系统论述见于1998年出版的《大成水针刀疗法》。该书系统论述了水针刀疗法的特点、治病机制、诊疗要点及操作概要和松解液的药物配伍原则，并分述了常见病的水针刀治疗，标志着水针刀疗法的形成。

（二）对膝骨性关节炎发病机理的认识

朱汉章教授[13]认为，膝骨性关节炎发病的根本原因是膝关节周围软组织损伤引起粘连、牵拉，破坏了膝关节的力平衡，使关节内产生了高应力点。这些高应力点反复受到应力冲击，而出现软骨缺损，最终导致骨质增生而发病。吴汉卿教授[14]也认为，膝骨性关节炎的病因主要是膝关节退变和无菌性炎症引起膝关节周围软组织粘连、挛缩而导致膝关节内的高应力状态。张如明[15]指出，任何关节力学异常、肌张力减退、关节囊肥厚、反复骨小梁骨折、出血、粘连都加重处于骨内静脉郁滞、骨内高压下骨与软骨的形态学改变，二者互为因果缓慢进展为膝关节退变。因而膝骨性关节炎的根本病因是膝关节周围软组织反复损伤导致的无菌性炎症，使得周围软组织粘连，形成瘢痕，破坏膝关节内部应力平衡，而出现关节软骨的磨损、坏死、增生。

（三）水针刀治疗膝骨性关节炎的作用机理

水针刀究其治疗机理即通过松解粘连、瘢痕，松解液药物的作用，针刺作用，从而达到消除高应力点，恢复关节力的平衡，从而达到治疗的目的。王伟[16]用水针刀治疗膝骨性关节炎获得良好效果，认为水针刀疗法是一种集针刺、注射治疗、微创手术为一体的综合疗法，体现了水针刀的作用特点。

1.治疗点的选择

根据前面说到的发病理论，治疗要点是松解膝关节周围软组织，消除关节内高应力点，使关节恢复力的平衡[13]。因而选择的治疗点大都是应力集中点，如损伤软组织的粘连点，肌肉、肌腱的起止点，交会点，肌肉、肌腱的受力点或牵拉点，或骨质增生突起处[14]。水针刀疗法就是通过松解这些应力集中点使得膝关节应力恢复平衡的。

2. 人体软组织立体三角平衡原理学说

膝关节前方立体三角区：①主要由浅深筋膜与股四头肌构成，其生物力学应力点及病理损伤点主要在髌骨上缘两侧方，钟表定位法的1点、11点与髌骨韧带止点，胫骨粗隆6点构成的立体三角区也是膝三刀法治点。②膝关节内侧方立体三角区：主要由股薄肌、缝匠肌与内侧副韧带构成立体三角区，按钟表定位法在1点和3点处，也是膝三刀法治疗点。③膝关节外侧方立体三角区：主要由髂胫束与外侧副韧带构成立体三角区，按钟表定位法在9点处，也是膝外侧三刀法治疗点。

3. 水针刀疗法的特点

（1）松解粘连、瘢痕

膝关节退变过程中，韧带、肌纤维撕裂、出血，产生无菌性炎症。在组织自我修复过程中，韧带、肌肉及骨之间发生粘连，组织之间互相牵拉引起疼痛。水针刀通过实施纵行切开法、纵行铲剥法等手法治疗，彻底松解膝关节周围的筋膜组织、韧带组织、纤维组织，解除关节软骨的钙化、骨化或粘连。在做松解时可以在病灶注射松解液或滤过氧气，达到"液体松解剥离"或"气体松解"的作用。周志华[18]等用水针刀治疗慢性软组织损伤，指出疼痛是由于局部组织劳损、粘连，形成疤痕，导致微循环受阻，神经末梢被挤压所导致。水针刀能有效松解软组织，达到良好的止痛效果。

（2）恢复膝关节生物力学平衡

膝骨性关节炎的一个重要病因就是膝关节周围软组织反复损伤后出现粘连、瘢痕、痉挛，造成膝关节内高应力，加速膝关节退变。水针刀能有效松解粘连、瘢痕，解除痉挛，消除关节周围高应力点，恢复膝关节生物力学平衡。关节内高应力情况亦可随之改善。张成龙[19]在运用水针刀治疗膝骨关节病时配合手法等治疗进一步纠正膝关节内部力的平衡，恢复膝关节的动静态平衡，获得了满意的治疗效果。

（3）松解液药物的作用

水针刀常配方通常由几种药物组成，常用药物包括局麻药、软组织损伤常用药、抗炎药、维生素类药、祛风除湿通络类药、活血化瘀通经活络类药等，临床可根据需要配置。注射器松解液中的药物可以直达病灶，改善局部循环及新陈代谢，促进炎症物质吸收，抑制无菌性炎症，从而阻断再创伤—渗出—再粘连的恶性循环，有效防止再粘连的发生[19]。水针刀疗法把中医针刀、水针疗法和西医手术疗法之优势，将药物与针刀结合在一起，起到优势互补的作用。水针局部注射能减轻针刀操作时造成的疼痛，又能局部消炎，减轻针刀治疗后的炎性渗出，使针刀松解更加安全彻底，患者更易于接受[21]。

（4）针刺的作用

水针刀的治疗点以阳性痛点为主，如肌肉起止点、交叉点、骨端附着点、相邻点等。从针灸取穴上讲，遵循了"以痛为俞"的原则。水针刀治疗膝骨性关节炎时可直达病所，松解粘连，疏通筋络，达到"通则不痛"的效果。同时，水针刀针刺时产生较强烈的针感，可加快局部新陈代谢，利于炎症物质的消除，也可以促进内源性脑啡肽生成，达到止痛效果。并且水针刀所注射药物可以像水针一样长期持续地刺激穴位，使刺激更持久。

4.张志权[22]等研究中运用水针刀的治疗过程

水针刀疗法操作按《大成水针刀疗法》中水针刀操作进行[14]。

（1）水针刀镇痛松解液分别为注射用骨肽、维生素 B_{12} 注射液、盐酸利多卡因注射液。

（2）操作方法：取膝关节内外副韧带附着点或平台内外缘骨质增生痛处，按水针刀斜行进针法，刀口线与患处神经、血管、肌腱平行进针。患者仰卧位，微屈膝，治疗点常规消毒、铺巾，根据病位深浅取 1 号扁圆刃无菌水针刀装在已抽取镇痛松解液的注射器上，刺入松解点，回抽无回血无异感（触电感、灼痛），先注入适量镇痛松解液后行筋膜或骨膜扇形分离法治疗。骨质增生处用啄插削提松解法或刮铲推平法，松解 3~6 次。术毕创可贴贴敷。

参考文献

［1］张留安.针刀联合益胃健骨汤内服治疗膝关节骨性关节炎临床研究 [J]. 中医学报,2017,32(4):647–650.

［2］陈自强,李军,陈毅峰,等.膝关节骨性关节炎采用针刀配合手法治疗的疗效分析 [J]. 中国伤残医学,2016(1):49–49,50.

［3］杨威,郭斯印,易志勇,等.由筋痹论膝骨关节炎病机[J].风湿病与关节炎,2021,10(6):53–56.

［4］焦琳,陈彦奇,迟振海.陈日新教授治疗膝痹"痛在关节,病在经筋"学术观点与临床应用[J].中国针灸,2020,40(04):419–422.

［5］朱玲,赵耀东,张国晓,等.基于《灵枢》解结理论探讨针灸对膝骨关节炎的治疗[J].风湿病与关节炎,2019,8(6):53–55.

［6］张亦廷,刘农虞.经筋针法治疗膝骨性关节炎的文献研究[J].中国针灸,2015(s1):102–110.

［7］南京中医药大学.黄帝内经灵枢译释(第2版)(精)[M].上海科技出版社,2006.

［8］赵永阳.经筋理论指导针刀治疗膝关节骨性关节炎的临床疗效观察[D].福建:福建中医药大学,2018.

［9］刘晶,林巧璇,卢莉铭,等.针刀"解结法"对膝骨关节炎兔软骨形态学及影像学的影响[J].针刺研究,2021,46(02):129–135.

［10］方晗.小针刀联合氟比洛芬巴布膏贴敷治疗骨性膝关节炎患者的临床效果[J].医疗装备,2018,31(12):83–84.

［11］刘羊,周国庆,张艳阳,等.姚新苗针药并用治疗膝痹病经验[J].浙江中医杂志,2017,52(3):163–164.

［12］吴汉卿.水针刀微创技术——骨筋伤病(全国高等中医药院校创新教材)[M].人民卫生出版社,2013.

［13］朱汉章.针刀医学原理[M].人民卫生出版社,2002.

［14］吴汉卿.大成水针刀疗法[M].中国医药科技出版社,1998.

［15］张如明.退变性膝骨关节病病因的实验观察和临床治疗的初步报告[J].中华骨科杂志,1994,14(10):612–616,C1.

［16］王伟.水针刀治疗膝骨关节炎70例临床观察[J].基层医学论坛,2010,14(26):815–816.

［17］吴汉卿.人体软组织立体三角平衡原理学说与水针刀及筋骨针三针法入路模式[C].//全国第九次针刀医学学术年会论文集.2010:23–28.

［18］周志华,吴洲红,吴伯库,等.水针刀治疗慢性软组织损伤2080例[J].中国

中医药科技 ,2003,10(4):246-247.

[19] 张成龙 . 运用水针刀综合疗法治疗膝关节骨性关节病 78 例临床研究 [J]. 中国现代药物应用 ,2009,3(5):132.

[20] 周志华 , 吴洲红 , 唐峰 . 水针刀与针刀松解阿是穴法治疗慢性软组织损伤疗效观察 [J]. 针灸临床杂志 ,2008,24(8):13-16.

[21] 周志华 , 李永堂 , 吴洲红 , 等 . 水针刀与水针阿是穴治疗慢性软组织损伤疗效比较 [J]. 中国中医急症 ,2009,18(4):545-546.

[22] 张志权 , 张葆青 , 刘金文 , 等 . 水针刀治疗早期膝骨关节炎的疗效观察 [J]. 现代医院 ,2018,18(7):1052-1054.

[23] 李滋平 . 水针刀治疗膝骨性关节炎的临床研究 [C]. // 中国针灸学会微创针刀专业委员会成立大会暨首届微创针刀学术研讨会论文集 . 2009:176-179.

[24] 吴树旭 , 郭俊彪 . 水针刀联合玻璃酸钠治疗膝骨性关节炎的 WOMAC 评分和 VAS 评分比较 [J]. 哈尔滨医药 ,2016,36(2):119-120.

第四节　拔罐疗法

一、拔罐

拔火罐是中医传统治疗手法，具有温通经络、活血化瘀的作用。现代研究显示，拔火罐可改善血流动力学，促进微循环，具有消炎消肿、修复组织创伤的作用[1]。对风寒湿痹型膝痹病患者采用拔火罐配合中药贴敷治疗，可有效改善患者膝关节功能，减轻炎性反应，疗效较好；此外，有效的康复护理措施也可帮助患者机体尽快恢复[2]。

拔罐方法[2]：取梁丘、血海、内外膝眼、膝阳关和阿是穴，以小口径火罐进行拔罐治疗，留罐 5~10 min，隔日 1 次，3 次 / 周。

拔火罐疗法能够在风寒湿痹型膝痹病的治疗中与基本的治疗护理相结合，起到促进协同作用，能够更好的针对患者病情对症护理，促进患者康复，减轻患者疼痛，缩短患者的住院时间，提高患者的满意度；在宏观上，能够提高患者对医护人员的信任感，缓解医患矛盾，减少医疗纠纷，在缩短住院时间的同时，也避免了医疗资源的浪费，各方面都取得了良好的效果，值得临床推广使用[3]。

二、药物竹罐疗法

外治法可直接作用于患部，减少内服药物对胃肠道的不良刺激，免除服药之苦，为治疗骨关节病有效、重要的方法[4]。药物竹罐疗法是将用中草药煮热的竹罐吸附于皮肤或穴位上，通过直接负压作用改善局部血液循环，扩张局部毛孔使药物蒸汽更好地渗透到局部组织，起到局部熏蒸、渗透的双重功效，增强治疗作用[5]。膝痹病的病机大多为肝肾亏虚、风寒湿邪侵袭人体。作为特色鲜明和疗效显著的中医外治疗法，药物竹罐疗法用充满药气的竹罐吸附在病灶或穴道上，开合腠理，通畅气血，作用直达病所。而药气通过肌肤与穴道的吸收、渗透作用调达脏腑，即通过药力、热力和负压的多重刺激，达到祛风除湿、活血舒筋、散寒止痛、拔毒消肿、祛邪外出等功效。煮罐煎方中的川乌、草乌性辛，味苦、热，长于祛风，散寒止痛，主治痹痛，溃坚消肿；当归则性温，味涩苦，微辛，散瘀活血，强腰补肾，主治骨痛风湿；桑枝性平，苦味，具通络祛寒，祛风除湿之功，主治四肢拘挛、风湿痹痛；牛膝性平，味甘，微苦，具祛风除湿，活血祛瘀之功，主治风寒湿痹，关节酸痛，脚痿筋挛，跌打损伤。将上述中草药配伍煎汤蒸煮竹罐吸附对应穴位，能更好地达到疏风除湿、消肿镇痛、舒筋活血之功效。

三、游灸罐

游灸罐是集艾灸、刮痧、药疗、热疗、按摩于一体的创新疗法。游灸神阙穴能调节免疫功能、补中气，游灸犊鼻、内膝眼能行气导滞，游灸梁丘、血海诸穴能加速关节内血液循环，促进润滑液分泌，加速损伤组织新陈代谢及修复。艾灸能激活内源性阿片肽物质，可促使患者的临床症状得到明显缓解[6]。

李盛琳[7]等在其研究中运用游灸罐治疗膝骨性关节炎，方法如下：①评估患者综合情况：主要症状、病史；对疼痛的耐受程度；患者体质及实施游灸罐部位皮肤的情况；凝血机制；对游灸罐操作的接受程度。②告知患者游灸罐的作用机制、操作方法、局部感受、可能会出现的意外及应对措施。③准备治疗盘、弯盘、艾柱、艾灸瓷杯、打火机、胶布、消毒纱布、紫草油、田七跌打风湿霜等物品，必要时准备屏风。④引导患者保持舒适、合理体位，将施灸走罐部位充分暴露出来，核对医嘱，涂抹田七跌打风湿霜，并在神阙、犊鼻、内膝眼、梁丘、血海等穴位定位及按压。在艾灸杯里插上艾柱，将艾柱推至杯底后点燃艾柱，先将艾灸杯停留在相应穴位上进行定点悬灸，悬灸时缓慢移动艾灸杯，利用气流刺激穴位，每个穴位悬灸 1~2 min，操作期间需用手感受患者皮肤温度，避免烫伤。⑤利用温热的杯口进行游走推罐或刮痧，推罐或刮痧时需有一定的按压力度。然后用杯身在治疗部位上下左右依次推按，致施灸走罐部位皮肤红润、充血。⑥完成治疗后告知患者注意事项，尤其是施灸走罐部位需保暖，2 h内不可洗澡、吹风，忌生冷刺激的食物。每周进行 3 次游灸罐治疗。

四、刺络拔罐

刺络放血疗法历史悠久，是一种治疗老年膝骨关节炎的有效方法[8]。刺络放血法：患者坐位或俯卧位，常规消毒处理。分别采用三棱针在患侧内膝眼、犊鼻及膝关节阿是穴上反复点刺数次，让血顺势流出，当血液自然流出或者血液从紫黑色逐渐转变为红色之后即可。若患者点刺处出血量不足，可在点刺部位予以拔罐治疗，留罐 5~10 min，即可将火罐拔除，1 次 / 周[9]。根据中医学关于"治风先治血，血行风自灭"的理论基础，对于膝骨关节炎的临床治疗具有显著的疗效[10]。动物实验发现刺络放血法能够抑制兔膝骨性关节炎软骨细胞的过度凋亡[11]。

针刺结合三棱针刺血拔罐治疗。①针刺：主穴选取委中、阿是、血海、梁丘、阳陵泉、膝眼（双），配穴选取承山、委阳、阴陵泉、膝阳关。每次以针刺主穴。对于膝关节的前区症状严重者，加以针刺阴陵泉、膝阳关；对于腘窝部存在症状者，加以针刺承山、委阳。需要提及的是，对阿是穴针刺时，需要以扬刺法进行。对膝眼穴针刺时，针身要至髌骨之下，针下出现落空感、患者有得气感后，再行平补平泻手法。其中每个穴位在得气后行平补平泻，捻针时间为 1 min，留针时间为 30 min。②三棱针刺血拔罐：三棱针针头太粗，为安全，也为方便，可用 6 号注射器针头替代，进行三棱针刺血拔罐，取阿是穴及膝关节周围，以注射器针头针刺后，以大小合适的火罐对其拔吸，出血以见到出瘀血或红色或白色泡沫血为准，留罐 10 min 后戴手套起罐，起罐后冲洗干净，泡消毒水中以备下次使用。起罐后进行针刺。隔 2~3 天治疗 1 次，1 个疗程进行 5 次治疗。

参考文献

[1] 王波,刘希茹,胡智海,等."杨氏"絮刺拔罐法治疗膝骨关节炎:多中心随机对照研究[J].中国针灸,2016,36(2):113–118.

[2] 李兴云.拔火罐配合中药贴敷治疗风寒湿痹型膝痹病68例疗效观察与护理[J].齐鲁护理杂志,2018,24(09):56–58.

[3] 师天羽.拔火罐在风寒湿痹型膝痹病治疗中的应用效果[J].现代养生(下半月版),2017(11):139–140.

[4] 王济纬,符诗聪,史炜镔,等.中药对实验性骨关节炎膝旁骨内压的影响[J].中医正骨,1997,(04):3–4+63.

[5] 田辉,王淑娟.竹罐疗法简介[J].中国民间疗法,2008,16(6):8.

[6] 廖默,罗玲,丁琪,等.艾灸光和热因素治疗膝骨关节炎:多中心随机对照研究[J].中国针灸,2020,40(6):623–628.

[7] 李盛琳,邝秋群,陈平,等.游灸罐治疗骨性膝关节炎患者的效果[J].中国民康医学,2021,33(18):110–111,114.

[8] 王剑波,郭锦荣,吴克明.刺络放血治疗老年膝骨关节炎疗效观察[J].上海针灸杂志,2014,33(11):1048–1050.

[9] 王大力,荣兵.独活寄生汤联合刺络放血法治疗老年膝关节炎临床疗效及安全性研究[J].辽宁中医杂志,2017,44(02):294–296.

[10] 吕顺,周军杰,谢晓涛,等.独活寄生汤治疗膝骨关节炎机制研究及临床应用[J].环球中医药,2015,8(09):1149–1152.

[11] 牛挪,张小珊,王瑶瑶,等.刺络放血法对兔膝骨性关节炎软骨细胞凋亡的影响[J].贵阳中医学院学报,2015,37(6):14–18.

第五节　手法治疗

推拿手法是医务人员用手在患者相应的穴位使用捏、拿、推、提、揉等手法对患者进行治疗的方法,具有疏通经络、行气活血、祛痛正气、祛邪祛湿等疗效。现代医学认为,推拿手法的物理刺激,使作用区引起生物物理和生物化学的变化,局部组织发生生理反应，这种反应通过神经反射与体液循环的调节，一方面得到加强，另一方面又引起整体的继发性反应，从而产生一系列病理生理过程的改变，达到治疗效果[1-3]。滚揉理筋法的应用，以缓解肌肉痉挛，改善肌肉、韧带、关节囊的血运和组织营养，促进局部炎症物质吸收；松解粘连法以增加髌骨关节间隙，减轻膝关节受压情况，并恢复关节囊及韧带弹性；摇膝屈伸法，主要针对膝关节功能活动受限患者，矫正膝关节紊乱，解决关节僵硬问题，恢复膝关节功能活动。总之，中医推拿可以促进局部组织肌肉松弛，达到通筋活络、舒筋活血、减轻组织水肿的目的，从而最大限度减少外因对膝关节的损伤[4]。

大量临床和实验研究证实，手法治疗和早期持续被动运动可促进软骨的修复和再生，降低骨内压，改善局部组织的营养代谢。根据中西医对 KOA 发病机制的认识及现代研究结果，刘长信等[5]提出了"以筋代骨"的观点：骨性结构的改变难以直接干预，但软组织干预容易实现，从而提出以筋代骨，以筋（肌肉、韧带、半月板、关节软骨、关节囊等）代偿和带动改善骨的部分功能，改善骨的部分结构。中医手法治疗往往能起到立竿见影的效果，既能缓解疼痛，又能改善功能，并且将养筋护筋强筋始终贯穿到整个治疗过程中，"以筋代骨"原理的治疗特点安全、便捷、经济，可操作性强。王友仁[6]提出以按摩疗法治疗膝痹，即针对患者的主症和阳性体征，以按动手法配合患者的主动、被动运动，使气至病所，按中有动，动中有按，优势互补，加大关节活动范围，达到消肿散瘀、舒筋通络散结的目的。此手法痛苦小、适用范围广、标本兼治，不受体位、设备、环境条件的限制，充分体现了按摩的技巧性，为广大患者所接受。臧福科老先生[7]多年来潜心研究"宫廷理筋术"在膝痹中的应用，以"愈合先离，离而复合"为总纲，主张善用巧劲儿，提出了治序有神、节律有序、刚柔有度、渗透有应的手法治疗原则，强调手法操作要有连续性，做到持续发力，循序渐进。"松筋易骨推拿术"在膝痹的治疗中也颇有独到见地，以祛风散寒、活血止痛、化痰祛湿、固本培元为治疗原则，针对关节疾病的病因病机特点，制定了舒筋、捺穴、理筋、摇膝、拔伸、放通的六步手法，以达到疏通经络、整复关节的目的。"松筋"常用的下肢穴位及治疗顺序为：太溪穴、解溪穴、足三里穴、风市穴、冲门穴、环跳穴、承山穴、委中穴、承扶穴。"易骨"手法则强调先理筋后正骨，筋骨并重，可纠正解剖位置，松解粘连，手法组合上由浅入深，由轻到重，临床可取得很好的疗效[8]。

一、导引术

"导引"一词相传最早出自《庄子·刻意》[9]。导，有导气之意，指用意念配合呼吸吐故纳新治疗疾病；引，指利用肢体运动或自我按摩养生保健。简言之，导引术是通过意念、呼吸配合肢体运动激活人体自愈系统实现防病保健的绿色疗法。导引术自创立之初，历经各朝代的更迭，时至今日，无论在疾病治疗还是保健养生方面，仍有重要的价值。

导引术的核心思想是调身、调息、调心[10]。调身是导引术中最基础的部分，指维持特定姿势或进行特定的动作。KOA 患者膝关节结构功能存在整体性不足，这使得常规药物、手法等治疗方式难以发挥应有的效果。导引术不同于一般的治疗方式，没有场地条件限制，患者无须依赖医生的治疗，在熟练掌握功法要领后，患者可自行安排练习地点和时间，这对于 KOA 患者功能障碍问题的持续性、针对性改善裨益极大。为了验证导引术对 KOA 的治疗效果，以便在临床治疗中更好地推广导引术，研究者开展了大量的研究，从多个角度探讨练习导引术对 KOA 的治疗作用。

健身气功是历代医家以导引术为基础创立的运动疗法，近年来，在 KOA 的防治中效果突出。太极功法的特点是动作柔和，配合呼吸意念导引，可改善平衡运动功能，增加肢体协调性[11]。周文琪等研究发现，太极云手练习能够调节股四头肌重新分配关节应力，缓解 KOA 症状。张旻等[12]对 20 例健康受试者进行研究发现，太极倒卷肱能减轻膝关节内侧间室应力，推测可能是太极功法治疗 KOA 的机制。

健身气功八段锦在 KOA 的防治中效果明显。杨耀华[13]对 KOA 患者进行 3 个月的八段锦功法干预，结果发现，患者 WOMAC 中 3 个项目的评分均有减少，进一步数据显示患者股四头肌肌力、关节屈伸活动度、步行功能有明显增强。

五禽戏是一种经典的导引健身功法，与其他功法不同，五禽戏不存在维持膝关节屈曲时间较长的动作，因此在训练中运动损伤风险较小。涂平等[14]分析发现，五禽戏对膝关节屈伸肌力的改善更为均衡，这可能是其优势所在。

易筋经功法是以静力性动作为主、动静结合为辅，同时，配合呼吸、意念强筋健身的推拿功法。李天骄等[15]研究发现，推拿功法易筋经能够通过补益肝肾、调和气血缓解 KOA 疼痛，改善平衡和本体感觉功能。樊远志等[16]研究证实，易筋经功法可增强股四头肌肌力，缓解 KOA 患者症状。

二、宫廷理筋手法

刘寿山先生强调，"治外伤当明内损，疗筋骨当虑气血"。臧福科教授等弟子继承了宫廷理筋术的技法[17]，总结出了宫廷手法"轻、柔、透、巧"的学术特点，并总结了具有"轻盈与柔和"特点的宫廷理筋术治筋八法——"拔、戳、捻、散、捋、顺、归、合"。所谓"按摩舒筋，复其旧位"，又谓"筋喜柔不喜刚"。在施用舒筋手法时，遵循"准备、治疗、结束"三阶段进行，要"轻柔绵软，外柔内刚"。力量由轻渐重，功力深透，使患者不知其苦。臧福科教授继承并发扬了宫廷正骨理筋大师刘寿山先生的学术思想，注重手法治疗的刚柔相济。"阳气者，精则养神，柔则养筋"，臧福科教授注重调气调中，更强调治筋手法柔和灵活的重要性，提出了治筋手法的"柔字诀"[18]。

宫廷理筋振髌法通过放松患膝周围僵硬痉挛的肌肉经筋，以达到"骨正筋柔气血以流"的目的。髀关、伏兔、外膝眼不仅能直接治疗膝痹之痛，作为足阳明胃经穴位，还能调畅脾胃气血，促进脾主肌肉、四肢的功能，进而濡养膝关节周围肌肉。同时有效地调畅脾胃气机、调整脾胃功能。三阴交穴功用相当于四物汤，不仅补血养血而且可行血活血。按则热气至，热气至则痛止矣，既可止痹痛，又可除寒邪。宫廷理筋术传统认为，食指桡侧面在五行属木，特称为"木穴"，而筋为肝所主，也属木，同气相求，能宣通肝经经气之郁结，加强局部气血的疏通，舒筋散结缓急止痛，疗效突出而且感觉舒适享受。现代研究证明，肌肉遇到强刺激，会自主收缩甚至发生痉挛[19]。木穴舒筋为宫廷理筋术中治疗膝痹的特色手法。膝眼穴常作为膝痛治疗的主穴，有确切的疗效[20]。屈按膝眼是臧福科教授动态舒筋思想的具体运用，既在屈伸膝关节下进行动态舒筋，又运用杠杆原理点揉膝眼穴，巧用力下滑利关节。臧福科教授的松振法不仅"调气调中"疗效显著，而且局部应用效果也很好，将松振法用于膝关节局部，以治疗膝痹，可以有效改善膝关节腔内环境，有效改善髌骨软骨、股骨软骨的代谢，有效消除疼痛肿胀寒凉感。

通过研究在九步八分法[21, 22]的基础上研发了宫廷理筋振髌法，具体如下：①点穴开筋：医者五指同时点按患肢 5 个穴位，具体为一手的拇指、中指点按髀关、伏兔，另一手的拇指、食指、中指点按鹤顶、内外膝眼，同时点按，用时 30 s；②按穴养筋：医者一手拇指点按患肢足三里，另一手食指勾按三阴交，两穴同时点按，用时 30 s；③木穴舒筋：以食指桡侧面赤白肉际处针对膝关节僵筋进行拨揉，用时 180 s；④手摸晃髌：一手拇指、食指、中指提捏髌骨，轻晃，用时 60 s；⑤摇揉膝眼：一手拇指、食指点按膝眼，另一手托住小腿轻轻摇晃，摇揉膝眼，用时 120 s；⑥屈按膝眼：双手拇指点按膝眼，余指托抱小腿，屈伸膝关节，用时 60 s；⑦摆揉髌极：一手按于髌骨上，另一手拇指、食指推按髌骨下缘轻轻摆揉，用时 120 s；⑧劳宫振髌：将一手置于患者膝关节上，劳宫对髌骨，其余五指微微张开放于肿胀的膝关节上，前臂置于患者胫骨上，在肩、肘、腕关节及上肢充分放松的状态下，做放松振法，用时 300 s。

三、章氏理筋手法

福建骨伤科名老中医章宝春膝部理筋手法结合患者自我功能锻炼治疗膝骨关节炎。章氏理筋手法如下：①患者仰卧，显露膝部，腘窝垫一软枕，患肢伸直，自然放松。术者立于床边，面对患者，先用按推伤酒等作为介质涂擦患者膝部。②用推揉点按法在膝部筋根处先推擦伤药酒数遍之后，从患肢大腿至膝部，由上而下，顺其经络，反复进行推揉 3~5 遍，并点按痛点、双膝眼、委中等穴，以舒筋解痉，活血镇痛。③拔伸屈膝法：患者取仰卧位，先将患肢伸直拔伸片刻，然后术者一手按住髌骨上缘，另一手握住患肢踝部，告知患者可以将肌肉充分放松，然后来回屈伸膝关节，同时注意动作应缓慢；活动应循序渐进，感觉无特殊不适感觉出现时可以将膝关节完全屈曲，然后将患肢伸直，手法后患者疼痛症状缓解。④摇转屈膝法：术者一手掌按住患肢，拇指与四指分开，分别按住膝内外侧痛点，另一手握住足踝上并向下拔伸，嘱患者放松肌肉，取髋屈膝 90°，将膝关节内收外旋、外展内旋摇转 2~3 次后伸直，又将膝关节尽量屈曲，使足后跟部接触臀部，患者感疼痛缓解。以上手法以患者能耐受为度，治疗 1 次约 17 min，每天治疗 1 次，连续治疗 10 天。

手法推拿具有疏通经络，行气活血，理筋整复，滑利关节的作用。手法有通经络、利关节、强筋骨之功，一方面，可加快局部血液循环，而改善膝关节局部的血液循环，可降低关节内压、骨内压，促进局部炎性介质的吸收，减少血浆中致痛物质的堆积而有效减轻疼痛。另一方面，对于关节周围肌肉紧张的情况能够起到较好的缓解作用，患者的血液流动也能够得到较好的改善，关节囊及韧带的粘连能够得到一定的松解，关节滑利程度会有所增加，同时，患者的关节功能会得到一定的改善，关节软骨的营养也会出现逐渐恢复的情况，关节软骨的退变可以得到减轻，此时配合功能锻炼就可以进一步改善和维持关节的功能[23,24]。另外，中医手法在治疗的同时能改变膝关节的稳定性，减少病情在治疗过程中出现恶性变化，此时病变组织转而分泌修复软骨的细胞因子，从而使软骨修复的微环境得到改善，骨内的高压情况也可以降低，从而促进软骨基质正常代谢，同时，使软骨容积得到增加，修复软骨缺损[25]。

四、郭氏"畅气通络"推拿手法

郭氏"畅气通络"推拿手法是郭程湘首创的按摩疗法[26]。"畅气通络"推拿手法治疗膝关节炎力度柔和透达，讲究以意领气，以气灌指，以指点穴，意气相和，意至气至，对症相求，以去其疾[27]。治疗步骤如下：①先通腰背督脉、膀胱经：患者俯卧位，先以手掌顺摩膀胱经、督脉；续而以小鱼际按揉膀胱经、督脉，让其周边肌肉充分放松气血得以流通；对于气血郁积较重的地方，以拇指点揉，动作柔和、渗透，以充分畅通督脉、膀胱经。②抓按足三阳经：以掌心紧贴下肢阳侧，从下肢阳侧根部——腰骶、臀部开始，从上向下抓按足三阳经经脉，直至足指末端，动作柔和、力度沉稳，以畅通下肢阳气。③抓按足三阴经：以掌心紧贴下肢阴侧，从下肢阴侧根部——急脉、冲门开始，从上向下抓按足三阴经经脉，直至足指末端，力度轻柔渗透，以畅通下肢阴气。④着重通调膝关节阴位：以两拇指按揉腘窝及膝关节内侧穴区，以意带气，持久渗透，以充分畅通膝关节阴位郁阻。⑤畅通五指末梢：抓揉足趾骨及跖骨间隙经穴，瞬间牵拉足趾关节，可出现清脆的"啪"的响声，以畅通末梢经脉，使阴阳经气得以交汇、循环。⑥点按关键经穴：以意带气，点按犊鼻、足三里、阳陵泉及局部阿是穴，经穴四周可出现微微酸胀及经气感传，引气至病所[26]。

"畅气通络"推拿手法治疗膝关节炎的优势：①通调全身，从根论治；②重而不痛，兼以"补气"；③先通督脉、膀胱经，以调动一身阳气；④重调膝关节阴位，以起痼疾；⑤畅通末梢，交通阴阳。⑥点揉局部经穴，引气至病患[26]。

郭氏"畅气通络"手法根源于峨眉武术，其刚柔相济，阴阳结合，灵活多变，整体施治，具有"柔和透达""轻而不浮""重而不痛"等特点，同时，具有较强的补气效果[27]。

五、邵氏无痛手法

邵氏无痛手法[28]进行治疗的操作方法如下：①依据病变所处的不同阶段（伤、炎、痉、挛、变）采取不同的手法以及用力标准（用力标准分为Ⅳ级），首次手法试验疗效必须为"优"或"良"；②治疗体位：采用能最大程度缓解患者疼痛的体位；③治疗部位选择：D 上区 a/d 线、F 区中前束、H 区（分 6 点）、E-G、G 区（分 4 点）、髌区（分 16 点）、腘区（分 3 点），根据引起膝痛的具体原因确定手法治疗侧重点；④具体手法操作：术者以拇指指腹增力点按手法为主，每分钟 60~80 次，用力均匀、柔和，以患者感到舒服、快然为度。每次 30 min，每天 1 次。

手法能着重解决病变的肌肉、韧带及解除神经卡压，达到以松止痛的目的，从而纠正功能性平衡（即动力性平衡），配合牵引以纠正骨性平衡（即静力性平衡），加之中药的疏风散寒、活血化瘀、通经止痛作用，三者协调发挥、相辅相成，最终达到骨正筋柔、祛除疼痛的目的[28]。

六、膝关节杠杆扳法

膝痹后期患者多数存在胫股关节间隙狭窄、膝关节周围组织粘连、膝关节相关肌肉痉挛等病理改变，对于以上病变，范炳华[29]独创膝关节杠杆扳法，具有松解粘连、滑利关节、调整膝关节内部空间结构、增宽关节间隙等作用。对于不同类型的膝痹，对杠杆手法的使用有所不同。胫股关节内侧间室狭窄时，保持胫骨稍外旋体位，采用杠杆手法可打开胫股关节内侧间室；胫股关节外侧间室狭窄时，保持胫骨内旋体位，采用杠杆手法有助于打开胫股关节外侧间室；双侧间室狭窄型，则应保持胫骨正中位置进行杠杆手法操作。而对于髌股关节炎，常使用推髌手法，手法简单有效，于髌骨四周向对侧推挤，对于有明显阻力的方向着重处理。

范炳华[29]认为，膝痹的推拿治疗必须注意手法作用点、作用力大小、作用力方向三个要素。手法作用点的选择建立在症因相关分析基础上，即对膝痹症状直接相关的点、线、面进行针对性治疗；作用力大小的选择，应在确保治疗目的的前提下，做到"法之所施，使患者不知其苦"；而作用力方向的选择与触诊结果密切相关，应根据触诊结果的不同，采用不同方向的手法。对筋肌间发生粘连者，则以肌肉间隙为作用点进行横向松解；对肌肉受损表现为筋膜不平顺者，顺肌肉走行方向行拇指推法理顺筋膜；对筋结隆起者，则应一手固定周围组织，另一手从多方向由外向内行推揉散结手法。

范炳华[29]"症因相关"理论对临床治疗膝痹有很大的指导意义，不拘泥于结构损伤的诊断，而深入分析真正致病之因而采取相应的推拿手法。

七、踩跷法

踩跷法是用双足有节律的踩压施术部位治疗疾病的方法，是推拿疗法之一，被广泛应用于临床治疗深层软组织、神经、脊柱关节疾病[30]。股四头肌，股二头肌，半腱肌，半膜肌，髂胫束，对其关节有垂钓、牵扯作用。膝关节下部起支撑作用的肌群，每条肌束如有挛缩，感受外邪侵袭，都会影响膝关节的形态与维护能力[31]。膝关节周围软组织病变当属中医学"经筋病"范畴[32]。经筋是十二正经筋脉气血"散，聚，结，络"筋肉、关节的体系。踩跷下肢足太阳膀胱经与肾经路线，肾主骨生髓，可增强下肢支撑强度[33]。踩跷下肢足少阳胆经与相表里肝经，肝主宗筋，膝为筋之府[34]。

踩跷法在操作要领方面与手法对比：用足操作，施术面积大于手法操作；使用自身重力，相对节省体力；可同时应用于双下肢，提高效率。因其重力与其受力面积之间的比例，踩跷法压强大，发力可保持均匀持久，渗透力好，对其深层软组织的松解效果更好，使其疗效更持久，延长了行走距离。手法作用和关节被动运动，能改善膝关节局部的血液循环和组织的营养代谢，降低骨内压，纠正异常的解剖位置，从而增加膝关节的活动度，加快骨性关节炎退变软骨组织的修复[35]。

踩跷法步骤如下：①患者俯卧位，医者双脚踩于患者下肢后部，自臀横纹至腘窝、双脚成外八字形依次踩，重点踩殷门至委中一线，用一脚跟点委中，另一脚勾住踝部使膝关节做屈伸活动。持续踩压殷门、委中。双脚踩小腿三头肌，踩点承筋、承山、昆仑穴及跟腱附着处。双脚从臀横纹至跟腱做推法 3~5 遍。用双脚推踩脚底，踩点涌泉。②患者仰卧位，医者踩股四头肌区域，用双脚沿下肢脾、胃经走行路线，自上而下做抱揉法，反复施术 1 min。随后用双脚跟同时点按梁丘及血海穴各 0.5 min，以局部有酸胀感为宜。双脚成外八字踩压腹股沟气冲穴，松开后明显下肢有充盈与热感。③患者侧卧位，医者一脚踩于髋部，一脚推患侧胆经路线，自风市穴到外踝尖，用脚跟或侧缘踩压阳陵泉、足三里、丰隆、绝骨穴。

八、点穴分筋推拿手法

点穴分筋推拿手法操作步骤如下：

（1）指导患者采取仰卧位，使用拇指指腹点按患者的鹤顶、委中、膝眼、足三里、血海等穴位，力度以患者感觉酸胀为宜，每个穴位的点按时间为 30 s。

（2）一指禅法：指导患者采取仰卧位，使用右手拇指偏锋端，沿髌骨做一指禅手法，时间为 3 min。

（3）提拉法：指导患者采取仰卧位，屈膝屈髋，将患者的小腿按住，使用拇指按压胫骨粗隆处，其余四指交叉至腘窝处，指导患者放松，之后进行前后提拉，每次提拉 3 下，反复操作 3 次。髌骨两侧分筋法：使用食指、中指指尖按压患者的髌骨两侧压痛点，注意控制力度，从上向下刮动 10 次。

（4）推挤髌骨：指导患者采取仰卧位，使用左右拇指向内推挤髌骨，按压髌骨两侧压痛点，力度由轻到重，反复进行按压。

（5）下肢伸筋法：用一只手握住患者的足部，并用力背伸踝关节，另一只手放置于髌骨上方，向下压膝关节，注意控制力度，反复进行 5~10 次。

（6）腘窝理筋法：将四指并拢，在患者的臀部施力至患者的大腿中后部向下理顺至腓肠肌肌腹远端，反复进行 3~5 次。

点穴分筋推拿手法主要以点穴分筋为主，在实施过程中注意力度，作用于患者体表，让患者感受到放松和舒适。一指禅法所用力度较为轻柔，作用于皮下血脉组织，促进患者血液循环。推按法使用适中的力度，作用于骨关节，使筋骨得以修复，同时可起到镇痛、解痉的作用。拿揉法使用力度较大，通过爆发力的按压，作用于患者的筋骨，刺激患者的神经，具有解除粘连、促进局部新陈代谢的作用。

九、六步膝关节手法

文献查询发现，我国著名中医骨伤科专家杜子明、刘道信、葛云彬、陈正光创立了一套以"刮髌、推髌、弹拨刮揉、分筋、镇定、整理"为主的六步膝关节手法。六步手法治疗膝骨关节炎步骤如下：

（1）刮髌，患者仰卧位，双腿膝关节伸直，医者拇指、食指分别于髌骨两侧，顺下肢轴线上下滑动，重复 10 次。

（2）推髌，医者一只手握患者脚踝，另一只手拇指于髌骨上缘，食指、中指、无名指、小拇指于髌骨下缘，水平向下推出现膝前悬空即可，后施压于髌骨上方并在伸膝的同时把髌骨向外下推，重复 3 次，每次 2 min。

（3）弹拨刮揉，医者拇指屈曲，指间关节于股外侧肌外侧头处、脂肪垫外缘、膝关节周围压痛点内侧，向外刮拨数下。

（4）分筋，医者自上而下使用拇指拨腓肠肌 5~7 次，时间 3 min。

（5）镇定，医者手持患者足跟轻度屈膝，采用指拿、掌推手法并配合小腿屈伸旋转。

（6）整理，医者握拳，轻击大腿前侧、后侧及小腿后侧肌群，每个肌群 15 次。

十、柔筋松骨行气补肾推拿手法

针对肝肾亏虚型膝痹病施以柔筋松骨行气补肾推拿手法，先揉按膀胱经之背俞穴，肺心包俞有行气活血的作用，揉擦肝脾俞可起到柔筋养血的功效[40]。先做行气补虚手法为下一步手法做好充分准备；再者，腰为肾之府，按揉肾俞，按腰后伸则可激发肾中经气，调节整体免疫及内分泌功能[41]，为整体功能恢复及消除膝关节肿胀打下基础；按揉下肢沿膀胱经、胆经走向至小腿，调节膝关节外周肌肉整体张力平衡；针对局部予按揉、弹拨腘窝处条索，松动髌骨，拨动髌上韧带，则可有效地软化僵硬的韧带、肌腱和关节囊，加速局部血液循环，促进炎症因子的吸收；最后，被动屈伸膝关节，屈膝摇髋，则加大关节位置间隙，解除关节囊等周围组织的挛缩和肌紧张，降低软骨及关节腔内的压力，改变神经兴奋性，从而缓解疼痛和关节屈伸功能受限的症状。

此手法不仅解决了局部关节应力失衡的问题，也可达到消除关节肿胀的目的，体现了中医的整体治疗思路及脏腑辨证的特点。

柔筋松骨行气补肾推拿手法：①患者取俯卧位按揉胸背部双侧肺俞、心包俞，揉擦双侧肝俞、脾俞，按揉擦腰部双侧肾俞；②术者一手按在腰部，另一手托对侧大腿向后伸提，左右两侧交替；③患者侧卧位，按揉下肢沿膀胱经、胆经走向至小腿，按揉、弹拨腘窝处条索；④揉捏血海、梁丘，爪形手抓提髌骨，揉按髌骨四周，内外膝眼，松动髌骨，拇指拨动髌上韧带；⑤被动屈伸膝关节，屈膝摇髋各 5 次后，结束。按照患者症状的轻重，调配手法的侧重部位及力度的轻重，以不加重患者疼痛为度，如局部肿胀明显则手法着重在外周经络，力度轻缓。

十一、崔氏"膝部八法"

崔述生教授以"筋骨并重、骨正筋柔"为指导原则，重视髌骨活动度的改善、关节周围软组织的平衡和膝关节的稳定性、伸膝装置的恢复，切合"骨正筋柔，气血以流，腠理以密，如是则骨气以精"。

崔氏"膝部八法"的含义：刮髌周，提抖髌，推鹤顶，点陵泉，行血海，拿犊鼻，透膝眼，摇扳膝。手法步骤如下。①刮髌周：以大拇指固定髌骨一侧，以食指固定髌骨顶端，以中指指间关节沿髌骨另一侧由上向下刮 12 次。松解髌周组织粘连，平衡髌周组织张力。②提抖髌：以五指指端固定髌骨，将髌骨轻轻提起至最大限度，保持 5 s，缓慢将髌骨放松至提起最大限度的 1/2 行抖法 10 s，反复 12 次。松解髌股关节张力，调整膝关节负压。③推鹤顶：以掌根轻推髌骨上缘，劳宫穴对准鹤顶穴，在掌根推手法基础上行掌震法 1 min。温通经络，行气散瘀。④点陵泉：以大拇指行一指禅推法加点法透点阴陵泉、阳陵泉两穴各 1 min。补脾益肾，通络柔筋。⑤行血海：于血海穴行一指禅推法和点法 1 min。行气活血，舒筋活络。⑥拿犊鼻：以拇指、食指两指拿揉犊鼻及髌韧带 1 min。祛风湿，通经活络，疏风散寒，理气消肿，利关节止痛。⑦透膝眼：以拇指、食指两指拿揉内外膝眼 1 min。补益肝肾，通经活络，疏风散寒，镇痛。⑧摇扳膝：双手握小腿上缘进行手法牵拉，并在保持牵拉基础上左右微微旋动其膝关节 1 min；牵拉至最大限度时轻轻快速拔伸膝关节 1 次，以正骨柔筋。

十二、石氏伤科推拿

石氏伤科推拿是基于石氏伤科理论——"以气为主，以血为先"，通过手法按揉、掌揉法、弹拨法等手法施于髌骨周围、髌韧带，以及点按膝眼、血海、梁丘等穴位，以促进局部血液循环，减轻患者疼痛，修复关节腔内容物组织，缓解关节僵硬症状，松解关节粘连，从而改善膝关节运动等功能。

石氏伤科推拿疗法治疗膝骨性关节炎[42]的具体操作方法：患者仰卧位，屈膝呈90°，医者以按揉法用拇指对髌骨周围、膝关节间隙进行操作，掌揉法施于髌骨上，弹拨法施于髌韧带，持续 5 min。并对膝眼、血海、梁丘、足三里、阳陵泉、阴陵泉、承山、委中等穴给予点按法，力度以患者自觉酸胀为度，时间为 5 min。随后握住患者脚踝部位，以顺时针、逆时针顺序交替运动数次；最后用手掌摩擦按揉膝关节周围 3~5 min，每周操作 2 次。

十三、提膝旋膝极度屈膝法

提膝旋膝极度屈膝法推拿治疗膝骨性关节炎，即在地上平放治疗床垫，患者仰卧于床垫上，双下肢伸直放平，以右膝为例，医生站在患膝旁，将患肢屈髋屈膝90°，医生将左前臂近腕处放在患膝后侧，右手握住患肢踝部，左前臂用力向上提，将患肢臀部提起时，右手将小腿拉直，并将小腿内旋或外旋，然后屈膝至患膝能屈的最大限度，然后缓缓伸直患肢。

提膝旋膝极度屈膝法的操作要点[43]：①充分提膝，即以提起患肢臀部为度；②旋膝，即当胫股关节外旋畸形时内旋膝关节，当胫股关节内旋畸形时外旋膝关节，当胫股关节无明显内外旋转畸形时亦内旋膝关节；③极度屈膝，即屈膝到最大程度。此法每天治疗 1 次，每次可重复手法操作 3~5 次，30 天为 1 个疗程。

十四、点穴配合调整手法

点穴配合调整手法是治疗膝骨性关节炎的推拿新方案。调整手法包括理筋和调整关节，理筋可对膝关节髌下韧带及内外侧副韧带附着点等部位着重处理，使患者筋骨柔顺，再行调节关节手法，进一步纠正膝关节紊乱和失衡。点穴配合调整手法不同于传统手法，其根据患者辨证结果，通过手法变化进行针对性的补虚泻实，达到对因治疗、靶点治疗的目的。点穴时轻按为补，重按为泻[44-46]，既能改善膝关节周围的粘连，又能促进微循环；既注重筋脉的通畅，又强调对骨的营养；既消除疼痛、缓解痉挛，又增强肌肉力量，维持了膝关节静态和动态的稳定性[47]，可以说是"筋骨并重"的治疗手法。主要分为点穴、理筋和调整关节三步进行[48]。

点穴：①患者坐位，选取内外膝眼、阴陵泉、阳陵泉、梁丘、血海、阿是穴等；②操作方法：术者用拇指端或屈食指指间关节对相应穴位进行点穴治疗，点穴力度由轻到重，点穴与按揉相结合，以相应穴位产生重胀酸麻感为度，时间 2~3 min。

理筋：对膝关节髌下韧带及内外侧副韧带附着点等处有筋结处用重手法调理。

调整关节：患者屈膝约 80°，足处于功能位，术者双足固定患足，用一手固定于患者股骨下端内外髁处，另一手固定于胫骨上端内外髁处，嘱患者起立过程中双手相对发力；坐下过程中，双手发力方向与前相反，操作 3~5 次。最后，以搓法放松患者膝关节 1 min 结束。

疗程：每次治疗 10~15 min，每天 1 次，2 周为 1 个疗程。

十五、夹胫推肘牵膝法缓解期推拿手法

夹胫推肘牵膝法缓解期推拿手法治疗膝骨性关节炎[49、50]方法如下：①患者俯卧位，医生施推法与滚法于大腿及小腿后侧，以放松下肢后群肌。②患者仰卧位，医者采用平推法、按揉法整体放松患肢前侧，继以滚法施于大腿前侧、外侧和内侧及髌韧带，来回往返数次，以放松大腿前群肌、髌韧带和内、外侧副韧带。③患者倚靠座位，屈髋屈膝，医者双手手指交叉，双手掌根着于膝关节内外两侧，抱揉膝关节肿胀处、压痛点及相应穴位，以放松髌韧带及内外侧副韧带。④近端点穴：点按委阳、承山、殷门、风市、伏兔、梁丘、双膝眼等穴，以酸胀为度。⑤远端点穴：点按昆仑、悬钟、三阴交、太溪、丰隆、环跳、曲池，以酸胀为度。⑥夹胫推肘牵膝法：患者仰卧位，患膝屈膝 120°~150°，医者用右腋夹持患肢小腿，继以右手从患膝下穿过，左手掌放患膝上方，右手再放于左手肘部，右手推左手肘部，带动膝关节向前运动，右腋部夹持患者小腿往后牵伸。可根据患膝疼痛点不同，做膝关节内外翻运动以扩大膝关节内

外间隙。⑦结束时施搓揉法、拍法于患膝。

十六、揉髌法

揉髌法[51]治疗膝骨性关节炎的操作方法如下：患者仰卧，患肢自然伸直，腘窝垫软枕，医者立于患侧，先拇指点按揉膝关节周围穴位（如阿是穴、膝眼、阳陵泉、鹤顶、梁丘、血海、足三里、太溪等）3~5 min；推按弹拨胫骨平台附近筋膜，重点在膝内外侧副韧带，以舒筋通络、解除痉挛；拿患肢以放松下肢，然后滚膝关节周围 5 min以放松局部肌肉；再用一手前臂近端托住患膝部，另一手握住小腿下段行拉伸动作，以解除关节内的压迫、粘连；放下患肢，双手的拇指、示指在髌骨上下缘固定，朝各个方向推动髌骨 2 min；最后用大鱼际揉法，揉髌骨周围。能疏通经络，推动血行，消除肌肉痉挛，改善关节功能，缓解疼痛症状[52]。通过揉髌手法改善膝关节的血液循环，促进新陈代谢，使无菌性炎症吸收和加快疼痛物质的代谢，降低关节内压力，使关节的张力与应力恢复平衡[53]；松解关节粘连，促进关节功能修复，使膝周肌肉肌力增强，髌骨的活动能力恢复，从而改善膝关节骨性关节炎的临床症状，起到舒筋通络、行气活血、滑利关节、解痉止痛的目的[54]。

十七、推髌舒筋回旋手法

研究[57]发现骨的痹痛是筋痹的延展过程，是膝关节炎的最终表现形式，可通过手法调整肌骨力学的平衡。"骨正筋柔则气血流"，外治手法应注重"舒筋、回旋正骨"，以通络行气活血为纲，标本兼顾，功专力宏，相得益彰[58-60]。

基于"肌骨同治"思想的推髌舒筋回旋手法要领如下：

（1）拿捏：术者拿捏患肢髌骨，使髌骨从髌股关节间尽可能分开，将髌骨先沿纵轴上下侧、再沿横轴内外侧方向滑推。

（2）点按：术者寻找膝关节周围的扳机点，如在肌肉连接的肌腱起止点或肌腱连接骨头的痛点进行点按。

（3）牵拉：术者沿膝关节前侧的股外侧肌、股内侧肌、股中间肌、深层股直肌及后侧腘绳肌、髂胫束相反方向牵拉，并在牵拉到极限时嘱患者主动收缩相应肌肉。

（4）旋复：患者取俯卧位，术者左手拇指按于患侧环跳穴以固定股骨近端，右手握住患者踝部，将患膝屈曲至最大限度后，以膝关节为支点分别做顺时针、逆时针旋转运动各1次，膝关节错位恢复时可听见清脆声响。

（5）屈伸：术者左手拇指仍按于患侧环跳穴，令患者患侧髋关节稍外展后屈髋屈膝，右手握住踝关节，带动患肢往后上方提拉旋转，同时，伸髋伸膝。

十八、仰卧位膝踝同调法

在结合理筋手法基础上，利用中医"骨正筋柔，气血自流""筋柔骨正、筋骨相依、以筋带骨、筋骨并重"等理论，提出针对膝关节骨性关节炎的"仰卧位膝踝同调法"治疗。这种治疗方法的主要作用机制在于足踝部远端治疗为主，改变下肢膝踝部整体生物力学平衡、滑利关节、改善下肢肌力。手法优势在于让患者在接受踝部手法治疗同时活动患侧膝关节，只在远端治疗，避免了对于膝关节的肿胀局部的直接刺激，需要注意的是对于部分年龄偏大患者，对手法配膝关节运动治疗这种方法理解不足，有时候配合不到位，会影响局部治疗效果。而通过膝踝同调手法治疗之后，关节活动度明显改善。作用机制在于直接牵拉膝关节和踝关节，可以有效的改变关节间隙，减轻关节之间的卡压。增加膝关节的间隙，可以让膝关节囊之间的滑膜囊分泌增加，从而有效改善关节润滑程度，为患者进一步减轻疼痛症状创造有利条件。在改善疼痛的基础上，选择膝关节周围一般理筋手法与膝踝同调手法会有接近的受益率，但针对部分关节活动受限伴随关节疼痛的患者，膝踝同调手法能够给患者提供更大的收益。

十九、壮医经筋手法

用壮医经筋手法结合股四头肌功能锻炼治疗膝骨性关节炎的方法如下。①壮医经筋手法：于患侧行"查灶"取穴，按照"以痛为输"的查灶原则，术者双手拇指相互配合，针对患者疼痛特点与具体位置，以阴陵上次穴、鹤顶次穴、髌骨底上方与鹅足部以及内侧关节间隙进行查找病灶位置。查找完毕，先对经筋骨系统以捏拿、按揉的方式松解，再拇指结合点、按、弹、拨每一个病灶处，力度逐渐变重，方向由远及近。力求使病灶点软化、松解，局部压痛点减轻，施术20 min。②股四头肌肌力训练：

协助患者保持合理坐位，于患肢踝背处放上一定重量的物体，保持 10 s，直至患肢能承受的最大负荷（1RM）为止。进行肌力训练时，按 50% 1RM、75% 1RM 和 100% 1RM 顺序给予抗阻伸膝，保持 10 s。每周做 5 次肌力训练，1 日 1 次，1 周后重新检测 1RM，共治疗 1 个月。

壮医经筋手法在强调局部的同时又重视整体，采用"以痛为输"的取穴法，在经筋系统中并无固定穴位，将"输"作为筋结点。股四头肌功能锻炼能够改善关节局部与全身的血液循环，消除炎症。通过运动能够对软骨细胞产生刺激，预防滑膜粘连，进而加大关节活动范围，提高骨受力，加快骨生长，从而避免骨质疏松的出现[55, 56]。股四头肌功能锻炼与手法治疗协同可提高治疗效果，加速各关节结构成分血液循环，有效清除关节中致痛物质，提高软骨营养。

参考文献

［1］吴桦 . 中医推拿结合药物穴位注射治疗肩周炎的疗效观察 [J]. 中国老年保健医学 ,2014(1):91–91,92.

［2］凌建伟 . 推拿手法配合针灸治疗老年肩周炎 80 例临床观察 [J]. 贵阳中医学院学报 , 2013, 35(03): 307–308.

［3］谭燕泉 , 林波 . 推拿手法结合中药热敷治疗老年骨性膝关节炎 52 例 [J]. 陕西中医 ,2012,33(7):877–878..

［4］王善超 , 孙卫平 , 王海波 , 等 . 复方丹参注射液联合玻璃酸钠关节腔内给药对骨性膝关节炎患者炎症反应及膝关节功能的影响 [J]. 中国生化药物杂志 , 2017, 37(2): 3.

［5］刘长信 , 温建民 , 李多多 . 中国式疼痛治疗模式的应用探索 [J]. 中华中医药杂志 , 2016, 31(10): 3911–3913.

［6］王友仁 . 膝关节骨性关节炎的自我按摩法 [J]. 中国残疾人 , 1999(5):1.

［7］臧福科 . 浅谈刘寿山先生治筋手法的特点 [J]. 北京中医 , 1983(02): 13.

［8］李华南 , 马菲 , 吴颖 , 等 ."松筋易骨"膏摩法配合腹部推拿治疗膝骨性关节炎临床随机对照研究 [J]. 中华中医药杂志 ,2016,31(10):4142–4145.

［9］王兴伊, 葛林宝.《内经》导引治疗的理论阐释 [J]. 中医药文化 , 2011, 6(02): 13–15.

［10］赵丹, 许峰, 王兴伊, 等 . 传统导引术现代研究与应用概况 [C]. // 世界医学气功学会第九届学术交流会议 论文集 . 2016:76–81.

［11］叶银燕, 牛晓敏, 仲卫红, 等 . 太极功法改善膝骨关节炎患者膝关节稳定性机制的研究进展 [J]. 风湿病与关节炎 ,2019,8(3):70–75.

［12］周文琪, 罗小兵, 高丕明, 等 . 太极云手治疗膝骨关节炎的疗效观察 [J]. 中医正骨 ,2015,27(12):50–51.

［13］杨耀华 . 健身气功八段锦对中老年人膝关节骨性关节炎的影响 [J]. 武术研究 ,2018,3(9):110–112.

［14］涂平, 廖远朋 . 五禽戏和站桩练习对女性 KOA 患者伸、屈膝力量及 WOMAC 评分的影响 [J]. 成都体育学院学报 ,2014,40(6):68–71,84.

［15］李天骄, 李翔, 仲卫红, 等 . 易筋经功法改善老年退行性膝骨性关节炎肝肾亏虚证的作用机制研究 [J]. 光明中医 ,2018,33(23):3456–3459.

［16］樊远志, 吴耀持, 王健雄 , et al. 推拿功法练习对膝骨关节炎患者股四头肌肌力的影响 [J]. 针灸推拿医学（英文版）,2012,10(5):321–328.

［17］姜幸福, 张雅薇 . 刘寿山筋伤手法治疗运动性腰部筋伤临床治验 [J]. 中医学报 , 2011, 26(03): 301–302.

［18］臧福科 . 浅谈刘寿山先生治筋手法的特点 [J]. 北京中医 , 1983(2).

［19］DOBSON,F., HINMAN,R.S., HALL,M., et al. Measurement properties of performance-based measures to assess physical function in hip and knee osteoarthritis: A systematic review[J]. Osteoarthritis and cartilage,2012,20(12):1548–1562.

［20］田易, 卫四来 . 中医传统疗法治疗膝关节骨性关节炎 60 例 [J]. 实用中医内科杂志 , 2012, 26(01): 81–82.

［21］王锡友, 王福, 孟祥奇 . 九步八分法——孙呈祥教授治疗膝骨性关节炎经验 [C]// 中华中医药学会 . 第十二次全国推拿学术年会暨推拿手法调治亚健康临床应用及研究进展学习班论文集 .

［22］孙呈祥．孙氏九步八分法治疗膝骨性关节病 [C]// 中华中医药学会．全国中医药疼痛高峰论坛暨中华中医药学会疼痛学分会成立大会会刊．北京中医药大学东直门医院 ;,2010:3.

［23］张杰，王人彦，张玉柱．膝骨关节炎的治疗进展 [J]．中医正骨，2015(10):68-70,73.

［24］周宇超，王柏善，贾雪梅．针刺推拿结合疗法治疗膝骨关节炎的疗效 [J]．实用中西医结合临床,2015,15(2):25-26.

［25］杜宁，陆勇，顾翔，等．手法促进膝关节炎软骨修复的核磁共振病例对照研究 [J]．中国骨伤,2008,21(11):824-827.

［26］邓特伟，郭程湘．郭氏"畅气通络"手法治疗膝关节炎体会 [J]．中医药导报，2016, 22(08): 51-52.

［27］郑德采，李漾，郭程湘．郭氏点穴疗法对照传统定位旋转复位治疗神经根型颈椎病的临床观察 [J]．四川中医 , 2013, 31(01): 134-135.

［28］李长河，邵华磊．邵氏诊疗法治疗膝痹病临床观察 [J]．光明中医，2021, 36(05): 801-803.

［29］范炳华．关节杠杆扳法 [J]．中国骨伤,1998(4):54.

［30］陈慧英，郗志鹏，张维嘉．踩跷法治疗寒湿型膝痹病临床疗效观察 [J]．北京中医药,2018,37(4):341-343.

［31］程永．膝痹病经筋病机与针刺治疗探讨 [J]．实用中医药杂志，2012, 28(08): 695-696.

［32］罗建，丰芬，温元强，等．踩跷法力学参数的对比试验研究 [J]．中国康复医学杂志,2009,24(4):318-320, 插 2.

［33］袁普卫，刘德玉，郝阳泉，等．辨病、辨证与辨位"三位一体"诊疗模式在膝痹病诊断中的意义 [J]．中国中医骨伤科杂志,2012,20(5):63-64.

［34］詹文吉，林俊山，李兆文，等．关节松动术结合中医推拿手法治疗膝关节骨关节炎的临床研究 [J]．中国康复医学杂志,2004,19(2):126-127.

［35］魏巍．王春林教授推拿治疗膝痹病的临床经验 [J]．云南中医中药杂志，2014, 35(03):4-5.

［36］刘松林，卢群，项鑫，等．点穴分筋推拿手法联合针灸治疗膝关节炎的临床研究 [J]. 智慧健康 ,2021,7(23):189-191.

［37］程肖芳，王圆圆，江加深，等．六步手法联合体外冲击波治疗膝骨关节炎 [J]. 中国骨伤 ,2019,32(9):842-845.

［38］江水华，郭开今，项洁，等．玻璃酸钠关节腔注射治疗对膝骨关节炎患者膝关节功能、日常活动能力以及生活质量的影响 [J]. 现代生物医学进展 ,2017,17(35):6860-6864.

［39］HOLFELD JOHANNES, TEPEK?YLÜ CAN, KOZARYN RADOSLAW, et al. Shockwave Therapy Differentially Stimulates Endothelial Cells: Implications on the Control of Inflammation via Toll-Like Receptor 3[J]. Inflammation,2013,37(1):65-70.

［40］周翔，詹强，罗华送，等．自拟膝痹方结合夹胫推肘牵膝手法治疗寒湿痹阻型膝痹病的疗效观察 [J]. 中华中医药学刊 ,2014,32(6):1456-1458.

［41］徐传毅，樊粤光，宁显明．肾虚血瘀与膝骨性关节炎关系初探 [J]. 新中医 ,2002,34(3):7-9.

［42］郑春伟，陆羽羽，史秀罡，等．健脾祛湿散结消肿汤联合石氏伤科推拿疗法治疗痰湿阻络型膝关节骨性关节炎 60 例 [J]. 河南中医 ,2020,40(6):878-881.

［43］杨永，黄开云．提膝旋膝极度屈膝法推拿治疗膝关节骨性关节炎疗效观察 [J]. 中医临床研究 ,2020,12(24):97-99.

［44］金伟，贾东奇．手法推拿联合超短波治疗对慢性膝关节骨性关节炎患者疼痛及病灶超声检测指标的影响 [J]. 现代中西医结合杂志 ,2020,29(16):1753-1757.

［45］刘华，邓玫，陈波生，等．中医推拿结合温针灸治疗湿寒阻络型膝关节骨性关节炎的临床疗效 [J]. 内蒙古中医药 ,2020,39(4):108-109.

［46］侯来永，徐瑞泽，唐学章，等．推拿结合等速肌力训练治疗膝关节骨性关节炎临床疗效研究 [J]. 中国康复医学杂志 ,2019,34(5):551-555,572.

［47］刘国科，张柳娟，蔡其瑞，等．推拿治疗膝关节骨性关节炎的红外热成像技术成像结果分析 [J]. 内蒙古中医药 ,2019,38(7):111-112.

［48］时明伟，周斌，周运峰．点穴配合调整手法治疗膝关节骨性关节炎 30 例 [J].

河南中医, 2020, 40(12): 1906–1910.

[49] 詹强, 曹畅, 周翔, 等. 针刺结合夹胫推肘牵膝法治疗缓解期膝痹的疗效观察 [J]. 中国中医药科技, 2016,23(3):333–334.

[50] 詹强, 罗华送, 何嘉莹, 夹胫推肘牵膝法为主推拿治疗退行性膝关节病 180 例 [J]. 中国中医药科技, 2009, 16(04): 319.

[51] 朱荣光, 朱小俊. 揉髌法联合温针灸治疗膝关节骨性关节炎 23 例 [J]. 中医研究, 2021, 34(09): 13–16.

[52] 朱展慧. 中西医结合治疗老年膝关节骨性关节炎的临床效果分析 [J]. 光明中医, 2016, 31(08): 1152–1154.

[53] 季有波, 张虹, 李淑春, 等. 膝关节内外联合治疗老年膝骨性关节炎 [J]. 长春中医药大学学报, 2018,34(2):322–324.

[54] 杨宏. 按摩治疗膝关节骨关节病 [J]. 中国骨伤, 2002, 15(008): 461–461.

[55] 车清华, 张金喜. 中药熏洗联合股四头肌功能锻炼治疗轻中度膝骨关节炎临床研究 [J]. 浙江中西医结合杂志, 2020, 30(12): 1012–1014.

[56] 刘玉泉. 玻璃酸钠及臭氧配合股四头肌训练治疗膝骨关节炎的疗效观察 [J]. 按摩与康复医学, 2018, 9(16): 38–39.

[57] 韩清民, 张罡瑜, 郭斯印等. 膝骨关节炎经筋辨证研究进展 [J]. 广州中医药大学学报, 2019,36(03):447–452.

[58] 吴伟梅, 夏能能, 杜建平等. 许学猛"肌骨同治"理论及其六大特色疗法 [J]. 中国中医药图书情报杂志, 2020,44(06):54–56.

[58] 叶国柱. 舒筋回旋手法治疗膝骨关节炎（轻中度）的临床研究 [D]. 广州中医药大学, 2019.

[60] 叶枫, 陈福林. "筋骨同治、尤重治筋"法治疗膝骨关节炎 40 例临床观察 [J]. 北京中医药, 2013, 32(08): 595–597.

第六节　其他疗法

一、耳穴刺激疗法

根据经络学说"耳为宗脉之聚，十二经络于耳"，耳区之经络与全身经络是连成一体的。《黄帝内经》中记载，循行耳区的经脉与手足三阳经的关系最密切，六条阴经虽不直接入耳，但却通过经别与阳经相汇合，十二经脉都直接或间接上达于耳。刺激耳穴可引起相应经络感传，达到调节脏腑功能、行气生血、活血止痛的目的。耳穴埋豆神门、交感、皮质下、膝等穴，通过反应点良性刺激以达到调节机体平衡、调节脏腑功能、行气止痛的功效。黎余余[1]在其竹圈姜灸联合耳穴埋豆治疗风寒湿痹证膝痹病的临床研究中证实，刺激耳穴可以达到很好的辅助治疗。

二、中频电治疗

中频电治疗方法是利用中频脉冲电对相应部位进行刺激，从而达到减轻症状、提高治疗有效率的目的。治疗期间，仪器可发出正弦波电流。将电极置于各穴位及痛点后，电流可实现对各穴位的刺激，使局部血液循环得到改善，消肿止痛，缓解沉重等症状，从而提升患者的日常生活活动能力。欧阳莉[2]运用中频电治疗的方法如下：①嘱患者取仰卧位，暴露膝关节。②治疗前检查输出电流指针在"0"位后，将 4 cm × 6 cm × 2 cm 的长方形硅橡胶电极板套上湿润的纱布极套后，放置于膝关节痛点部位，用弹力绷带固定，打开指示灯开关后缓慢调节输出旋钮至患者能耐受量。③治疗频率在 0~200 Hz 调节，每次 25 min，每天 2 次。④根据患者的耐受度，对强度进行调整。⑤治疗结束后，取下电极，擦拭膝关节部位。

三、磁振热

磁振热是综合性治疗方案，将温热、脉冲式磁场及微振动三种物理因子集为一体，有助于患者的血液循环、炎症吸收及创伤愈合。王荣祥[3]在平衡针联合磁热疗和微波在膝关节骨性关节炎患者治疗中的应用研究中，磁振热发挥了良好的辅助作用。

四、体外冲击波

体外冲击波是近几年临床常用的一种双向高能量声波，经冲击波治疗后能刺激局部组织释放活性物质，促使组织成骨、组织成血管反应，可促进前体细胞分化与增殖成肌肉、骨髓、骨膜，增强关节稳定性，改善关节软组织结构，且具有非侵入性、频率与压强高、风险低、经济、周期短的特点[4, 5]。

参考文献

［1］黎余余, 王乐, 周雯颖. 竹圈姜灸联合耳穴埋豆治疗风寒湿痹证膝痹病临床研究 [J]. 中国中医药现代远程教育, 2022, 20（07）: 110-112.

［2］欧阳莉, 陈彩红. 温针灸与中频电治疗膝痹的临床对比研究 [J]. 医学理论与实践, 2020, 33（13）: 2150-2152.

［3］王荣祥, 蒋华忠, 陈四有. 平衡针联合磁热疗和微波在膝关节骨性关节炎患者治疗中的应用研究 [J]. 智慧健康, 2022, 8（07）: 118-120+127.

［4］王继宏. 中药熏洗联合玻璃酸钠关节腔注射治疗膝关节骨性关节炎临床观察 [J]. 中国中医急症, 2017, 26（09）: 1654-1656.

［5］崔杰. 针刺联合玻璃酸钠关节腔注射加抗阻力功能锻炼治疗膝关节骨性关节炎 60 例 [J]. 中医研究, 2017, 30（01）: 63-66.

第九章
膝痹病（膝骨性关节炎）药物治疗

膝痹病（膝骨性关节炎）的药物治疗目前临床上分为局部用药与全身用药两大类。局部用药有中草药外用、中成药膏药外用、西药贴剂外用、关节腔注射药物；全身用药有中药内服、中成药内服及西药内服。本章介绍的药物仅限于指南及共识提及，但不包括所有的药物种类。

第一节　中成药局部外用

一、消痛贴膏

成分：本品系藏族验方，国家保密方。由独一味、姜黄等药味加工而成。

性状：本品为附在胶布上的药芯，内容物为黄色至黄褐色的粉末；具特殊香气。润湿剂为黄色至橙黄色的液体；气芳香。

功能主治：活血化瘀，消肿止痛。用于急慢性扭挫伤、跌打淤痛、骨质增生、风湿及类风湿疼痛。也适用于落枕、肩周炎、腰肌劳损和陈旧性伤痛等。

用法用量：外用。将小袋内润湿剂均匀涂于药芯表面，润湿后直接敷于患处或穴位。每贴敷 24 小时。

不良反应：过敏性体质患者可能有胶布过敏或药物接触性瘙痒反应，甚至出现红肿、水泡等。

禁忌：孕妇慎用，开放性创伤忌用。

注意事项：①皮肤破伤处不宜使用。②皮肤过敏者停用。③孕妇慎用。小儿、年老患者应在医师指导下使用。④对本品过敏者禁用，过敏体质者慎用。⑤本品性状发生改变时禁止使用。⑥儿童必须在成人的监护下使用。⑦请将本品放在儿童不能接触的地方。⑧如正在使用其他药品，使用本品前请咨询医师或药师。

二、复方南星止痛膏

成分：生天南星、生川乌、丁香、肉桂、白芷、细辛、川芎、徐长卿、乳香、没药、樟脑、冰片。

性状：本品为褐色或棕褐色的片状橡胶膏。

功能主治：散寒除湿，活血止痛。用于骨性关节炎属寒湿瘀阻症，症见关节疼痛、肿胀、功能障碍，遇寒加重，舌质暗淡或瘀斑。

用法用量：外贴，选最痛部位，最多贴 3 个部位，贴 24 小时，隔日 1 次，共贴 3 次。

不良反应：个别患者贴药处局部皮肤发红发痒，小水泡。

禁忌：皮肤破损者、皮肤病者、孕妇禁用。

注意事项：外用药品，含有毒性成分，不宜长期使用；局部皮损严重者，应对症处理。

三、骨通贴膏

成分：丁公藤、麻黄、当归、干姜、白芷、海风藤、乳香、三七、姜黄、辣椒、樟脑、肉桂油、金不换、薄荷脑。辅料为橡胶、氧化锌、松香、羊毛脂、黄凡士林、月桂氮䓬酮等。

性状：本品为浅棕黄色至黄棕色的弹性片状橡胶膏，膏布面具小圆孔；气芳香。

功能主治：祛风散寒，活血通络，消肿止痛。用于寒湿阻络兼血瘀证之局部关节疼痛、肿胀、麻木重着、屈伸不利或活动受限。

用法用量：外用。整片撕去盖衬，贴于患处，使弹力布弹力方向与关节活动方向一致；每次 1 贴，7 天为一疗程；或遵医嘱。

不良反应：有时出现皮疹、瘙痒；罕见水疱。

禁忌：尚不明确。

注意事项：①皮肤过敏者慎用。②患处皮肤溃破者及孕妇慎用。③使用过程中如出现皮肤发红、瘙痒等症状，可适当减少贴用时间。④每次贴用的时间不宜超过 12 小时。⑤本品不宜长期或大面积使用，用药后皮肤过敏如出现瘙痒、皮疹等现象时，应停止使用，症状严重者应去医院就诊。⑥对本品过敏者禁用，过敏体质者慎用。⑦本品性状发生改变时禁止使用。⑧儿童必须在成人监护下使用。⑨请将本品放在儿童不能接触的地方。⑩如正在使用其他药品，使用本品前请咨询医师或药师。

第二节　西药局部外用

氟比洛芬凝胶贴膏

成分：本品主要成分为氟比洛芬。化学名称：（±）–2–（2– 氟 –4– 联苯基）– 丙酸

性状：膏体为白色或者淡黄色的凝胶贴膏，膏体均匀平铺在背衬上，膏面用薄膜覆盖。

适应症：下列疾病及症状的镇痛、消炎。骨关节炎、肩周炎、肌腱及腱鞘炎、腱鞘周围炎、肱骨外上髁炎（网球肘）、肌肉痛、外伤所致肿胀、疼痛。

用法用量：一日 2 次，贴于患处。

不良反应：①严重不良反应：诱发哮喘（阿司匹林哮喘）。由于可诱发哮喘（频度不明），所以当出现呼吸异常、呼吸困难等初期症状时应停止使用。此外，本品诱发哮喘在贴敷数小时后出现。②其他不良反应：皮肤瘙痒 1.16%，皮肤发红 1.12%，皮疹 0.1%~5%；斑疹、疼痛感等 0.1% 以下。

禁忌：①对本品或其他氟比洛芬制剂有过敏史的患者；②有阿司匹林哮喘（非甾体抗炎药等诱发的哮喘）或其过敏史的患者。

注意事项：

1. 慎用：支气管哮喘的患者（支气管哮喘患者中包括阿司匹林哮喘患者，这些患者可诱发其哮喘发作）。

2. 重要基本注意：①使用消炎镇痛剂为对症疗法而非对因疗法；②可能掩盖皮肤感染症状，故应用于伴有感染的炎症时，应合用适当抗菌药及抗真菌药，并注意观察，慎重给药；③应用本品治疗慢性疾患（骨关节炎）时，需考虑药物疗法以外的其他疗

法，并密切观察患者的情况，注意不良反应的发生。

3. 使用上的注意：①勿应用于破损的皮肤及黏膜；②勿应用于皮疹部位。

4. 存放注意：开启后请闭好开启口的拉锁。

第三节　西药关节腔注射应用

一、玻璃酸钠注射液

成分：玻璃酸钠；辅料：氯化钠，磷酸氢二钠，磷酸二氢钠。

性状：本品为无色澄明的黏稠液体。

适应症：膝关节退行性骨关节炎。

用法用量：关节腔注射给药。一次 2 mL，一周 1 次。4~5 周为一个疗程。

不良反应：个别患者注射部位可出现疼痛、皮疹、瘙痒等症状，一般 2~3 天内可自行消失，若症状持续不退，应停止用药，进行必要的处理。

禁忌：①对本品中任何成分过敏者；②关节急性感染性炎症。

注意事项：①仅关节腔内给药，必须注入关节腔内，如注入其他部位（软组织、滑膜、韧带）易引起疼痛或局部肿胀。②本品为无菌、无热原制品，应严格无菌操作。如包装破损，禁止使用。③有关节积液时，应先将积液抽出，再注入药物。

二、医用几丁糖（关节腔内注射用）

成分：该产品中几丁糖浓度为 12 mg/mL，氯化钠浓度为 8 mg/mL，磷酸氢二钠浓度为 0.5 mg/mL，磷酸二氢钠浓度为 0.15 mg/mL。几丁糖是由虾壳提取的几丁质经羧甲基化后再经提纯制成的聚乙酰氨基葡萄糖。灭菌方式为过滤除菌加过程无菌。

适应症：作为骨关节内的润滑剂，适用于防治外伤性或退变性骨关节炎。

三、富血小板血浆（Platelet-rich plasma，PRP）

PRP 是将人的全血经离心后得到的富含高浓度血小板的血浆。1993 年 Hood 等首先提出富血小板血浆（PRP）概念。其中含有大量的生长因子如血小板源性生长因子（PDGF）、转化生长因子 β（TGF-β）、胰岛素样生长因子 1（IGF-1）等。其制备主要有密度梯度离心法和血浆分离置换法 2 种方法。密度梯度离心法是根据血液中各组分沉降系数的不同，从全血中分离提取出 PRP，现在普遍采用二次离心法，然而不同的离心力及离心时间所制备的 PRP 中血小板浓度和活性各不相同。血浆分离置换法则利用医用血成份分离设备将全血分离制备成血小板血浆和浓缩血小板等成分。

第四节　中成药口服应用

一、痹祺胶囊

成分：党参、白术、丹参、川芎、三七、马钱子（调制粉）等味。

性状：本品为胶囊剂。除去胶囊后，内容物为浅黄棕色的粉末；味苦。

功能主治：益气养血，祛风除湿，活血止痛。用于气血不足，风湿瘀阻，肌肉关节酸痛，关节肿大、僵硬变形或肌肉萎缩，气短乏力；风湿、类风湿性关节炎，腰肌劳损，软组织损伤属上述证候者。

用法用量：口服。一次 4 粒，每天 2~3 次。

不良反应：尚不明确。

禁忌：高血压病患者、孕妇忌服。

注意事项：①含剧毒药，不可多服和久服，或遵医嘱。②服用后若出现恶心、头晕、口干症状应停止用药，症状轻者可灌以冷茶水或用甘草、绿豆各 60 g 煮汤。

二、尪痹片

成分：地黄、熟地黄、续断、附片（黑顺片）、独活、骨碎补、桂枝、淫羊藿、防风、威灵仙、皂角刺、羊骨、白芍、狗脊（制）、知母、伸筋草、红花。

性状：本品为薄膜衣片，除去包衣后显棕褐色；味微苦。

功能主治：用于久痹体虚，关节疼痛，局部肿大，僵硬畸形，屈伸不利及类风湿性关节炎见有上述证候者。

用法用量：口服。薄膜衣片一次 4 片，一日 3 次。

不良反应：尚不明确。

禁忌：尚不明确。

注意事项：孕妇禁用；忌食生冷食物。

三、仙灵骨葆胶囊

成分：淫羊藿、续断、丹参、知母、补骨脂、地黄。

性状：本品为胶囊剂，内容物为棕黄色至棕褐色粉末，味微苦。

功能主治：滋补肝肾，活血通络，强筋壮骨。用于肝肾不足，瘀血阻络所致骨质疏松症，症见腰脊疼痛，足膝酸软，乏力。

用法用量：口服。一次3粒，一日2次；4~6周为一个疗程。

不良反应：尚不明确。

禁忌：孕妇禁用。

注意事项：忌食生冷、油腻食物。感冒时不宜服用。高血压、心脏病、糖尿病、肝病、肾病等慢性病严重者应在医师指导下服用。服药2周症状无缓解，应去医院就诊。对本品过敏者禁用，过敏体质者慎用。本品性状发生改变时禁止使用。请将本品放在儿童不能接触的地方。如正在使用其他药品，使用本品前请咨询医师或药师。

四、金天格胶囊

成分：人工虎骨粉。

性状：本品为胶囊剂，内容物为类白色或淡黄色粉末；气微，无味。

功能主治：具有健骨作用，用于腰背疼痛，腿脚疲软，下肢痿弱，步履艰难等症状的改善。

用法用量：口服。一次3粒，一日3次。1盒约服用3日，一个疗程为3个月。

不良反应：未发现明显不良反应。偶见个别患者服药后出现口干。

禁忌：尚不明确。

注意事项：服药期间多饮水。

五、金乌骨通胶囊

成分：金毛狗脊、淫羊藿、威灵仙、乌梢蛇、土牛膝、木瓜、葛根、姜黄、补骨脂、土党参。

性状：本品为胶囊剂，内容物为黄棕色至棕黄色颗粒或粉末；气香，味苦。

功能主治：苗医：维象样丢象，泱安档蒙，僵是风，稿计调嘎边蒙。中医：滋补肝肾，祛风除湿，活血通络。用于肝肾不足、风寒湿痹、骨质疏松、骨质增生引起的腰腿酸痛、肢体麻木等症。

用法用量：口服。一次3粒，一日3次。

不良反应：尚不明确。

禁忌：孕妇禁用。

注意事项：①忌寒凉及油腻食物。②本品宜饭后服用。③不宜在服药期间同时服用其他泻火及滋补性中药。④热痹者不适用，主要表现为关节肿痛如灼、痛处发热，疼痛窜痛无定处，口干唇燥。⑤有高血压、心脏病、肝病、糖尿病、肾病等慢性病严重者应在医师指导下服用。⑥服药7天症状无缓解，应去医院就诊。⑦严格按照用法用量服用，年老体弱者应在医师指导下服用。⑧对本品过敏者禁用，过敏体质者慎用。⑨本品性状发生改变时禁止使用。⑩请将本品放在儿童不能接触的地方。⑪如正在使用其他药品，使用本品前请咨询医师。

六、壮骨关节胶囊

成分：熟地黄、淫羊藿、补骨脂、骨碎补、续断、桑寄生、乳香、没药等。

性状：本品为硬胶囊，内容物为棕褐色的颗粒；气芳香，味微苦。

功能主治：补益肝肾，养血活血，舒筋活络，理气止痛。用于肝肾不足、气滞血瘀、经络痹阻所致的退行性骨关节病、腰肌劳损等。

用法用量：口服，一次2粒，一日2次；疗程为一个月。

不良反应：尚不明确。

禁忌：严重肝功能损害患者禁用。

注意事项：请遵医嘱。

七、独活寄生丸

成分：白芍、川芎、当归、党参、独活、杜仲、防风、茯苓、甘草、牛膝、秦艽、肉桂、桑寄生、熟地黄、细辛。

性状：本品为黑褐色的大蜜丸；味微甘而辛、麻。

功能主治：祛风湿，散寒邪，养肝肾，补气血，止痹痛。用于肝肾两亏、气血不足之风湿久痹、腰膝冷痛、关节不利等症。

用法用量：9克/丸，9克/次，2次/日，温开水加黄酒少许空腹冲服。

不良反应：尚不明确。

禁忌：孕妇禁用。

注意事项：①忌生冷、油腻食物。②小儿、年老患者应在医师指导下使用。③高血压、心脏病、肝病、糖尿病、肾病等慢性病严重者应在医师指导下服用。④发热患者暂停使用。⑤药品性状发生改变时禁止服用。⑥儿童必须在成人的监护下使用。⑦请将此药品放在儿童不能接触的地方。⑧如正在服用其他药物，使用本品前请咨询医师或药师。

八、藤黄健骨片

成分：熟地黄、鹿衔草、骨碎补（烫）、肉苁蓉、淫羊藿、鸡血藤、莱菔子（炒）。

性状：本品为薄膜衣片，除去薄膜衣后显棕褐色至棕黑色；味苦。

功能主治：补肾，活血，止痛。用于肥大性脊椎炎，颈椎病，跟骨刺，增生性关节炎，大骨节病。

用法用量：口服。一次3~6片，一日2次。

不良反应：尚不明确。

禁忌：尚不明确。

注意事项：请遵医嘱。

第五节　西药口服应用

一、塞来昔布

成分：本品主要成分及其化学名称为：塞来昔布，4–［5–（4–甲苯基）–3–（三氟甲基）–1氢–1–吡唑–1–基］苯磺酰胺

适应症：用于治疗急性期或慢性期骨关节炎和类风湿关节炎的症状和体征。

用法用量：成人骨关节炎：推荐剂量为200 mg，每日1次或分2次口服。临床研究

中也曾用至每日 400 mg 的剂量。类风湿关节炎：推荐剂量为 100 mg 或 200 mg，每日 2 次。临床研究中的剂量曾用至每日 800 mg。

老年人：不必调整剂量。

肝功能损伤患者：轻至中度肝功能损害患者无需调整剂量，对于重度肝功能损害患者无临床使用经验。

肾功能损伤患者：轻至中度肾功能损害患者无须调整剂量，对于重度肾功能损害患者无临床使用经验。

儿童：塞来昔布没有在 18 岁以下人群中进行过临床研究。

不良反应：在对照临床试验中报告的不良反应按发生率分类为如下：

1. 发生率大于 1%，但等于或小于安慰剂组。中枢神经系统：头痛。胃肠道：便秘、恶心。其他：关节痛、腰背痛、失眠、肌痛、外周痛、瘙痒。

2. 发生率大于 1%，发生率高于安慰剂组（括号内 % 为高于安慰剂组的百分数）。中枢神经系统：眩晕（0.4%）。胃肠道：腹痛（1.8%）、腹泻（2.3%）、消化不良（2.2%）、胀气（1.2%）、牙齿疾病（0.1%）、呕吐（0.6%）。呼吸道：支气管炎（0.2%）、咳嗽（0.7%）、咽炎（1.2%）、鼻炎（0.6%）、鼻窦炎（0.1%）、上呼吸道感染（0.2%）。其他：意外受伤（0.4%）、过敏加重（0.2%）、流感样症状（0.4%）、外周水肿（0.4%）、皮疹（0.1%）、尿道感染（0.2%）。

在超过 3 000 患者年的临床研究中，未证实本品与致命的、严重的或罕见的不良反应有因果关系。

禁忌：对本产品中任何成分过敏者；已知对磺胺过敏者。

注意事项：塞来昔布含有磺胺基团。临床研究中，哮喘患者服用本品后未发生支气管痉挛，但由于未在阿司匹林或其他非甾体类抗炎药诱发哮喘、荨麻疹或急性鼻炎的患者中评估本品，因此，尚未有研究资料以前，此类患者应避免服用本品。对驾驶和操作机器能力的影响：没有研究过本品对驾驶汽车和操作能力的影响，但基于其药效学及总体安全性特征来看，应不会影响这类能力。

二、艾瑞昔布

成分：本品主要成分为艾瑞昔布。化学名：1- 正丙基 -3-（4- 甲基苯基）-4-

（4- 甲磺酰基苯基）-2，5- 二氢 -1H-2- 吡咯酮。分子式：$C_{21}H_{23}NO_3S$

性状：本品为薄膜衣片，除去薄膜衣后显类白色。

适应症：本品用于缓解骨关节炎的疼痛症状。

用法用量：餐后用药。口服。成人常用剂量为每次 0.1 g（1 片），每日 2 次，疗程 8 周。多疗程累积用药时间暂限定在 24 周内（含 24 周）。

不良反应：在本品的临床试验中，没有观察到发生率大于 10% 的不良反应。常见药物不良反应（发生率大于 1%）有：上腹不适、大便潜血、丙氨酸氨基转移酶（ALT）升高。少见药物不良反应（发生率 0.1%~1%）有：腹痛、便秘、消化道溃疡、恶心、呕吐、胃灼伤感、慢性浅表性胃炎、剑突下阵发疼痛、胃糜烂灶、胃底 / 胃体出血点、皮疹、浮肿、胸闷、心悸、镜下血尿、血清尿素氮（BUN）升高、白细胞下降、天门冬氨酸氨基转移酶（AST）升高、尿蛋白阳性、尿糖阳性、尿红细胞阳性。（详见内包装说明书）

禁忌：以下患者禁用。①已知对本品或其他昔布类药物及磺胺过敏的患者。②服用阿司匹林或其他非甾体抗炎药后诱发哮喘、荨麻疹或过敏反应的患者。③禁用于冠状动脉搭桥手术（CABG）围手术疼痛的治疗。④有应用非甾体抗炎药后发生胃肠道出血或穿孔病史的患者。⑤有活动性消化道溃疡 / 出血，或者既往曾复发溃疡 / 出血的患者。⑥重度心力衰竭患者。

注意事项：

1. 心血管影响。长期使用本品可能引起严重心血管血栓性不良事件、心肌梗塞和中风的风险增加，其风险可能是致命的。所有的非甾体抗炎药（NSAIDs），包括环氧合酶 -2（COX-2）选择性或非选择性药物，可能有相似的风险。有心血管疾病或心血管疾病危险因素的患者，其风险更大。为了使接受本品治疗的患者发生心血管不良事件的潜在风险最小化，应尽可能在最短疗程内使用最低有效剂量。即使既往没有心血管症状，医生和患者也应对此类事件的发生保持警惕。应告知患者严重心血管安全性的症状和 / 或体征以及如果发生应采取的步骤。患者应该警惕诸如胸痛、气短、无力、言语含糊等症状和体征，而且当上述任何症状或体征发生后应该马上就诊。

2. 高血压。和所有非甾体抗炎药（NSAIDs）一样，本品可导致新发高血压或使已有的高血压症状加重，其中的任何一种都可导致心血管事件的发生率增加。服用噻嗪类或髓袢利尿剂的患者服用 NSAIDs 时，可能会影响这些药物的疗效。高血压病患者应慎用 NSAIDs，包括本品。在开始本品治疗和整个治疗过程中应密切监测血压。

3. 充血性心力衰竭和水肿。本品临床研究中未发生充血性心力衰竭和水肿事件。据文献报道，一些服用非甾体抗炎药（NSAIDs），包括塞来昔布胶囊的患者出现了液体潴留和水肿。因此有心力衰竭（如液体潴留或水肿）病史或心衰的患者应慎用。

4. 胃肠道（GI）影响——胃肠道溃疡、出血和穿孔的风险。非甾体抗炎药（NSAIDs）包括本品，应用后可能引起严重的可能致命的胃肠道事件，包括胃、小肠或大肠的出血、溃疡和穿孔。在使用所有非甾体抗炎药治疗过程中的任何时候，都可能出现胃肠道出血、溃疡和穿孔的不良反应，其风险可能是致命的。这些不良反应可能伴有或不伴有警示症状，也无论患者是否有胃肠道不良反应或严重的胃肠事件病史。长期使用 NSAIDs，在治疗过程中发生严重胃肠道事件的可能性有增加的趋势。但是，即使短期治疗也不是没有风险。既往有消化性溃疡和 / 或胃肠出血史的患者，使用非甾体抗炎药（NSAIDs）发生胃肠道出血的危险性比没有这些危险因素的患者高 10 倍。使用 NSAIDs 治疗的患者胃肠道出血危险增加的其他因素包括同时口服皮质类固醇类药物或抗凝剂、长期使用 NSAIDs 治疗、吸烟、饮酒、老年和一般健康情况差。大部分致命的胃肠道事件的自发报告发生在老年和衰弱的患者，因此，治疗此类患者时应特别小心。既往有胃肠道病史（溃疡性大肠炎，克隆氏病）的患者应谨慎使用 NSAIDs，以免使病情恶化。当患者服用该药发生胃肠道出血或溃疡时，应停药。老年患者使用 NSAIDs 出现不良反应的频率增加，尤其是胃肠道出血和穿孔，其风险可能是致命的。为使潜在的胃肠道事件最小化，应尽可能在最短治疗时间内使用最低有效剂量。医生和患者在本品治疗过程中应对胃肠道溃疡和出血的症状和体征保持警惕，如果怀疑发生严重胃肠道不良事件，应迅速开始其他的评价和治疗。对高危的患者，应考虑转换为不含 NSAIDs 的治疗方案。

5. 肾脏影响。本品尚未在肾功能不全的患者中进行相关研究，故不建议肾功能不全的患者使用。长期使用 NSAIDs 会导致肾乳头坏死和其他肾脏损害。肾毒性也见于肾脏灌注维持中前列腺素起补偿作用的患者。在这些患者中，使用 NSAIDs 会导致前列腺素生成的剂量依赖性减少，随之发生肾血流量减少，这将促成明显的肾脏失代偿。此类风险最高的是肾功能不全、心力衰竭、肝功能不全的患者、使用利尿剂和血管紧张素转换酶（ACE）抑制剂的患者和老年患者。停用 NSAIDs 后，通常可恢复至治疗前的状况。临床试验显示，艾瑞昔布片对肾脏的影响与塞来昔布胶囊相似。

6. 进展期肾脏疾病。在现有的对照临床研究中，尚无在进展期肾脏疾病的患者中应用本品的资料。故不推荐在进展期肾脏疾病中应用本品。如必须使用本品，建议密切监测患者的肾功能。

7. 过敏反应。与一般的非甾体抗炎药物相同，在未服用过本品的患者中也可以发生过敏反应。服用艾瑞昔布片的临床研究患者中，未发生过敏反应和血管神经性水肿。本品不应用于有阿司匹林三联症的患者。这些症候群特征地出现在有鼻炎的哮喘患者伴或不伴鼻息肉，或出现在服用阿司匹林或其他非甾体抗炎药物后出现严重的、潜在致命的支气管痉挛的患者。如发生过敏反应应进行急诊治疗。

8. 皮肤反应。非甾体抗炎药（NSAIDs），包括本品可能引起致命的、严重的皮肤不良反应，例如剥脱性皮炎、Stevens Johnson 综合征（SJS）和中毒性表皮坏死溶解症（TEN）。这些严重事件可在没有征兆的情况下出现。应告知患者严重皮肤反应的症状和体征，在第一次出现皮肤皮疹或过敏反应的其他征象时，应停用本品。

三、依托考昔

成分：主要成分为依托考昔。

适应症：①骨关节炎急性期和慢性期。②急性痛风性关节炎。

用法用量：

1. 本品用于口服，可与食物同服或单独服用。关节炎、骨关节炎。推荐剂量为 30 mg，每日一次。对于症状不能充分缓解的患者，可以增加至 60 mg，每日 1 次。在使用本品 60 mg，每日一次，4 周以后疗效仍不明显时，其他治疗手段应该被考虑。

2. 急性痛风性关节炎。推荐剂量为 120 mg，每日 1 次。本品 120 mg 只适用于急性发作期，最长使用 8 天。

使用剂量大于推荐剂量时，尚未被证实有更好的疗效或目前尚未进行研究。因此，治疗骨关节炎最大推荐剂量为每天不超过 60 mg。治疗急性痛风性关节炎最大推荐剂量为每天不超过 120 mg，因为选择性环氧化酶 -2 抑制剂的心血管危险性会随剂量升高和用药时间延长而增加，所以应尽可能缩短用药时间和使用每日最低有效剂量。应定期评估患者症状的缓解情况和患者对治疗的反应。（见注意事项）

3. 老年人，性别，种族。老年人，不同性别和种族的人群均不需调整剂量。

4. 肝功能不全。轻度肝功能不全患者（Child-Pugh 评分 5~6），本品使用剂量不应超过 60 mg，每日 1 次。中度肝功能不全患者（Child-Pugh 评分 7~9）应当减量，不应超过每隔一日 60 mg 的剂量。且可以考虑 30 mg 每日 1 次的使用剂量，对重度肝功能不全患者（Child-Pugh 评分大于9），目前尚无临床或药代动力学资料。（见注意事项）

5. 肾功能不全。患有晚期肾脏疾病（肌酐清除率小于30 mL/min）的患者不推荐使用本品。对于轻度肾功能不全（肌酐清除率大于等于 30 mL/min）患者不需要调整剂量。（见注意事项）

不良反应：

骨关节炎：在 10 项至少为期 6 周的 Ⅱb/Ⅲ 期安慰剂对照临床试验中，1 572 例骨关节炎患者接受依托考昔 30 mg 或 60 mg 治疗；563 例患者接受依托考昔治疗达 1 年。在 10 项骨关节炎患者中进行的为期 6~12 周安慰剂对照试验中，至少有 2% 的接受依托考昔推荐剂量（30 mg 和 60 mg）治疗的患者会发生不良反应。

在骨关节炎患者中进行的为期 6~12 周临床试验中，依托考昔剂量大于 60 mg/ 天（90 mg 和 120 mg/ 天）的安全性是相似的，但是，消化不良和恶心的发生率较高。下面列出的是在骨关节炎患者中采用推荐剂量（30 mg 和 60 mg），进行的为期 6~12 周临床试验中的其他不良事件。这些不良事件不考虑与药物的因果关系。依托考昔组的发生率介于 0.1%~2.0%，并且发生率至少超过安慰剂组 0.1%。

1. 感染和侵染：单纯疱疹、感染、咽炎、鼻窦炎、葡萄球菌感染、扁桃体炎。

2. 免疫系统异常：季节性过敏。

3. 代谢和营养异常：糖尿病。

4. 精神性异常：焦虑，焦虑症抑郁。

5. 神经系统异常：腕管综合征、感觉异常、嗜睡、血管迷走神经性晕厥、震颤。

6. 眼部异常：跟睑炎、结膜炎、眼痛、视力模糊。

7. 耳部和迷路异常：耳鸣。

8. 心脏异常：心悸。

9. 血管异常：舒张期高血压、潮红、潮热。

10. 呼吸、胸廓和纵隔异常：咳嗽、呼吸困难、啰音、鼻窦充血，喘鸣。

11. 胃肠道异常：腹胀、口疮性口炎、肠鸣音异常、排便习惯改变、便秘、口干、排便频繁、胃炎、舌炎、肠激惹综合征，口腔溃疡，口腔痛、干呕、牙痛。

12. 皮肤和皮下组织异常：水疱、皮下囊肿、皮炎、湿疹、多汗、皮疹、斑丘疹、酒渣鼻、皮肤溃疡。

13. 骨骼肌肉和结缔组织异常：颈部疼痛、骨质疏松、关节周围炎、肩袖综合征、肌腱炎、足趾异常。

14. 肾脏和泌尿系统异常：肾结石、夜尿症、多尿。

15. 生殖系统和乳腺异常：勃起功能障碍、阴道出血。

16. 全身反应和给药部位异常：乏力、面部水肿、关节扭伤、皮肤裂伤。

下面列出的其他严重不良事件具有下列特征：发生率大于 0.1%；出现于安慰剂对照临床试验（6~12 周）中的 2 个或更多个患者；或出现于活性药物对照试验（190 周）中接受依托考昔治疗的 2 个或更多个患者，对于这些事件，不考虑与试验药物的因果关系。列表中包括了以骨关节炎和非骨关节炎为适应症的临床试验中所报告的事件，给药剂量范围为每天 30~120 mg。MEDAL 项目的数据单独进行阐述。

1. 感染和侵染：脓肿、蜂窝组织炎、肺炎、术后伤口感染、肾盂肾炎、鼻窦炎、葡萄球菌感染。

2. 良性肿瘤和非特异性增生（包括囊肿和息肉）：膀胱恶性肿瘤、乳腺恶性肿瘤、恶性黑素瘤、非何杰金淋巴瘤、子宫肌瘤。

3. 神经系统异常：脑血管意外、癫痫大发作、颅内出血、椎管狭窄、蛛网膜下腔出血、晕厥、一过性缺血发作。

4. 心脏异常：心绞痛、心律失常、心房颤动、心搏停止、冠心病、充血性心力衰竭、缺血性心脏病、二尖瓣回流、不稳定性心绞痛。

5. 血管异常：深静脉拴塞、高血压危象、低血容量性休克、腔隙性梗塞。

6. 呼吸、胸廓和纵隔异常：呼吸困难、肺动脉栓塞、呼吸功能不全。

7. 胃肠道异常：胃食管反流性疾病、胃溃疡出血、肠憩室炎、胰腺炎、上消化道出血、呕吐。

8. 肝胆异常：胆囊炎、胆石症。

9. 骨骼肌肉和结缔组织异常：关节痛、胸痛、髋关节炎、膝关节炎、膝关节痛、骨关节炎、类风湿性关节炎、肩部回旋肌群损伤。

10. 肾脏和泌尿系统异常：肾绞痛、尿石症。

11. 妊娠、产褥期和围产期病情：妊娠。

12. 一般反应和给药部位异常：胸部紧缩感、发热、脱垂。

13. 损伤、中毒和用药过程中的并发症：药物过量、股骨骨折、髋部骨折、肱骨骨折、车祸、肌腱断裂、腕骨骨折。

在临床试验中，对 7 152 例个体进行了安全性评价，包括 4 488 例骨关节炎、类风湿性关节炎或慢性腰背痛的患者（约 600 例骨关节炎或类风湿性关节炎患者治疗达 1 年或更长时间）。下列与药物相关的不良事件是在对骨关节炎、类风湿性关节炎或慢性腰背痛患者中进行的长达 12 周的数项临床研究中报告的。在用本品治疗的患者中发生率 ≥ 1%，且高于安慰剂组的不良事件，如虚弱无力 / 疲乏、头晕、下肢水肿、高血压、消化不良、胃灼热、恶心、头痛、谷丙转氨酶（ALT）增高、谷草转氨酶（AST）增高等。骨关节炎或类风湿性关节炎患者使用本品治疗 1 年或更长时间，其不良事件的发生情况相类似。

在 MEDAL 研究中，心血管的终点结果试验入选了 23 504 位患者，比较依托考昔每日 60 或 90 mg 和双氯芬酸每日 150 mg 治疗骨关节炎或类风湿性关节炎患者的安全性（平均治疗期为 20 个月）。在这项大型研究中，只有严重不良事件和因任何不良事件而中止试验的事件被记录。依托考昔组和双氯芬酸组中确诊的血栓性心血管严重不良事件的发生率类似。每个治疗组因高血压不良事件而中止试验的发生率都低于 3%；然而，依托考昔 60 和 90 mg 组因这些事件的中止试验发生率明显高于双氯芬酸组，充血性心力衰竭不良事件发生率（中止和严重事件）和水肿引起的中止试验的发生率依托考昔 60 mg 组和双氯芬酸组相似。但是，依托考昔 90 mg 组高于双氯芬酸组，依托考昔组因房颤导致的中止试验发生率高于双氯芬酸组。

分别入选 7 111 例骨关节炎患者（EDGE 研究，平均治疗期 9 个月）和 4 086 例类风湿性关节炎患者（EDGE Ⅱ 研究，平均治疗期 19 个月）的 EDGE 和 EDCF Ⅱ 研究比较了依托考昔每日 90 mg（相当于治疗骨关节炎推荐剂量的 1.5~3 倍）和双氯芬酸钠每日 150 mg 的胃肠道耐受性。在每个研究中，本品的不良事件发生情况大致类似于 Ⅱb 或 Ⅲ 期安慰剂对照的临床研究的报告。然而，本品每日 90 mg 组高血压和水肿不良事件发生率高于双氯芬酸每日 150 mg 组。两个治疗组确诊的血栓性心血管严重不良事件的发生率相似。在所有为期 4 周或更长时间（不包括 MEDAL 项目）的 Ⅱb-Ⅴ 期临床试验的综合分析中，确诊的血栓性心血管严重不良事件发生率在接受依托考昔大于等于 30 mg 和非萘普生类的非甾体抗炎药的患者之间没有显著性差异，接受依托考昔治疗的患者发生这些事件的比率高于接受萘普生 500 mg 每日 2 次的患者。

在一项有关强直性脊柱炎的临床研究中，患者接受本品 90 mg 每日 1 次治疗长达 1 年（入选患者数为 126 名）。此研究中的不良事件发生情况与有关骨关节炎、类风湿性关节炎和慢性腰背痛长期研究的结果相似。

在一项急性痛风性关节炎的临床研究中，患者接受本品 120 mg 每日 1 次治疗 8 天。该研究中的不良事件发生情况与有关骨关节炎，类风湿性关节炎和慢性腰背痛的研究报告相似。

在急性镇痛临床研究中，患者接受本品 120 mg 每日 1 次治疗 1~7 天，这些研究中的不良事件发生情况大致类似于骨关节炎、类风湿性关节炎和慢性腰背痛研究的综合报告。

上市后用药经验：

本品上市后有下列不良反应的报道。

1. 血液、淋巴系统异常：血小板减少症。

2. 免疫系统异常：过敏反应，包括过敏性或类过敏反应包括休克。

3. 代谢和营养紊乱：高钾血症。

4. 精神异常：失眠意识错乱，幻觉，烦乱不安。

5. 神经系统异常：味觉障碍。

6. 呼吸，胸部和纵隔异常：支气管痉挛。

7. 胃肠道异常：腹痛、口腔溃疡，消化道溃疡包括穿孔和出血（主要发生在老年患者）。

8. 肝胆异常：肝炎、黄疸。

9. 皮肤和皮下组织异常：血管性水肿\瘙痒、红斑、Stevens-Johnson 综合征、中毒性表皮坏死溶解症、风疹。

10. 肾脏和泌尿系统异常：肾功能不全，包括肾功能衰竭（见注意事项）。

禁忌：①对其任何一种成分过敏。②有活动性消化道溃疡 / 出血，或者既往曾复发溃疡 / 出血的患者。③服用阿司匹林或其他非甾体抗炎药后诱发哮喘、荨麻疹或过敏反应的患者。④充血性心衰（纽约心脏病学会［NYHA］心功能分级Ⅱ–Ⅳ）。⑤确诊的缺血性心脏病，外周动脉疾病和 / 或脑血管病（包括近期进行过冠状动脉旁路移植术或血管成形术的患者）。

注意事项：

1. 临床试验提示相比于安慰剂和一些非甾体抗炎药（萘普生），选择性环氧化酶 –2 抑制剂发生血栓事件（尤其是心肌梗塞和中风）的危险性增加。因为选择性环氧化酶 –2 抑制剂的心血管危险性可能会随剂量升高和用药时间延长而增加，所以应尽可能缩短用药时间和使用每日最低有效剂量。应定期评估患者症状的缓解情况和患者对治疗的反应。

2. 对于有明显的心血管事件危险因素（如高血压、高血脂、糖尿病、吸烟）或末梢动脉病的患者，在接受本品治疗前应经过谨慎评估。即使既往没有心血管症状，医生和患者也应对此类事件的发生保持警惕。应告知患者严重心血管安全性的症状和 / 或体征以及如果发生应采取的步骤。

3. 患者应该警惕诸如胸痛、气短、无力、言语含糊等症状和体征，而且当有任何上述症状或体征发生后应该马上寻求医生帮助。因为选择性环氧化酶 –2 抑制剂对血小板不具有作用，因此不可以此类药物替代阿司匹林用于预防心血管疾病，本品是此类药物中的一种，并不能抑制血小板凝集，所以不能停止抗血小板治疗。

4. 避免与其他任何非甾体抗炎药或者阿司匹林合并用药。当依托考昔、其他选择性环氧化酶 –2 抑制剂和非甾体抗炎药与阿司匹林（即使是低剂量）合用时发生胃肠道不良事件（胃肠道溃疡或其他胃肠道并发症）的危险性增高。目前尚未有长期临床试验充分对选择性环氧化酶 –2 抑制剂与阿司匹林合用和非甾体抗炎药与阿司匹林合用对胃肠道安全性差异的评估。

5. 对晚期肾脏疾病患者，不推荐用本品治疗。肌酐清除率 30 mL/min 的患者应用本品的临床经验非常有限。如必须用本品治疗这些患者，建议密切监测患者的肾功能。

6. 非甾体抗炎药的长期使用可导致肾乳头坏死和其他肾脏损伤。肾脏分泌的前列腺素可能对维持肾灌注起到代偿作用。因此，在肾脏灌注受损时，使用本品可导致前列腺素生成减少，继而使肾血流量减少，从而损害肾功能。最有可能发生这种反应的病患包括已患有明显肾功能不全，失代偿性心功能衰竭或肝硬化的患者，对这些患者应考虑监测肾功能。

7. 对明显脱水征象的患者，应当谨慎使用本品。建议在开始用本品治疗前补充水分。

8. 与其他已知能抑制前列腺素合成的药物一样，一些患者服用本品后出现体液潴留、水肿和高血压。对原有水肿、高血压或心衰的患者使用本品时应考虑到体液潴留、水肿或高血压的可能性。所有非甾体抗炎药（NSAIDs），包括依托考昔与新发和复发性的充血性心力衰竭的有关注意事项见"不良反应"。尤其在高剂量时，服用本品可能比其他非甾体抗炎药和选择性环氧化酶 –2 抑制剂使用者较常发生高血压也较严重，因此使用本品治疗期间，要特别注意血压监测。如果血压明显升高，须考虑其他治疗。

9. 在使用所有非甾体抗炎药治疗过程中的任何时候，都可能出现胃肠道出血、溃疡和穿孔的不良反应，其风险可能是致命的。这些不良反应可能伴有或不伴有警示症状，也无论患者是否有胃肠道不良反应史或严重的胃肠事件病史。医生应当注意某些患者可能会发生与治疗无关的上消化道（GI）溃疡 / 溃疡并发症。虽然不排除依托考昔胃肠毒性的危险性，但是 MEDAL 项目的结果显示，患者服用依托考昔 60 mg 或 90 mg 每日 1 次的胃肠毒性危险性明显低于双氯芬酸每日 150 mg。在对比布洛芬和萘普生的临床研究中，服用本品 120 mg 每日 1 次的患者发生内窥镜所能检测到的上消化道溃疡的危险性要比应用非甾体抗炎药的患者低，但比安慰剂组高。用本品治疗的患者中有上消化道溃疡／溃疡并发症发生。这些事件可以发生在使用的任何时间而没有任何预先征兆。除了治疗因素既往有胃肠道穿孔、溃疡和出血（PUB）史的患者，包括有溃疡性大肠炎、克隆氏病病史的患者以及年龄大于 65 岁的患者发生 PUB 的危险性较高，应慎用，以免病情恶化。

10. 临床试验显示：在服用本品每日 60 mg 和 90 mg 治疗 1 年的患者中，约有 1% 曾出现谷丙转氨酶和／或谷草转氨酶升高（约为正常值上限的 3 倍或以上）。在与活性药物进行比较的临床试验中，用本品每日 60 mg 和 90 mg 治疗的患者中谷草转氨酶和／或谷丙转氨酶升高的发生率与用萘普生每日 100 mg 治疗组相似，但要明显低于双氯芬酸 150 mg 组的发生率。在用本品治疗的患者中，谷草转氨酶和／或谷丙转氨酶升高都能恢复。而且在患者持续接受治疗的情况下，约半数患者谷草转氨酶和／或谷丙转氨酶恢复正常。

11. 对症状和／或体征提示肝功能异常，或经化验证实肝功能异常的患者，应评估有无肝功能持续异常。如果肝功能持续异常（正常值上限的 3 倍），应当停用本品治疗。

12. 对正在服用依托考昔的老年人和肾脏、肝脏或心脏功能障碍的患者，应当维持适当监测。如果治疗过程中出现恶化，或采取适当的措施，包括终止治疗。

13. 据上市后监测过程的报道，与使用非甾体抗炎药和某些选择性环氧化酶 –2 抑制剂有关的严重皮肤反应。包括剥脱性皮炎、Stevens–Johnson 综合征和中毒性表皮坏死松解症型药疹在内的部分致命性反应（参见"不良反应"）极为罕见。这些严重事件可以发生在没有任何预兆的情况下。患者在治疗期早期出现以下反应时具有最高的危险性：大多数病例在治疗开始的最初一个月发生。已经报道接受依托考昔的患者出现严重的超敏反应（例如过敏反应和血管性水肿）（参见"不良反应"）。某些选择性环氧化酶 –2 抑制剂可以增加有药物过敏史的患者诱发皮肤反应的危险性。依托考昔应该在首次出现皮疹、黏膜损伤或任何其他过敏症候时停止使用。

14. 此外，本品可掩盖感染的体征——发热，尤其给正在进行抗感染治疗的患者应用本品时应注意。

四、双醋瑞因

成分：本品主要成分为双醋瑞因。化学名：4，5- 二乙酰 -9，10- 二氢 -9，10- 二氧 -2- 蒽羧酸。分子式：$C_{19}H_{12}O_8$

性状：本品为硬胶囊，内容物为黄色颗粒。

功能主治：用于髋、膝关节的骨关节炎治疗。

用法用量：长期治疗（不短于 3 个月）：每日 1~2 次，每次 1 粒，餐后服用。由于服用本药的首 2 周可能引起轻度腹泻，因此建议在治疗的首 4 周每日 1 粒，晚餐后口服。患者对药物适应后，剂量应增加至每日 2 次，餐后口服。医生应根据疗效来决定治疗时间，但疗程不应短于 3 个月。临床试验中，患者曾连续服用本品 2 年而无任何安全问题。若治疗中需要合用其他药物进行长期治疗，应每 6 个月进行一次包括肝脏生化酶在内的全面血液及尿液化验。由于本品起效慢（于治疗后 2~4 周显效）以及良好的胃肠道耐受性，建议在给药的首 2~4 周可与其他止痛药或非甾体类抗炎药联合使用。

不良反应：轻度腹泻是应用本药治疗最常见的不良反应（发生率约 7%），一般会在治疗后的最初几天内出现，多数情况下会随着继续治疗而自动消失。上腹疼痛的发生率为 3%~5%，恶心或呕吐则少于 1%。服用本药偶尔会导致尿液颜色变黄，这是本品的特性，无任何临床意义。

禁忌：本品不能用于已知对双醋瑞因过敏或有蒽醌衍生物过敏史的患者。对曾出现过肠道不适（尤其是过敏性结肠）的患者，必须考虑使用本药的益处及相对风险。

注意事项：肾功能不全会影响双醋瑞因的药代动力学，因此建议在这种情况下（肌酐清除率小于30 mL/min）减小剂量。饭后服用双醋瑞因可以提高它的吸收率（大约24%）。严重的营养不良会降低双醋瑞因的生物利用度。不良反应（例如，加速肠道转运）的发生率直接与未吸收的双醋瑞因的量有关，在禁食或摄入食物很少时，服用本品会增加不良反应的发生率。

五、氨基葡萄糖胶囊

成分：盐酸氨基葡萄糖。化学名：2- 氨基 –2- 脱氧 –D-（+）– 吡喃葡萄糖盐酸盐。分子式：$C_6H_{13}NO_5 \cdot HCl$

性状：本品为硬胶囊，内容物为白色粉末。

适应症：用于治疗和预防全身所有部位的骨关节炎，包括膝关节、肩关节、髋关节、手腕关节、颈及脊椎关节和踝关节等。可缓解和消除骨关节炎的疼痛、肿胀等症状，改善关节活动功能。

用法用量：口服，一次 1~2 粒，一日 3 次，一般疗程 4~12 周，如有必要在医师指导下可延长服药时间。每年重复治疗 2~3 次。

不良反应：罕见轻度的胃肠不适，如恶心、便秘、腹胀和腹泻；有些患者可能出现过敏反应，包括皮疹、瘙痒和皮肤红斑。

禁忌：对本品过敏者禁用。

注意事项：①本品宜在饭时或饭后服用，可减少胃肠道不适，特别是有胃溃疡的患者。②严重肝、肾功能不全者慎用。③用药一疗程后，症状未缓解，请咨询医师或药师。④孕妇和哺乳期妇女慎用。⑤对本品过敏者禁用，过敏体质者慎用。⑥本品性状发生改变时禁止使用。⑦请将本品放在儿童不能接触的地方。⑧如正在使用其他药品，使用本品前请咨询医师或药师。

六、地奥司明

成分：地奥司明。

性状：椭圆形，桔黄色包衣片剂。

适应症：①静脉淋巴功能不全相关的各种症状（腿部沉重、疼痛、晨起酸胀不适感）。②急性痔发作有关的各种症状。

用法用量：将每日剂量平均分为两次于午餐和晚餐时服用。常用剂量为每日 2 片；当用于急性痔发作时，前四天每日 6 片，以后三天，每日 4 片。

不良反应：有少数轻微胃肠反应和植物神经紊乱的报告，但未致必须中断治疗。

七、度洛西汀

长期、慢性、顽固性全身广泛性疼痛或伴有抑郁的 KOA 疼痛患者可以使用。

成分：盐酸度洛西汀。

性状：本品内容物为白色或类白色球状肠溶颗粒。

适应症：用于治疗抑郁症。

用法用量：

1. 起始治疗

推荐起始剂量为每日 40 mg（20 mg 一日二次）~60 mg（一日一次或 30 mg 一日二次），不考虑进食情况。

现有的临床研究数据未证实剂量超过每日 60 mg 将增加疗效。

2. 维持 / 继续 / 长期治疗

一般认为，抑郁症的急性发作需要数月或更长时间的药物治疗，但尚没有充足的试验资料来确定患者应该连续服用度洛西汀治疗达多长时间。对此类患者，应对其接受维持治疗的必要性以及相应所需的剂量做定期评估。

3. 特殊人群

肾脏功能受损患者的用量：对于晚期肾脏疾病（需要透析的）患者，或有严重肾脏功能损害（估计肌酐清除率小于 30 mL/min）患者，建议不用本品（见"注意事项"）。

肝功能不全的患者的用量：建议有任何肝功能不全的患者避免服用本品（见"注意事项"）。

老年患者的用量：对于老年患者，建议不必根据年龄调整剂量。与任何药物一样，治疗老年患者时应慎重。在老年患者中个体化调整剂量时，增加剂量时应额外小心。

对妊娠后三个月患者的治疗：在妊娠后三个月内接触 SSRIs（5- 羟色胺再摄取抑制剂）或 SNRIs（5- 羟色胺 – 去甲肾上腺素再摄取抑制剂）的新生儿，产生的并发症会导致住院时间延长、需要呼吸支持和管道喂食（见"注意事项"）。当孕期女性用度洛西汀治疗时，在妊娠后三个月，医生应对治疗的潜在风险和获益进行认真的评价，医生应考虑在妊娠晚期逐渐减少度洛西汀的用量。

4. 度洛西汀停药

已有报道本品及其他 SSRIs 和 SNRLs 药物的停药反应（见"注意事项"）。停药时应对这些症状进行监测。建议尽可能逐渐减药，而不是骤停药物。由于减少药物剂量或停药而引起无法耐受的症状时，可以考虑恢复使用以往的处方剂量，随后再以更慢的速度减药。

5. 与单胺氧化酶抑制剂（MAOI）间的换药

MAOI 停药后至少 14 天才可开始使用本品治疗。本品停药后至少 5 天才可以开始 MAOI 的治疗（见"禁忌"）。

不良反应：以下不良反应数据基于所有关于盐酸度洛西汀肠溶胶囊的临床试验资料。一般不良反应：头晕、恶心、头疼，也见于度洛西汀停药后，发生率 5%。在安慰剂对照的临床试验中，度洛西汀治疗伴随小的 ALT、AST、CRK 从基线至终点平均值升高；与对照组相比，度洛西汀治疗的患者可有罕见的、短暂的异常值。血糖调整：在 3 项治疗糖尿病性神经痛的临床试验中，平均糖尿病持续时间为 12 年，平均空腹血糖基线值为 176 mg/dL，平均血红蛋白（HbA1c）基线值为 7.81%。在这 3 项试验的最初 12 周急性治疗期，度洛西汀治疗组和安慰剂对照组均稳定。

禁忌：①过敏：度洛西汀肠溶胶囊禁用于已知对度洛西汀肠溶胶囊或产品中任何非活性成分过敏的患者。②单胺氧化酶抑制剂（MAOIs）禁止与单胺氧化酶抑制剂联用。③未经治疗的窄角型青光眼临床试验显示，度洛西汀有增加瞳孔散大的风险，因此，未经治疗的窄角型青光眼患者应避免使用度洛西汀。

注意事项：

一般注意事项：肝脏毒性，度洛西汀有增加血清转氨酶水平的风险。肝脏转氨酶升高导致 0.4%（31/8 454）度洛西汀治疗的患者中断治疗。这些患者出现转氨酶升高的时间中位数为 2 个月。在抑郁症患者中进行的对照试验中，0.9%（8/930）用度洛西汀治疗的患者 ALT 升高超过正常上限 3 倍以上，而安慰剂组中为 0.3%（2/652）。所有安慰剂对照研究中，度洛西汀组中有 1%（39/3732）的患者 ALT 升高超过正常上限 3 倍以上，而安慰剂组中为 0.2%（6/2568）。固定剂量的安慰剂对照研究中，有证据显示 ALT 升高超过正常上限 3 倍和 AST 升高超过正常上限 5 倍，与药物剂量有量效关系。度洛西汀通常不用于有习惯性饮酒和慢性肝病患者的治疗。治疗开始前应测量血压，治疗后应定期测量。在酒精使用患者或既往有肝病史的患者中，度洛西汀应慎用。既往有癫痫发作史的患者慎用度洛西汀。既往有躁狂史的患者慎用度洛西汀。

停药：对度洛西汀的停药症状已做过系统研究。在抑郁症患者中进行的为期 9 周的安慰剂对照试验中，骤停药物，观察到度洛西汀治疗组的患者发生率 2% 或明显高于骤停安慰剂组的患者症状包括头晕、恶心、头痛。